WILHELM PELIKAN / HEILPFLANZENKUNDE

Band I

HEILPFLANZENKUNDE

DER MENSCH UND DIE HEILPFLANZEN

Band I

WILHELM PELIKAN

MIT PFLANZENZEICHNUNGEN VON WALTHER ROGGENKAMP

HERAUSGEGEBEN VON DER MEDIZINISCHEN SEKTION
DER FREIEN HOCHSCHULE FÜR GEISTESWISSENSCHAFT
GOETHEANUM

VERLAG AM GOETHEANUM

1. Auflage 1958
2. Auflage 1963
3. Auflage 1975
4. Auflage 1980
5. Auflage 1988
6. Auflage 1999
7. Auflage 2005
8. Auflage 2012

Einbandgestaltung mit Verwendung von Motiven Walther Roggenkamps
von Gabriela de Carvalho

Gesamtherstellung: Freiburger Graphische Betriebe
ISBN 978-3-7235-1066-7 (Bd. I–III Sonderausgabe)

VORWORT ZUR 8. AUFLAGE 2012

Es ist mir eine Freude, daß das Lebenswerk Wilhelm Pelikans nun in der 8. Auflage wiederum erscheinen kann.

Zunächst kam mir die Frage, ob man ein so «altes» Werk, das in manchen Details nicht dem neuesten wissenschaftlichen Stand entspricht, überhaupt noch einmal auflegen sollte, denn inzwischen sind viele neue Werke zum Thema Heilpflanzen erschienen. Doch da ich häufig Kurse über Pflanzen und besonders Heilpflanzen gebe, wurde mir bewußt, daß ich diese Bücher vermissen würde. Immer wieder lese ich Teile der drei Bände erneut, obwohl ich sie sicher seit mehr als 30 Jahren kenne. Inzwischen gibt es natürlich eine unbeschreiblich große Anzahl von Büchern über Heilpflanzen. Erstaunlicherweise werden aber immer wieder das Gleiche dargestellt und meistens sogar die gleichen Informationen, wie in der gängigen Populärliteratur wiedergegeben. Man ist erstaunt, wie wenige eigenständige und persönlich errungene, auf Anthroposophie gründende Arbeiten es gibt. Die Bücher von Wilhelm Pelikan gehören gerade zu diesen und sind dadurch eine Besonderheit. Er hat als junger Mensch Rudolf Steiner kennengelernt und war von seiner *Wissenschaft des Lebendigen* und der anthroposophischen Geisteswissenschaft sehr begeistert. Bald darauf hat er sich für die Entwicklung und den Ausbau der anthroposophisch erweiterten Medizin und Pharmazie aktiv eingesetzt. Er gehört zu den Mitbegründern und tragenden Mitarbeitern in der Heilmittelproduktion der Weleda. In der Heilmittelherstellung bei der Weleda hat er gleichsam in einem konkreten Rahmen versucht, die inhaltlichen und methodischen Anregungen von Rudolf Steiner auf die Welt der Heilpflanzen anzuwenden.

Als persönlicher Schüler Rudolf Steiners hat er dessen Hinweise als Leitlinie sehr ernst genommen und aufgrund dieser Anregungen seine eigenen Forschungen weitergeführt. So hat er zum Beispiel eigenständig eine wichtige Studie über den Sanddorn verfaßt, eine Pflanze die seither für die Weleda zu einer Erfolgsgeschichte geworden ist. Wer kennt nicht schon den Sanddornsaft?

Seine große und intime Kenntnis vieler Pflanzen ist außerordentlich begeisternd. Pelikan stützt sich in seinen Forschungen besonders auf die eigene Beobachtung der Pflanzen in ihrer natürlichen Umgebung. Dabei unterstützte ihn seine Frau, die Biologin war. An seinen Pflanzenbeschreibungen fällt die Tatsache auf, daß einige Beschreibungen bestimmter Pflanzen sehr differenziert und inspirierend sind, anderen dagegen merkt man an, daß er sie viel weniger kannte. In solchen Fällen bleibt er auf eine sehr ehrliche Weise skizzenhaft, anstatt zu versuchen jede Pflanze genau gleich zu beschreiben. Man findet bei ihm darüber hinaus auch zu bestimmten Pflanzen richtige «Intuitionsblitze», die einen lange Zeit beschäftigen können. Zum Beispiel die Erkenntnis, daß der Rosmarin der Nadelbaum der Lippenblütler ist. Eine solche Bemerkung ist ein richtiges Geschenk für denjenigen, der versucht die Pflanzen auf lebendige Art zu verstehen. Sie eröffnet einen Weg …

Ein besonderer Aspekt dieser drei Bände ist, daß Pelikan der Methode Goethes folgend, versucht, den Typus jeder großen Pflanzenfamilie zu charakterisieren. Dies wird durch die Schwarz-Weiß-Zeichnungen von Walther Roggenkamp unterstützt. Die Zeichnungen versuchen auf ganz originelle, künstlerische Weise den Charakter der jeweiligen Pflanzen-Familie auszudrücken. Weit entfernt von den farbigen Hochglanzphotos versucht Roggenkamp mit der Einfachheit von Schwarz-Weiß-Zeichnungen das Wesen der Pflanzen darzustellen und das hat seine ganz besondere Qualität.

Ein zweiter Aspekt ist die Beschreibung der Heilsubstanzen in den Pflanzen: Wilhelm Pelikan hat als erster versucht, die Beziehung zwischen der Morphologie und den Substanzen zu untersuchen. Er eröffnet damit einen Weg und gibt Anregungen und Impulse für die weitere Arbeit.

Was man bei Pelikan allerdings weniger findet, ist die Beschreibung seiner Methode: so kann man sich fragen, wie kommt er zu solchen Ergebnissen? Der Leser, der die goetheanistische Botanik kennenlernen will, muß dazu andere Autoren zu Rate ziehen, wie beispielsweise Gerbert Grohmann oder Jochen Bockemühl.

Natürlich ist seit den 60er Jahren die goetheanistische Forschung über die Heilpflanzen weitergegangen, besonders auf dem Felde der Morphologie. Verschiedene Autoren wie Jochen Bockemühl, Thomas Göbel, Ernst Michael Kranich, usw. haben eine sehr große Vertiefung geleistet. Inzwischen gibt es die dritte Generation von Goetheanisten, die hochdifferenzierte Studien zu speziellen Pflanzen und besonderen Fragestellungen bearbeiten. Darüber hinaus gibt es auch viele Einzelstudien zu besonderen Heilpflanzen, insbesondere zu den Heilpflanzen, die in der biodynamischen Landwirtschaft eine Rolle spielen oder Studien zu zentralen Heilpflanzen der anthroposophischen Medizin, wie z. B. die Mistel, usw. erschienen.

Bei Pelikan blicken wir gleichsam auf die Uranfänge dieser inzwischen hochspezialisierten Forschungen, aber gerade dieses Keimhafte, Anfängliche gibt im Sinne eines Urbilds dem Leser die Möglichkeit, einen guten Überblick über das Pflanzenreich in seiner großen Vielfalt zu bekommen, ohne sich in die Details zu verlieren. Das Urbildhafte dieser Arbeiten regt zudem auch die Ideenbildung in der eigenen Forschung an.

Pelikans Heilpflanzenkunde ist für die Menschen besonders wertvoll, die eine erste Orientierung im Pflanzenreich suchen und seine Beziehung zum Menschen und zum Kosmos kennenlernen möchten. Therapeuten, Landwirte, Gärtner, Pädagogen, Studenten können daher sehr vielfältige Anregungen aus seinen Arbeiten entnehmen. Aber auch Menschen, die sich für Ernährung interessieren, wie Ernährungsberater, Köche und in der Hauswirtschaft Tätige, werden wichtige Aspekte zum Verständnis der Nahrung und der Gewürzpflanzen finden. So ist beispielsweise der Unterschied zwischen den Gräsern in ihrer Beziehung zum Licht (unsere Getreide gehören alle zur Gattung der Gräser), zu den Nachtschattengewächsen sehr frappierend (der Name deutet sogar darauf hin) und kann vertiefende Überlegungen über die Wirkung dieser Pflanzen auf den Menschen anregen.

Die drei Bände sind in einem Zeitraum von über 20 Jahren, von 1958 bis 1978, erschienen. Pelikans eigene Studien wurden durch den Austausch mit vielen Pionieren der goetheanistischen Wissenschaft wie Eugen und Lili Kolisko, Alfred Usteri, Gerbert Grohmann und vielen Mitarbeitern des Weledalabors befruchtet.

So hat jeder Band außer der Darstellung bestimmter Pflanzenfamilien und einzelner Pflanzen einen besonderen Ansatz, der auch den inneren Weg des Autors widerspiegelt.

Der erste Band konzentriert sich auf die Beziehung zwischen dem dreigliedrigen Menschen und den dreigliedrigen Pflanzen: der Mensch als umgekehrte Pflanze. Dieser Ansatz beruht auf einer Entdeckung Rudolf Steiners, die einen wichtigen Schlüssel zum Verständnis der Wirkung der Heilpflanzen auf den kranken Menschen gibt. Der erste Band charakterisiert somit sehr umfassend unsere wichtigsten europäischen Pflanzenfamilien: Lippenblütler, Rosengewächse, Doldenblütler, usw.

Der zweite Band geht dann einen Schritt weiter und versucht die ätherischen Bildekräfte einzelner Pflanzen zu beschreiben. Es werden auch die niederen Pflanzen (sowie einige weniger bekannte Familien und wenige tropische Familien) dargestellt.

Der dritte Band, der drei Jahre vor Pelikans Tod erschienen ist, eröffnet einen vollkommen neuen Bereich: den der Elementarwesen. Dieses Thema gibt zu den bisherigen Betrachtungen einen neuen Aspekt, indem Pelikan nun einen weiteren mutigen Schritt in die Richtung einer geisteswissenschaftlichen Botanik macht. Heute ist dieses Thema weit verbreitet, doch Pelikan hat auch in diesem Bereich Pionierarbeit geleistet. Er stützt sich in seinen Forschungen auf die Angaben Rudolf Steiners und gibt in diesem Zusammenhang auch bestimmte Seelenübungen. Dieser Ansatz hilft ihm, besondere Pflanzen wie die Mistel, die Orchideen und viele tropische Pflanzen zu charakterisieren.

Zum Schluß noch eine Empfehlung: es gibt Menschen, die der Meinung sind, daß Pelikans Arbeiten «unwissenschaftlich» seien, weil sie spezifische Begriffe wie «ätherisch» und «astralisch» verwenden. Der Leser, der diese «anthroposophischen» Begriffe möglicherweise noch nicht kennt, sollte die Seiten 34 und folgende gut lesen, da hier die wichtigsten Begriffe kurz charakterisiert werden.

Ich wünsche jedem Leser eine sehr anregende Lektüre und daß Pelikans Bücher besonders die Lust und das Bedürfnis anregen, die Pflanzen draußen in der Natur zu beobachten.

Jean-Michel Florin (Sektionsleiter, Landwirtschaftliche Sektion am Goetheanum)

ZUM ERSCHEINEN DER VIERTEN AUFLAGE

Der Werdegang des mit dem dritten, 1978 seiner Leserschaft übergebenen Bande abgeschlossenen Werkes war ein Fortschreiten in drei zwar organisch auseinander hervorgehenden, sich aber deutlich voneinander abhebenden Entwicklungsstufen. War der erste Band gemäß der von Rudolf Steiner erkannten Dreigliederung der mineralischen Welt, der pflanzlichen, tierischen und menschlichen Leibesorganisation gestaltet worden, so erhob der vier Jahre später geschriebene zweite Band die in allem Lebendigen waltende Welt der ätherischen *Bildekräfte,* des Schaffenden in allem Geschaffenen zum Gegenstand der Untersuchung und Darstellung. Die vierfache Gliederung dieser hinter allem Sinnlich-Wahrnehmbaren seienden, alles Gewirkte wirkenden übersinnlichen Bildekräftewelt; ihr Verbundensein mit – vier Welt-Werde-Stufen verdankten – vier Erdenwesensreichen bestimmten die Darstellungsart dieses zweiten Bandes. Er ebenfalls schuldet der Fülle der Forschungsergebnisse Rudolf Steiners die wesentlichen Anstöße. Das ganze Heilpflanzenwesen steht durch sie in einem neuen Lichte.

Nach dem Erscheinen dieses zweiten Bandes (1962) währte es geraume Zeit, ehe im Verfasser der Entschluß reifte, einen dritten hinzuzufügen. Er bedurfte erst der Gewißheit, daß mit diesem nicht bloß eine Ausweitung, sondern eine Gipfelung zu erreichen sei – ein erhöhter Standort, von dem aus nicht nur drei verschiedene, in gesonderten Ebenen gelegene Teile, sondern das aus ihnen gebildete Ganze erst richtig umgreifbar und überschaubar wäre. Wieder eröffnete Rudolf Steiner dazu den Weg, durch eine seiner Notizbuch-Eintragungen, die dem Verfasser blitzartig diese noch höhere Möglichkeit erhellte. – Doch darüber unterrichtet der dritte Band. Die Tatsache wird hier erwähnt, weil jeder, der den ersten Band in der vierten [aktuell achten] Auflage erwirbt, ein Erstleser (vermutlich) auch des ganzen Werkes wird und gerne erfährt, was ihm weiter »blüht«. Der dritte Band also geht den Weg von den ätherischen Bildekräften zu den ihr Innensein darstellenden *Bildekräfte-Wesen.*

Doch zurück zum ersten Band. Sein Erst-Erscheinen fiel in das Jahr 1958, zur zweiten Auflage kam es 1963; die dritte folgte 1975. Daß sie so bald eine vierte nach sich ziehen würde, überraschte zunächst. Doch ist um diese Zeit, 30 Jahre nach Beendigung der zweiten großen Kriegskatastrophe dieses Jahrhunderts, eine neue Generation ins öffentliche Leben eingetreten, mit der ein elementares Verlangen nach einer Durchgeistigung aller menschlichen Tätigkeitsgebiete mitgeboren ist. Dafür zeugt das rapide Zunehmen der Gründungen von Rudolf-Steiner-Schulen rund um den Erdball, die Anerkennung, welche anthroposophisches Künstlertum auf den Gebieten der Architektur, Plastik, Malerei, dramatischer und Schauspielkunst, Dichtung, welche die neue Kunst der Eurythmie immer mehr finden. Dazu kommt die Ausbreitung der durch geisteswissenschaftliche Erkenntnisse erweiterten Heilkunst, der Heilpädagogik, die Gründung von Heilstätten und Kliniken, das Aufblühen der Zubereitungsstätten von Heilmitteln, die der vorerwähnten medizinischen Richtung dienen, nicht zuletzt die biologisch-dynamische Wirtschaftsweise. So hat auch das Interesse an anthroposophischer Literatur sprunghaft zugenommen. Die Chance wahrnehmend, haben große Verlage neuerdings reich bebildert Heilpflanzenbücher in Fülle auf den Markt geworfen, die nostalgische Welle des Jahrzehnts nutzend. Man hat damit aber nur altes Wissen aufzufrischen versucht und nicht aus neuen Erkenntnissen heraus gewirkt. Es gilt aber, an echter Zukunft zu bauen. Daß die Quellen, aus denen die vorliegende «Heilpflanzenkunde» schöpft, neu erschlossene sind, das geht wohl schon aus dem Geleit- und dem Vorwort hervor.

Arlesheim, im Mai 1980

Wilhelm Pelikan

GELEITWORT DES HERAUSGEBERS

Mit diesem Werk wird eine neue Heilpflanzenkunde vorgelegt, die aus der Anschauungsweise der modernen, von Dr. Rudolf Steiner begründeten Geisteswissenschaft hervorgegangen ist. Durch diese ist es möglich geworden, eine Verbindung, die lange Zeit brach lag, wieder unserem Bewußtsein zu eröffnen: die Verbindung zwischen Mensch und Heilpflanze.

Als Rudolf Steiner im Jahre 1920 die anthroposophisch orientierte Heilkunst inaugurierte, stellte er die Forderung auf: «Wir müssen eine Ansicht darüber gewinnen, wie das Wechselverhältnis des Menschen zur außermenschlichen Natur ist, aus der wir unsere Heilmittel nehmen.» Und er selbst gab den Schlüssel zur Beantwortung dieser Frage in umfassendster Weise in seinen medizinischen Vorträgen und Kursen.

Auf diese baut das vorliegende Buch auf und macht sich zur Aufgabe, erstmalig eine pharmazeutische Botanik zu entwerfen, der diese neuen Erkenntnismöglichkeiten zugrunde liegen.

Es kann dadurch real wieder angeknüpft werden an die große Tradition der Heilpflanzendarstellungen, wie sie bis ins späte Mittelalter hinein geschrieben wurden, noch aus einer alten, instinktiven Zusammenschau des Menscheninneren mit der Pflanzenwelt geschöpft. Damals war der Arzt zugleich sein Pharmazeut und Botaniker, der «durch der Natur Examen» ging, wie Paracelsus es nannte. Das Anschauen der Pflanzenwelt mit einem noch innerlich geübten Erkenntnisauge lenkte gleichzeitig seinen Blick in das menschliche Innere, das von Krankheit und Leiden erfüllt ist. Die Pflanzenbilder offenbarten ihm die Heilprozesse für die Kranken.

Darum wohl auch trug er Verlangen, seine Heilpflanzen selbst bildhaft darzustellen, in den Farben und Formen etwas sichtbar zu machen von der in ihnen waltenden Bildekräftewelt – ein Bestreben, das der moderne Pharmazeut wiederum in sich erlebt und ihn darum zur Gemeinschaft führt mit dem bildenden Künstler, der seine Worte durch die Linienschrift ergänzt.

Heute sind die Disziplinen getrennt. Sie fielen auseinander, seit nur noch auf das Äußere der Pflanze und das Äußere des Menschen das Augenmerk gerichtet wird. Linne konnte wohl auf diesem Wege geschult eine Pflanzensystematik schreiben, die in ihrer Art noch heute Gültigkeit besitzt, aber keine Beziehung der Pflanze zum Menschen mehr entdecken. Und Ärzte wie Hufeland oder Joh. von Müller wurden Physiologen und Pathologen, aus einem physischen und physikalischen Sinneserlebnis heraus, das keine Brücke zur Heilpflanze mehr bauen konnte. Selbst Hahnemann, der so geniale Beziehungen zwischen der Kräftewelt der Pflanze und des Menschen aufdeckte, konnte an dieser Stelle nicht weiter. Und seither ist die Pharmakologie nur eine Stoffkunde, ein Zweig der analytischen Chemie geworden, die trotz ihrer großartigen Leistungen das Rätsel, wie die Pflanze eine Heilbeziehung zum Menschen zu entfalten vermag, nicht zu lösen vermochte.

Dieser schicksalsbedingten Entwicklung muß auch das neue Erkenntnisbemühen Rechnung tragen. Der Pharmazeut bleibt als Fachmann getrennt von dem Arzte einerseits, dem reinen Pflanzenforscher anderseits. Aber die moderne Geist-Erkenntnis, die allein erst das wahre Wesen der materiellen Prozesse zu ergründen vermag, eint durch ihre Methode die getrennten Wege und läßt ihre Tätigkeiten sich in neuer Art ergänzen. Und so fügt auch dieses Werk des Pharmazeuten sich in die Arbeiten des bedeutenden, leider zu früh verstorbenen Botanikers Gerbert Grohmann einerseits, wie auch in die aus ärztlicher Sicht entstandenen Arzneipflanzen-Darstellungen von Dr. Chr. W. Simonis in glücklicher Harmonie ein.

In einem Vortrage, den Rudolf Steiner im Jahre 1923 für Ärzte gehalten hat, umriß er diese Aufgabe einer neuen Pharmazeutik, die hier zum ersten Male auch in systematischer Form geboten vorliegt, mit den bedeutungsschweren Worten: «Was die *schöne* Natur draußen ist, sind eigentlich lauter imitierte Krankheitsprozesse. Beim Menschen sind es innerliche Krankheitsprozesse, draußen ist es die wunderbar schöne Natur. Aber man muß den Zusammenhang verstehen und muß wissen, wie man aus dem weiten Felde der Naturprozesse in den Menschen Krankheitsfunktionen hineinbringt und dadurch Krankheitsprozesse den übersinnlichen Gliedern der menschlichen Natur abnehmen kann.» Ein weitgestecktes Ziel, das sicher heute noch nicht vollgültig verwirklicht zu werden vermag. Dennoch darf dieses Buch von jenem schöpferischen Erkenntnismut Zeugnis ablegen, der allein die heute verschütteten Wege zu einem neuen Verständnis der Heilpflanze dem modernen Bewußtsein eröffnen kann.

So hoffen wir, daß das vorliegende Werk sich als ein gewichtiger Baustein zu dieser neuen Pharmazeutik erweist und seinen Weg zu all denen finden kann, die die Notwendigkeit einer solchen neuen Erkenntnisart in sich erleben, sei es als Therapeuten, Pädagogen, Landwirte, oder ganz einfach als Liebhaber der Pflanzenwelt in ihrem Verhältnis zum Menschenwesen.

Dornach, im Juli 1958.

Für die Medizinische Sektion am Goetheanum:
Gerhard Schmidt

URBEZIEHUNGEN ZWISCHEN PFLANZE UND MENSCH

Goethes Pionier-Leistung

Goethe, nach Rudolf Steiner der Kepler und Kopernikus der organischen Welt, hat in seiner Metamorphosenlehre dem menschlichen Erkennen ein dynamisches Pflanzenbild erobert, das die Pflanze als «sinnlich-übersinnliches» Wesen erfassen kann. Nicht das vor den Augen erscheinende Gewordene, sondern das Werdende war ihm Forschungsziel; nicht das Gebilde, sondern das Bildende; und nicht das im Entstehen schon Vergängliche, sondern das in ihm Dauernde, das Bildungsgesetz, die Verwandlungsform, das Urlebendige, Wesenhafte. Er stellt dar, wie in drei großen Entwicklungsschritten dieses Wesenhafte aus einem geistig-übersinnlichen Kraftbereich in die physisch-stoffliche Welt eintritt, sich darinnen in sinnlicher Erscheinungsform offenbart und wieder «ver-geht», indem es in den Bereich des Übersinnlichen, Wesenhaften zurücktritt. Die erwähnten drei Schritte enthüllen in dreifach verwandelter Art ein Zusammenspiel ausdehnender und zusammenziehender Kräfte. Aus dem zusammengezogenen Samen oder der Knospe geht der belaubte Sproß hervor; er zieht sich im Kelch zusammen und dehnt sich in der Blüte wieder aus; er sammelt sich zuletzt im Samen und dehnt sich in der Fruchtbildung aus. Aus dem Samen beginnt das Lebensspiel wieder von vorne.

Im Betrachten dieses Lebensspieles ergibt sich eine wichtige Erkenntnis: Je vollkommener sich das Pflanzliche in äußerer Gestalt und Form ausprägt, desto mehr verliert sich die *Lebensenergie*. Die lebenstrotzenden Gebilde sind die wenig geformten: Same, Knospe, Wurzel, Trieb. In der Blüte, etwa der Rose, offenbart sich diese am vollkommensten in der sinnlichen Erscheinungswelt – aber auch am vergänglichsten. Ein Edelstes an Form ist mit Kurzlebigkeit, ja Hinfälligkeit behaftet.

Die Goethe'sche Metamorphosenlehre ist also ein Grundstein der *Lebensforschung*, die in ihr entdeckten Lebensgesetze sind den Kepler'schen Gesetzen an Bedeutung vergleichbar. Insbesondere wird jeder zukünftige Botaniker immer mit ihr rechnen müssen. Jedoch geht aus ihr, in der Form, in der sie vorliegt, noch keine Heilpflanzenlehre hervor. Dazu ermangeln ihr die Urbeziehungen zwischen Pflanze und Mensch, worauf sich eine solche Heilpflanzenlehre allein gründen läßt. Solche Urbeziehungen sind erst durch Rudolf Steiner entdeckt und dargestellt worden.

Die dreigliedrige Pflanze und der dreigliedrige Mensch

Der Blattprozeß und das rhythmische System

Ein Hauptphänomen solcher Urbeziehungen, worin sich die Natur jenseits aller Theorien selbst ausspricht, ist das Verhältnis der pflanzlichen zur menschlichen Atmung, und des Blattfarbstoffes (Chlorophyll) zum Blutfarbstoff (Hämatin). Eine Urpolarität des Daseins tritt uns hier sichtbar entgegen. Und da das Grundorgan der Pflanze, das Organ, durch das sie am meisten und am reinsten als Pflanze erscheint, das *Blatt* mit dem dazugehörigen Knoten ist, aus dem alle anderen Pflanzenglieder als Umwandlungen begriffen werden müssen, fordert die Pflanze selbst dazu auf, die Urbeziehungen zwischen ihr und dem Menschen vom *Blatt* aus aufzusuchen.

Das Blattwerk – Knoten auf Knoten in rhythmischer Wiederholung getürmt – stellt sich schon formal als ein *Mittelglied* der pflanzlichen Ganzheit dar, als ihr rhythmisches System. Ihm entspricht als Gegenbild das mittlere, das rhythmische System des Menschen, das sich anatomisch auf die Wirbelsäule, mit ihrer rhythmischen Gliederung, auf die rhythmisch aufeinanderfolgenden, den Brustkorb bildenden Rippenbögen stützt. Rhythmisch – gemäß den Lichtrhythmen des Tag- und Nachtgeschehens – erfolgt auch Pflanzenatmung und Assimilationsgeschehen; sie stellen die volle Polarität zur menschlichen Atmung und den damit verbundenen Dissimilationsprozessen dar. Das Blatt entnimmt der Atmosphäre Kohlensäure, führt sie in einen Kohlenstoff-Verdichtungsprozeß über, der als Kohlehydrat-Metamorphose im Wesentlichen die Pflanzenleiblichkeit aufbaut; ausgeatmet wird dabei Sauerstoff. Das menschliche rhythmische System nimmt in der Brustorganisation Sauerstoff auf und baut die «Kohlenstofflichkeit» des Leibes ab, bekämpft ihre Verdichtung, stößt Kohlensäure nach außen. Zwischen Flüssigem und Luftförmigem spielen rhythmisch beide Prozesse; aber im entgegengesetzten Sinne. Der Lungenhohlraum mit der Luftröhre und ihren Verästelungen, dem Bronchialraum, ist gleichsam ein ideeller Baum, der, wie ein echter Baum, Kohlensäure in sich aufnimmt und Sauerstoff – an die innere Welt der bluterfüllten Lunge – abgibt; das Ganze ist ein von der Natur selbst gegebenes Bild für die ideellen Beziehungen zwischen menschlichem und pflanzlichem rhythmischen System.

Diesen rhythmischen Prozessen im Luftförmigen schließen sich die im Flüssigen und Halbflüssigen an. Der Blattfarbstoff ist – eine wahrhaft sprechende Rune im Naturgeschehen! – dem Blutfarbstoff im stofflichen Aufbau außerordentlich ähnlich; um das Atmungsmetall gruppieren sich in beiden Fällen 4 Pyrrolkerne; nur, daß dieses Metall bei der Pflanze Magnesium, beim Menschen aber Eisen ist. Eisen ist der Pflanze zur Chlorophyllbildung auch nötig; jedoch tritt es nicht in diese selbst stofflich ein, bleibt ihr ein *Äußerliches*. Der Mensch *verinnerlicht* das Eisen. – Umgekehrt regt Chlorophyll als Heilmittel die menschliche Blutbildung mächtig an. – Bei der großen Ähnlichkeit zwischen

Blut- und Blattfarbstoff ist nicht zu übersehen, daß beide trotzdem schon im Aussehen völlige Polaritäten darstellen: Das grüne Chlorophyll fluoresziert blutrot, das rote Blut fluoresziert pflanzengrün. Ein Urphänomen des Daseins, das zugleich zeigt, daß polare Gegensätzlichkeit doch eine geheime Einheit im Hintergrund haben muß, daß sie eine echte «Ent-zweiung» darstellen muß. Eine solche Einsicht zwingt zu weittragenden Schlüssen. Sie spricht aus, daß das höher entwickelte Wesen, der Mensch, nicht aus dem niedriger entwickelten, der Pflanze, hervorgegangen sein kann; sondern daß ein Urdasein in «Entzweiung» die pflanzliche Daseinsform abgestoßen hat, um die menschliche freizugeben. Urbeziehung und Gegensätzlichkeit von Pflanze und Mensch müssen im Entwicklungsgang des Erdenwerdens ihre Ursache haben und dort aufgesucht werden. Die Ideen, die wir vom Erden- und Menschheitswerden haben, müssen solche Ur-Tatsachen berücksichtigen. Dies lassen die modernen Weltentwicklungslehren vermissen; nur die aus der anthroposophischen Geistesforschung stammende Darstellung der Welt- und Menschheitsentwicklung trägt diesem Rechnung. Doch soll davon in späteren Kapiteln dieses Buches die Rede sein.

Zusammenfassend darf gesagt werden: Das menschliche und das pflanzliche rhythmische System entsprechen einander als Polaritäten. In dem Folgenden werden genügend Beispiele dafür gegeben werden, daß Heilmittel aus dem Blatthaften ihre Wirkung auf die Brustorgane, die Atmung und den Blutkreislauf haben, aber auch alle sonstigen rhythmischen Tätigkeiten beeinflussen können.

*

Wie beim Menschen das rhythmische System sich als ein Vermittelndes zwischen zwei Polaritäten betätigt, so auch bei der Pflanze. Beim Menschen stellt sich dem im Haupt besonders konzentrierten, jedoch über die ganze Körperlichkeit sich erstreckenden Sinnes-Nerven-Gebiet das im Unterleib vorwiegend konzentrierte, wenngleich die ganze Leiblichkeit durchdringende Stoffwechsel-System – wozu die Gliedmaßentätigkeit organisch hinzugerechnet werden muß – entgegen. Bei der Pflanze ist ihr Rhythmisches, der Blattprozeß, als ein Mittleres zwischen Blüten- und Wurzelprozesse gelagert. Dreigliedrige Menschengestalt und dreigliedrige Pflanzengestalt fordern den Erkenntnisblick auf, sie in ihren Beziehungen zueinander zu untersuchen.

Der Wurzelprozeß und das Sinnes-Nerven-System

Unsere Betrachtung steige zunächst zur Wurzel nieder. Durch die Wurzel gehört die Pflanze der Erde und ihrem Kraftbereich an. Zugleich setzt sie sich durch dieses Organ mit dem unter ihr befindlichen Naturreich, der unbelebten, mineralischen Welt, auseinander. Die Wurzel folgt den Kräften der Schwere, ist «geotrop», also ebenso «erdenempfindlich» wie Sproß und Blatt «kosmosempfindlich» sind. Eigene «Schwere-Sinnesorgane», Statolithen, hat man in Wurzelzellen gefunden. Aber auch für die Stofflichkeiten des Bodens, seinen

Wassergehalt und seine Salzkonzentrationen, ist die Wurzel «empfindlich»; sie ist in «wahrnehmendem Kontakt» mit der Beschaffenheit ihrer Erdumgebung – so wie das Haupt durch seine Sinnesorgane mit seiner physischen Umwelt, der Sinneswelt, in Kontakt steht, die ihm auch nur ihre äußere, mineralisch-physische Seite offenbart. (Unserer Sinneswahrnehmung entgehen ja die Lebenstätigkeiten und Seelenzustände sowie Geistbeschaffenheiten der sie umgebenden Gegenstände; sie nimmt sie nur als «Gegen-stände», als das was entgegensteht, wahr. Alles darüber hinaus liegende muß gedanklich erschlossen werden, solange der Mensch dafür nicht höhere Wahrnehmungsarten entwickelt hat.) – Das in der Umgebung «Wahrgenommene» ergreift die Wurzel durch aktives Hineinwachsen und betätigt nun ein Auswahlvermögen, indem sie in ganz spezifischer, an die Art gebundener Weise diese oder jene Erdenstofflichkeit in sich aufnimmt und zu einer für jede Pflanzenart individuellen «Salzkomposition» synthetisiert. Davon gibt die Aschenanalyse einen toten Abdruck wieder. Das Ganze ist ein stoffliches Analogon zu der Zusammenfassung der Sinneswahrnehmungen und ihrer Verarbeitung durch Nerven- und Gehirntätigkeit. – Salze und Wasser werden in der Wurzel vitalisiert, aus der Schwere und den Erdengesetzen herausgehoben und dann der eigenen Pflanzenorganisation überlassen. Durch die aufgenommenen Salzprozesse geht ein Mineralisierungsvorgang durch die ganze Pflanze; er durchdringt alle ihre Lebensprozesse und macht sie dadurch erst zu einem rechten Erdenwesen. – Vom menschlichen Haupt und der Nerventätigkeit gehen auch Verfestigungs- und Mineralisierungsprozesse aus; das Haupt ist der am meisten verhärtete, mineralisierte (verkalkte) Teil unseres Leibes.

Jedoch ist bei diesen Analogien auf die Gegensätzlichkeiten zu achten. Wurzelprozeß und menschlicher Hauptprozeß entsprechen sich eben als Gegensätzlichkeiten. Das Haupt und das in ihm schwimmende, höchst organisierte Gehirn heben sich aus den Schwerekräften heraus; die Wurzel gliedert sich in sie ein. Die Wurzel jedoch entreißt das von ihr Aufgenommene der Schwere, belebt das Tote, setzt dem toten Mineral die höchste Vitalität des Pflanzlichen entgegen, übergibt es den Kräftewirkungen der «Leichte». Die Wurzel ist das vitalste Organ der Pflanze. Im Haupte dagegen werden die Vitalprozesse in kunstvoller Art am stärksten abgedämpft, um die mineralischen Prozesse, die zuerst in die menschliche Vitalität aufgenommen worden sind, in die Menschenform zu zwingen. Es wird das Wagnis vollbracht, diese Menschenform in einem Kalkskelett zum Erscheinen zu bringen. Diese Form wird der Gestalt des unbelebten Minerals als ihr höchster Gegensatz entgegengestellt – wahrlich ein Meisterstück der Schöpfung. Das Skelett ist «menschliches Mineral».

Dergestalt kann man im Haupt und im Nerven-Sinnes-Gebiet eine menschliche Gegenprojektion der Wurzelprozesse sehen. Zahlreiche Wurzeldrogen mit ihren ausgesprochenen Kopf-Nerven-Wirkungen beweisen dies – wovon spätere Darstellungen handeln werden.

Im Abstieg vom Blatt zur Wurzel verlieren wir für den Anblick die Blattgestalt und ihre rhythmische Aufeinanderfolge; wir behalten sozusagen nur die Knoten mit ihren Gefäßen über, die wie ineinander gedrängt, in fast gestaltloser, aber höchst dynamischer, saugender Konzentration als das Organ der Wurzel erscheinen. – Im *Aufstieg* zur Blüten- und Fruchtregion steigen wir zugleich zu einem Bereich höchster Gestaltung auf. Das rein Pflanzliche, das grüne Blatt, wird dabei Material, das von einem höheren Bildeprinzip souverän benutzt wird. Nicht *ein* Blatt, sondern eine *Blattvielheit* in ihrer Zusammenfassung erscheint als neues Gebilde. Die grüne Farbe, die an sie gebundene Assimilationstätigkeit gehen verloren. Der nach strengen Zahlengesetzen spiralig nach oben strebende Rhythmus der Blattverteilung wird aufgehalten und zur Kreisbewegung umgewandelt. Das *zeitliche* Nacheinander der Blattfolge wird zum *räumlichen* Nebeneinander, das in neuen Zahlengesetzen etwas Neues begründen will. Das als Stück einer Ebene ideell in die Unendlichkeit gehende, eine Unendlichkeit berührende und aus der Unendlichkeit kosmisch gespeiste Blatt wird nun zur sphärischen Fläche gekrümmt. Diese umschließt als Blüten-Schale, -Glocke oder -Röhre *Innen*räume, während für das Blatt der einzige Raum *Außenraum* ist. Solche Innenräume umhüllen als Innerstes das zu einem einzigen, dem Fruchtknoten, gewordene höchste Knotenhafte. Farbe, Duft, Nektar, Wärme, Blütenstaub werden nun *ausgeatmet*. Aus der Luftregion oder durch tierische Aktivität herangetragener Blütenstaub wird *eingeatmet*. Zur letzten Zusammenziehung, der Samenkonzentration, kommt die letzte Ausdehnung, die Fruchtschwellung, hinzu. Diese Frucht ist nicht nur ein raumbegrenzendes, umhüllendes Gebilde, sondern dieser Innenraum wird auch mit *Innenstofflichkeit* vollständig ausgefüllt. Das Welten-Außen ist ein Inneres geworden, bis in die Stofflichkeit hinein. Die Bildung dieser Stofflichkeit erfolgt unter starker äußerer Wärmewirkung, die in der Blüte mancher Pflanzen sogar zur Entwicklung einer gewissen Eigenwärme führt. Wie die Pflanze in der Wurzel Wasser und Salze, so braucht sie in der Frucht die reifende Wärme und die kosmischen Einstrahlungen. Es wird die Kraft des ganzen Sommers in die Fruchtbildung eingeschlossen.

Schon die Beziehungen zum Fortpflanzungsprozeß fordern, die oberen Pflanzenorgane den Organen des menschlichen Unterleibes zuzuordnen. Dies gilt aber viel umfassender für die ganze Stoffwechselregion. Jedoch muß das *Wie* dieser Zusammenhänge genau ins Auge gefaßt werden. Die Pflanze ist ein «weltoffenes» Wesen. Dies deutet schon Form und Funktion ihres Hauptorganes, eben des Blattes, deutlich an. Das Blatt ist ideell Tangentialfläche an eine unendlich große Sphäre, die zu ihm dazu gehört. Aus dieser kosmischen Sphäre strahlen die Tätigkeiten und Einwirkungen, welche die pflanzlichen Stoffwechselprozesse entweder bedingen oder mindestens beeinflussen und ordnen. Diese

Tätigkeiten verleiben sich der Pflanze zwar ein, ihre Impulszentren bleiben aber draußen im Weltall. Der Mensch jedoch hat in der Welt seiner inneren Organe diese Impulszentren selbst nach innen genommen. Leber, Niere, Herz, Galle usw. üben im Zusammenwirken mit der menschlichen Gesamtwesenheit Tätigkeiten autonom aus, welche die Pflanze nur zusammen mit dem äußeren Weltall ausführen kann. (Der Kohlehydratauf- und -abbau folgt z. B. in der Pflanze den Sonnen-Erdenrhythmen, sei es denen von Tag und Nacht, sei es denen der Jahreszeiten. Im Menschen aber, im Lebensprozeß, folgt dieser Kohlehydratauf- und -abbau den das Gliedmaßensystem betätigenden Willensimpulsen.)

So erscheint vom Blatt gegen die Blüten-Frucht-Samenbildung die spezifische Stoffwechseltätigkeit als für jede Pflanzenart eigentümliche Stoffbildung und Stoffanhäufung, die dann als Fruchthaftes in die Ernährung der über der Pflanze stehenden Naturreiche übergeht. Die Blütenbildung zeigt dies mehr gestalthaft, die Fruchtbildung mehr stoffhaft. Die Blütenbildung spricht von den sie mitformenden Kräften durch das Sichanschmiegen ihrer Form an die Tiergestalt und Tierwesenheit. Wesenhaftes, verwandt dem, das dem Tier und dem Menschen eigen ist, wirkt herein, wird hereingenommen in die pflanzlichen Lebensprinzipien, um die Blütengestalt erstehen zu lassen. Die Fruchtbildung verläßt noch stärker die pflanzlichen Bildeprinzipien und die Blattgestalt und geht als Ernährungsstoff in Gestalt und Beweglichkeit des Stoffwechsel-Gliedmaßen-Systems des Menschen unmittelbar über.

Man sieht, wie die Region *oberhalb* des Blattes in ihrer Gegenprojektion in der Region *unterhalb* des rhythmischen Systems im Menschen zu suchen ist. Die Wirkung des Blütenhaften als Heilmittel auf das Stoffwechselgebiet unterstreicht diese Beziehungen.

Wir fassen im Schema zusammen:

Pflanze		*Mensch*
Blütenregion	↘ ↗	Sinnes-Nerven-System
Blattregion	——	rhythmisches System
Wurzelregion	↗ ↘	Stoffwechsel-Gliedmaßen-System

Kurzer Hinweis auf die menschliche Dreigliederung

Rudolf Steiner ist die Entdeckung und systematische Darstellung der funktionellen Dreigliederung des menschlichen Organismus zu verdanken. Er hat sie nach dreißigjährigen Vorstudien erstmals 1917 skizzenhaft veröffentlicht im Buche «Von Seelenrätseln»* unter dem Untertitel «Die physischen und die geisti-

* Von Seelenrätseln. GA 21, 4. Aufl., Dornach 1976.

gen Abhängigkeiten der Menschen-Wesenheit». Es sind darin die Beziehungen des Seelischen zum Physisch-Leiblichen dargestellt. Die Nervenprozesse mit ihren Ausläufern einerseits in die Sinnesorgane, andererseits in die leibliche Innenorganisation, sind die körperlichen Gegenstücke zum Seelischen des Vorstellens. Dies ist auch im großen und ganzen die heutige wissenschaftliche Anschauung. Neu ist hingegen, daß, wie das Vorstellen zur Nerventätigkeit, so das Fühlen zu den rhythmischen Prozessen in Beziehung gebracht werden muß, dem «Lebensrhythmus, der in der Atmungstätigkeit seine Mitte hat, und mit ihr zusammenhängt bis in die äußersten peripherischen Teile der Organisation». Und wie sich die Seele fühlend auf den Atmungsrhythmus stützt, allerdings in Begegnung mit den die Vorstellung des Gefühlten im Bewußtsein spiegelnden Nerven-Sinnes-Vorgängen, so stützt sich das Wollen auf *Stoffwechselvorgänge*, durch den ganzen Organismus hindurch. Wenn etwas gewollt wird, geht «ein Stoffwechselvorgang vor sich, der die leibliche Grundlage ist für das als ‚Wollen' Erlebte».

Allerdings ist vollbewußtes, waches Erleben nur für das vom Nervensystem vermittelte Vorstellen vorhanden. Was durch den Atmungsrhythmus vermittelt wird, lebt im gewöhnlichen Bewußtsein nur mit der Stärke von Traumvorstellungen: alle Gefühle, Affekte, Leidenschaften usw. Und «das Wollen, das auf Stoffwechselvorgänge gestützt ist, wird in keinem höheren Grade bewußt erlebt, als in jenem ganz dumpfen, der im Schlaf vorhanden ist». Von dem Erleben des Wollens ist die «Vorstellung des Wollens» zu unterscheiden. «Man stellt das Wollen vor, weil innerhalb der Vorstellungserlebnisse der Seele an gewissen Stellen sich ein Nicht-Vorstellen anfügt, das sich in das vollbewußte Erleben hineinstellt, ähnlich wie die im Schlaf zugebrachten Unterbrechungen des Bewußtseins in den bewußten Lebenslauf.» Das sogenannte «motorische Nervensystem» dient ebenfalls der Wahrnehmung, aber derjenigen der feinen Stoffwechselvorgänge, die der Tätigkeit des Wollens leiblich zugrunde liegen.

Nun würde man die «Dreigliederung» mißverstehen, wenn man sie als «Dreiteilung» der menschlichen Körperlichkeit auffaßte. Denn: Nerventätigkeit, Atmungsrhythmus und Stoffwechseltätigkeit «liegen nicht neben-, sondern *ineinander*, durchdringen sich, gehen ineinander über. Stoffwechseltätigkeit ist im ganzen Organismus vorhanden, sie durchdringt die Organe des Rhythmus und diejenigen der Nerventätigkeit. Aber im Rhythmus ist *nicht* die leibliche Grundlage des Fühlens, in der Nerventätigkeit *nicht* diejenige des Vorstellens, sondern in beiden ist ihr die den Rhythmus und die Nerven durchdringende Willenswirksamkeit zuzueignen». Im Nerv ist «Stoffwechsel vorhanden, insofern ihn das Wollen durchdringt». Was im «Rhythmus Stoffwechseltätigkeit ist, hat mit dem in diesem Organ vorhandenen Wollen zu tun». In den Nerven gehen aber nicht nur Stoffwechsel- und rhythmische Prozesse vor sich, sondern auch die leiblichen Vorgänge, die dem *Vorstellen* die Grundlage abgeben. Diese bestehen in Abbau-Ablähmungsprozessen und können nur «durch eine Methode der Ausschließung gefunden werden». – Auf weitere Einzelheiten kann hier nicht eingegangen werden, sondern es wird nur nachdrücklich auf das zitierte Werk («Von Seelenrätseln») hingewiesen. Hier ist bedeutsam, daß «der *Leib als Ganzes*, nicht bloß die in ihm eingeschlossene Nerventätigkeit physische Grundlage des Seelenlebens ist; und daß die erwähnten drei Glieder der menschlichen Leiblichkeit *ineinander*, aber nicht nebeneinander liegen; wenngleich im ‚oberen Menschen' vor allem die Nerven-Sinnes-Tätigkeit, im ‚mittleren Menschen' die rhythmischen Tätigkeiten, im ‚unteren Menschen' die Stoffwechseltätigkeiten vorwiegen und ihre höchste Konzentration finden.»

DIE «IDEE» DES KRANKHEITSPROZESSES UND DIE «IDEE» DER HEILPFLANZE

Es handelt sich nun darum, einen echten Begriff vom Wesen der *menschlichen* Krankheit zu gewinnen und ihr einen ebensolchen Begriff des Wesens der Heilpflanze gegenüberzustellen. Können wir das, was Heilpflanze ist, *denken*, nicht bloß durch Empirie feststellen?

Als eine der großen, durch Goethe der Menschheit geschenkten Welteinsichten dürfen wir werten, daß das Kranke, Pathologische, nicht einem Äußeren zugeschrieben werden darf, sondern aus dem Inneren, aus dem Urgesunden begriffen werden muß. Im Normalen sind die Kräfte und Gründe, die Urmöglichkeiten alles Anormalen, aller Krankheiten zu suchen. Ein gesunder Organismus ist mit sich, in all der Verschiedenartigkeit der Kräfte und Impulse, die ihn bilden und gliedern und die Glieder im Ganzen harmonisch zusammenfassen, im Gleichgewicht. Er kann darum auch mit der ihn umgebenden äußeren Welt im Gleichgewicht sein.

Ein kranker Organismus enthält – gemäß solcher Anschauung – in sich dieselben Kräfte und Impulse wie der gesunde Organismus, jedoch vermögen sie sich nicht mehr im Gleichgewicht zu halten. Sie sind in eine Krise gekommen, die etwa eine Entwicklungskrise sein kann. Entwicklung, vom menschlichen Wesen gar nicht zu trennen, ist ja ein Übergang von einer Gleichgewichtsart in eine neu zu erwerbende. Es wird ein altes Gleichgewicht aufgegeben, um ein höheres zu suchen. Wie dem auch sei, als was sich eine solche Krise auch darstelle: Durch die Erschütterung des Gleichgewichtes werden einige Glieder dieser Ganzheit in Vorzug, andere in Nachteil gesetzt. Diese kümmern, jene wuchern und entfalten sich im Übermaß. Die Harmonie, an sich Ausdruck der Ganzheit, ist aufs schwerste erschüttert, dadurch diese Ganzheit «gekränkt», krank. Sie ist nicht nur mit sich selbst uneins; sie verliert, auf diese oder jene Weise, je nach Art ihrer Gleichgewichtsstörung, das gesunde Verhältnis auch zu den Kräften der Außenwelt. Diese wird entweder zu stark andrängen oder zu wenig ergriffen werden. Dann tritt zur *Störung des Inneren* die *Schädigung von außen*. – In ersterem hat man die Krankheitskonstitution, in letzterem ihre sekundären Folgeerscheinungen, z. B. Auftreten von Bakterienbefall und ähnliches zu suchen.

Goethe hat solche Gedanken nicht für die menschliche Pathologie durchgeführt, wohl aber für die pflanzliche. Das Studium der pflanzlichen *Mißbildungen* zeigte ihm, daß in diesen die gleichen Bildekräfte walten, wie in der normal gebildeten Pflanze, jedoch am falschen Orte oder zu falscher Zeit. Ja, es wurden ihm solche Mißbildungen nicht Gegenstand des Abscheus, sondern der Ort, an dem man Kräfte unmittelbar anschauen kann, die sonst unwahrnehmbar, weil von anderen Kräften in Gleichgewicht gehalten, sind. Nun schießen sie über ihr Ziel, durchstoßen eine Grenze – und werden sichtbar.

Auf diese Art angeschaut, wird das Pathologische nicht eine unbegreifliche, bloß zu registrierende Tatsache, eine peinliche Unvollkommenheit der Schöpfung, sondern ein Gebiet, das uns das Wesen des Gesunden erst recht deutlich zeigt; etwas, vor dem man sogar in Bewunderung stehen kann. Krankheit wird – nach einem genialen Aphorismus des Novalis – ein musikalisches Problem, eine Disharmonie, die nicht in die ihr vorausgehende Harmonie zurückfallen darf, sondern in eine nachfolgende höhere Harmonie aufgelöst werden muß. Richtig durchgemachte Krankheit führt zu höherer Gesundheit. Die *Idee* der Krankheit und ihre Berechtigung, ja Notwendigkeit im Reiche aller sich aus sich selbst entwickelnden Wesen wird sichtbar, und die Idee der Heilung kann daraus errungen werden.

Jedoch läßt sich diese «Idee der Krankheit» zu einer konkreten Anschauung des Wesens der verschiedenartigen Einzelerkrankungen nur weiterführen, wenn man die Anschauung von der Dreigliederung des menschlichen Organismus mit ihr verbindet. Denn diese zeigt zwei Funktionsgebiete, jedes dem anderen völlig entgegengesetzt, trotzdem jedes dem anderen notwendig. Das Sinnes-Nerven-System, den Sinnesorganen und damit der Welt äußerer Eindrücke entgegengebildet, sich ihnen hingebend, sie der empfindenden Seele vermittelnd, muß sein eigenes organisches Leben abdämpfen, um einem höher Gearteten, dem Bewußtseinsleben, Raum zu geben. Die in den Sinnesorganen abgebildete Außenwelt wird Gegenstand des Erkenntnisbemühens. Dazu muß die *leibliche* Entwicklung in diesen Organen früh zum Stillstand gebracht werden, um eine solche *geistige* Entwicklung zu ermöglichen. – Das Stoffwechselsystem einverleibt sich sogar die Außenwelt, überwindet sie jedoch, zwingt sie sich zur Nahrung. Dabei wird diese Außenwelt vernichtet und muß Innenwelt werden. Mit starkem Eigenleben erfüllte Organe, im Innern verschlossen, leisten dieses. Unbewußtheit breitet sich über sie aus.

Um solche Gegensätzlichkeit zu verbinden, auszugleichen, ist ein drittes, mittleres System höchst notwendig. Durch es wird das Entgegengesetzte wieder zur Einheit. In ihm ruht das Wesen der *Gesundheit*, seine Rhythmen verbürgen sie, während das Sinnes-Nerven-System dem ganzen Menschen zwar unentbehrlich ist, aber für sich allein Lebenslähmung und für den übrigen Organismus *Krankheit* darstellt; denn es kann Bewußtheit, Denken, nur durch Abbau, Verhärtung, Abschwächung der Lebenstätigkeiten erkaufen. Umgekehrt ist auch das Stoffwechselsystem, für sich allein wirksam, *Krankheit*, da es sein Überlebendiges nur in Bewußtseinsdumpfheit, in Seelenschlaf entfalten kann. Erst das richtige Zusammenwirken aller drei Systeme ist volle menschliche Gesundheit.

Diese ist also etwas Dynamisches, nicht etwas Statisches. Der Mensch ist auf ein *labiles* Gleichgewicht angelegt, in jeder Beziehung. Gang und aufrechte Haltung sind dafür etwas wie ein äußeres Bild, gleichsam ein Symbol. Aber auf solcher Labilität nach allen Seiten ist die Möglichkeit begründet, ein *sich fortwährend entwickelndes* Wesen sein zu können.

Polarität von Entzündung und Geschwulst

Das rhythmische System vermittelt die Aufbauprozesse der «unteren» Organisation an die «obere» Organisation und gleicht dadurch die Abbauprozesse immer wieder aus, die diese obere Organisation notwendigerweise auf sich nehmen muß, um ihre Funktion im Ganzen des Organismus sinnerfüllt auszuüben. Wird jedoch ein Zuviel von Stoffwechseltätigkeit entwickelt, aus dem einen oder anderen hier nicht näher zu erörternden Grunde, so können entzündliche, auflösende Prozesse sich ergeben. Umgekehrt wird ein Zustarkwerden der oberen Organisation sich in Verhärtungserscheinungen, in einem Stocken der Stoffwechseltätigkeit, in zuviel Abbau sich ausdrücken. Wie das Urphänomen der Farbenentstehung uns in einem Doppelphänomen, in einem polaren Paar von Farben entgegentritt – nämlich gelb und blau – so tritt das im Wesen des Organismus selbst begründete Urphänomen des Krankheitsgeschehens in der Polarität von Entzündung und Geschwulst, von Auflösung und Verhärtung, auf. Dies gilt für das Ganze des Organismus, aber auch für jedes Organ, indem das für dieses Organ charakteristische Gleichgewicht von Sinnes-Nerven- und Stoffwechseltätigkeit in ihm gehalten werden muß.

Auflösung und Verhärtung im Pflanzenprozeß

Auch das Pflanzensein ist von den Gegensätzen von Auflösung und Verhärtung erfüllt. Diese eignet der Wurzeltätigkeit, jene den Blütenprozessen. Beide Tätigkeiten werden auch im Pflanzenreich durch ein Mittleres, nämlich die Blatt-Tätigkeit, ineinander rhythmisiert. Jedoch: das Überwiegen der einen oder anderen dieser Polaritäten wird nicht zur Ursache krankhaften Pflanzengeschehens! Sondern es stellt ein schöpferisches Prinzip dar in der Welt pflanzlicher Gestaltungen. Es gibt solche Gestaltungen, in denen unmittelbar anschaulich wird, daß das harmonische Urpflanzliche nach dem einen oder anderen Pol hin «verzerrt ist». Die «Idee» der Pflanze, die geistige, allem Pflanzlichen zugrunde liegende Realität (das, was Goethe als Urpflanze zu erfassen versuchte), erscheint in manchen Pflanzengestalten in einseitiger, physischer Ausprägung. Es stellen sich Pflanzen vor uns hin, die fast nur Wurzel sind, unter Verkümmerung der Blatt- und Blütenbildung. Andere bilden riesige Blüten, die kaum Wurzel oder Blatt aufweisen. Oder irgendein anderes Organ entwickelt sich über Gebühr und Maß, etwa der Stengel oder die Keimblätter; oder die ganze Pflanze wird überwiegend Blatt. So kann die Staubgefäßbildung die der Narbe hypertrophieren, und was es noch der Möglichkeiten mehr gibt.

*

Rudolf Steiner hat als erster darauf hingewiesen, daß es gerade die Heilpflanzen sind, welche die Tendenz haben, ein Glied oder einen Teilprozeß überbetont zu entwickeln, sie zum hervorstechenden Merkmal ihrer Erscheinung zu machen. Es ist die Abnormität, welche die Pflanzen zu Heilpflanzen macht. Ihnen ist oft sehr deutlich anzusehen, wie ein Teil sich zum Ganzen machen möchte, überwuchert, mindestens überwiegt, die anderen Teile verkümmert und dadurch das «Urbild» des Pflanzlichen verzerrt.

Sich über die Art klar zu werden, wie diese «Verzerrung» erfolgt ist, bedeutet also, die Richtung zu entdecken, in der eine Pflanze Heilpflanze sein kann. Darauf begründet sich die Möglichkeit einer «rationellen» Heilpflanzenkunde.

*

Es erhebt sich an diesem Punkte die Frage, warum durch das Prinzip der «Verzerrung des Urbildes», des Überwiegens eines Teiles und seiner Funktionen, wohl der *Mensch* krank wird, nicht jedoch die Pflanze. Tiefe Einblicke in die Wesensart beider kann das Verfolgen dieser Tatsache gewähren. An dieser Stelle kann nur andeutungsweise hiervon die Rede sein, für die Einzelheiten muß auf die einschlägigen Schriften Rudolf Steiners verwiesen werden*.

Das Prinzip, das im Pflanzenreich «Verzerrung» hervorbringt und sich in den interessanten, charaktervollen Gestalten der Heilpflanzen ausprägt – dasselbe Prinzip bedeutet «Krankheit» im Menschengeschehen. Es ruft nicht Gestalten, etwa neue Menschenarten hervor, sondern pathologische Zustände. Es verknüpft sich mit Schmerz, Lebensbedrohung, aber auch Fördern der inneren Entwicklung, Läuterung, einem Erringen höherer Gesundheit. Ganz andere Seinsebenen offenbaren sich hier.

Diesem Rätsel sich zu nähern bedenke man, daß die Pflanze nicht zur eigentlichen Organbildung fortschreitet und weder ein dem Menschen vergleichbares Nerven-Sinnes-System, noch ein vergleichbares Stoffwechselsystem mit den entsprechenden inneren Organen (wie Leber, Niere, Galle usw.) besitzt. Die Quellen der «Urphänomene» menschlicher Krankheit, Entzündung und Geschwulst, fließen der Pflanze gar nicht, liegen ganz außerhalb ihres Gebietes. Das rhythmische System des Menschen, dessen Wesen Urgesundheit ist, findet ja allein in der Pflanze die vollkommene Gegenspiegelung. Ihr Blattsystem ist die einzige Organbildung, die sie zustande bringt, alle anderen sind auch nur Blatt. Weder Gehirn, noch etwas den Augen oder Ohren Vergleichbares, noch

* Rudolf Steiner: Kursus für Aerzte und Medizinstudierende. 20 Vorträge. Dornach, 21. März bis 9. April 1920. Buchausgabe: «Geisteswissenschaft und Medizin».

auch Eingeweide jeglicher Art finden sich. Die Wesensbereiche, die im Menschen Krankheit im echten Sinne konstituieren – und die mit den Wesensbereichen zusammenhängen müssen, welche uns Krankheit *erleben* lassen – können sich der Pflanze nicht einverleiben, bleiben ihr immer ein Äußeres. Krankheit ist mit dem verknüpft, was den Menschen eigentlich zum Menschen macht – wodurch er mehr ist als das reine Lebensgebilde Pflanze. Indem diese eben bloß Lebensgebilde ist – der Mensch aber mehr – wird bei ihr zur charakteristischen äußeren Gestalt, was beim Menschen Pathologie, und Wandel der inneren, der seelischen und geistigen Gestalt bedeutet. Sie wird Heilpflanze, wo der Mensch Krankheitsträger ist, und sie kann zur heilenden Einwirkung auf den Menschen gebracht werden kraft jener projektiven Urbeziehungen, die zwischen Pflanze und Mensch überhaupt herrschen, die wir im ersten Kapitel versucht haben darzustellen und die in der beiderseitigen Dreigliedrigkeit sich auf *eine* Art ausdrücken.

*

Um im Verständnis weiterzukommen, wird es nun notwendig sein, das anzuschauen, wodurch der Mensch mehr ist als die Pflanze. Wenn die schöpferischen Naturkräfte das Urbild der Pflanze so variieren, daß Hypertrophie eines Gliedes die anderen Glieder überwältigt und etwa die monströse Wurzelgestalt einer Zaunrübe, Alraune – oder die Blatt-Einseitigkeit eines Farnkrautes, die Über-Blütenhaftigkeit des Holunder oder gar der Kleeseide oder der Rafflesia, die Stengelgestalt des Schachtelhalms, die Riesenfrucht des Kürbis – erscheint, dann sind alle diese einseitigen Gestaltungen trotzdem kerngesund. Und wenn uns auch manches als *Mißgestalt* erscheint: Das Einbrechen von Wurzelkräften in die normal dem Blatt, der Blüte vorbehaltenen Gebiete, oder umgekehrt das Überfluten der Wurzelregion mit Blütenprozessen – wie wir ersteres etwa beim gelben Enzian, letzteres bei der Karotte gewahren – all dies ist voll *lebensfähig* und bereitet sich außerdem nirgends Mißbehagen oder gar Schmerz.

Greifen hingegen im Menschen Stoffwechselkräfte über ihr Maß in die Sinnes-Nerven-Region oder etwa in das Gehirn über, so kann dies äußerst unangenehm – als Nervenentzündung z. B. oder als Migräne – erlebt werden. Die dem Knochensystem zugeteilten Verhärtungsimpulse werden in den Blutgefäßen sich sehr schmerzhaft bemerkbar machen. Solche Kräfteverschiebungen werden im Menschen nicht Ursache neuer Gestaltbildung, indem etwa ein Geschlecht von Riesenköpfen, Tonnenbrüstlern, Dickfüßlern, Langärmlern usw. entstünde; dies geschieht höchstens in Andeutungen. Solche Kräfteverschiebungen bleiben beim Menschen rein im Dynamischen, werden nicht Gestalt. Der Mensch – das zeigt sich hiermit – hat ein anderes Verhältnis seiner Bildekräfte zu seiner Leiblichkeit als die Pflanze. Sie werden offenbar von ihm nach einer anderen Seite in Anspruch genommen, die sie nicht so in die leibliche Gestalt hineinschießen läßt, wie es bei der Pflanze der Fall ist. Diese lebt viel mehr im Gestalten, sie schließt ihre Gestalt nie ab, hält sie ständig im Fluß. Bei ihr muß immer gewachsen sein, sonst ist es aus mit ihr. Der Mensch schließt sein Gestalten sehr früh in einer fertigen Gestalt ab und fängt damit seine Existenz erst recht an. Die Pflanze muß sie beenden, wenn sie einmal aufhört zu gestalten. Dieses Beenden zeigt sich deutlich mit dem Hineinkommen in den Blütenprozeß. Da nimmt die Vitalität ab, das Lebensgrün schwindet, die Blätter werden kurzlebig und hinfällig. Zugleich berührt die Pflanze das über ihr liegende Wesensbereich des Tierischen, innerlich und äußerlich. Äußerlich, indem sie Tiertätigkeit, z. B. als Bestäubung oder in der Samenverbreitung, durch Schmetterlinge, Bienen, Ameisen, Vögel usw. in ihren Lebensplan hereinnimmt. Innerlich, indem sie sich durch Blütenform, Erzeugen bestimmter Düfte, Farben usw. der Tierregion entgegenbildet. (Gibt es doch Orchideenblüten, die so tierähnlich geworden sind, daß sie von bestimmten Schmetterlingen als Weibchen angesehen und entsprechend behandelt werden!) Aber an diesem Übergangspunkt muß das Pflanzenleben erlahmen, bricht die Pflanze ihre Existenz ab und zieht sich wieder in ihren Ausgangspunkt, in die Samen zurück. Tier und Mensch sind Wesen «über die Pflanze hinaus». Sie haben sich etwas einverleibt, was die Pflanze außer sich lassen muß. Dafür haben sie die fließende Gestaltungsfähigkeit geopfert, sie in einer Dauergestalt abgeschlossen. Aber die Tiere haben noch die Fähigkeit der Artbildung bewahrt; in ihrer Gesamtheit ist ein anderes Wesensgebiet im Flusse geblieben, das in der Bildung Tausender von Tierarten sich ausdrückt, während es nur eine Menschenart gibt (die verschiedenen Menschenrassen sind ja nur Spielarten der einen Menschenart). Es ist die schöpferische Triebnatur, die sich in der Fülle der Tiergestalten *bis in die sinnliche Erscheinungsform hinein* zum Ausdruck bringt. Die Angst des Hasen, die Lammsgeduld, das Faultier-Seelendämmern, die Wolfsgier, die Tigerwut, der Löwenzorn, sind zwar Seeleneigenschaften, jedoch von den dazugehörigen Leibesgestaltungen nicht zu trennen. Tierleiber sind fleischgewordene Symbole für Seelenwesensarten. Wenn irgendwo, so hat hier das viel berufene Wort von der Leib-Seele-Einheit eine gewisse Berechtigung. Der Mensch jedoch trägt alle diese Seelenkräfte zwar auch an sich, aber abgedämpft; sie stehen unter der Herrschaft eines höheren Prinzips. Dieses unterdrückt einerseits die ungehemmte Triebentfaltung, wehrt andererseits ihren vollen Zutritt in die leiblichen Gestaltungskräfte ab. Gerade so, wie die Fülle pflanzlicher Lebensbildekräfte, der Fluß ewigen Gestaltens, aufgehalten – und zu einer einzigen Dauergestalt verfestigt wird, um die Tiergestalt zustande zu bringen, so wird die Fülle leibgestaltender Seelentriebe eingedämmt, vom Zutritt zur leiblichen Gestaltung zurückgehalten, und es entsteht die Form des Menschenleibes. Diese Form ist nicht Ausdruck seelischer Triebnatur. Dieser Triebnatur wird nicht in Einzelformen Gestaltungsmöglichkeit gegeben. Sondern im menschlichen Seelenleben fassen sich *alle* seelischen Empfindungsmöglichkeiten zusammen. Ebenso faßt die Gestalt des Menschenleibes in *einer* Urgestalt alle leiblichen Sondergestaltungen des Tierreiches in sich zusammen. Dieses das Seelische Zusammenfassende ist aber Geist. Der Menschenleib stellt nicht Seelengestalt dar, sondern Geist-Trägerschaft.

Doch dies ist ein Gebiet, auf das hier nur hingedeutet sei. Es findet seine weiteren Ausführungen in einer durch Geisteswissenschaft erweiterten Tierwesenskunde und einer echten Menschenkunde *.

Aus dem oben Ausgeführten sieht man: Die volle projektive Aufeinanderbeziehung von Mensch und Pflanze – vor allem die von Menschenkrankheit und Heilpflanzennatur – verlangt, daß man zu der bereits behandelten dreigliedrigen Polaritätsbeziehung noch die Wertung der Wesensunterschiede zwischen Pflanze und Mensch hinzunimmt. Es werden die Wesens*glieder* beider Wesen, wenigstens in kurzen Zügen, dargestellt werden müssen. Die Ansatzpunkte dazu ergeben sich überall aus dem bisher zurückgelegten Weg.

*

Experimentelle Sichtbarmachung der Beziehungen

zwischen Pflanzenwurzel und Nervenorganen, Pflanzenblüte und Stoffwechselorganen durch die Methode empfindlicher Kupferchlorid-Kristallisationen

Es ist in den bisherigen Kapiteln so stark des Lesers innere Anschauungskraft angerufen worden, daß in ihm mit Recht das Verlangen nach äußerer Anschauung entstanden sein wird. Darum soll im Nachfolgenden von einer Methode kurz berichtet und ihre Ergebnisse in einigen Bildern dargestellt werden, durch welche die Beziehungen zwischen Pflanzenblüte und Stoffwechselorganen, Pflanzenwurzel und Nervenorganen unmittelbar anschaulich gemacht werden können.

Es handelt sich um die von Ehrenfried Pfeiffer auf Anregung von Rudolf Steiner entdeckte Methode «empfindlicher Kupferchlorid-Kristallisationen», die ein «Reagens auf Bildekräfte des Lebendigen» darstellt. Hierbei wird eine Lösung dieses Kupfersalzes auf eine mit einem Glasring begrenzte Glasplatte ausgegossen und in einer eigenen «Kristallisationszelle» bei bestimmten Temperatur- und Feuchtigkeitsverhältnissen langsam zum Verdunsten gebracht. Das Salz kommt dadurch zur Kristallisation, gemäß den in ihm ruhenden mineralischen Gesetzen und Kräften. Die dabei auftretenden Kristallnadel-Konglomerate sind Ausdruck dieser Gesetze und Kräfte. Fügt man jedoch der Kupfersalzlösung einige Tropfen eines Pflanzensaftes oder des Auszuges eines tierischen Organes oder etwas menschliches Blut etc., kurz: eine aus den Reichen des Belebten stammende organische Substanz zu, so ordnen sich die Kristallnadeln beim Auskristallisieren einer solchen Lösung auf den Glasplatten zu höchst

* Dr. Hermann Poppelbaum: «Mensch und Tier. Fünf Einblicke in ihren Wesensunterschied», 7. Auflage; «Tier-Wesenskunde», 2. Auflage. Philosophisch-Anthroposophischer Verlag am Goetheanum, Dornach.

charakteristischen Gebilden, die hier weiterhin kurz «Kristallbilder» genannt seien. Strahlige, fedrige, blattartige Gebilde entstehen, Hohlformen von rundlicher, linsenförmiger, vieleckiger Gestalt, Wirbelbildungen – eine große Fülle und Vielfalt von Gestaltungen, die jeweils für den betreffenden Zusatz kennzeichnend sind. Und nicht nur, daß die so entstandenen Kristallbilder Ausdruck der jeweils zugesetzten Substanz sind, sondern auch darüber hinaus deren innerer Qualität. Junge, aufsprießende, lebenstrotzende Substanz ergibt andere Bilder als alte, absterbende; das Blut Erkrankter andere, als das Gesunder. Jedes Organ eines Organismus erzeugt sein typisches Kristallbild. Man kann von Wurzel-, Blatt-, Blütenformen sprechen, von Nerven-, Sinnesorgan-, Leber-, Herz-, Nieren-, Lungen-, Uterus-Formen etc. Es zeigen sich für bestimmte pathologische Zustände charakteristische Abwandlungen der «Normalformen»; Entzündungs- oder Verhärtungszustände verraten sich in entsprechenden Formungen.

Ein unabsehbares Gebiet erschließt sich hiermit der Lebensforschung. Man kann heute schon auf eine Reihe von Forschungsstätten und auf zahlreiche Veröffentlichungen hinweisen, die Ergebnisse solcher Forschung sind. Auf diese sei der Leser nachdrücklich hingewiesen, der über die hier vorgebrachten Andeutungen hinaus mehr über dieses Gebiet wissen will. Es folgen nun die Photokopien von vier Kristallbildern*:

Nr. 1 stellt ein aus der Wurzel vom blauen Eisenhut gewonnenes Bild dar. Ihm ist gegenübergestellt Bild Nr. 2, aus einem Auszug der Medulla spinalis eines Rindes gewonnen. Man sieht, wie die zwei Bilder, das Wurzelbild und das Nervenbild, einander sehr ähnlich sind. Von einem Mittelpunkt strahlt nach der Peripherie ein Linienbüschel von Kristallen aus.

Das Bild Nr. 3 ist aus Kamillenblüten, Nr. 4 aus einem Dünndarmpräparat, also einem Stoffwechselorgan gewonnen. Man sieht, wie diese zwei Bilder von den ersten dadurch charakteristisch abweichen, daß sie sich um Hohlformen gruppieren; und es ist das Blütenbild dem Bild aus dem Stoffwechselorgan wieder außerordentlich ähnlich.

* Diese Bilder sind einer sehr umfangreichen Sammlung von «Kristallbildern» von Heilpflanzen und Heilpflanzenteilen entnommen, die in jahrzehntelanger Arbeit von Herrn Apotheker Hans Krüger angefertigt worden sind. Ein Teil davon wurde veröffentlicht in dem Buch von Hans Krüger «Kupferchlorid-Kristallisationen, ein Reagens auf Bildekräfte des Lebendigen», Weleda-Verlag, Schwäbisch Gmünd.

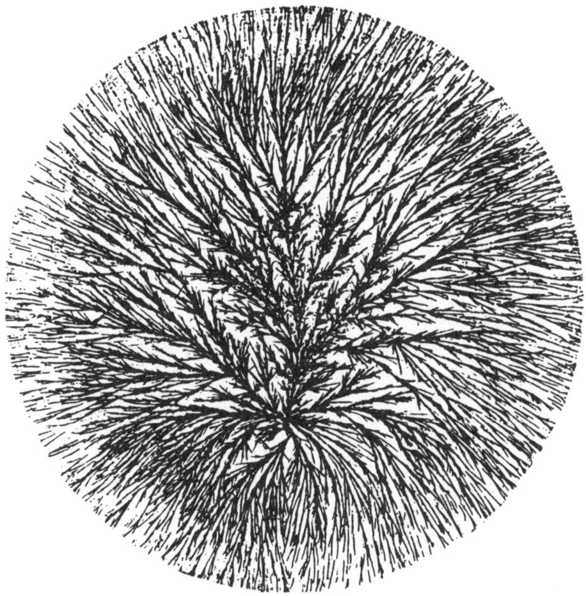

Nr. 1: Wurzel vom blauen Eisenhut

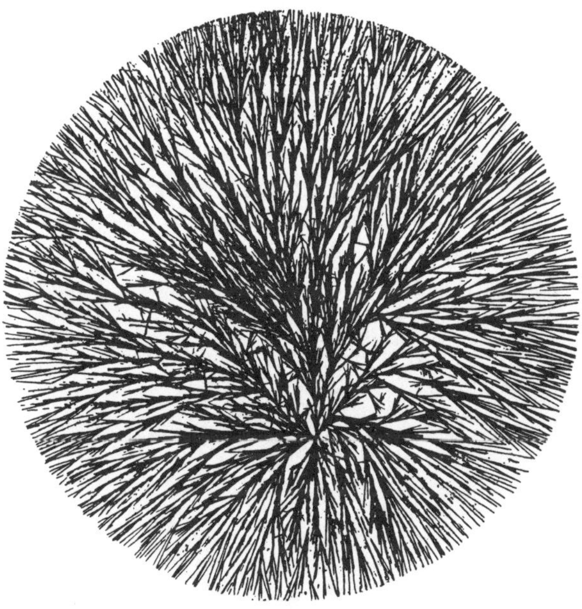

Nr. 2: Medulla spinalis eines Rindes

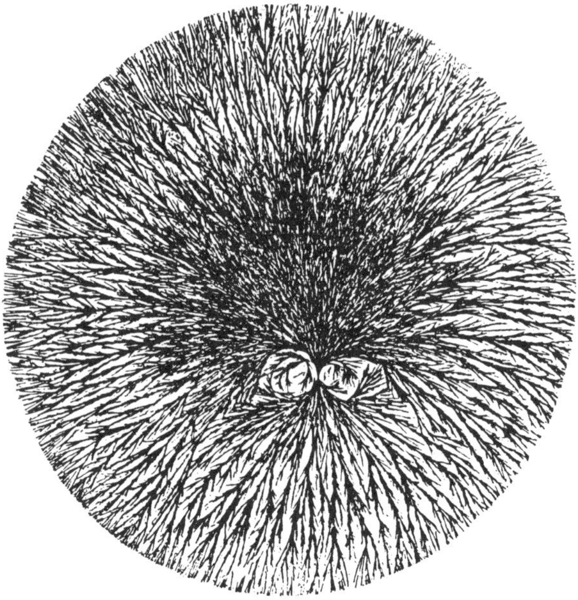

Nr. 3: Kamillenblüten

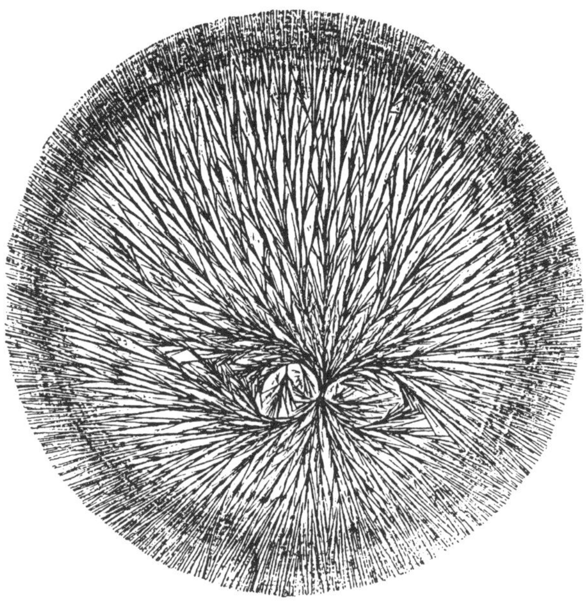

Nr. 4: Dünndarm

WESENSGLIEDER UND WESENSBEREICHE

Viergliedrigkeit der Naturreiche / Mensch und Pflanze

Der Mensch, von drei Naturreichen umgeben, stellt selbst das vierte Erdenwesen dar. Er ist durch die innigsten Beziehungen mit diesen drei Naturreichen verbunden. Das Reich des unbelebten Seins, wie es sich am reinsten im Mineral ausspricht, nimmt ebenso Anteil an seinem Wesen, wie die Welt der Bildekräfte des Lebens – deren reinster Ausdruck das Pflanzensein ist. Die Seelenhaftigkeit eignet ihm, wie dem Tier. Im vollen Sinne Mensch ist er dadurch, daß er sich selbst als Geist erfassen kann. Im Mineral *ist* die Welt; in der Pflanze *lebt* sie; im Tier *er*lebt sie; im Menschen ergreift sie sich selbst, und in diesem Sinne ist der Mensch «Kern der Natur».

Wie die Wissenschaft der Chemie durch Zerlegungskunst die Grundstoffe aus den Erdenstofflichkeiten herauslöst und zeigt, daß z. B. das scheinbar einheitliche Wasser in zwei «Urbestandteile», Wasserstoff und Sauerstoff, zerlegbar ist, so offenbart uns eine großartige «Welten-Alchemie», daß sowohl die Naturwesen Pflanze und Tier, als auch der Mensch zusammengesetzte Wesen sind, und legt uns im «Weltenexperiment» nackt und bloß, was wir vorhin mehr im Denken als die verschiedenen «Ingredienzien» der Naturwesen und des Menschen gefunden haben; nämlich verschiedene Wesensglieder.

Der eine «weltenalchemistische Prozeß», der uns die Wesensglieder bloßlegt, ist der des Sterbens. Ihm sind Pflanze, Tier, Mensch unterworfen. Er hinterläßt zunächst die *Leichname* dieser drei Wesen. Diese Leichname aber, durch das Sterben entstanden, verwandeln sich sofort – alle drei Arten – weiter auf ein ganz bestimmtes Endziel hin. Sie werden allmählich Bestandteile des vierten, des mineralisch-unbelebten Reiches. Der Leichnam ist sinnlich wahrnehmbar. Das zweite freigelegte Ergebnis dieses Scheideprozesses, das *Leben*, «entflieht»; das heißt es zieht sich aus dem Bereiche sinnlicher Wahrnehmung, in dem es zwar nicht unmittelbar selbst, aber in seinen Wirkungen (da es mit sinnlich wahrnehmbarer Stofflichkeit verbunden war) anschaulich gewesen war, ins Übersinnliche zurück.

Der Tod also führt uns als «Analysen-Ergebnis» vor, daß alle Leiblichkeit von Pflanze, Tier und Mensch einerseits aus Mineralisch-Totem, andererseits aus dem Leben besteht. Solange ein Lebewesen lebt, kann dieses Mineralisch-Tote in ihm sein eigenstes Wesen nicht zeigen. Es ist in den Dienst höherer Daseinsformen gestellt. Wenn aber z.B. das Knochensystem eines Tieres oder des

Menschen durch den Tod zum Skelett wird, so hat dieses Gebilde aus mineralischen Stoffen (phosphorsaurem und kohlensaurem Kalk) zwar noch für eine Zeitlang die ihm aufgeprägte tierische oder menschliche Form, aber nurmehr *äußerlich*. Sie verfällt sogleich den mineralischen Formkräften (der genannten Kalkmineralien), und nach einiger Zeit läßt sich von einem solchen Knochen zeigen, daß er nurmehr eine Scheinform darstellt. Die Kristallstruktur des Calzits, des Calciumphosphates entsteht, durchsetzt diese Scheinform und ist dann die *echte* Form des zum Fossil gewordenen Knochens.

Den zweiten durch die Todesanalyse freigelegten Wesensbestandteil, das Leben, kann man nun nicht weiter mit Sinnesorganen verfolgen, wohl aber mit *Lebens*organen. Diese funktionieren aber nicht wie die Sinnesorgane «von selbst». Gewisse Lebensfunktionen müssen zu Lebens*anschauungs*organen erst herangebildet werden. Dieses muß der Mensch, der ja – im Gegensatz zu den Naturreichen – nicht ein fertig gebildetes, in seiner Entwicklung durch und durch bestimmtes, sondern ein sich nach inneren, selbstgefaßten Impulsen entwickelndes Wesen ist, selbst an sich tätig vollziehen. Die Möglichkeit dazu ist in jedem Menschen dadurch veranlagt, daß nicht die *gesamte* Lebensorganisation der Entfaltung und Erhaltung der Lebensprozesse dient. Es nehmen gewisse Organsysteme ein partielles Sterben auf sich, werden in ihrer Vitalität abgedämpft, so z. B. die Sinnesorgane, Nervenorgane und das Gehirn. Hier wird ein gewisser Teil der Lebensbildekräfte-Organisation oder des Ätherleibes, wie er weiterhin abgekürzt genannt werden soll, bis zu einem gewissen Grade frei. Dieser Teil kann nun seinerseits in den Dienst eines höheren Wesensbereiches, z. B. des Geistig-Wesenhaften, des Ich, genommen werden. In solcher Form wird der Ätherleib z.B. die Grundlage des Denkens. Wir denken mit denselben Kräften, mit denen wir wachsen – dies hat Rudolf Steiner vielfach dargestellt.

Die Analyse des Todes zerlegt also alle Naturwesen in zwei Gruppen: das nur mit dem Wesensglied eines Physischen begabte tote Mineralreich und die mit Ätherleibern begabten Reiche des Pflanzlichen, Tierischen und Menschlichen.

*

Auf diese letzteren drei Erdenwesensreiche wirkt nun ein anderer «weltenalchemistischer Scheideprozeß», der sie weiter analysiert, nämlich der von *Schlafen* und *Wachen*. Ihm kann Tier und Mensch unterworfen werden, nicht aber die Pflanze, die schon ein immer schlafendes Wesen ist und durch einen Einschlafeprozeß ebensowenig verändert werden kann wie das Mineral durch einen Sterbeprozeß. Tier und Mensch können einschlafen und werden dadurch pflanzenhaft in ihrer Daseinsform, insofern sie nämlich *belebte* Wesen bleiben. Sie können aus diesem Zustand aufwachen und heben sich dadurch aus der Stufe des Pflanzenseins heraus. Sie offenbaren hiermit ein weiteres Wesensglied, das der Pflanze nicht eignet und das aus später zu erwähnenden Gründen «Astralleib» genannt werden soll. Rudolf Steiner, dessen grundlegenden Darstellungen hiermit gefolgt wird, nennt ihn auch den «Seelenleib». Er ist der «Erwecker» der im Schlaf den bloßen Vitalprozessen hingegebenen Leiblichkeit; er ist der Bewußtseinsträger. Seiner Natur nach ist er «übersinnlich»; mit Sinnesorganen sind nur seine Wirkungen im Physisch-Leiblichen zu verfolgen – wie beim Ätherleib auch. Diese Wirkungen zeigen sich eben nach außen in den Prozessen des Einschlafens und Aufwachens. Da wir diese Prozesse aber nicht bloß erleben, sondern auch betrachten können, erweist sich, daß prinzipiell «Seelen-*anschauungs*organe» möglich sind. Wir können den Prozeß des Einschlafens und Aufwachens auf unsere eigene Seele richten und «seelische Sinnesorgane» entwickeln, auf welche die Welt des Seelischen ebenso Eindrücke machen kann, wie die Welt des Physischen auf die leiblichen Sinnesorgane. Ja, es erweist sich dann, daß auch die physischen Sinneswerkzeuge von diesem Astralleib durchdrungen sein müssen, um die in ihnen entstehenden Sinneseindrücke als Seelenerlebnisse in Wachheit *empfinden* zu können. Ein schlafendes Ohr – das Ohr eines schlafenden Tieres oder Menschen – ist kein Ohr. Und Pflanzen, als Wesen ohne Astralleib, haben keine Sinnesorgane im wahren Sinne. Sind nach den hierfür geltenden strengen Entwicklungsgesetzen die «Seelenanschauungsorgane» ausgebildet, so wird der Astralleib, der sich beim Einschlafen vom physischen und vom Ätherleib (die während des Lebens eine Einheit bleiben) abtrennt und ins «Übersinnliche» verschwindet, für sich anschaubar; mit ihm wird eine «Seelenwelt» anschaubar, mit der er ebenso zusammenhängt, wie der physische Leib mit einer physischen Welt.

*

Noch ein weiterer Prozeß kann uns nun auch Tier- und Menschenreich voneinander trennen und damit ein weiteres, nur dem Menschen eigenes Wesensglied enthüllen. Es ist der Prozeß des *Vergessens* und *Erinnerns.* Zu letzterem ist nicht nur ein Bewußtsein erlebendes Wesensglied nötig, sondern ein *Selbst*bewußtsein tragendes, und somit ein Selbst, eine Person, ein Ich. Die Fähigkeit der Erinnerung führt zum Gewahrwerden des Lebensganges, zur *Biographie.* Durch sie erlebe ich, daß ich nicht nur Mensch bin, sondern eben dieser ganz bestimmte, einmalige Mensch. Verfalle ich ganz dem Vergessen, so bleibe ich immer noch empfindendes und damit bewußtes Wesen, bin aber nicht mehr im vollen Sinne Mensch. Sich eingestehen müssen, «Ich habe mich (auf diesem oder jenem Gebiete) vergessen», bedeutet immer: aus dem Menschentum auf die Tierstufe zurückgefallen zu sein. Nur der sich Erinnernde erlebt die Kontinuität des Selbstbewußtseins und damit das Selbst. Dieses geistig sich Bildende, geistig Dauernde, geistig sich Anschauende ist nun nicht mehr bloß ein Wesens*glied*, sondern zugleich Wesens*mittelpunkt.* Nur einem solchen Wesen sind menschliche Tätigkeiten möglich, z. B. die des Denkens und Wollens.

Ein solcher «Wesensmittelpunkt» kann sich – gegenüber der Pflanzenwelt – aus der Kraft des Erinnerns und des nur einem erinnernden Wesen möglichen

Denkens zu einem «gleichsam göttlichen» Standpunkte aufschwingen, wie er etwa in den folgenden Worten Goethes zum Ausdruck kommt: «Sobald der Mensch die Gegenstände um sich her gewahr wird, betrachtet er sie in bezug auf sich selbst; und mit Recht, denn es hängt sein ganzes Schicksal davon ab, ob sie ihm gefallen oder mißfallen, ob sie ihn anziehen oder abstoßen, ob sie ihm nützen oder schaden. Diese ganz natürliche Art, die Dinge anzusehen und zu beurteilen, scheint so leicht zu sein, als sie notwendig ist, und doch ist der Mensch dabei tausend Irrtümern ausgesetzt, die ihn oft beschämen und ihm das Leben verbittern. – Ein weit schwereres Tagwerk übernehmen diejenigen, deren lebhafter Trieb nach Kenntnis die Gegenstände der Natur an sich selbst und in ihren Verhältnissen untereinander zu beobachten strebt; denn sie vergessen bald den Maßstab, der ihnen zu Hilfe kam, wenn sie als Menschen die Dinge in bezug auf *sich* betrachten. Es fehlt ihnen der Maßstab des Gefallens und Mißfallens, des Anziehens und Abstoßens, des Nutzens und Schadens. Diesem sollen sie ganz entsagen, sie sollen als gleichgültige und gleichsam göttliche Wesen suchen und untersuchen was ist, und nicht, was behagt. So soll den echten Botaniker weder die Schönheit noch die Nutzbarkeit der Pflanzen rühren, er soll ihre Bildung, ihr Verhältnis zu dem übrigen Pflanzenreich untersuchen; und wie sie alle von der Sonne hervorgelockt und beschienen werden, so soll er mit einem gleichen ruhigen Blicke sie alle ansehen und übersehen und den Maßstab zu dieser Erkenntnis, die Data der Beurteilung nicht aus sich, sondern aus dem Kreise der Dinge nehmen, die er beobachtet.»

Die «gleichsam göttliche» Region, die im Menschen auflebt, wenn er sich als Erinnernder betätigt, ist die des *Geistes*. Indem er sich als ein Wesen begreift, das erfahren kann, was ganz außerhalb seiner liegt und *ist*, nicht bloß behagt oder mißbehagt, insoweit ist er *Mensch* und nicht bloß Tier. Geistige Selbsterfassung führt zum Ich-Erlebnis, entwickelt den zum Erfassen seines höchsten Wesensgliedes nötigen Ich-Sinn. Durch das Ich ist der Mensch: Mensch.

Wie der Stein in seinem Wesen durch keinen Sterbeprozeß verändert werden kann, die Pflanze durch kein Einschlafegeschehen, so das Tier durch keinen Vergessens-Vorgang; Vergessen und Erinnern entscheiden nicht über seine Existenz, wohl aber über die des Menschen.

*

Zusammenfassung:

Die Vorgänge des Sterbens, Einschlafens, Vergessens nehmen mit den Erdenwesen eine «Daseins-Analyse» vor, durch die an diesen Erdenwesen verschiedene «Wesensglieder» offenbar werden.

1. Das Mineral hat, das zeigt sich dadurch, einen *physischen* Leib.
2. Die Pflanze besteht aus physischem und *Ätherleib* (Lebensleib).
3. Das Tier ist begabt mit physischem Leib, Ätherleib und *Astralleib* (Seelenleib).

4. Der Mensch trägt an sich physischen, Äther- und Astralleib und ist, darüber hinaus, das sich als *Ich* ergreifende Geistwesen. Als solcher ist er Glied einer Geistwelt, die sich ihm durch die Entwicklung von Geist-Organen ebenso eröffnen kann, wie die Entwicklung der physischen Sinnesorgane ihn an der physisch-sinnlichen Welt teilnehmen läßt.

*

«Dich im Unendlichen zu finden
mußt unterscheiden, und dann verbinden.»*

An jede Analyse muß sich sogleich eine Synthese anschließen, sonst hat man zwar die Teile in der Hand, jedoch das geistige Band verloren. Mineral, Pflanze, Tier, Mensch, befinden sich schließlich in *einer* gemeinsamen Welt, sind mit- und füreinander da, tausendfältig miteinander verknüpft und verwoben. Und da es die Aufgabe dieses Buches ist, die *Heilbeziehungen* zwischen Pflanze und Mensch aufzuzeigen, muß die synthetische Kraft, das Ureinheitliche, das die Naturreiche Zusammenfassende sichtbar werden, ein Urwesenhaftes, von dem die einzelnen Naturwesen als Variationen ableitbar sind. Der Schlüssel muß gesucht werden, der die Geheimnisse des Urzusammenhanges aller Naturreiche aufschließt.

Dieses Urwesen und Urmotiv des Erdenseins ist der Mensch selbst. Es sei nun andeutend skizziert, wie aus dem Urmotiv seiner Viergliedrigkeit die anderen unter ihm stehenden Wesensreiche als Variationen verstanden werden können.

*

Der Mensch erfaßt sich selbst im Ich als Geistwesen. Das Ich ist das Impulszentrum, aus dem er freies Schöpfertum entfalten kann. In ihm kann er Geistes-Anschauungskraft entwickeln, um Geistiges nicht nur in sich, sondern auch um sich zu entdecken und zu erkennen. Der Mensch kann Geistesforscher werden. Indem er das Geistige um sich herum entdeckt, eröffnet sich ihm zunächst das Wesen seines Mitmenschen. (Der Ausgangspunkt solcher Erkenntnismöglichkeit ist die Kraft der Liebe und die Fähigkeit zur Selbstlosigkeit.) – Richtet ein solcher die entwickelten Geistessinne auf das Tier, so zeigt sich ihm, daß auch das Tier nicht ohne Geistigkeit, ohne Ichartiges ist. Doch ist dieses Ichartige nicht dem *Einzel*tier gegeben, sondern umfaßt als «Gruppengeist» oder «Gruppen-Ich» alle Tiere einer Art. Das Gruppen-Ich verkörpert sich nicht in der Leiblichkeit des Einzeltieres, das darum auch kein echtes Individuum sein kann. Das Gruppen-Ich verbleibt in einer geistigen Welt. In ihm liegen die Impulse, die Instinkte, die Lebensart der einzelnen Tiergruppen begründet. In seiner Anschauung krönen sich die Bemühungen um eine «Tierwesenskunde», die diesen Namen wirklich verdient. Der Tiergruppengeist geht nicht durch Geburt und Tod; ihm bedeutet darum Geburt und Tod des einzelnen Tieres etwas ganz anderes als diese Lebenstatsachen dem Menschen bedeuten. In der Tier*leiblichkeit*

* Goethe, Wolkengedicht.

ist also Physisches, Ätherisches, Astralisches anwesend; nicht hingegen das in der geistigen Welt verbleibende Gruppen-Ich.

Auch die Pflanze hat für ein im oben angedeuteten Sinne entwickeltes geistiges Anschauungsvermögen sowohl Seele, als auch Geist (Astralisches und Ichartiges). Doch vermag sie noch weniger als das Tier diese ihre höheren Wesensbereiche in ihrer Leiblichkeit zu behausen; sie bleiben ihr weltenfern, verharren ungeboren in der geistigen Welt. Es weben aber fortwährend Beziehungen und Impulse zwischen der physisch-ätherischen Leiblichkeit der Pflanze und ihrer Astralität sowohl, wie dem Pflanzen-Ich. Man kann die Pflanzenwelt in ihren Zusammenhängen mit dem viergliedrigen Menschen nicht umfassend genug erforschen, wenn man nicht berücksichtigt, wie die Pflanze ebenfalls ein viergliedriges Wesen ist. In dieser ihrer «Menschenverwandtschaft» müssen die Ursachen für ihre Wirkung auf alle vier Glieder des Menschen aufgefunden werden.

Da hier keine Mineralwesenskunde entwickelt werden soll, sei – um der Abrundung der Betrachtung willen – nur noch erwähnt, daß für eine das Geistige mitberücksichtigende Naturforschung auch das Mineral mit ätherischen Prozessen, astralischen Wirksamkeiten und Geistigem zusammenhängt. Nur ist in der physischen Welt allein der physische Leib des Minerals vorhanden. Die drei höheren Wesensglieder des Minerals verharren, ewig ungeboren, ihm weltenfern, in der geistigen Welt. Aber in dieser Vierfältigkeit des Minerals liegt auch die Ursache seiner mannigfachen Beziehungen zur viergliedrigen Menschenwesenheit. Aus ihr kann man begreifen, wieso man mit mineralischen Heilmitteln in des Menschen *Gesamt*-Konstitution eingreifen kann und nicht bloß in deren mineralische oder mineralverwandte Seite.

*

Im Sinne der in diesem Buch entwickelten Anschauungen kann man also mit einem kühnen, aber durchaus berechtigten Aphorismus sagen: Die ganze Erdenwelt ist Mensch. Sie ist, nach dem Grundplan und Urmotiv des Menschen, viergliedrig aufgebaut. In diesem Aufbau liegt der Grund, daß die verschiedenartigen Erdenwesen in einer gemeinsamen Erden*welt* da sein können: gleichzeitig mit-, an-, in- und durcheinander. Die *Harmonie* der Schöpfung beruht auf dieser Vierfältigkeit. Der Mensch ist vor solcher Anschauung, wie es schon griechische Weltweisheit aussprach, das Maß der Erden-Dinge.

Die vier Wesensglieder und die vier Stofflichkeiten ihrer Verleiblichung

Das Mineral, in seiner Leiblichkeit toter physischer Stoff, findet im *festen* Zustand die reinste Möglichkeit, sein Wesen auszudrücken. Die Kristallform – für jede Mineralart bestimmt und charakteristisch – ist in ihrer reich gestalteten Räumlichkeit nur durch die Eigenschaften des Festen daseinsfähig. Die Überführung in den flüssigen, den gasförmigen Zustand hebt diese Form sofort auf. Der feste Zustand allein ermöglicht diese in drei Raumesdimensionen unwandelbar, ein für alle Mal festgelegte Form des Minerals.

Die Pflanze hingegen bedarf eines anderen Elementes zu ihrer Verleiblichung: des *Flüssigen.* Denn sie muß nicht nur ein Physisches, sondern auch ein Ätherisches zur Verleiblichung bringen. Ihre Formen ergeben sich nicht aus der physischen Natur der sie ausfüllenden Stoffe, sondern aus der ätherischen Natur der Pflanze. Sie prägt darum ihr Wesen nicht in einer Dauergestalt aus, sondern in fortwährender Gestaltverwandlung – wie einleitend bereits gezeigt wurde. Dieser fließende Gestaltwandel mit seinen Metamorphosengesetzen braucht eine Stofflichkeit, die ebenso bereit ist, Form anzunehmen, als auch sie sofort und widerstandslos aufzugeben, wenn das Lebensprinzip (der Ätherleib) dies fordert. Diese Stofflichkeit ist das flüssige Wasser, aus dem der Pflanzenleib überwiegend besteht. Was an ihm fest ist, dient nur, das Flüssige zu konturieren, den Gestaltfluß etwas zu hemmen, eine Gestalt für kurze Zeit festzuhalten, hervorzuheben; das Feste bringt aber bei der Pflanze keine Gestalt aus sich selbst hervor, sondern wird nur *Gefäß* der Lebensform und Lebensbildekraft. Wo die Pflanze zu fest wird, hat sie vorher einen Entvitalisierungsvorgang durchgeführt, hat Leben und damit zugleich Wasser aus ihrem Leibesstoff herausgezogen oder zur Ruhe gebracht – wie etwa bei der Holz-, Rinden-Bildung, aber auch bei der Samenbildung. – Auch das Tier und der Mensch bedürfen des flüssigen Elementes, insofern sie ja auch lebendige Wesen sind, um die Tätigkeit ihrer Ätherleiber entfalten zu können. Je lebendiger, desto flüssiger; je ausgetrockneter, fester, desto toter: Dies gilt für alles Leben, ob es pflanzlicher, tierischer oder menschlicher Art ist. Zwar ist dieses «Flüssige in allem Belebten» von der Stofflichkeit des lebendigen Eiweißes getragen, aber dieses Eiweiß ist ja ein überaus wasserhaltiges Kolloid. Seine wunderbare und allseitig bestimmbare Natur, der Bildestoff für den unerschöpflichen Plastiker Ätherleib, kann ihr schwellendes Leben nur in Verbindung mit dem Wäßrigen gewinnen. Wasser ist in allen seinen stofflichen Eigenschaften von der Schöpfung für das *Leben* gedacht. – Hingegen kann die Pflanze noch nicht einen eigenen Luft- und einen Wärmeleib bilden. Sie wird be-luftet und erwärmt von ihrem Umkreis her, ihre Atemzüge, ihre Wärmeentfachungen werden von einem Äußeren, vom kosmischen Geschehen bewirkt und reguliert.

Das *Gasige, Luftförmige* mit einer eigenen Atemorganisation sich einzuverleiben gelingt nur, stufenweise vom niederen zum höheren immer mehr, dem *Tier* und vollkommen dem Menschen. Dieser Prozeß hat viele Seiten. Seine wichtigste ist die, daß mit dem Luftigen zugleich das Seelische, der Astralleib in das Leibliche eindringt. Dadurch entsteht eine Welt von inneren Organen, ein Organkosmos, der von innen die Wirksamkeiten übernimmt, welche für die Pflanze der äußere Kosmos ausübt. Es wird mit der Luft zugleich ein äußerer Kosmos eingegliedert und verinnerlicht. Auf den Bahnen der Pneumatisierung des Körpers bis in ihre feinsten Verzweigungen hinein zieht Pneuma, das Seelenprinzip, in die Leiber ein. Luftiges dringt nun in Flüssiges ein, löst sich in ihm auf, verbindet und befreit sich aus ihm; zugleich aber verbinden und trennen sich rhythmisch die Wirksamkeiten von Astralleib und Ätherleib. Niedere Wassertiere mit ihrer dumpfen Seelenart eratmen sich die im Wasser gelöste Luft. Dementsprechend hat auch bei ihnen das Ätherische ein größeres Übergewicht über das Astralische. Die Insekten müssen ihre Körperflüssigkeit noch der Luft nach außen entgegenschicken; ihr Astralisches ist noch in starkem Maße in Kontakt mit der Außenwelt, ist noch nicht so in das Einzeltier «abgeschnürt» wie bei den höheren Tieren. Die Insekten leben darum auch noch in stärkstem Maße mit der ätherbedingten Pflanzenwelt zusammen. Die Bildung echter Lungenorgane aber ist ein wichtiger Schritt auf dem Wege der «Einverseelung». Das übersinnliche Seelenprinzip findet eben im Gaszustand der Materie die Form und Eigenschaften vor, die ihm den Einzug in die Leiblichkeit ermöglichen. Das Gas hat jeden eigenen Formwillen aufgegeben, widersteht jedem Begrenzenden. Die Macht der Erdenschwere ist in ihm überwunden, *Leichte* an ihre Stelle getreten. Grenzenlos dem Licht geöffnet, auf jeden Wärmeimpuls mit stärkster Ausdehnung antwortend, die kosmischen Impulse voll in sich aufnehmend, als äußerste Hülle* zwischen das irdische und kosmische Sein gestellt, ist das Gasige der Zustand der Materie, der die Stoffesseite des Erdenhaften nurmehr wie in Resten an sich trägt, sie weitgehend überwunden hat. Ausdehnung und Zusammenziehung, Spannung und Entspannung, Hochs und Tiefs, Sturm und Stille, Wehen und Stocken, Erweitern und Zusammenpressen: Sie sind Wesensäußerungen des Luftigen – aber ebensogut des Seelischen. Erst im Atem eines beseelten Geschöpfes kommt das Wesen der Luft ganz zur Erscheinung. Seine höchste Form und Gestalt, der Sprachlaut, ist Luftgestalt, aber zugleich die vollkommenste physische Äußerung des Seeleninnern. In der Luft kann die Sprache Äußerung des schöpferischen Weltenwortes werden und von dem künden, was die ganze Welt gestaltet hat.

Das *Wärmeelement* als eine Wärmeorganisation, ein autonomes Wärmewesen in seinen Besitz zu bekommen, ist dem Pflanzenwesen noch mehr versagt, als eine eigene Luftorganisation. Es sucht, je nach den verschiedenen Pflanzenarten, diese oder jene Wärmeverhältnisse und Klimazonen auf, läßt sich stärker oder schwächer von Wärmeimpulsen ergreifen. Aber das Wärmeimpulszentrum bleibt für die Pflanze sonnenhaft in Weltenferne. – Auch die niederen Tiere, bis zu den Säugern hinauf, sind von *äußeren* Wärmeverhältnissen bestimmt, darum naturhaft an gewisse Erdenzonen gebunden, die ja aus der Stellung der Erde zum Kosmos entstehen. Nur der Mensch hebt sich aus diesen äußeren Wärmebedingungen völlig heraus, ist darum fähig, jeden Ort der Erde zu bewohnen, wie dieser auch in bezug auf seine Wärmeverhältnisse beschaffen sei.

* in der Atmosphäre.

Der Mensch hat das Feuer *innerlich* in die Hand bekommen; darum beherrscht er es als einziges Erdenwesen auch äußerlich. Mit der Macht der Wärme hat man Gewalt über jeden Erdenzustand der Materie, kann sie formen und umformen nach Belieben. In der Vereinigung mit dem Wärmehaften findet der Menschengeist, das Ich, die Möglichkeit, in einem materiellen Leibe zu wohnen und sich aus Unfreiheit und Fesselung durch die Kräfte und Gesetze der irdischen Welt zu erheben; denn in der Wärme ist die Kraft zu ihrer Meisterung, Beherrschung und Überwindung. Diese Wärme ist im Menschen getragen vom Blutprozeß, und die im ersten Kapitel so stark betonte Gegensätzlichkeit zwischen Blut- und Blattfarbstoff ist auch ein Hinweis auf die entgegengesetzten Richtungen, in denen Menschen-Ich und Pflanzengeistigkeit zu suchen sind, gerade auch im Hinblick auf die Zentren ihrer Wärmeimpulsierung. (Der Blutprozeß hält *in sich* die Bluttemperatur von etwa 37 Grad deshalb so hartnäckig fest; das Pflanzen-Assimilationsgeschehen im Blattgrün muß sich nach den *äußeren* Wärmegegebenheiten richten, verläuft aber am intensivsten ebenfalls bei einer Außentemperatur von etwa 37 Grad.) Die höchste Form der Wärme ist aber das Begeisterungsfeuer, das den menschlichen Willen entzünden kann.

Zum Schluß sei wieder in einem Schema zusammengefaßt, was über die vier Wesensglieder der vier Erdenwesensbereiche und über die Elemente, deren sie sich zu ihrer Verkörperung bedienen, nun skizzenhaft ausgeführt wurde.

	Physische, im Sinnesbereich anwesende Wesensglieder	Stoffeszustand	Im Geistigen, Übersinnlichen, anwesend
Mineral	Physischer Leib	*fest*	Ätherisches, Astralisches, Ich-artiges
Pflanze	Physischer Leib, Ätherleib	fest, *flüssig*	Astralisches, Ich-artiges
Tier	Physischer Leib, Ätherleib, Astralleib	fest, flüssig, *luftartig*	Gruppen-Ich
Mensch	Physischer Leib, Ätherleib, Astralleib, Ich	fest, flüssig, luftartig, *wärmehaft*	

«Zwischenformen» im Pflanzenreich

In den einleitenden Kapiteln wurde die Pflanze unter gewissen Aspekten als Zwischenwesen zwischen dem unter ihr stehenden Mineralreich und dem über ihr stehenden Tierreich dargestellt. Daraus wurde ihre Wurzelorganisation als das Glied der Auseinandersetzung mit dem Mineralisch-Erdhaften und dessen Überwindung – die Blütenorganisation aber als das Glied der Auseinandersetzung mit dem Tierhaften und der Abgrenzung gegen dasselbe deutlich. Das hauptsächlich ätherisch bedingte, belebte Pflanzenwesen steht zwischen dem physisch bedingten, toten Mineralreich und dem astralisch bedingten, beseelten Tierreich.

Wenn man aber über die ganze Fülle pflanzlicher Lebensformen den Blick schweifen läßt, findet man sehr merkwürdige Zwischen- und Übergangsformen, in denen sich das Pflanzenhafte dem Mineralischen zuneigt, das Erdige stärker als normal in sich hineinnimmt; aber auch solche Formen, in denen die Pflanze das Tierwesenhafte stärker mit ihren Bildekräften verbindet. Mineralpflanzliches einerseits, Tierpflanzliches andererseits wird sichtbar.

So haben manche auf besonders toten mineralischen Böden wachsende «Sukkulente» (Kakteen-, Euphorbien-, Mesembryanthemum-, Crassula-Arten) eine fast kristalline Starre aufweisende Gestalt. Die lebendig spielende Ansatzspirale normaler Blattbildung ist bei solchen zur starren Rippung geworden. Manche dieser Pflanzen sehen sogar wie Steine aus. Eine andere Art des Hineinreichens mineralischer Gesetzmäßigkeiten in den pflanzlichen Lebensprozeß liegt bei manchen Salzpflanzen, besonders Pflanzen des Meeresstrandes vor, wie etwa Salicornia, Halopeplis, Salsola; hier sehen die Triebe wie gedunsene oberirdische Wurzeln oder geschwollene Stiele aus, die zu keiner Blattbildung gekommen sind. Bei allen diesen Bildungen stauen sich die Lebensprozesse, mit ihnen die Flüssigkeitsorganisation, zu sehr vitalen, aber wenig durchformten und gegliederten plastischen Gebilden, die gleichsam zur Kugel aufschwellen möchten; die Blütenprozesse werden aber sehr verzögert, zurückgedrängt oder sogar verkümmert. Die Pflanzenbildung kann sich nicht vom Salz- und Wurzelpol lösen, bleibt an ihm haften. Sie gleicht im ersten Beispiel dem toten Festen, Kristallinischen, im zweiten Fall dem toten Flüssigen, Tropfenförmigen.

Eine andere Art des Eindringens mineralisch-erdiger Gesetzmäßigkeit in das Pflanzliche liegt in der Baumbildung mit ihren Verholzungstendenzen vor. Der Baumstamm ist – nach einem Aphorismus Rudolf Steiners – gleichsam aufgestülpte Erde. Die Tendenz zur Baumbildung nimmt nach den Tropen stark zu.

Beziehungen der Erdzonen zu den wichtigsten Prozessen des Pflanzenlebens

Wie jeder physischen Pflanze, überhaupt dem Physischen jedes lebenden Wesens, ein ätherischer Organismus, ein Bildekräfteleib zugrunde liegt, so ist die gesamte physische Erde von einer ungeheuren Bildekräftesphäre umgeben, die bewirkt, daß diese Erde nicht bloß eine Stätte des Todes, sondern des Lebens sein kann. Diese Bildekräftewelt ist von Rudolf Steiner in vielfacher Hinsicht erforscht, von seinen Schülern im Hinblick auf die verschiedenen Naturreiche dargestellt worden*. Durch diese Bildekräftewelt ist die Erde ein Glied des

* Guenther Wachsmuth: «Erde und Mensch, ihre Bildekräfte, Rhythmen und Lebensprozesse». Hermann Poppelbaum: «Tier-Wesenskunde». Gerbert Grohmann: «Die Pflanze». Walter Cloos: «Die Erde - ein Lebewesen».

ganzen Kosmos, denn die Bildekräfte sind kosmischer Natur. (Durch die physische Kräftewelt ist jedes Stück Erdenstoff ein Stück Erde.) Wir können das Erdengeschehen nur verstehen, wenn wir ein unendlich mannigfaltiges Zusammenwirken physisch-irdischer und ätherisch-kosmischer Kräfte ihm zugrunde legen.

Tropen: Hier kommt es zu einem besonders innigen Sichdurchdringen irdischer und kosmischer Entitäten. Das Irdische wuchert in den Tropen dem Kosmischen entgegen; das Kosmische aber wird ins Irdische hineingezogen, wird verirdischt.

Pole: Hier schließt sich das Irdische in sich ab; das Kosmische wirkt rein und stark, ohne aber sich mit dem Irdischen sehr verbinden zu wollen. Das Irdische ist hier nur wie ein Spiegel, der nichts in sich aufnimmt, alles zurückwirft.

Gemäßigte Zonen: Hier ist das Gleichgewicht zwischen irdischen und kosmischen Gesetzmäßigkeiten erreicht.

Man sieht: In bezug auf ihre Bildekräfteorganisation ist die ganze Erde ebenso dreigliedrig aufgebaut wie die Pflanze selbst. In dieser Gliederung liegt es auch, daß die Pflanzen der Tropen, der Polargegenden und der gemäßigten Zonen voneinander so charakteristisch unterschieden sind. In den Tropen werden die Grenzen zwischen Erde und Kosmos ineinander aufgelöst; Wurzelhaftes wuchert nach oben, Riesenbäume mit eisenharten Hölzern bilden sich. Die Erde hört nicht am Boden auf, sondern steigt mit ihren Kräften in die Luft; Wurzeln hängen von den Ästen herab; sie finden ihr Reich in der dortigen Luft, die dadurch zeigt, daß sie etwas «Erdiges» in sich trägt. Lianenhaft winden sich viele andere Gewächse in die Höhe. – Andererseits dringt das Kosmische und der mit ihm verbundene Blütenprozeß tief hinunter. Gewisse Pflanzen werden nichts als Blüten, unter Verkümmerung anderer Organe, und müssen parasitisch auf anderen Pflanzen wachsen. Bei anderen brechen Blüten aus dem Stamm, ja selbst der Wurzel hervor. Duft und Farbe, sonst der Blüte vorbehalten, finden sich in Blatt, Holz, Rinde. Die Blütenfarben werden schreiend, die Blütenformen tierähnlich, die Düfte schwer und betäubend. Die Zahl der Giftpflanzen nimmt sehr zu. (Bei den Giftpflanzen erfolgt – wie später ausführlich dargestellt werden soll – ein übermäßiger Einbruch kosmisch-astralischer Wesensbezirke in die Physis der betreffenden Pflanzen, unter Durchbrechung der ätherischen Kräfte.) – Im Gegensatz hierzu ist bei den Pflanzen der kalten Zonen das Wurzelhafte stark mit dem felsigen Boden verbunden, die Pflanze kriecht gleichsam in die Wurzel zurück, die dann das größte Organ der Pflanze ausmacht. Die Blätter werden oft winzig. Aber rein und groß bilden sich die Blüten mit wunderbar klaren und leuchtenden Farben. Was in der gemäßigten Zone Baum ist, wird Strauch, oft winziges Kriechgewächs; etwa die Polarbirke. Aber unvergleichlich stark und edel ist das Aroma. (Ein ähnlicher Gegensatz wie der zwischen Polar- und Äquatorialzone ist der zwischen Hochgebirge und Tiefebene, aber auch der zwischen Winter und Sommer.) – Die gemäßigten Zonen stellen auch hier das Gleichgewicht dar, sie bringen das Rein-Pflanzliche eigentlich am unverzerrtesten zum Ausdruck. Ihnen entspricht im Jahreslauf die Frühlings- und Herbstsituation, die ja nur in den gemäßigten Zonen richtig zur Ausbildung kommt.

Ein volles Verständnis für die erwähnten «Zwischenformen» im Pflanzenreich, in den Naturreichen überhaupt, kann aber erst aus der *Geschichte* der Entwicklung dieser Naturreiche erwachsen.

Die Erdentwicklung und ihre Vorformen

Die vier Naturreiche der Erde stellen vier Wesensstufen dar. Diese sind gemäß der anthroposophischen Geistesforschung durch vier schöpferische Einschläge geschaffen worden. Nicht einer, sondern vier Weltschöpfungsakte waren zur Erreichung dieser vier Stufen notwendig. Die Weltschöpfungs-Symphonie hat gleichsam vier Sätze. Sie hat ihre Ursprünge in den Entschlüssen und schöpferischen Kräften hoher Geist-Wesen. Jeder zuletzt physisch wahrnehmbaren Tatsache geht eine rein geistige Ursache voraus. Wie anthroposophische Geistesforschung die Weltentwicklung darstellen muß, ist den ausführlichen Schilderungen Rudolf Steiners und seiner Schüler zu entnehmen. Sie können hier nicht wiedergegeben, höchstens auf sie hingedeutet werden. Für eine erste, aber sehr umfassende Orientierung genügt das Werk «Die Geheimwissenschaft im Umriß» von Rudolf Steiner. Dort werden diese vier Weltschöpfungsstationen als alte Saturnschöpfung, alte Sonnenschöpfung, alte Mondenschöpfung und Erdenschöpfung dargestellt. Die ersteren drei sind also Vorformen der Erdenentwicklung, ohne die diese nicht hätte zustande kommen können. Als Geschöpfe dieser vier Schöpfungsstationen wurde auf jeder ein anderes Naturwesen geschaffen: Auf dem alten Saturn der Menschenkeim; er gedieh aber nur bis zu mineralischer Organisationshöhe. Der «alte Saturn» war eine Wärmewelt. Die zweite Station, die alte Sonnenentwicklung, die nach dem Vergehen der alten Saturnwelt durch einen neuen schöpferischen Einschlag aus der geistigen Welt entstand, hob den Menschenkeim bis zur Höhe pflanzlichen Daseins; er hatte nicht mehr bloß eine Physis wie auf dem alten Saturn, sondern diese Physis war mit einem Ätherleib begabt; ihr stand eine bis zum Luftig-Gasigen verdichtete Materie als Bilde-Stoff zur Verfügung, die von Lichtprozessen durchdrungen war. Als zweites Naturreich der alten Sonne war ein auf der Wärmestufe des alten Saturn zurückgebliebener «Restbestand» wärme-mineralischen Daseins vorhanden. Die nächste Schöpfungsstation, die alte Mondenwelt, hob den Menschenkeim zur Organisationshöhe tierischen Daseins, indem die schöpferische Opfertat hoher Geistwesen aus ihrer Wesenssubstanz den Menschen mit Seelenhaftigkeit, mit dem astralischen Prinzip, begabte. Die Mondenmaterie verdichtete sich dabei bis zum Flüssigen. Als «Rückstände» der beiden vorangegangenen Schöpfungen blieben zwei unter dem Menschen stehende Naturreiche bestehen, ein pflanzenhaftes und ein mineralisches. Die Erdenschöpfung aber erhob den Menschenkeim, indem sie ihn mit Geistsubstanz aus dem Geistig-Wesenhaften selbst erfüllte, zu dem sich selbst ergreifen könnenden Geistwesen, zum Ich-Träger. Als Rückstände der drei vorangegangenen Schöpfungen blieben die drei unter dem Menschen stehenden Naturreiche. Der Mensch ist also der Erstgeborene der Schöpfung, ihr Schlüsselmotiv – wenngleich er auf der Höhe des Menschentums erst zuletzt erscheint. Er hat niemals das heutige Mineralreich, Pflanzenreich, Tierreich durchlaufen; diese sind vielmehr Restbestände, die sich nicht zum Menschen umwandeln ließen, sind gleichsam Abfall auf dem Wege der Menschwerdung.

Für den Fortgang der Betrachtung und Aufgaben dieses Buches ist es notwendig, die der Erdenentwicklung unmittelbar vorangegangene alte Mondenentwicklung ins Auge zu fassen. Ihr waren drei Naturreiche eigen. Aus diesen sind die vier Naturreiche der Erde hervorgegangen. Diese drei Naturreiche der alten Mondenwelt sind aber von merkwürdiger Beschaffenheit gewesen. Sie waren nicht Mineral, Pflanze, Tier im heutigen Sinne, sondern es waren *Zwischenwesen* zwischen den heutigen vier Erdennaturreichen. Denn es schlummerten in ihnen ja die Entwicklungskeime der für sie künftigen Erdenwelt. Sie wären anders nicht zu einer echten Entwicklung fähig gewesen. Das höchste Reich war ein Tier-Menschenreich; Wesen, höher als das heutige Tier, aber, da nicht mit einem Ich begabt, tiefer als der heutige Mensch. Das zweite Naturreich stellte ein Zwischenreich zwischen dem heutigen Pflanzen- und dem heutigen Tiersein dar. Von Tierpflanzen, Pflanzentieren, muß man da sprechen. Als niederstes Reich bestand ein zwischen heutiger Pflanze und heutigem Mineral liegendes Mineralpflanzen- oder Pflanzenmineralreich. Einen mineralisch toten, festen, gesteinshaften Boden gab es nicht auf dem alten Monde. «Man hat sich vorzustellen, daß der ganze Grundkörper des Mondes aus dieser Pflanzen-Mineralsubstanz bestand, wie heute die Erde aus Gesteinen, Ackererde usw. besteht. Wie gegenwärtig sich Felsmassen auftürmen, so lagerten sich der Mondenmasse härtere Teile ein, die sich mit harten Holzgebilden oder mit Formen aus Horn vergleichen lassen. Und wie sich jetzt Pflanzen aus dem Mineralboden erheben, so war der Mondengrund bedeckt und durchdrungen von dem zweiten Reich, bestehend aus einer Art von Pflanzentieren. Ihre Substanz war weicher als die Grundmasse und in sich beweglicher» *.

Wenn man diese alte Mondenwelt mit ihren «Zwischenwesen» in sein Denken aufgenommen hat, so wird man verstehen, daß die Erdennaturreiche als Relikte dieser alten Entwicklung die Tendenz von Zwischenformen heute noch, aber nun als Abnormitäten, in sich tragen. Da uns hier vor allem das Pflanzenreich beschäftigt, wird man das halb mineralisch, halb pflanzlich Auftretende im Pflanzenleben, aber auch das zwischen Pflanze und Tier hin und her Spielende seinem Verständnis näherbringen können. In den Moor- und Sumpflandschaften wird man an das unterste alte Mondenreich anklingende Bildungen mit ihrer

* Rudolf Steiner: «Die Geheimwissenschaft im Umriß», Kapitel «Die Weltentwicklung und der Mensch».

zwischen Fest und Flüssig stehenden Beschaffenheit sehen und begreifen: wie gerade auf solchen Böden wahrhaftig Tierpflanzen zu nennende Wesen wie die fleischfressenden Pflanzen vorkommen. Auch die zahlreichen Schmarotzerpflanzen, Parasiten und Halbparasiten tragen Reminiszenzen an die alte Mondenwelt in sich. Sie können ja nicht auf dem heutigen mineralischen Erdboden, sondern nur auf einer lebendigen oder halblebendigen Grundlage wachsen. Andererseits neigen diese Pflanzen sehr oft zu tierähnlichen Lebensprozessen, hypertrophieren nach dieser Richtung in der tiergestaltähnlichen Blütenbildung. Man denke an Orchideen, Bromeliaceen, Rafflesien, um nur einige zu nennen. Auch werden unter diesem Blickwinkel die zahlreichen Tier-Pflanzen-Symbiosen verständlich. Auch heute hängt noch mit vielen Banden zusammen, was eben einst eine völlige Lebens-Einheit war. Pflanzen haben heute «ihre» Tiere, Tiere «ihre» Pflanzen; einst waren sie aber völlige, tierpflanzliche Einheitswesen. Hier ist nur auf das Prinzip aufmerksam zu machen. Einzelheiten werden bei den betreffenden Pflanzenarten näher ausgeführt werden.

LIPPENBLÜTLER (LABIATAE)

PFLANZEN DES WÄRMEHAFTEN

Die Lippenblütler sind mit 3000 Arten eine richtige Heilpflanzen*familie;* sie weisen nicht bloß wie viele andere Pflanzenfamilien in einer Fülle von Arten als etwas Besonderes, Seltsames, diese oder jene heilkräftige Abart auf, sondern sind samt und sonders heilkräftig. Fällt im allgemeinen die Heilpflanze als *einseitige* Ausbildung des Typus ihrer Familie auf, so müssen offenbar die Lippenblütler (Labiaten) als ganze Familie eine besonders einseitige Ausprägung des Urpflanzlichen überhaupt sein.

Diese Einseitigkeit liegt in dem außerordentlichen Einfluß, den die genannte Pflanzenfamilie den *kosmischen Wärmekräften* an ihrer Bildung gewährt. Darin liegt ihr Wesen. Es ergreift und durchorganisiert die Wärme die Lippenblütler in einem Grade wie keine andere Pflanzenfamilie. Zwar haben auch andere Familien, im Grunde sogar jede, am Wärmewirken Anteil, jedoch keine in solchem Umfang, solcher Vielfalt. Das Impulszentrum solchen Wärmewirkens liegt, wie bei allen Pflanzen, *außerhalb* des Pflanzenleibes, und zwar im Kosmos, in der Sonne. Nur der Mensch, das Ich-begabte Wesen, trägt ein solches Impulszentrum als Wesensbesitz, als ein Inneres, in sich; er ist ein mit *Eigen*wärme begabtes Wesen. Eine besondere Beziehung zwischen Mensch und Lippenblütler ergibt sich durch die Wärmenatur der letzteren.

Diese Wärmenatur drückt sich stofflich in der Bildung besonderer, feurig-aromatischer Substanzen, nämlich ätherischer Öle, aus. In ihnen haben wir Substanzen vor uns, die gleichsam selbst Wärme werden wollen. Die Wärme hat in ihnen Substanz soweit als möglich in ihr eigenes Wesen verwandelt. Es sind sehr flüchtige, rasch aus dem Flüssigen ins Luftförmige sich ausbreitende Stoffe, die sich leicht entzünden, mit leuchtender Flamme verbrennen. Ihr Dampf ist zwar farblos und durchsichtig, läßt also das Licht durch sich hindurchgehen, beraubt es aber der warmen Strahlen, vereinigt sich mit der im Licht enthaltenen Wärme, läßt das Licht hell, aber kühl aus sich heraustreten. Diathermie nennt der Physiker eine solche Eigenschaft. Die ätherischen Öle haben keine Beziehungen zum Wäßrigen, auch keine zum Erdigen. Sie lösen sich nicht in Wasser, lösen auch keine Mineralien, Salze. Wohl aber lösen sie solche Stofflichkeiten, die ihre Existenz ebenfalls dem Wärmewirken verdanken: Wachse, Harze, Fette. Solche Stoffe sind sehr wasserstoffreich, ätherisches Rosmarinöl z. B. ist die wasserstoffreichste Substanz im Pflanzenreich; und Wasserstoff ist die wärmeverwandteste Substanz des Erdenbereiches überhaupt.

Nun differenziert sich das kosmische Wärmewirken als bestimmte Wärmezonen über die Erde hin; parallel zu dieser Differenzierung gehen die einzelnen Lippenblütlerarten aus dem Typus hervor. Dieser entfaltet sich in seinen Möglichkeiten parallel zu jenen Wärmedifferenzierungen, und zwar folgendermaßen:

Die Labiaten bevorzugen das Mittelmeer, fliehen den Tropenurwald, die Tropen überhaupt, aber auch die kalte Zone. Sie lieben freie, offene Fluren, trockene, ja steinige Hänge, Macchien, sonnige Bergrücken. Hier bilden sich die charakteristischsten, die edelsten Arten. Unedlere Abwandlungen des Typus finden sich in der Wiesenfeuchte, am Bach, im Walddunkel; Arten mit derben, groben, schweißähnlichen Gerüchen. Man riecht ihnen an, wie das Wärmehafte nicht zu der reinen Herrschaft kommt wie bei den zuvor genannten Arten, sondern mit den widerstrebenden Gewalten von Feuchtigkeit und Dunkel kämpfen muß. In den Tropen wird das Kosmische, besonders das Wärmehafte, zu stark ins Irdische gezogen; hier haben die Labiaten nicht ihren Ort. In den kalten Zonen ergreift das Kosmische das Irdische zu wenig, auch hier mangeln die Labiaten. In den Berghöhen des Mittelmeergebietes mit den kurzen Frühlingsregenzeiten, den langen trockenen und hellen Sommern, der langen Herrschaft kosmischer Kräfte, prägt sich der Typus zu höchster Vollkommenheit aus. Hier wachsen die edelsten, die herrlich durchwürzten Arten von Lavendel, Rosmarin, Thymian, Salbei und andere.

Die Labiaten bevorzugen also die in Hinsicht auf das Wärmewirken mittlere Klimazone, die rhythmische Mitte des Erdenleibes; und sie bilden aus diesem Wärmewirken ihr ätherisches Öl bevorzugt in der eigenen rhythmischen Region, im Blattgebiet, aus.

Zu dem Bilde, das die Verteilung der Labiaten über die Klimazonen hin ergibt, fügt sich das Bild der jahreszeitlichen Verteilung ihrer Lebensrhythmen. Sie sind vor allem Sommerblüher.

Der Wurzelprozeß der Labiate setzt sich mit dem Mineralischen des Erdbodens auseinander. Er liebt nicht das Halbmineralisch-Halblebendige der Moorböden, er faßt nicht auf Lebendigem Fuß wie die Schmarotzerpflanzen. Aber dieser Wurzelprozeß nimmt trotzdem die mineralische Erdennatur nicht sehr in sich hinein. In den Labiaten gestaltet sich nur als seltene Ausnahme, was wir als «aufgestülpte Erde», nämlich als Baum bezeichnen könnten. Das Mineralische belebt zu haben, genügt ihnen; und schon strebt die Pflanze dem entgegengesetzten Pol zu. Wäßrige Stauung des Wachstums, wie man es bei sukkulenten Pflanzen gewahrt, ist ihnen ebenfalls fremd. Auf das einfache Blattpaar der Keimblätter folgen die weiteren Blätter des Sprosses; für ihre Ausbildung, liebevolle Gliederung, wird keine Mühe genommen; einfach, ungeteilt, ungegliedert und gegenständig folgt Blatt auf Blatt. Bei der «normalen» Pflanze, etwa einem Hahnenfuß, folgt auf das einfache Keimblattpaar die aufsteigende Spirale wechselständiger, in reichem Gestaltwandel sich gliedernder Blätter, die erst am

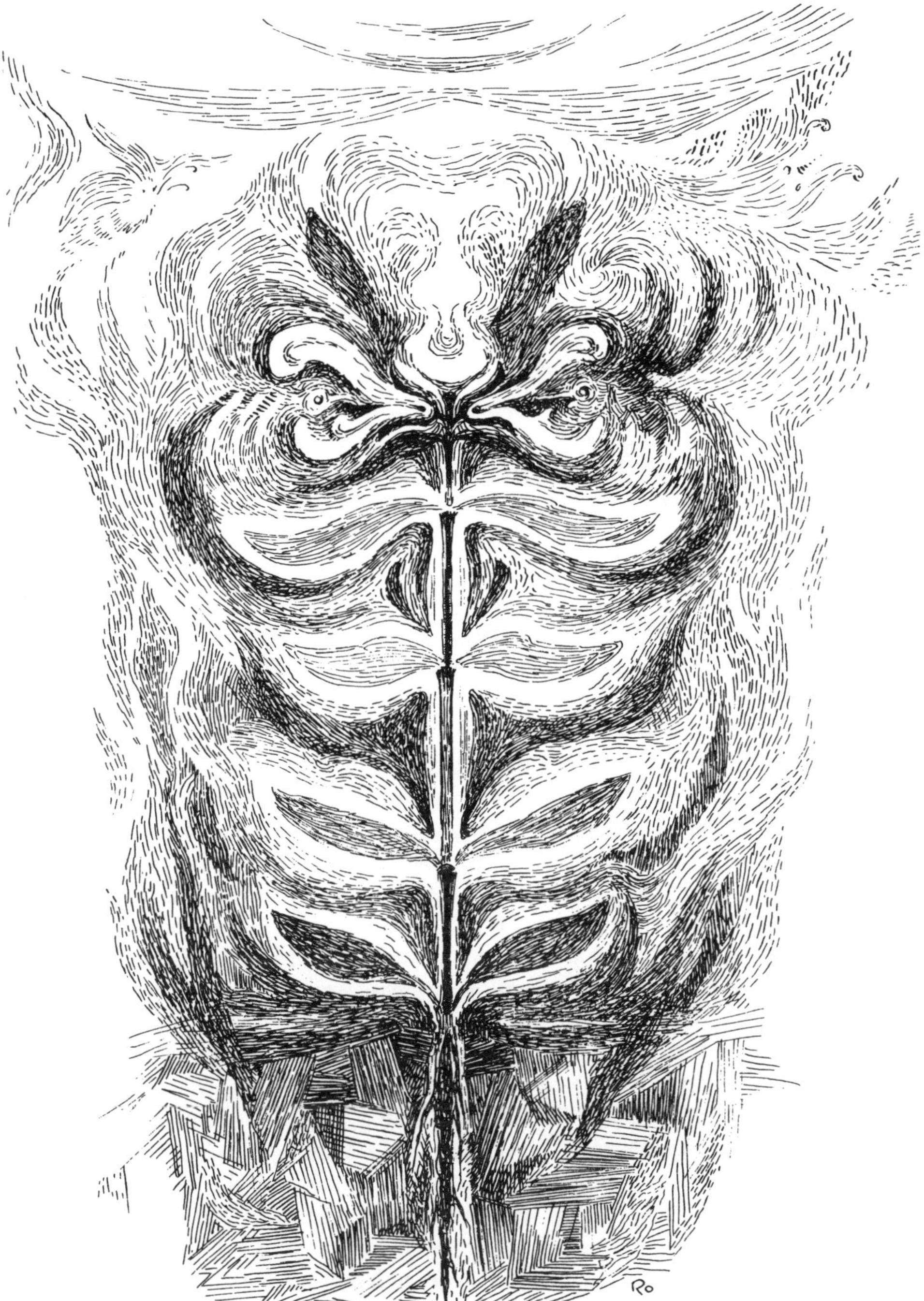

Ende sich wieder zum einfachen Blatt zusammenzieht und als kleine Kelchblättchen, in einem Blattkreis endet: dem Anfang ähnlich und den höheren Anfang der Blütenbildung einleitend. Diese ganze Entfaltungsskala des Blattartigen bleibt bei den Labiaten auf die einfachsten Formen beschränkt. Starkes, schnelles Hinstreben zum Blütenprozeß drückt sich darin aus. Die Blätter, der Stengel beginnen bereits zu duften; sie nehmen auch hierin den Blütenprozeß voraus, sind schon durchwärmt und blütenhaft entzündet, während die «normale» Pflanze im grünen Blatt erst das Luftig-Lichthafte merkuriell dem Wäßrigen und Erdhaften einwebt. In dieses «Merkurielle» des Blattprozesses mischt sich bei den Labiaten das «Sulfurige» und «Phosphorische». Man wird unter solchen Umständen sich nicht weiter wundern, daß die Kelchform die Blütenform vorbildet. Zupft man eine Salbeiblüte aus dem Kelch, sieht man, daß dieser bereits die Form der Blüte hat. Nun erscheinen die Blüten in solcher Fülle, in solchem Reichtum merkwürdiger Formen und eigenartiger Gestaltungen, daß man in ihnen sofort einen Schlüssel zum Wesen des Labiatenhaften suchen muß. Die Blütenachse verwandelt die senkrecht aufstrebende Richtung der Sproßachse in die Waagrechte, und damit strebt die Labiatenblüte über das Pflanzenhafte ins Tierhafte hinein. Denn die Waagrechte ist die Gestaltungs- und Bewegungsrichtung des Tieres. Es wölben sich dabei Oberlippen, schieben sich Unterlippen vor; Rachen, Schlünde bilden sich, Gegenformen zum Insekt, das zu diesen Blüten dazugehört. Gießt man solche Blüten mit Wachs aus, so gleicht der Abguß dem Bienenkopf mit seinem vorgestreckten Rüssel. Staubblatt und Narbe werden zu berührungsbeweglichen Organen. Das heranfliegende Insekt wird von der Blütenform empfangen, umhüllt, seine Bewegung sogar mit einer Gegenbewegung beantwortet, die jene wie ein Bewegungsecho auslöst. Dem Tier strömen auch die Säfte der Pflanze als Nektarbildung entgegen, die um so reichlicher erfolgt, je mehr die Blüte besucht wird. Befliegt die Biene Thymian, Salbei oder einen anderen Lippenblütler, so begegnen einander Wärmetier und Wärmepflanze. Das Tier, das in seinem Stock ein der menschlichen Blutwärme ähnliches Wärmeniveau hält, sucht den wärmegewürzten zuckerhaltigen Blütensaft, um ihn als Honig in den höheren, den wärmedurchdrungenen tierischen Lebensbezirk hineinzuverwandeln.

Die Labiaten sind darum eine der großen Bienenpflanzenfamilien. Ihre Pflanzenprozesse klingen gleichsam gegen das Bienenwesen zu aus wie sonst kein Pflanzenhaftes. Namen wie Immenblatt, Bienensaug, Melisse (griechisch Biene), bringen diese Beziehungen zum Ausdruck. Wärmepflanze und Wärmetier bedingen und fordern sich gegenseitig. Der Astralbereich, der die Labiaten von der Tierseite her erfaßt und ergänzt, erweist sich in besonderem Maße als wärmedurchdrungen.

Die aus solchem Blütengeschehen hervorgehenden Früchte sind trockene Nüßchen, welche Samen mit einem hohen Gehalt an Fetten oder Ölen enthalten.

Auch diese sind sehr wärmegesättigte Substanzen*. Vom Wäßrigen bedingte, saftige Früchte fehlen.

Wenn man vom Ganzen des Labiaten-Lebensbildes her noch einmal auf die Blattbildung zurückschaut, so fällt auf, daß der geringe, dem Labiatenblatt gegönnte Gestaltungs-Spielraum – vom breiten Melissen- oder Ziestblatt bis zum nadeligen Rosmarin- oder Thymianblatt – getreulich abspiegelt, wie schwach oder wie stark die kosmische Wärme die jeweilige Labiatenart ergreift. Es spiegelt sich dies auch im *Geschmack* des jeweiligen Blattes, vom mild-aromatischen des Melissenblattes bis zum feurig-pfeffrigen von Bohnenkraut und Thymian mit ihren schmalen Blättern, schließlich zum ätzend-brennenden Geschmack des Blättchens von Teucrium Marum.

Therapeutische Wirkensbereiche der Labiaten

Entsprechend der starken, bis in das Blatthafte heruntergeschobenen Blütenhaftigkeit dieser Familie wird man anregend-erwärmende, stoffwechselbefeuernde Wirkungen, vom Stoffwechsel bis ins rhythmische System, erwarten müssen; zwischen Verdauung und Atmung liegt in der Tat das Wirkensgebiet der Labiaten. Die Wärmeprozesse und der intensive Zuckerprozeß (in der Nektarbildung) stellen die Beziehung zu dem in den menschlichen Wärmeprozessen tätigen, auf den Zuckerprozeß im Blut sich stützenden Wesensglied her, *zum Ich*. Die Ichtätigkeit, vom Stoffwechsel bis zur Blutbereitung und zu den Atemprozessen, wird ganz allgemein durch Heilpflanzen aus den Lippenblütlern angesprochen. Da diese Pflanzen sich nicht besonders intensiv durch eigenartige Wurzelprozesse mit dem Mineralisch-Erdigen auseinandersetzen, erstreckt ihre Heilwirkung sich nicht merklich ins Sinnes-Nerven-System. Ein abnormes Hineinpressen überstarker astralischer Impulse unter Durchbrechung der Bildekräfteregion, des Ätherischen, bis ins Physische (wie dies für die Alkaloidbildung der Giftpflanzen charakteristisch ist), findet bei den Labiaten auch nirgends statt; besondere direkte Wirkungen auf die Astralität des Menschen, die sich in narkotischen, betäubenden, bewußtseinsdämpfenden Effekten verrieten, sind daher auch nicht vorhanden. Ihr Schwerpunkt liegt in der Tätigkeit der Ichorganisation im Stoffwechselgebiet, mit der Richtung auf das rhythmische System zu. Je nach der Ausgestaltung der einzelnen Pflanzenart dieser Familie wird bald dieses, bald jenes Organgebiet stärker angesprochen werden; einmal das Blutorgan, das andere Mal das Magen-Darmgebiet, Herz, Lunge, Uterus. Ferner

* Ätherische und fette Öle sind durch ihre Wärmebeziehung verwandt und doch auch polar. Im ätherischen Öl sondert sich Substanz ins Wärmehafte aus, ein *zentrifugaler* Prozeß. Im fetten Öl saugt Substanz Wärmehaftes ein, ein *zentripetaler* Prozeß. Im ätherischen Öl strebt der Stoff ins Wärmehafte; im fetten Öl die Wärme ins Stoffhafte. Das Wesen des ersteren ist Verflüchtigung, das des letzteren Umhüllung, Konzentration.

werden die Labiaten ganz allgemein helfen, einen unbeherrscht tätigen Astralleib zu dämpfen, unter die Herrschaft des Ich zu stellen. Man wird Ichschwäche der verschiedensten Art mit ihnen bekämpfen bis in jenes organische Versagen der Ichorganisation, das sich in der Zuckerkrankheit (Diabetes mellitus) darstellt.

Schon als Gewürze – es gibt hier sehr mannigfaltige Gewürzpflanzen – regen sie das Ich zur bewußten Beteiligung am Verdauungsprozeß an, indem sie es zum Schmecken aufrufen. Den Düften dieser einzigartigen Familie ist insgesamt jene anregende, bewußtseinskräftigende, erweckende, feurig-herbe Note eigen, die das Ich stärkt. Des Süßen, Sehnsüchtigen, Schwelgerischen, Betäubenden entbehren sie ganz.

Die wichtigsten Heilpflanzen der Familie

Da die Labiaten vom Wärmewesen her begriffen werden müssen, seien als die typischsten die zuerst betrachtet, in denen das Wärmeprinzip seine volle Herrschaft ausübt, an ihrer Spitze der Rosmarin. Auf sie folgen solche, in denen das Wärmehafte im Kampf gegen ihm entgegenstehende Bildetendenzen sich durchsetzen muß oder abgedämpft wird.

Rosmarinus officinalis, Rosmarin

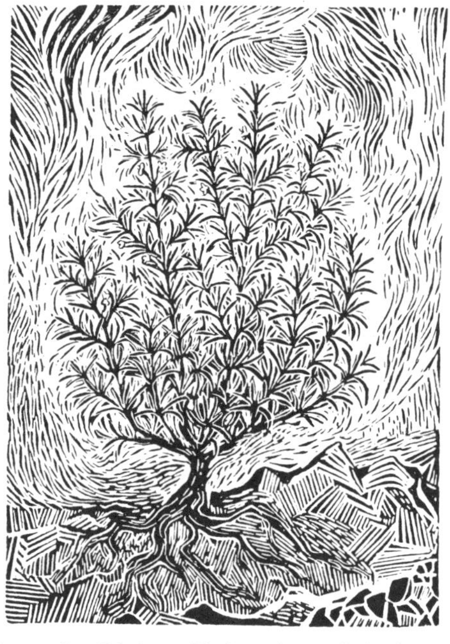

Er ist wie ein kleines sparriges Tannenbäumchen anzusehen; die dunkelgrünen Blätter zur Nadel zusammengezogen, die bis mannshohe Gestalt gedrungen, kraftvoll sich in sich haltend; nur für die rasch vergehende Blütenzeit durchweht ihn Flüchtiges: der zartviolette Blütenhauch der kleinen Scheinähren an den Kurztrieben. Aber dies ist nur ein Augenblick im ersten Frühjahr. Die Sonne der langen, heißen, trockenen Mittelmeersommer findet ihn in sich gefestigt, fast starr. Das Aroma, das sich in ihm erzeugt, ist feurig, aber streng, stark, bewußtseinskräftigend, ermunternd. Feurig-salzig könnte man wohl diesen Duft nennen; zugleich aber hat er etwas von der Feierlichkeit des Weihrauchs. Die Küstengebirge Spaniens, Italiens, der Riviera, Dalmatiens, Griechenlands, Kleinasiens und die zugehörige Inselwelt sind «Rosmaringebiete». Das schier undurchdringliche Dorngesträuch, das als Macchie dort die steinigen Berghänge überzieht, ist seine Lieblingslandschaft, vor allem in Meernähe. Das aus den alle drei Jahre geschnittenen Rosmarinbüschen destillierte Öl ist von Wuchsort zu Wuchsort verschieden, hängt auch vom Jahrgang ab; Klima und Boden bestimmen es, das heißt die Art, wie Wärmekosmos und Erde sich jeweils miteinander verbinden. Die Blüte spendet einen vorzüglichen Honig.

Der Rosmarin war dem Altertum mehr als Kult-, denn als Heilpflanze wichtig, ein Weihe-Schmuck der Götter und Menschen. Das Mittelalter entdeckte seine Heiltugenden; zugleich kam seine Natur den Menschen besonders nahe – wofür die vielen Volksbräuche zeugen; Taufe, Hochzeit, Totenfeier wählten den Rosmarinzweig; er zog als Topf-, als Gartenpflanze über die Alpen und «wuchs den Menschen ans Herz». Es ist dies die Zeit, in der die Ich-Kraft in der Menschheitsentwicklung sich durchringt; der Mensch wird Einzelpersönlichkeit, die Kräfte der Selbstverantwortung erwachen in der ichdurchdrungenen Seele, das neue Seelenglied der «Bewußtseinsseele» gebiert sich. Es ist eigenartig, daß zu gleicher Zeit die verschiedenen Lippenblütler dem Menschen besonders bedeutsam werden. Im Brauchtum, als Pflanzen, die er in seine Umgebung stellt und bei sich erst heimisch machen muß, aber auch als Würzpflanzen.

Die vielerlei Heilwirkungen des Rosmarin werden urphänomenal zusammengefaßt durch den charakterisierenden Hinweis Rudolf Steiners, daß Rosmarin das Ich in seiner Wirkung auf die anderen Wesensglieder stärke. Daraus begreift sich die Wirkung bei Ohnmachtsanwandlungen, Erschöpfungszuständen nach intellektueller Überarbeitung; ferner die Wirkung auf das *Blut*organ, das ja die physische Widerlage für das Eingreifen des Ich darstellt. Der Blutprozeß wird aktiviert. Bleichsucht, ungenügende Menstruation, Durchblutungsstörungen werden günstig beeinflußt. Parallel mit der Blutaktivität wird die richtige Durchwärmung gefördert. In die besser durchbluteten und durchwärmten Organe kann die Ichorganisation und der Astralleib besser eingreifen. Verdauungsfördernd, «stoffwechselbefeuernd», schweißtreibend wirkt unsere Pflanze. Verkrampfungen der höheren Wesensglieder im Muskelgebiet lösen sich; auch bei der Behandlung der Epilepsie leistet sie ihre Dienste. Das zu stark durch intellektuelle Beanspruchung abgebaute Nervensystem wird besser von Aufbauprozessen durchdrungen. Vor allem ist aber der Rosmarin ein Mittel zur Bekämpfung der Zuckerkrankheit, des Diabetes mellitus. Hierzu führt Rudolf Steiner, der als erster auf diese Möglichkeit hinwies, im Vortragszyklus «Geisteswissenschaft und Medizin», im fünfzehnten Vortrag folgendes aus: Beim Diabetes liege eine schwache Ichorganisation vor, die nicht den Zuckerbildeprozeß richtig beherrschen könne. (Im Zuckerstoffwechsel ist besonders die Ichorganisation tätig; das besondere Zuckerbedürfnis des Menschen ist dafür Ausdruck.) Das zu schwache Ich zieht sich mehr in die Peripherie zurück, entwickelt durch das Gehirn einen starken Intellektualismus und überläßt ein Haupttätigkeitsgebiet im Gebiet zwischen Verdauung, Blutbereitung und Atmung dem astralischen

Leibe. Nun hat diese Art, wie das Ich an diesem Haupttätigkeitsgebiet arbeitet, in der Pflanzenwelt einen Gegenprozeß, wo das Außerirdische die pflanzenbedeckte Erde veranlaßt, ätherische Öle zu bilden. Die Verwendung solcher ätherischer Öle in Bädern ist ein Weg der Behandlung von Ich-Schwäche.

Durch die Entwicklung der hierfür adäquaten «geistigen Sinnesorgane» wird die das physische Pflanzenwesen (das aus physischem und Ätherleib besteht) umspielende Astralität und Ichhaftigkeit anschaubar. In einem Vortrag (vom 3. Mai 1918) schildert Rudolf Steiner, wie das pflanzliche Astralische umspült, umkreist, umwirbelt die Blüte. Es strebt, sich mit dem Reinsten, der «Seele des Sonnenstrahles» zu vereinigen. Der Sonnenstrahl ist durchdrungen von derselben Kraft, die wir in unserem Astralleibe haben. Das physische Licht ist der äußere Leib des astralischen Lichtes, das von der Sonne ausstrahlt; es ist das, was da den Pflanzenleib umglimmt, innig verbunden mit dem, was an Astralischem von der Sonne kommt. «Sie haben einen Wunsch, einen Willen, weil Sie einen Astralleib haben – hier ist Wunsch, Wille, Gefühl, was oben die Blüte umspielt. Was will denn das, was die Blüte umspielt? Es will einsaugen, aufnehmen die Seele des Sonnenstrahls, und mit der Seele das Reinste, das *Ich*, und es ist die Fortsetzung des Sonnenstrahls, was durch die Pflanze zum Mittelpunkt der Erde geht. In dieser Tätigkeit des geistigen Inhalts des Sonnenstrahls, der durch die Pflanze hindurch zum Mittelpunkt der Erde geht, drückt sich die Tätigkeit des Ich der Pflanze aus. So wirken Geist, Pflanze, Sonne zusammen.»

Die analytische Chemie hat im Rosmarin außer dem ätherischen Öl (in dem alpha-Pinen, i-Kamphen, Cineol, d- und l-Kampher, d- und l-Borneol festgestellt wurde) noch Harze, Bitterstoffe, Gerbstoffe gefunden. Man hat damit «die Teile in der Hand» – wo ist aber das geistige Band geblieben, das doch das Rosmarinhafte selbst ist? So schwierig es ist, in der Betrachtung des a, o, i, m, n, r, s das Wort Rosmarin wiederzufinden, das bei der Zerstückelung in die Buchstaben verlorengegangen ist, so schwierig ist es, in der Betrachtung der Stofflichkeiten, bei denen die Analyse endet, noch etwas vom Wesen der Rosmarinpflanze zu haben. Dieses Wesen in seiner Eigentümlichkeit wird doch wieder sichtbar, wenn ätherische Öle, Gerbstoffe, Bitterstoffe etc. als Ergebnisse von Wesensgliedertätigkeiten erscheinen. Nach Angaben von Rudolf Steiner drückt sich aus:

1. das kosmische Pflanzen-Ich in der Bildung ätherischer Öle;
2. die kosmische Pflanzenastralität unter anderem in der Bildung der Gerbstoffe; diese sind gleichsam das Vermittlungsorgan der astralischen Impulse an den pflanzlichen Ätherleib. – Das *zu intensive* Eingreifen der Pflanzenastralität in die Physis, unter Durchbrechung der Region der ätherischen Bildekräfte, äußert sich in der Entstehung von Pflanzengiften, Alkaloiden;
3. die Entwicklung von Anziehungskräften im Ätherleib für das Astralische äußert sich in der Bildung von Bitterstoffen.

Ätherische Öle, insbesondere das vom Rosmarin, haben als Heilwirkung darum die Ich-Anregung. Gerbstoffe machen den Astralleib geneigt, sich mit dem Ätherleibe zu verbinden. Bitterstoffe regen den Ätherleib an, den Astralleib in sich aufzunehmen*.

Lavandula officinalis, Lavendel

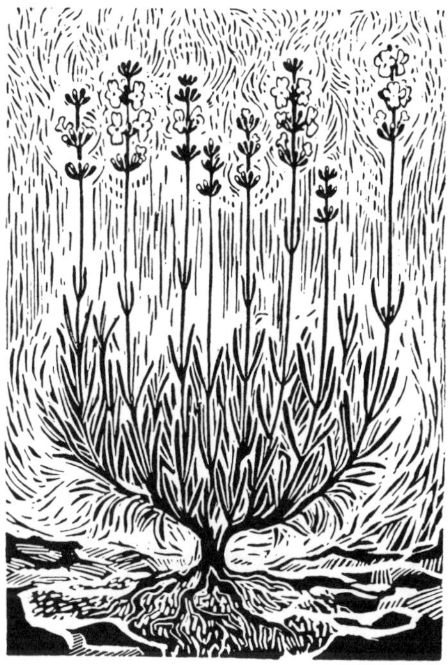

Strahlt der Rosmarinbusch etwas Feurig-Kraftvolles aus, so der Lavendel sanfte, edle Ruhe. Knapp ist das Blattwerk; fast zur Nadel zusammengezogen, aber weich geblieben das Blatt selbst. Aus dem am Boden armleuchterartig nach oben sich verzweigenden Sproß mit seinen mit der Tendenz zur Rosette sich stauenden Blattspiralen, steigen schmal und steil die Blütenähren. In ihnen ist das Blattartige überwunden. Anders als beim Rosmarin ist der Blütenstand mit seinem reinen, innigen «Lavendelblau» ein Hauptorgan im Leben dieser Pflanze. Er entfaltet sich auch im Sommer, die Pflanze strebt mächtig in diese Blütenoffenbarung hinein, läßt die unvollkommeneren Organe, das Kraut, unter sich zurück. Ein solches, höchst veredeltes Organ darf auch einen der edelsten Düfte bilden, die wir im Pflanzenreich kennen. Etwas Reinliches, Besänftigendes weht uns in ihm an.

Die Pflanze liebt trockene, warme Hänge des westlichen Mittelmeeres, ist wärme-, aber auch sehr lichtliebend. Am schönsten gedeiht sie auf Bergwiesen der Seealpen, wo sie heidekrautartig warme Böden überzieht. Beim Abstieg in die Tiefe vergröbert sich das Aroma.

Auch der Lavendel regt als Heilmittel die Ich-Organisation an, aber mehr in der Richtung der Besänftigung, Beherrschung des Astralleibes. In diesem Sinne wirkt Lavendel «nervenstärkend», beruhigend, schlafbringend, aber auch krampflösend, ohnmachtbekämpfend, belebend. Er läßt das zum Kopf andringende Blut sich auf die rechte Bahn besinnen, regt Stoffwechseltätigkeiten an; hilft bei Lähmungen der in das gelähmte Glied verkrampften Ich-Organisation sich

* Rudolf Steiner: Besprechung mit praktizierenden Ärzten. Drei Ansprachen. Dornach, 31. Dezember 1923 bis 2. Januar 1924.

wieder zu lösen. Als Badezusatz ist Lavendel bei Ischias, Gicht, Rheumatismus hilfreich: Krankheiten, die in einem vom Ich nicht beherrschten und darum der regellosen Abbautätigkeit des Astralleibes verfallenden Stoffwechsel eine ihrer Wurzeln haben.

Thymus vulgaris, Thymian

Dieses zur Gestalt eines Heidekrautes oder einer winzigsten Zypresse zusammengezogene Gewächs wächst auf steinigem Grund in der vollen Sonnenglut Spaniens, Mittel- und Süditaliens, Dalmatiens, Griechenlands. Vom Boden beansprucht es wenig, Wasser bedarf es kaum, um so mehr das Kosmische, Licht und Wärme. Die fast zur Nadel zusammengezogenen fleischigen Blättchen streben mit dem Sproß streng nach oben; aus ihnen sondert sich sommerlich der Blütenstand, erikafarbene Trauben, nach oben ab. Die Bienen lieben die winzigen Blüten. Das Kraut schmeckt würzig, brennend; duftet stark, pfeffrig, erwärmend, etwas dumpf.

Wenn die Wärmeorganisation – und damit das Ich – Magen, Lunge nicht genügend durchdringt, Anfälligkeit gegenüber Erkältungen vorhanden ist oder ein Organgebiet zu stark «durchwässert», zu wenig «durchwärmt» ist, kann Thymian hilfreich sein; Kinder mit Rachitis, exsudativer Diathese werden die Vorzüge eines Thymianbades erfahren; hartnäckige Bronchialkatarrhe, selbst der Keuchhusten, werden in ihm ein Heilmittel finden. Außerdem hilft er bei Gastritis, Magenkrämpfen, Koliken, falls diese Erkrankungen mit mangelhafter Durchwärmung einhergehen. Die Stoffwechselanregung dieses feurigen Krautes kann aber bei zu tätiger Schilddrüse zu weit gehen; Thymian ist mit Bedacht zu handhaben.

Thymus Serpyllum, der Quendel

Ein «gemilderter» Thymian, der zwar trockene, aber doch taufeuchte, sonnige Wiesen der Berghöhen liebt, bis zur Schneegrenze aufsteigt und nicht nur südlich, sondern auch nördlich der Alpen heimisch ist. Im würzigen Aroma sommerlicher Alpenmatten lebt sein Duft. Die Bienen finden in den aus dem am Boden haftenden Blattwerk (kleine linealische bis rundliche Blätter) aufstrebenden rötlichen Blütenständen reiche Weide. – Der Quendel galt der Volksmedizin als «Frauenkraut» (unsrer lieben Frauen Bettstroh), war Freia, später Maria geweiht. Menstruationsfördernd, aber auch keuschheitverleihend galt er, das heißt die Sexualfunktionen in ihren gesunden Rhythmus und unter die Beherrschung des Ich stellend. Sonst ist seine Heilanwendung der des «echten» Thymian ähnlich: gegen Husten, Keuchhusten; «nervenstärkend», krampflösend (Magenkrämpfe, Asthma, Epilepsie), als Bad bei schwächlichen und skrophulösen Kindern.

Teucrium Marum, Katzengamander

Sehr klein, stark zusammengezogen sind die Blätter dieser zierlichen Staude, deren aufstrebende Triebe im entzündeten Hellrot der Blütentraube enden. Feurig-ätzend, stechend ist der Geruch der zerriebenen Blätter; brennend, hitzig wie schärfster Pfeffer der Geschmack. – Die Wirkung dieser sehr ins Blütige, Flüchtige gehenden Pflanze ist dem Thymian ähnlich, doch noch mehr in den Stoffwechsel verschoben. Sie befeuert den Leberprozeß, fördert den Gallenfluß, bekämpft die Tendenz zur Steinbildung. Die emmenagoge Wirkung fehlt nicht; auch wurde die Pflanze bei Lähmungen der Glieder verwendet; ferner bei Entzündungen der oberen Luftwege und Wucherungen des Nasenraumes.

Salvia officinalis, Heilsalbei

Das Charakteristische des Lippenblütlerprozesses liegt, dies ist nun an den vorstehenden Beispielen deutlicher geworden, in dem tiefen Eingreifen des «Wärmeäthers» in die Region des «Lebensäthers». Dieses Ineinanderwirken kommt zum Ausdruck einerseits in dem Zugleich von aromatischen Verflüchtigungsprozessen (Wirkung des Wärmeäthers) und andererseits in der immer um das Stengelige zusammengeschlossenen, verfestigten Form (Wirkung des Lebensäthers). Diese Polarität ist auch im Salbei sichtbar. Die Salbeigewächse sind die größte Gattung der Labiatenfamilie; sie weist 500 Arten auf. In ihr hat sich also der Typus am flexibelsten erhalten können. Der Salbei ist ein «besonders echter» Lippenblütler. Der Heilsalbei ist einer der eindruckvollsten Vertreter der Gattung und darum eine etwas ausführlichere Behandlung wert.

«Salbeilandschaft» sind die kahlen Kalkfelsen der dalmatinischen Küste, der öden Berghänge des Balkan, Griechenlands, Spaniens. Salbei auf einem solchen Berghang ist wie Räucherwerk auf einem Naturaltar; streng und feierlich weht sein Duft, dem Rosmarin ähnlich, nur derber, erdverwandter. Rechte Sommerpflanzen sind es, mit kräftig-holzigem Stengelwerk, derben, dick-runzeligen Blättern, kräftigen Rippen und Adern, zwar nicht bis zum Nadeligen, aber doch schmallanzettlich zusammengezogen. Aus dem vielblättrigen Halbbusch steigt, entschieden sich aus der Blattregion lösend, der imponierende Blütenstand mit den großen, würzigen, nektarreichen, dem Bienenkörper besonders entsprechenden Blüten. – Steigt so im Strom des Wärmebildens das Salbeiwesen rasch in eine obere Region empor, in der es sich duftausatmend, ätherische Öle bildend und reich blühend offenbart, so nimmt es im Gegensatz hierzu ebenso intensiv etwas Verfestigendes, Formendes in sich hinein, das sich ebenfalls seiner stofflichen Seite nach zeigt, nämlich als reichliche Gerbstoffbildung, aber auch Harzbildung und reichliche Salzablagerung (Kalkoxalate). Die getrockneten Blätter enthalten 2% ätherisches Öl, 5 bis 6% Harze, 5% Gerbsäure.

Die Wirkung der wärmegeborenen ätherischen Öle auf die in Wärmeprozessen wirkende Ichorganisation ist nun genugsam beschrieben. Harze sind wie ins

Feste verdichtete ätherische Öle, aus Wärmetätigkeiten gebildet, jedoch mumifiziert. Sie regen die Ichtätigkeit im Nerven-Sinnessystem an. Gerbstoffe, aus Astralimpulsen entstanden (was bei der starken Gerbstoffbildung um die tierisch-pflanzlichen Gallenbildungen sichtbar wird), wirken auf den Astralleib. Insbesondere weist Rudolf Steiner (Ärztekurs 1923*) auf die Bedeutung des Salbeigerbstoffes zur Asthmabehandlung hin. Beim Asthma ist hiernach der «innere Appetit» des Organismus ausgeschaltet. «Der ganze Organismus ist etwas wie ein feines Geschmacksorgan. Nur lokalisiert sich später dieses Schmecken ... um Gaumen und Zunge... In unterbewußten Sphären schmeckt und erzeugt also der Mensch dieses innere Erlebnis von Appetit durch den ganzen Organismus... Es gibt eine Appetitlosigkeit des Organismus... (der Asthmatiker) hat gar keine Lust, die eingenommenen Nahrungsstoffe gerade nach den Teilen hin aufzunehmen, die in den ganzen Kreislauf übergehen. Nun ist es gut zu wissen, wie man einem Organismus beikommt, ... der appetitlos ist, daß also die rechte Verbindung zwischen Ätherorganismus und astralischem Organismus unterbrochen ist, *denn das heißt es, appetitlos werden.* Da ist es immer gut, wenn man dem Organismus in der richtigen Dosierung... beibringt, was man in der Form von Gerbsäure gewinnen kann, z. B. aus *Salbeiblättern*... oder aus Eichenrinde... Das ist dasjenige, was ganz besonders für den Astralleib wichtig ist. *Er wird angeregt, seine Tätigkeit auf den Ätherleib auszudehnen.*» – Es ist in diesen Zusammenhängen interessant, daß eine auf Kreta wachsende Salbeiart, Salvia pomifera, an den Sproß-Enden häufig kirschgroße, in der Jugend sehr süße, eßbare Galläpfel erzeugt**.

Der Salbei bringt also zu dem heilenden Durchwärmen, das in den bisher behandelten Labiaten die Hauptrolle spielte, die verfestigenden Gerbstoffprozesse hinzu. Deren Formprozesse wirken gewebestraffend, verquollenes Gewebe formend. Ein überquellender Flüssigkeitsorganismus wird gebändigt, durchwärmt; die Drüsentätigkeit insbesondere den Ichimpulsen untergeordnet. Übermäßige Milchabsonderung, abnorme Schweißbildung werden darum durch Salbeigaben bekämpft. Zur entzündungswidrigen kommt die gewebeformende, wundheilende Wirkung durch Umschlag, Spülung, Gurgeln etc. hinzu, bei Halsentzündungen, Angina etc. Natürlich ist auch die Ichanregung in Verdauung, Stoffwechsel, Blutbereitung da, wie bei den bisher behandelten Labiaten.

Satureja hortensis, Bohnenkraut

Das Bohnenkraut, wild wachsend eine Pflanze des östlichen Mittelmeeres und der Schwarzmeerküsten, ordnet sich zwischen Rosmarin und Salbei und darf hier kurz erwähnt werden. Dieses holzig-sparrige, sehr wärmebedürftige Ge-

* Rudolf Steiner: Besprechung mit praktizierenden Ärzten. Drei Ansprachen. Dornach, 31. Dezember 1923 bis 2. Januar 1924.

** In der Gallapfelbildung vereinigen sich auf besonders innige Weise die ätherische Pflanzennatur und das astralische Tierwesenhafte.

wächs mit seinen auch fast zur Nadel zusammengezogenen Blättern liebt felsige Hänge, Geröllhalden. Es wundert nicht, bei ihm die appetitanregende, krampflösende, schweißtreibende, die Verdauungsorgane durchwärmende, aber auch eine emmenagoge, sogar etwas aphrodisiakumartige Wirkung zu finden und auf ätherische Öle sowie etwas Gerbstoffe zu stoßen.

Hyssopus officinalis, der Ysop

Schmal und hoch strebt der mit den feinlanzettlichen Blättern dicht besetzte Sproß, der oben die nach einer Seite sich wendenden bläulichen oder rötlichvioletten in eine Scheinähre sich zusammenfassenden Blüten mit ihren heraussprühenden Staubgefäßen trägt. Südeuropa und das trockene Westasien (Türkei, Kaspisee, Aralsee) sind seine Heimat, wo er sich auf felsigen, steinigen Bergen und Hügeln findet. Der Duft der zerriebenen Blätter ist erwärmend, kampferig, etwas dachsartig, animalisch. Zur durchwärmenden Wirkung tritt die im Kampfergehalt sich ausdrückende beruhigend-krampflösende; entsprechend der ausgiebig entwickelten rhythmischen Region ist die Heilwirkung mehr gegen das rhythmische System verlegt, so daß chronische Bronchialkatarrhe, Asthma, aber auch die Regulierung der Schweißabsonderung als Heilgebiete sich ergeben. Auch lindert das Öl heftige Wundschmerzen.

Origanum Majorana, der Majoran

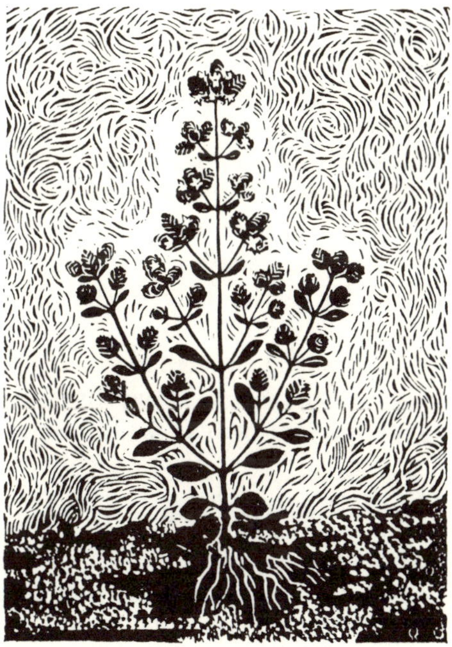

Dem warmen Südeuropa entstammt auch der Majoran, doch liebt er nicht so sehr das Bergig-Felsige, sondern warme, leichte Gartenböden und die pflegende Hand des Menschen. Der keimende Same ist für Beschattung dankbar; er entwickelt sich zur zierlichen, wohlgeformten Pflanze, die sich schon von unten an mit milder Würzigkeit durchdringt, mit den an den Stengel gezogenen, sanft gerundeten Blättern unaufhaltsam nach oben strebt und sich bald mit der Blütenähre krönt. Diese gleicht einem kleinen Bienenkorb, der die zahlreichen kleinen weißen Blüten halb in sich verbirgt, die der volle Sommer erst zeitigt. Erst langanhaltende südliche Sommerglut reift gute keimkräftige Samen; diese strotzen von fettem Öl. Wohltätig durchwärmend empfindet man den milden Duft der Blätter – wie dunkle Backofenwärme. Dem aus der kosmischen Wärme, aber gemilderter als bei den bisher betrachteten Labiaten, erzeugten ätherischen Öl sind kampferige Stoffe beigemischt. Aus den gleichen kosmischen Kräften wird das fette Öl gebildet, das den Samen umgibt und ihn von den Wirkungen der Erdenkräfte abschließt, damit er sich ganz jenen kosmischen Bildegewalten exponieren könne, die ihm das Bildegesetz künftigen Wachstums keimhaft einprägen. Rudolf Steiner hat besonders den Majoran*samen* als Heilsubstanz (in einem den Menstruationsrhythmus regulierenden Heilmittel) angegeben. – Dem Majoran sind die den Stoffwechsel, insbesondere auch die Sexualorgane durchwärmenden Wirkungen eigen. Er kräftigt Magen und Darm, heilt Koliken, Durchfall, fördert die Konzeption und Menstruation. Darüber hinaus haben die krampflösenden Wirkungen, die gegen Asthma, Schwindel, Lähmungen, auch hier ihr Feld. Zusammen mit Melisse gibt er ein vorzügliches Mittel zur Bekämpfung von Entzündungen und Schwächezuständen der Gebärorgane.

*

Einiges über Samenbildung

In der Samenbildung wird zunächst ein Teil der Pflanze vom Ganzen abgegliedert, abgelähmten Wachstumsprozessen, einer abnehmenden Vitalität unterworfen, zuletzt sogar abgeschnürt von diesem Ganzen. Es müßte dieser Teil zum Chaos zerfallen, wenn er nicht, nach der Bestäubung, von neuen Gestaltungskräften durchdrungen würde. Diese strömen ihm – dies ist ein Ergebnis geisteswissenschaftlicher Forschung – aus dem kosmischen Umkreis zu. Mit diesem sind ja, wie eingangs ausgeführt, die höheren Wesensbereiche der Pflanze verbunden. Die eigentümliche Beschaffenheit des der Art zugehörigen Sameneiweißes «filtert» aus der Fülle kosmischer Wirkungen die für die betreffende Pflanze wesentlichen heraus. Als Folge der Bestäubung chaotisiert sich zunächst das Sameneiweiß, fällt dadurch aus dem Bereich der Erdenkräfte, der Zentralkräfte, die von einem physischen Mittelpunkt ausstrahlen und die sich im mineralischtoten Sein am reinsten ausdrücken, heraus und gerät in den Bereich der einstrahlenden Universalkräfte. Das Chaos wird vom Kosmos durchdrungen und kann wieder ein Mikrokosmos, ein lebendig sich Entfaltendes werden. Der mit jeder Samenbildung verbundene Ölbildeprozeß hat mit der Isolierung von den Erdenkräften zu tun. Er verschwindet bei der Keimung, in der die Pflanze ja wieder den Anschluß an die Erdenkräfte sucht und findet.

Origanum vulgare, der Dost

Wie eine derbere Abart des Majorans kann diese Pflanze anmuten, die in Europa bis weit nach Asien wild wächst, die Alpen also übersteigt. Sie wird höher als der Majoran, der Blütenstand mit den rötlichen Blüten hebt sich stärker aus dem Blatthaften heraus. Karge, bergige Lagen oder warme Waldränder liebt er auch, die Kultur des Bodens vertreibt ihn. – Die kräftigende, durchwärmende, anregende Wirkung auf die Sexualsphäre ist auch ihm eigen; gegen Uterusleiden, Dysmenorrhoe, Amenorrhoe hat man ihn angewendet; die zügelnden, beherrschenden Ichkräfte werden in diesem Gebiet wieder wirksam (Wirkung gegen Erotomanie, Nymphomanie, Onanie). Daß auch Erkältungen und Katarrhe der Atmungsorgane und Schwäche des Stoffwechselorganismus bei ihm Hilfe finden, wird nach dem Vorhergegangenen nicht wundern. Er wirkt schweißtreibend, löst Stauungsprozesse im Leber- und Pfortadergebiet.

Wie Majoran, Teucrium Marum und noch andere auf die Sexualsphäre wirkende Labiaten wirkt der Dost auch auf das damit in Beziehung stehende Nasengebiet: gegen Entzündlichkeiten, Stockschnupfen, Polypen.

Ocimum Basilicum, Basilienkraut

Diese mit breiten, fleischigen Blättern das Krautartige stärker betonende Pflanze entstammt einem wärmeren, aber feuchteren Klima als die bisher betrachteten Labiaten, nämlich Vorderindien. Zum Erwärmenden des Majoran tritt eine feurig-gewürznelkenhafte Nuance. Die Blattriebe enden in schlanken, ährenförmigen, aus übereinandergetürmten Scheinquirlen aufgebauten Blütenständen; die nektarreichen Blüten sind weiß. – Diese alte Kulturpflanze wurde ob der anregenden Durchwärmung der Verdauungsorgane, der uterusreinigenden, geburtfördernden, milchtreibenden, aphrodisiakumartigen Wirkung, ferner bei katarrhalischen Erkrankungen und Schleimhautentzündungen des Urogenitaltraktes verwendet. Auch die beruhigende, Krampfschmerzen stillende Wirkung fehlt hier nicht.

Melissa officinalis, Zitronenmelisse

Es sei kurz darauf hingewiesen, wieviele Labiaten den Beinamen officinalis tragen, also der Heilkunde, der Apotheke seit Jahrhunderten wohlbekannt sind.

Dieses ausdauernde, anmutige Kraut mit seinem nesselartigen Wuchs findet vor allem im Blattwerk seine Wesensoffenbarung. Anstelle der nadelartig zusammengezogenen Blätter der «Feuerlabiaten» haben wir breite, wohlgeformte, sich in rhythmischer Folge ohne sonderliche Formwandlung oft wiederholende, aufeinandergetürmte Blattpaare. Der feurige Duft der bisher behandelten Lippenblütler ist abgedämpft zum mild Erfrischenden eines sanften Zitronenduftes. In den Blattachseln der oberen Knoten entspringen die wenigblütigen Scheinquirle der weißen nektarreichen Blüten. Eine wichtige Bienenpflanze ist auch die Melisse, tragen sie und die Honigbiene im Griechischen doch denselben Namen (Melissa). Entsprechend ihrer ganzen Erscheinungsform liebt diese Pflanze mildere Wärme, reichere Feuchtigkeit, sogar etwas Schatten – vor allem im heimatlichen Mittelmeergebiet und Orient. Erwärmend, erfrischend, belebend wirkt die Melisse, weniger auf die Stoffwechsel- als auf die rhythmischen Prozesse, entsprechend ihrer rhythmisch-blatthaften Natur. Sie fördert die Menses, die Empfängnis, dämpft sexuelle Reizzustände, hat auch ihre anregend-beruhigenden, krampflösenden, blähungtreibenden Wirkungen auf den Verdauungstrakt, lindert Brechreiz und Übelkeit; jedoch erstreckt sich ihre Wirkung viel mehr ins rhythmische System als bei den bisher betrachteten Labiaten. Herzklopfen, Herzneurosen, sogar pektanginöse Zustände gehören ihr als Heilgebiet zu. Schlaflosigkeit, Hysterie, Melancholie, Ohnmachtsanwandlungen sind oft Begleiterscheinungen solcher Erkrankungen, auch sie öffnen sich der Melissenwirkung. Melissen-Karmelitergeist hat in Melissendestillat einen Hauptbestandteil.

Marrubium vulgare, weißer Andorn

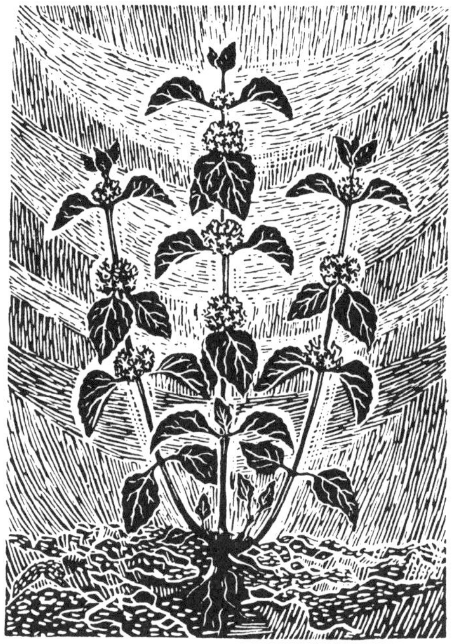

Noch stärker als bei der Melisse ist der Knoten auf Knoten setzende, rhythmisch beblätterte Trieb das *Hauptorgan;* aus den Blattachseln jedes Knotens entspringen die fast kugeligen kleinen weißen Scheinquirle mit ihren kleinen Blüten. Durch ganz Europa bis weit nach Asien findet sich das – Schuttplätze, trockene, magere, aber warme Stellen liebende – Gewächs. Die eiförmigen Blätter sind runzelig zusammengezogen, nur schwach aromatisch, aber sehr bitter und auch gerbstoffhaltig.

Noch mehr als bei der Melisse ist die Heilwirkung des Andorn ins rhythmische System verlegt. Er ist weniger Wärme- und mehr rhythmische Pflanze. Zwar hilft auch er bei Magen- und Darmverschleimung, regt die Leberfunktion an, fördert die Menstruation, doch ist viel bedeutender seine Wirkung bei Lungenverschleimung, chronischer Bronchitis, Keuchhusten, Altersasthma; er erregt das Gefäßsystem, reguliert die Schlagfolge des Herzens. Auch bekämpft er Speichelfluß, insbesondere bei Quecksilbervergiftung.

Leonurus Cardiaca, Herzgespann

Diese europäisch-asiatische, bei uns auf Schutt, Dorfwegen, trockenen Weiden, an Zäunen und Hecken, also ruderal wachsende Pflanze vermischt auch die Blatt- mit der Blütenbildung, zieht diese in die Region der Blattrhythmik herunter; in den Blattachseln an den hoch aufeinandergetürmten Knoten sitzen die Scheinquirle mit den rötlichen Rachenblüten. Nicht nur die Blattrhythmik tritt stark hervor, auch das Blatt selbst ist sorgfältiger ausgebildet als bei den meisten Labiaten; es teilt und gliedert sich in dreieckige Zipfel auf. Die Pflanze ist nur schwach aromatisch, riecht dumpf und etwas widerlich, schmeckt aber sehr bitter. Entsprechend diesem Wesensbild ist die Heilwirkung vom Stoffwechselsystem stark ins rhythmische Gebiet verlagert. Zwar hat man auch Amenorrhoe, Dysmenorrhoe, Sterilität, klimakterische Beschwerden zu nennen; aber der Schwerpunkt liegt in der Hilfe bei Herzklopfen, Angst, Atemnot, schwacher Herzfunktion mit ausbleibendem Puls, Angina pectoris; Bedrängung des Herzens vom Stoffwechsel her, Römheld'schen Symptomen.

Lycopus virginicus

Auch diese schmale schlanke Staude überentwickelt ihre Blattrhythmik in der Aufeinanderfolge zahlreicher Blattknoten, in deren Achseln die Kränze winziger weißer Blüten hineingezogen sind. Der Blütenstand ist in diese Blattrhythmik aufgelöst und aufgeteilt. Er ordnet sich ihr ganz unter. Die Blätter sind ebenfalls, wie bei der vorher geschilderten Art, tief fiedrig eingeschnitten. Lycopus wächst an langsam fließenden Gewässern der atlantischen Küstengebiete Nordamerikas. In dieser Art hat sich der Labiatentypus also mit dem Wasser auseinanderzusetzen. Dementsprechend ist die Kraft zur Bildung ätherischer Öle abgedämpft, die der Gerb- und Bitterstoffbildung gesteigert. Noch stärker als bei Leonurus ist die Heilwirkung vom Stoffwechsel- nach dem rhythmischen System zu verlagert. Ein gutes Herzkräftigungsmittel haben wir vor uns, das bei Herzschwäche nach Überanstrengung mit Angstgefühlen, Herzerweiterung, bei der mit Basedow verbundenen Tachycardie mit gutem Erfolg verordnet wurde. Andererseits wirkt es auf den Blutprozeß selbst; man hat es bei Ikterus, Hämorrhoidalblutungen, aber auch Lungenblutungen der Lungenkranken verwendet.

Mentha piperita, Pfefferminz

Diese Art liebt die gemäßigtere Wärme unserer Breiten, viel Licht und feuchte, moorige Böden. Die breitlanzettlichen Blätter folgen sich in Fülle längs des halbmeterhohen Sprosses und gehen in die spitze Scheinähre mit den violetten sommerlichen Blüten über. In dieser Pflanze kämpft das Labiaten-Wärmeprinzip mit dem Feucht-Kühlen, und daraus ergibt sich das Anregend-Durchwärmende, Verdauungsstockungen, Krämpfe, Blähungen Bekämpfende, Menses und Potenz Verstärkende, Uterusspasmen Lösende – andererseits aber auch das Belebend-Beruhigende, Erfrischende, Herzklopfen, Herzunruhe Bekämpfende. Insbesondere wird *das* Stoffwechselorgan, in dem Flüssigkeitsorganisation ebensogut wie Wärmeorganisation ineinander tätig sind, die Leber, von dieser Wärme-Wasser-Pflanze angeregt.

Mentha Pulegium, Flohminze

Auch diese Pflanze der Stromtäler Eurasiens und des Mittelmeergebietes lebt ihr Rhythmisch-Blatthaftes intensiv dar. Die aus dünner, in Ausläufern sich verzweigender Grundachse aufsteigenden hellgrünen, aromatischen Sprosse tragen die schmal eiförmigen Blätter, deren Knoten von den Scheinquirlen kleiner violetter Blüten stockwerksweise umkränzt sind. Auch hier ist also das Blütenhafte in die rhythmische Blatt-Stengel-Region hineingezogen und aufgeteilt. Diese Pflanze ist an sehr nasse Standorte gebunden, wählt sogar Salzsümpfe. Noch intensiver als bei der Pfefferminze kämpft das wärmeergriffene Labiatenwesen mit dem ihm wesensfremden wäßrigen Prinzip. – Die krampflösende, verdauungsanregende, dieses Leibesgebiet durchwärmende Kraft fehlt hier nicht; die Wirkung auf die Leber ist noch stärker als bei Mentha piperita. Die emmenagoge Wirkung steigert sich zur abortiven; die Durchblutung der Harnorgane, des Dickdarms, der Genitalorgane wird gesteigert – bis zur Blutungsneigung; die Diurese erhöht. Lungenleiden, Asthma, Keuchhusten haben aber auch zu den Heilanzeigen der Poleiminze gehört.

Hedeoma pulegioides, Frauenminze

Diese auf Kiesgruben und ähnlichen kieseligen Orten des mittleren Nordamerika verbreitete, minzenartig duftende Pflanze ist im Wuchs dem Andorn ähnlich. Auch hier sitzen in den Blattachseln der Knoten sehr kleine weiße Blüten. Wie bei der vorigen Art liegt die Hauptwirkung – emmenagog, abortiv, gegen Dysmenorrhoe, Leukorrhoe – in der Förderung der Durchwärmung und Durchblutung, aber auch Durch-Ordnung der – vor allem weiblichen – Sexualsphäre. Diese ist ja viel mehr rhythmisches Organ, als die männliche. Aber auch die Anregung der Leber-Gallen- und Milztätigkeit ist vorhanden.

Orthosiphon stamineus

Diese den indischen Nierentee liefernde Staude wächst in Hinterindien, dem Inselarchipel und Australien. Die beblätterten Stiele ähneln der Pfefferminze und enden in einer aus Quirlen aufgebauten Scheinähre. Die blaßblauen Blüten strecken sich mit langer dünner Röhre waagrecht weit hinaus, in gleicher Richtung sprühen die langen Staubgefäße aus der Blüte. Der Tee aus der Pflanze, die ätherische Öle, Gerbstoffe, ein Glykosid und viel Kalisalz enthält, wirkt Mineralisierungsprozessen in der Stoffwechselsphäre, der harnsauren Diathese, entgegen. Nieren-, Blasensteine, Gelenkrheuma, Gicht, sogar Arterienverkalkung, Leber-Gallenleiden werden mit ihr behandelt; vor allem aber fördert sie den Nierenprozeß, gilt als gutes Mittel bei Blasen- und Nierenleiden, beginnender Schrumpfniere, chronischer Nierenentzündung, Nierengrieß- und Nierensteinbildung, Blutharnen, Albuminurie. Auflösende, im Sinne der Ichorganisation das Gleichgewicht zwischen Entzündung und Verhärtung haltende Wärmeprozesse werden bei dieser

Labiate ins Nierengebiet getragen, das Venusorgan. Interessant, daß diese Heilpflanze im Gebiet der Rasse heimisch ist, deren Physis einen besonders ausgebildeten Nierenprozeß aufweist und die als «Venusrasse»* bezeichnet werden kann.

Teucrium Scorodonia, Waldsalbei

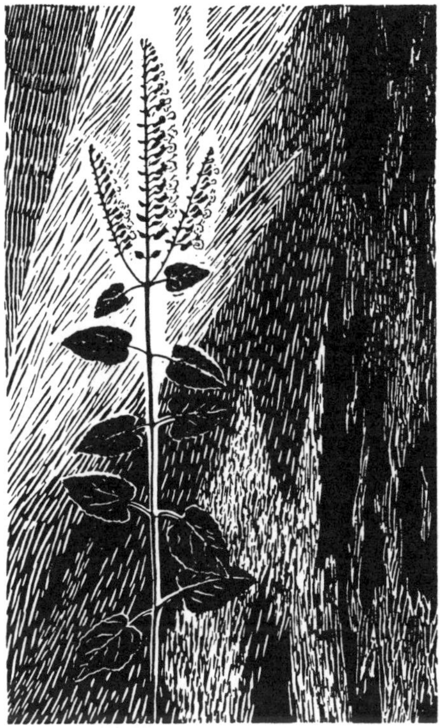

Der mit dem Wärmehaften so verbundene Typus stößt im Feuchten, Kühlen, Schattigen auf ihm fremdes Gebiet; das Wärmehafte in ihm wird zum Kampf mit den ihm feindlichen Elementen gezwungen. Dumpfe, schweißige Gerüche, herber, bitterer Geschmack künden von diesem Kampf. Eine solche Pflanze ist der Waldsalbei, der auf kieseligem Grund an Waldrändern, in Waldlichtungen, am oberen Rand granitener Waldschluchten, auf Waldschlägen des westlichen Europa wächst. Schmal und hoch hebt sich der Blattrieb aus der am Boden in Ausläufern sich verteilenden Grundachse mit den eiförmig-lanzettlichen, behaarten, fahlgrünen Blättern, um oben in einer schlanken Ähre bleichgelblicher Lippenblüten zu enden; diese wenden sich, obwohl allseitig veranlagt, nach einer Seite, der des stärksten Lichtes. Etioliert, vergeilt mutet der ganze Anblick einen an; bleich und hochgestreckt durch Lichtmangel. – Zu dem bisher an Labiaten Geschilderten tritt bei Teucrium Scorodonia noch der *Kieselprozeß*, welcher der Pflanze den Kampf um das Licht erleichtert. Kieselsäure fördert den Lichtstoffwechsel. Dies hat L. Kolisko experimentell festgestellt.

Rudolf Steiner hat die Pflanze zur Unterstützung der Phthise-Behandlung empfohlen. Kieselsäurereiche Pflanzen sind in neuerer Zeit in dieser Richtung überhaupt bekanntgeworden. Phthise ist eine Lichtmangelkrankheit. Die Fähigkeit des Organismus zur «inneren Lichtentwicklung» ist geschwächt. Auch Erfolge bei der Behandlung der Hodentuberkulose, der Knochentuberkulose sind bekannt geworden. Daß das Schwitzen der Phthisiker von der Labiate günstig beeinflußt werden kann, ist nun schon bei verschiedenen Arten dargestellt worden; es trifft auch für diese Pflanze zu.

* Rudolf Steiner: «Die Mission einzelner Volksseelen», Oslo 1910, 6. Vortrag.

Teucrium Scordium, Knoblauchgamander

Schlammige Böden von Seeufern, Flußauen, Gräben, nassen Wiesen liebt diese Teucriumart, die dem Element, in dem sie lebt, mit reichbewurzelten Bodenausläufern angepaßt ist, die Blätter stärker rundet und aus dem Kriechen doch wieder den zur Blüte strebenden Sproß aufrichtet. Die hellroten Blüten sind in wenigblütigen Scheinquirlen stockwerkweise um die Blattachseln eingefügt. Ätherisches Öl von dumpfem, knoblauchartigem Geruch (was auf einen *Schwefelprozeß* weist), Gerbstoffe, Bitterstoffe hat man im Kraut gefunden. – Der Flüssigkeitsorganismus wird durch die Wirkung dieses Heilkrautes ergriffen: es ist harn-, schweißtreibend, wirkt gegen Verschleimungen des Verdauungsapparates, Drüsenentzündungen (auch Orchitis); ferner gegen chronische Bronchitiden, Tuberkulose, Empyeme der Lunge, auch Ozaena, eitrige Kieferhöhlenentzündungen. Es ist die um die Schwefelkomponente bereicherte Labiatenwirkung bis ins rhythmische System hinaufgetragen. Die das Blütenhafte ins Blatt-Stengel-Rhythmische hineinziehende Pflanze läßt sich durch den Schwefelprozeß helfen, im Wäßrig-Erdig-Kühlen ihre Wärmepflanzennatur durchzusetzen. Diese «Kampfprozesse» geben ihr die Heilaktivität.

Glechoma hederacea, Gundermann

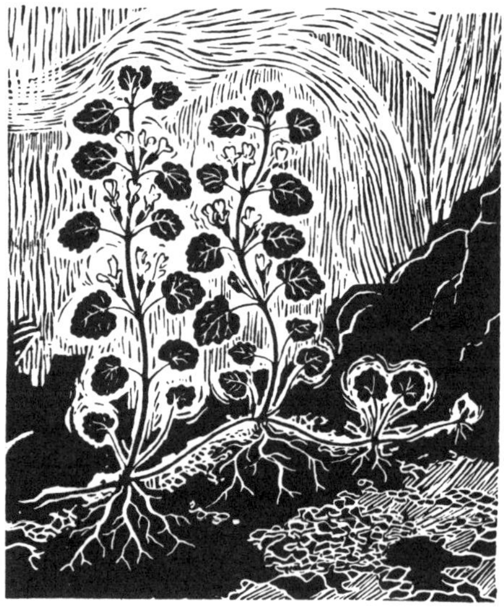

Wenn der Frühling die Fluren belebt, die Winter-Lebens-Stockungen überwunden sind, blüht und treibt als eine der ersten Frühlingspflanzen, vor allen Labiaten, an dann noch nicht beschatteten, warmen, trockenen und sonnigen Plätzen (Hecken, Mauern, an Rainen, unter Obstbäumen) der Gundermann. Er schickt aus den kriechenden, sich immer erneut bewurzelnden Ausläufern die Blütentriebe mit den blauvioletten Blütenschlünden empor. Er ist die erste Frühlingspflanze, welche kosmische Erwärmung der Erde in Pflanzen-Wärmehaftigkeit umsetzt. Die Blätter sind noch rundlich, gekerbt, den Bildekräften des Wäßrigen entsprechend; aber von milder und doch würziger Wärme sind sie durchzogen. Das Laub trotzt auch der Winterkälte. Nach der Blütezeit kriecht die Pflanze mit Ausläufern weit über den Boden; sie gehört der Erde. Die dem Licht sich entgegenwendenden Blütenquirle sind in die Achseln der Laubblätter eingezogen. Blatt- und Blütenimpulse vermischen sich. Die Pflanze gehört dem mittleren und nördlichen

Europa und dem angrenzenden Asien bis Sibirien. – Im aromatisch-erdigen, herb-bitterlichen Geschmack verraten sich ätherisches Öl, Gerb-, Bitterstoffe.

Die Pflanze wurde zur Anregung des Gesamtstoffwechsels, besonders im Frühjahr, bei Blasenschwäche, Leber-Milzstockungen, Schwäche des Verdauungstraktes, mangelhafter Blutbildung, dann bei Erkrankungen der Atmungsorgane mit tuberkulöser Grundlage, Bronchialasthma, Skrofulose, Steinleiden, Gelbsucht innerlich und äußerlich verwendet; dies alles ist ähnlich der Wirkung der bisher erwähnten Labiaten, besonders der zuletzt behandelten. Es sei darum hier nichts weiter ausgeführt.

*Galeopsis segetum**, gelber Hohlzahn

Dieses dem feuchten, westlichen Europa eigene Kraut wächst auf kiesigem, sandigem Geröllboden, also zerklüftetem, zertrümmertem Urgestein, einem Boden, der einerseits ganz mineralisch, andererseits durchlüftet und genügend feucht ist. Die sparrig verzweigte Pflanze mit ihren in die Länge gezogenen hanfähnlichen Blättern zeigt schon durch ihre haarig-borstige Erscheinung, daß das Kieselige nicht nur ihr Wurzelgrund ist (Kalk flieht sie), sondern *innerlich* an der Pflanze mitgestaltet. Die «oberen» Stockwerke der Blattknoten tragen in Scheinquirlen als etwas Auffälliges die hellgelben, großen, tierkopfähnlichen Blüten (gale-opsis = Iltis-Gesicht). Der Hohlzahn enthält auch stofflich viel Kiesel in der Asche (18%). – Wie das kieselige Teucrium ist auch Galeopsis ein gutes Mittel bei Lungenerkrankungen, die auf einem zu schwachen Lichtstoffwechsel des Organismus beruhen; ein Bestandteil der «Kieseltees», die man mit Erfolg bei der Behandlung gewisser Formen der Phthise gebraucht. Die durchwärmenden Eigenschaften sind zart, das Aroma der Pflanze nur schwach.

Lamium album, weiße Taubnessel

Diese im kühleren Europa überall fast unkrautartig verbreitete Labiate zeigt vom Wärmeeinschlag der Familie nur Spuren. Sie ist durch ihre kräftig aufstrebende Blatt-Stengel-Natur wirklich der Nessel zu vergleichen; nur verbindet sich diesem Blattrhythmus, Knoten auf Knoten folgend, das Blütenhafte, vielblütige Scheinquirle mit großen weißen, weitrachigen Blüten. Vom April bis in den Oktober ist Blütezeit, gelegentliche Blüten findet man aber bis in den Winter. Die süßlich duftenden, schleimig-süßen, etwas herben, getrockneten *Blüten* sind ein altes Heilmittel; einhüllend, schleimlösend, entzündunglindernd, die Hauptwirkung auf Niere und weiblichen Genitaltrakt entfaltend. Weißfluß, Uterusverhärtung, Uterusatonie, zu frühe Menses gehören zu dem Heilgebiet der Taubnesselblüte; ferner Harnzwang, Harnverhaltung alter Männer, entzündliche Prozesse der Harnwege. Die Taubnessel ist wie der matte Nachklang des feurigen Labiaten-Grundmotivs in einem kühl-feuchten erdigen Medium.

* = Galeopsis ochroleuca.

DOLDENBLÜTLER (UMBELLIFERAE)

PFLANZEN DES LUFTIGEN

Die große, etwa 2600 Arten umfassende Familie der Doldenblütengewächse stellt ein wichtiges Motiv des Pflanzenwesenhaften dar. Archaisch und etwas primitiv mutet dieses Motiv an, so wie es in seinen 2600 Variationen, welche die Einzelarten der Familie darstellen, sich auswirkt. Es soll nun versucht werden, dem Leser zunächst dieses Grundmotiv, den Typus, zugänglich zu machen, wie er sich in der Zusammenschau aller dieser Arten ergibt. Hierauf sollen die speziellen Ausgestaltungen des Typus, eben als Variationen des Grundmotivs, geschildert werden.

Kräuter vor allem sehen wir vor uns, wenn wir den Blick über die vielen Umbelliferenarten schweifen lassen; selten Stauden, niemals Bäume. Das Erdhafte sich als Baum einzuverleiben, ist offensichtlich jenseits ihrer Möglichkeiten. Ein ungeheurer Gestaltungsreichtum des Blatthaften, wie im Pflanzenreich sonst kaum aufzufinden, ist das Auffallende an dieser Pflanzenfamilie. Ganzrandige, einfachste Formen gewahren wir bei im Wasser, aber auch auf hohen Gebirgen lebenden Arten, z. B. dem Wassernabel (Hydrocotyle) oder dem Hasenohr (Bupleurum). – Gekerbte, gezähnte, handförmig zerteilte Blätter eignen schatten- und feuchtigkeitliebenden Waldkräutern wie der Astrantie oder dem Sanikel. – Doppelt, dreifach fiedern sich die Blätter der Wiesen- und Steppenpflanzen dieser Familie (Kälberkropf, Wiesenkerbel, Schierling, Ferula). – Schließlich geht das Fiedern und Gliedern in ein luftiges Auflösen ohnegleichen über. An Blättern mancher Arten hat man über 9000 Abschnitte gezählt. Fenchel, Dill, «verdunsten» mit ihrem fadenfeinen Blätterwerk gleichsam in der Luft.

Nun ist das Pflanzenblatt das Organ des Zusammenspiels von Luft und Wasser der Stoffesseite nach, von Licht und Dunkelheit, Lichtäther und chemischem Äther der Bildekräfteseite nach. Das wird in diesem Buch wiederholt dargestellt. Die Umbelliferen sind für dieses Zusammenspiel offensichtlich besonders empfindlich. Es bedeutet für sie noch mehr als für viele andere Pflanzen. Hiermit erfassen wir *einen* Klang des Grundmotivs des Typus.

Was aber in diesen, in tausend Verzweigungen sich in den Raum hinaustastenden Blättern im Zusammenweben von Licht, Luft, Wasser und Erdensalzen entsteht, das rinnt zentripetal durch Adern, Rippen, Stielchen und Stiele zusammen, von der Wurzel mächtig angesogen, und staut sich für eine Zeitlang

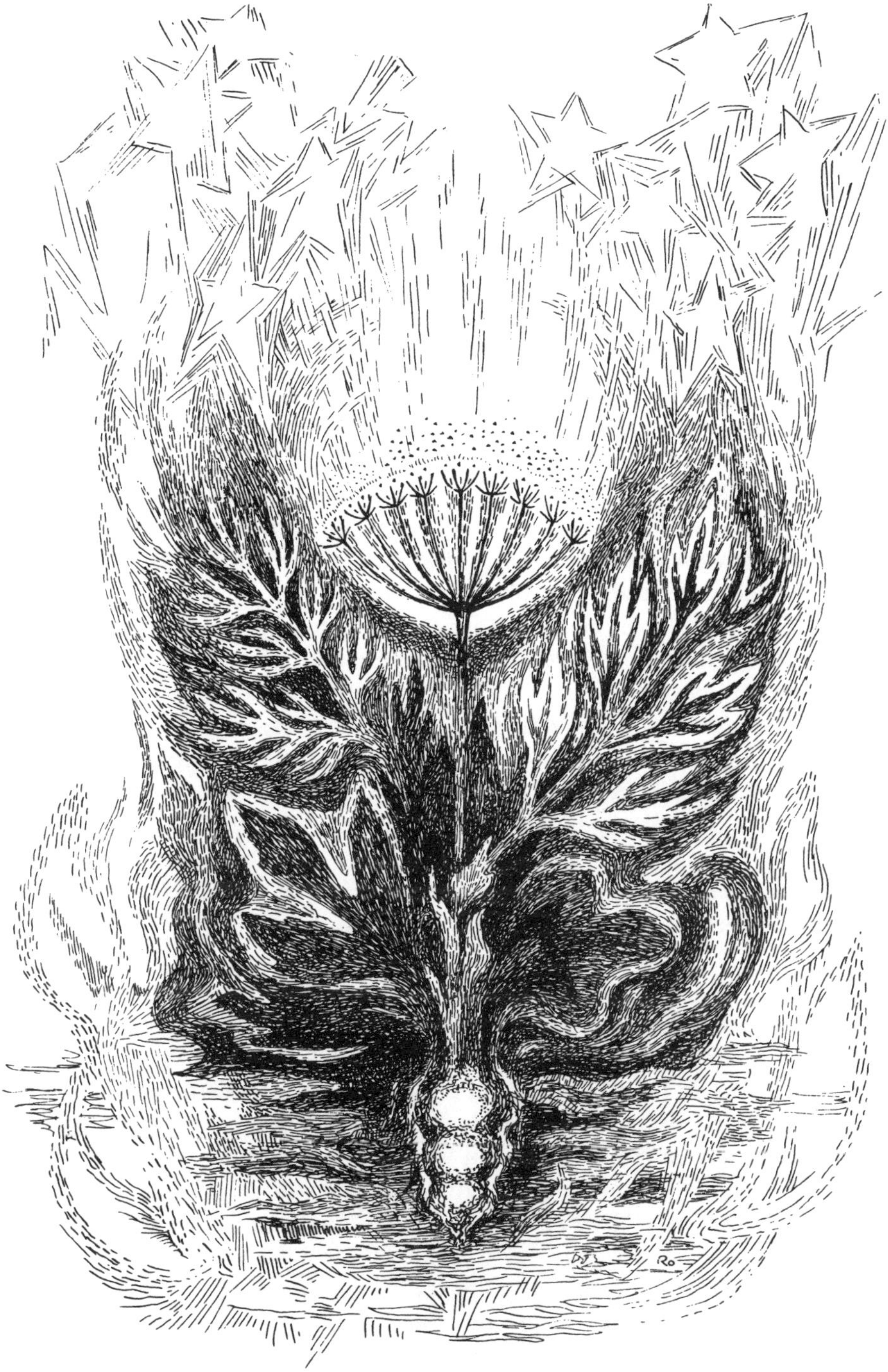

im Boden; meist ein Jahr lang, bei manchen Arten aber auch viele Jahre lang. Eine kraftvolle Lebens-Systole baut zunächst eine fleischige Wurzel oder einen starken Wurzelstock, eine schwellende Knolle auf. Es werden die kosmischen Kräfte bis tief in den unteren, irdischen Pol des Pflanzlichen eingeatmet; Kosmisches wird in Irdisches «eingestülpt».

Auf dieses «Jahr der Wurzel» folgt sodann, im Gegenschlag, ein Jahr von Blüte und Frucht. Rasch hebt der Sproß sich empor, rafft gerade soviel Blattwerk an sich, als sich nach oben mitnehmen läßt. Dann zersplittert die Sproßachse in das Strahlenbüschel der Dolde, jeder einzelne Strahl davon fährt noch einmal in ein Strahlenbüschel, das Döldchen, auseinander. Das Ganze ist wie eine Ausstrahlung des vorjährigen Einstrahlungsvorganges. Auf die intensive Systole folgt nun die kraftvolle, oft explosive Diastole. Wieder, wie vorhin beim Blatt, verteilt sich das Wachstum bis ins Äußerste; nun aber nicht, um von allen Seiten her zu sammeln, sondern um nach allen Seiten hin zu verschwenden. Wie eine Sternenwolke schwebt hierauf die Fülle schier unzähliger Blüten über der grünen Pflanze, nur locker zum Schirm, zur Kuppel zusammengehalten. Aber diese vielen Blüten sind unscheinbar, wenig farbig, meist grünlich-weiß; sie duften schwach und nicht sehr ausgeprägt. Ganz offen, flach ausgebreitet, bieten sie sich dar; strahlig sprühen ihre Staubgefäße auseinander – das Ausstrahlen wird ganz konsequent, bis ins letzte, durchgeführt. Vergebens suchen wir Blüten-Kelche, -Krüge, -Kronen, -Trichter, -Schlünde.

Was so entschieden in Luft, Licht und Wärme hinaufstieg, streift nun die Beziehungen zum Wäßrigen vollends ab. Austrocknungsprozesse ergreifen jetzt reifend die Pflanze. Es kommt nicht zur Ausbildung fleischiger oder saftiger Beeren, sondern harte, trockene Früchte stehen am Ende dieses Blühens. Sie sind wie ins kleine zusammengezogene Stengelglieder, allenfalls etwas sichelförmig gekrümmt. Das ausstrahlende Motiv setzt sich in ihnen als Haare, stachelartige Gebilde, Borsten, Warzen fort. Mit ihrer Ausbildung bleibt Wurzel und Blatt nichts mehr übrig, als zu verhärten, zu verholzen, zu verdorren.

*

Ein weiterer Klang des gesuchten Grundmotivs ergibt sich, wenn wir die Beziehungen der Umbelliferen zur Luft weiter verfolgen. Sie streben nicht nur durch ihre Blatt- und Blütenbildung in den Luftbereich, sondern sie beginnen darüber hinaus, sich das Luftartige anzueignen. Sie umfassen es zuerst halb mit bauchig aufgeblasenen Blattscheiden, schließen es sodann in hohle Stengel, Stiele, Früchte, luftig gekammerte Wurzelstöcke ganz in sich ein. Damit aber streben sie über das Pflanzliche hinaus, dem Tierhaften entgegen. Denn der normalen Pflanze ist nur gegeben, mit ihrer Bildekräfte-Organisation das Feste und das Flüssige zu ergreifen, es zu durchdringen und sich einzuverleiben. Das Luftige und das Wärmehafte aber muß sie außerhalb ihrer Leiblichkeit lassen. Nur beseelte und Ich-begabte Wesen können Luft- und Wärmeprozesse verinnerlichen und mit eigenen Organsystemen – als Atem- und Bluttätigkeit – beherrschen und handhaben. Nur mit Astralleibern begabte Wesen können im Gestalten des Gasigen leben, nur der Ich-tragende Mensch die Wärmeprozesse voll handhaben. Für die Pflanze werden Luft und Wärme durch außer ihrer Leiblichkeit liegende Tätigkeitssphären aus dem Kosmos heraus dirigiert. Seelenhaftes (Astralisches) und Geistig-Ichhaftes wohnen nicht in ihr, sondern verharren «ungeboren» im Weltenumkreis. Solche Pflanzen aber, wie die Umbelliferen, haben das Bestreben, die jeder Pflanze gegebene astrale Hüllensphäre zu einem Inneren, zur astralischen Organisation zu machen, die vom Luftförmigen getragen wird. Die Umbelliferen sind in einem besonderen Grade «durchluftet», von oben bis unten.

Es wurde in vorhergehenden Kapiteln bereits dargestellt, wie für die normale Pflanze in der *Blütenregion* eine Berührung ihrer ätherischen Organisation mit der dazugehörigen astralen Hüllensphäre stattfindet. Es kommt dies in der Farbe und im Duft der Blüte, in der Nektarbildung, in einer leisen Eigenwärmeentwicklung zum Ausdruck. Damit wird sie auch in besonderem Grade der kosmischen Durchwärmung zugänglich, die die Bildung ätherischer und fetter Öle, feuriger Aroma- und Gewürzstoffe, Wachse und ähnlicher wärmegesättigter Stoffe ermöglicht. Die Umbelliferen ziehen alle die erwähnten Luft- und Wärmeprozesse in besonderem Grade in sich hinein, und zwar nicht nur in die Blüten- und Fruchtregion, sondern bereits in das Blatt, in den Stengel, in die Wurzeln. Die Blüten- und Fruchtprozesse werden in einen unter ihnen liegenden Bildebereich verlagert, finden gleichsam einen Stock tiefer statt. Was bei normalen Pflanzen der Blüten- und Fruchtregion mit ihren Luft-, Licht- und Wärmeprozessen vorbehalten ist, lebt sich bei den Doldenblütlern bereits in der Blattregion aus, in der Wäßriges mit Luftigem verwoben wird; ja es dringt sogar bis in die Wurzel herab, die zwischen Festem und Flüssigem gestaltet und lebt.

Es werden dadurch Prozesse in einer niederen, stoffbeschwerteren Region entfaltet, die ihr reines Wesen und ihre Vollendung nur in der obersten Region, der der Blüte, finden könnten. Es bilden sich Aromastoffe, die dichter, schwerer, im Geruch herber sind als Blütendüfte; etwas Rohes, Halbfertiges haftet ihnen an, wäßrig-fade, erdhaft-dumpf findet sie das Riechorgan, das sie niemals neben einen Lavendel- oder Rosenduft stellen kann. Wenn die echte Region des Duftes das Luftig-Wärmehafte, die des Schmeckens aber das Flüssig-Feste ist, so wird man den Umbelliferen höchstens einen «Duftgeschmack» zugestehen.

Die Umbelliferen nehmen Blühen und Fruchten eben schon in Blatt und Wurzel voraus. Durch strotzende Blätter, anschwellende Blattbasen, fleischige Knollen und Wurzeln hat man nahrhafte Gemüse, fruchtartige Nahrungsmittel in Fülle an ihnen. Aber die eigentliche Blütenregion kommt dann zu kurz. Zuviel hat sich von ihrem Wesen das unter ihr Liegende angeeignet. Farbe, Form, Duft bleiben unscheinbar. Sie liefern weder Duft- noch Zierpflanzen. Dabei sind sie alle *Sommerblüher*.

Damit haben wir den zweiten Klang des Grundmotivs: ein Oberes, ein Licht-, Luft-, Wärmehaftes wird bis tief in das Untere heruntergezogen. Doch nun muß ein dritter Klang des Grundmotivs erfaßt werden. Dem erwähnten von oben nach unten verlagerten Prozeß kommt ein Unteres einhüllend entgegen. Dieses «Untere» drückt sich in der Bildung sehr charakteristischer Schleim- und Gummistoffe aus. In der Bildung solcher Schleimstoffe wird der allgemeine Verfestigungsprozeß, der zentripetal vom Blatt gegen das Innere der Pflanze zu und von der Luftkohlensäure über Stärke- und Zuckerbildung zur Holzbildung fortschreitet, aufgehalten. Nun verbinden sich diese beiden Prozesse: der von oben absteigende Wärme-Luft-Prozeß, der sich zu ätherischer Ölbildung verdichtet und zuletzt gegen die Wurzel hin in Harzbildung erstarrt – und der zwischen Festem und Flüssigem spielende, erweichende Gummi- und Schleimbildungsprozeß. Man könnte diese Schleimstoffe als ein «Merkurielles», gleichsam ein pflanzliches Amalgam, ansehen. Sie «amalgamieren» Kosmisches mit Irdischem, lassen Sternenwirksamkeiten in irdischem Chemismus weiterklingen. Es ergeben sich im Zusammenwirken dieser beiden Prozesse die sogenannten «Gummiharze», die für die Umbelliferen sehr charakteristisch sind. Ein Flüchtiges, Feuriges gerät in den Bereich des Erstarrens. Ein Verhärtendes wird plastisch erweicht. Beides durchdringt sich in der Milchsaftbildung. Was sonst als harte Holzbildung dem Bereich des Leblosen, der Mineralisierung entgegenstrebt, bleibt bei den Umbelliferen im Bereich des Ätherischen, das ja immer im Flüssigen waltet. Und was dem astralischen Umkreis bei normalen Pflanzen sonst als ätherische Öle dunstig und duftig entgegenschwebt, wird bei dieser Pflanzenfamilie gleichfalls im Bereich des Flüssig-Ätherischen festgebannt.

*

Alle Pflanzen, bei denen ein abnorm starkes Eingreifen der astralen Hüllensphäre in ihre Lebensprozesse vorliegt, haben die Möglichkeit, Giftpflanzen zu werden. Denn dieses abnorm starke Eingreifen bewirkt Abbau- und Zerstörungsprozesse besonderer Art. Die Lebensprozesse werden abgelähmt, das lebendige Eiweiß zerschlagen, die Trümmer erscheinen als mannigfaltige Pflanzengifte. Die Eigenart solcher Pflanzengifte ergibt sich aus der Weise, wie die astralischen und die ätherischen Kräfte jeweils beschaffen sind. Es sind diese Pflanzengifte darum artgebunden und artspezifisch. Sie sind ebenso charakteristisch für eine Pflanzenfamilie wie deren äußere Gestalten. Wir müssen darum bei den Umbelliferen besondere Giftpflanzen erwarten; wir finden sie auch im Wasserfenchel, Wasserschierling, echten Schierling, als besondere Ableitungen des Typus; wir brauchen nur den Eingriff der astralischen Region als besonders tief erfolgt zu denken, um ihr Erscheinen zu verstehen.

Mit den nun skizzierten drei «Klängen des Grundmotivs» ist das Wesentliche des Typus Doldenblütler ausgesprochen. Ist dies dem Leser deutlich geworden, so wird er auch die Gesetze der Verbreitung dieser Pflanzenfamilie über die Erde hin verstehen.

Frühlingsfeuchte, aber sonnige Gebiete mit starker Luft- und Sonnenwirkung werden einen solchen Typus fördern, seine höchststehenden Ausbildungen hervorbringen. Solche finden wir im Mittelmeergebiet und dem angrenzenden Kleinasien. Die feucht-hellen Gebiete der nördlich gemäßigten Zone, Wiese und freie Trift, Bergalm, Felsenflur, werden dem Typus immer noch zusagen; als Unkraut im Ödland, als Steppenpflanze zu erscheinen, wird ihm durchaus liegen. Sogar den Meeresstrand wird er nicht meiden, weniger im Wald, im Sumpfig-Wäßrigen zu finden sein. Hier wird er gegen die Kräfte seiner Umgebung schon kämpfen müssen. In den Tropen wird er sich höchstens im Gebirge behaupten, sich aber niemals im Urwald finden. Weit nach dem Norden, hoch ins Gebirge wird er einzelne Arten entsenden können. Bäume, gar Wälder zu bilden, ist jenseits der Möglichkeiten dieses Typus.

Die Heilmöglichkeiten des Typus

Wenn man die der Heilkunst im Laufe der Zeit bekanntgewordenen Heilwirkungen der Doldenblütler überschaut, so heben sich einige Hauptgebiete typisch hervor. Es wird dadurch ebenfalls ein Typisches dieser Pflanzenfamilie sichtbar, nun aber nicht in ihrer Gestaltung und ihren Lebensprozessen, sondern als Wirkungsbilder im Menschen. Wie eine ganz bestimmte äußere Umgebung, ganz gewisse Erdenlandschaften zu diesem Pflanzentypus gehören, so entfalten sich seine Wirkungen auch in bestimmten inneren Gebieten der menschlichen Organisation, suchen gleichsam innere Landschaften auf.

Die «äußeren» Landschaften sind gekennzeichnet als bestimmte Gebiete des großen Erdorganismus. Sie umschließen ein spezifisches Zusammenwirken von Festem, Flüssigem, Luftförmigem, Wärmehaftem, von Irdischem und Kosmischem, wie dies durch das Zusammenspiel von Klima und Boden zum Ausdruck kommt. Ebenso ist in der «inneren» Landschaft jedes bestimmte Organgebiet durch ganz spezifische Zusammenwirkungen fester, flüssiger, luftförmiger und wärmehafter Gestaltungskräfte gekennzeichnet. Man kann durchaus von einem inneren «Klima» eines Organgebietes sprechen.

Innere und äußere Landschaft entsprechen sich. Diese bringt die verschiedenen Pflanzen hervor, jene gibt das Gebiet ihrer Heilwirkungen ab.

*

1. Das Drüsensystem ist ein Organgebiet, das den Umbelliferen als Wirkungsgebiet in auffälliger Weise unterliegt. Die Tätigkeit der mannigfaltigen Verdauungsdrüsen, der Milchdrüsen, wird gefördert, von einzelnen Pflanzen dieser Familie aber auch gehemmt. Nun sind die Drüsen Organe, die zum Flüssigkeits-

organismus und der in diesem tätigen ätherischen Organisation gehören. Diese ätherische Organisation bewirkt die Aufbauprozesse in der Drüse. Der Astralleib aber ergreift die Drüsentätigkeit und bewirkt die Absonderung, den Abbau. Die Art, wie Äther- und Astralleib in den Drüsen zusammenwirken, hat etwas den Pflanzenprozessen sehr Verwandtes. Sie sind darum wohl Organe der Lebenstätigkeit, nicht aber der Bewußtseinsentfaltung. Ihr Lebensrhythmus ist ein Spiel von «Einscheidung» und «Ausscheidung». Die Gestaltungsprinzipien der Drüsen zeigen alle Möglichkeiten des Sich-Verzweigens und Zerteilens, vom Einfachsten bis zum höchst Komplizierten, wie wir es auf pflanzliche Art im Bauplan der Umbelliferen kennengelernt haben. Solche inneren Beziehungen lassen den Zusammenhang zwischen Drüsen-Organisation und Umbelliferen-Wesen durchaus begreiflich erscheinen.

2. Weiterhin entfalten die Umbelliferen ihre Wirkung überall dort, wo im menschlichen Organismus der Astralleib überhaupt in den Flüssigkeitsorganismus eingreift. Sie verstärken seine Wirksamkeit gegenüber dem Ätherleib, fördern die Absonderungstätigkeiten. Von der harn- und schweißtreibenden Wirkung bis zur Flüssigkeitsausscheidung bei Wassersucht, aber auch der expektorationsfördernden Wirkung ergeben sich heilsame Wirkungsmöglichkeiten.

3. Aber nicht nur in die flüssige Organisation wird der Astralleib stärker hineingezogen, er wird auch angeregt, die luftförmige Organisation besser durchzugestalten, wenn dies in zu geringem Grade der Fall sein sollte. Die Wirkungen bei Gasstauungen im Verdauungsgebiet gehören hierher, ferner aber auch die vielfältige entkrampfende Wirkung. Verkrampfungen im Atem- und Zirkulationsgebiet werden gelöst. Asthma, epileptiforme Krämpfe, Keuchhusten, Angina pectoris gehören zu den Gebieten, die den Heilanzeigen der Umbelliferen unterliegen. Mit dieser Wirkung auf den Astralleib hängt auch die schmerzstillende Fähigkeit zusammen, die sich da und dort ergibt. Wenn sich der Astralleib zentripetal zu stark mit einem Organgebiet verbunden hat, wird er der zentrifugalen Entspannung wieder entgegengeführt.

4. Weniger zur Heilwirkung als zur allgemeinen diätetischen Wirkung gehört die Verwendung der Umbelliferen als Gewürze. Sie würzen vor allem das Flüssige und regen den Astralleib an, sich intensiv mit den Verdauungsprozessen zu befassen.

Die physischen Ausprägungen des Typus

Den Typus gewahr zu werden erfordert *geistige* Anschauungskraft; *sinnlich* wahrnehmbar sind nur die einzelnen Pflanzen*arten*. Sie sind die Verwirklichungen seiner Möglichkeiten. Der Typus verhält sich zu den einzelnen Pflanzenarten wie das Licht zu den Farben. Licht ist nur geistig wahrnehmbar; man sieht es niemals selbst, sondern nur beleuchtete Körper. Die Farben aber sind sinnlich wahrnehmbar.

Da nun der Typus der Umbelliferen aufgestellt ist, sei versucht, ihn durch alle Möglichkeiten seiner Verwirklichungen, durch alle Erdenzonen und alle Elemente durchzuführen und zu finden: Es ist da, was da sein kann. (Im folgenden kommen nur die therapeutisch wichtigen Arten zur Darstellung.)

1. Umbelliferen im und am Wasser

Wenn die Bildetendenzen des Wassers stark in das Umbelliferenwesen eindringen, werden die Bildetendenzen der Luft und der Wärme unterdrückt, zurückgedrängt. Sie liegen im Kampf mit den rundenden, plastischen, vitalen Gestaltungskräften des Wäßrigen. Es sei dies an zwei Arten der Gattung Hydrocotyle, Wassernabel, betrachtet, die sich um das Mittelmeer und in Asien finden.

Hydrocotyle vulgaris, der Wassernabel,

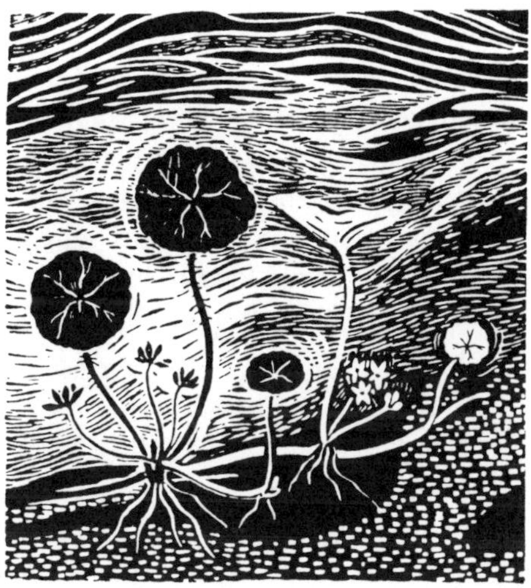

eine europäische Art, verliert die Aufrichtekraft des Sprosses. Wasser und Erde nehmen ihn für sich in Anspruch. Ein langer Wurzelstock kriecht am Boden hin, bewurzelt sich aus jedem Knoten, gleitet an der Spitze unbegrenzt wachsend weiter, verzweigt sich gelegentlich aus den Blattachseln. So siedelt er sich an nassen Orten, Sumpf-, Moor-, Torfböden, im Erlenbruch, an Bachufern und Wiesengräben an, wächst wohl auch flutend im Wasser. Die Blätter verlieren die Fiederungskraft, schmelzen durch den Einfluß des Wäßrigen zu rundlichen Formen zusammen. Nur Kerbung, höchstens lappige Einschneidung verrät das Umbelliferenblatt. Aus der Achsel dieses und jenes Blattes heben sich, recht verkümmert anzusehen, die wenig zahlreichen, zur einfachen Dolde reduzierten Blütenstände. Vorwiegen des Wassers unterdrückt die Blütenbildung, läßt die Blätter größer, einfacher, langstieliger werden; Trockenheit und Lichtüberfluß zeitigen kleinere, als Rosetten an den Boden gedrückte Blätter und locken die Blütenstiele höher, lassen über der ersten Dolde eine zweite, welche die erste durchwächst, entstehen. So schwankt die Gestalt im Spiel zwischen Wasser und Luft, Schatten und Licht. Der scharfe, brennende Geschmack verrät etwas von dem Kampf des Typus mit den ihm im Übermaß feindlichen

Wasser-Dunkelheits-Kräften. – Die Pflanze wurde früher als Herba cotyledonis aquaticae wegen ihrer harntreibenden, Unterleibsstockungen überwindenden Eigenschaften verwendet. Bei Schafen soll sie Bluthan bewirken.

Hydrocotyle asiatica,

in Hinterindien, im südlichen China, in und am (viel wärmeren) Wasser anzutreffen, feuchtschwüle Luft um sich, hat unbegrenzt weiterkriechende, an den Knoten des Wurzelstockes rhythmisch aufeinanderfolgend, je eine kleine Blütendolde entlassende Blattpaare, die sich vom Knoten aus bewurzeln. Stärker pressen sich Wucher-Wasser und Wärme-Luft ineinander, gesteigert ist auch die therapeutische Wirkung: Ein starkes Wärmegefühl durchdringt Hände und Füße, die Stoffwechselprozesse werden zentrifugal in die Peripherie gepreßt, die kapillare Durchblutung sehr gefördert, Diurese und Schweißbildung angefacht. Die Haut wird weicher, ihre Transpiration gesteigert, verdickte Haut wird abgestoßen; eine Vitalisierung der Sinnesperipherie und eine Förderung der Absonderungsprozesse erfolgt. Bei großen Gaben juckt der ganze Körper, die Harnorgane sind gereizt, Ovarien schmerzen. Die Homöopathen geben Hydrocotyle bei Ekzembereitschaft der Haut, Neigung zu Hautverdickung, chronischer Psoriasis, Juckreiz, sogar Lupus; ferner bei Diarrhoe, Dysenterie, Affektionen der weiblichen Harn- und Genitalorgane.

Bei beiden Pflanzen wurde ein Bitterstoff, Vellarin, festgestellt. Bitterstoffe «machen den Ätherleib geneigt, den Astralleib in sich aufzunehmen». Bei den durch den wäßrigen Wuchsort sehr geförderten ätherischen Prozessen muß sich der Typus in dieser Pflanze in der Tat sehr anstrengen, die Astralimpulse, welche sie zur Blüte bringen und zum Umbelliferenwesen so sehr dazugehören, an sich zu ziehen.

Cicuta virosa, Wasserschierling

Haben wir bei Hydrocotyle Pflanzen, die das Wasser und seine Bildekräfte stark in sich eindringen lassen, so daß Luftiges, Wärmehaftes, Blütiges in Kampf mit den rundenden, vitalen Wasser-Wurzelkräften liegen, so verhält sich der Wasserschierling ganz entgegengesetzt. Hier dringt das Luftige gewaltig ins Wäßrige vor, bezwingt es, verfeinert die Blätter zu besonderen Werkzeugen von Licht und Luft, schafft einem versprühenden Blütenprozeß Raum, durchluftet den Stengel und sogar bis weit unter die Wasseroberfläche den Wurzelstock. Luft besiegt das Wasser, die astrale Sphäre greift tief in den Ätherleib ein.

Der Wasserschierling findet sich in Nord- und Mitteleuropa, im gemäßigten Asien, südlich bis Kaschmir, östlich bis Japan, also in licht-feuchten, nicht so sehr heißen Gegenden. Er wächst zerstreut in schlammigen Gräben, an Teichen, Fluß- und Seeufern, Sümpfen, Mooren, Erlenbrüchen und Torflöchern. Aus dem ausdauernden, großen rübenförmigen Wurzelstock, der im Durchschnitt breite

Luftkammern zeigt, welche die gestauchten Internodien ausfüllen, und der außen an jedem Knoten etagenartig mit Wurzeln besetzt ist, steigt der fingerdicke, meterhohe Stengel. Die Blätter, groß, grün, unten lang gestielt, oben auf den bauchigen Blattscheiden sitzend, sind fein aufgegliedert und gefiedert, schon durch die Form dem Luftbereich angehörig. Die großen, reichstrahligen Dolden tragen vielblütige Döldchen, luftig und zart schwebt die Blütendolde über der Pflanze. Schneidet man den Wurzelstock ab, so tritt mit süßlichem, betäubendem Geruch ein harziger, hellgelber, aromatischer Saft aus. Das darinnen enthaltene unlösliche Weichharz soll das sehr giftige Prinzip der Pflanze, Cicutoxin, enthalten; außerdem noch ein Alkaloid, Cicutin. Die Frucht hingegen enthält reichlich ätherische Öle, Cuminol und Cymol. Außer dem Giftharz enthält die Grundachse noch ziemlich viel Zucker, phosphorsauren Kalk, ätherisches Öl. Das Kraut ist – gleich der Frucht – aromatisch, riecht nach Sellerie, schmeckt nach Petersilie.

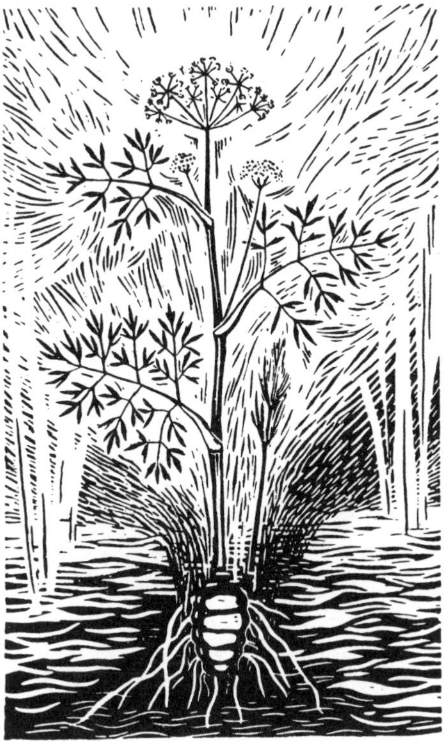

Das durch versehentlichen Genuß der Wurzel bekanntgewordene Vergiftungsbild zeigt, wie die im Sinnes-Nervengebiet tätige astralische Organisation zuerst ergriffen wird: Schwindel, Schläfrigkeit, Berauschung, Pupillenerweiterung treten auf, epileptiforme Krämpfe folgen. Dann aber entzünden sich die Verdauungsorgane, was sich bei unstillbarem Durst durch starkes Brennen ankündigt. Schlingbeschwerden, Zungenlähmung, keuchende Atmung sind die nächsten Symptome, worauf unter Konvulsionen der Tod eintritt. Der Sektionsbefund weist auf Erstickung, Blutüberfüllung von Lunge und Gehirn. Wir sehen: Die astralische Organisation in Kopf- und Brustgebiet wird ergriffen, das Blutorgan verlagert sich in Lunge und Gehirn; die Luftorganisation, das Atmungswesen, wird hinausgedrängt. Das Vergiftungsbild erscheint wie ein Gegenbild zu dem Pflanzenprozeß in Cicuta, bei dem die ungeheure Verlagerung des Luftigen bis ins Wurzelbereich ja das Charakteristische ist.

Aus den oben skizzierten charakteristischen Pflanzenprozessen ergibt sich der Heilbereich dieser Pflanze. Man hat sich der krampflösenden, antiepileptischen Wirkung seit altersher bedient, sie bei Kinnbackenkrämpfen, starrkrampfähnlichen Erscheinungen, vor allem auch bei Angina pectoris, ferner auch bei Keuchhusten verwendet. Auch bei Dysmenorrhoe hat man sie benützt, um einen erschlafften Astralleib anzuregen. Sodann hat man sich der schmerzstillenden Wirkung bedient, Umschläge oder Salben aus Wurzel und Kraut zur Bekämpfung der Schmerzen bei Gicht, Rheuma, selbst Krebs, bereitet; auch Drüsenverhärtungen damit behandelt. Pustulöse Ekzeme sind ebenfalls ein Gebiet ihrer Anwendung. Überhaupt muß eine so stark das Astralisch-Luftartige in den Wurzelbereich und tief in die Wasserregion hineinstoßende Pflanze das Zusammenspiel der astralischen mit den ätherischen Prozessen im mittleren und oberen Menschen (rhythmischen und Sinnes-Nervengebiet) beeinflussen.

Apium graveolens, Sellerie

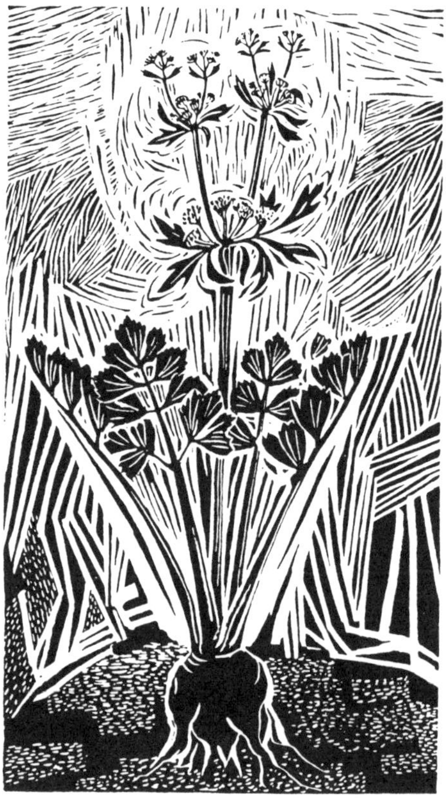

Durch eine Verwandte, den schwimmenden Eppich, ein knotenblättriges, im Wäßrigen kriechendes Gewächs mit verkümmerten Blüten, mit den vorhin betrachteten Pflanzen des Wäßrigen verknüpft, ist die Sellerie in ihrer wilden Urform ein Bewohner salziger Sümpfe und des Meeresstrandes. Zum Wasserelement tritt also das Salzige hinzu, was sich in einem hohen Kochsalzgehalt der Asche (20% Kochsalz), dazu noch Kieselsäure, Eisen, Mangan sowie Spuren von Kupfer und Arsen ausdrückt. Es ist eine zweijährige Pflanze, die ihr Wachstum zuerst in der so leicht fleischig anschwellenden Knolle staut, sie aus Blättern aufbaut, welche in ihrem handförmigen Wuchs zwischen dem geschlossen Gerundeten und dem fiedrig Aufgelockerten breitblättrig das Gleichgewicht halten. Im zweiten Jahr schießt der hohle Stengel auf, entläßt kleine zusammengezogene Dolden. Ein starker, strenger «Salzduft» ist der Pflanze eigen. Sie liebt feuchte, regenreiche Gegenden.

Eine ältere Menschheit, die noch äußere Naturgeschehnisse in inneren Bildern erfassen konnte, empfand das Absteigen des lebendigen Pflanzenprozesses in das Salzig-Feuchte, Dunkle, wie einen Abstieg in eine Unterwelt, und es war die Sellerie den Alten eine Pflanze des Todes, der Gräber und der Trauer. Aber man sah auch die auf die Systole folgende Diastole, den blühenden Aufstieg der Blüte aus dem Salzig-Dunklen, und so wurde der Eppich (Sellerie) auch die Pflanze, aus der man Kränze für die Sieger der nemäischen und der isthmischen Spiele band, eine Pflanze der Heiterkeit. Beides hat sie in ihrem Wesen. – Bei Selinunt stand der Tempel einer chthonischen, unterirdischen Gottheit Apius, der die Sellerie als Kultpflanze geweiht war.

Auch bei der Sellerie sind die Wirkungen auf die astralische Organisation auffällig. Einerseits hat man diese Pflanze bei Brustkrämpfen mit Angstgefühl verwendet, ferner aber überall dort, wo der Astralleib in die Flüssigkeitsorganisation eingreift. Die Milchsekretion wird gemindert, geschwollene Brüste werden verkleinert. Auch hat man den Wurzelsaft gegen chronische Lungenkatarrhe, überhaupt gegen Husten verwendet; sodann bei Harnverhaltung, Blasen- und Nierenleiden aller Art, Stein- und Grießbildung. Auch zur Behandlung der Wassersucht hat man die Pflanze versucht, ferner Gicht und Rheuma damit behandelt. Eine Umbellifere, die zugleich Salzpflanze ist, kann den Organismus zu Entsalzungsprozessen anregen. Von daher kann man die Wirkung auf Salzablagerungen im ganzen Organismus verstehen, die bis ins Hautgebiet geht.

*Oenanthe aquatica**, Wasser-, Roßfenchel

Diese europäische und westasiatische Pflanze wächst in flachen, warmen, schlammigen, luftarmen Gewässern: Teichen, Gräben, sumpfigen Flußniederungen. Sie ist in ihrer Form sehr empfindlich für das Zusammenspiel von Wasser und Luft. Danach wechselt die Blattform und das ganze Aussehen. Unter Wasser wird die Pflanze langlebig, der armdick-werden-könnende, schwammig-hohle, kriechende Stengel kann bis zu 8 m lang werden. Aus den Knoten treiben lange Wurzelfadenbüschel. Die unter das Wasser geratenen Blätter werden ganz in Fäden aufgelöst, wie etwa beim Wasserhahnenfuß. Am Uferrand, in der Luft, ändern sich diese Blätter sogleich, erheben sich fein und luftig zerteilt. Der hohle Stengel steigt schlank auf, trägt die mittelgroßen Dolden. Während die Pflanze unter Wasser viele Jahre lang vegetativ weiterwachsen kann, ist die Landform zwei-, manchmal gar bloß einjährig; wir haben also ein noch sehr plastisches Wesen vor uns, das durch äußere Einflüsse sehr verändert werden kann. – In der Asche findet sich viel Kiesel und Tonerde.

Als Heilmittel wurde die Pflanze bei Erkrankung der Atmungsregion verwendet, bei Erkrankungen, in denen die Stoffwechselregion zu stark mit auflösenden, entzündlichen Prozessen in die Lunge eindringt. So wurde sie bei Lungenkatarrh, anhaltendem Husten, Bronchitis foetida, Bronchiektasie, bei Lungentuberkulose mit Fieber und Nachtschweißen, auch bei Asthma ver-

* = Phellandrium aquaticum.

wendet. Sodann noch bei Kopfschmerzen mit Augenentzündung. Das im verwässerten Erdbereich wuchernde, sich durchluftende, hierauf so stark durch die Luftregion veränderte Gewächs vermag in die Pathologie solcher menschlicher Prozesse ordnend einzugreifen.

Oenanthe crocata, giftige Rebendolde

Diese in Südfrankreich, Spanien, Marokko heimische Pflanze liebt auch feuchte Gegenden, die jedoch eine viel trockenere Luft, eine viel stärkere Sonne um sich haben. Die Einflüsse der feuchten Atlantikluft spielen herein. Im ersten Jahr baut sich Oenanthe aus sellerieartigen, dreifach gefiederten goldgrünen Blättern den kurzen, geringelten Wurzelstock auf, und so stark werden die kosmischen Prozesse in die Wurzel eingestülpt, daß nicht der Wurzel*stock* – wie bei den bisher betrachteten Pflanzen – sondern die an ihm hängenden *Wurzeln* zahlreich und über handlang rübenartig anschwellen. Ein milchgelber Saft erfüllt die unterirdischen Organe. Im nächsten Jahr schießt der röhrige Stengel auf, nimmt auf halbem Weg einige Blätter mit und trennt sich dann entschieden in 10 bis 15 Strahlen, welche die kleinen, sich voneinander getrennt haltenden weißen Döldchen tragen. – Viel stärkere Licht- und Wärmeprozesse werden in die Region des Dunkel-Feuchten eingestülpt als bei den bisher betrachteten Arten. Dies drückt sich in der Bildung stark entzündlicher Stoffe aus. Schon die Berührung der frischen Wurzel mit den Händen kann Entzündung und Schwellung zur Folge haben. (In geringerem Grade zeigen dies verschiedene andere Umbelliferen auch, z. B. die Petersilie und die Engelwurz.) Der Genuß der Wurzel bewirkt eine heftigste Entzündung der Verdauungsorgane und von da aus eine tödliche Vergiftung. Auf die Entzündung können stundenlange Krämpfe mit Blutschaum vor dem Mund und Speichelfluß folgen, das Gesicht wird grün. Schließlich stürzen die Vergifteten blitzartig zu Boden, erbrechen, werden bewußtlos.

Entsprechend dem mächtigen Wurzelorgan geht die Wirkung der Oenanthe auf das Sinnes-Nervensystem. So hat man die Pflanze zur Behandlung verschiedener Hautkrankheiten, Ichthyosis, Lepra, überhaupt bei hartnäckigen Hautleiden, ferner bei Meningitis serosa verwendet; sodann bei Anfangsepilepsien, aber auch bei Apoplexie und den sich daraus ergebenden Lähmungszuständen. Hierzu kommen die uns bereits bei den vorigen Pflanzen bekannten entkrampfenden Wirkungen auf den Astralleib, woraus sich die Anwendung bei Asthma, Keuchhusten, Bronchialkatarrh versteht.

2. *Umbelliferen des Waldes*

Sanicula europaea, der Wald- oder Heilsanikel,

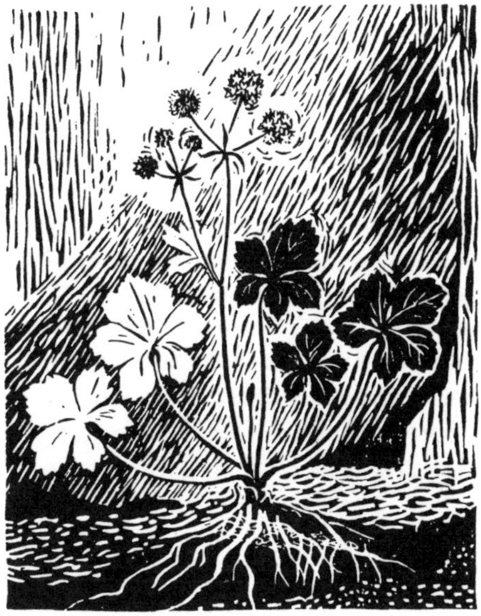

gedeiht im beschatteten Humusboden von Laub- oder Mischwäldern Europas, des angrenzenden Asien und Nordafrikas. Die ausdauernde Pflanze baut sich einen fast waagrechten, im Alter durch Verzweigung mehrköpfigen Wurzelstock mit dicklichen Wurzelfasern auf. Aus ihm entsprießen die langgestielten, goldgrünen, handförmig zerteilten Grundblätter, aus ihm steigt jedes Jahr ein Blütenstiel auf, nimmt einige rasch kleiner werdende, sitzende Blätter mit, strahlt in langen Doldenstielen auseinander. Diese tragen die zu Köpfchen zusammengezogenen Döldchen mit den weißen oder rötlichen Blüten. Selbst die Frucht zeigt noch das Ausstrahlende in umgebogenen weichen Stacheln: «Waldklette». Der Geschmack ist scharf und aromatisch.

Sanikel ist stark kalk- und kieselhaltig, führt außerdem Saponine, ätherische Öle, Harze und Gerbstoffe in allen Teilen. Die Pflanze ist ein altbewährtes Heilkraut, wie man es der Redensart entnehmen kann: Sie lasse sogar die Fleischstücke im Kochtopf wieder zusammenwachsen. Man verwendete sie bei Quetschungen, Verstauchungen, äußeren Verletzungen, da sie die Wundheilung anregt, eitrige Wunden säubert und das Blut stillt. Eine gewisse Ähnlichkeit mit der Arnikawirkung tritt da auf, um so mehr als sie auch bei inneren Blutungen aus Lunge, Magen und Darm sowie bei Bluthamen heilend ist. Auch werden Entzündungen im Verdauungstrakt (Rachen, Magen, Darm) mit Erfolg behandelt.

In intensivem, dynamischem Einatmen werden im Gestaltungsprozeß dieser Pflanze gemildertes Waldlicht, heilsame Waldluft in den dunklen Humusbereich getragen, in Kieselprozesse eingebettet und in dem vitalen Wurzelorgan festgehalten. Gerbstoffe reichern sich an, die immer dort zu finden sind, wo Astralisches sich zusammenzieht, um in Ätherisches einzugreifen. Der gemäßigte, sich im Ausstrahlen etwas zusammenziehende Ausatmungsprozeß, der auf einen solchen Einatmungsprozeß folgt, spricht ein zurückgehaltenes Ausstrahlen aus. Das Wurzelhafte dieser Heilpflanze vermag daher die formenden Kräfte des Sinnes-Nervensystems gegenüber dem Blut- und Stoffwechselsystem anzuregen und von daher die Tätigkeit des Ätherleibes bei Verletzung des physischen Leibes, bei Entzündung und Formloswerden des Blutprozesses zu fördern. Die krampfstillenden sowie die Drüsenausscheidung erregenden Wirkungen, die wir bei den bisherigen Umbelliferen kennengelernt haben, treten dagegen zurück.

Aegopodium Podagraria, der Geißfuß oder Giersch,

ist eine Pflanze des Feucht-Schattigen und der lockeren Böden von Laub- und Auenwäldern. Von dort dringt sie in die Waldschläge, an die Waldränder, an Bach- und Flußufer, in schattige Hecken, an Zäune, unter die Obstbaumtraufen und schließlich in die Gärten. Zu solcher Umgebung passen die breiten, bis dreifach zerteilten Blätter; sie sehen denen der Engelwurz ähnlich, daher der französische Name «petite Angelique». Der Geißfuß enthält sehr viel – nämlich gegen 90% – Wasser, ist aber trotzdem aromatisch. Auch bei dieser Waldpflanze behält der Wurzelstock viel Vitalität für sich zurück, atmet sich nicht restlos in den Blütenprozeß aus. Ist der Blütenstiel aufgestiegen, hat er sich in schönen, großen, weißen Dolden entfaltet, hierauf die trockenen, kümmelähnlichen Samen hervorgebracht, und ist er zuletzt abgestorben, so beginnt unterirdisch starkes, wucherndes, sich zerteilendes Wachstum. Der Wurzelstock treibt ein Heer von Ausläufern, aus deren Endknospen nächstes Jahr die Blütentriebe wieder aufsteigen werden.

Der Giersch hält also im Wurzelgebiet Tätigkeiten zurück, die er nicht dem Blütenprozeß übergibt. Er durchdringt mit starker Vitalität das Mineralisch-Irdische, formt das Wäßrige, durcharomatisiert es mit Luft- und Wärmeprozessen. Auch diese Umbellifere bringt in erster Linie solche starken Wurzelprozesse als Heilmittel zur Geltung; sie ist Jahrhunderte hindurch ein Heilmittel gegen Gicht gewesen. Bei dieser fällt der physische Leib aus der Ich-Form, der Astralleib gewinnt gegenüber dem Ich das Übergewicht. Ein vom Ich unbeherrschter Abbau läuft in sich ablagernde Salzprozesse aus. Diesem wirkt der Giersch entgegen, der ein ganz bestimmtes Gleichgewicht von Luft- und Wärmeprozessen (erstere sind dem Astralleib, letztere dem Ich zugeordnet) in das Feste und Flüssige hineinträgt, welch letztere Elemente im Menschen vom physischen und vom Ätherleib beherrscht werden. Der Giersch erhält sich trotz des starken Verbundenseins mit mineralischen Erdenprozessen in sich plastisch und flüssig. – Die sonstigen krampflösenden, schmerzstillenden, die Drüsentätigkeiten anregenden Wirkungen der Umbelliferen treten auch hier zurück.

3. Umbelliferen der Wiesen

Heracleum Sphondylium, der Bärenklau

Dieser Doldenblütler sucht schattig-feuchte, saure Wiesen, feuchte Waldlichtungen. In ihm hat der Typus eine Vergröberung erfahren. Das Luftige, das aromatisierende Prinzip findet am Schattig-Feucht-Sauren starken Widerstand. Beide Prinzipien liegen miteinander im Kampf. Die außerordentliche Variabilität der Blattform ist dafür Ausdruck. Sie ist bald einfach und ganzrandig, bald gelappt, schwach oder grob gefiedert, je nach Höhenlage, Licht, Schatten, Feuchtigkeit; dabei nicht flach ausgebreitet, sondern wellig auf und ab gebogen. Dies rührt davon her, daß das Wachstum im Blattrand erstarrt, im Inneren aber nicht mit zur Ruhe kommt, sondern weiter wuchert, so daß das ganze Gebilde etwas außer Rand und Band gerät. Aus dem Blattwerk speist sich der ausdauernde, vielköpfige Wurzelstock, der eine enorme Wachstumsenergie besitzt, immer wieder ausschlägt. Er strotzt von einem scharfen, gelben Saft und enthält weiterhin Glutamin, Arginin als Eiweißabbaustoffe, sodann Galaktan, Araban (gummiartige Stoffe, zwischen Zucker und Zellulose stehend). Aus diesem Wurzelstock treibt dann im Frühjahr der hohle Blütensproß mit den großen, reichblütigen Dolden. Diese duften etwas betäubend, scharf süßlich – wie ein vergröberter Anisduft – und riechen etwas nach Trimethylamin. Die ganze Pflanze hat im Frühling einen scharfen, schwach möhrenartig riechenden Saft, die Blätter schmecken schwach aromatisch, süß, schleimig, dann scharf und bitter.

Die Wurzel galt der mittelalterlichen Heilkunde als antiepileptisch wirksam. Auch sollte sie hilfreich bei Erkältungsentzündungen von Magen und Darm sein, verdauungsfördernd wirken. Der Frucht wurden krampflösende Eigenschaften zugeschrieben. Man sieht: Gegenüber den Waldumbelliferen sind gemäß der stärkeren Verbindung dieser Wiesenpflanzen mit Licht und kosmischer Wärme die Wirkungen auf die astralische Organisation wieder ausgesprochener.

Daucus Carota, Möhre

Die Urheimat dieser ungemein vielgestaltigen Gattung, deren große Plastizität den systematischen Botanikern viele Schwierigkeiten gemacht hat, ist das Mittelmeergebiet. Trockene oder magere, etwas feuchte Wiesen, besonders mit sandig-moorigen Böden, bevorzugen sie. Licht, Kieselsäure, Wasser, Humus, Wärme: Die harmonische Mischung dieser Elemente gibt der Pflanzengattung die ideale Möglichkeit sich auszuleben. Daucus carota stellt den Umbelliferentypus in besonders harmonischer Weise dar. Sie ist auch die vollkommenste Nährpflanze, die diese Familie dem Menschen schenkte. Unter den Doldenblütlern stellt sie als harmonische Mitte ungefähr das dar, was die Rose unter den Rosengewächsen ist.

Die in ihrer Zerteilung der durchlichteten Luft angepaßten, zwei- bis vierfach gefiederten Blätter bewirken im ersten Jahr die Bildung der fleischigen, gelb-rötlichen Wurzel, die in sich 6 bis 12% Zucker hat (nie Stärke; dieser verfestigte Stoff fehlt bei den Umbelliferen, sie bleiben beim löslichen Zucker, allenfalls bei den halbverfestigten Gummi- und Schleimstoffen). Ferner finden sich Pektin, Inosit, sodann Lecithin, Glutamin, Phosphatide. Außerdem aber hat diese Wurzel einem gelben Farbstoff den Namen gegeben, dem Carotin. Dieses findet sich in der Pflanzenwelt sonst in den meisten Blättern, und zwar in unmittelbarer Nachbarschaft mit dem Licht- und Atemfarbstoff Chlorophyll. Carotin tritt auch in Blüten- und Fruchtfarben auf. Bei der Karotte ist dieser Lichtstoff – so darf er genannt werden, denn die neuesten Forschungen weisen immer deutlicher auf seine Rolle bei der Aufnahme der Lichtenergien durch die Pflanze hin – bis in die Wurzel hinuntergezogen. Lichtaktivität durchkraftet diese Wurzel. Im menschlichen Organismus wird aus dem Carotin *Vitamin A*, das mit den Belebungsprozessen der Sinnessphäre, des äußeren Keimblattes, zusammenhängt und sich in stärkster Konzentration im Sehpurpur findet. – Auch die Asche spricht von den Lichtbeziehungen der Karotte, sie enthält wesentliche Mengen Kieselsäure und Eisen (1 bis 5% des ersteren, 1 bis 2% des letzteren); ferner Spuren von Kupfer, Kobalt, Nickel, Arsen. – Das zweite Lebensjahr der Pflanze gehört dem Blütensproß, der mit noch schmäleren, schlankeren Blättern aufstrebt und dann in der ansehnlichen, halbkugeligen Blütendolde auseinandergeht, die vielen Döldchen in sich zusammenfaßt, das Blattartige als Hülle und Hüllchen mit hinaufnimmt. Das Mitteldöldchen ist oft eine einzige größere, purpurne Blüte. Um sie schließt sich der Blütenschirm nach dem Abblühen nestartig zusammen. Das Strahlige setzt sich bis in die Frucht mit ihren weichen Stacheln fort.

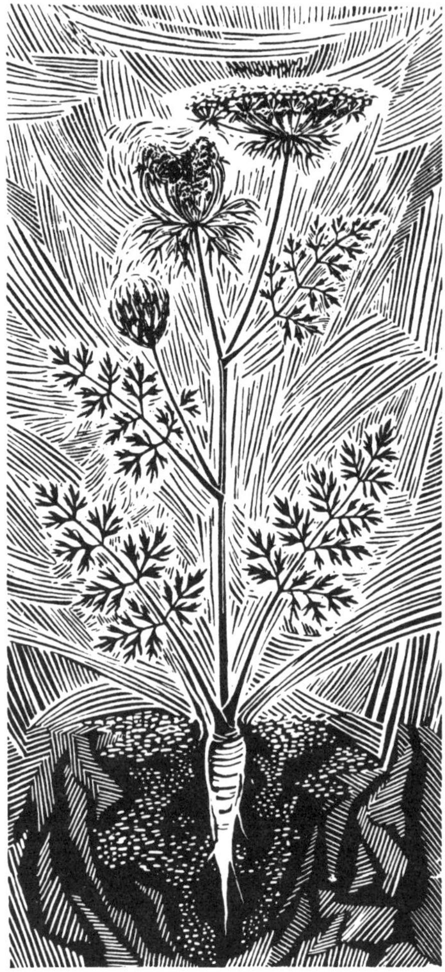

Die Karottenwurzel mit ihren Licht- und Kieselprozessen regt das Haupt, insbesondere des Kindes an, sich durch die Sinnessphäre aus den kosmischen Umkreiskräften aufzubauen. Ferner können Ich und Astralleib sich der gestaltenden, geformten Licht- und Wärmeprozesse dieser Pflanze bedienen, um kräftig in die aufbauenden, ätherischen Prozesse der Stoffwechselregion einzugreifen und bis in die Knochenbildung ein geformtes Wachstum zu entfalten. In einer so durchlichteten Stoffwechselsphäre ist für Parasiten der Verdauungsorgane kein Platz*. – Auch für die Jungtieraufzucht ist aus gleichen Gründen die Karotte eine wichtige, von Rudolf Steiner besonders empfohlene Nährpflanze. – Die Wurzel der Wildform soll harntreibend und als Aphrodisiakum wirken, die Früchte menstruations- und konzeptionsfördernd sowie harntreibend und entwässernd sein, wobei der Flüssigkeitsorganismus wieder unter die Herrschaft des Astralleibes gebracht wird. Hiermit klingt das von den bisher betrachteten Umbelliferen bekannte Motiv der Tonisierung des Astralleibes wieder auf.

Petroselinum hortense, die Petersilie,

als Wildpflanze wahrscheinlich dem südöstlichen Mittelmeer und dem bergigen Nordwestafrika entstammend, liebt steinige, lichte Orte, woher der Name (Felsen-Eppich) stammen mag. Sie gilt als manganreiche Pflanze, die Samenasche enthält 0,5 % Eisenoxyd. – Die Blätter sind dichter, zusammengezogener, glänzender als die der Karotte, aber ebenfalls reich gegliedert. Auch diese Pflanze ist zweijährig, jedoch stärker vom Luft- und Wärmehaften durchdrungen und durchwürzt, «astralisierter» als die Karotte. Ein entzündliches Prinzip durchdringt sie; die Berührung der Wurzel kann Armschwellungen und Hautentzündungen hervorrufen, Kraut und Früchte sollen Vögeln tödlich sein. Das in der ganzen Pflanze, besonders aber in den Früchten enthaltene ätherische Öl enthält Apiol. Dieses soll das häufigst gebrauchte Abortivum darstellen, außerdem als Aphrodisiakum wirksam sein. Vor allem ist es aber ein kräftiges Diuretikum, bei Harnverhaltung wirksam, das man auch bei Blasen- und Nierensteinen und bei den Harnbeschwerden bei Prostatitis und Gonorrhoe verwendet hat. Die Wurzel wird ob der verdauungsanregenden Wirkungen bei Magenschwäche, Gastritis verwendet, aus dem gleichen Grunde ist sie aber auch ein allseitig verwendetes Gewürz. Als Heilmittel soll sie Schilddrüsenübertätigkeit dämpfen. Die schmerzlindernde Wirkung bei Ohren- und Zahnschmerzen liegt in der Richtung der auch sonst von Umbelliferen bekannten Wirkungen; der Nerv wird von zu starker Astraltätigkeit entlastet. Auch bei Rheuma hat man die Pflanze verwendet. Einreibungen sollen bei Hautreizungen durch Insektenstiche und Sommersprossen wirksam sein.

Carum Carvi, der Kümmel,

– und die auf ihn folgenden, hier behandelten Pflanzen, Anis und Fenchel, gehören zu den Doldenblütlern, deren *Früchte* vor allem als Würz- und Heildrogen verwendet werden.

Zur Gattung Carum gehören 22 Arten, welche die nördlich gemäßigte Zone der alten Welt, sodann Kalifornien und Chile bewohnen. Die ameri-

* Karottendiät ist ein gutes Hilfsmittel beim Wurmbefall. Siehe auch Beta vulgaris.

kanischen Arten haben büschelige, zu länglichen Knollen verdickte Wurzeln.

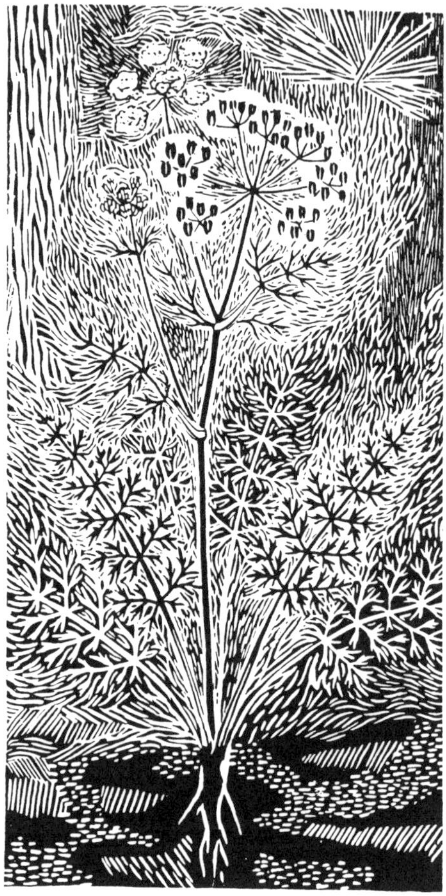

Carum Carvi, unser Kümmel, findet sich in ganz Europa nördlich der Alpen, bis ins nördliche Norwegen. Weiterhin in Nord- und dem mittleren Asien. Er ist eine Pflanze der Wiesen, Ackerraine, wächst in der Ebene, auch noch auf Schwemmland, feuchten See- und Flußtalwiesen, bis zu den Marschen Norddeutschlands. Er steigt die Alpentäler hinauf, wo er auf Viehwegen um Almhütten, auf Flußgeröll erscheint. In der Höhe verzwergt er. Alles in allem: Einem feuchten Boden soll viel Licht und Sommerwärme zugute kommen, um dem Kümmel zu vollem Gedeihen zu verhelfen. Dies sprechen auch durch ihre Formung die aus fleischig-scheidigen Blattbasen sich reich verteilenden, nach oben zu rasch fadenfein werdenden Blätter aus. Diese bauen in der «Einatmungsphase» der zweijährigen Pflanze die fleischige, möhrenartige Wurzel auf, um im zweiten Jahr in rascher, «hitziger» Ausatmung zu Sommeranfang die schönen, flachen, weißen Blütenschirme emporzutreiben, die sich von allem Blatthaften, Hüllen und Hüllchen, befreit haben und die Sommerhitze so stark in sich tätig werden lassen, daß bereits Ende Juli die feurig brennenden Früchte gezeitigt sind. Aus der reichlichen Feuchte sprießen die Blätter als gutes Futterkraut, entquillt den Blüten reichlich Nektar; aber in der Region des Sommerfeuers vollendet sich die Pflanze.

Die Aschenanalyse der Früchte ergibt einen ziemlich hohen Gehalt von Kieselsäure und Eisenoxyd (3,5% der ersteren, 3,6% des letzteren), außerdem noch etwa 8% Magnesiumoxyd. Dies spricht von starken Lichtbeziehungen* der Pflanze.

Aus dem skizzierten Pflanzenbild und den vorhergehenden Betrachtungen ist die erwärmende, Magen und Darm kräftigende, die Verdauungsdrüsen anregende Wirkung wohl begreiflich, ebenfalls die milchtreibende. Aus dem

* Eisen und Magnesium sind ja zur Ausbildung des lichtverarbeitenden grünen Blattfarbstoffs nötig.

starken Licht- und Wärmeleben im Blüten- und Fruchtprozeß der Pflanze ergibt sich die kräftige Anregung der Stoffwechselregion des Menschen, die eine erschlaffte Astralorganisation, einen atonischen Ätherleib energisieren kann. Man versteht daraus die krampfstillende, Blähungen vertreibende, die emmenagoge Wirkung sowie die gegen Magen- und Uteruskrämpfe, gegen Hypochondrie und Hysterie. Interessant ist auch, daß Kümmelabsud bei «Luftschlukken» helfen soll. – Es werden eben alle Prozesse der Astralleib-tragenden Luftorganisation besser beherrscht. Aus der Bewußtsein-kräftigenden, atavistisch-traumhafte Bewußtseinszustände und deren Bilder vertreibenden Wirkung versteht man den früheren Gebrauch gegen «Zauberei und Hexen». Ein alter Spruch geht: «Wer Kümmel ißt, bekommt keinen Schlaganfall.»

Im zweiten Medizinerkurs führte Rudolf Steiner über den Kümmel etwa folgendes aus: Es kann notwendig werden, therapeutisch auf die Kopforganisation zu wirken, von dieser hängt als deren polarische Gegenseite die gröbere Verdauung ab, die Ursache so vieler schwerer Krankheiten. Auf diese gröbere Verdauung wirken *Samen* direkt; sie bringen aber Reaktionen im Kopf hervor, wenn man z. B. eine starke Samenauskochung des Kümmels verwendet. In dieser finden sich *ätherische Öle*, die im Wesentlichen auf das *Ich* wirken. Die Wachse und Harze des Kümmels entfalten eine sehr starke Wirkung auf die *physische* Organisation. Dann befindet sich in dieser Auskochung Schleimzucker, der ebenfalls stärkend auf die Ich-Tätigkeit wirkt. Von all diesen Substanzen geht eine Wirkung auf die Sinnesnerventätigkeit aus, die in den Verdauungsorganen verborgen liegt. Für diese Nervensinnestätigkeit bewirkt eine solche Auskochung etwas, was man nennen könnte eine unterbewußte Metamorphose unserer äußeren sinnlichen Wahrnehmung. Wir werden im Verdauen zur Wahrnehmung angeregt. Die lethargische Gewebeflüssigkeit wird dadurch in Bewegung gebracht. – Bei Magenkrämpfen, Blähungen und dergleichen nimmt der Mensch innerlich sehr stark seinen Organismus wahr. Anstelle dieser krankhaften Wahrnehmung tritt bei Verwendung einer Kümmelabkochung durch die Anregung der Sinnesnerventätigkeit in den Verdauungsorganen eine metamorphosierte äußere Wahrnehmung. Die innere Wahrnehmung wird dadurch abgelähmt und Gesundung eingeleitet.

Eine weitere Wirkung der Kümmelsamen-Abkochung ist eine Förderung der Milchabsonderung bei der Frau. Diese ist die Reaktion auf die in die Gewebeflüssigkeit eindringende sinnesartige Wirkung dieser Abkochung. Jede äußere Wahrnehmung ruft Reflexe hervor, unbewußte, abwehrende Gegenprozesse. In jedem Sinnesorgan ist ein Zusammenwirken von Aktion und Reaktion. Die normale Milchabsonderung der Frau ist auch eine solche Reaktion auf die sinnesartige Einwirkung des Kindes. Ist dieser Sinnesprozeß zu schwach, so wird er durch die Kümmelsamen-Abkochung verstärkt. «In der Auskochung des Kümmelsamens ist Harz, ist Wachs, also etwas, was durch seine Konsistenz besonders stark physische Wirkungen hervorruft. Dadurch wird dieses Harz, wird dieses Wachs außerordentlich ähnlich dem, nur verdichtet nach innen, was auf mich von außen auf die Sinne eben Eindruck macht. Und weiterhin ist in diesen Samen darinnen ätherisches Öl und Schleimzucker. Das ist etwas, was die Reaktivität des Ichs anregt. Sie haben da alles beisammen: Im Sinnesprozeß die Wirkung von außen; die Reaktion bis in das Ich von innen. Nun metamorphosieren Sie diesen Sinnesprozeß dadurch, daß Sie eben nicht eine sinnliche Wahrnehmung machen, sondern daß Sie diese Wechselwirkung ins Innere, in das Kräftesystem der Gewebeflüssigkeit verlegen. Dann haben Sie dasjenige, was innen einen inneren Sinnesprozeß hervorruft. Denn ein solcher ist der Milchabsonderungsprozeß.» (Aus Rudolf Steiner, «Geisteswissenschaftliche Gesichtspunkte zur Therapie».)

Pimpinella Anisum, der Anis

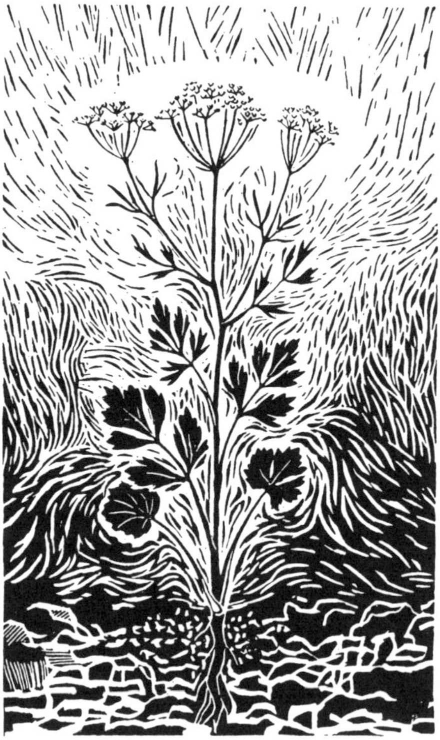

Diese uralte Kulturpflanze des Mittelmeeres variiert das Grundmotiv der Umbelliferen derart, daß der systolische Prozeß energisch, wenn auch intensiv erfolgt, aber gleich darauf, noch im selben Jahr, der diastolische Auseinanderstrahlungsimpuls der Blüten- und Fruchtbildung sich durchsetzt. Aus dem keimenden Samen entfalten sich rundliche, schwach gezähnte, langgestielte Bodenblätter, die Wurzel geht spindelförmig nach unten; es scheint sich zunächst die an den Boden gefesselte Rosettenpflanze des ersten Jahres zu bilden, wie das bei den Umbelliferen üblich ist. Rasch wird das Jahr trockener, zunehmend wirken Luft, Licht, Wärme – und nicht umsonst! Ein süßlich mildes Aroma bildet sich aus, nimmt unter der Wirkung dieser Elemente zu, und schon hebt sich der Stengel, nimmt die Blätter mit sich, sie zunächst ähnlich dem Blatt unserer kleinen Brennessel gestaltend. Dann wird das nächste Blatt petersilienähnlich, aber nur gleichsam einen Augenblick. Das folgende ist schon tief eingeschnitten, in schmale Zipfel gefiedert und nochmals gefiedert, und schon geht breit sich verzweigend der Blütenstand in Dolden und Döldchen auseinander, die keine Hülle, kein Hüllchen dulden. Eine lockere, weiße, luftige Wolke von Blüten offenbart, wo der Schwerpunkt dieser Pflanze liegt. Nun muß anhaltende Trokkenheit herrschen, jeder Regen wäre dem weiteren Gedeihen feindlich; Spanien und Rußland mit ihren regenlosen langen Sommern sind darum die bevorzugten Anbauländer für Anis. Nun hat die Sommerhitze das meiste zu sagen, sie drückt ihre Kräfte in die gelbgrauen Früchte mit dem bekannten süßlichen, wäßrig-feurigen Geschmack ein. In den Öldrüsen dieser Früchte findet sich ein schweres, leicht erstarrendes ätherisches Öl.

Die Heilwirkung des Anis zeigt ebenfalls die den Umbelliferen eigenen, nun schon oftmals angeführten Bilder. Man findet die krampflösende, blähungtreibende Wirkung, die nur beim Anis besonders stark ausgesprochen ist, sogar eine leicht narkotische Note hat. Auch der hustenlindernde, schleimlösende, sogar Asthmazustände erleichternde, schmerzstillende Effekt ist gegenüber den sonstigen Umbelliferen verstärkt. Besonders ausgesprochen ist auch die die Drüsentätigkeit anregende, Magen- und Darmaffektionen lindernde, auch die Milchsekretion steigernde, ferner die Menstruation fördernde Eigenschaft. Anisöl ist Parasiten und niederen Tieren feindlich. Anissamen als Gewürz macht Brot und Gebäck leichter verdaulich; Eiweiß und Fettiges zu würzen fehlt ihm aber die feurige Kraft, die dem Kümmel eigen ist. Dem Schmecken nach schreibt man ihm ein *wäßriges* Feuer zu. Anis hilft, den Flüssigkeitsorganismus in mannigfaltiger Art zu durchluften, durchzuastralisieren. – Eine antiepileptische Wirkung ist auch dem Anis von altersher beigelegt; man meinte, daß nicht von der fallenden Sucht berührt werde, wer Anis in der Hand halte.

Rudolf Steiner wies insbesondere auf den feineren Eisenprozeß hin, der die Pflanze durchziehe, und zwar nicht nur in der Blattregion (wie dies bei der Brennessel so intensiv geschieht), sondern bis in die Fruchtregion hinauf. Im Brennesselblatt ist das Eisen im Gleichgewicht zwischen ein- und ausstrahlenden Prozessen. In dem zersprühenden Anisblüten- und -Fruchtstand zeigt sich das Eisen ganz in ausstrahlende Prozesse aufgegangen. In diesem Ausstrahlen ist beim Anis auch noch ein feiner Kieselprozeß wirksam. (Auf Eisen und Kieselsäure wird man auch bei Fenchel und Kümmel gewiesen, doch sind diese beiden Prozesse in den genannten zwei Pflanzen viel stärker stofflich anwesend; beim Anis sind sie aber mehr dynamisch tätig. Die absonderungsfördernde, schweißtreibende, die Milchbildung anregende Eigenschaft hängt mit diesem Eisengehalt zusammen. Es wird, was sich sonst durch das Eisen im Blute abspielt, hinausgenommen und für eine Weile in die Provinz unterhalb des Blutes gedrängt). – Was bereits bei Betrachtung des Kümmels über die Wirkung von Samenabkochungen ausgeführt wurde, ist sinngemäß auch beim Anis zu beachten.

Foeniculum vulgare, der Fenchel

In dieser schon den Ägyptern und Griechen bekannten, bis China verwendeten alten Gemüse-, Gewürz- und Heilpflanze des Mittelmeeres ist der Umbelliferentypus zum besonderen Offenbarer des Luftigen geworden. Ein

Fenchelfeld ist der luftigste Eindruck, den man sich denken kann. Die Blätter sind wahrlich Organe «an der Luft für die Luft» gebildet, wenn man den bekannten Goethe'schen Ausspruch so metamorphosieren kann; sie sehen wie Straußenfedern aus. Dementsprechend ist die ganze Pflanze durcharomatisiert. Duft und Geschmack sind mild, flüchtig, würzig-süßlich, viel feiner und vollkommener als bei anderen Umbelliferen, ein Gipfel dessen, was der Familie in dieser Hinsicht möglich ist. Nur der Anis übertrifft ihn.

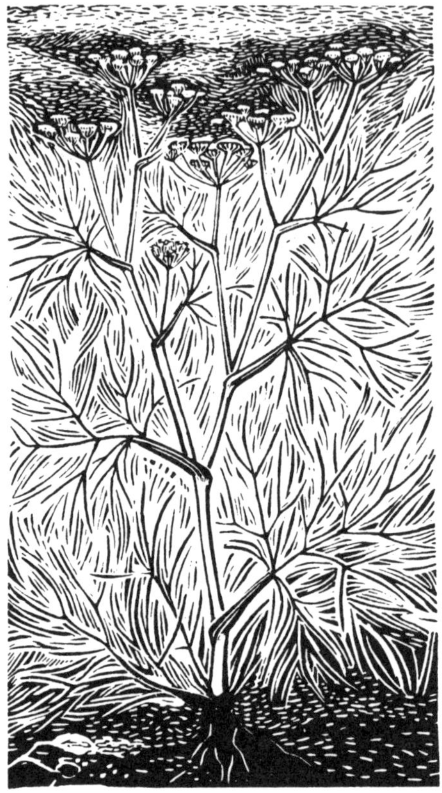

Freilich geht diese Pflanze auch nicht so rasch und endgültig in den Blütenstand auf wie der Anis. Sie gibt im ersten Jahr der einatmenden Wurzel ihr Recht, verharrt mit den Blättern am Grunde; doch sind diese schon von unten an aufgefiedert bis zum feinsten Fadenwerk. Die breiten, aufgeblasenen Blattscheiden stauen sich leicht, können sich zwiebelartig verdicken, wobei sie das bekannte würzige Finocchiogemüse bilden. Das Goldgrün der Blattfarbe ist ein weiterer Ausdruck der intensiven Lichtkräfte, die dieses Blattwerk mit seinem luftigen Wesen durchdrungen haben. Im nächsten Jahr steigt in energischester Ausatmung die Pflanze in den Blütenstand mannshoch empor und strahlt kraftvoll in Dolden und Döldchen auseinander, keine Hülle, kein Hüllchen duldend. Die großen Dolden leuchten in hellem Gelb und sprechen dadurch von einer großen Lichtbeziehung, da ja die meisten Umbelliferen nur unscheinbar, grünlich-weiß blühen. Aber nicht so restlos wie Anis gibt diese Pflanze sich im Blühen aus, die Wurzel behält etwas für sich zurück, kann mehrjährig werden. – Die Früchte sind groß, ihr Geschmack erwärmend und würzig, aber doch etwas fader, «wilder» und roher als die Anisfrüchte. Die Samenasche enthält etwa 3% Kieselsäure und 2% Eisenoxyd.

Als Heilpflanze hat der Fenchel viel Ähnlichkeit mit Kümmel und Anis, besonders mit letzterem; nur ist er, entsprechend seinem viel langsamer fortschreitendem Blühen und Fruchten, «phlegmatischer» (er blüht erst Juli-August und fruchtet Ende Oktober).

Die anregende Wirkung auf die Verdauungs- und Milchdrüsen ist zuerst zu nennen, die krampflösende, blähungtreibende, schmerzstillende (bei Unterleibsschmerzen) sodann. Die stuhlfördernde und die diuretische Wirkung sind weiter aufzuzählen. Einem atonischen Astralleib wird die Herrschaft über einen trägen Flüssigkeitsorganismus wiedergegeben. Der Fenchel durchwärmt den ganzen Verdauungstrakt. – Als ein weiteres Gebiet heilender Wirkung ist das Atmungssystem zu nennen, die Wirkung auf die Luftorganisation; Schmerzlinderung und Schleimlösung bei hartnäckigen Bronchitiden sind altbekannt (Fenchelhonig), ferner Linderung bei Verkrampfungen in den Atmungsorganen.

Durchaus dem Fenchel eigen ist aber eine ausgesprochene Wirkung auf die Sinnessphäre, man hat ihn bei Sehschwäche und Augenentzündungen immer wieder verwendet. Dies hängt mit seinem Kieselsäuregehalt zusammen.

Conium maculatum, der Gift-Schierling

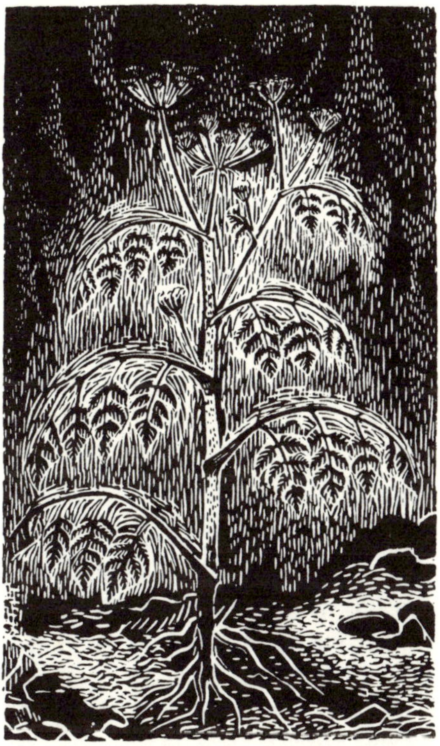

Bei dieser Umbellifere ist das im «Durchlufteten» wirksame astralische Prinzip gegenüber den das Flüssige gestaltenden ätherischen Bildekräften so stark geworden, daß es dieses Ätherische nicht nur anregt, sondern überwältigt und mit gewissen Prozessen unmittelbar ins Physische einbricht. Dies macht die Pflanze zur Giftpflanze. Der Typus verlangt aber geradezu das Auftreten einer solchen Variante. Sie liegt als Möglichkeit im Bauplan der Umbelliferen.

Das erste Wachstumsjahr baut auch bei dieser Pflanze aus dem sich am Boden haltenden Büschel grundständiger Blätter zuerst die weißliche, spindelförmige, milchsafthaltige Wurzel auf, in der sich die Wirksamkeit des ganzen Umkreises sammelt. Im nächsten Jahr schießt blau bereift der hohle Stengel bis zu 2 m in die Höhe, wirbelt die purpurne Farbzone, die viele Umbelliferen (überhaupt viele Pflanzen) an den dem Boden entsteigenden Blattstielen und Stengeln zeigen, mit empor, so daß sie zu lauter Flecken zerreißt und den ganzen Stengel bis oben rotbraun gefleckt erscheinen läßt. Ebenso wird die Kraft der Blattbildung mit emporgenommen, die kerbelähnlichen Blätter zu drei-, vierfacher Fiederung aufgegliedert. An den Rändern und Spitzen gewahrt man einen entvitalisierten weißen Rand. Das ganze Blattwerk macht einen schlaffen, weichlichen Eindruck, was daher kommt, daß an heißen Tagen schnell Welkung eintritt, weil dieses Blattwerk das Bodenwasser zu schnell in die Luft verdunstet, das Flüssige in die Luftregion aufgehen läßt und nicht genügend Wasser vom Grund nachsteigt. Für das Auge des Betrachters nimmt die Luft diese Pflanzengestalt nicht so wohlgefällig auf wie den Dill oder Fenchel. Für das Riechorgan erweist sich der Schierling weit über seine räumliche Gestalt hinausreichend, eine dumpfe, unangenehm nach Mäuseharn, animalisch riechende Dunstwolke bildet etwas wie eine giftige Luftgestalt um ihn herum. Der Geschmack der Blätter ist bitter und scharf. Mittelgroße Dolden mit etwas für sich gehaltenen Döldchen und nach abwärts umgeschlagenen Hüll- und Hüllchenblättern enden in den weißen, schwach süßlich duftenden Blüten.

Der Mäusegeruch rührt von dem in der Wurzel zu 0,05%, im Stengel zu 0,06%, in den Blättern zu 0,2%, in der Blüte zu 0,24%, den grünen Früchten aber zu 0,9% enthaltenen Alkaloid Coniin und seinen Verwandten her. Dieses Alkaloid wird seltsamerweise leicht flüchtig, wie es sonst nur ätherische Öle tun. Die Alkaloide stellen ja sonst, durch Verbindung ihrer alkalischen Natur mit Pflanzensäuren, Salze dar; Salze, die sich als aus der lebendigen Eiweißsphäre herausfallende Stofflichkeiten erweisen. Das Schierling-Alkaloid aber drängt ins Luftbereich hinaus. Aus den angegebenen Analysenzahlen sieht man außerdem, wie der ganze Alkaloidbildungsprozeß sich mit der ausstrahlenden, ausatmenden Blüten-Frucht-Dynamik der Pflanze zentrifugal steigert. Das Coniin ist Alpha-Propyl-Piperidin, seine Formel:

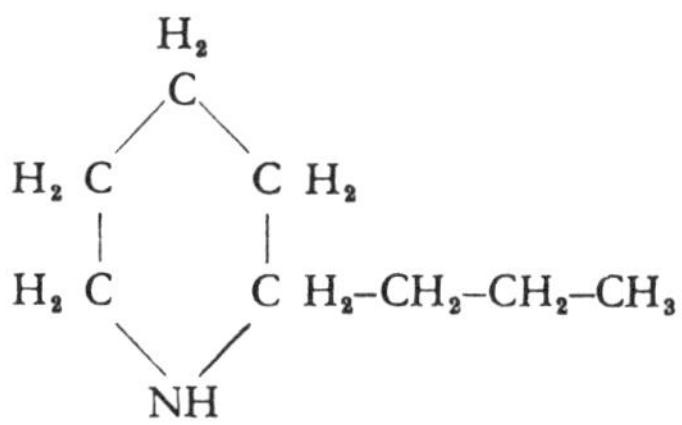

Der Schierling wächst in Europa, Westasien und Nordafrika auf Ödland, in Hecken, an Zäunen, auf Äckern, Kirchhöfen, wüsten Plätzen – ähnlich wie das Bilsenkraut; gerne auch in der Nähe menschlicher Siedlungen, in denen der Boden über das normale Maß hinaus stickstoffhaltig ist. (Die Beziehung der Stickstoffprozesse zu allem Astralischen ist in den einleitenden Kapiteln ja behandelt worden; der Stickstoffgehalt des Coniins steht weiter damit in Zusammenhang.)

Als Heilpflanze war der Schierling schon im Altertum bekannt; die mittelalterliche Medizin wußte ihn zu nützen. Einige der dabei gewonnenen Erfahrungen sind in der Neuzeit verloren gegangen; die homöopathische Heilweise hat ihn wieder eingebürgert. Vergleicht man seine Heilwirkungen mit den bei den Umbelliferen immer wieder hervortretenden, so findet man charakteristische Abwandlungen.

a) Die Drüsentätigkeit wird mannigfaltig gehemmt; Milchfluß gestillt, ja zum Versiegen gebracht; Vergrößerung der Brüste verhindert. Die Salbe oder der Umschlag zerteilt Geschwüre, erweicht Drüsenverhärtungen, zerteilt selbst Drüsentumoren. Auch ist die Wirkung bei Ejaculatio praecox zu beachten. Nach einer Angabe der Alten vernichteten Umschläge der Pflanze um die Testikeln die Drüsentätigkeit in einer der Kastration gleichkommenden Art.

b) Die Ausscheidungskräfte werden gesteigert, Entwässerung bei Wassersucht eingeleitet. Ferner bekämpft die Schierlingswirkung mannigfaltige Entzündungen (Ischias), Hautentzündlichkeiten, Hodenentzündung. Eine «kalte» Wirkung schrieben schon die Alten dieser Pflanze zu; kalt sei und winterlich der Weg zum Hades durch den Schierling. Von unten her erkaltet der Vergiftete – wie wir es aus der grandiosen Schilderung der letzten Stunde des Sokrates wissen.

c) Der bedeutendste Anteil der Wirkungen des Schierlings äußert sich aber gegenüber dem Astralleib. Die schmerzstillende Wirkung, sogar bei Krebsgeschwüren, ist bedeutend und übertrifft weit die anderer Umbelliferen. Als Beruhigungsmittel gegen Erregungszustände des Astralleibes, als «Wutkraut», kannten ihn schon die Germanen. Bei der Schierlingsvergiftung bleiben Bewußtsein und Herztätigkeit bis zuletzt erhalten, Aufregung und Verwirrungszustände treten kaum auf. Gelassen legt der Vergiftete seinen Körper ab. – Zur schmerzstillenden tritt die krampflösende Wirkung. Beide beruhen auf einer Lockerung des Astralleibes. Bei durch solche Verkrampfungen hervorgerufenen Zuständen bewährt sich der Schierling ebenfalls als Heilmittel, z. B. bei allen möglichen Spasmen und Krämpfen des Magens, des Darmes, der Blase, wobei auch Schmerzberuhigung auftritt; aber auch bei Asthma, Keuchhusten, Epilepsie, sogar Chorea, Manie, Delirium tremens. Die geringeren Überempfindlichkeiten des Astralleibes bei trockenem Kitzelhusten, trockenem Altershusten, beruhigt der Schierling ebenfalls. Auch ist er ein Anti-Aphrodisiakum.

In Summa: Was bei den bisher geschilderten Doldenblütlern da und dort in der Fähigkeit, den Astralleib aus seinem zu starken Verbundensein mit Ätherleib und physischem Leib zu lösen anklang, wird beim Schierling zur mächtigen, dominierenden Wirkung. Dies liegt an dem zur Giftpflanze gesteigerten Prinzip des Typus, an der in das Pflanzenhafte übermäßig eingreifenden Astralsphäre. Der Schierling bekommt eine Dynamik, die über die anregende, anreizende Wirkung des Astralischen auf den Ätherleib in Lähmung umschlägt. Dadurch ergibt sich gegenüber den nun sattsam genug bekannten Wirkungsbildern das Auftreten von «Antiwirkungen».

Anethum graveolens, der Dill

Man könnte diese Pflanze einen gesteigerten, einjährig gewordenen, nach dem Hitzigen zu abgewandelten Fenchel nennen. Er ist mit seinen Wachstumsprozessen zentripetal in die spindelförmige Wurzel absteigend, rasch aber einstengelig wieder daraus emporstrebend. Es löst sich die Pflanze luftig wie in lauter Straußenfedern auf und strahlt noch stärker zentrifugal in die Dolden und Döldchen hinaus. Hierin ist er dem Fenchel ähnlich, aber von noch eleganterem Wuchs; die Blüten sind gelb wie bei jenem. Auf eine kurze Systole folgt im gleichen Jahr die intensivste Diastole. – Die aus dem Orient stammende uralte Würz- und Arzneipflanze hat sich nicht nur mit dem uns gewohnten Luftartigen durchdrungen, sondern mit der durchglühten, heißen Luft Indiens. Es ist darum der Duft viel erwärmender als beim Fenchel. Mit Dill würzt man, was durch sich selbst zu wäßrig und kalt ist: Gurken, Fische, Salate, Soßen. Die aus der Wärmesphäre geborenen ätherischen Öle stärken die menschlichen Bewußtseinskräfte, löschen atavistische Bewußtseinsstufen aus, was man daran empfand, daß eine dekadente Bilderwelt dieser alten Bewußtseinszustände vertrieben wurde (Hexen, Dämonen weichen mußten). Sein Verbrennen (mit Johanniskraut) sollte Gewitter vertreiben, was auch nur zum Ausdruck bringen wollte, daß seine Würzkraft im Zusammenhang mit den kosmischen Wärmekräften steht.

Die milchfördernde, außerdem krampflösende, blähungtreibende Wirkung ist auch bei dieser Umbellifere bekannt. Der Dill sollte ferner bei Uterusbeschwerden schmerzstillend wirken, Menstruation und Diurese befördern, im übrigen einen langen, gesunden Schlaf bringen und als Anti-Aphrodisiakum wirksam sein, alles Wirkungen, die man aus dem Bisherigen gut versteht.

4. Umbelliferen der Gebirge

«Und immer höher steigt der edle Drang»

Der Typus der Umbelliferen hat sich uns so dargestellt, daß ein tiefes Einatmen von Luft- und Lichtkräften in das Wäßrig-Belebte und Dunkel-Erdige stattfindet. Diese letzteren zwei Elemente werden dabei durch die ersten zwei umgewandelt, aromatisiert. Dann erfolgt ein intensives Ausatmen des so Gebildeten zurück in Luft und Licht. In den Gebirgslandschaften begegnen sich nun ebenfalls Wasser und Erde intensiv mit Luft, Licht und Wärme; jedoch auf besondere Art und Weise. Das Erdige wird Fels; das Wäßrige quillt reich, es ist vielfach Schmelzwasser von Schneefeldern und Gletschern, wasserdurchtränkte, moorige Böden sind häufig. Darüber wogt eine dünnere, würzigere, den kosmischen Kräften nähere Luft, die von einem stärkeren Licht durchdrungen ist, durch das die kosmischen Einflüsse ungeschwächter und unmittelbarer eindringen. In solcher Umgebung wird der Typus sich durchaus wohl fühlen, und es haben einige der edelsten Vertreter der hier behandelten Pflanzenfamilie darum in den Gebirgen Europas, Asiens, aber auch Südamerikas, Neuseelands, ihre Wuchsorte gewählt.

Meum athamanticum, Bärwurz

Diese kalkfliehende, würzige Heilpflanze findet sich in den europäischen Gebirgen bis auf 2500 m Höhe. Ein durchdringendes, angenehmes Aroma ist ihr eigen. Eine lange, dicke Wurzel mit starkem Faserschopf trägt wenige feingegliederte Blätter. Lang und tief ist die Einatmung, die eine solch mächtige Wurzel gebildet hat. Im Ausatmen entläßt sie einen kräftigen Blütenstiel mit nur zwei Blättern, der die hochgewölbten Dolden und reichblütigen Döldchen trägt. Die Bärwurz wurde bei Krankheiten der Gebärmutter, Menostase, Fluor albus, sodann bei Hysterie einerseits, als kräftigendes, verdauunganregendes Aromatikum andererseits verwendet.

Ligusticum Mutellina, Mutteren oder Köpernikel

Auch diese wichtige Weide- und Milchfutterpflanze der Alpen geht bis zu Höhen von 3000 m. Sie verleiht dem Heu einen herrlichen, balsamischen Duft und ist ein nahrhaftes, würziges, verdauungstärkendes Futter, das insbesondere heilsam gegen die Schäden nassen Futters ist. Sie hat ja in sich selbst das Wäßrige durch das Würzige besiegt. Auch diese Pflanze entwickelt sich hauptsächlich unter der Erde, der unterirdische Hauptsproß geht in eine meterlange Pfahlwurzel über und löst sich in eine große Anzahl unterirdischer Kriechtriebe auf mit schlafenden Knospen, die schließlich nach oben die Sprosse treiben. Der Wurzelkopf, mit faserigen Blattstielresten besetzt, hält die grundständigen, fein gefiederten Blätter an sich fest. Der aufsteigende Blütensproß nimmt höchstens ein, zwei Blättchen mit hinauf, die aufs feinste aufgefiedert sind. Schon strahlen die Dolden und Döldchen aus, um welche die Fülle der weißen oder rosenroten Blüten ist. Der Köpernikel ist ein hochgeschätztes Volksheilmittel, war auch früher als Radix Mutellinae offizinell, und zwar gegen Aufstoßen, Koliken, Verstopfung, ferner bei Leber-, Nieren- und Blasenerkrankungen sowie bei Lungenverschleimung. Wir sehen das nun wohlvertraute Umbelliferen-Wirkungsgebiet, aber einseitig entwickelt.

Angelica pyrenaica

ersetzt den Köpernikel in den Vogesen und ist ihm ganz ähnlich in Wuchs und Wirkung. Auch er ist eine mehrjährige Pflanze mit starker Wurzel, feinstem Blattgefieder, das aus purpurnen Scheiden dem Grund entwächst und gelblich-weiße, oft purpurn überlaufene Blütenstände hat.

Azorella aretioides et caespitosa

Diese Pflanzenart ist in den Anden heimisch, wo sie bis auf 4500 m Höhe geht. Sie bildet fußhohe Rasenpolster von korallenartigem Bau, dicht behaart, aber bis 150 kg schwer, dicht, dachziegelig beblättert. Ein solches Gebilde ist viele Jahrzehnte alt. Man versteht es, wenn man sich vorstellt, daß die Doldenblüten bildende Kraft in das vitale Wurzelgebiet hinuntergedrängt wird und mit diesem teilweise verschmilzt. Dann wird sich das Gewächs nach oben korallenartig verteilen, aber die Lebenszähigkeit und Lebensdauer der Wurzel gewinnen, die bei diesen Pflanzen sehr mächtig ausgebildet ist. Es ist der ganze Wuchs gleichsam zur Dolde gemacht. Die Blütendolden selbst werden dafür nur ganz einfach, tragen statt der Döldchen nur einzelne Blüten. Am Blattgrund wird ein kräftiges Gummiharz ausgeschwitzt, der sogenannte Bolaxgummi, der als Heilmittel im Umbelliferensinn verwendet wurde.

*Peucedanum Ostruthium**, Meisterwurz,

eine Pflanze der Pyrenäen und Alpen. Sie wächst auf Gebirgswiesen, Kar- und Hochstauden und -Fluren, feuchten Schutthalden, in Lawinenrunsen, am Fuß von Felsen und Bachufern zwischen 1500 und 2700 m Höhe. Es muß also einerseits das Felsig-Lockere, Durchfeuchtete, andererseits viel Höhenlicht und Höhenluft zusammenkommen. Breite gefiederte, tief dreiteilige, derbe goldgrüne Blätter beschatten den feuchten Fuß dieser Pflanze. Reich und luftig schweben darüber die Dolden in reicher Blüte. Die Früchte haben einen breiten, flügeligen, dünnen Rand. Zuerst bildet sich, lange und gründlich, die starke Wurzel. Lange feuchte Kühle, der lange liegende Winterschnee, das langsame Verdunsten der Schnee- und Regenwässer, die nur langsam zunehmende Erwärmung kommen dem einsaugend-erdzugewandten Wurzeldasein lange und reichlich zugute. Auf die intensive Einstülpung folgt eine schnelle Ausstülpung, eine kurze aber energische Ausstrahlung in die Blüten- und Samenbildung. Die Wurzel schmeckt scharf, bitter, beim Kauen feurig-aromatisch und enthält vor allem im Frühjahr reichlich einen weißlichen, an der Luft gelblich werdenden Milchsaft. Die ganze Pflanze ist sehr reich an ätherischem Öl.

Die Meisterwurz, für das Mittelalter «der führnehmsten Kräuter eines», gilt als magenstärkend, regt die Tätigkeit der Verdauungsdrüsen energisch an, von den Speichel- bis zu den Darmdrüsen; ist sodann schweißtreibend, energisch harntreibend, die Expektoration anregend. Weiterhin wirkt sie krampflösend bei Magen- und Uteruskrämpfen, lindernd bei Asthma, hilfreich bei chronischem Bronchialkatarrh. Auch galt sie als Antiepileptikum sowie als Beruhigungsmittel bei Delirium tremens. Bei ansteckenden Krankheiten (Pest) bediente sich ihrer das Mittelalter. Auch ein gutes Wundheilmittel sah man in ihr, das die Eiterung der Wunden verhindern und bei Blutvergiftung helfen sollte. – Wieder finden wir die bei den Umbelliferen wohlbekannten Wirkungen, jedoch einseitig entwickelt. Die intensivere Wurzelbildung einerseits, die stärkere Würzigkeit andererseits bedingt diese einseitige Ausbildung.

* = Imperatoria Ostruthium.

Bupleurum, Hasenohr

Diese Pflanzenart liebt Felsfluren, magere Bergwiesen, aber auch Salzsteppen; einige Waldpflanzen sind nur Ausläufer dieser Art, die den Typus stark einseitig darstellt und von dem gewohnten Umbelliferenbild sehr abweicht. Wir gewahren ganzrandige, grasartige oder binsenartige Blätter. Das so charakteristische fiedrige Prinzip ist verschwunden, ist bis aufs äußerste zusammengezogen. Auch die Döldchen werden in die Blätter der Hüllchen energisch hineingezogen, in denen sie körbchenartig ruhen. Die Bupleurumarten wachsen in Gegenden, die wasserarm sind, und sie müssen sich gegen Wasserverluste auf jede Art schützen, da ja nun Wasser einmal zum Bauplan der Umbelliferen gehört. Daher die merkwürdige Form z. B. unseres Hasenohrs, das der nicht Geübte nur erkennen kann, wenn er die Blütenstände sieht. Auch da wird er sie vielleicht mit Wolfsmilcharten verwechseln.

Bupleurum rotundifolium, longifolium, falcatum bevorzugen Kalkberge,
Bupleurum ranunculoides Hochgebirgswiesen,
Bupleurum junceum Weingärten und steinige, buschige Hügel oder Macchien,
Bupleurum petraeum kalkige Hochgebirge,
Bupleurum stellatum südliche, trockene Hochfelsfluren des Urgesteins (Wallis) bis 2700 m Höhe,
Bupleurum fruticosum die Bergwelt Sardiniens.

Die Bupleurumarten enthalten den übrigen Umbelliferen sehr ähnliche ätherische Öle, sie wurden bisher therapeutisch wenig verwendet, Bupleurum rotundifolium z. B. als Wundheilmittel und zur Zerteilung von Drüsenschwellungen, auch Kröpfen. Die Unterfamilie ist hier nur deshalb geschildert, um eine wichtige Variation des Typus nicht zu übergehen.

Levisticum officinale, Liebstöckel

Die Wildform soll den persischen Gebirgen entstammen. Der Liebstöckel gedeiht darum vornehmlich in den südeuropäischen *Berg*ländern, wo man ihn bis 2000 m finden kann. Die Pflanze hat in der kurzen, mehrköpfigen Hauptwurzel, aus der die langen, dicken Nebenwurzeln halbmetertief in den Boden gehen, ein Hauptorgan, das sich aus der kräftigen, lang andauernden Einatmung von Luft und Licht und der von beiden getragenen kosmischen Astralsphäre lebenszäh bildet. Ihm entspringen die aufgerichteten, dunkel goldgrünen, etwas «fettigen» zwei- bis dreifach gefiederten Blätter, die von einer sonnenliebenden, schattenfeindlichen Pflanze sprechen; lanzenförmig gehen die Fieder nach außen, in spitze Licht-Dreiecke auslaufend. Den Knoten umfaßt die aufgeblasene Blattscheide und geht hohlrinnig in den Blattstiel über. Die Pflanze fühlt sich wohl im Blatthaft-Krautigen, steht kräftig da. Mannshoch, dick und hohl strebt der Blütensproß auf, ihn begleiten nach oben immer weniger gegliederte, dann eschenartig einfach gefiederte Blätter; die letzten sitzen nur dreistielig oder einfach unmittelbar auf den Blattscheiden. Nun tun sich die Dolden auf, sie sind verhältnismäßig klein für die große Pflanze; die Döldchen bleiben mehr für sich, fließen nicht in einen Schirm ineinander; das mit in den Blütenstand hineingenommene Blatthafte erscheint als Hülle und Hüllchen. Die Blüten sind klein, von gelblicher Farbe. Eine *beherrschte* Ausatmung wird uns ansichtig; die Pflanze gibt sich nicht restlos im Blühen auf, sondern taucht nachher wieder in die Wurzel unter für ein nächstes Jahr.

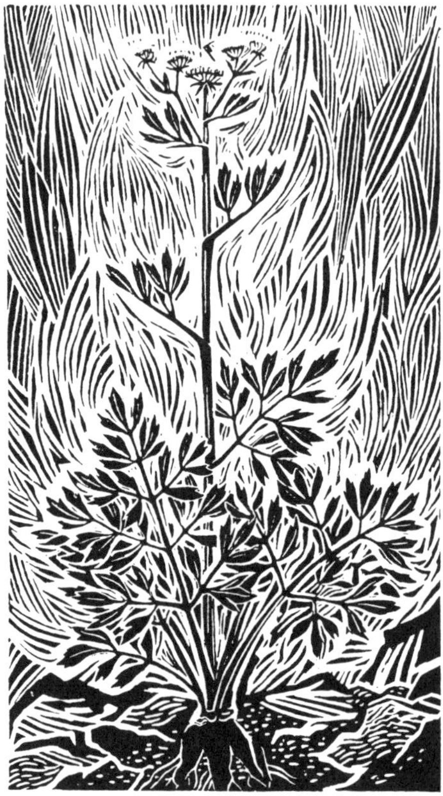

In dieser Wurzel findet sich darum Vieles: ein gelber Milchsaft, der an der Luft harzig erstarrt, ein flüssiges Balsamharz, das in reichlichen Schleimzucker eingebettet ist, dazu ein dickes ätherisches Öl; ferner Eiweiß, etwas Stärke, gummiartige Stoffe, Apfel- und Angelikasäure. Ein kräftiger, salzigwürziger Geruch und der bekannte «Maggi»-Geschmack, beide entfernt der Sellerie ähnlich, eignen der ganzen Pflanze. Dazu tritt eine süß-schleimige Komponente. Die Pflanze ist wohl geeignet, als Würzpflanze das Wäßrige zu würzen, als Heilpflanze die Flüssigkeitsorganisation zu durchluften und zu durchwärmen.

Die «menschliche Landschaft», in die Levisticum seine Wirkungen entfaltet, sagt folgendes über die Pflanze aus: Magenbeschwerden, -Schwäche, -Verschleimung, Dyspepsie, Herzbeschwerden, die mit Magen- und Darmleiden in Verbindung stehen, werden von ihr günstig beeinflußt.

Levisticum ist ein kräftiges Diuretikum, ein Ableitungs- und Umstimmungsmittel bei kardialem Hydrops, ödematösen Anschwellungen, besonders der Füße. Es greift in die Nierenfunktionen heilend ein, hilft bei Zystitis, Albuminurie, Nephropathien, Migräne, die auf mangelhafte Nierentätigkeit zurückgeht; auch hilft es bei übelriechendem Schweiß, der oft mangelhafte Nierenfunktionen begleitet.

Bei Verhärtungskrankheiten wirkt die Pflanze auflösend, läßt ins Strömend-Flüssige des Ätherleibes zurücknehmen, was ihm mineralisch entfiel; so hilft sie bei Gicht, Rheuma, Nierensteinen, Milz-Leberleiden.

Bei Halskrankheiten, Katarrhen, Verschleimung der Atemorgane hat man sich auch ihrer heilend bedient.

Auf der Tonisierung des Astralleibes beruht die heilende Wirkung bei Menostase und Amenorrhoe. Ferner wirkt sie als Emmenagogum und Aphrodisiakum. Die Wurzelabkochung stärkt als Bad die Unterleibsorgane.

Schließlich hat man sich ihrer bei schlecht heilenden Wunden, Eiterungen bedient.

Die geisteswissenschaftliche Forschung Rudolf Steiners hat folgendes über Liebstöckel auszusagen: Krankheitszustände, bei denen die astralische Organisation unregelmäßig (zu stark) auf den Gang der Blutzirkulation wirkt und sich dadurch für die Hirnvorgänge abschwächt, können sich in epileptischen Symptomen äußern, weil durch die abgeschwächte astralische Tätigkeit die ätherische im Gehirn zu stark angespannt wird. «Bringt man den aus Levisticum zu gewinnenden gummiartigen Stoff in den Organismus, so wird die für die Blutzirkulation unrecht verbrauchte Tätigkeit des astralischen Leibes freigegeben und die Stärkung der Gehirnorganisation tritt ein.» – Am unrechten Ort, verschoben von der oberen in die mittlere Organisation und da leibgebunden, ist in solchen Fällen die Tätigkeit des Astralleibes. Die Pflanze mit der abnormen Einsaugung der Astralsphäre in ihr Ätherisch-Flüssiges ist geeignet, den Astralleib wieder freizusetzen für die Tätigkeit in der oberen Organisation. Die Gummiharze, zu deren Bildung ein Zusammenwirken von chemischem und Lebensäther mit Licht- und Wärmeäther so geschieht, daß ein Schleimig-Wäßriges (Gummi) mit einem Aromatisch-Wärmehaften, das eigentlich der Blüten-Fruchtregion zustünde (Harz), verbunden wird, setzen im Blut den abnorm tätigen Astralleib frei.

Eine weitere Angabe: Levisticum ist bei Mittelohrentzündung zu benützen. Hier wird das Ätherische zu stark, attackiert das Luftorgan Ohr, in dem der (im Flüssigen als chemisch Wirksames tätige) chemische Äther als Klangäther im Luftbereich wirken sollte, die Formung aber dem Astralleib unterliegen sollte. Nun tritt wuchernde Schwellung und Entzündung an ihre Stelle. Dem Astralleib ist sein Recht zurückzugeben, die Entzündung zu dämpfen. Levisticum läßt die kosmischen Astralbereiche durch seine Durchluftung abnorm im Flüssigen tätig werden; es kann hier heilend eingreifen. – In einem Fall, wo ein verkümmerter Ätherleib Verdauungsorgane und Ovarien zu schwach versorgte, wurde Liebstockwurzeltee verordnet (außer anderen Medikamenten). Denn «diese Pflanze hat sehr viel Pflanzengummi, wodurch man alle metallischen Einschläge (es war Kupfer und Arsen noch verordnet) so hat, daß sie verkittet sind – daher sehr stärkend auf den Verdauungstrakt». Die Levisticumwirkung erstrecke sich auf das Gebiet zwischen Darm und Lymphgang. – In einem anderen Fall sollte Levisticum D6 die wellenartigen Unruhen bekämpfen, die von einem fortwährenden Zurückstoßen des Astralleibes kommen. Einer weiteren Patientin, deren Grundleiden eine verkümmerte, zur Sklerotisierung neigende Gebärmutter war, wurde Levisticumschleimzucker verordnet. «Das soll belebend auf die

Unterleibsorgane wirken.» Als dann Verschleimung auftrat, wurde Wechsel mit einer anderen Umbellifere, dem Anis, empfohlen. «Es ist in Levisticum ein gut Stück Schleimzucker, und der ist an die anderen Bestandteile mit einem gummiartigen Stoff gebunden, und gerade auf dieser Bindung beruht die Wirkung des Levisticum. Die Struktur ist überhaupt manchmal wichtiger als man denkt. Levisticum wirkt so, daß es tatsächlich dadurch, daß dieses eigentümliche Bindemittel da ist, auf den ganzen Unterleibtrakt erfrischend wirkt, so, wie man es nicht von vielen Sachen haben kann.»

Angelica Archangelica, Engelwurz

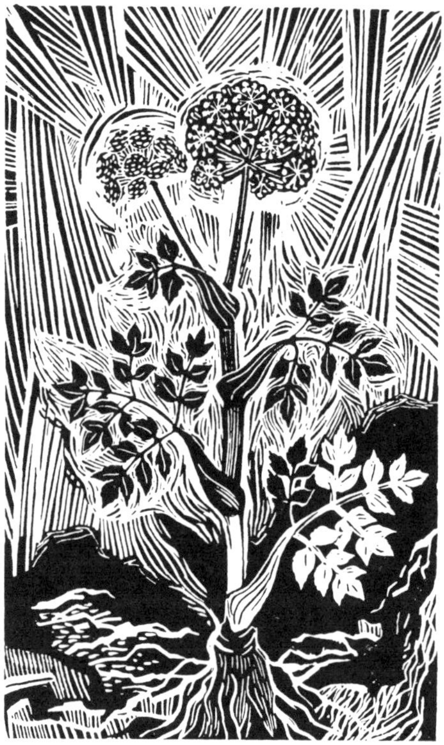

Engelwurz, auch Heiliggeistwurz wurde diese hochberühmte mittelalterliche Heilpflanze genannt, weil das Geheimnis ihrer Heilkraft nicht in der Region des an die Sinne gebundenen Verstandes, sondern in der Welt übermenschlicher Wesen, durch geistige Anschauungskraft, gefunden werden mußte. Sind die Todeskräfte in der Sinneswelt zu Hause, so wesen die Heilkräfte in der darüber gelegenen übersinnlichen Region, der Ätherwelt, die zugleich die Welt der Engel ist. Als die Pest über Europa zog, soll eine Offenbarung aus dieser Region den Menschen heilende Hilfe aus der Pflanzenwelt – Bibernell, Engelwurz, Enzian, Wacholderbeeren, Blutwurz – gewiesen haben. Auch Paracelsus schätzte ihre Kraft gegen «Ansteckung» durch Stärkung der inneren Abwehrkräfte gegenüber dem «Sichaufgeben» angesichts der Seuche. Sicher war dabei nicht an Bakterien gedacht.

Eine stattliche, kräftig und doch edel gewachsene Pflanze steht vor dem Beschauer, einer der vollkommensten Repräsentanten der großen Familie. Im vorigen Herbst war sie noch ein stengelloses Kraut, die dreifach fiederschnittigen, fast meterlangen hellgrünen Laubblätter wie waagrechte Hände dem Lichte, der Luft entgegengebreitet und der saugenden Riesenwurzel zuleitend, was das Ineinanderweben von saftiger Frische und feuchtigkeitgeschwängerter Luft bildete. Diese saugende, vitale Wurzel hielt die ganze Pflanze mit all ihren Sprießekräften im und am Boden fest; ein mächtiges Einatmen ließ die armdicke Grundachse mit schleimig-harziger Milch, Rohrzucker, aromatischen Ölen sich strotzend füllen.

Nun aber hat die Pflanze ihr ganzes Wesen restlos nach außen und oben ausgeatmet; sie ist ein einziger riesiger, mannshoher Blütenstand geworden, dem nach solchem Blühen nur übrig bleibt, mitsamt der Wurzel abzusterben. Was erst so stark unter dem Boden zusammengezogen und verdichtet und mit den Erdenkräften verbunden wurde, dehnt sich nun so weit wie möglich in Luft und Licht. Gesammelte Einheit, die nun so vielfältig zersprüht! Der unten bis armdicke, bauchig-hohle Stengel färbt sich purpurn, wo er aus der dunklen Erde ans Tageslicht tritt. Er zieht sich zu Knoten zusammen, um die immer kürzer und einfacher werdenden Blätter aus den luftig aufgeblasenen, sackförmigen Blattscheiden zu entlassen, in denen sich so gerne das Regenwasser sammelt, jedes neue Stengelglied mit Feuchte zu begaben. Nun strahlen Sproß und Seitensprosse in die großen Doldenstrahlen auseinander, deren jeder wieder in die Döldchenstrahlen auseinandersplittert, um zuletzt in den grüngelblichen Blüten zu enden, die in reicher Fülle das luftige Gebäu überschweben. – Wir zerreiben ein Blatt, zerdrücken einen Samen, ritzen den Stengel, zerschneiden den Wurzelstock, jeder Teil haucht erfrischenden, würzig-flüchtigen Duft aus, der entfernt an Sellerie erinnert – aber um wieviel edler! Es ist der feinste Duft, dessen die Umbelliferen fähig sind. Er hat etwas von der sprühenden Frische des Wasserdunstes eines von hoher Wand fallenden Staubbaches, in den der Morgenwind fährt. Von einem ganz besonders harmonischen Ineinanderweben der Bildekräftewelt des Flüssigen und Luftigen, wohltätig durchwärmt von der sommerlichen Natur, kündet dieser Duft. Bis in die Wurzel von diesem Duftgeschmack durchdrungen ist Archangelica.

Die Engelwurz wächst in zwei Spielarten: der Unterart Eu-Archangelica, die eine Bergpflanze nordischer Länder, und der Unterart littoralis, die eine Strandpflanze des Nordens ist. Da nun das Verhältnis irdischer zu kosmischen Kräften, das für unsere Gebirgs- und Hochgebirgswelt charakteristisch ist, in ähnlicher Art auch für den hohen Norden besteht und die Täler etwa Islands oder Grönlands durchaus mit den Gletscherlandschaften der Alpen auf 2000 m Höhe verglichen werden können, ist es richtig, Archangelica mit den Bergumbelliferen zusammen zu behandeln.

Die erste Unterart geht von Grönland, Island, dem nördlichen Skandinavien über Dänemark, Nordostdeutschland bis zur Tatra und Siebenbürgen, dann Polen und den russischen Ostseeprovinzen bis Sibirien, Kamtschatka und den Aleuten – eine sehr ähnliche Art findet sich im Himalaya. Da gedeiht die Pflanze auf Granit an subalpinen Bachufern, Gebirgsschluchten im Feucht-Luftigen – aber dieses Luftige ist hochgebirgsartig, im hohen Norden sommers besonders lange intensiv durchleuchtet. Wasser-Luft ist ja überhaupt ein Hauptklang des Umbelliferenmotives, wie nun vielseitig dargetan wurde; es ist aber ganz besondere Luft, besonderes Licht, die zur *Archangelica* gehören.

Die Küstenengelwurz ist derber, härter, ihr Aroma schärfer. Sie ist in der typischen Ufervegetation der Flußunterläufe, Flußinseln um die Nordsee und an der Nordsee, mit ihren schwach salzhaltigen Böden zu finden. Anstelle der starken Lichtkräfte der langen nordischen Tage innerhalb einer Berglandschaft tritt hier die freie Luft und große, vom Wasserspiegel zurückgestrahlte und vermehrte Helle der Seeküste.

Wie stark die würzig-wärmehafte Kraft ist, die in der Pflanze sich verdichtet hat, kann man an den Hautentzündungen und Gliederschwellungen sehen, die von der bloßen Berührung sich ergeben können. Die Herbstwurzel enthält bis 24% Rohrzucker, etwas Stärke, Hydrocarotin, Angelica-, Baldrian-, Apfelsäure, 6% Harz, Gerbstoff, Pektin, Wachs, Bitterstoff, 1% ätherisches Öl, dem Phellandren nahestehend (siehe Oenanthe aquatica).

Im Mittelalter war Archangelica ein wichtiger Bestandteil des Allheilmittels Theriak. (Den Alten war sie als nordische Pflanze nicht bekannt.) Sie wurde damals auch von Mönchen über ganz Europa angebaut um ihrer heilsamen Eigenschaften willen. Sie muß natürlich-feuchte Luft finden, sonst bleibt sie – trotz reichlicher Wässerung – kurz.

Die Volksheilkunde schätzte sie als eine das Nervensystem sowie die Schleimhäute und Drüsen von Mund, Magen, Darm reizende und belebende, blähungtreibende, krampflösende Heilpflanze. Auch gegen Lungenleiden, Husten wendete man sie an, nützte ihre fieberwidrige, schweißtreibende, menstruationstreibende Wirkung. Man verwendete sie innerlich und zu Bädern. Auch fand man, daß sie die Herztätigkeit beruhige, bei Schlaflosigkeit helfe. In Erkältungszeiten schütze sie vor grippeähnlichen Zuständen, vorbeugend als Tee getrunken.

Die Grippe geht in gewissem Sinne vom Kopfe aus. Es ist interessant, daß eine Umbellifere hier vorbeugend helfen kann, die in der «Kopfregion der Erde» wächst. Die Erde ist nämlich als Organismus ihrem Bildekräfteaufbau einem Menschen vergleichbar, der sein Haupt in der Polarregion, sein rhythmisches System in der gemäßigten Zone, sein Stoffwechselsystem in den Tropen hat. Denn im Festen und Flüssigen des Hauptes sind die Bildekräfte des Lebensäthers und chemischen Äthers hauptsächlich tätig. Im rhythmischen System begegnen sich Flüssiges und Luftförmiges, ersteres vom chemischen Äther, letzteres vom Lichtäther durchdrungen. Im Stoffwechsel-Gliedmaßensystem ist der Wärmeäther – in den Wärmeprozessen – überwiegend am Werke. Man könnte aber auch die Erde in ihren ätherischen Prozessen mit einer Riesenpflanze vergleichen, die ihre Wurzel in der Polargegend, ihr Blattsystem in den gemäßigten Zonen, ihre Blütenprozesse in den Tropen hat.

Die Wirkungen auf Astralleib und Luftorganisation, weiterhin auf das Eingreifen des Astralleibes in den Flüssigkeitsorganismus, auf Atmung, Verdauung, Drüsensystem, ist bei Archangelica deutlich, die Beziehung zu Erkältungskrankheiten betont. Das bei den bisher behandelten Umbelliferen an Heileffekten Charakteristische leuchtet auch hier überall durch. In der anthroposophischen

Medizin wird Archangelica besonders bei Drüsenschwellungen, -Entzündungen, -Verhärtungen verwendet, besonders im Gebiete von Kopf und Hals. Insbesondere die Drüsenschwellungen der Kinder von adenoidem Habitus (mit geschwollenen Gaumen- und Rachenmandeln, nasaler Sprechweise, offenem Mund) – einer Konstitution, die es zu rezidivierender, eitriger Angina oder gar Diphtherie nicht weit hat –, sind das Gebiet der Archangelica. Es sind dies Konstitutionen oder Krankheiten, bei denen das Astrale sich nicht von oben in den Stoffwechsel hinunter inkarnieren kann oder zurückschlägt gegen den Kopf. Die Rückbildung geschwollener Rachenmandeln gegen die Pubertät ist auch ein Hinweis auf ihren Zusammenhang mit dem allmählichen Eingreifen und sich Einkörpern des Astralleibes von oben nach unten während des Heranwachsens. Bei den erwähnten Krankheiten ist das Ätherische zu stark sich selbst überlassen und wuchert – besonders in den Drüsen, die ja ihrem Wesen nach vorwiegend ätherisch bedingte Organe sind. Die das Wäßrige durchastralisierende, es ganz ins Luftige hinausführende, in der «Kopfregion» der Erde wachsende Archangelica ist für solche Prozesse die ihnen «an den Leib geschriebene» Heilpflanze. (Nach Dr. Klaus Petersen.)

5. Umbelliferen der Steppen und Wüsten

Die imposantesten Doldenblütler wachsen im vorderen Orient, insbesondere in den persisch-indischen Steppen- und Wüstengebieten. Diese sind durch kurze Frühjahrsregenzeiten und lang andauernde Trockenperioden gekennzeichnet; das Luftelement, das sich im Pflanzenwachstum mit dem flüssigen Element verbindet, ist also dort sehr trocken und hitzedurchdrungen. Unter solchen Umständen wird «das Jahr der Wurzel», das wir nun bei so vielen Umbelliferen kennengelernt haben, zu vielen – mindestens fünf – Jahren ausgedehnt; ein rosettenartig am Boden verharrendes Blattwerk baut eine bis meterlange, schenkeldicke Wurzel in dieser Zeit auf, die von mächtiger Milchharzbildung schwillt. Die viel stärker in dieses Flüssige hineingeatmeten Luft- und Wärmekräfte steigern die normale Ätherisch-Öl-Bildung, so daß *schwefel*haltige ätherische Öle auftreten.

In explosiver Ausatmung schießt dann ein meterhoher Blütentrieb empor, blüht, fruchtet und stirbt in wenigen Wochen mitsamt der Wurzel ab.

Die auf verschiedene Art aus den Pflanzen gewonnenen Gummiharze stellen seit Jahrhunderten bekannte, vorzügliche Heilmittel gegen Krampfzustände und Hysterie dar.

Ferula Asa-foetida

Die sehr große, schenkeldicke, fleischige Pfahlwurzel, die mit einigen Nebenwurzeln kräftig nach rechts und links in den Boden greift, wächst durch eine Reihe von Jahren – mindestens fünf – heran, während welcher Zeit nur einjährige Wurzelblätter sich bilden, die etwa ½ m lang, drei- und vierfach dreizählig zerteilt sind. Diese Blätter sind derb und ledrig. Im Blütenjahr schießt Ende März ein bis 10 cm dicker, von schwammigem Mark erfüllter Stengel übermannshoch auf. Er trägt einige wenige bald abfallende, kleine, den Grundblättern ähnliche Hochblätter und strahlt dann am oberen Ende die reichen, gelben Blütendolden aus, deren Döldchen je zu einer einzigen Blüte reduziert sind. Keine Hülle, kein Hüllchen erscheint mehr im Blütenstand. Nach vierzehn Tagen ist bereits die Fruchtreife erreicht, zwei bis drei Wochen später stirbt die Pflanze völlig ab, so stark drängt sich das «Jahr der Blüte» auf wenige Wochen zusammen. Rings um die abgedörrte Pflanze sprießen dann rasch die grünen Keimlinge auf, so daß diese Pflanzenart in fast waldartig zu nennenden dichten Beständen vorkommt. Wieder steigt das Wachstum für Jahre in die Wurzel ab.

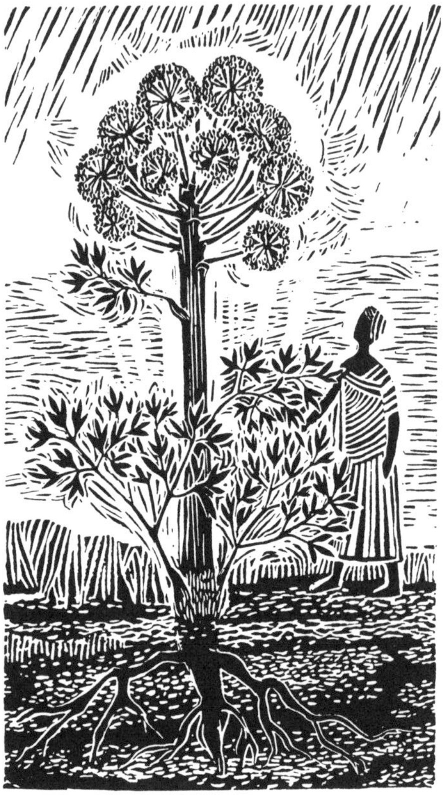

Durch Einschnitte in den Wurzelkopf gewinnt man den erhärteten Milchsaft, den Asant. Eine Wurzel kann bis zu 1 kg davon liefern. Das ätherische Öl dieser Pflanze ist stark schwefelhaltig, das Wärmehafte ist in ihm zum Schwefelig-Feurigen gesteigert.

Die Pflanze wächst nur auf kieselsandigen Böden mit wasserdichtem, salzreichem Untergrund in den Steppen Persiens und zwischen dem Persischen Meerbusen und dem Aralsee, besonders aber in den Provinzen Luristan und Faristan, bis zu 1000 m aufsteigend, aber auch tief in die Senken gehend. Wo die Kieselwüste in die Lehmwüste übergeht, verschwindet Asa foetida.

Der Asant wurde, innerlich und äußerlich, als ausgezeichnetes, krampfstillendes, die Peristaltik anregendes Mittel bei nervösen und krampfhaften Leiden der Atmungsorgane, des Verdauungsapparates, des Herzens, ferner bei Hysterie und Hypochondrie verwendet. Er ist im Orient außerdem ein beliebtes Speisewürzmittel.

Ferula galbaniflua

Auch hier baut sich aus den Grundblättern, die aus großer, bauchiger Scheide fein zerteilt herauskommen, durch viele Jahre die dicke Wurzel auf, die dann zu kurzem, schnellem Blühen den 3 cm dicken Stengel 2 m hoch hinaufschickt, der in mächtige Dolden und Döldchen mit vielen gelben Blüten zersprüht. Bei dieser Pflanze schwitzt nicht die Wurzel, sondern der Stengel, scheinbar freiwillig, aus dem Blattgrund oder Stengel das weiße, dünne Gummiharz aus, das an der Luft schnell zu grünlichen Körnern erhärtet. Das «Galbanum» genannte Harz wird innerlich als Excitans, Antikatarrhale, krampflösendes Mittel, Emmenagogum verwendet; äußerlich als erweichendes Mittel bei Geschwüren und Drüsenschwellungen. Die krampflösende Wirkung auf den Uterus trug ihm früher den Namen ein: «Mutterharz».

Dorema Ammoniacum

Diese Wüstenpflanze hat das gleiche Vorkommen wie Asa foetida. Mindestens fünf Jahre Wurzelwachstum bilden die dicke, lange, mit einigen Horizontalästen versehene Pfahlwurzel, aus der dann übermannshoch der etwa 5 cm dicke Stengel heraufltreibt und eilig in den Blütenstand übergeht, worauf sich der strotzende Milchsaftreichtum der Wurzel verliert. Aus dem dicken Hauptsproß zweigen armleuchterartig Nebensprosse ab, welche die einblütigen, ganz kurz gestielten Dolden tragen. Die Grundblätter sind einjährig, ½ m lang, dreiteilig und wenig gefiedert – wie beim Asant. Auch Dorema tritt sehr gesellig auf, bildet ganze Wäldchen. Sie wächst bis in die Kirgisenwüsten und Dsungarei. Das «Ammoniacum» genannte Harz tritt freiwillig oder durch Insektenstiche aus dem Stengel aus. Es riecht wie ein Gemisch von Bibergeil und Knoblauch, schmeckt bitter und widerlich aromatisch, beim Erwärmen leicht benzoeartig.

Innerlich wurde die Droge als krampflösendes Mittel, Stimulans, Expektorans, Emmenagogum, namentlich aber bei chronischen, mit Husten oder Asthma verbundenen Lungenkatarrhen und Bronchitis verwendet; äußerlich zum Zerteilen und Reifen von Geschwüren.

Eryngium-Arten

Eryngium ist die artenreichste Gattung der Familie. In ihr ist der Typus an trockene, lichte, steppenartige Gebiete, Sanddünen und -Landschaften oder steinige Felsenfluren angepaßt. Eine sehr lange, mächtige Wurzel wird hierbei im ersten Jahr aus den Grundblättern aufgebaut, die stark in sich zusammengezogen und dadurch dornig-stachelig und höchstens ein wenig aufgefiedert sind. Die Wurzeln werden sehr aromatisch und speichern viel Zucker. Der Wuchs ist oft sparrig, da er schon sehr früh von den Zersprühungstendenzen der Doldengewächse ergriffen wird. Zusammenziehungskräfte treten auch in der Blütenbildung der aussprühenden Grundform des Typus entgegen, so daß die Dolden und Döldchen zu distelartigen Köpfchen zusammengerafft werden. Die ganze Pflanze überläuft dabei in blau-violetten, metallischen Färbungen. Austrocknung, Aromatisierung durchdringen die Eryngiumarten noch stärker als die durchschnittlichen Umbelliferen. Mit dem Überwiegen des Luft- und Lichtelementes setzen sich auch viel stärkere Formkräfte durch, und so können einige der wenigen Zierpflanzen dieser Familie der Eryngium-Untergruppe angehören. Zur echten Trockenheit der Umgebung kommt noch die physiologische Trockenheit des Meeresstrandes bei verschiedenen Arten hinzu. – Einige amerikanische Arten ziehen die Blätter bis zu gras- oder binsenartigen Formen zusammen und erinnern damit an Bromeliaceen. Auch die Blütenstände werden durch äußerste Verkürzung der Dolden- und Döldchenstrahlen zu großen, oft lebhaft gefärbten Kolben oder Köpfchen zusammengezogen. Die Wurzeln sind sehr vital, vermögen mit jungen Sprossen bei den Strandpflanzen die Sandzuschüttungen durch den Wind immer wieder leicht zu durchwachsen.

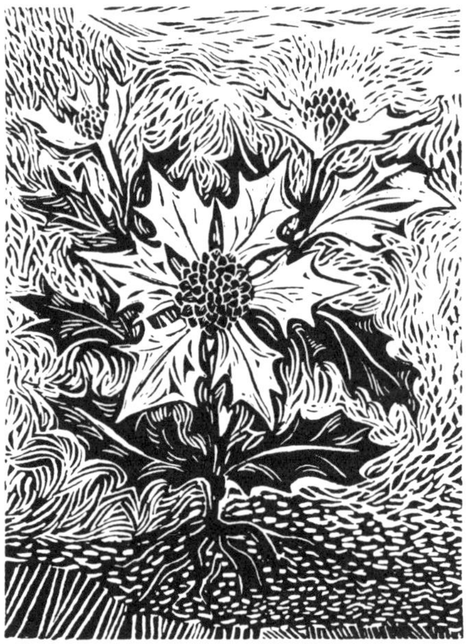

Eryngium maritimum (s. Bild rechts) hat eine süßliche, möhrenartig schmeckende, schleimige Wurzel. Es wurde als Heilmittel bei Brustkrankheiten, Schwindsucht – aber auch als harntreibendes und blutreinigendes Mittel – verwendet.

Eryngium campestre. Die Wurzel fand als harntreibendes, eröffnendes Mittel bei Stockungen im Unterleib, Menostase und als Aphrodisiakum Verwendung. Der Saft des Krautes wurde bei Schwindsucht, Hautkrankheiten, Blennorrhoe sowie als Diuretikum bei Nierensteinen verwendet.

Eryngium aquaticum. Dies ist eine Eryngiumart, die ins Wasser geht – etwas Besonderes für die Eryngiumarten –, aber sich dem Wasser dabei nicht hingibt, sondern seine Bildekräfte energisch bekämpft. Die Pflanze findet sich im mittleren und südlichen Nordamerika an Flußufern, an Sümpfen und überschwemmten Stellen. Sie bildet einen kräftigen Wurzelstock, aus dem agavenartig lange, zähe, bandartige, dornig bewimperte Grundblätter aufsprießen. Zur Blütezeit fährt ein kräftiger Stengel mit sechsstrahliger Dolde empor. Am Ende jeden Strahles steht das zu einer kugeldistelartigen Form zusammengezogene Döldchen. Die Pflanze wurde überall dort verwendet, wo die astralische Organisation energisch abscheidend in die flüssige Organisation eingreifen soll: als Mittel bei Nierenkolik, Blasen-, Nierenkatarrh, Wassersucht, Nierensteinen; ferner bei Schwächezuständen der Genitalien, bei Leukorrhoe, Impotenz, Gonorrhoe und Prostatitis; sodann noch als Brechmittel und als Gegenmittel bei Schlangenbissen.

Ammi Visnaga

Da diese Pflanze sich in trockenen Gebieten des Mittelmeeres, von den Kanarischen Inseln bis Persien, nicht aber in ausgesprochenen Wüstengegenden findet, sei sie hier angeschlossen, obwohl sie nicht zu den Eryngiumarten gehört.

Die einjährige Pflanze bildet zuerst ähnlich wie der Anis die weißliche, längliche Wurzel, geht aber bald in ein sehr reiches, krausfedriges, fadenfein zerzipfeltes Blattwerk über; feiner als das Möhrenblatt, jedoch nicht so fein wie das Fenchelblatt. Dieses Blattwerk ist außerordentlich durchluftet und spricht von einem starken Wirksamsein der Bildekräfte des Luftigen, die sich aber mit dem Saftig-Wäßrigen harmonisch verbinden. Nach oben geht die Pflanze in eine reiche Blütenbildung über, große, reichstrahlige Dolden tragen Döldchen, die sich mit der Fülle weißer Blüten zu mächtigen Schirmen zusammenschließen. Eine starke Harzbildung durchdringt die Pflanze. Nach der Blütezeit verholzen die Doldenstrahlen, was der Pflanze den Namen «Zahnstocherdolde» eingetragen hat.

Die Früchte wurden im Orient gegen Harnleiterkrämpfe, Nierensteine, außerdem als harntreibendes Mittel und Emmenagogum verwendet; weiterhin galt die Pflanze als eröffnend, menstruationsfördernd. Ein eigenes Glukosid, Khellin, hat man in ihr gefunden. Die Pflanze ist aber in neuester Zeit in den Mittelpunkt des Interesses gerückt, seit man fand, daß die allgemeine krampflösende Wirkung der Umbelliferen sich bei dieser Pflanze besonders auf das rhythmische System, und zwar auf die Blutgefäße des Herzens erstreckt. Es wirkt kranzgefäßerweiternd und in diesem Gebiet krämpfelösend. Es ist bei dieser Umbellifere auch das mittlere, rhythmische System besonders ausdrucksvoll ausgebildet.

*

VON DEN PFLANZENDÜFTEN UND WOVON SIE AUSDRUCK SIND

Es ist nun von so vielen duftenden Pflanzen und der individuellen Eigenart ihrer Düfte die Rede gewesen, daß einige grundsätzliche Ausführungen erwünscht sein werden. Einzelne Hinweise auf pflanzliche und überpflanzliche, gleichwohl mit der Pflanze verbundene Wesensprozesse waren nicht zu vermeiden; dieses einzelne soll jetzt in ein umfassendes Ganzes hineingeordnet erscheinen. Dies sei nun versucht.

Nicht nur in eigenartiger Form und Farbe offenbart die Pflanzenblüte Art und Wesen der Pflanze, die sie hervorbringt, sondern auch in der besonderen Weise zu duften. Dieses Duftwesen bleibt ein wissenschaftlich unlösbares Rätsel, solange nach dem *Zweck* des Duftens gefragt wird. Gewöhnlich erfolgt dann als Scheinantwort: dieser Zweck sei Anlockung bestäubender Insekten, die dadurch für die Verbreitung der Art durch Ermöglichung der Befruchtung dienstbar gemacht werden sollen. Es ist dieselbe primitive Anschauung, die dem schöpferischen Naturwesen Zwecke menschlicher Art unterlegt, die Goethe in seiner Metamorphosenlehre mit dem Beispiel vom Stier ad absurdum geführt hat. Dieser hat nämlich keinesfalls die Hörner, um zu stoßen; sondern, da er sie nun hat, und zwar aus den Notwendigkeiten seiner ganzen Organisation heraus, stößt er gelegentlich mit ihnen. Käme es auf ein Warum, einen Zweck an: Warum duften *wind*bestäubte Pflanzen, z. B. ein blühendes Getreidefeld? Doch wohl nicht, um den Wind anzulocken? Nicht ein Warum, sondern ein Wie gilt es hier zu ergründen. Es liegt im *Wesen* der Pflanze, in der Blüte Duft auszuhauchen; im Wesen der Orchidee, des Veilchens, der Rose, der Nelke liegt es, auf Orchideenart, Veilchen-, Rosen-, Nelkenart zu duften.

Aus den einleitenden Ausführungen ging hervor, daß dieses Wesenhafte der Pflanze in ihrer physisch-ätherischen Doppelnatur besteht. Der physische Leib der Pflanze besteht als Gestalt von Gnaden des Festen; der ätherische oder Bildekräfteleib belebt und durchdringt das Flüssige. Nun strebt die Pflanze aber in der Blüte über ihren Wesensbereich hinaus, dem Tierwesenhaften entgegen. Dies geschieht, indem der astrale Wesensbereich sie berührt und damit ihre ätherische Bildetätigkeit umstimmt.

Eine *Eingliederung* dieser Astralsphäre, eine *Verinnerlichung* zu einem Astral*leibe* kann die Pflanze nicht leisten; sie ist dem Tier vorbehalten. Hand in Hand geht damit die Eingliederung des Luftigen; das Tier hat eine eigene, ihm innerlich eingegliederte gasige Organisation mit den dazugehörigen Organen (Lunge, Niere etc.).

Im Duft entwickelt nun die Pflanze den *Ansatz* zu einer Luftorganisation, den sie aber nicht in sich halten kann, der in die Umwelt hinausströmt, in der auch das zu ihr gehörige Astralische west. Rudolf Steiner hat aus seinen unmittelbaren Beobachtungsmöglichkeiten* der ätherischen und astralischen Weltbereiche den Schlüssel auch zur Lösung des vorliegenden Problems gegeben. Er führte im Vortragszyklus «Geisteswissenschaft und Medizin» 1920 aus: Im Geruch der Pflanze könne man erleben, *in welcher Art ihr Ätherisches sich mit ihrem Astralischen auseinandersetze*. (Im Schmecken hingegen werde die Art der Auseinandersetzung des Ätherischen mit dem Physischen miterlebbar.) Ferner sprach Rudolf Steiner in einem Vortrag vor Arbeitern des Goetheanum-Baues

* Solche entstehen durch bewußte Entwicklung in jedem Menschen veranlagter Fähigkeitskeime.

davon, wie man an den Pflanzen in gewisser Beziehung etwas «Nasenartiges» erfassen könne, das in das Weltall hinausröche und die «kosmischen Aromen der Planeten» erwittere, welche ja die Mittelpunkte und Ausstrahlungszentren der Astralsphären der verschiedenen Pflanzenarten seien. Als Nachwirkung und Nachahmung des so «Erwitterten» entstünden die verschiedenen Düfte, z. B. aus dem Erwittern der Saturnsphäre der Geruch der Asa foetida, aus dem der Merkursphäre der Veilchenduft usw.

Der Duft wird also geprägt durch die Eigenart der Begegnung der ätherischen Wesensart der jeweiligen Pflanze mit der zu ihr gehörigen kosmisch-astralen Sphäre, bzw. ihrem planetarischen Ausstrahlungszentrum. Auch in diesem Punkte erweist sich also die Pflanze als ein kosmisch-irdisches Wesen. Aus einem solchen Entstehen heraus versteht man auch, wieso die Pflanze auf andere, mit Astralleibern begabte Wesen – Tier und Mensch – wirken kann durch ihren Duft. Weiterhin ist hieraus begreiflich, wieso jede Pflanzenart ihren eigenen Duft haben kann und wieso dieser ihr Weseneigentümliches ausspricht. Dem Forscher wird wichtig sein, daß er sich am Duft orientieren kann, wie das Ätherische und wie das Astralische beschaffen ist, die in der Blüte einer bestimmten Pflanze einander begegnen. Wenn man belebende, erfrischende, verschwebende, feurige Düfte erlebt, wird man auf die Differenziertheit der Bildekräfte des *Ätherleibes* der betreffenden Pflanze aufmerksam werden, auf Lebensäther, chemischen Äther, Lichtäther, Wärmeäther. Wenn man aber das sehnsüchtige, erweckende, betäubende, schwelgerische, einschmeichelnde, berauschende, kräftige, zarte, sympathische, antipathische des Duftes sich klarmacht, überhaupt gemäß den Grundkräften der Seelenwelt zwischen den Polaritäten von Antipathie und Sympathie eine siebengliedrige Duftskala entwickelt, wird man auf das *Astralgebiet* stoßen, das auf die entsprechenden Pflanzen einwirkt. Achtundzwanzig (viermal sieben) Grundtypen von Düften sind auf diese Art denkbar und all ihre Zwischenstufen. Dies wird in der Tat der großen Fülle gerecht, die im Bereiche der Blütendüfte erlebbar ist.

MOHNGEWÄCHSE (PAPAVERACEAE)

Der Typus

Die Mohngewächse leben einen Typus dar, der plastische, saftige, ja milchsaftstrotzende Kräuter unverhärtet und unverholzt aus dem Element des Wäßrigen gestaltet, jedoch dieses Wäßrig-Flüssige intensiv mit dem Licht verbindet. Das Blatt strebt darum, während es einerseits die Tendenz zur Rundung mitbringt, nach Teilung, Fiederung, reicher Gestaltung andererseits. Im Blatthaften sich lange zu behagen ist ihm aber nicht vergönnt; bald eilt das Kraut zur starken, üppigen, farbigen Blütenbildung. In den weißen, gelben, roten Blütenschalen der Mohne, in den trübpurpurnen oder gelben Flammenscheinen der Blütentrauben der Lerchensporne, im über dem Boden aufschwelenden violetten Blütenrauch der Fumaria (Erdrauch)-Arten verkündet sich die starke Blütennatur des Typus. So stark das Kraut auch die im Flüssigen kraftenden ätherischen Prozesse in sich trägt: eine mächtige astrale Sphäre drückt sich in sie ab, beschleunigt den Lebensprozeß auf die Blütenbildung hin, welche dann die erwähnten ätherischen Kräfte aufsaugt und verzehrt. Dadurch wird die Blüte zum äußerst kurzlebigen Gebilde, das schon im Aufblühen die Kelchblätter ins Leblose fallen läßt; rasch folgen ihnen die Blumenblätter. Der schnell entzündete, rasch verlodernde Blühprozeß läßt beide wie Asche herabfallen. Und so saftig die Blätter auch sind, so stark das Flüssige in ihnen lebt: in die Blüte dringt nichts davon als Nektar, nur eine Überfülle von Blütenstaub findet sich – wenigstens bei den echten Mohnen. Und die Früchte sind trockene Schoten oder Kapseln. Die winzigen, so wenig als möglich an das Element der Schwere sich hingebenden Samen aber strotzen von fettem Öl. Trocken und dürr endet oben, was unten so quellend, schwellend und lebenstrotzend begann.

Aber die genannte astrale Sphäre bewirkt nicht bloß die Umstimmung des krautig-plastischen Unten in das aufflammende Blühen und Vertrocknen des Oben; sondern sie greift mächtig in dieses Flüssige selbst hinein, preßt sich in es ein und macht den Milchsaft giftig. Es entstehen durch den hierdurch abnorm gemachten Stoffwechsel, durch eine Entvitalisierung des Eiweißes, das in gewisse Zerstörungs-Abbauprozesse hineingebracht wird, die Papaveraceen-Alkaloide. Sie sind für die Familie ebenso typisch und charakteristisch wie die äußere Form. Der Fruchtknoten ist streng oberständig, d.h. er ist vollkommen von der Blütenhülle eingeschlossen, in ihre Region hineingenommen. Bei unterständigen Fruchtknoten befindet sich die Blüte – wie beim Apfel – oberhalb des Frucht-

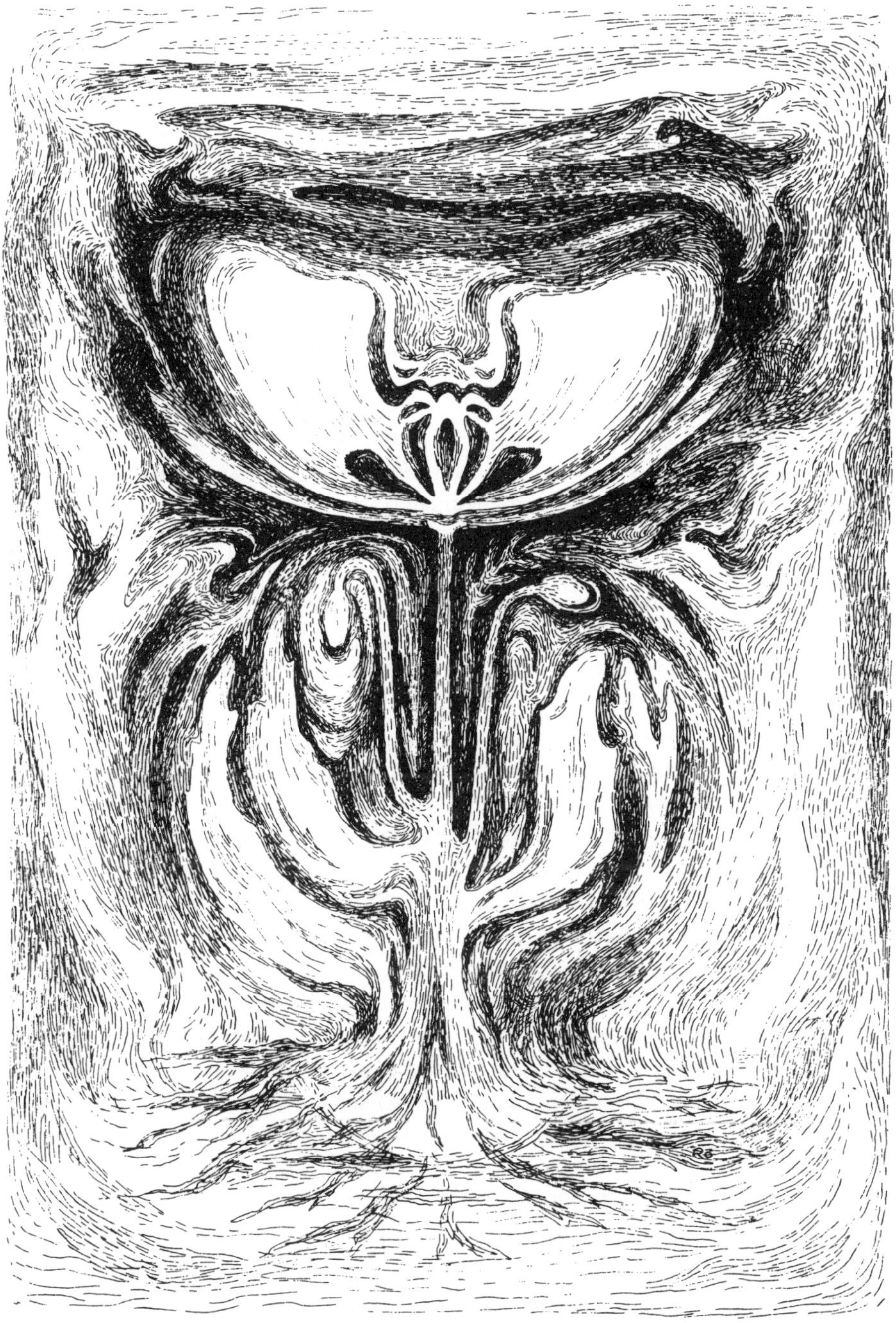

knotens. Er gehört somit mehr dem Stengel als der Blüte an. Eine mehr kosmische Tendenz wird man oberständigen Fruchtknoten zuschreiben müssen, eine mehr irdische unterständigen.

Der lichterfüllte nordische Sommer, die Hochgebirge Europas und Asiens, die anschließende nördlich gemäßigte Zone bis zum Mittelmeer mit seinen trockenen, sonnedurchglühten Sommern bringen die meisten Mohngewächse hervor; sie mangeln den Tropen, auch den Steppen und Wüsten, fliehen aber auch den Waldschatten, das Sumpfige, bilden keine Wasserpflanzen aus. Aber auch keine Bäume, keine Sukkulenten, keine Schmarotzerpflanzen. Ihre saftigen Körper können des Wassers nicht entbehren – aber sie lassen sich nicht von ihm bestimmen. Eine die kosmischen Einwirkungen tragende, durchlichtete Luft muß sich damit verbinden können, wie dies der Norden, die Gebirge, allenfalls noch die durchsonnte Mittelmeerluft gewährleisten. Das Verirdischen kosmischer Kräfte, wie es den Tropen eigentümlich ist, fliehen die Mohngewächse. Ein Reich des Flüssigen, das sich in Licht und Luft und Wärme ergießen möchte, das ein altes eiweißig-belebtes Flüssiges * als Milchsaft in sich einschließt, haben wir vor uns. Im Wäßrigen walten die Mondenkräfte; melancholische Bilder eines Mondentraumes steigen aus einem blühenden Schlafmohnfeld; sein narkotischer Duft lähmt unser «heilig-nüchternes» irdisches Gegenstandsbewußtsein und führt uns in eine Traumbilderwelt. Er entreißt der Welt des «schöpferischen Schmerzes», die die Welt der physisch-irdischen, festen, konturierten Dinge ist, und übergibt uns einer flutenden, freilich unkonturierten, aber grenzenlos wandlungsfähigen Bilderwelt, die ihre Bilder aus dem Reich unserer Wünsche, unseres Seelischen entnimmt. Die mächtige Blütenhaftigkeit der Papaveraceen aber führt aus dem Flüssigen in Bereiche durchlichteter, durchwärmter, vom Luftigen getragener Prozesse. In dieser Blütenhaftigkeit wird als Form und Farbe die starke Astralsphäre sinnenfällig und dem Auge anschaubar, die vor der Blütenbildung auf ganz andere Weise, nämlich im Stoffwechsel-Chemismus tätig war. Im Reiche des Licht- und Wärmeäthers wird *Bild*, was im Reich des chemischen Äthers (dem das Lebendig-Flüssige zugeordnet ist) *Dynamik* der Stoffbildung und -umbildung ist. In diesem Übergang von der Dynamik zum Bild zieht sich die ins Lebendig-Flüssige eingepreßte Astralsphäre aus dem Lebenschemismus wieder heraus: im Reifen verschwinden die alkaloidischen Gifte – die Samen enthalten kaum mehr Spuren davon. Nicht mehr im Reiche des Stoffes ist diese Astralität dann wirksam. Sie scheint nun als phantastische Farbentönung, als bizarre Form der Blüte auf, verströmt in der narkotischen Art des Duftes. Indem das Mohngewächs aus dem Gebiet des Mondenhaft-Wäßrigen in das des Sonnenhaft-Lichthaften, Wärmedurchstrahlten übergeht, und der Same sich bildet, schwindet die Giftigkeit. Kaum quillt aber der Keim im Dunkel-Feuchten der Erde wieder auf, kaum bildet sich der Sproß, durchgiftet sich das Flüssige wieder.

* Darüber Näheres beim Schlafmohn.

Den fetten Ölen der Papaveraceen-Samen muß jedoch noch ein Blick gewidmet sein. Sie gehören zu den sogenannten «trocknenden» Ölen, d.h. sie sind «ungesättigt» in chemischer Hinsicht und verbinden sich begierig mit dem Sauerstoff der Luft, wobei sich elastische Firnishäute bilden. Als Nahrung sind solche aktive Substanzen sehr wichtig; ungesättigte Öle, wie die Linolensäure u.ä. haben direkt Vitamincharakter. Solche Öle bilden sich bei Pflanzen, die in nördlichen Gegenden wachsen, je mehr gegen die Pole zu, desto mehr*. Der Einfluß der viel kosmischeren Sonnenwirkung bildet sie. Im Gegensatz zu diesen biologisch hochwertigen Ölen stehen die trägen, abgesättigten tropischen Fette. Auch hier tritt zutage, wie die Tropennatur das Kosmische «verirdischt».

Die Mohngewächse mit ihren etwa 600 Arten gliedern sich als wichtigste Gruppen in die Papaveroideen (mit Schlafmohn, Klatschmohn, Schöllkraut, Bocconia, Sanguinaria als Heilpflanzen), die Milchsäfte enthalten, und in die Fumarioideen, die milchsaftfrei sind, zu denen die Lerchenspornarten und Erdrauch gehören. Die Papaveroideen haben allseitig symmetrische, flache Blüten mit einer großen Fülle von Staubgefäßen und erzeugen keinen Nektar. Die Blütenknospen neigen sich oft zur Erde und heben sich beim Aufblühen je nach der Art; neigen sich beim Mohnling herab, heben sich halb beim Klatschmohn, wenden sich nach oben beim Schlafmohn; die Fruchtstände aber sind auf jeden Fall streng aufgerichtet. Ein Ringen mit den Erdenkräften und ihrer Schwere kommt darin zum Ausdruck. Die Fumarioideen hingegen, die keinen Milchsaft haben, strecken ihre Blüten in die Waagrechte, werden dabei einseitig symmetrisch, schließen sich vorne zu rachen- oder lippenartigen Gebilden zusammen und strekken nach rückwärts einen sich spiralig einkrümmenden, honigerfüllten Sporn. Die Fülle der Staubgefäße ist auf zwei reduziert. Die herabhängende Blüte der Herzblume (Dicentra) ist aus zwei zusammengelegten Lerchenspornblüten bestehend zu denken, deren spiralige Sporne zu der herzförmigen oberen Einbuchtung der Herzblume zusammengewachsen sind. Man sieht, wie die Lage, welche eine Blüte zur Schwere einnimmt, die Lebensbildekräfte anreizt, mit einer Form zu antworten, welche das Darinnenstehen dieses Organs zwischen Leichte und Schwere zum Ausdruck bringt. Sternstrahlig sind Blüten mit senkrechter Achse; zweiseitig symmetrisch sind waagrechte Blüten, wobei ihre obere, schwereabgewandte Seite sich immer anders ausbildet als die erdzugewandte Seite.

Was nun die Gift- aber auch die Heilwirkung der Mohngewächse anbelangt, so zeigt sich in großen Zügen folgendes. Entsprechend dem «abnormen» Verhältnis astraler Wesensbereiche zum Pflanzlichen, Physisch-Ätherischen greifen die Papaveraceengifte stark in die Beziehungen des menschlichen Astralleibes zum menschlichen Gesamtwesen ein. Er wird bei entsprechend starken Dosen aus Organgebieten herausgedrängt, mit denen er normalerweise verbunden ist.

* Solche Pflanzen sind z. B. Lein, Raps, Hasel. Ihre Öle sind wichtige, gesunde Speiseöle.

Schwache Dosen können ihn aber zu stärkerem Eingreifen anreizen, wenn seine Tätigkeit erschlaffte.

Im Sinnes-Nerven-Gebiet gewahrt man bei Mohngiftanwendung Ablähmung der Sinnestätigkeit, Bewußtseinsdämpfung, Empfindungslosigkeit, Schmerzlosigkeit (denn es ist der Astralleib, der Schmerz, überhaupt Empfindungen erlebt); zuletzt Narkose, Bewußtseinslosigkeit. An Stelle der konturierten Bilder des physischen Tagesbewußtseins tritt – durch das Herausdrängen des Astralleibes – ein schlafähnlicher Zustand. Da aber durch die Giftwirkung auch ein Teil des Ätherleibes sich aus der Verbindung mit dem physischen Leibe lockert (löste er sich ganz, so wäre die Dosis tödlich), so können sich den Traumbildern ähnliche Bewußtseinsinhalte abnormer Art ergeben, deren Natur aus dem Astralleibe, seinen Wunschinhalten etc. stammen kann, die aber dem Ätherleibe ihre flutende, unendlich wandlungsfähige Bildhaftigkeit verdanken. Die Rauschgiftnatur der Opiate enthüllt sich da.

Tritt so an Stelle der dinglichen Tageswelt eine phantastische Scheinwelt krankhaften Innenseins, so wird die Organisation, durch die der menschliche Wille in die Außenwelt eingreift, das Gliedmaßensystem, abgelähmt. Unlust zuerst, Unfähigkeit zu jeder tätigen Arbeit zuletzt, das sind Stadien des Mohngiftgenusses. Das Stoffwechselsystem aber erlahmt ebenfalls, versagt zuletzt.

Doch sei bei den nun folgenden einzelnen Mohngewächsen auf das ihnen Besondere und Charakteristische, sowohl ihrer Pflanzennatur, als auch der heilenden Tugenden, näher eingegangen – soweit dies im Aufgabenbereich dieses Buches liegt.

Die Heilpflanzen

Papaver sommniferum, der Schlafmohn

Aus dem lappig-plastischen Blattwerk schickt das einjährige Gewächs ziemlich energisch den bis anderthalb Meter hohen Blütentrieb empor. Aber am Ende biegt er sich um und weist mit der Blütenknospe nach unten. Das bläulich-weißlich-grüne Blatt zeigt mit der Zähnelung am Rande, daß es wohl Fiederung und Gliederung kennte, wie die verwandten Blätter von Lerchensporn, Erdrauch – wenn nicht der Stengel es so fest an sich hielte, wenn nicht alle Gliederung ineinander verschmölze. Auf den einen Stengel mit der einen großen Blüte ist die Pflanze im wesentlichen angelegt; da ist auch dem Blatt keine große Abschweifung erlaubt. Im Aufblühen richtet sich aber die Knospe auf und breitet die große weißlich-bläuliche, im Mittelpunkt durchdüsterte Blüte der Sonne offen entgegen. Ein blühendes Mohnfeld bietet dem Auge eine melancholische Pracht, der Duft ist schwer und narkotisch; leicht steigen einem empfindsamen Betrachter Bilder einer phantastischen Traumwelt auf. Ein reicher weißlicher Milchsaft erfüllt das Kraut, die unreife Kapsel; er gerinnt beim Anritzen oder

Einschneiden, sowie er an die Luft tritt. Das Flüssige steigt nicht mehr als Nektar in die Blüte hinauf, die Frucht reift zur dürren lufterfüllten Kapsel, die Milchsaft und Alkaloidgehalt beim Reifen verliert, zuletzt aufreißt und dem Wind die Aussaat der kleinen fetten Samen überläßt. Diese sind giftfrei, ohne Milchsaft. Sowie sie aber in das Reich von Erde und Wasser gelangen und keimen, bildet sich auch Milchsaft und Gift.

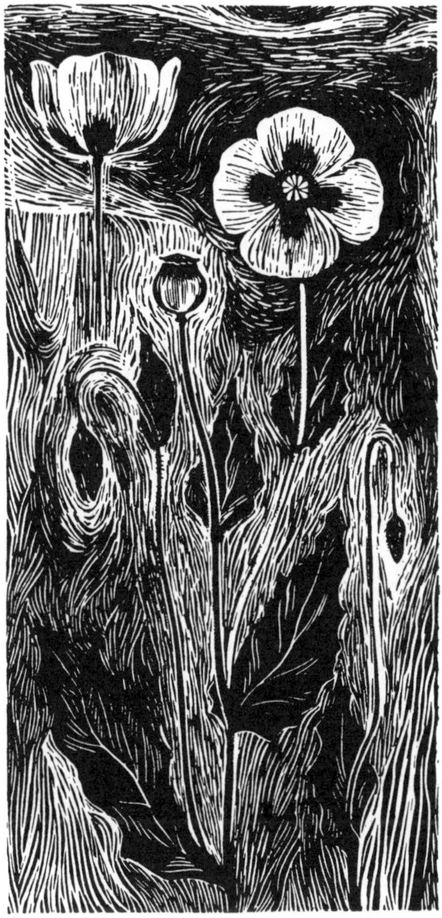

Mohn, in süddeutschen Mundarten Magn, hängt mit dem griechischen mekon zusammen. Im Griechentum drückt noch ein mythologisches Bild Wesen und Wirkung des Mohnsaftes aus. Der Jüngling Mekon tröstet Demeter um den Verlust der Tochter Persephone, die in das (geistig) dunkle Erdbereich absteigen muß, wenn das Pflanzenleben jährlich erstirbt. Nyx, Hypnos, Thanatos (Nacht, Schlaf, Tod) sind ihm zugesellt.

Da das Mohngift so sehr mit der Milchsaftbildung sich verbindet, sei einiges über Milchsäfte überhaupt erwähnt, das sich aus der geisteswissenschaftlichen Forschung Rudolf Steiners ergeben hat. Das hier Mitgeteilte wird seine Bedeutung bei allen folgenden milchsaftführenden Pflanzenfamilien erweisen.

*

MILCHSAFTBILDUNG IN DER PFLANZENWELT

Das Vorkommen von Milchsaft in manchen Pflanzen, ja sogar ganzen Pflanzenfamilien (Mohngewächse, Feigenbaumgewächse, Wolfsmilchgewächse, Apocynaceen, Asclepiadaceen, Maulbeerbaumgewächse, Cichorien als Untergruppe der Korbblütler, Glockenblumengewächse z.B.) ist auch eines jener Rätsel in der Pflanzenkunde, das sich nicht löst, wenn man nach dem Zweck, einem Warum fragt. Der Milchsaft soll angeblich, da er beim Austreten sofort gerinnt, als Wundverschluß oder als Schutz gegen Tierfraß dienen, da die Milchsäfte meist bitter sind. Die überwiegende Anzahl Pflanzenarten kommt aber ohne Milchsaft ebenso gut fort; und viele milchsaftführende Pflanzen werden von Tieren mit Begeisterung gefressen. Der Kuhmilchbaum Venezuelas «liefert einen an Farbe und Geschmack an Kuhmilch erinnernden, etwas süß schmeckenden, trinkbaren Rindensaft» (Warburg).

Milchsubstanz ist man nur gewohnt, als Urnahrung beim Menschen und den höchsten, den Säugetieren, vorzufinden. Die niederen Tiere, die ja viel «weltoffener» sind, empfangen aus der Welt, was den höchsten Tieren der Leib der Mutter selbst - aus dem Blute - zubereitet: die erste Nahrung. Jedoch auch die höheren Tiere und der Mensch werden – vor der Geburt – aus einem lebendigen Umkreis ernährt. Das Embryonaldasein stellt eine Urform des Daseins vor, in dem das Geschöpf aus um es liegenden Lebenssphären aufgebaut und ernährt wird. Der Säugling trinkt Milch; der Embryo aber saugt aus seinem Lebensumkreis, aus den mütterlichen Hüllen den Lebenstrank.

Auf einen Umkreis wird man aber auch gewiesen, wenn man die Substanz verfolgt, aus der die Milch sich bildet: das Blut. Aus ihm ernährt sich der ganze Körper. Je tiefer man aber in der Entwicklungsreihe der Lebewesen absteigt, desto mehr werden Prozesse, die das Blut der höheren Lebewesen *in* sich trägt, ins Äußere, Außerleibliche, in den Umkreis verlegt. Z.B. der Blutwärme-Prozeß, der bei den körperwarmen Tieren innen, bei den wechselwarmen Tieren außen liegt. Ferner ist schon manchem Forscher aufgefallen, wie die Zusammensetzung der Blutsalze so große Ähnlichkeit hat mit der Zusammensetzung des Meerwassers. Dieses wird außerdem von gewissen Meerestieren (z.B. den Seesternen) von außen eingesogen, kreist ein Stück als Körperflüssigkeit im Tierkörper und wird dann wieder ausgeschieden, so daß man letzten Endes sagen könnte: das ganze Meer sei für den Seestern etwas Blutartiges*. Und im Blut des Menschen könnte man ein ins Innere Genommenes sehen, das mit den Meeren draußen in seiner Salzzusammensetzung einen Urzusammenhang, eine Art Reminiszenz aufweist.

Was hat aber Menschenmilch oder Tiermilch mit Pflanzenmilch zu tun? Nun, in der heutigen Daseinsform der Naturreiche sicherlich nicht viel; eine gewisse Ähnlichkeit des äußeren Ansehens hat nicht viel zu bedeuten. Anders wird dies aber, wenn man die *Geschichte* der Naturreiche ins Auge faßt. Schon die Betrachtung des Embryonallebens oder niederer Tierformen, die an die Kindheitsgeschichte des ganzen Erdenplaneten erinnern, zeigt, wie gewisse Ernährungs- und Aufbauprozesse sich in den Wesensumkreis verlegen, die in der Gegenwart vom Wesensinneren des Menschen – von ihm sei vor allem die Rede – besorgt werden. Bei diesem Rückwärtsblick in das Erdenwerden verschwinden auch die Unterschiede zwischen den Naturreichen, das menschliche Dasein wird viel pflanzenhafter. Und wie man in immer lebendigere, unverhärtetere Zustände kommt, je weiter man vom Erwachsenen in die Kindheit, ins Embryonalleben

* Nach Dr. Eugen Kolisko; vgl. auch Dr. Poppelbaum: «Tier-Wesenskunde».

zurückgeht, so ist es auch mit dem ganzen Erdendasein. Es wurde in diesem Buch schon auf die Darstellungen anthroposophischer Geistesforschung über dieses Erdenwerden in seinem Zusammenhange mit dem Menschwerden hingewiesen. Von einem alten Mondensein wurde da berichtet mit seinen drei Naturreichen, aus denen die vier Naturreiche der Erde sich herausentwickelt haben. Wie jedes Keimesleben abgekürzt die Entwicklungsgeschichte der ganzen Art wiederholt (biogenetisches Grundgesetz), so ist diese alte Mondenentwicklung wiederholt worden in der sogenannten lemurischen Epoche der Erdentwicklung.

In dieser lemurischen Zeit ist eine Art Embryonalzeit der ganzen Erde abgelaufen. Es ist eine Zeit viel stärkeren Lebens, viel intensiverer Lebensprozesse gewesen. Menschliches, tierisches, pflanzliches Sein standen einander damals noch viel näher, waren noch nicht so auseinanderdifferenziert als später. Die Erde «hing damals gleichsam an der Nabelschnur des Kosmos»*. Ihr Hüllenwesen war damals noch viel wichtiger, ein fester Erdkern war noch nicht gebildet und nach innen abgeschieden. In dieser Hülle war die damalige Pflanzenwelt; riesige wolkenartige, ergrünende und vergrünende Gebilde, in einer Eiweißatmosphäre schwimmend. Rudolf Steiner hat genaue Schilderungen dieser Zeit und der damaligen Weltverhältnisse wiederholt gegeben. Eine tote, mineralische, gar zum Gestein verdichtete Welt hat es damals ebensowenig gegeben, wie in einem gewissen Stadium der Keimesentwicklung noch keine Knochen auftreten. Auch die Luft war noch nicht tot, wie die heutige. Erst nach dem Mondenaustritt, der gegen Ende der lemurischen Zeit erfolgte**, kam es allmählich zur Bildung der heutigen Erdenverhältnisse; das ganze Erdenwesen wurde gleichsam in die Kräfteverhältnisse hineingeboren, welche eben die heutigen sind.

Nun waren damals ebenso Urbeziehungen zwischen Menschen und Pflanzenwelt vorhanden, wie sie es heute sind. In den einleitenden Kapiteln ist z.B. von einer solchen Urbeziehung zwischen Blut- und Blattprozeß, zwischen Pflanzen-Grün und Blut-Rot die Rede. Wie der Mensch heute noch atmet, was von der Pflanze kommt, so war dies auch damals der Fall; nur auf ganz andere Weise. Der damalige (im übrigen noch ganz pflanzenhafte, aber wie der Embryo pflanzenhafte) Mensch atmete und ernährte sich zugleich; er sog etwas wie eine feine Urmilch aus der Sphäre des erwähnten Pflanzenhaften, der genannten Eiweißatmosphäre, ein. Aber er war nicht nur der Nehmende; die gesamte Pflanzenheit empfing aus den sich entwickelnden Bildekräften seiner Leiblichkeit, was er aus sich ausstoßen mußte, weil es ihn in seinem weiteren Entwicklungsgang gehemmt hätte. Wäre jenes gewaltige Maß von Vitalität, das er damals besaß, dem Menschen erhalten geblieben, so hätte dieser Mensch niemals Bewußtsein, Besonnenheit, Erdenklugheit entwickeln können; denn diese sind nicht an Ent-

* Näheres siehe: Dr. G. Wachsmuth, «Erde und Mensch».

** Näheres siehe auch: «Die Geheimwissenschaft im Umriß» von Rudolf Steiner.

faltung, sondern an *Dämpfung* der Lebenskräfte gebunden. Der Mensch mußte diese zu starken Kräfte opfern und Todeskräfte in sich aufnehmen. Er mußte «vom Baume der Erkenntnis essen» und «aus dem Paradiese vertrieben werden» und den Tod kennenlernen – den die Pflanze niemals zu spüren bekommt. Die aus der Menschennatur entlassenen Kräfte aber wurden Gestaltungskräfte in den Naturreichen; so daß der Mensch in gewisser Art sich selbst in all den Naturwesen wiederfinden kann, die ihn heute umgeben. Sie waren einst Teile seiner selbst.

Als nun mit Ende der lemurischen Epoche der Mensch und das ganze Erdensein abstieg in die heutigen Daseinsbedingungen, änderten sich nicht nur der Mensch, sondern auch grundlegend alle Naturreiche. Das heutige Wasser, die heutige Luft, der heutige mineralisch feste Erdboden bildeten sich aus den lebendigeren Vorformen. Verdichtungs-Schrumpfungsprozesse ergriffen alle Naturreiche. Aus den in der Milcheiweißatmosphäre schwimmenden Pflanzen (für die gewisse riesenhafte Meerespflanzen eine Reminiszenz darstellen) wurden die heutigen Gewächse. Ein Teil aber, eben die milchsaftführenden Pflanzenarten, schloß diesen Pflanzenmilchprozeß in sich ein; denn er war nur in einer vitalen Atmosphäre denkbar gewesen, nicht mehr aber in der nunmehr an ihre Stelle tretenden Erdenluft.

Soviel über die Milchsäfte im allgemeinen. Die der Mohngewächse mit ihrer eigentümlichen Giftnatur stellen aber noch etwas Besonderes dar, auf das auch noch kurz eingegangen werden muß.

Immer hat in jener Urzeit das Menschwerden das Naturwerden impulsiert. Natur ist, was der Mensch auf diesem Werdegange aus sich ausgestoßen hat. Nun vollziehen sich auf dem Übergange von der lemurischen zur darauffolgenden (atlantischen) Epoche unter anderen folgende wichtige Prozesse: es bilden sich die Sinnesorgane aus, deren Aufgabe es ist, eine äußere Dingwelt wahrzunehmen; anschließend daran wird das Nervensystem so, daß es, im Gehirn sich sammelnd, durch die in es ergossenen Lebensabdämpfungs- und Mineralisierungsprozesse die Entfaltung des wachen Tagesbewußtseins ermöglicht, das ganz in diese Dingwelt versetzt. «Des Menschen Augen werden aufgetan», und er kommt zur «Erkenntnis des Guten und Bösen». Zugleich wird er der Schmerzfähigkeit überliefert. («In Schmerzen sollst Du deine Kinder gebären.») Und seine Glieder werden der Erdenarbeit bestimmt. («Im Schweiße deines Angesichts sollst du dein Brot gewinnen.») Allerdings wird dieser wesentliche Fortschritt in der Menschwerdung mit dem «Sündenfall», dem Verlust des paradiesischen Daseins und dem Abstieg in die heutige Erdenwelt erkauft. Die alte Mondennatur wird abgestoßen.

Diese finden wir aber im Mohnhaften wieder. Es will in gewisser Hinsicht aus der Welt heutigen Erdenseins zurück in jene alten lemurischen Lebenszustände führen, die Sinneserlebnisse auslöschen, das alte Bilderbewußtsein wieder entfachen, das der Mensch hatte, als er noch «an den Brüsten der Natur hing». Die Welt des Schmerzes bringt der Mohnsaft zum Erlöschen, von der Welt der Arbeit löst er die Gliedmaßen ab. Aber Weisheit, in der der Mensch erst seine volle Würde findet, ist – kristallisierter Schmerz; und an der Willensnatur der Glieder erwacht Schöpfertum der Zukunft. Und an Stelle der gelähmten Verdauungskräfte kann kein *Somatrank* vergangener Zeiten treten (worin die indische Weisheit jene alte lemurische Ernährungsart verstand). Die starken Kräfte des Mohnsaftes dürfen wohl dem Arzt zur Verfügung stehen, niemals aber dem Genußsüchtigen zur verführenden Erdenflucht.

*

Papaver Rhoeas, Klatschmohn, Feuermohn

Wie mächtig ist die Blütenflamme, wie schmächtig alles andere an dieser Pflanze! Die Blätter sind tiefer eingeschnitten, länglicher, schmaler als die des Schlafmohns, doch ordnen auch sie sich dem Motiv des zur Blüte eilig strebenden Stengels unter. Dieser hebt sich in unsicherem Hin und Her hinauf, die Blütenknospe hängt, die Blüte hebt sich nur halb empor – Bild des Kampfes zwischen Leichte und Schwere. In leidenschaftlich dichtem Scharlach entbrennt diese Blüte, vier kreuzweise angeordnete dunkle Flecke im Grund und die dunklen Staubfäden sprechen von dem Verdüsternden, das sich in dieser Pflanze behaust hat. Dürr, ausgemergelt wirkt sie, all ihr Leben ist dem Blütenfeuer geopfert. Die trockene Kapsel starrt nach oben.

Sprachen die Alten von den drei Prinzipien Sal, Merkur, Sulfur, die sie durch alle Naturreiche verfolgten, so kann man im Sinne solcher Nomenklatur die Blumenblätter des roten Mohns als einen pflanzlichen Sulfur ansprechen. Bäder daraus bereitet werden die anregende Stoffwechselwirkung alles Blütenhaften mit den beruhigenden, zu starke Astralität abdämpfenden Mohnwirkungen verbinden – um so mehr, wenn die junge, unreife Kapsel mit verwendet wird. Einen entsprechenden Hinweis hat Rudolf Steiner gegeben.

Chelidonium majus, Schöllkraut

Die wichtigste Heilpflanze unter den Mohngewächsen nach und neben dem Schlafmohn ist das seit altersher hoch geschätzte Schöllkraut, Chelidonium majus. Als rechtes Unkraut stellt sie sich dar, derb, lebenszähe, und sie hat sich darum auch am weitesten von allen Pflanzen dieser interessanten Pflanzenfamilie über die Erde verbreitet. Der sinnige Naturbeobachter muß bestaunen, wie die so weichen, saftigen Schöllkrautblätter der Winterkälte trotzen, wie oft schon im Januar neue, junge Blättchen aus dem Boden treiben, wie aus dem ausdauernden, kräftigkurzen, ästigen Wurzelstock die Grundrosette üppig hervorquillt mit ihren rundlich-lappig sich buchtenden Fiederblättern. Ihre *Gestalt* drückt aus, wie Schwellkräfte mit Formkräften in dieser Pflanze kämpfen; ihre *Farbe* – oben goldgrün, unten bläulich –, wie Licht-Luftiges mit

Dunkel-Feuchtem sich auseinandersetzt. Daß in der Flüssigkeitsorganisation dieser Pflanze ein besonderes Prinzip wirksam ist, davon kündet der reichliche rötlich-gelbe Milchsaft, der Wurzel, Blätter, Stengel, die unreife Schote erfüllt.

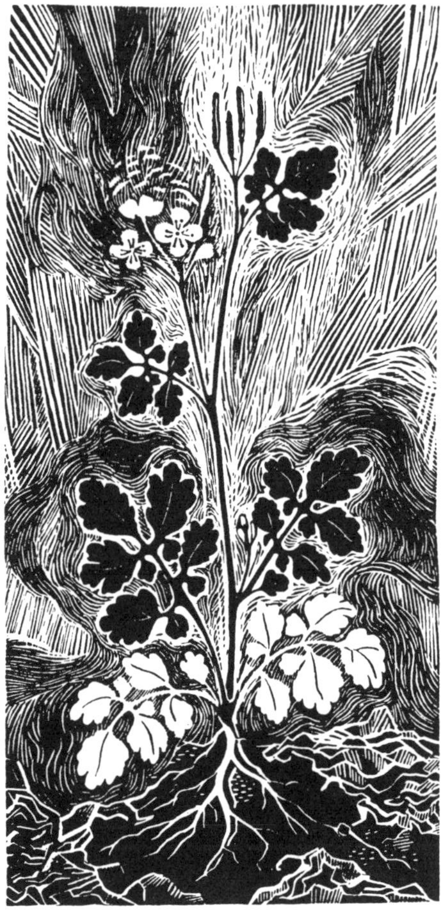

Nun treibt die Pflanze energisch aus sich die Blütenbildung heraus. Der Blütensproß erhebt sich stengelig – und teilt sich schon; er entläßt nach einer Seite ein Blatt, weicht nach der anderen Seite ab und läßt in seiner ursprünglichen Wachstumsrichtung einen Nebensproß, in der Achsel zwischen sich und dem Blatte, als Knospe stehen. Nicht weit gelangt er, und wiederum teilt sich das Wachstum; nach der entgegengesetzten Seite als beim ersten Mal wird ein Blatt abgezweigt, der Hauptsproß biegt nach der Gegenseite, in der ursprünglichen Richtung bleibt knospenhaft ein weiterer Nebensproß stehen; die neue Verzweigungsebene, durch Sproß, Blatt, Knospe gebildet, dreht sich gegen die vorhergehende um etwa 200 Grad weiter. Und so geht es fort, an die fünfmal verzweigt sich der Hauptsproß, und das dabei entstehende Gebilde greift sparrig nach allen Seiten in den Raum; zuletzt schließt eine Blütendolde den Hauptsproß ab. Die Blattbildung aber wuchert in die Blütenregion mit hinauf. Sie läßt sich nicht vom Blütengeschehen verwandeln; die obersten Blätter sind ebenso lappig-rundlich, fiederbuchtig wie die unteren. Kein veredelnder, verfeinernder Einfluß zieht zusammen, spitzt zu, fiedert, kündet von einem Sieg des Formtriebes über den Stofftrieb, wie es dem Blütenwesen geziemt, das eine höhere Offenbarung des Pflanzenhaften bedeuten soll. Ein blühendes Schöllkraut spricht uns ebenso stark durch seine goldgrüne Blattfülle wie durch seine zwar zahlreichen, doch erst nach und nach erscheinenden sonnengelben Blüten an.

Die erste endständige Blütendolde öffnet sich gegen April; die gelben, flach gewölbten Schalen verlieren beim Aufgehen sofort die Kelchblätter, bald folgen die zahlreichen Staubfäden, sehr kurzlebig sind auch die Blumenblätter. Die Blüten heben sich langgestielt ins Licht, bei Nacht oder Regen neigen sie sich.

Ihnen entströmt ein narkotischer, etwas an rohe Leber erinnernder Duft. Ein rascher, ja heftiger, hitziger Blütenprozeß, eines Mohngewächses würdig! Der Geschmack der Blüte wie des ganzen Krautes ist scharf, brennend, bitter.

Kaum hat der oberste Blütenstand abgeblüht, so fällt die Wachstumshemmung des nächsten, unterhalb stehengebliebenen Blütensprosses weg; er schießt in die Länge, verzweigt sich auf ähnliche Art wie vor ihm der Hauptsproß und blüht mit seiner Enddolde auf. Deren Abblühen enthemmt wiederum den nächsttiefer liegenden Seitensproß, wodurch die ganze Pflanze noch vielfältiger in den Raum greift, noch sparriger auseinandergeht. Nach allen Seiten wendet sich dieses Spiel von Sprossen, Hemmen, Verzweigen, im Verzweigen auf neue Art gehemmt werden, während das Fortsprießende unaufhaltsam zur Blüte eilt, dann in die Tiefe hinab Nebensproß um Nebensproß aus seiner Hemmung befreit, der seinerseits zum Blühen aufgerufen wird. Hieran ist mit Augen anzuschauen der Kampf der ätherischen Bildekräfte (des rein Pflanzlich-Vitalen) mit der Astralsphäre, die im Blütenprozeß das Pflanzliche von außen berührt und die das Vegetative abdämpft, ablähmt, hinfällig macht. Das Blühen geht hier sichtbar auf Kosten der Lebenskräfte. Kaum hat sich aber jenes ausgelebt, quillen diese wieder hervor. So stark der Blütenprozeß ist – das Krautig-Blatthafte ist nicht unterzukriegen. Deshalb hat das Schöllkraut trotz seiner intensiven Blütenhaftigkeit doch eine so lange Blütezeit – bis in den Oktober, da aus der unverwüstlichen Lebenskraft, dem starken Ätherleib, immer neues Sprießen und Sprossen entfaltet wird.

Auch die Fruchtbildung selbst ist Enthemmung zurückgestauten Längenwachstums. Kaum sind die Blütenblätter abgefallen, so wächst der Fruchtknoten zur langen Schote aus. Diese ordnet sich, so beziehungslos vorher das viel verzweigte Wachstum dazu erschienen sein mag, streng in die Senkrechte, aber nach oben, in Levitationslinien, nicht nach unten in Gravitationslinien wie etwa bei der Bohne. Ein Schöllkraut im Hochsommer trägt seine Früchte wie eine Schar paralleler Senkrechter nach oben. Welche geistvolle Metamorphose des Mohnwachstums, das auf langem senkrechtesuchendem Blütenstiele die schwerherabhängende Blütenknospe im Aufblühen hinaufhebt und schließlich in starrer Senkrechte die runde Mohnkapsel trägt! Man verschmelze in Gedanken Fruchtstiel und Frucht des Schlafmohns und man wird die Schöllkrautfrucht erhalten.

Die kleinen schwarzen Samen gewinnen ob ihrer samenmantelartigen Auswüchse Beziehung zur Ameisenwelt. Sie werden längs der Wanderwege verschleppt und dadurch in Gemäuer, auf Türmen, Burgruinen, alten Weidenstümpfen und anderen unerwarteten Orten ausgesät. Der Same enthält in sich an die 50% fette Öle, darunter Linolsäure und ein fettverdauendes Enzym, Lipase, von besonders großer Aktivität.

Die ganze Pflanze trägt, wie bereits erwähnt, in allen ihren wäßrigen Teilen in einem eigenen System von Zellschläuchen gleichsam eine zweite, ganz flüssige

Pflanze in sich, die aus gelbrötlichem Milchsaft besteht. (Der trockene Same ist frei davon.) In diesem Milchsaft hat man eine Fülle von alkaloidischen Giften gefunden, die der chemischen Beschaffenheit nach dem Typus der Mohnalkaloide zuzuordnen sind. Außerdem enthält er eiweißverdauende Enzyme, Proteasen. Auf diese proteolytischen Fermente hat man die Eigenschaft des Milchsaftes, Warzen zu beseitigen, ihr Eiweiß in den Abbau hineinzubringen, zurückgeführt. Ferner hat man im Schöllkrautsaft besondere lebenshemmende Substanzen, sogenannte Mitose-Gifte, gefunden, welche die normale Zellteilung in bestimmten Stadien hemmen – ähnlich denen bei der Herbstzeitlose. Es ist bemerkenswert, daß solche Stofflichkeiten bei zwei Pflanzen auftreten, die Lebenshemmungen und -Enthemmungen in so charakteristischer Weise in den Ablauf ihres Wachstums aufnehmen! (Es ist interessant, daß gerade diese zwei Pflanzen von Rudolf Steiner zu einem neuartigen Struma-Heilmittel zusammengefügt worden sind. Darüber sei künftig Näheres ausgeführt.)

Derart äußert sich das Schöllkrautwesen in seinem «Vitalchemismus». Dessen «Abnormität» hängt mit der Giftnatur dieser Pflanze zusammen und entsteht durch den bereits erwähnten abnorm tiefen Eingriff einer Wesenssphäre, die bei der «normalen» Pflanze die Umstimmung des Vegetativen, des rein Pflanzlichen, der grünen, assimilierenden Blattnatur zum Blütenhaften bewirkt, indem sie dieses Vegetative, den Äther- oder Bildekräfteleib, *von außen* zur Metamorphose anregt. Da die erwähnte Wesenssphäre überpflanzlicher, «astralischer», dem Tierwesenhaften verwandter Art ist, setzt sie in der Blüte dem Vegetativen Grenzen, lähmt es ab, macht die Blüte zum hinfälligen Organ. Würde sich dieses Prinzip der Pflanze einverleiben, verwandelte es sie in ein Tier. So gibt es ihr nicht Tierhaftigkeit, wohl aber innigste Tier-Beziehungen in der Blüte. Diese wird nicht Tier, aber sie bedarf des Tieres; und zwar, wie hiermit skizzenhaft ausgeführt, aus einem tief *wesensinneren* Grunde. – Wird, was sich in der Blüte normal abspielt (und das Pflanzenwesen an seine Grenzen führt, indem es seine Existenz hier abbrechen und, in der Erde keimend, wiederum von vorne anfangen muß), als solches in der Region unterhalb der Blüte wirksam, so daß es nicht nur die Bildekräfte anregt, sondern in das stoffliche Geschehen unmittelbar eingreift, so kommt der Lebens- und damit der Eiweißaufbau nicht ungestört zustande, sondern es kommt darin zu «Fehlleistungen». Und wie eine Karikatur der Eiweiß-Aminosäuren sondern sich aus dem Lebendigen die Alkaloide ab; anstelle der normalen Pflanze haben wir eine Giftpflanze vor uns. Wo solche Gifte vorkommen, müssen wir also einen abnormen Einschlag astraler Wesensbereiche in das Pflanzlich-Ätherische, in die Welt der Lebensbildekräfte sehen. Solche Gifte werden auf astralleibbegabte Wesen, die also nicht Astralsphären *um* sich haben wie die Pflanzen, sondern Astralleiber *in* sich als Wesensglieder tragen, in besonderer Weise wirken. Sie werden Bewußtseinsphänomene produzieren. Für Pflanzen werden sie keine Gifte sein, wohl aber für Tier und Mensch. Sie werden, je nach der Dosis, den menschlichen Astralleib entweder zu stärkerem

Eingreifen in den Ätherleib und physischen Leib im Ganzen oder in einzelnen Organbezirken anregen, oder sie werden ihn, wieder im Ganzen oder in einzelnen Organgebieten, je nach Eigenart der Pflanzenart, aus diesen herausdrängen.

An solchen Alkaloiden hat man im Schöllkrautsaft gefunden: Chelidonin, Chelerythrin, α-, β- und γ-Homochelidonin, Sanguinarin, Protopin, Allocryptopin-Alkaloide vom Typus der Mohnalkaloide; ferner Berberin, Spartein (die auch in Berberitze und Besenginster vorkommen). Man hat diese isolierten Alkaloide einzeln im Tierversuch geprüft; was dabei an beruhigender, krampflösender, schmerzstillender, stoffwechselanregender Wirkung gefunden wurde, soll hier nicht wiederholt werden, da es in jeder guten Pharmakologie nachgelesen werden kann. In der Stoffzerstückelung droht aber das *Ganze* des Schöllkrauts verloren zu gehen: die Lebensdynamik, welche die einzelnen Stoffe schuf und in charakteristischer Harmonie zusammenordnete, das geistige Prinzip, für welches das Stoffliche immer nur Ausdruck und Überträger ist. Die Töne, in die man eine Melodie zerlegt, enthalten nicht mehr die Melodie; die Stoffe enthalten nicht mehr das Wesenhafte, sobald man sie aus den Zusammenhängen löst, in welchen dieses Wesenhafte sich ausdrückt. Man wird darum mit Präparaten aus der ganzen Pflanze mehr erreichen als mit den isolierten oder gar synthetisierten Alkaloiden.

*

Dem Schöllkrautprozeß in der äußeren Natur läßt sich als ein Gegenprozeß im Menschen der Leber-Gallen-Prozeß entgegenstellen. Die mächtigen, im Flüssigkeitsgeschehen der «Vitalchemie» sich abspielenden Aufbauprozesse innerhalb dieser größten Körperdrüse, vor allem Eiweiß- und Kohlehydratenaufbaustoffwechsel, werden, vom Ätherleibe bewirkt, dem Astralleib und Ich ihre Impulse im Dienste dieses Leibesaufbaues geben. Aber auch ein starkes Abbaugeschehen geschieht in der Leber: Insbesondere der Astralleib greift abbauend in den arteriellen Blutprozeß und sondert – unter Zerstörung von Blutsubstanz und Abbau zu den Gallenfarbstoffen und Gallensäurebildung – die Gallensubstanz aus, die nun ihrerseits abbauend über die Darmwände hinaus in das äußere Verdauungsgeschehen eingreift, das durch Proteasen, Lipase etc. die Nahrungsstoffe zerstört, abbaut, jeglicher Eigenform entkleidet. Galle ist reine Astralsubstanz – so hat Rudolf Steiner einmal diese Stofflichkeit gekennzeichnet. Für die rechte Gallenproduktion und Gallenabsonderung, den rechten Gallenfluß, ist richtiges Eingreifen des Astralleibes in dieses Organgebiet Vorbedingung. Andererseits darf nicht zu viel Abbau, zu starke Entvitalisierung Gestaltungsprinzipien Zugang geben, die in der unorganischen Natur das Mineralische bilden: Gallensteine als Ausdruck von Stockungen im ätherischen Geschehen dürfen sich nicht bilden. Ein Heilmittel, das diesen Pflanzenprozeß enthält, der trotz alles starken Eingreifens astralischer Wesensbezirke so plastisch, so schwellend vital, so unverhärtet, unerstarrt sich erhält, der die Stockungen der Lebenstätigkeit, die ihm das astralisierende Blühen auferlegt, immer wieder aufhebt – ein solches Heilmittel wird der menschlichen Organisation helfen, das richtige Verhältnis ätherischer Aufbau- und astralischer Abbau- und Aussonderungskräfte wieder herzustellen. Die im Schöllkraut so augenscheinlich wirksamen dynamischen Polaritäten von ätherischem und astralischem Wirken werden nicht einseitig treibend oder hemmend, sondern regulierend wirken, sowohl bei einem Zuviel wie einem Zuwenig hilfreich sein. Den Hinweis auf ein Organsystem, das sowohl Eiweiß- wie Fettverdauung durchführt, gibt das Schöllkraut durch die in ihm vorhandenen Protease und Lipase.

Daß das Schöllkraut eine ausgesprochene Beziehung zum Gallenorgan hat, darauf deutet auch die Methode empfindlicher Kupferchlorid-Kristallisation nach Pfeiffer, auf die unsere Leser schon wiederholt aufmerksam gemacht worden sind. (Wir verweisen unter anderem auf H. Krüger, «Kupferchlorid-Kristallisationen, ein Reagenz auf Bildekräfte des Lebendigen».) Wir bringen hier aus dem erwähnten Werk zwei «Kristallbilder», das eine durch Schöllkrautsaft, das andere durch Zusatz eines Auszuges aus Gallenblasenverreibung entstanden. Die große Ähnlichkeit beider Bilder fällt ins Auge.

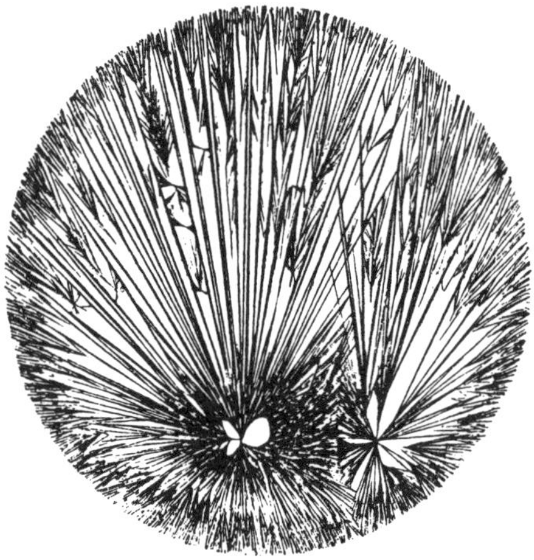

Schöllkrautwurzelsaft

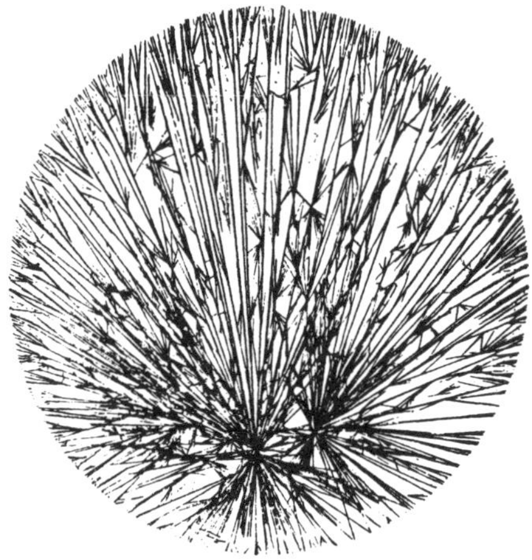

Gallenblasenverreibung

Zur Frage, wieso gerade die *Wurzel* des Schöllkrauts zum Heilmittel bei Lebererkrankungen, Gelbsucht, mangelhafter oder ungenügender Gallenbereitung, Neigung zu Gallensteinbildung – also ausgesprochen in der Stoffwechselregion verwendet wird, während in der Einleitung bei Besprechung und Vergleichung der pflanzlichen und menschlichen Dreigliederung *Blüte* und Stoffwechselgebiet zueinander in Parallele gesetzt wurden –, zu dieser Frage sei noch auf folgendes hingewiesen: Die Leber ist – unter anderem – auch eine Art

Sinnesorgan, nämlich für die Qualitäten der Nahrungsstoffe, die sie unterbewußt wahrnehmen (ein metamorphosiertes Schmecken nennt Rudolf Steiner gelegentlich diesen Prozeß) und der sie die geeigneten Verdauungssäfte entgegenschicken muß. Es ist in solchem Wahrnehmen die obere Organisation in der unteren tätig. In der Galle «stemmt sich das Ich dem Nahrungsstrom entgegen». Darum ist ja die Galle aus dem Ich-Organ, dem Blute, bereitet. Bei der Gelbsucht ist diese entgegenstemmende Kraft zu schwach, und mit dem eindringenden Nahrungsstrom flutet die Galle selbst nach innen. Die Schöllkrautwurzel weist der Galle wieder die Richtung von innen nach außen.

Hingegen ist die Schilddrüse ein «Gehirn des Stoffwechsels», das aber «in Stoffen denkt». Auf diesen Stoffwechsel in der Schilddrüse wirkt die *Blüte* des Schöllkrautes. Leber und Schilddrüse wirken ja besonders zusammen. (Schlechte Wasserbeschaffenheit wirkt auf die Leber, aber auch auf die Schilddrüse; kann Kropfbildung bewirken.)

Darum enthält ein von Rudolf Steiner angegebenes Galle-Heilmittel Schöllkrautwurzelauszug, ein Kropf-Heilmittel Schöllkrautblüte (neben anderen Bestandteilen).

Macleya cordata

Ein stattliches, aus Ostasien stammendes Gewächs; gleichsam ein riesiges (drei Meter hohes) Schöllkraut mit durch Verwachsen der Fiederungen aus dem Schöllkrautblatt abzuleitenden, lappig gekerbten großen Blättern von herzförmigem Umriß, die oben auch goldgrün, unten blauweiß gefärbt sind. Jedoch strebt der Wuchs pyramidenförmig nach oben, endet in einer langen, lockeren, außerordentlich luftigen Blütenrispe von lauter Staubgefäßen; die hüllenden Kelchblätter fallen beim Aufblühen ab, die Blumenblätter hat die Pflanze erst gar nicht ausgebildet. Das mächtige, in die Senkrechte zusammengedrängte Kraut verflüchtigt sich zuletzt im Blütenstand – in den es allerdings energisch genug hineinstrebte. – Wurzelstock, Stengel, Blätter sind von rotgelbem Milchsaft erfüllt, jedoch schwächer als beim Schöllkraut.

Mehr dem Jupiter als dem Mars ist dieses stattliche Riesenkraut zuzuordnen. Es gilt auch mehr als Leber- denn als Gallenheilmittel.

Sanguinaria canadensis, kanadische Blutwurz

Die kanadische Blutwurz ist ein in besonders einseitiger Weise ausgebildetes Mohngewächs. Sie wächst in den Laubwäldern des atlantischen Ostens der Vereinigten Staaten. Im ersten Frühjahr, solange das Licht noch durch das kahle Geäst den Boden bescheinen kann, treibt aus den Wurzelstockverzweigungen je ein einziges Blatt, das aus einer rundlichen Grundform sich etwas handförmig gliedert, seine Fläche zwischen Licht und Finsternis entwikkelt, die oben gelbgrün, unten weißlich mit violetten Adern, bläulich überhaucht, sich färbt. Zu diesem Blatt gehört die gleichzeitig sich entwickelnde große reinweiße Blüte. Der Anblick der blühenden Pflanze erinnert an unsere Waldanemone. Nach dem Abblühen zieht das Wachstum bald wieder in den Wurzelstock sich zurück und treibt da weitere Verzweigungen unter dem Boden. Auf den überschnellen Übergang von Wurzel zu Blüte folgt ein langes Verharren im entgegengesetzten Prozeß; auf eine rasche Ausatmung von unten nach oben folgt ein langes Verweilen in Einatmung von oben nach unten. Das Wurzelhafte ist augenscheinlich der Hauptprozeß dieser Pflanze, der auch das Sproßhafte in sich absorbiert. Sie entfaltet sich nur für kurze Frühjahrswochen, beblättert sich, erblüht, fruchtet; baut sich aus den Frühjahrskräften auf und steigt mit dem Aufgebauten rasch wieder in das Wurzelige ab. Welcher Gegensatz etwa gegen das Schöllkraut! – Dieser weiche, rübige, unverhärtete Wurzelstock ist von gelbrotem Milchsaft geschwellt, der scharf, bitterwürzig schmeckt, dem Schöllkraut ähnliche Alkaloide, dazu das Sanguinarin enthält.

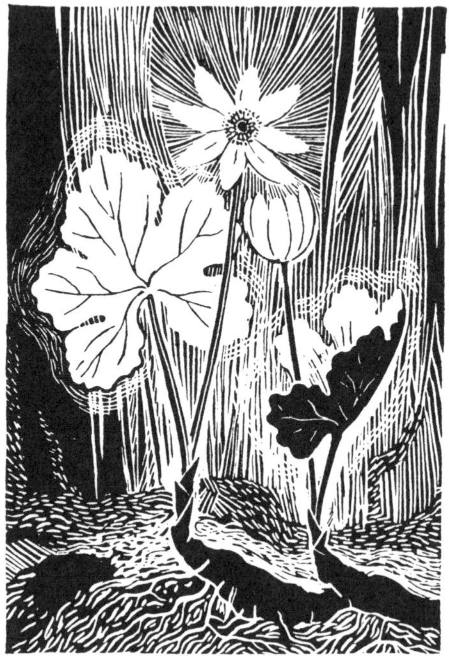

Die Wirkung eines Auszuges aus dem Wurzelstock gliedert sich folgendermaßen:

1. Die Leber- und Gallentätigkeit wird angeregt.
2. Übergreifen Stoffwechselprozesse in krankhafter Art auf die *obere* Organisation, so werden sie durch diese Heil*wurzel* zurückgedrängt. Die Absonderungsvorgänge werden gesteigert. So begreift sich die expektorierende, diaphoretische Wirkung. Rhinitis, Lungenkatarrh, sogar Pneumonie gehören zu ihren Indikationen. Sie läßt den Astralleib wieder richtig in die untere Organisation eingreifen, entlastet die oberen Organe. Durch den nunmehr wieder richtig funktionierenden Stoffwechsel kommt es nicht mehr zu bestimmten rheumatischen Beschwerden in der Schulter- und Nackengegend, die aus einem nicht genügend bewältigten Stoffwechsel stammen.
3. Da auch der Kopf von einer zu stark nach oben drängenden Stoffwechseltätigkeit entlastet wird, werden Migränen, klimakterische Kongestionen, aber auch Menseskopfschmerzen bekämpft.

4. Die richtige Einschaltung des Astralleibes in die untere Organisation bekämpft Frigidität. Überhaupt wirkt diese so intensiv und vehement unter Überspringung der rhythmischen Blattmitte in die Blüte gehende Pflanze auf Uterus und Ovarien. Aber auch profuse Blutungen, Polypen im Uterus – und in der Nase! – werden damit geheilt.

Corydalis cava, Lerchensporn

Fumaria officinalis, Erdrauch (Bild)

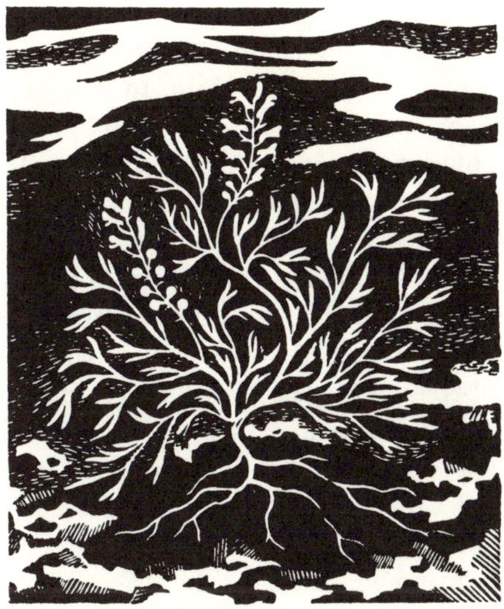

Diese zwei Pflanzen gehören zur Unterfamilie der Fumarioideae. Beide sind vom Luftigen zu viel intensiverer Auffiederung durchdrungen als die bisher betrachteten Milchsaft-Mohngewächse; erstere zu doppelt dreizähligen tiefgelappten, windröschenähnlichen Blättern, letztere aufs feinste aufgefiedert, beide dennoch fleischig, von weich schwingenden, nirgends ins Spitzige sich verspießenden Linien begrenzt. Der Lerchensporn wächst aus einer taubeneigroßen, hohl werdenden Knolle rasch im ersten Frühling zum zweiblättrigen Blütensproß empor, der in einer endständigen, reich besetzten Blütentraube endet. Aus der Winterfeuchte hebt sich sein Wesen in die Frühlingshelle, in den Märzwind und schmückt weiß und purpurn lichte Gebüsche, die Traufe von Obstbäumen in den Wiesen, den Saum der Buchenwälder. Ein schwerer, süßer, schwelgerischer, fast orchideenartiger Duft eignet ihm. Die waagrecht gelagerten Blüten falten die zweimal zwei Blumenblätter zu Mund, Ober- und Unterlippe, nach hinten krümmt sich der Honigsporn. Wie eine Insektenschar, die sich am Stengel einen Augenblick niederließ, aber jederzeit auffliegen kann, so mutet die Blütentraube an. Die trockene Schote entläßt schließlich viele kleine, schwarze, mit Anhängsel (Ameisen!) versehene Samen. – Der Erdrauch ist ein Ackerunkraut, dem Trockenen, dem Sommer, zugehörig. Kali- und kalkreiche Böden liebt er und zeigt sie an. Das ganze Kraut ringt mit der Schwere, kommt vom Boden nicht los; das Luftige hat das Wäßrige wohl durchgliedert, aber nicht «entschwert»; wie ein schwerer Rauch schwelt das trübviolett blühende Gewächs am Boden, ein richtiger «Erdrauch». Auch der Erdrauch schließt seinen Wuchs mit einer reichblütigen Traube waagrechter, der Lerchenspornblüte ähnlicher, nur viel kleinerer Blüten ab. Im Purpur sind, wie beim Mohn, schwärzliche Töne.

Mit dem stärkeren Eindringen der Luftsphäre in die Blattbildung ist das Plastisch-Rundliche der bisher betrachteten Mohngewächse überwunden, der Milchsaft verschwunden, wie aufgetrocknet. Trotzdem hat das Astralische sich überstark in das Physische der Pflanzen eingepreßt, und es ist zur Bildung alkaloidischer Gifte gekommen. Aber wie ein neues Formelement sich bei den Fumarioideen zeigt, so auch ein neuer Typ von Alkaloidkompositionen. Bei Corydalis hat man gefunden: Bulbocapnin, Corydalin, Isocorybulbin, Corydin, Corytuberin, Corycavamin, Corycavin. Im Tierexperiment wurde festgestellt, daß diese Gifte Tränen- und Speichelabsonderung verstärken, Blutdruck steigern, den Bewegungsapparat stillegen, aber die Sinnesfähigkeit bestehen lassen, schließlich den Atem lähmen. Nur eine «teilweise Mohnwirkung» kommt zustande, die sich viel mehr an den oberen Organismus wendet. – Man hat die Pflanze mit der interessanten Hohlknolle bei Schüttellähmung und Menier'schem Schwindel als Heilmittel versucht. – Im Erdrauch hat man gefunden: Fumarin, Protopin – letzteres ist schon beim Mohn uns begegnet, jedoch nicht in Zusammenwirkung mit Fumarin. Aber im Grunde zeigt sich im Stofflichen – dessen Gefüge die Analyse bis zu einem gewissen Grade aufdeckt – auch nichts anderes als was in der Form, im Lebensrhythmus, wenn auch auf andere Art, sich ausdrückt. Die Erdrauchwirkung läßt die Schöllkrautwirkung anklingen: gegen Leberanschoppung, Stockungen im Pfortadersystem, Gallenflußstauung, Unterleibsstockungen. Jedoch steht die «blutreinigende» Wirkung (d. h. die Aufbauprozesse der Leber in eine vom Ich vollbeherrschte Blutbildung dirigierende) im Vordergrund. Dieses sehr luftig-blütige Kraut fördert alle Ausscheidungstendenzen, die der Astralleib durch stärkeres Eingreifen in die Stoffwechselorgane bewirkt. Hautausschläge, Hautunreinigkeiten, Folgen eines in die Sinnessphäre der Haut fehlgeleiteten, unbeherrscht vorgedrungenen Stoffwechsels werden geheilt, da ihnen der Boden entzogen wird. Dies aber meinte die Volksmedizin mit dem laienhaften, wenn auch einprägsamen Ausdruck: Blutreinigung.

«FLEISCHVERDAUENDE» PFLANZEN UND HEILPFLANZEN

Die erste Begegnung mit «fleischfressenden» Pflanzen hat für den Unbefangenen, jedoch mit seinen Seelensinnen den Naturerscheinungen gegenüber Offenen etwas Schockierendes, zumindest Befremdendes. Daß die doch so selbstlos alles höhere Dasein nährende Pflanzenwelt, die göttlich-mütterliche, Eigenschaften entwickeln kann, die man sonst nur mit dem Tier verbunden denkt: daß sie höher geartetes Leben, Tiere, auf eine raffiniert anmutende Art fängt, tötet und verdaut, erweckt zunächst den Eindruck – das Pflanzenwesen widerspreche sich damit selbst. Hat man vielleicht zuvor die merkwürdigen Gebilde der Pflanzengallen kennengelernt, in denen das der Pflanze so besonders nahestehende Tier, das Insekt, die Pflanze dazu «befruchten» kann, daß sie einen tierischen Keim in sich aufnimmt, umhüllt, ernährt, reift und zuletzt ans Licht entläßt als wäre es ein pflanzlicher Same, so steht man dem völligen Gegenpol etwas fassungslos gegenüber. Hier das über das Normale «pflanzenbedürftige» Tier, dort die tierbedürftige Pflanze.

Jedoch: Auch diese Abnormität will so angesehen werden, daß durch sie ein Normales, aber den Sinnen, wenigstens den leiblichen Sinnen Verborgenes, ein Dynamisches, sonst nur der geistigen Anschauung Zugängliches an tiefen Wesensbeziehungen zwischen Pflanzenheit und Tierheit an einem Punkt ganz besonders deutlich wird. An diesem Punkte stellt sich ein sonst tief verhülltes Naturgeheimnis nackt vor die Augen. Ein «offenbares Geheimnis» im Sinne Goethes steht vor uns.

In den einleitenden Kapiteln dieses Buches ist von dem Geben und Nehmen die Rede gewesen, durch das die Naturreiche aneinander, miteinander, füreinander da sind. Man lenke noch einmal den Blick auf die ganze Breite der «Tierbedürftigkeiten» der Pflanzenwelt. Die bodenbelebenden Eigenschaften tierischer Absonderungen kommen der *Wurzel* zugute. Das *Blatt* atmet die Luft als ein es Förderndes, Nährendes ein, die das Tier als verbraucht absondert. Die *Blüten* sind der Insektenwelt an- oder entgegengebildet. In der Blütengestalt und Blütenfunktion strebt die Pflanze, wie nun schon wiederholt gezeigt wurde, über ihr eigenes, physisch-ätherisches Sein hinaus, durch die Berührung mit einer «Astralsphäre» dem tierischen Sein entgegen. Die Blüte gehört beidem, sowohl ihrer Pflanze als auch dem ihr zugeordneten Tier, das sie bestäubt (Insekt, Vogel). In der Blütenbildung wird aus dem «weltoffenen», zweidimensional veranlagten

Blatt ein umhüllendes, einschließendes, dreidimensionales Gebilde geformt, das die tierische Gestalt umhüllt, sie mit reizbaren Staubfäden empfangen kann, oft aber auch mit Reuseneinrichtungen, Fallgruben, Klemmvorrichtungen, Kesselfallen und dergleichen fängt, festhält (wie etwa der Aronstab, die Aristolochiablüte, Orchideenblüten, um unter vielen wenige zu nennen), das gefangene Tier aber nach einer bestimmten Zeit immer unbeschädigt entläßt. Die Blüte kommt dem Tier mit Düften, Nektarsaft, der Same und das Blatt mit Futterkörpern entgegen, niemals aber, um es zu töten und zu verdauen, nur um es zu nähren. Die Tierwelt wird gleichsam von der Blüte eingeatmet, für eine kurze Zeit festgehalten und dann wieder ausgeatmet.

So gewahrt man eine dreifache leibliche Tierbedürftigkeit der Pflanze; die Wurzel empfängt abgebaute Tiersubstanz, das Blatt ausgeatmete Tierluft, die Blüte das Tier selbst, dynamisch von seiner Form, oft seiner Bewegung berührt. Zu dieser dreifachen leiblichen Beziehung tritt noch eine ideell-reale Wesensbeziehung; die Pflanze bedarf der über ihrer Leiblichkeit liegenden astralen Wesenssphäre; das «Weltentier» muß sie umgeben.

Mit solchen Zusammenhängen betrachtet verliert die abnorme Pflanze-Tier-Beziehung, die in den insektenfressenden Pflanzen sich kundtut, viel von ihrer Unbegreiflichkeit.

Die Fang- und Verdauungsorgane der «fleischverdauenden» Pflanzen, gleichsam ihre Münder und Mägen, liegen innerhalb des rhythmischen Systems der Pflanze, in der *Blatt*region. Sie sind ebenso umgewandeltes Blatt wie es die Blüte ist. Man findet bei den verschiedenen Arten carnivorer Pflanzen alle erdenklichen Übergänge vom einfachen, nur an den Rändern sich einwölbenden Blatt bis zur fast völlig geschlossenen Kanne oder Kugel. Pinguicula, das Fettkraut, hat zum Beispiel ein wegerichähnliches «Freßblatt», das leicht löffelförmig eingebogen ist, sich aber, sobald ein Insekt durch die klebrig-drüsige Oberfläche festgehalten wird, mit dem Blattrand über sein Opfer biegt und so eine Verdauungsfalte als vorübergehenden Innenraum bildet. Sobald das Tierchen verdaut ist, faltet sich dieser «provisorische Magen» wieder zum flachen Blatt auf. Beim Sonnentau mit seinen verschiedenen Abarten ist es ebenfalls ein rundes, längliches oder gar ein zum Stiel zusammengezogenes Blatt, das mit gestielten, klebrigen Verdauungsdrüsen nadel-kissenartig besteckt ist. Die Arten mit breiteren Blättern schließen sich halbkugelig um das gefangene Mücklein, öffnen sich aber wieder nach dessen erfolgter Auflösung. Bei den Sarracenien wachsen die Blätter zu Schläuchen und Trichtern zusammen, bis auf die oberen Enden, die noch die einfache Blattform zeigen. Die Venusfliegenfalle ist auch noch grundsätzlich ein einfaches Blatt, das aber, mimosenhaft empfindlich, bei Berührung gewisser Borsten durch ein sich auf dem Blatt niederlassendes Insekt zum Reusenkorb zusammenschlägt und es durch in Tätigkeit tretende Drüsen zu verdauen beginnt. Cephalotus besitzt neben einfachen «harmlosen» Blättern solche, die zu Kannenfallen umgebildet sind, deren oberes Ende aber «deckelartig» das Blatt in seiner ursprünglichen Gestalt wieder freigibt und dadurch deutlich macht, was für ein Gebilde eine solche Kanne (deren Deckel niemals zuschlägt, wie manchmal der Laie glaubt) eigentlich ist. Die vollkommensten Fang- und Verdauungsorgane weisen die Nepenthaceen auf: Krüge, Trichter, Kannen, fast kugelige Tönnchen.

Der «richtige» Ort solcher Bildung wäre die Blüte. Es werden also bei den insektenverdauenden Pflanzen Blütenprozesse bestimmter Art bis in die Blattregion heruntergedrängt. Damit im Zusammenhang steht, daß an den oberen Rändern der «Fangblätter» mancher Arten carnivorer Pflanzen sich süßen Nektar absondernde Drüsen finden. Das Insekt wird von solchen Blattgebilden wie von der Blüte «eingeatmet», aber nicht wie in dieser wieder unbeschädigt ausgeatmet, sondern angezogen, festgehalten, getötet und aufgelöst. Es wird nicht, wie es dem Blatte zukäme, der tierische Atem, die Kohlensäure, eingesogen, sondern das durch die Verdauungssäfte verflüssigte ganze Tier eingesogen und assimiliert. Eine seltsame Abwandlung der normalen Assimilation!

Die oft trübe, fleckige oder fleischrötliche, bräunlich-grünliche Färbung solcher Verdauungsblätter zeigt auf den ersten Blick, daß solche Gebilde nicht dem reinen harmonischen Pflanzensein angehören. Es ist aber wichtig zu wissen, daß die insektenverdauenden Pflanzen durchaus echte Pflanzen sind, alle normalen Pflanzenfunktionen ausüben und auch ohne jede tierische Beute gut gedeihen. Auch empfangen und entlassen sie in ihren Blüten die sie bestäubenden Insekten wie andere Pflanzen ohne jede Beschädigung, dieselben Tiere, die ihre «Opfer» werden, wenn sie in die Blattfallen geraten.

*

Die Blattfallen der insektivoren Pflanzen sind zum Teil berührungsempfindlich. Dies eignet aber auch den Blättern normaler Pflanzenfamilien, zum Beispiel Mimosenarten oder Sauerkleegewächsen, ohne daß sie darum Tiere fangen. Es ist dies der Ausdruck einer gewissen «Astralisierung», eines Ansprechens der Lebensprozesse auf Vorgänge im Luftbereich oder überhaupt der äußeren Umgebung. Auch die Eigenschaft der «Freßblätter» fleischfressender Pflanzen, den tierischen Verdauungssäften ähnliche Fermente auszuscheiden oder mindestens zu bilden, ist durchaus nicht so ohnegleichen im Pflanzenreich. Sie eignet Pflanzen, die doch darum niemals Tiere fangen und verdauen. Milcheiweißverdauende Fermente, welche also eine dem Kälbermagen eigene Stufe der Milchverdauung bewirken können, finden sich nicht nur in der fleischfressenden Pinguicula, sondern auch im unschuldigen Labkraut. Speichelähnlich wirkende, stärkeverdauende Enzyme sind weit verbreitet, aber auch eiweißverdauende Fermente gar nicht selten, zum Beispiel beim Melonenbaum (Carica Papaya) oder im Schöllkraut, überhaupt in manchen milchsaftführenden Pflanzen. Tendenzen auf einen tierischen Stoffwechsel zu kann man also verschiedentlich und bei durchaus nicht «unpflanzlichen» Pflanzen finden. Rubiaceen erzeugen in ihrem Stoffwechsel den tierischen Absonderungen verwandte, harn- oder fäkalienartige Substanzen – solche, die sich im Harn oder den Fäkalien vorfinden. Coffein zum Beispiel ist ein der Harnsäure sehr verwandter Stoff.

In solchen Tatsachen verraten sich sehr allgemeine Beziehungen zwischen Tier- und Pflanzenreich. Auf diese ist in den einleitenden Kapiteln dieses Buches vielfach hingewiesen worden. Sie gehen durch die ganze Pflanzenwelt durch und kommen bei den insektenverdauenden Pflanzen nur auf besonders eigenartige Weise zum Vorschein. In diesen interessanten Gewächsen vereinigen sich nur zwei solcher allgemeiner Beziehungsformen, die sonst getrennt wirken: die tierempfangende Tendenz, die sich sonst in der Blüte offenbart, einerseits – die durch die Berührung mit einer Astralsphäre gegebene leise Umstimmung pflanzlichen Stoffwechsels gegen das Tierische hin andererseits; so daß Tierfang und Bildung von Verdauungsfermenten zusammenfallen. (Es gibt übrigens auch Pflanzen, welche Tiere fangen, festhalten und dadurch zu Tode bringen, ohne sie zu «fressen»; z. B. die Pechnelke, die Klebsilene, an deren harzigen Ausschwitzungen kleine Insekten kleben bleiben, ähnlich wie an den klebrigen Blattdrüsen von Drosera oder Pinguicula. Weiter geschieht aber nichts.) Beide Tendenzen haben aber ihre Quelle in den zur Pflanze dazugehörigen, ihr lebensnotwendigen Astralbeziehungen. Ohne sie ist die Erdenpflanze, ein Mittelwesen zwischen Mineral und Tier, nicht denkbar. Gäbe es die allgemeine Tierheit nicht, so müßte die Pflanzenwelt der Erde ganz anders beschaffen sein, ganz anders ausschauen.

*

Das Hereintragen der tierischen Tätigkeiten des Erbeutens und Verzehrens in die Pflanzenwelt wird noch verständlicher durch eine geisteswissenschaftliche Betrachtung der Entwicklungsgeschichte der Naturreiche, wie über sie in einem vorhergehenden Kapitel (Zwischenformen in den Naturreichen) berichtet worden ist. Danach sind die vier Naturreiche der Erdenentwicklung aus den drei Naturreichen der ihr vorhergehenden «alten Mondenentwicklung» entsprossen, die als «Mineral-Pflanzliches», «Pflanzen-Tierisches» und «Tier-Menschliches» bezeichnet werden können. Insbesondere verweisen wir hier auf die Schilderung, daß die zwischen Tier und Pflanze stehenden Zwischenwesen des alten Mondes unter sich keinen mineralisch-toten Boden hatten, sondern auf einem Halblebendigen, Mineralpflanzlichen wuchsen. Und wie manches andere in der Pflanzenwelt werden wir auch die insektenfressenden Pflanzen mit jenen Vorwesen des alten Mondes in Zusammenhang sehen können, die in sich noch vereinigten, was dann in der Erdenschöpfung als Tier und als Pflanze sich sonderte. Insbesondere Tiere, die durch pflanzenhafte Züge in ihrer Entwicklungsmetamorphose auffallen, wie die Insekten, stehen Pflanzen gegenüber, die sich in ihrem Dasein tierischen Wesenszügen so annähern, wie es die insektivoren Pflanzen tun.

*

Aus der eben skizzierten Anschauung fällt auch ein Licht auf das, was in der Auswahl der den carnivoren Pflanzen zusagenden Bodenbeschaffenheit und in ihrer Verbreitung über die Erde hin zum Ausdrucke kommt. Sie lieben nämlich nicht die mineralisierte Erde. Ihre Wurzeln sind überhaupt als verkümmert anzusehen. Wie leicht bleibt ein Fettkraut, ein Sonnentau einem an den Fingern, wenn man sie nur berührt. Moore, Sümpfe, allenfalls von täglichen tropischen Regengüssen durchweichter Boden – vom Wäßrigen durchquollenes Erdiges, Entmineralisiertes: das ist ihr Lebensgebiet. Gewisse Arten haben sich ganz als Wasserpflanzen erhalten, schwimmen frei in stehenden Gewässern (Aldrovandia, Utricularia). Das Seltsamste an Auswahl eines ganz bestimmten Lebensraumes dürfte eine Wasserschlauch-(Utricularia)-Art sein, die im Regenwasser schwimmend lebt, das sich durch die täglichen Güsse in den Blatt-Trichtern gewisser Bromeliaceen sammelt, die im Tropenurwald der ostindischen Inseln leben. Sie fängt dort kleine Wasserinsekten, die in solchen Blatt-Tümpeln leben.

Eine solche Verkümmerung des Wurzelpols tritt in der Pflanzenwelt leicht dort auf, wo der «obere» Blüten-Pol, der in den Beziehungen zur Tierwelt, zum Astralen überhaupt lebt, überstark auftritt. Gibt sich das Pflanzenwesen über das normale Maß dem Astralen hin, so verkümmern die Beziehungen zu dem unter der Pflanze stehenden Mineralreich. Dem Plus auf der einen Seite entspricht ein Minus auf der anderen. Auch bei dieser Gelegenheit erweist sich das Leben als ein Ganzes – worauf Goethe in dem Gedicht über die Metamorphose der Tiere so eindrucksvoll hingewiesen hat:

> «... Siehst Du also dem einen Geschöpf besonderen Vorzug
> irgend gegönnt, so frage nur gleich, wo leidet es etwa
> Mangel anderswo, und suche mit forschendem Geiste!
> Finden wirst Du sogleich zu aller Bildung den Schlüssel.»

Dieses Gesetz kann sich in der verschiedenartigsten Weise erfüllen: bei den Schmarotzerpflanzen, die so oft Blütenübermaß mit der Unfähigkeit, aus unlebendigem Boden zu wachsen, verbinden; bei den Schmetterlingsblütlern und den Orchideen, die sich so stark an die Bildung tierartiger Blüten hingeben, auch mit seltsamen Formen, starken Farben, intensiven Düften sich an die Tierwelt wenden, dafür aber in der Wurzel mit Pilzlichem sich verbinden müssen, das ihnen die mineralische Erde lebendiger macht und einen Boden besonderer Art im allgemeinen Erdboden zubereitet; bei den Alkaloide bildenden Giftpflanzen, die ein Übermaß kosmisch-astralischen Wesens tief in sich hineinziehen und zugleich die Erdenkräfte in der Wurzel abschwächen (Rudolf Steiner). Ein Sonderfall des im Prinzip gleichen Verlagerns der normalen Bauprinzipien des Pflanzlichen nach dem astralischen Pol liegt auch bei den tierverdauenden Pflanzen vor; vor einer aus solcher Überschau kommenden Ganzheitsbetrachtung verlieren diese seltsamen Gebilde ihre isolierte Stellung im Pflanzenreich und ordnen sich einem weiten Rahmen ein.

Da bei den fleischverdauenden Pflanzen das rhythmische Mittelglied, die Blattregion, so seltsame und abnorme Prozesse in sich aufgenommen hat, werden Heilmittel aus diesen Pflanzenblättern sich an das menschliche rhythmische System wenden, wenn dieses auch abnorme Prozesse in sich aufgenommen hat, und zwar abnorme Astralleibstätigkeiten, da ja auch das Carnivorenblatt sich in eigentümlicher Weise astralisiert erweist. In seine in gewissem Sinne «deformierte» Blatthaftigkeit wird das Astralleib-tragende Tier selbst ja angesogen, aber nicht mehr losgelassen; es kommt zu einer tödlichen «Verkrampfung» des Astralwesens in der ätherischen Pflanzenregion. Im menschlichen rhythmischen System wird aber mit der Verbindung des Luftförmigen mit dem Flüssigen im Einatmungsprozeß und der sogleich darauf folgenden Entbindung im Ausatmen der Astralleib rhythmisch mit dem Ätherleib verbunden und wiederum gelöst. Fortwährend folgen einander Binden und Lösen. Wenn Erkrankung sich so ergibt, daß der mit dem Einatmungsprozeß in das Flüssig-Ätherische eingetauchte Astralleib sich im Ausatmen verkrampft und der Ausatmungsprozeß ins Stocken kommt, wie dies gerade beim Keuchhusten der Fall ist, wird man einen heilsamen Gegenprozeß zu diesem pathologischen Menschenprozeß im Sonnentau, im Fettkraut finden, um so mehr, als ja diese Kräuter dem wäßrig verquollenen Boden, dem Moorigen entsprossen; beim keuchhustenkranken Kinde aber wird die wäßrige Organisation im Lungengebiet ungenügend beherrscht, es kommt zu Verquellung, Verschleimung. In der Tat hat sich die Anwendung solcher Pflanzenauszüge – in Kombination mit anderen – sehr bewährt.

KREUZBLÜTLER (CRUCIFERAE)

Der Typus

Viel Stoff- und wenig Formtrieb! Das zeigt der erste Anblick einer der 2000 Arten dieser über die ganze Erde ausgebreiteten Familie. Derbe Kräuter, zahlreiche «Unkräuter» treten uns entgegen. Sie wählen Wuchsorte, die dem normalen Pflanzenleben Feind sind, ihm Hindernisse entgegensetzen, es zum Stokken bringen, lähmen. Dies sind magere Dürrwiesen, Steppen und Halbsteppen, Schutt, Geröll und Gestein der Bergwelt, ja des Hochgebirges, der hohe Norden, das lebenhemmende Salz des Meerestrandes, auf denen das Hungerblümchen – die dornige Zille, die Jerichorose – der Hederich-Steinschmückel, Hellerkraut, Gemskresse, Steinkraut – Draba-Arten – Meerkohl, Meersenf, Kerguelenkohl, Löffelkraut, so mühelos wachsen. Aber auch Quelle und Bach, Frühlingswiesen und schattiges Gebüsch besiedeln Brunnenkresse, Wiesenschaumkraut, Knoblauchrauke. Die Kunststeppe unserer Äcker birgt manches Cruciferenunkraut.

Das Cruciferenwesen ist also in jeder Art und Weise den Erdenverhältnissen gewachsen. Es hat niemals nötig, zum Parasiten zu werden, der sich nur indirekt, durch fremde, stärkere Wurzel mit der Erde verbinden kann. Jedoch: Es verbindet sich zwar, aber es *unterwirft sich nicht* den Erdenkräften, verfestigt sich nicht zur Baumgestalt, verhärtet kaum, erhält sich plastisch weich und lebensstrotzend. Die Tropen mit ihrem mächtigen Aufwuchern des Erdenhaften meidet der Typus – außer, er findet hohe Gebirge, die ihn der Tropennatur entziehen.

Betrachten wir die einzelne Pflanze. Schnelles Keimen, kräftiges Sichverwurzeln, wuchernd-üppiges Sichbeblättern folgen rasch aufeinander. In diesem Stadium staut sich das Wachstum gerne vorübergehend in anschwellenden Blattknospen (Kohl, Rosenkohl, Zahnwurz etc.) oder in der Bildung von Bodenrosetten (Hirtentäschel). Rundlich, lappig, bestenfalls leierförmig gefiedert sind die saftigen oder gar fleischigen Blätter; nur größte Höhe, stärkstes Licht formen sie zum feinzipfeligen Fiederblatt. In ihrer schwellenden Rundlichkeit geben sie mehr den Bildekräften des Flüssigen statt, als den scharf zähnenden, ins strahlende Dreieck prägenden, streng ordnenden Formgewalten der durchstrahlten, lichttragenden Luft. Die so offenbaren Bildekräfte des «Unteren» (Festes, Flüssiges, Dunkel-durchkraftet) schließen aber die Bildekräfte des «Oberen» (Luft, Wärme, Licht-durchkraftet) nicht aus, sondern ein; denn das Cruciferen-Leben sucht ja die starke Lichtgewalt, sei es in Steppe und Wüste, sei es in den langen Tagen des Nordens oder der machtvoll durchhellten Gebirgshöhe. Jedoch bewahrt es sich die Schwell- und Triebkraft des Wäßrigen und entwickelt daraus seine ruppige Vitalität. Kaum beginnt das Jahresleben, stellen sich schon Kreuzblütler ein, sie gehören dem Frühjahr und dem Frühsommer, oder sie trotzen gar dem ganzen Jahr Keimen, Blühen, Fruchten in fortwährender Aufeinanderfolge ab, indem sie es zu mehreren Generationen bringen; so schnell, energisch, ja hitzig ist ihr Lebensrhythmus. Schnell geht auch das üppige Blattleben in den Blütenzustand über; es schießt, oft stürmisch, in die großen, traubigen Trugdolden. Die Blüten sind sehr einfach gebaut: zweimal zwei übers Kreuz stehende, getrennte Kelchblätter, vier oft benagelte Blumenblätter und meist sechs als Doppelpaar und einfaches Paar ebenfalls übers Kreuz gestellte Staubblätter, schließlich der oberständige Fruchtknoten, der alles Blatthafte unter sich zurückgelassen hat und frei in die Region kosmischer Reifung eintritt. Dies kommt ja in der Oberständigkeit zum Ausdruck. Die *Taten* des Lichtes, die aktiven Farben weiß, gelb, orange, sind die Lieblingsfarben der Cruciferenblüten; weniger das schon verdüsterte Rot oder die «Leiden» des Lichtes, die passiven Farben blau und violett. In solcher Farbigkeit und im Reichtum des Blühens werden nun die «oberen» Bildekräfte sichtbar, die vom Blattprozeß zwar kräftig eingesogen, aber nicht zur *Formoffenbarung* gebracht worden waren. Das Aufblühen zeigt aber noch keine endgültige Gestalt, der Blütenstand wächst kräftig weiter. Er bringt dabei immer neue Blüten hervor, während die Einzelblüte sich rasch auslebt, gleich in das nächste, das Fruchtstadium übergeht. Der reiche Blütenstrauß durchsetzt sich rasch mit der Schotenbildung, was ihm die Anmut raubt, die länger im Blühen verharrenden Pflanzen bleibt. Nun wird die Fruchtbildung so recht vom Formwesen der Art erfaßt; damit kommt – endlich – das differenzierende, individualisierende Prinzip zur Geltung. Es gestaltet sich in kurzen Schötchen, breiten oder schmalen, geschnäbelten, eingeschnürt-gegliederten Schoten. Auch die Keimlinge bringen individuelle Gestaltung in der Breite der Keimlappen, der Lage der Würzelchen zum Ausdruck. Erst in der Fruchtregion findet darum auch der systematisierende Botaniker bei den Kreuzblütlern die sicheren Anhaltspunkte, um die einzelnen Arten zu trennen und zu bestimmen, während er sich bei anderen Familien doch vorwiegend an die Blüte halten kann. – Aus dem Flüssigkeitswesen drängen sich auch die Kräfte nach oben, die aus dem Blütenboden aus Honigdrüsen reichlich Nektar fließen lassen; einige gute Bienenpflanzen finden sich hier. Doch gehen die Blüten auffallend leicht zur Selbstbestäubung bei vielen Arten über. Sie duften nicht allzu stark, flüchtig-süß, mit Nelken-Veilchen-Einschlag oder honigartig, je nach der Art.

Es wurde nun schon wiederholt auseinandergesetzt, wie sich im Blüteprozeß das Verhältnis offenbart, das in einer Pflanze ihre Ätherorganisation, ihr Bildekräfteleib, zu den astralischen Wesensbereichen gewinnt. Starke astralische, schwache ätherische Kräfte führen zur Giftbildung. Giftpflanzen sind zu «astralisierte» Pflanzen. Die Cruciferen haben an allen Stellen ihres Wachstums eine

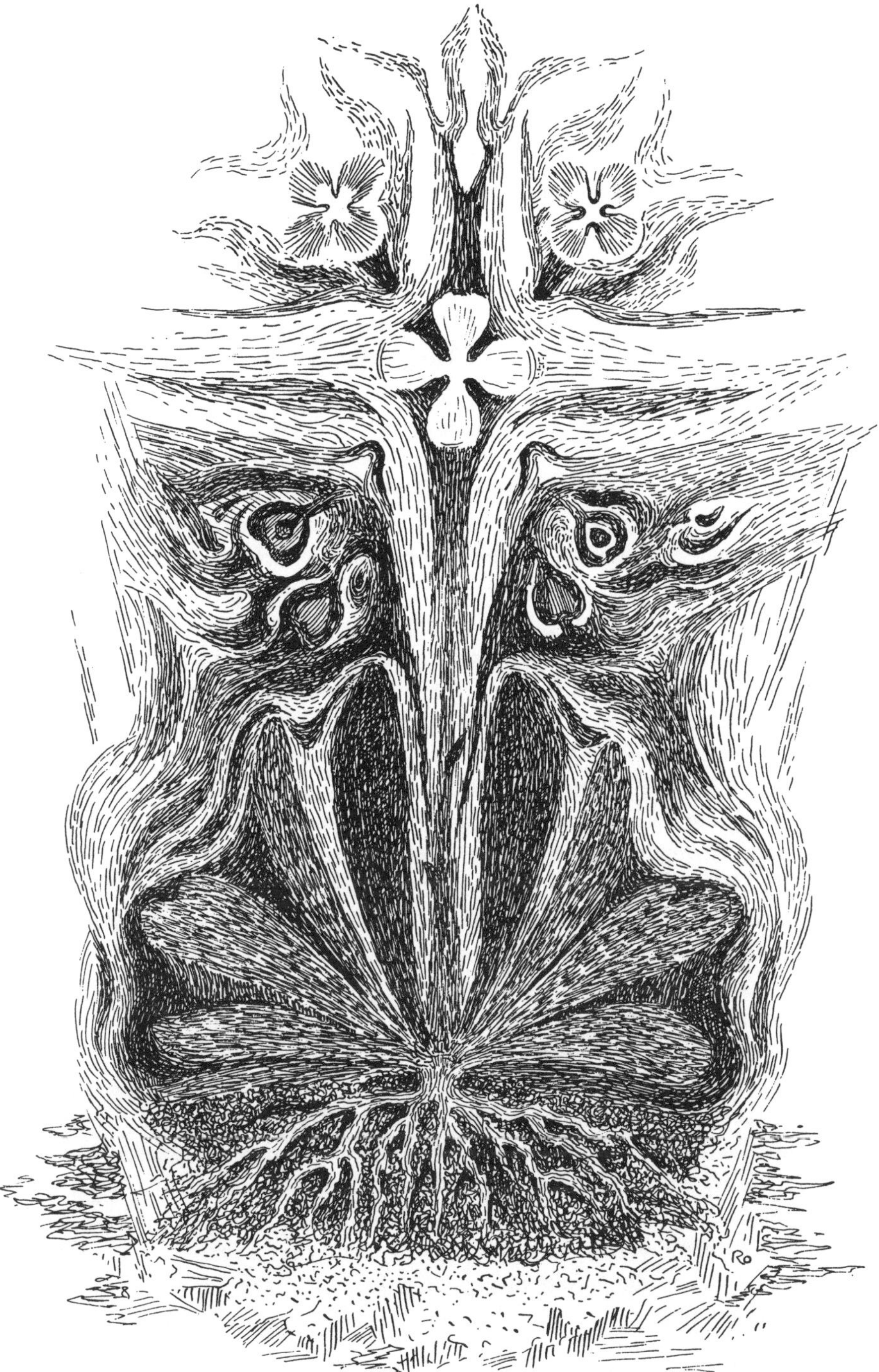

so starke «ätherische Polsterung», daß nirgends ein Durchbruch der astralen Wirkungssphären in das Physische erfolgen kann. Es sind ätherstarke, derbe, kerngesunde Gewächse, die keine wesentlichen Giftpflanzen bilden. Wohl aber schenken sie manche wichtige Nährpflanze und Würzpflanze.

Die Schoten enthalten rundliche, kleine, sehr ölreiche Samen. Die Cruciferen ziehen eben kosmische Kräfte so stark an sich heran, daß sie aus deren Wärmewirken auch in kühlen Gegenden sich eine reichliche Ölbildung ermöglichen. Solche einem kühlen Klima abgerungene Fettbildung zeitigt aber besondere Qualität; solche Öle enthalten nämlich viel ungesättigte, biologisch besonders wertvolle, weil sehr aktive Fettsäuren. (Ähnliches fand sich schon bei Betrachtung der Mohngewächse.) So sind die Kreuzblütler nicht nur als Gemüsepflanzen, sondern auch als Ölpflanzen wichtig (Raps, Rübsen, Ölrettich).

*

Es zeigt sich also: Wo die Erde in ihrer Oberfläche mit toten, unfruchtbaren Böden sich mineralisch in sich selbst verschließt oder in Frost und Kälte verhärtet, wo die «ausstrahlenden», toten Kräfte die «einstrahlenden» Lebenskräfte zu überwiegen drohen, gerade dort suchen sich die Kreuzblütler ihr Lebensfeld. Sie bewahrheiten auf ihre Weise den Goethe'schen Satz, daß die Natur den Tod erfunden habe, um viel Leben zu haben. Bis an die Grenzen des Lebensmöglichen sind sie Kämpfer der Sonne, des kosmischen Lebens. Wo aber die Erde mit ihren Kräften tropisch ins Kosmische hinaufwuchert, haben sie nichts verloren. Ein Beispiel: Man hat im Senegalgebiet unter den Blütenpflanzen nur 1% Cruciferenarten gefunden, in Spitzbergen aber 19%! (Hegi.) Der Typus wählt also sehr viel lieber den hohen Norden als die üppige Tropenlandschaft. Auf andere Art spricht sich das Gleiche in der Tatsache aus, daß etwa die Hälfte aller Cruciferenarten «Unkraut»-Pflanzen sind! Es wäre übrigens gut, an die Stelle des Unbegriffs Unkraut einen besseren zu setzen. Denn Unkräuter sind ja ganz besonders lebenskräftige, den schlechtesten Böden Gedeihen abzwingende, äußerst fruchtbare Pflanzen, also sehr vitale Kräuter. Ihre ganze Existenz ist auf trotzige Lebensbehauptung gestellt. Ihr Ätherisches ist sehr kräftig. Sie opfern ihre Lebenskräfte keiner schönen Form, keiner Fülle edel duftender, wunderbar gestalteter, sich zum Hauptorgan des ganzen Wachstums machender Blüten auf, sie schenken nicht saftige, wohlschmeckende Früchte. Im Leben trotzig da zu sein und sich künftiges Leben kräftig zu sichern, das genügt ihnen. Aus dieser Eigenart können sie aber wichtige Heilpflanzen werden. Ihre Lebensenergie kommt auch in den gegenüber anderen Pflanzen stark beschleunigten Lebensrhythmen zum Ausdruck. So keimt z. B. Ionopsidium acaule, das stengellose Scheinveilchen aus Portugal, binnen drei Tagen und öffnet schon nach vierzehn Tagen die ersten Blüten. Ihm kann manche andere Crucifere zur Seite gestellt werden.

*

Zweierlei tritt uns also im Cruciferendasein deutlich entgegen: die unbelebten, aus dem flutenden Leben sich absondernden Stellen der Erdoberfläche aufzusuchen und darauf besonders energische und beschleunigte Lebensrhythmen zu entfalten. Rudolf Steiner hat einen wichtigen Schlüssel zur Ergründung dieses Doppelwesens gegeben und dadurch zugleich die Heilmöglichkeiten der Kreuzblütler umfassend erschlossen. Im Vortragszyklus «Geisteswissenschaft und Medizin» führt er darüber Näheres aus, indem er im 15. Vortrag über zwei wichtige Heilkräuter aus dieser Pflanzenfamilie, das Hirtentäschel und das Löffelkraut, spricht, nachdem er zuvor am Beispiel der Birke auf das Zusammenwirken von durch die Wurzel aufgenommenen *Salzprozessen* mit den *Eiweißprozessen* eingegangen ist – die Birke stößt diese Salzprozesse aus der Eiweißsphäre in die Rindenbildung hinaus, bewahrt in ihren Blättern ein relativ *salzarmes* Eiweiß –: «Wenn Sie Pflanzen finden, die – ich möchte sagen – die Wurzelbildung sehr stark aufnehmen, die also sehr stark die Wurzelkraft entwickeln, so daß die Wurzelkräfte in sie Kali-, Natronsalze ablagern, so können Sie finden in dieser Tendenz, gewissermaßen im Kraut die Wurzel festzuhalten, diejenige Tendenz, die heilend wirkt bei Blutungen, aber auch bei Grießbildungen, Nierengrießbildungen usw. Eine solche Pflanze, die in dieser Weise bei Blutungen gut brauchbar wäre, bei inneren Blutungen, bei Nierengrießblutungen und alle dem, was dazwischen liegt, wäre Capsella Bursa-pastoris, die Hirtentasche.»

Hier wird also auf ein besonderes Eindringen von Wurzel-Salz-Prozessen in das über der Wurzel liegende Gebiet hingewiesen. Aber in Capsella Bursa-pastoris lebt noch ein zweiter Prozeß; überhaupt ist für alle Kreuzblütler ein Zusammenwirken zweier solcher Prozesse wesentlich. Dies kommt in der folgenden Schilderung des Löffelkrautes noch eindringlicher zum Ausdruck:

«Nun denken Sie sich einmal so recht hinein in eine solche Pflanze, wie sie z. B. das gewöhnliche Löffelkraut ist, Cochlearia officinalis. Diese Pflanze ist auch interessant zu studieren; diese Pflanze hat nämlich schwefelartige, schwefelhaltige Öle in sich. Dadurch, daß sie schwefelhaltige Öle in sich hat, *wirkt sie direkt in sich auf ihr Eiweiß durch den Schwefel**. Nun ist der Schwefel im Mineralischen dasjenige, was auf das Eiweiß so wirkt, daß seine Kräfte, seine Bildungskräfte gefördert werden. Es wird eigentlich der eiweißbildende Prozeß, wenn er zu träge verläuft, durch den hinzugefügten Schwefelprozeß beschleunigt. Das ist im wesentlichen all dasjenige, was solch eine Pflanze wie das Löffelkraut in sich organisch gebildet hat. *Dadurch, daß das Löffelkraut auf gewissen Standorten wächst*, dadurch, daß es in einer ganz bestimmten Weise in die Natur eingefügt ist, dadurch *ist es dazu verurteilt, zu träge wirkende Eiweißprozesse zu bilden*, und es wird durch einen wunderbaren Naturinstinkt der Ausgleich geschaffen durch

* Alle Hervorhebungen vom Referenten.

die schwefelartigen Öle, die da drinnen sind, die diesen träge wirkenden Eiweißprozessen entgegenkommen. Nun ist ein beschleunigter Eiweißprozeß etwas anderes als ein Eiweißprozeß, der schon durch seine (normale, der Referent) Natur gerade so schnell verläuft. Das muß man immer berücksichtigen. Natürlich können Sie bei zahlreichen Pflanzen eiweißbildende Prozesse finden, die ebenso schnell verlaufen, wie beim Löffelkraut; aber sie sind nicht dadurch hervorgerufen, *daß das Trägheitsprinzip mit dem beschleunigenden Prinzip in Wechselwirkung tritt.* Dieses fortwährende Zusammenwirken von Trägheitsprinzip und Beschleunigungsprinzip in dem Löffelkrautwachstum, das macht das Löffelkraut durch seine innere Verwandtschaft außerordentlich geeignet, bei solchen Erkrankungen verwendet zu werden in entsprechender Weise wie z. B. bei Skorbut, denn der Prozeß, der sich da abspielt bei Skorbut, der ist außerordentlich ähnlich dem Prozeß, den ich jetzt beschrieben habe.»

Man wird also aufgefordert, den Eiweißprozeß der Cruciferen besonders genau ins Auge zu fassen. Tut man dies, so findet man Tatsachen, die unmittelbar wie Belege zu den eben zitierten Hinweisen sind. Es sind nämlich, wie die Mohngewächse von Milchsaftschläuchen, so die Kreuzblütler von Eiweißschläuchen, Myrosinschläuchen durchzogen. In diesen findet sich ein besonderes Ferment, das die Fähigkeit hat, in anderen, benachbarten Zellen abgelagerte *Senfölglykoside* zu spalten, zu aktivieren. Diese Senfölglykoside sind merkwürdige Verbindungen von *schwefel*haltigen ätherischen Ölen, sogenannten Senfölen, Zucker und einem mineralischen *Salz*, nämlich saurem, schwefelsaurem Kali. Kaut man ein Stück Cruciferengewebe, so entwickelt sich beim Kauen und Einspeicheln der bekannte brennend scharfe Senf- oder Meerrettichgeschmack, weil der Inhalt der Myrosinzellen mit dem Senfölglykosid in Berührung kommt. So wird z. B. beim Zerkauen von Senfsamen das darin enthaltene Sinigrin in ätherisches Allylsenföl, Traubenzucker und Kaliumbisulfat gespalten:

				Schwefeliges				Salzhaftes
$C_{10}H_{16}NS_2O_9K$	$+$	H_2O	$=$	$C_3H_5.NCS$	$+$	$C_6H_{12}O_6$	$+$	$KHSO_4$
Sinigrin				Allylsenföl		Traubenzucker		Kaliumbisulfat

Das flüchtige, ätherische Schwefelöl und das mineralische Salz sind also in einen Stoff zusammengebunden. Es haben sich Sal- und Sulfurprozeß in einer außergewöhnlichen Weise zusammengefunden, die wie eine «chemische Illustration» zu obigem Hinweis anmuten. Im Cruciferenei weiß ist aber der Prozeß latent, der jederzeit diese Bindung von Sulfur und Sal wieder lösen kann. Die Crucifere besteht in einem lebendigen In- und Auseinanderweben von Salz- und Schwefelprozessen.

Nicht nur für das beispielhafte Löffelkraut, sondern für viele Cruciferen gilt dieses Vorhandensein eines trägen Eiweißprozesses, weil diese Pflanzen im wesentlichen dazu verurteilt sind, durch ihre Standorte einen zu trägen Eiweißprozeß zu haben. Die sulfurische Natur des Typus holt den Schwefel herbei, um ihn als Heilmittel zu handhaben, als heilsames Beschleunigungsprinzip, um sich von solcher Trägheit zu heilen. Nur wird dieser Heilprozeß bei Pflanzen wie dem Löffelkraut durch den salzigen Standort und das nördliche Vorkommen eine *besonders starke* Note gewinnen. In den Cruciferen ist Prozeß und heilsamer Gegenprozeß in einer besonders eindrucksvollen Art zusammengeflossen.

Dies läßt sich noch an manchen anderen Zügen bemerken. Das Cruciferen-eiweiß ist bekanntlich schwer verdaulich: Kohl und Kraut verlangen einen kräftigen Magen. Aber in den Cruciferensamen, z. B. in den Senfkörnern, findet man die Würzstoffe, die schwere Speise leicht verdaulich zu machen. Ein Weiteres: Im Kohl hat man Stoffe festgestellt, die unter Umständen Kropf hervorrufen können. Bei der Kropfbildung aber tritt Schilddrüsenuntertätigkeit und ein träge werdender Stoffwechsel ein. Der normale Jodprozeß (das von der Schilddrüse gebildete wichtige Hormon enthält Jod) kann nicht zustande kommen mit seinen stoffwechselstimulierenden Eigenschaften. Es kommt hier das «Trägheitsprinzip» der Cruciferen zum Vorschein. Die «Lebensstauung» der zwischen Wurzel und Blattentfaltung stehenden Kohlkopfknospe entspricht der zwischen Kopf und Brust sich bildenden Schilddrüsenschwellung – ganz im Sinne der dreigliedrigen Entsprechung von Pflanze und Mensch. Nun haben aber andererseits Cruciferen die Fähigkeit, Jod aus den minimalen Konzentrationen im Süßwasser sich anzureichern, z. B. Brunnenkresse und eine Art Hungerblümchen. Es ist in diesen Zusammenhängen interessant zu erfahren, daß Rudolf Steiner zur Unterstützung der Kropfbehandlung mit einem Präparat aus Herbstzeitlosenknollen und Schöllkrautblüten die Anwendung des Hungerblümchens hinzu empfahl. (Weiteres siehe bei Hungerblümchen.)

Im toten Mineralreich ist das *Stoff-Sein* das Wesentliche; sogar das: *fester* Stoff, Kristall-Sein. Im Lebendigen aber tritt an die Stelle des Seins das Geschehen, an die Stelle der Stoffe die *Prozesse*. Durch Lebenstätigkeiten und Lebensvorgänge müssen die Stoffe im Lebensgeschehen charakterisiert werden, das heißt sie hören als Stoffe auf zu sein. «Organischer Stoff» ist eigentlich schon ein unrichtiger Begriff; der Stoff-*Wechsel*, die Stoff-*Verwandlung* sind überall da, wo Leben ist. Das Leben wird nicht durch den Stoff getragen, sondern durch die Stoffverwandlung. Leiblichkeit, Leibesprozesse treten anstatt des Stoffseins auf. Und erst recht anders als toten Stoff muß man Stofflichkeit anschauen, die seelen- oder gar geisttragend ist. Man muß darum z. B. vom Schwefel ganz anders reden, wenn man seine Rolle im Lebendigen charakterisieren will, als man dies im Unorganischen tut. Rudolf Steiner hat als erster in solch neuer Art von Stoffen gesprochen, wenn er sie bis in die Prozesse des Belebten, Beseelten, Durchgeisteten verfolgt hat, z. B.*:

* Dr. Rudolf Steiner, Dr. Ita Wegman: «Grundlegendes für eine Erweiterung der Heilkunst nach geisteswissenschaftlichen Erkenntnissen», Dornach 1925.

«Der Schwefel hat nämlich die Eigentümlichkeit, daß er dem Aufhalten des Eiweißzerfalls dient; er hält gewissermaßen die *organisierenden Kräfte* * in der Eiweißsubstanz zusammen.»

«Der Schwefel hat eine Summe von Eigenschaften, die sich in verhältnismäßig engen Grenzen konstant erhält. Er ist empfindlich gegen die Prozesse der Natur wie Erwärmung, Verbrennung etc. Das macht ihn fähig, auch eine bedeutende Rolle innerhalb der sich völlig aus den Erdenkräften herauslösenden und in die ätherischen Wirkungen einspannenden Eiweißsubstanzen zu spielen.»

«Man nehme den Schwefel. Er ist im Eiweiß enthalten. Er liegt also dem ganzen Vorgange zugrunde, der sich bei der Aufnahme der Eiweißnahrung abspielt. Er geht von der fremd-ätherischen Art durch den Zustand des Unorganischen über in die ätherische Tätigkeit des menschlichen Organismus. Er findet sich im Faserstoff der Organe, im Gehirn, in Nägeln und Haaren. Er geht also durch die Stoffwechselwege bis in die Peripherie des Organismus. Er erweist sich somit als eine Substanz, die bei der Aufnahme der Eiweißstoffe in das Gebiet des menschlichen Ätherleibes eine Rolle spielt... Er entfaltet seine Wirksamkeit im Bereiche des Physischen und des Ätherleibes. Das zeigt sich auch darin, daß erhöhte Schwefelzufuhr in dem Organismus Schwindelgefühle, Bewußtseinsdämpfungen hervorruft. Auch der Schlaf, also der Körperzustand, in dem der Astralleib und die Ich-Organisation als seelische Wesenheiten nicht wirken, wird durch vermehrte Schwefelzufuhr intensiver. – Man kann daraus ersehen, daß der Schwefel, als Heilmittel eingeführt, die physischen Tätigkeiten des Organismus dem Eingreifen der ätherischen geneigter macht, als sie im kranken Zustande sind.»

Die Kraft der richtigen Aufnahme des Nahrungseiweißes in den menschlichen Stoffwechsel wird also durch den Schwefel verstärkt. Man begreift hieraus, warum schwefelhaltige Würzstoffe, wie Meerrettich, Schnittlauch, Senf, Kresse, aber auch Zwiebel, Knoblauch, bei Genuß von eiweißreicher Nahrung, Fleischspeisen, Käsegerichten, Eiern so wichtig sind. – Aber noch ein Zweites kommt hinzu. Ist das Eiweiß erst in den Stoffwechsel aufgenommen, so gelangt es schließlich ins Blut, in die Zirkulationsprozesse. Nun muß es aber den Weg zur Durchatmung finden. Der Schwefel hat die Tendenz, denselben Weg zu durchlaufen. «Er enthält denjenigen Prozeß, durch den der dem Verdauungssystem zugeneigte Rhythmus verwandelt wird in den, der der Atmung zugeneigt ist.» – «Es ist schon eine mehrfach erwähnte Eigenschaft des Schwefels, daß er sich wirksam erweist in dem Gebiet des Organismus, wo Zirkulation und Atmung aneinander grenzen, also bei allem, was von der Lunge ausgeht.» – «Der Eisenprozeß wird von dem Stoffwechsel bis in die Blutzirkulation geführt. Der Schwefelprozeß tritt von der Blutzirkulation in den Atmungsvorgang

* Hervorhebung vom Referenten.

über»*. Zuletzt also hilft der Schwefel dazu, daß das belebte Flüssige, das nun gebildete Eiweiß, zur Durchatmung, zur Durchdringung mit dem Luftförmigen kommen kann. Die Luftorganisation kann sich mit der Flüssigkeitsorganisation verbinden, Durchatmung und Durchwärmung zustande kommen. Hiermit aber ziehen Astralleib und Ich in die rhythmische Organisation ein. Vor diesen jedoch zieht sich der Schwefel wieder zurück. «Es entsteht nun die Frage, ob der Schwefel auch beim Übergang von dem Gebiet der ätherischen Wirksamkeiten in das der astralischen eine Bedeutung hat und ob er etwas mit der Ich-Organisation zu tun hat. Er verbindet sich nicht merklich mit den in den Organismus eingeführten unorganischen Substanzen zu Säuren und Salzen. In solchen Verbindungen würde die Grundlage für eine Aufnahme der Schwefelprozesse in den astralischen Leib und in die Ich-Organisation liegen. Der Schwefel dringt also nicht dahin»*. Tatsächlich erhält sich der Schwefel im Eiweiß in reduzierter, sauerstofffreier Form, und er gibt auch nicht Gelegenheit zu mineralischen Bildungen, wie etwa den Knochen – ganz im Gegensatz zum Phosphor.

Man verzeihe diese Abschweifung in das scheinbar abseits des Pflanzlichen liegende Gebiet. Da aber die Kreuzblütler die eine große «Schwefelfamilie» der Pflanzenwelt sind, gleichsam den Schwefel auf pflanzenhafte Weise offenbaren, waren diese Ausführungen wohl am Platze. (Die andere große «Schwefelfamilie» sind die Laucharten unter den Liliengewächsen. Dort soll noch einiges Ergänzende und Erweiternde über Schwefelprozesse dargestellt werden.)

Diese «pflanzenhafte Offenbarung des Schwefelprozesses» enthüllt sowohl Wesentliches von der Natur des Schwefels als auch der Kreuzblütler. Sie zeigt, wie das Crucifereneiweiß von zwei Seiten her, polar, ergriffen wird. Die durch die Wurzel aufsteigenden Salzprozesse wollen die «ausstrahlenden», irdischen Kräfte zur Geltung bringen; die Schwefelprozesse aber «halten die organisierenden Kräfte in der Eiweißsubstanz zusammen», das heißt sie unterstützen das Wirken der Bildekräfteorganisation, verhelfen den «einstrahlenden» Kräften zu besonders energischem Wirken; beschleunigen den Lebensrhythmus, lassen die Pflanzengestalt rasch von den unteren zu den oberen Bildekräften übergehen, die sich dann lichthaft, wärmehaft in der Blüten- und Fruchtregion durchsetzen. Dabei kommt das Pflanzenwesen besonders stark zu seiner aktiv-farbigen Offenbarung. (Auf der tieferen Seinsstufe des Mineralisch-Metallischen macht der Schwefel – in den Sulfiden – gerade die Metallnatur als Farbe sichtbar; die farbigen Metallreaktionen metallsalziger Lösungen mit Schwefelwasserstoff verraten dem untersuchenden Chemiker, welches Metall er gerade vor sich hat.) Alle Schwefelpflanzenfamilien sind sehr blütenfarbig. – Es ergibt sich der Übergang vom Blatthaft-Rhythmischen zum Blütenhaften durch die «be-

* «Grundlegendes für eine Erweiterung der Heilkunst nach geisteswissenschaftlichen Erkenntnissen.»

schleunigende» Schwefelwirkung besonders vehement, oft mit «schießender» Schnelligkeit. Der «sulfurischeste», am meisten beschleunigte Pflanzenprozeß ist ja das Blütengeschehen. Es wurde in den einleitenden Kapiteln bereits darauf hingewiesen, wie die Grundprozesse der mineralischen Welt, Sal, Merkur, Sulfur, auf pflanzlicher Stufe erscheinen als Wurzel-Blatt-Blüteprozeß. Polar zu dem eiligen Übergang vom Blatt- zum Blütenprozeß der Cruciferen finden wir den energischen Übergang von Stoffwechselrhythmen zu Atmungsrhythmen, vom Blut- zum Atmungsgeschehen im Menschen.

Eine wichtige Tätigkeit des Cruciferen-Lebensprozesses kommt auch in der reichlichen Bildung von «Vitamin C» zum Ausdruck. Kreuzblütler sind wichtige C-Vitaminspender und als Antiskorbutika den Seeleuten und Polarreisenden seit langem bekannt. Vitamin C findet sich überall reichlich in Pflanzen, die kargen Bodenbedingungen mit starken kosmischen Lichtprozessen begegnen: außer den Cruciferen in den Agrumen, den Früchten der Wildrosen, schwarzen Johannisbeeren, Paprika, vor allem im Sanddorn, auffallend oft in dornigen Gewächsen.

Heilpflanzen der Cruciferen

Es ist nun darzustellen, wie der Typus und seine Grundprozesse sich modifiziert in den einzelnen als Heilpflanzen aufzuführenden Cruciferen auslebt.

*

*Armoracia rusticana**, Meerrettich

In dieser Pflanze lebt sich der Typus überwiegend im Gebiet des *Wurzelhaften* aus. Tief greift die außerordentlich lebenszähe Wurzel in am liebsten sandig-feuchten Boden, sendet weitgreifende waagrechte Ausläufer umher, treibt außerdem Wurzelsprosse, so daß sie, wenn sie einmal Fuß gefaßt hat, schwer wieder auszurotten ist. Mehrköpfig durchbricht sie den Boden und treibt nun dichte Schöpfe bis meterlanger, derbgrüner, saftiger Blätter. Diese sind langgestielt, ziemlich breit, wellig gekerbt und in sich spiralig etwas gedreht; die «Spiraltendenz», die sich sonst im Umkreisen der Blattansätze um den Sproß auslebt, hier aber keinen findet, lebt sich in diesen Blattdrehungen aus. Der Wurzelpol bestimmt also zunächst die Daseinsart dieser Pflanze.

Aus dieser Fesselung an den unteren Pol befreit sich die Blütensproßbildung nach oben, doch erst nachdem die Wurzel eine gewisse Größe erreicht hat. Die mit dem Sproß nun aufsteigenden Blätter bekommen die Tendenz zur kammartigen Fiederung, werden feiner, luftiger. Eine duftige große Rispe, aus vielen lockeren Blütentrauben zusammengesetzt, mit vielen kleinen weißen Blüten, beendet dieses «Ausatmen» des Unterirdischen in die Frühsommerwelt. Süßer,

* = Cochlearia Armoracia.

zarter Wohlduft, aber wenig Nektar eignet diesem Blütenprozeß. Kleine Schötchen entwickeln sich aus ihnen, doch liegt die gewaltige Vermehrungskraft so sehr in der Wurzel, daß reife, keimfähige Samen sich kaum bilden.

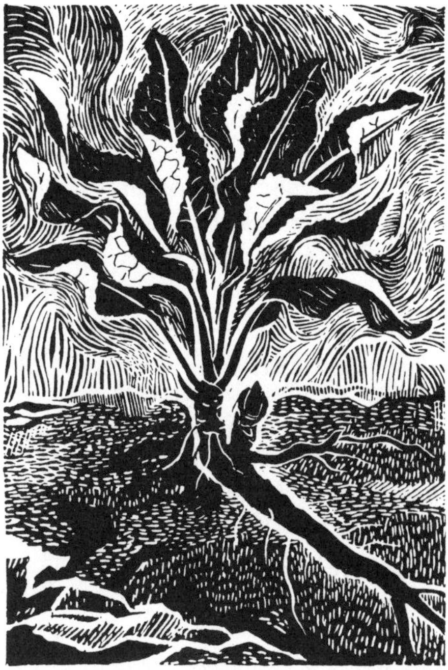

Die Blattasche zeigt einen hohen Kali- und Schwefelgehalt, außerdem an die 6% Kieselsäure. Auch die Wurzelasche enthält diese Stoffe, dazu etwas Eisen. Außerdem enthält die ganze frische Pflanze, besonders aber die Wurzel, Senfölglykoside.

Das Zusammentreffen von Salz- und Schwefelprozessen, von lebenhemmenden und stoffwechselbeschleunigenden Prozessen ist deutlich genug; für den Meerrettich akzentuiert durch Kieselsäure und nach dem Wurzelhaften besonders ausgebildet.

*

Als «Wurzel»- und als Kieselpflanze ist das Heilgebiet der Meerrettichwurzel die ableitende Heilentzündung, die ja im Nerven-Sinnesgebiet der Haut durch Bad, Salbe, Umschlag erzeugt wird.

Denn sowohl die Wurzelprozesse haben ihre Beziehung zum Nerven-Sinnes-System (siehe Einleitung), als auch die Kieselprozesse. «Die Kieselsäure trägt ihre Wirkungen durch die Stoffwechselwege bis in diejenigen Partien des menschlichen Organismus, in denen das Lebendige zum Leblosen wird ... Die Ich-Organisation braucht den Kieselsäureprozeß bis in diejenigen Teile des Organismus hinein, in denen die Gestaltung, die Formgebung an die äußere und innere (unbewußte) Welt grenzt»*. Die ableitende Heilentzündung erzeugt abnorme Stoffwechselprozesse im Sinnesnervengebiet; sulfurische Prozesse werden in einem Gebiete entfacht, in dem die Salzprozesse vorwalten.

Es werden in solchem Falle Tätigkeiten, die in abnormer Weise von Wesensgliedern – Ich und – oder – Astralleib – an falschem Ort ausgeübt werden, übernommen durch die von dem Heilmittel ausgehende Aktivität und dadurch diese Wesensglieder wieder für ihre eigentlichen Tätigkeiten frei gesetzt. Das Wesen der «Ableitungen» gewinnt im Lichte einer umfassenden Wesensgliedertherapie seine volle Bedeutung und seine rationelle Begründung.

* «Grundlegendes für eine Erweiterung der Heilkunst nach geisteswissenschaftlichen Erkenntnissen», 14. Kapitel.

Nasturtium officinale, Brunnenkresse

Hat der Cruciferentypus sich bei Meerrettich nach dem Wurzelhaften hin entwickelt, so gestaltet er sich bei der Brunnenkresse und ähnlichen Pflanzen mit besonderer Entwicklung des *Blättrig-Sproßhaften*. Wassergräben, sanft ausfließende Quellen, klare, ruhige kleine Bäche in ganz Europa geben diesen im Wachstum von Blattknoten zu Blattknoten am Flachufer gleichsam weiterfließenden oder gar mit dem Wasser fortflutenden langen Sprossen den Lebensraum. Es können sich ganze Rasen metertief unter dem Wasserspiegel bilden. Die Blätter sind aus eiförmigen Blättchen zusammengesetzte Fiederblätter. Im Frühsommer erheben sich lockere Blütentrauben nach oben, die Blüten bestäuben sich selbst; doch vermehrt sich die Pflanze viel mehr aus den stark bewurzelten Knoten des Blattsprosses.

Aus winzigsten Spuren, wie sie sich im Süßwasser ja nur finden lassen, verdichtet die Brunnenkresse Jodsalze, wenn auch nur in zarter Konzentration, in ihre Gewebe. Außerdem bildet sie reichlich C-Vitamin, ferner Senfölglykoside, schwefelartiges ätherisches Öl, einen Bitterstoff. – Wenn wir beim Meerrettich wurzelhaftes Zusammenwirken von «Sal» und «Sulfur» als sein Wesentliches fanden, so ist dies bei der Brunnenkresse ein Zusammenwirken von Sal und Sulfur *in der Region Merkurs*. Keine andere Crucifere ist so rhythmisch-blatthaft. Und wie die Erde das Element des «Wurzelkreuzblütlers» Meerrettich ist, so ist das Wasser, ebenfalls ein Merkurielles, das Element des «Blattkreuzblütlers» Brunnenkresse.

Diätetisch wird seit langem die Brunnenkresse zu Frühjahrskuren, zur Anregung bei Stoffwechselstockungen und -Schwächen (C-Avitaminosen, bei Ekzemen, Akne-Leiden, die aus einem nicht beherrschten Stoffwechsel sich ergeben), Festigung lockerer Zähne, bei Verhärtungs- und Mineralisierungsneigung des Stoffwechsels, Rheuma, Hepatopathien, Gallenstauungen, Neigung zu Steinbildungen in den Harnwegen, verwendet. Es werden die Merkurwirkungen im Gebiete des Sulfurischen entfacht. Dies ist aber im unteren Menschen, im Verdauungsprozeß das Gebiet des Überganges vom Darm- ins Lymphgebiet. Bei einem Heilmittel, das die Quecksilberwirkung im Dickdarmgebiet bei tuberkulösen Prozessen heilsam zur Geltung bringen sollte, empfahl Rudolf Steiner den Zusatz von Brunnenkresse in bestimmter Verarbeitung.

Cochlearia officinalis, das Löffelkraut

Gleichfalls das Wasser, mindestens den feuchtigkeitsgetränkten Boden sucht das Löffelkraut, aber die *salzdurchdrungene* Feuchte. In ihm gestaltet sich der Typus ebenfalls im vorwiegend Blatthaften. Üppige Bodenrosetten entsprießen dem vielfaserig bewurzelten Wurzelstock, mit langgestielten, unserem Scharbockskraut ähnlichen, löffelförmigen, rundlich-ganzrandigen Blättern. Die Blätter sind fleischig, saftig, schön grün – und bestehen grün den strengsten Winter, den härtesten Frost. Man kann die ganze kalte Jahreszeit hindurch frisches Kraut von den Stöcken ernten, selbst wenn jedes Blatt mit Eis umpanzert ist. Sümpfe, Quellen, Bäche an Salzlagerstätten und der Meeresstrand der Küsten Westeuropas bis in den hohen Norden, Island, Spitzbergen, Sibirien, Nowaja Semlja, auch das arktische Nordamerika sind Wuchsstätten des Löffelkrautes.

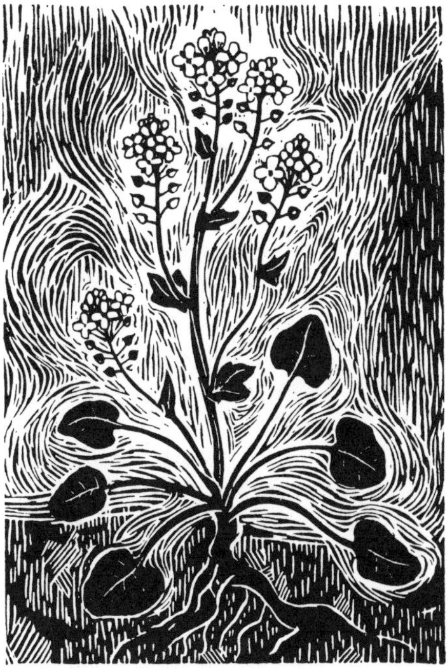

Wenn die am Boden gestaute Blattrosette genügend gediehen ist, so kommt die Pflanze nach der Herrschaft des Sal-Prozesses in die des Sulfurprozesses. Sie schießt im Frühsommer in den Blütenstand; die vom Stengel mitgenommenen Blättchen deuten den Willen, sich zu teilen, durch Einsägung, Einschneiden an, der Sproß verzweigt sich, am Ende jeder Verzweigung stehen zuletzt lockere, reichblütige Blütentrauben mit süßem, starkem Duft. Im Herbst kann ein abgeschwächtes zweites Blühen sich ergeben. Reisende, welche verwandte Cochlearia-Arten in Sibirien gefunden haben, berichten von blühenden Pflanzen, die vom Frost überrascht in Eis und Schnee einfroren, im Frühjahr aber wieder auftauten und weiterblühten, als sei nichts geschehen; so lebenskräftig ist diese äußerlich so weiche, zarte Pflanze.

Auch dieses Kraut ist reich an sehr haltbarem C-Vitamin, es ist ein altes, hochberühmtes Heilmittel gegen den Skorbut. Frühjahrsmüdigkeit, Befeuerung der Verdauung und trägen Stoffwechsels gehören ebenso zu ihren Heilanzeigen wie bei den bisher behandelten Cruciferen. Ebenso ist sie wirksam befunden worden bei Harnverhaltung, Grießbildung, sogar Wassersucht. Die energische Stoffwechselanregung zeigt sich auch in rascherer Überwindung von Ermüdung nach körperlichen Anstrengungen. Auch die Wirkung bei Amenorrhoe ist eine des Sulfur. Der besser vollzogene Stoffwechsel läßt auch rheumatische Prozesse nicht so stark aufkommen. Entsalzungen mit Durchfeuerung durch den Schwefelprozeß kennzeichnen alle diese Wirkungen. Aber die Wirkungen gehen bis ins rhythmische System (bei Lungenverschleimung). Auch Blutstillung bei gelockerten Geweben tritt ein – bei Bluten im Mund- und Nasenraum.

Capsella Bursa-pastoris, Hirtentäschel

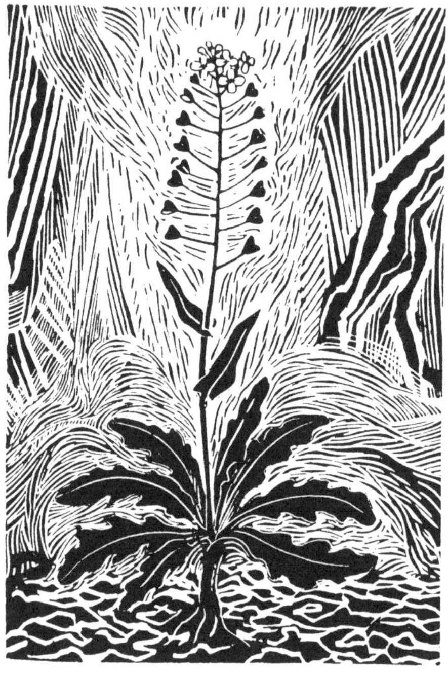

Ein rechtes «Unkraut» ist das Hirtentäschel; von allen Kreuzblütlern hat es sich am weitesten über die ganze Erde verbreitet. Es klettert hoch ins Gebirge und findet sich in den Polarländern. Aber auch in der Ebene erobert es jede Art von Boden, er sei fett oder mager, feucht oder trocken, kieselig oder kalkig.

Rasch keimt der Same, das ganze Jahr hindurch, da es blühende und fruchtende, samenabwerfende Pflanzen die ganze Vegetationsperiode hindurch gibt. Mit kräftiger Pfahlwurzel erobert sich die Pflanze bald den Boden, breitet üppige Rosettenblätter aus, und mit einem gewaltigen Metamorphosesprung schießt sie schon in den Blütenstand. Blätter zeigen sich am Sproßstengel, nicht mehr langstielig und einfach oder unregelmäßig gelappt wie die Grundblätter, sondern in buchtige Lappung, in Fiederung geöffnet; schon erscheint die Blütentrugdolde, die Blütchen streben langgestielt vom Sproß, bereits zeigen sich unten die ersten verkehrt-herzförmigen Schötchen. Der Same fällt, Neues keimt, beblättert sich, geht oft im gleichen Jahr in Blüte und Frucht, und so kann man vom März bis in den November blühendes, fruchtendes Hirtentäschel immer wieder finden. Es gibt blühende Exemplare, an denen noch die Keimblätter erhalten sind; so schnell eilt die Pflanze vom Keimen zum Blühen; während die alte noch blüht, sind schon aus den von ihr ausgestreuten Samen neue Pflanzen herangewachsen. Eine Pflanze kann über 60 000 Samen hervorbringen.

Der Wurzelprozeß stößt stark in die Pflanze, bis in die Blütenregion hinein; man sieht dies an irregulären Metamorphosen und «Mißbildungen» im Blütenstand, die aber nur die Verräter sonst verborgener Tendenzen sind: Vergrünungen von Blüten, Auftreten von Blättchen (Tragblättern) im Blütenstand, Umbildung von Staub- in Kronenblätter, Durchwachsung der Blüten (der Fruchtknoten verwandelt sich in einen Sproß), Vermehrung der Fruchtblätter. Was bei der Entwicklung des Wesensbildes der Cruciferen angeführt wurde, daß das Hirtentäschel die Wurzelkräfte stark nach oben schicke – das zeigt sich in den eben erwähnten Phänomenen deutlich und ist nicht zu übersehen. Die starke Vermehrungskraft, die sich beim Meerrettich im Wurzelgebiet, bei der Brunnenkresse im in der Horizontale immer weiter wuchernden, beblätterten Sproß zeigte, ist beim Hirtentäschel in der Blüten- und Fruchtregion zu Hause. Diese mächtige Fruchtungskraft hat diese Pflanze ebenso von dem Gebundensein an eine bestimmte Jahreszeit, wie an einen begrenzten Erdenort unabhängig gemacht.

Der besondere Salzprozeß der Capsella Bursa-pastoris zeigt sich in der Asche als erheblicher Gehalt an Kali- und Natronsalzen, nicht zu übersehender Eisengehalt (2 bis 3% Eisenoxyd), Phosphorsäure und 10% Kieselsäure. Findet sich viel Zink im Boden, nimmt sie auch dieses reichlich auf. Der Schwefelprozeß drückt sich aus in reichlicher Anwesenheit von schwefelhaltigen Mercaptankörpern und Allylsenföl. Außer manchen anderen interessanten Stoffen ist im Pflanzensaft ein dem Mutterkorn an Wirkung ähnlicher Bestandteil aufgefunden worden. Trotzdem ist die Pflanze ungiftig, obwohl der Blüteprozeß so schnell und so stark über sie kommt; denn wie bei den meisten «durchschwefelten» Pflanzen wird der astralische Bereich mit seinen übermäßigen Abbautendenzen von dem so stark durchvitalisierten Eiweiß zurückgewiesen. In den Salz- und Schwefelprozessen ähnelt unsere Pflanze den anderen bisher behandelten Kreuzblütlern, in der Eigenart seines Blütenhaften, seiner starken und von äußeren Jahresrhythmen unabhängigen Eigenrhythmik weicht das Hirtentäschel von ihnen ab, ebenso in der Bildung auf die Sexualregion (die Zusammenziehungsrhythmen des Uterus bei der Geburt) wirksamer Stoffe. Das eigenartige Hineinspielen von Wurzelvitalität mit ihren Salzprozessen wirkt mineralischen Verhärtungsprozessen wie Nierengrießbildung entgegen. Nicht zuletzt sei die blutstillende Wirkung erwähnt, die sich nicht nur wie beim Löffelkraut auf Zahnfleisch und Mundhöhle, sondern auch auf Lungenblutungen und zu starke Menstrualblutung, Organe des mittleren und unteren Systems, erstreckt.

*Erophila verna**, das Hungerblümchen

Diese winzige, zierliche Pflanze macht den Eindruck einer Hochgebirgspflanze, und viele ihrer Verwandten sind auch solche. Draba verna gedeiht in der gemäßigten Zone bis zum Polarkreis. Dürre Wiesen, arme Äcker, Schutt, sandige Standorte liebt sie. Aus der spindeligen, zerteilten Wurzel entwickelt sich die Bodenrosette mit ihren winzigen lanzettlichen, vorne etwas gesägten Blättchen; aus ihr steigt im ersten Frühjahr der blattlose Blütenstandstiel mit seiner reichblütigen Traube weißer Blütchen. Diese gehen bald in die reichsamigen Schötchen über. Der Blütenstand wirkt sehr locker. Blütezeit Februar bis Mai.

Auch für diese Pflanze gilt das bisher über Salzprozesse und Schwefelprozesse der Cruciferen Gesagte; bei einer verwandten Art hat man Jod in der Asche festgestellt. (Draba nemorosa; es ist zu vermuten, daß dies auch für Draba verna gilt.) Wenn im Kohl eine Crucifere mit unter Umständen kropferzeugender

* = Draba verna.

Tendenz aufgefunden worden ist, so ist Draba verna zum Ausgleich eine kropfbekämpfende Pflanze; Rudolf Steiner hat sie zur Unterstützung der Colchicum-Chelidoniumbehandlung dieser Krankheit empfohlen. Die Stauung des Wachstums in der Rosette und das darauffolgende völlige Auflösen dieser Stauung in die reiche Blütenbildung (die Pflanze stirbt nach dem Blühen ab) stellt einen Gegenprozeß gegen die zwischen Haupt und rhythmischem System mit der Ausstrahlungstendenz in den Stoffwechsel gelegene Schilddrüsentätigkeit dar – wenn man pflanzliche und menschliche Dreigliederung gemäß dem einleitenden Kapitel dieses Buches aufeinander bezieht. (Wurzel – obere Organisation, Blattsystem – mittlere, Blüte – untere Organisation; der «Gegenort» von Rosette, Zwiebel, Knolle und ähnlichen Gebilden ist die Halsgegend.) Träger Stoffwechsel und zu beschleunigter Stoffwechsel sind ja durch die Schilddrüsenpathologie sich ergebende Abweichungen vom Gesunden, verursacht durch ein zu schwaches oder zu starkes Eingreifen des Astralleibes in dieses als Drüse zunächst ätherisch bestimmte Organ. Es ist aus dem Vorhergehenden begreiflich, daß Cruciferen auch in dieses Gebiet ihre Wirkungen erstrecken können. Denn ihre Lebensprozesse spielen, wie bisher gezeigt, zwischen hemmenden und beschleunigenden Faktoren. Das Hungerblümchen insbesondere entwickelt in Zeit und Ort, wo die allgemeinen Lebensprozesse der Pflanzenwelt gehemmt sind, seine schnellen, aus dem gestauten Wachstum in ein ausstrahlendes Wachstum übergehenden Entfaltungsprozesse und zieht sich im Gegensatz dazu in der Zeit, wo die Vegetation mit Macht aufgeht, in sein Wurzel- und Rosettendasein zusammen.

Mit wenigen Sätzen seien die nun noch folgenden Arten gestreift, da sie keine bedeutende Rolle als Heilpflanzen bisher gespielt haben; es sei damit nur die Schilderung der Kreuzblütlerfamilie abgerundet.

Cardamine pratensis, das Wiesenschaumkraut,

ist mit seinem fein zerteilten Laubwerk und den zarten weißlichvioletten Blüten aus unseren Frühjahrswiesen nicht wegzudenken. Man hat den Eindruck, als verdunsteten die flüchtigen Blütenwolken die letzten Reste von Winterkälte aus dem Boden, als verlöre alles Starre, Lebenshemmende der abziehenden kalten Jahreszeit sich in dem feuchtkühlen violetten luftigen Schaum der Cardamineblüten. Bei Unterleibsstockungen, Rheuma, Skorbut hat man in der Volksmedizin gelegentlich auch diese Pflanze verwendet, ähnlich den anderen Cruciferen, darüber hinaus bei choreabedingten Krämpfen der Kinder; der Tee aus den getrockneten Blumen wurde schon bei Scharlach angewendet. –

Iberis amara, die bittere Schleifenblume oder der Bauernsenf,

ein derbes, wenn auch eine schönblütige reiche Traube am Ende der mit länglich-spateligen Blättern bestandenen Triebe aufweisendes Unkraut der Äcker, Weinberge, steinig-trockenen Orte, ist ein Sommerblüher, ein einjähriges Kraut.

Da es ebenfalls reichlich schwefelhaltige Senfölglykoside enthält, wurde es gelegentlich zur Einleitung künstlicher Hautentzündungen im Sinne der Ableitungstherapie verwendet: zur Einreibung bei Herzbeschwerden pectanginöser Art, bei Lungen-Leber-Nierenkongestionen. Auch innerlich wurde der Auszug bei Angina pectoris, sogar auch Endo- und Pericarditis versucht; auch hier ist wohl eine starke Anregung der Tätigkeit der unteren Organe zur Ableitung der im mittleren System sich verkrampfenden Wesensglieder beabsichtigt. –

Cheiranthus Cheiri, der Goldlack,

ein derber Halbstrauch von bäurischer Schönheit, in den Bauerngärten Europas heimisch, wohl aus den Ländern um das östliche Mittelmeer stammend, trägt am verholzenden Stengel eine reiche Blattfülle empor, die in der großen Blütentraube ihre Krönung findet. Die ansehnlichen, durch alle Nuancen von gelb bis dunkelorangerot gehenden, nach Veilchen duftenden Blüten mit den steif aufrechten Schoten stellen das Gebiet dar, in dem sich der Goldlack besonders intensiv auslebt. Kalkiges Gestein und kalkiger Felsschutt, also lichte, warme, trockene Böden sind die Orte, welche die wildwachsende Pflanze wählt. Sie blüht im Frühsommer, in Südeuropa allerdings auch im Winter. Goldlack enthält wie alle Cruciferen Senfölglykoside, vor allem im Samen; ätherisches Öl in den Blüten, Quercetin und Verwandte in dem gelben Blütenfarbstoff; außerdem – im Samen – digitalisähnliche Herzgifte. Die Pflanze war schon im Altertum als Heilpflanze bekannt, galt als Frauenmittel, mensesfördernd, fruchtaustreibend. Als Volksheilmittel wurde sie bei Leber- und Herzleiden, bei Harngrießbildung und als Emmenagogum verwendet. – Das Vorkommen von herzwirksamen Glykosiden in der Pflanzenwelt wird an anderen Orten noch ausführlich behandelt. Pflanzenfamilien, die in einer besonders starken Spannung zwischen Stauung und Lösung, zwischen ätherischen und astralischen Impulsen leben, zwischen hemmenden und beschleunigenden Tendenzen ihren Rhythmus sich erkämpfen, haben die Neigung, Arten mit solchen Glykosiden auszubilden.

NACHTSCHATTENGEWÄCHSE (SOLANACEAE)

GIFT- UND HEILPFLANZEN

Wichtige, stark wirksame Heilpflanzen, zugleich aber viele Giftpflanzen umfaßt die bedeutende Familie der Nachtschattengewächse; an die 1700 Arten zählt man ihr zu. Die Giftbildung ist für sie so charakteristisch wie die Gestalt; ein tüchtiger Chemiker könnte aus einem Tropfen ihres Saftes durch die chemische Beschaffenheit des darin enthaltenen Giftes ein ihm bisher unbekanntes Gewächs ebenso leicht als Nachtschatten erkennen, wie es ein mit Formgefühl begabter Pflanzenkenner aus der äußeren Erscheinung vermag. Der Typus drückt sich in beidem aus, dem Stofflichen wie dem Gestaltlichen.

Damit erhebt sich die Frage nach dem Geheimnis der Giftbildung in der Pflanzenwelt. Es wurde in den bisherigen Kapiteln zwar schon von dieser oder jener Seite auf die Gebiete hingedeutet, aus denen die Lösung dieses Geheimnisses sich ergeben kann; doch soll, da die Nachtschattengewächse so ganz besonders Giftpflanzen sind, nun umfassender versucht werden, darzustellen, was es mit diesem Geheimnis auf sich hat.

*

VOM WESEN DER PFLANZENGIFTE

Die Pflanzenwelt ist die große Nährmutter alles Lebendigen. Durch sie gedeiht alles höhere Leben auf Erden. Aber die Pflanze bedarf auch der über ihr stehenden Naturreiche. Sie ist z. B. «tierbedürftig». Dies wurde in den einleitenden Kapiteln über die Urbeziehungen der Pflanze zu Tier und Mensch im allgemeinen und bei Betrachtung der Mohngewächse und der «fleischfressenden» Pflanzen im besonderen bereits dargestellt. In unserer Welt beruht eben alles, wie Goethe es so schön ausspricht, auf Geben und Nehmen.

Diesem gütigen Lebensgesetz scheint zu widersprechen, daß es Giftpflanzen gibt, Pflanzen, die den mit Tod bedrohen, der von ihnen sich Nahrung nehmen wollte.

Man hat dies damit verstehen wollen, daß jedes Wesen, um sich zu erhalten, sein Dasein einer ihm feindlich, mindestens gleichgültig gegenüberstehenden Umwelt abtrotzen müsse. Der Kampf ums Dasein, der mitleidlos überall herrsche, habe die Giftpflanze genötigt, ihre Eigenexistenz auf ihre Art zu sichern, so wie es andere Pflanzen durch Dornen und Stacheln, durch abschreckende Farben,

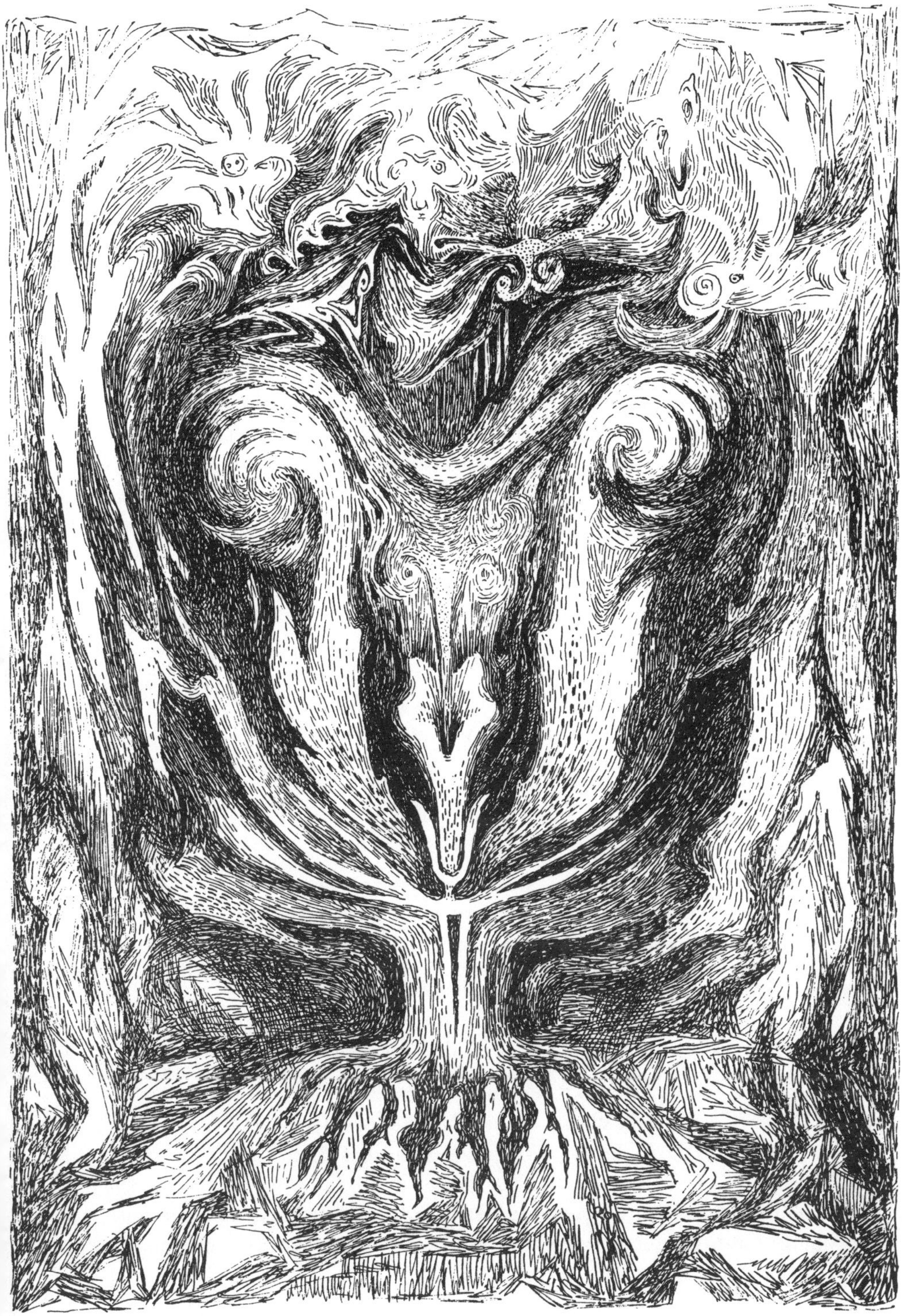

durch das Zusammenleben mit bissigen Insekten – und was der Waffen noch mehr sein mögen – tun.

Zwar hebt sich ein solches Verfahren der schöpferischen Natur, ihre Geschöpfe zu sichern, selbst auf, wenn der giftigen Pflanze sich das giftfeste Tier entgegenstellt, das auch durch Anpassung und Artauslese im Kampf ums Dasein hervorgeht. Die Bekämpfung der «Schadinsekten» mit den stärksten Giften der chemischen Industrie hat gelehrt, wie außerordentlich schnell Insekten giftfest werden können. Und die giftigsten Pflanzen entbehren nicht der Tiere, die ungestraft von ihnen speisen. Aber zeigt nicht auch die ungeheure Überzahl ungiftiger Pflanzen gegenüber ihren giftigen Schwestern, daß diese Mehrzahl sich ohne alle Waffen aufs beste erhält? Wachsen nicht beweidete Wiesen besser als unbeweidete? Die Erfahrung zeigt doch überdeutlich, daß das Leben sich in Überfülle hervorbringt und aus seinem Reichtum sich gestatten kann, daß jedes Lebensreich sich einem höher gearteten Leben zur Grundlage hinopfern – und immer noch genug zurückbehalten kann für sich selbst. Ja, durch dieses Opfer erhält es von höherstehenden Naturwesen, was sein eigenes Dasein bekräftigt und sichert. Das «sanfte Gesetz» geht durch das Erdendasein; alles Leben ist mit- und durcheinander da, gründet sich auf Geben und Nehmen. «Man muß seine Existenz aufgeben, um zu existieren» – dieser, ein menschliches Entwicklungsgeheimnis aussprechende Satz Goethes gilt auch für die Naturreiche.

Ich danke dir, du stummer Stein,
und neige mich zu dir hernieder:
Ich schulde dir mein Pflanzensein.

Ich danke euch, ihr Grund und Flor,
und bücke mich zu euch hernieder:
Ihr halft zum Tiere mir empor.

Ich danke euch, Stein, Kraut und Tier,
und beuge mich zu euch hernieder:
Ihr halft mir alle drei zu Mir.

Wir danken dir, du Menschenkind,
und lassen fromm uns vor dir nieder:
weil dadurch, daß du bist, wir sind.

Es dankt aus aller Gottheit Ein-
und aller Gottheit Vielfalt wieder.
In Dank verschlingt sich alles Sein.

So spricht Christian Morgenstern in dem Gedicht «Die Fußwaschung» eine Erkenntnis aus, die ebenso eine vom Wesen des Menschen wie auch eine Naturerkenntnis ist.

Die Antworten, welche die Naturwissenschaft bis auf den heutigen Tag auf die Frage nach dem Wesen der Giftpflanzen gab, sind also unbefriedigend. Solche Antworten bringen im Grunde genommen nur die Unfruchtbarkeit ihrer Fragestellung zutage. Es ist eine Grundeinsicht Goethe'scher Naturbetrachtungsart, daß man der Natur gegenüber viel mehr nach dem Wie, als nach dem Warum fragen müsse. Nicht, *warum* der Stier Hörner, die Biene einen Giftstachel usw. hat, sondern *wie* sich aus dem ganzen Bildekräfte-Wesen beider Organisationen Horn- oder Stachelbildung ergeben, das gilt es zu erfassen. Wir dürfen der Natur nicht menschliche Zwecke und Absichten unterlegen. Dies führt entweder zu Banalitäten, etwa daß der Eidechsenschwanz so überaus zweckmäßig zur Selbstamputation eingerichtet sei, um der daran Ergriffenen doch noch das sichere Entrinnen zu gewährleisten – oder zu einer merkwürdigen Mystik, die weltschöpferische Gewalten auf ein sehr durchschnittliches menschliches Format reduzieren möchte.

Der Leser, der sich durch genaue Naturbeobachtung von der Gültigkeit des Gesetzes innig überzeugt hat, daß die Lebenssicherung jedes einzelnen Naturwesens, jeder einzelnen Art auf vielfältigem Geben und Nehmen beruht, daß jede solche Art durch ein harmonisches Gewebe tausendfältiger, oft sichtbarer, manchmal aber auch sehr verborgener Beziehungen mit allem anderen Natursein verbunden ist, mag nun die Aufmerksamkeit auf die Beziehungen zwischen Pflanze und Tier lenken. Die Giftpflanze ist dem *Tier* gegenüber giftig; sie entzieht sich also dem allgemeinen Gesetz von Geben und Nehmen, der Kraft schenkender Tugend, welche dem Pflanzenhaften so sehr eignet. Der normalen *Pflanzenwelt* gegenüber sind die Giftpflanzen ja *nicht* giftig; um diese herum wachsen ungehindert und ungemindert alle möglichen anderen ungiftigen Gewächse. Es muß also in das Wesen der Giftpflanze eine Beziehung zur Tierwelt hineingebaut sein, die dem normalen Verhältnis des Pflanzenhaften zur Tierwelt widerspricht.

Die Giftpflanze bildet Giftstoffe; ihr Lebensprozeß erzeugt sie, prägt seine Eigenart in ihnen aus, denn jede Giftpflanzenfamilie hat ihre eigenen Giftstoffe. Wenn man auch hier der in die Irre führenden Frage nach dem Warum ausweicht – aus ihr hielt man z. B. diese Stoffe, die doch einen «Zweck» haben müßten, für Reservestoffe künftigen Wachstums, bis man fand, daß völliges Entfernen giftführender Schichten aus Samen nicht den geringsten Einfluß auf die Keimung hat – wenn man dem *Wie* der Bildung folgt, so findet man: Das Leben bildet sie, aber nur, um sie auszuscheiden. Insbesondere die Klasse von Pflanzengiften, die uns hier bei Betrachtung der Nachtschattengewächse besonders interessiert und die auch die stärksten Pflanzengifte umfaßt, die *Alkaloide,* sind *Auswurfstoffe* des Stoffwechsels, die mit Pflanzensäuren zu Salzen abgebunden und in absterbende Zellen oder Gewebe unlöslich abgeschieden werden. Sie fallen aus dem aufbauenden Lebensstrom heraus. Nicht diese Stoffe benötigt also die Pflanze, sondern die *Prozesse*, deren Abfall sie sind. *Abbautätigkeit* hängt mit ihnen zusammen.

Daß Pflanzengifte sich aus dem aufbauenden Stoffwechsel abgetrennt haben – was auch durch einen «irregeleiteten» Aufbau geschehen kann – zeigt sich auch darin, daß sie sich stofflich fassen, isolieren, analysieren, kristallisieren und in Formeln angeben lassen, kurz alle Charakteristika *toter* Stofflichkeit aufweisen. Die lebentragende Substanz der Pflanze, das lebendige Eiweiß, aus dessen Schoß alle pflanzliche Stofflichkeit hervorgeht, in dem jede Substanz geboren wird, entzieht sich jedem Versuch, sein Wesen in einem Stofflichen zu finden. Es läßt sich weder analysieren, noch synthetisieren. (In einem folgenden Kapitel wird einiges über die Natur des Eiweißes auszuführen sein.) Man kann das Eiweiß nur zertrümmern und töten, wenn man es analysiert. Denn alles Leben ist immer ein *Ganzes*, das wohl in Teile zertrennt, niemals aber aus Teilen zusammengesetzt werden kann. Jeder Teil bleibt nur solange Teil, als die Ganzheit noch in ihm lebt. Entweicht sie, bleibt nur ein Trümmerstück, kein Teil mehr. Diese Trümmer sind dann mit den Methoden der modernen Chemie erfaßbar, analysierbar und synthetisierbar. Man kennt heute diese Trümmer, 27 Aminosäuren. Einige dieser Aminosäuren sind den alkaloidischen Pflanzengiften auffällig ähnlich. Dies weist uns auf natürliche Absterbe-, mindestens Entvitalisierungsprozesse, die aus dem lebendigen Eiweiß als Trümmer Substanzen herausschlagen oder schon den Aufbau so stören, daß es zur Bildung solcher «gestorbener» Stofflichkeiten kommt, wie es eben die Alkaloide sind. Nicht das aufbauende Pflanzenleben kann sie bilden, sondern etwas, was sich als ein Entgegengesetztes, Lähmendes, zuletzt Tötendes in dieses Pflanzenleben hineinschiebt. Dieses «Etwas» muß aber viel mit der Pflanzenart zu tun haben; denn ihrer chemischen Zusammensetzung nach verwandte Alkaloide werden in verwandten Pflanzenarten gefunden. Die Nachtschattengewächse z. B. bringen in Tollkirsche, Bilsenkraut, Stechapfel, Alraune, Tollkraut (Scopolia), Giftschlute einander sehr verwandte Gifte hervor, deren Typus in keiner anderen Pflanzenfamilie wiederkehrt. Ebenso sind die Alkaloide der Mohngewächse, von Mohn, Schöllkraut, Lerchensporn, Kanadischer Blutwurz, Argemone, Erdrauch einander stofflich ähnlich und für die Mohngewächse typisch.

Solche Gifte müssen also Ausdruck einer «inneren Form» sein, die einer Pflanzenfamilie ebenso wesenseigen und ihr zugemessen ist, wie die äußere, sich in Gestalt, Wuchs, Farbe, Duft usw. ausdrückende Form. Das eine ist gleichsam *Ein*druck, das andere *Aus*druck ein und desselben Wesenhaften.

Was für Prozesse bilden nun die sich in der Giftbildung eindrückende innere Form?

Die niederen Pflanzen, die im rein Vegetativen ganz aufgehen, Moose, Algen, Farne* sind fast ungiftig; vor allem finden wir keine Alkaloide in ihnen. Je

* Nur die Pilze bilden eine Ausnahme; aber sie sind von den Wurzelprozessen aus gleich, und, im Übermaß, Blütenprozeß; «Wurzelblütler» könnte man sie nennen. Das Rhythmisch-Pflanzenhafte, die assimilative Grünheit, fehlt ihnen.

mehr sich aber die Pflanzenwelt zur Ausbildung starker Blütenprozesse erhebt, desto mehr kommt es zur Giftbildung. Lilienarten, Hahnenfußgewächse, Wolfsmilchgewächse, Schmetterlingsblütler, Doldenblütler, Krappgewächse, Nachtschattengewächse, Rachenblütler enthalten eine Fülle giftiger Arten. Alle diese Pflanzenfamilien zeichnen sich durch sehr intensive und eigenartige Blütenprozesse aus. Die Tropen mit ihrer wuchernden Blütenüberfülle bringen ein Mehrfaches an Giftpflanzen hervor als unsere Breiten. Dagegen ist die Vegetation des hohen Nordens, sind die Hochgebirgspflanzen fast frei von Giftpflanzen. Pflanzenfamilien mit unauffälligen, gegenüber der Blattbildung zurücktretenden Blüten wie die Gräser, die Meldenarten, die Kätzchenträger sind arm daran. Aber auch im Wasser, vor allem im Meer lebende Pflanzen sind meist ungiftig.

Wir sehen also: *Mangel* an Blütenhaftigkeit bedeutet Ungiftigkeit; Übermaß davon führt in die Nähe der giftbildenden Prozesse. Zu stark, zu früh oder sonst irgendwie abnorm sich vollziehende Blütenprozesse sind den typischen Giftpflanzen eigen.

*

In den einleitenden Kapiteln wurde dargestellt, inwiefern die Pflanze nicht nur physisch, sondern auch wesenhaft das unter ihr und das über ihr stehende Naturreich berührt und so recht zwischen Mineral und Tier steht. Sie hat das Wurzelorgan, weil es eine Mineralwelt gibt, das Blütenorgan, weil es eine Tierwelt gibt. Die Blütenbildung, das wurde nachdrücklich betont, setzt der rein pflanzlichen Daseinsform ein Ende, begrenzt sie, hebt sie auf. Ohne sie wüchse die Pflanze als Blattwesen gewissermaßen bis ins Unendliche und vermehrte sich rein vegetativ. Da aber der Blütenprozeß sich ja nicht bloß in Gegensatz stellt zu dem Vegetativen des grünen Blattprozesses, sondern andererseits ganz aus ihm herauswächst, so daß das Blatthafte trotz aller Verwandlung in jeder Blütenbildung doch immer noch sichtbar bleibt, so muß im Pflanzenleben immerfort ein feines Gleichgewicht gehalten werden zwischen vegetativem Aufbau und blütenhaftem Abbau, zwischen dem ins Endlose sich rhythmisch reproduzierenden, immerzu fortsprießenden Blatthaften und der Blütenverklärung, die sich erst offenbart, wenn die Pflanze «ihre Existenz aufgibt, um zu existieren».

Betrachten wir einige starke Giftpflanzen in ihrer Blütenhaftigkeit. Das *Bilsenkraut* lebt zunächst in stark aufwucherndem, krautigem Wachstum. Aber in dieses aufquellende Krautwerk bohrt sich gleichsam, viel zu früh, ehe eine Durchläuterung auf eine Blütenstandbildung hin erfolgt ist, der Blütenprozeß hinein. Das eben erst begonnene kräftige Aufsprießen stockt, hört ganz auf; in Seitenästen quält sich ein verkrampftes Gebilde hinaus, das eine seltsame Vermischung von Blatt- und Blütenhaftem darstellt, aus dem in steter Aufeinanderfolge düstere Blütenrachen sich spiralig entwinden. – Aus dem winterlichen Holze entzündet der *Seidelbast* in reicher Fülle Reihen flüchtiger Blütenflammen, ehe ein Blatt auch nur zu sehen ist. Ein verzehrend süßer Duft, schon von weitem zu riechen, ehe man den Strauch sieht, verkündet die leidenschaftliche Kraft des Blütewerdens, das abends schon graubraun und welk wie Asche nach verloderter Flamme vergangen ist. – Saftig sprießt der Trieb des *Adonisröschens* im ersten Frühjahr auf, wird in zarte Blätter luftig zerteilt und zerfiedert und entläßt schon aus zahlreichen Knospen die übergroßen, leuchtend gelben Blütensonnen. Wie kann eine so zarte Pflanze soviele Blüten tragen! – Der scharlachrote *Fliegenpilz*, ein zwar niederes, aber blütenhaft zu nennendes Gebilde, wuchert aus einem Wurzelhaften ohne jede grüne Blatthaftigkeit gleich in die Pilzblüte hinein; jedoch gehört zu ihm das ins Absterben und Vermodern geratene herabgefallene Blatt-tum der Buchen, unter denen er wächst. – Ebenso muß das Mutterkorn betrachtet werden, das parasitisch in der Ähre des Roggens als eine Karikatur seiner Blüten- und Fruchtprozesse auftritt.

Es muß also ein Prozeß, der in *jeder* Pflanzenblüte und mit jedem Pflanzenblühen an die Pflanzennatur herankommt, jedoch in einem feinen Gleichgewicht gehalten wird, über sein Maß anwachsen, wenn aus der normalen Pflanze die Giftpflanze hervorgehen soll. Dieser Prozeß muß mit dem Tierwesenhaften zusammenhängen, da ja die Blüte eine Geste der Pflanze gegen das Tierwesen hin ist, das Organ, durch das die Pflanze «anerkennt», daß es eine Tierwelt gibt. Da das Tier vor der Pflanze voraus hat, daß es nicht nur eine physische und eine ätherische Organisation besitzt, sondern aus einer Astralwelt heraus mit einem Astralleib (Seelenleib) begabt ist, so müssen im Blühen und auch in der Giftbildung ganz allgemein die Beziehungen der Pflanzenwelt zur Welt des astralischen Seins zum Ausdruck kommen.

Hören wir hierzu den Seelen- und Geistesforscher. In einem Vortrage vom 22. März 1923 stellt Rudolf Steiner die astralische Wesenssphäre der Pflanze folgendermaßen dar: Auf der Erdoberfläche befindet sich die physische Organisation der Pflanze; sie ist von ihrem Ätherleibe durchdrungen. Hingegen hat sie nicht – wie Tier und Mensch – einen astralischen Leib (Seelenleib) in sich; jedoch wird sie von oben herunter zur Blüte hin berührt von dem astralischen Wesensbereich. Sie nimmt in der Regel das astralische Element nicht in sich auf, läßt es bei dieser Berührung bewenden, lebt nur in einer Wechselwirkung mit ihm. Dadurch kann sie aber über die Blattbildung hinaus zur Blüten- und Fruchtbildung gelangen. Sie lebt nach dem Blühenden und Fruchtenden zu in einer Wechselwirkung mit dem Astralischen. In einer Wechselwirkung, jedoch nicht in einer Verbindung. Dies ist anders bei den *Giftpflanzen*. Bei diesen dringt das Astralische in das Pflanzliche (das ein Physisch-Ätherisches ist) ein, verbindet sich mit ihm. Giftpflanzen wie die Tollkirsche oder das Bilsenkraut saugen dieses Astralische, stärker oder schwächer, in sich auf. Sie tragen es, wenngleich auf «untergeordnete Weise», nicht als organbildende Kräfte, wie etwa der Mensch, in sich. Sonst würde die Pflanze ja zum Tier oder gar zum Menschen. «In einer Art gepreßten Zustandes» befindet sich dieses Astralische innerhalb einer Giftpflanze. – In ähnlicher Weise schildert Rudolf Steiner in der Vortragsreihe über das Initiatenbewußtsein die gewöhnliche Pflanze mit ihrer physischen und ätherischen Konstitution. Physisch-ätherisch sprießt sie aus der Erde, Blüte und Frucht aber werden umschwebt von der allgemeinen kosmischen Astralität. Wolkenhaft lagert sich diese über der Pflanze. Es gibt aber Pflanzen, die mit irgendeinem ihrer Teile Astralisches aus dem Kosmos ansaugen. Diese werden dadurch giftig. Der Unterschied etwa zwischen Veilchen und Tollkirsche ist der, daß das Veilchen die Frucht rein als ätherisch bedingtes Gebilde entwickelt, daß die Tollkirsche aber in der Frucht das Astralische in sich einsaugt. Das gibt der Frucht ihren Gift-Einschlag: «Dasselbe also, was, wenn es ins Tierreich kommt, dem Tier den Astralleib gibt, das Tier innerlich als ein Empfindungswesen ausgestaltet, es macht, wenn es in die Pflanze eintritt, die Pflanze zur Giftpflanze.»

Wieder einen anderen Aspekt schildert Rudolf Steiner im 19. Vortrag der unter dem Titel «Geisteswissenschaft und Medizin» veröffentlichten Vortragsreihe. Dort schildert er, wie es Pflanzen gibt, *die sich wehren gegen die unmittelbaren Erdenkräfte*. Dadurch herrscht ein anderes Verhältnis in solchen Pflanzen zwischen Physischem und Ätherischem. Es wird manches an Bildekräften dadurch aufgespart, die sich eben nicht verbinden mit den Erdenkräften. Solche Pflanzen verbinden sich zwar stärker mit dem Überpflanzlichen, dem Astralischen, dafür aber weniger mit dem Unterpflanzlichen, Erdhaft-Mineralischen. Die den nicht giftigen, vor allem den Nahrungspflanzen zugrunde liegende Pflanzenbildung verwendet zu ihrem Aufbau eine bestimmte Summe von Erdenkräften, verarbeitet sie mit ihrem Bildekräfteleib. Wehrt sich die Pflanze gegen die Erdenkräfte, dann ist sie beim Abschluß ihres Aufbaues, bei der Blüten- und Fruchtbildung, mit ihrer Bildekräfteorganisation ausgesetzt den außerirdischen, kosmischen Kräften der Astralsphäre. Bei der Tollkirsche liegt ein so gearteter Bauplan vor. Sie strebt, schon von der Wurzel an, zu dieser in der Beere sich vollendenden Durchdringung mit der kosmischen Astralität. Sie möchte gleichsam zu einem beseelten, vor allem zu einem wahrnehmenden Wesen werden. Sie eignet sich Bildeprinzipien an, die eigentlich in eine Augenbildung auslaufen müßten. In den Sinnesorganen, vor allem im Auge, hebt sich ja die Organisation physisch und ätherisch aus der Sphäre der Leiblichkeit heraus, wird den außermenschlichen Lichtkräften hingegeben und durchdringt das so gebildete Organ mit dem empfindenden Seelenleibe.

*

So findet nun das Giftproblem seine echte Lösung. Und es ist für das menschliche Erkenntnisvermögen etwas tief Befriedigendes, zu erfahren, daß die Giftpflanzen nicht einer verrückten Laune der Natur oder einem bösen Einfall mächtiger Gewalten ihr Dasein verdanken, sondern aus dem Normalen der Pflanzenwelt zu verstehen sind, nur eben als einseitige Ausbildung, als übermäßiges Durchtönen eines überall vorhandenen Grundmotivs.

Gift heißt Gabe. (Im Worte Mitgift ist der alte Sinn noch erhalten; im Englischen heißt gift heute noch Geschenk, a gifted child ist ein begabtes Kind.) Die Giftpflanze ist mit einer Kraft stärker begabt als ihre ungiftige Schwester. Sie ist gewissermaßen «geistiger». In ihrer physischen Leiblichkeit, ihrer Sinnes-Form erscheint ein Übersinnliches, da sich ihr Astralprinzip in dieses Leibliche hineinpreßt. Darum kann man einer Giftpflanze ihre Giftigkeit «mit Augen ansehen», wenn man einen feinen Sinn für die Formensprache der Pflanzenwelt sich ausbildet. Dafür sind die Nachtschattengewächse eine großartige Illustration.

Schon die gewöhnliche Pflanze ist nach Goethe, und zwar ganz exakt genommen, ein «sinnlich-übersinnliches Wesen», da sie in ihrer sinnlichen Erscheinung einen Teil ihres Übersinnlichen «sichtbar» macht. Bei den Nachtschattengewächsen erscheint aber ein Mehr jenes Übersinnlichen. Für dieses Mehr ist aber die Sphäre physischer Sichtbarkeit nicht die ihm gemäße Region! Ein solches Wirksamwerden einer höheren Region geistiger Art in einem tieferen Bereich erweist sich in diesem immer als Gift, wenn dieses Wirksamwerdende nicht «weltgerecht» längs einer vermittelnden Stufenleiter absteigt. Astralisches wohnt *vollberechtigt* nur in einem entsprechend aufgebauten Leib, also einem Tierleib oder Menschenleib. Denn dieser allein kann mit seinen mannigfaltigen Organen einem solchen Astralischen die gemäße Behausung bieten. Der Löwenleib ist z. B., in Sinnesorganen, rhythmischem System und Stoffwechsel, durch und durch physisches Gefäß der Löwenseelenart, die sich darum voll und zu Recht in ihm verkörpern kann. Eine Tollkirsche, ein Bilsenkraut sind nicht mit solchen wunderbaren Tierorganen ausgerüstet, welche ja gewaltig über das einzige Pflanzenorgan, das weltoffene, ein grenzenloses Berühren aber kein In-sich-Einschließen darstellende Blatt, hinausgehen. Was für das Pflanzenblatt kosmisches Außen bleibt, ist für das Tierorgan ein Inneres, ein eingestülptes Kosmisches. Dieses verinnerlichte Kosmische kann das kosmisch-astralische Wesensgebiet in sich aufnehmen, weil das Organ ein wirkliches «Haus» für das Astralische darstellt. Das «Pflanzenastralische» aber kann nur auf abnorme Art in das Leibliche der Pflanze und auch nur mit bestimmten Teilen seines Wirkens eindringen. Die dabei entstehenden Kräfteverhältnisse und die aus ihnen geprägten Stofflichkeiten abnormer Art *begründen die Wirksamkeit daraus bereiteter Heilmittel.* Das abnorme Zusammenwirken der Wesensglieder der Pflanze findet seine Entsprechung in einem abnormen Zusammenwirken menschlicher Wesensglieder. Eine solche abnorme Stofflichkeit wird beim Gesunden eine Wesensgliederverschiebung als Giftwirkung hervorrufen, beim Kranken aber eine der Krankheit zugrunde liegende pathologische Wesensgliederkonfiguration zurechtrücken können und sich daher als Heilmittel erweisen. Ein solcher Stoff kann in eine krankhafte Wesensgliederkonfiguration passen wie der Schlüssel ins Schloß.

Es sei nun versucht, darzustellen, wieso die Solanaceen Bildegestalten für die nun geschilderten Zusammenhänge sind, so daß man bei ihnen «mit Augen sehen, mit Händen greifen» kann, was bei anderen Pflanzen nur dem Auge des Geistes sich zeigt.

*

In vielen Kräutern verwirklicht sich das Nachtschattenwesen, selten in Sträuchern, fast nie als Baum. Der Typus wehrt sich also in der Tat «gegen die unmittelbaren Erdenkräfte» (Baum ist «aufgestülpte Erde»; vergleiche frühere Ausführungen), und zwar schon in den Wurzeln, die oft rübig anschwellen oder von Knollenbildung begleitet werden, oft weich und plastisch bleiben. Dafür sind diese Wurzeln, wie Pfropfversuche erwiesen haben, in hohem Maße Bildungsstätte für die entsprechenden Alkaloide. (Man hat z. B. auf Tomatenwurzeln Tabak gepfropft und fast nikotinfreie Blätter dabei erhalten; hingegen wurden Tomatenreiser, auf Tabakwurzeln gepfropft, giftig und nikotinhaltig.)

Die Nachtschattengewächse sind also vor allem Kräuter, und zwar rasch und derb wachsende, von Vitalität strotzende Kräuter. Der aufwuchernden Tollkirsche, dem aufsprießenden Stechapfel sollte man es wohl zutrauen, zum Baum aufwachsen zu können, so kräftig fängt ihr Wachstum an. Wenn man einem Unbefangenen eine hinter einer hohen Sperrholzwand oder einem undurchsichtigen Tuch verborgene Tollkirsche zeigt, von der nur der Hauptsproß etwa zwei Handbreit vom Boden sichtbar gelassen ist, und nun schätzen läßt, wie hoch das hinter der Wand verborgene Stück Pflanze sei, wird dieser ihr allemal mindestens das Wachstum einer sehr hohen Sonnenblume zugestehen. Nimmt man aber die verhüllende Fläche fort, so ist das Staunen groß. Sichtlich hat da das Wachstum gestockt, war der Hauptsproß zum Stillstand gekommen. Das Wachstum wich in Seitensprosse aus, die eine gleiche jähe Hemmung erfuhren. Nun ist alles Blütenstand geworden, vom Blütenprozeß ergriffen, ehe es recht als Kraut sich ausleben konnte. Was wir sehen, ist ein Kampf zweier Prinzipien, eine seltsame Zusammenwachsung des sprossenden Blattwesens mit dem in es hineingepreßten, übermächtig gewordenen Blütenstande. Man denke sich, um ein Gefühl dafür zu bekommen, was Ungewöhnliches hier vor sich gegangen ist, etwa den Blütenschirm einer Möhre bis in Bodennähe in das Blattwerk hineingedrückt und beide Gebilde ineinander gewachsen. Dann entstünde etwas Ähnliches, was in der Nachtschattenwelt sich verwirklicht. Das Ganze ist wie eine Demonstration des Satzes: Bei der Giftpflanze verbinde sich das Astralische überstark mit dem Pflanzlichen. Jenes bohrt sich «sichtbar» in dieses hinein! Je intensiver dies geschieht, desto giftiger ist die betreffende Pflanzenart. Dies wird sich im weiteren noch zeigen.

Auch die *Blütenformen* der Nachtschattengewächse sind das Ergebnis oft sehr tiefer Einstülpungsprozesse. Becher, Glocken, schmale tiefe Röhren, enge düstere Schlünde eignen den stark und stärkst giftigen Arten dieser Familie: Skopolie, Giftschlutte, Tollkirsche, Stechapfel, Tabak, Alraune. Es verbinden sich damit oft starke, betäubende Düfte, oft fleckige oder getrübte Farben.

Von der Wurzel auf steigt vielfach eine düstere Färbung, ein schwärzliches Violett, das sich zu schmutzigem Braun aufhellen kann, wenn es stengelaufwärts geht. Oder es ergießt sich ein Düsteres aus dem Inneren des Blütenrachens nach außen. Nächtlich-Dunkles hat sich in dieser Familie verkörpert. Dies kommt auch durch die Blütezeit (nachts: bei Tabakarten und Stechapfelarten) oder im Aufsuchen des Dunkels durch die Blüten durch oft komplizierte Aufblühbewegungen (Tollkirsche, Skopolie) zum Ausdruck. Aus dem hellsichtigen Erleben eines nachtdüsteren Wesenhaften wird wohl auch der germanisch-keltische Name zu verstehen sein, der auf schädliche nächtliche Elementarwesen deutet: Nah-skado * – woraus unser Name Nachtschatten entstanden ist.

*

Jedoch nicht alle Nachtschattengewächse stellen so stark in sich verkrampfte Gebilde dar, nicht bei allen ist ein derart starker astralischer Einschlag erfolgt. Bei den vielen Angehörigen der Gattungen Solanum, Physalis und Capsicum, wozu Tomate, Kartoffel, bittersüßer Nachtschatten, Eierfrucht, Paprika, Judenkirsche gehören, drängt das stärkere Ätherische das Astralische zurück; der immer noch intensive Blütenprozeß erscheint mehr an seinem «richtigen Ort». Sproß und Blattwerk dürfen sich zur Genüge ausleben. Die Blüte ist kein so tief eingestülptes Gebilde mehr, sondern eine Schale, ein flaches Rad, höchstens ein seichter Trichter. Damit im Zusammenhang steht die Ausbildung viel schwächerer Gifte, ja, es werden Frucht oder Knolle im Reifen sogar ungiftig und wichtige Nahrungsmittel.

In zwei große Gruppen kann man demnach die Nachtschattengewächse einteilen. In der ersten, «stark verkrampften», finden wir die starken Giftpflanzen mit den typischen Nachtschattenalkaloiden; die zweite aber, von dem Astralprinzip viel schwächer erfaßte Gruppe enthält ein viel schwächeres Gift, Solanin (und verwandte Stoffe). Dies ist eine eigenartige, nur bei den Nachtschattengewächsen auftretende Stofflichkeit, die zwischen den Glykosiden und den Alkaloiden steht, also halb Glykosid, halb Alkaloid ist.

Man vergleiche, um sich die nötigen Bilder für diese zwei Gruppen zu verschaffen, etwa das in sich zusammengekrampfte Bilsenkraut mit den lang auswachsenden, wenn auch schwanken und der Stütze bedürftigen Ruten des Bittersüß oder des Teufelszwirns. Bei letzteren lebt sich das Wachstum von Blatt und Sproß aus; erst wenn es zu Ende gekommen ist, erscheinen, geordnet, für sich, nicht chaotisch mit dem Blatthaften vermischt und verwachsen, die flach und offen sich darbietenden Blüten. Eine Entkrampfung dessen, was sich beim Bilsenkraut so abnorm ineinander preßt, ist dem Typus gelungen. Damit parallel geht eine Abschwächung der Giftigkeit.

* Skadi ist – nach der nordischen Mythologie – die Tochter des von Thor getöteten Winterriesen Thiassi.

Der nun von verschiedenen Seiten geschilderte abnorme Eingriff der Astralsphäre in das Solanaceenwesen erzeugt, indem er abbauend in das Eiweißleben eingreift, die alkaloidischen Gifte, die nun ihrerseits befähigt sind, in das Gebiet des menschlichen Astralleibes, insbesondere seine Zusammenhänge mit der Sinnesorganisation einzuwirken. Es wird der Astralleib in der mannigfaltigsten Weise aus seinen gesunden Zusammenhängen mit dem Leiblichen herausgedrängt. Statt mit Sinnesinhalten erfüllt sich das Seelische mit abnormen Bewußtseinsinhalten, mit Bildern, die keine äußere Wirklichkeit abbilden und als Halluzinationen, Visionen erlebt werden. Nicht umsonst waren Bilsenkraut, Alraunwurzel, Stechapfel Bestandteile mittelalterlicher Hexensalben, -tränke und -räucherungen. Sie drängten durch ihre Giftwirkung – in oft lebensgefährlicher Weise – die übersinnlichen Wesensglieder aus der an die Erde und ihre Schwere gebundenen Leiblichkeit heraus, was als «Leichte-Erlebnisse», als Gefühl schwerelosen Schwebens und Fliegens erlebt wurde. An die Stelle der Sinneserlebnisse, die uns für die Tageswelt öffnen, traten Astralerlebnisse, allerdings Erlebnisse einer niederen Astralsphäre, in der Wünsche, Triebe, Begierden wesenhaft eindringlich begegnen können, kurzum: Eine «Blocksbergsphäre» konnte sich auftun. Das ganze Problem der «magischen Gifte» und der Rauschgifte tritt hier auf.

Die faszinierende Wirkung der Rauschgifte auf die gegenwärtige Menschheit wird man in ihrem ganzen Umfange doch erst verstehen, wenn man die verschiedenen Bewußtseinsstufen des Menschen und ihre Metamorphosen, ihr Auseinanderhervorgehen kennt, wenn man vergangene, gegenwärtige, künftige Bewußtseinsstufen zu werten, zu pflegen, vorzubereiten weiß. Hinter dem heutigen wachen Tagesbewußtsein mit seinen nüchternen, ganz auf die Erlebnisse der Leibessinne gestützten Inhalten, welche uns eine *geistleere*, materielle Dingwelt zeigen, in der wir uns allerdings mit voller Freiheit bewegen und dadurch unser *eigenes* Geistiges entdecken können – hinter diesem Tagesbewußtsein steht als der atavistische Rest einer alten Bewußtseinsart ein Traum-, ein Nacht-Bewußtsein, das einst das webende Geistige in allen Dingen mitträumte. Schöpferische Weltenfülle wurde da erlebt, der Mensch empfand sich als Glied einer webenden Geistwelt. Die Paradiesesmythen künden von dieser Welt. Tiefe Entwicklungsnotwendigkeiten haben den Menschen aus dieser Welt und dem sie eröffnenden Bewußtsein heraus in die heutige Bewußtseinsverfassung und die durch sie erlebbare Welt geführt. Der Verlust war sehr schmerzlich und die Sehnsucht groß, in die alte Bewußtseinsart, wenigstens gelegentlich, zurückzukehren. Da aber indessen eine stärkere Bindung des Geistigen an die Leibesglieder erfolgt und der Mensch viel intensiver in die Leibessinne mit ihren Abbauprozessen eingetaucht war (den Baum des Lebens verloren und vom Todesbaum der Erkenntnis gegessen hatte), war das Zurückrufen der alten Bewußtseinsart schwierig und wurde immer schwieriger. Es bedurfte starker Mittel, um aus der starken Bindung die geistig-seelischen Wesensglieder wieder herauszulocken. Diese boten sich in den Giften der Rauschgiftpflanzen. Sie führen an die Todesschwelle, lockern das Gefüge der Wesensglieder, weil sie selbst durch ein abnormes Zusammenwirken von geistigen und physischen Wesensbereichen entstanden sind, und ermöglichen dadurch abnorme, halluzinatorische, visionäre Erlebnisse, allerdings solche einer sehr niedrigen, minderwertigen geistigen Region. Der Rauschgiftsüchtige vergiftet nicht nur den Leib, sondern auch die Seele und schwächt in verderblichem Maße seinen Geist.

Nicht nach rückwärts, sondern nach vorwärts führt aber der gesunde Weg der Entwicklung höherer Bewußtseinsstufen, die aus der Geistleere des nur am sterblichen Leib mit seinen Todeskräften entstehenden Sinnesbewußtseins herausführen in eine neue Geist-Fülle. Ein solcher Weg führt durch Erkraftung des wachen, Ich-bewußten Tagesbewußtseins in eine lebendig webende Bilderwelt, deren Bilder «Wahrbilder» (Imaginationen) geistiger Wirklichkeiten sind und die den in allem Geschaffenen webenden und tätig schaffenden Geist erleben lassen. Die mißleitete Sehnsucht der Giftsüchtigen wird hier ihren gesunden Gegensatz – und ihre Heilung – finden können. Der das Buch «Wie erlangt man Erkenntnisse der höheren Welten?» schrieb, hat damit – außer vielem anderem – auch eine große therapeutische Tat vollbracht.

*

Die wichtigsten Heilpflanzen der Solanaceen

Mandragora officinarum, die Alraune

Mandragora, die Alraune des Mittelalters, ist ohne Zweifel eine der ältesten, wirksamsten Heilpflanzen der Völker des Mittelmeerraumes. Fast drei Jahrtausende wissen von ihr zu berichten und haben von ihrer Wirkung eine eingehende und umfassende Kenntnis gehabt, obwohl die modernen Möglichkeiten der chemischen Analyse zur Feststellung von Wirkstoffen und deren exakter Prüfung durch das Tierexperiment vollkommen gefehlt haben. Ja, man kann geradezu sagen, daß die neue Zeit und das Aufkommen der modernen Untersuchungsmethoden diese Pflanze aus dem Heilmittelschatz in steigendem Maße verloren haben, bis sie vom Beginn des vorigen Jahrhunderts an so gut wie keine Rolle mehr gespielt hat und nurmehr als eine obskure Figurantin auf der düsteren Bühne des Aberglaubens und dekadenter okkulter Praktiken übrig blieb. Erst als chemische Untersuchungen gegen Ende des 19. Jahrhunderts eine ganze Reihe hochwirksamer Alkaloide in der Mandragorawurzel entdeckten, begann man – zwar nicht die Pflanze selbst, aber eine nahe Verwandte von ihr, Scopolia – ernst zu nehmen; man verwendet seither eine Mischung von Scopolamin, einem Alkaloid der Scopolia, mit Morphin zur Erzeugung künstlichen Dämmerschlafs zur Schmerzlinderung bei Entbindungen etc. Die Mandragora aber wartet im Grunde genommen noch auf ihre Wiederauferstehung als Heilmittelpflanze.

Es ist ein ganz anders geartetes Bewußtsein gewesen, das sich die Mandragora als Therapeutikum zugeeignet hat, ein Bewußtsein, das sich innig mit dem Wesenhaften der Pflanze und nicht mit den Stofflichkeiten verbunden hat, durch die eine solche Pflanze ihre physische Erscheinung vor unsere Sinnesorgane hinzeichnet. Die Alten, die in jedem Baum die Baumnymphe, in jeder Pflanze Elementarwesen geistiger Art, in giftigen Pflanzen Dämonen erlebten, umgaben darum die Mandragora mit mystischen Riten und kultischen Gebräuchen und sahen sie in ganz anderen Zusammenhängen als dies der heutige Durchschnittsmensch vermag. Istereng = leuchtende Wurzel nannte man sie im Persischen, weil man – wie übrigens auch ums Mittelmeer – ein feuerrotes Licht und helle Strahlen abends von ihr ausgehend erlebte. Merdomgie, die Menschenähnliche, hieß man sie dort weiterhin, was mit dem Ausdruck der Pythagoräer, Anthropomorphon, zusammenklingt; oder auch Ebrewi ssanam, Antlitz eines Idols. Aber sie hieß auch die Hundegegrabene, Segken, was später in den immer wiederkehrenden Anweisungen erscheint, die Wurzel durch einen Hund ausreißen zu lassen, da sie beim Freiwerden von der Erde einen durchdringenden Schrei ausstoße, der dem tödlich sei, der ihn höre. Den beim Ausgraben oder Fällen einer Pflanze, eines Baumes aus seiner Behausung getriebenen Pflanzendämon durch ein Tieropfer zu versöhnen, ist nicht nur damals und ums Mittelmeer der Brauch gewesen. Baumfrevel, insbesondere an heiliger Stätte, wurde mit dem Abhauen des Armes oder gar mit dem Tode gesühnt. Versöhnende Opfer sind bei primitiven Völkern heute noch üblich, wenn man z. B. einen Baum fällt oder ein Feld schneidet. Der Chinese, so wird berichtet, meint heute noch in gewissen Gegenden, daß aus dem fallenden Baum ein Wesen in Gestalt eines blauen Stieres ihn bedrohe. Tier und Pflanze werden in Zusammenhängen erlebt, die jener Bewußtseinsstufe offenbar noch zugänglich sind oder waren. Der Javaner, der die Rinde von Sarcolobus narcoticus zur Pfeilgiftbereitung gewinnt, naht dem Baum auf allen Vieren, als wäre er selbst ein giftiges Tier, und beißt in die Rinde, die er dann sorgfältig abschabt. Erst kürzlich ist etwas

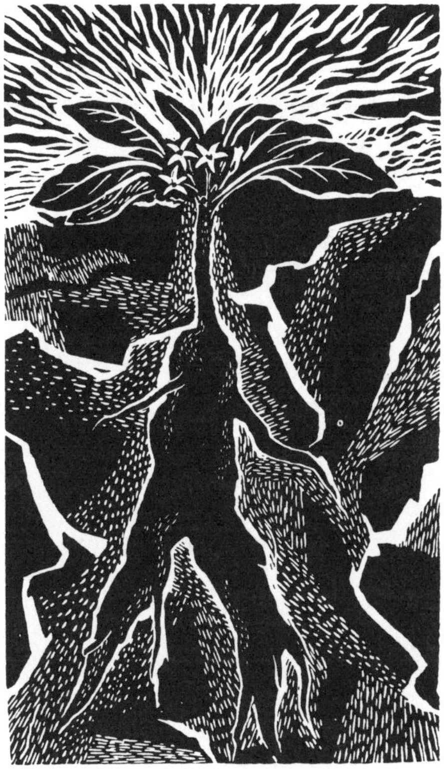

über die sogenannten Jagdzauberpflanzen bekanntgeworden, mit deren Saft die Jäger primitiver Stämme in Südamerika, aber auch anderswo, sich selbst oder ihre Waffen einreiben, weil dies magisch die zu jagenden Tiere anziehe. Weltweit verbreitet ist auch der Glaube, daß die Geister Verstorbener für eine Zeitlang innig mit dem Pflanzenleben verbunden seien, z. B. in Bäumen ihren Wohnsitz nähmen.

Das Herausholen der Mandragora aus ihrem Naturbereich in die Bezirke menschlicher Nutzung erfolgte darum auch durch einen begleitenden Kultus, der für ein Bewußtsein durchaus gemäß war, das wie vorher angedeutet beschaffen war. Man grub die Wurzel am Abend, nachdem man sich vorher gegen die untergehende Sonne verneigt und den Göttern des Unterirdischen, den chtonischen Gottheiten, gehuldigt hatte. Dann wurden mit einem eisernen Schwerte, das noch keinem anderen Zwecke gedient hatte, drei magische Kreise um die Pflanze gezogen. Sodann legte man die Wurzel bis auf ein letztes Ende frei, wobei man durch Abwenden des Antlitzes aufsteigende üble Dünste zu meiden suchte. Auch war der Körper durch Öl wohl zu schützen, um nicht in diesem Dunst anzuschwellen. Für spätere Zeit – Dioskurides berichtet bereits davon – galt der Brauch, die Wurzel mittels eines daran gebundenen Hundes vollends aus der Erde zu ziehen. Je mehr im Laufe der Jahrhunderte das alte magisch-mythologische Bewußtsein in der Menschheit schwand, desto verworrener und abergläubischer wurden die Gebräuche, auf die wir nun nicht weiter eingehen wollen.

Vom 16. Jahrhundert an wurde Mandragora immer mehr vergessen; vollends die skeptische Luft des Zeitalters der Aufklärung erstickte den letzten Rest alten Wissens um sie. Erst um die Wende unseres Jahrhunderts, als man begann, die alten Heilpflanzen systematisch mit den Methoden der analytischen Chemie zu untersuchen, stellte man fest, daß hinter dem Geheimnis der Alraune doch etwas stofflich Greifbares stünde: nämlich Alkaloide, von denen einige bereits in anderen giftigen Nachtschattengewächsen (zu welcher Familie Mandragora zählt) aufgefunden worden waren, eines der Mandragora eigen schien. Es sind dies zweifellos interessante Einzelheiten; aber dem Wesenhaften unserer Heilpflanze kam man damit ebensowenig näher, als man etwa das Wesen eines umfangreichen Handelsunternehmens aus der Feststellung des Barinhaltes seines Kassenschrankes ergründen könnte.

Aus solchen Einzelheiten entsteht das Bild des modernen Bewußtseins von der Mandragora. Man muß zugeben, daß es abstrakt und dünn ist gegenüber dem vollgesättigten, den ganzen Menschen zum Miterleben bringenden Bild, welches das alte Bewußtsein malte. Gewiß ist das erstere wissenschaftlich und exakt, das zweite phantastisch für uns. Aber die Exaktheit erstreckt sich ja gar nicht auf das *wirklich Wesenhafte* der schöpferischen Pflanzenganzheit, die durch ihre Tätigkeit so eigenartige Wirkstoffe wie Hyoscyamin, Mandragorin etc. aus sich heraus erst erzeugt. Diese sind ein Sekundäres, jene ein Primäres.

Jedoch dieses moderne Bewußtsein muß dabei nicht stehen bleiben. Es zeigt durch sich selbst, gerade wenn es sich mit alten Bewußtseinsarten vergleicht, daß es in einer großen Umwandlung begriffen ist und mit innerer Notwendigkeit nach Erweiterung seiner Grenzen strebt. Ein erster Ansatzpunkt zu einer exakten Wissenschaft eines solchen sich entscheidend erweiternden Bewußtseins ist die Metamorphosenlehre Goethes, ihre Erweiterung und Fortsetzung das innere Anliegen der durch Rudolf Steiner begründeten modernen Wissenschaft vom Geiste*.

Die Alraune ist ein typisches Nachtschattengewächs, aber eine ganz besondere Ausprägung dieser Pflanzenfamilie, so daß wir sie in ihrer Eigenart wohl am besten verstehen werden, wenn wir in ihrem Hintergrund den Typus der Nachtschattengewächse wissen. Auf diesem Hintergrund kann das Wesensbild unserer Heilpflanze deutlich erscheinen.

Die Pflanze dringt mit mächtiger Wurzelbildung bis zu 60 cm senkrecht nach unten in den Boden. Diese Wurzel ist rübenförmig, dick, verhältnismäßig weich, ein plastisches Gebilde, das sich nach unten zu häufig in zwei oder mehrere Teile verzweigt, die für sich weiter nach unten gehen, ebenfalls kräftig anschwellen, was dem ausgegrabenen Gebilde mit Wurzelkopf, Rumpf und Schenkeln ein entfernt menschenähnliches Aussehen gibt. Im Frühjahr entfaltet sich aus dieser Wurzel ein Schopf langer, ungeteilter, etwas buchtiger Blätter, der üppig in eine Rosette hinaussprießt, aber keinen Stengel, keinen beblätterten Sproß nach oben schickt. Alles, was diese Blätter in sich als Substanzen bilden, wird von der Wurzel beansprucht, die Wachstumskraft nach unten gesogen und festgehalten. Kaum ist das Frühjahr auf seinem Höhepunkte angelangt, man erwartet nun ein rechtes Sicherheben der Pflanze, als die Blätter von den Rändern her vergilben, sich einrollen und es für dieses Jahr mit dem Wachstum vorbei ist. So entwickeln sich die jungen Pflanzen aus dem Samen; jedes Frühjahr von neuem die immer länger werdenden, zuletzt $^1/_3$ m erreichenden Blätter herausschickend; die Wurzel wird dabei immer länger und dicker. Es läßt Mandragora nur die ersten, aufbauenden Frühjahrs-Sonnenkräfte aufbauend an sich wirken; sie ist unter den Nachtschattengewächsen, was etwa der Krokus unter den Irisgewächsen, der Winterling unter den Hahnenfußgewächsen darstellt. Dabei sind die meisten Solanaceen Pflanzen des Sommers. Das Bilsenkraut beginnt sein Wachstum erst, wenn der Boden schon recht warm geworden ist; auch Tollkirsche, Stechapfel, Tabak, Tomate und Kartoffel benötigen die vollen Kräfte des Hochsommers. Mandragora aber fällt aus diesem Rhythmus völlig heraus; sie ist die Eröffnung des Reigens der Nachtschattengewächse im Frühling – oder in ihrer Spielart Mandragora autumnalis der spätherbstliche Abschluß, wie die Herbstzeitlose unter den Liliengewächsen oder das Zyklamen unter dem Primelarten.

* Vgl. Rudolf Steiner: «Einleitungen zu Goethes naturwissenschaftlichen Schriften». «Grundlinien einer Erkenntnistheorie der Goethe'schen Weltanschauung».

Nun muß eine Reihe von Jahren vergehen; jedes Frühjahr baut die Wurzel größer, strotzender auf – bis schließlich die Blühreife erreicht ist. Dann erscheint zum ersten Mal im März * bis zum April in der Mitte der Blattrosette eine Fülle von grünlichweißen Blüten; jede für sich an einem etwa 5 bis 7 cm langen Stiel, etwa 3 cm lang, von glockenförmiger Gestalt, die aber in der oberen Hälfte in fünf spitzen Zipfeln auseinandertritt. Die Blüte wird von einem etwa halb so langen, bis zur Mitte gespaltenen, spitzzipfeligen Kelch eingefaßt. Der Blütenstand ist weit von den Blättern überragt. Er ist fast zum Körbchen zusammengezogen und verschwindet beinahe innerhalb des üppigen, schwellenden Blattkreises. Er ist tief nach unten gedrungen, hat sich am stärksten von allen Nachtschattengewächsen bis in die Wurzelregion hineingesenkt und die Blätter an sich herunter bis an den Boden herangedrängt. Man verwandle sich in Gedanken etwa eine Belladonna in eine Mandragora, indem man den merkwürdigen Blütenstand ein ganzes Stockwerk tiefer hinunter denkt, das Blattwerk an den Boden herunter gelangen läßt, bis es auf der Erdoberfläche landet und das nach unten strebende Wurzelstück in einer gewaltigen Längen- und Breitenentwicklung diese Bewegung von oben nach unten zum vollen Ausdruck kommen läßt.

Aus den Blüten entwickelt sich rasch die kugelige, oben etwas zugespitzte, etwa pflaumengroße, gelbe, saftige Beere, die einen etwas narkotischen, eigenartigen, aber nicht unangenehmen Duft aussendet und eine Anzahl kleiner Samen in sich birgt.

Mandragora ist aber vor allem auf die Wurzel angelegt, deren fleischiger Leib viel von dem so nahe andringenden Blütenprozeß abbekommen hat. Auch ihr entströmt ein seltsam süßlicher, narkotischer Duft, besonders wenn man sie zerkleinert; man kann gut verstehen, daß in früheren Zeiten sowohl Beere wie Wurzel als Schlafmittel, das schon durch den Duft wirkt, verwendet wurden. Der Auszug der Wurzel ergibt eine braun-gelbliche Essenz, die im auffallenden Lichte schwach violett fluoresziert. Es findet sich in ihr ein nahes Verwandtes des Schillerstoffes der Roßkastanie, des Aesculins: nämlich Methylaesculin. Wurzel und Essenz wurden um die Jahrhundertwende, wie schon eingangs erwähnt, der chemischen Analyse unterworfen. Diese fand ein Gemenge von Nachtschattenalkaloiden, nämlich das Hyoscyamin des Bilsenkrautes, Scopolamin und Atropin, die beide chemisch nahe Verwandte zum Hyoscyamin darstellen, Norhyoscyamin, auch Hyoscin genannt, und ein der Mandragora eigenes Alkaloid, Mandragorin, von dem aber noch nichts Näheres bekannt ist.

Vier der fünf bekannten Mandragoraarten gehören dem Mittelmeergebiet, eine dem Himalaja an. Insbesondere die Uferlandschaften des Mittelmeeres, Griechenland, Kreta, Syrien, Nordafrika, Sizilien, Spanien, beherbergen sie. Aber das Verbreitungsgebiet erstreckt sich nach Osten über Palästina bis nach Mesopotamien. Es sind dies alles Länder, die durch reichliche Regenfälle im

* bei Mandragora officinarum.

Frühjahr eine kurze, aber üppige Vegetation ermöglichen, an die sich eine langdauernde heiße, trockene Sommerzeit anschließt. Mandragora entfaltet sich unter dem Einfluß der gemäßigten Sonnenwirkung, zieht sich aber vor ihrer vollen Sommergewalt ins Dunkle der Erde zurück und variiert damit auf ihre Art das Grundthema, das die Nachtschattengewächse in ihrem Verhalten zum Sonnenlicht so vielfach zeigen.

Wenn man die durch Jahrtausende erfahrenen Wirkungen der Pflanze sich verdeutlicht, so wird folgendes immer wieder festgestellt:

1. Schon Hippokrates schildert, wie man mit ganz geringen Dosen von Mandragora Angst und tiefe Depressionen heilen könne. Etwas größere Mengen führen zur Erweiterung der Pupille, die ja für manche Nachtschattengewächse charakteristisch ist. Das Auge wird zum «Nachtauge», es benimmt sich im hellen Tag als wäre es in tiefer Finsternis. Die Sinneseindrücke werden als zu stark empfunden, Unruhe, Übererregung entstehen. Das Blut flutet in den Kopf hinauf, wie dies in geringerem Maße beim Schlafenden geschieht. Stärkere Dosen ergeben eine sedative Wirkung, die sich zu einem tiefen Schlafe steigert. Diese schlafbringende Wirkung meinte man im Altertum schon durch das bloße Riechen der Früchte oder der Wurzel oder Zubereitungen aus beiden zu erreichen. Noch kräftigere Dosen führen Anästhesie herbei. Schon äußerliche Einreibungen bewirken Schmerzlinderung bis zur Gefühlslosigkeit, innerliche Gaben führen schließlich zu völliger Empfindungslosigkeit und totenähnlichem Schlaf, der den Alten umfangreiches Schneiden und Brennen an Leib und Gliedern ermöglichte und als eine Vorausnahme unserer Narkose angesehen werden kann. Wird die Gabe noch weiter gesteigert, so führt dies zu tödlichen Vergiftungen.

Außer diesen physischen Wirkungen ist aber auch auf die seelischen hinzusehen, die sich in Visionen, Halluzinationen, selbst Delirien zeigen können.

Alle diese Erscheinungen bringen zum Ausdruck, wie der übersinnliche Träger des Empfindungslebens, das Seelenwesenhafte, aus den physischen Empfindungsorganen je nach der angewendeten Menge Schritt für Schritt herausgedrängt wird und wie die Mandragorawirkung sich an seine Stelle setzt. Die bei der Bildung der Alraunwurzelgifte mittätige, abnorme Lebensdynamik, die oben versucht wurde zu schildern, erzeugt in der Sphäre des belebten und beseelten Organismus eine ihr polare, abnorme Dynamik, welche dann die Gegenwirkung des gesamten menschlichen Wesens aufruft.

2. Wenn das menschliche Seelenwesenhafte, der astralische Leib, zu stark in gewisse Organgebiete eingreift, die seiner normalen Aktivität unterworfen sein sollen, was in gewissen Verkrampfungserscheinungen zum Ausdruck kommt, dann wirkt Mandragora spasmolytisch, und zwar stärker als Belladonna und Hyoscyamus. Koliken, hartnäckige Tenesmen bei Hämorrhoidalleiden, aber auch Asthma, Heufieber, Keuchhusten sind darum zu verschiedenen Zeiten Indikationen für die Anwendung unserer Heilpflanze gewesen.

3. Mandragora ist ein altes Aphrodisiakum; man schrieb ihr dabei empfängnisfördernde Wirkung zu, und zwar insbesondere den Früchten. «Mandragoritis» war ein Beiname der Venus. Teufelsäpfel nannten die Araber die Früchte wegen der erregenden Träume, die ihr Genuß bringen solle, aber auch Eier der Genien wegen der empfängnissichernden Wirkung. Ähnliche Eigenschaften werden auch anderen Nachtschattengewächsen zugeschrieben, z. B. gewissen Stechapfelarten. Darin kommt die abnorm starke Durchdringung der vegetativen Pflanzensphäre mit intensiven Blütenprozessen zum Ausdruck, welch letztere in gewissem Sinne mit der Sexualsphäre des Menschen korrespondieren. Hinzu kommt, daß Mandragora ihren Blütenprozeß so stark in die elementaren Naturkräfte des Frühjahrs hineinsenkt, die im sprießenden Aufbau der ganzen Pflanzenwelt zum Ausdruck kommen.

4. Immer wieder findet man in der alten Literatur erwähnt, daß das Blatt der Alraune, das frei von gewissen Alkaloiden ist, die Wurzel, Blüte, Frucht und Samen so giftig machen, ein ausgezeichnetes Heilkraut bei Wunden und Entzündungen sein soll; mit der entzündungswidrigen sah man die schmerzlindernde Wirkung sich paaren.

5. Die Wirkungen, um derentwillen Mandragora in den Heilmittelschatz der anthroposophischen Medizin aufgenommen worden ist, liegen aber auf einem anderen, als den bisher berührten Gebieten. Hier handelt es sich um Heilmittel gegen gewisse Formen des Rheumatismus, vor allem aber gegen Gicht.

Wir beziehen uns auf Ausführungen über die Gicht, die sich in Kapitel 11 des Buches «Grundlegendes für eine Erweiterung der Heilkunst nach geisteswissenschaftlichen Erkenntnissen» von Rudolf Steiner und I. Wegman finden. Dieses Kapitel trägt die Überschrift: «Die Gestaltung des menschlichen Körpers und die Gicht». In ihm wird eine Aufgabe der Abscheidungsvorgänge dargestellt, die bisher kaum ins Auge gefaßt worden ist. Insbesondere handelt es sich um die Prozesse der Harnsäurebildung und Harnsäureverteilung durch den ganzen Organismus hindurch; denn in der Bildung, Verteilung und Ausscheidung so charakteristischer Stofflichkeiten ist die gesamte menschliche Organisation mit allen ihren Wesensgliedern tätig beteiligt; und nicht nur das, sondern auch auf individuelle, für jeden Menschen charakteristische Art. Der Mensch zeigt seine Individualität eben nicht nur in der Weise wie sein Gesicht gebildet, wie die Proportionen seiner Gliedmaßen gestaltet sind, sondern auch in der Art, wie er eine solche Stofflichkeit wie z. B. Harnsäure bildet, ablagert und ausscheidet. Rudolf Steiner erwähnt in diesem Kapitel, wie nun nicht Aufbauprozesse, sondern Abbauvorgänge die materielle Widerlage der *bewußten Erlebnisse* sind, und ein besonders bemerkenswerter Abbauvorgang ist derjenige der Bildung von Harnsäure. Er wird durch die bewußtseinsentwickelnden Wesensglieder, Ich und astralischen Leib, bewirkt, wobei das Ich insbesondere die äußerst feine Harnsäureabsonderung im Gehirn, der Astralleib die gröbere durch den ganzen Körper hindurch und die Ausscheidung durch den Harn leitet. Durch die Imprägnierung der Organe mit dem richtigen Maß von Unorganischem kann der Mensch das bewußte Wesen sein, das er ist. Es muß im gesunden Organismus die rechte Ökonomie herrschen für die Harnsäureverteilung für die einzelnen Gebiete. Die richtige Verteilung der Harnsäureablagerung ist ein ganz wesentliches Glied der menschlichen Gesundheit. Denn in ihr kommt zum Ausdruck, ob zwischen Ichorganisation und astralischem Leib in irgendeinem Organ oder Organsystem das rechte Verhältnis herrscht. Es ist ja immer der ganze, individuelle Mensch an jedem der Prozesse seiner Leiblichkeit beteiligt, seine Lebensorganisation (Ätherleib), seine Seelenwesenheit (Astralleib) und seine Geistes-Individualität (Ich).

«Man nehme nun an, in irgendeinem Organe, in dem die Ichtätigkeit vorherrschen sollte gegenüber der astralischen Tätigkeit, beginne die letztere die Oberhand zu haben... Es wird dann dieses Organ mit Harnsäure überladen, die von der Ichorganisation nicht bewältigt wird ... es wird die Harnsäure statt nach außen, im Organismus selbst abgelagert. Gelangt sie an Stellen des Organismus, wo die Ichorganisation nicht genügend eingreifen kann, so ist da Unorganisches, das heißt solches, das nur der Ichorganisation zugehört, aber von dieser der astralischen Tätigkeit überlassen wird... *Man hat es mit der Gicht zu tun*... Ein Gelenkknorpel oder eine Bindegewebspartie können mit Harnsäure überladen und dadurch die Überbürdung mit Unorganischem in ihnen bewirkt werden, daß in diesen Körperteilen die Ichtätigkeit hinter der Astralwirksamkeit zurückbleibt. Da die ganze Form des menschlichen Organismus ein Ergebnis der Ichorganisation ist, so muß durch die gekennzeichnete Unregelmäßigkeit eine Deformierung der Organe eintreten. Der menschliche Organismus strebt aus seiner Form heraus.»

Um diese Seite der Mandragorawirkung zu verstehen, möge man bedenken, daß diese Pflanze ihren Blütenprozeß an den Wurzelprozeß herandrängt und damit im Zusammenhang, wie wir ausgeführt haben, übermäßige Astralimpulse in Alkaloidbildungen bis in die Wurzelspitze hinunterführt. In der Wurzelregion setzt sich aber die Pflanze vor allem mit den mineralischen, salzartigen Prozessen des Erdbodens auseinander. Sie bezwingt das Mineralische, belebt es und ordnet es in aller seiner Vielfalt an, gemäß den Bildegesetzen der betreffenden Pflanzenart. In der Mandragorawurzel begegnet sich Beherrschung der unorganisch-mineralischen Natur mit dem überstarken «Astralisieren». Der Mandragoraprozeß, wie er sich in der Wurzel darstellt, ist darum wohl geeignet, der Übertätigkeit des menschlichen Astralleibes in bezug auf die Harnsäurebildung und -verteilung beim Gichtkranken entgegenzuwirken und die Ichorganisation wieder zur führenden und bewältigenden Kraft werden zu lassen gegenüber dieser für die Bewußtseinsentwicklung so wichtigen Gesamtheit von organisiertem Abbau: dieser «Harnsäureorganisation» im Organismus.

Atropa Belladonna, die Tollkirsche

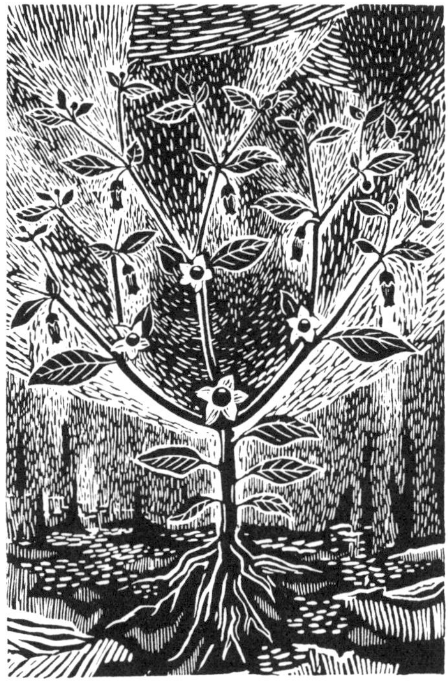

Eines der wenigen bei uns wirklich heimischen Nachtschattengewächse ist die Tollkirsche, aber eines der charakteristischesten, eine Staude der Bergwälder, die diesen Stätten elementaren Naturgeschehens als ein Gefährliches, Dämonisches geheimnisvoll sich einverleibt. Das zwielichtige Grenzgebiet, in dem die Tageshelle dem feuchten Walddunkel begegnet, ist die Zone, in welche die Tollkirsche am liebsten hineinwächst. Dies kann der Waldrand, eine kleine Waldlichtung, ein Kahlhieb sein, wenn nur der Boden dunklen Humus enthält, Schattenkräfte genug vorhanden sind. Wirkt die Sonne stärker und hält ihr nicht genügend Dunkelkraft Widerpart, so verschwindet die Pflanze schnell.

Aber nicht nur der Wuchsort, sondern auch die ganze Gestalt ist der Ausdruck des Kampfes lichter und dunkler Wesenskräfte. Für immer ins Dunkle birgt sie ein Hauptorgan, den kräftigen, älterwerdend mehrköpfigen Wurzelstock. Aus ihm holt das Frühjahr energisch die Sprosse mit ihren gestielten, großen, ganzrandigen und eiförmig zugespitzten Laubblättern empor, holt sie in das obere Reich – bis im Herbst das untere Reich ihr Wesen wieder in die Wurzel hinabverlangt. Kräftig und schnell wächst dieser Sproß, man erwartet, ihn zu einer weit über mannshohen Gestalt oder gar einem Baum gedeihen zu sehen. Wie bald aber wird diesem lebendigen Aufwachsen ein jähes Ende bereitet! Schon steht es still – was hat es gehemmt? Eine Blüte hat sich als ein unüberwindliches Hindernis in den Weg gestellt. Der Wachstumsstrom, kraftvoll entfacht, kann sich mit der bisher erreichten Höhe – etwa ein Meter – nicht begnügen; er fährt in meist drei Seitenstrahlen auseinander, einem Springbrunnenstrahl nicht unähnlich, den eine kräftig niedergeführte Faust hemmte und der nun schräg nach aufwärts ausweicht. Von diesem Punkt an ist aber die ganze Pflanze bereits etwas anderes geworden. Was sich in der ersten Blüte so früh und sichtbar ankündigte, hat von dem ganzen weiteren Wachstum Besitz ergriffen, das nach der Seite Ausweichende konnte ihm nicht entrinnen, und so ist nun das wie ein dreistrahliger nach oben weit geöffneter Trichter anzuschauende

Gebilde eigentlich ein einziger Blütenstand geworden, obwohl es ebenso sehr krautig und blatthaft erscheint. Indem sich die Staude mit ihrer ganzen blättrigen Kraft entfalten wollte, ist sie vom Blütenprozeß förmlich überfallen worden.

Die den erwähnten Trichter bildenden Seitensprosse sind dadurch ein seltsames Gemisch von ineinander gewachsenem Blatt- und Blütenhaften geworden. Man gewahrt, sich immer wieder bis zum Zweig-Ende rhythmisch wiederholend, folgende Dreiheit: ein kleines Blatt, das – als Vorblatt – der Blüte innig zugehört, aus dessen Blattwinkel ihre Knospe nach oben steht – und daneben, auf der anderen Seite, ein großes Blatt, das als Deckblatt der Blüte angesehen sein will, aber im Grunde genommen als Vorblatt zu der weiter unterhalb stehenden Blüte, ein Stockwerk tiefer, dazugehört, das aber in seinem Stiel mit dem Sproß zusammenwuchs und von ihm ein Stockwerk hinaufgetragen worden ist. Das große Blatt gehört also mehr dem Sproß an, seine Größe verdankt es dessen stärkeren Ätherkräften; das kleine Blatt aber gehört mehr der Blüte zu, deren astralische Kräfte ihm offensichtlich seine Wachstumskraft gemindert haben. – Die Blütenknospen stehen alle auf der Innenseite des erwähnten Trichters und alle nach oben gewendet. Dies muß nachdrücklich erwähnt werden, weil man sonst das nun Folgende nicht nach Gebühr wertet. Im Entfalten wendet sich nämlich die Blüte mit einer starken Drehbewegung, Schatten suchend, nach abwärts und außen und kriecht unter das daneben stehende große Blatt – wie unter einen Sonnenschirm. Sie *flieht also das Licht und fällt dabei in die Schwere.* Ein tief eingestülpter Schlund öffnet sich, in dessen Farben schwaches, verdämmerndes Gelb mit düsterem Violettbraun kämpfen. Die «Biene der Erde», die schwere Hummel, holt den Nektar. Dann schwillt schwarzviolett, einem Tierauge vergleichbar, die vielsamige «Kirsche» und verläßt hierbei ihren Schattenschirm, hebt sich wieder ins hellere Dämmern. Die dunklen Töne, die sich schon schwärzlich-violettlich-bräunlich am Sproß zeigten, die Zweige, die Blüten tingieren, finden in der glänzendschwarzen Beere ihr gipfelndes Finale. Derart ist die ganze Pflanze empfindlich für das Zusammenspiel von Licht und Finsternis. Die Blätter zeigen dies schon; sie sind richtige Schattenblätter in ihrem feineren Bau, ihre Struktur ändert sich jedoch, wenn mehr Licht sie umspielt. Die Samen aber sind Lichtkeimer, laufen im Tiefschattigen nur sehr zögernd auf.

Aber nicht nur im Zusammenwirken von Licht und Dunkelheit charakterisiert die Tollkirsche ihr Wesen, sondern auch im Ineinanderweben von Wasser und Luft. Begierig saugen die Wurzeln, die wachsenden Sprosse das Wasser aus dem feuchten Waldhumus auf und veratmen es in die Atmosphäre. Dieses intensive «Verluften» des Flüssigen verrät sich beim Abpflücken eines Zweiges; nach ganz kurzer Zeit hängt er schlaff hinab, da dem starken Ausdunsten kein Nachstrom mehr Ausgleich bietet. Fortwährend wollen Verwelkekräfte aus dem Element des Astralischen, der Luft, die Pflanze ergreifen, fortwährend aber wird dies durch ein frisches Sichdurchpulsen mit dem Element des Ätherischen, dem Wasser, wettgemacht. Ein starker Lebensprozeß gleicht die Wirkungen übermäßigen «Astralisierens» weitgehend aus. Es wurde dies schon in dem Sichineinanderfügen des Blütenhaften mit dem Blatthaften offenbar, indem jenes, obwohl ihm der vorzeitige Einbruch in die Pflanzengestalt gelang, doch dieses bis zum Sproß-Ende unverwandelt neben sich dulden mußte. Es zeigt sich auch in den vitalen Kelchblättern, welche die Blüte lange überleben, auf deren breitem grünen Teller die schwarzviolette Beere sitzt. Vitalisieren und Entvitalisieren ringen derart fortwährend um die Oberhand. – Die Blütezeit ist Juni-Juli, die Beere reift im Herbst.

Atropa Belladonna ist – in allen ihren Teilen – für den Menschen giftig. Vögel, Kaninchen – Tiere mit in gewissem Sinne überwiegenden Nerven-Sinnes-Prozessen – fressen ungestraft von ihr. Der Chemiker entdeckt in ihr die typischen Nachtschattenalkaloide (l-Hyoscyamin, Atropin, l-Scopolamin, Apoatropin, Belladonnin), außerdem einen blau fluoreszierenden Stoff (α-Methyl-Aesculetin), der dem in der Roßkastanienrinde enthaltenen Schillerstoff (Aesculin) sehr verwandt ist. In der Asche findet sich ein nicht zu übersehender Kieselsäure- und Magnesiumgehalt sowie eine Spur Kupfer. Erstere zwei Stoffe sprechen von der verborgenen Lichtsehnsucht unserer Pflanze, denn sowohl Kieselsäure als auch Magnesium hängen, wie nun schon mehrfach ausgeführt, mit Lichtprozessen zusammen, dienen ihnen, sind «Lichtelemente».

*

Belladonna ist eine der «großen» Heilpflanzen der Medizin. Ihre Wirkung, so vielseitig sie auch ist, ergibt sich doch aus den nun skizzierten Prozessen ihres Wesens. Es ist eine Wirkung auf die Art des Zusammengehens der menschlichen Wesensglieder ganz allgemein und eine solche auf spezielle Organgebiete im besonderen. Daß unter diesen speziellen Organgebieten das Auge eine besondere Rolle einnimmt, wird niemand wundern, der die Beziehung des Tollkirschenprozesses zu Licht und Dunkelheit gewahr geworden ist. Die Begegnung zwischen Licht und Finsternis, Nachtwelt und Tagwelt, vollzieht sich aber nicht nur in einem Organ, wie dem «am Licht für das Licht geschaffenen» Auge, sondern – als Übergang vom Schlaf- zum Wachbewußtsein – für die menschliche Gesamtwesenheit. Es heißt darum im 19. Vortrag von «Geisteswissenschaft und Medizin», nachdem dargestellt ist, wie gewisse Pflanzen sich gegen die unmittelbaren Erdkräfte wehren und dann viel von ihren Bildekräften aufsparen für die Blüte- und Fruchtbildung (wie dies die Tollkirsche so notorisch tut): «Wehrt sich die Pflanze gegen diese Erdenkräfte, dann ist sie ausgesetzt den außerirdischen Kräften, wenn es zum letzten Abschluß der Samenbildung, der Fruchtbildung kommt, und dann wird sie zu einer solchen Pflanze, die eigentlich möchte so in die Welt hinausschauen, wie die höheren über dem Pflanzenreich liegenden Wesen in die Welt hinausschauen. *Dann zeigt sich die Begierde zum Wahrnehmen**. Nur hat sie keine Organisation dafür, wahrzunehmen; sie ist

* Alle Hervorhebungen vom Referenten.

Pflanze geblieben und will entwickeln so etwas, *wie es im menschlichen Auge liegt.* Aber sie kann kein Auge entwickeln, weil sie eben einen Pflanzenkörper, nicht einen Menschen- oder Tierkörper hat. Deshalb wird sie eine Tollkirsche. Ich versuchte, Ihnen etwas anschaulich und bildlich diesen Prozeß zu schildern, der da beim Tollkirschewerden vor sich geht. Sie wird eine Tollkirsche, und sie wird, indem sie zur Tollkirsche wird, indem aber schon in ihren Wurzeln diese Kräfte darinnen liegen, die sie dann zuletzt zu der schwarzen Beerenbildung bringen, verwandt mit alle dem, was gerade im menschlichen Organismus so wirkt, daß es nach der Gestaltenbildung treibt, daß es nach dem treibt, was eigentlich nur in der Sphäre der Sinne vor sich gehen kann, daß es also den Menschen heraushebt *aus der Sphäre seiner Organisation in die Sphäre seiner Sinne.* Der Prozeß, der vor sich geht beim Aufnehmen kleiner potenzierter Quantitäten von Tollkirsche, der ist außerordentlich interessant, denn er ist furchtbar ähnlich dem Prozeß des Aufwachens, wenn man gerade noch nicht sinnlich wahrnimmt, sondern wenn die sinnliche Wahrnehmung noch innerlich potenziert ist zum Durchsetzen des Bewußtseins mit Träumen, da ist eigentlich immer so eine Art Tollkirschewirkung im Menschen. Und die Vergiftung durch die Tollkirsche beruht darauf, daß derselbe Prozeß, der sonst im Menschen verrichtet wird beim Aufwachen, wenn das Aufwachen von Träumen durchsetzt ist, im Menschen hervorgerufen wird durch das Tollkirschengift, aber dauernd gemacht wird, nicht vom (Tages-)Bewußtsein wiederum übernommen wird, sondern diese Übergangserscheinungen bleibend werden. Das ist das Interessante, daß man sieht: die Prozesse, die auch durch die Vergiftungserscheinungen hervorgerufen werden, sind so, daß, wenn sie mit dem richtigen Zeitmaß im Menschen hervorgerufen werden, sie dann zu der ganzen menschlichen Organisation dazugehören... das Aufwachen des Menschen hat etwas in sich vom Tollkirschewerden, es ist nur ein abgemildertes... ein solches, das sich eben auf den Moment des Aufwachens beschränkt.» Würde der Aufwachemoment zum Dauerzustand, so schließen diese Ausführungen, so wäre er tödlich – wie eine Tollkirschenvergiftung.

Der «Nachtmensch» wird also durch Belladonna gleichsam an den Tagmenschen herangeführt, ragt aber überall in diesen «Tagmenschen» hinein. Die Augen sind aufgetan, aber mitten im hellen Tag sind sie so, als hätten sie sich in voller Dunkelheit geöffnet. Der untere, der Blutmensch, drängt aus seinen unterbewußten, unbewußten Tiefen in den Nervenmenschen, in die Hauptesregion. Denn der Organismus ist ja wach in den Sinnen; er schläft im Stoffwechsel, immer, auch am Tage. Das Blut dringt nach oben, der Kopf wird heiß, das Gesicht rot. Unter dem Einfluß des Tollkirschegiftes bricht gleichsam das Blutprinzip ins Nervenprinzip ein. Die Blutgefäße des Auges überfüllen sich, Nasenbluten tritt ein, Speicheldrüsen und Tonsillen schwellen, ebenso schwillt und rötet sich die Zunge. Überempfindlichkeit gegenüber äußerer Kälte tritt ein. Da ähnliche Zustände bei vielen Krankheiten, die mit akuten Fiebern und

Entzündungen im Anfangsstadium gekennzeichnet sind, auftreten, hat sich die homöopathische Heilweise der Belladonna als wichtiges Mittel bei diesen Anfangszuständen versichert. Hinzu treten Migräne, kongestive Kopfschmerzen, ferner aber auch die Behandlung der Folgeerscheinungen von Gehirngrippe («Bulgarische Kur»). Die auf das Haupt wirkende starke Wurzelkraft der Belladonna offenbart sich hierin.

Daß eine Pflanze mit so abnorm eingepreßten Astraltätigkeiten auf Zustände wirkt, bei denen der menschliche Organismus in bestimmten Organgebieten ein abnorm starkes Eingreifen des Astralleibes aufweist, was als Verkrampfung sich offenbart, ist gut verständlich. So hat man sich der Belladonna bei Keuchhusten, Asthma, Magen- und Darmkrämpfen, den Krampfzuständen bei Gallen- und Nierenkoliken, Krämpfen im Uterusgebiet bedient, sogar bei Lähmungszuständen z. B. des Blasenschließmuskels.

Im Sinnesnervengebiet kann sich der «Tagmensch» in bewußter Geisttätigkeit ausleben; im Stoffwechsel-Gliedmaßensystem ist der Mensch unbewußt, in einem bis zum Schlaf abgedämpften Bewußtsein tätig; diese Tätigkeit ist eminent geistig, aber eben unbewußt; der «Nachtmensch» lebt in ihr. Es ist Geistiges, indem es unbewußt bleibt, gleichsam gefesselt in die Organtätigkeit und Stoffzubereitung. Durch das Tollkirschengift kann ein Teil dieser Geistigkeit aus dem Stofflichen herausgetrieben, freigesetzt werden. Ein solches Freiwerden des Geistigen von seiner organischen Grund- und Widerlage soll aber normalerweise nur im Gehirn, den Nerven- und Sinnesorganen erfolgen. Steigt es entfesselt aus den Tiefen der Stoffwechselorgane auf, so werden abnorme Seeleninhalte als Visionen etc. erlebt. Zugleich ergreift ein toller, pathologischer Bewegungsdrang das Muskelsystem. Die Bedeutung der Tollkirsche zur Behandlung sogenannter geistiger Störungen ergibt sich dadurch.

Aber erinnern wir uns, daß wir durch die ganze Tollkirschenpflanze einen intensiven Kampf zwischen ätherischem und astralischem Prinzip verfolgen konnten. Außerdem ist sehr zu beachten, daß Belladonna durch alle Wachstumsstadien so weich und unverhärtet bleibt. Im Herbst welkt und wittert die ganze stattliche Erscheinung fast spurlos weg. Es besteht darum ein Teil der Belladonna-Heilwirkung auch – bei entsprechender Dosierung – in einem Anregen der Lebensprozesse (der Tätigkeit des Ätherleibes) und einem Bekämpfen der Verhärtungs- und Mineralisierungsprozesse – wie sie durch ein frühzeitiges Altern in der Gesamtorganisation oder einem Organgebiet (vor allem im Auge) auftreten können.

Doch würde es den Rahmen dieses Buches weit überschreiten, wenn hier in rein medizinische Gebiete tiefer eingetreten würde. Wer sich über solche intimere Einzelheiten und die vielen Seiten der medizinischen Möglichkeiten näher orientieren will, der sei nachdrücklich auf die umfassenden und detaillierten Studien des Buches «Die unbekannte Heilpflanze»* von Dr. Simonis hingewiesen.

* Verlag Klostermann, Frankfurt am Main, 1955.

Hyoscyamus niger, das schwarze Bilsenkraut

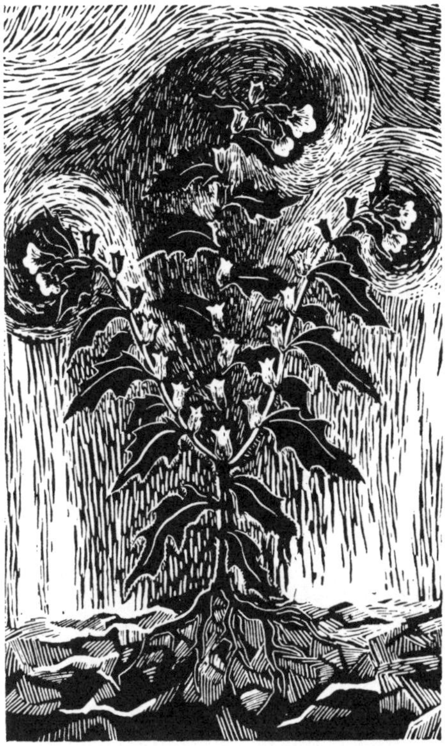

Die mit einem Dutzend Arten Europa, Nordafrika und Asien in Gebieten gemäßigten Klimas zigeunerhaft durchsiedelnde Gattung Hyoscyamus hat im schwarzen Bilsenkraut ihren charakteristischesten und wichtigsten Vertreter. Eine ganz eigenartige Variante des Grundtypus und durch und durch doch ein Nachtschattengewächs! Trotzig, zottig stellt sich Dunkelkräftiges mitten in Sommerlicht und -wärme, saugt aus ihnen Kräfte, die doch nicht die in sich geduckte, verkrampfte Gestalt befreien und auflösen können, und baut in Weich-Erschwellendes ein Knochenhaft-Starres ein. Der Unbefangene spürt auf den ersten Blick: Diese Pflanze ist sehr giftig. Sie wirkt bedrohlich, hexenhaft und doch irgendwie schön, bizarr-elegant. Man versteht, daß der Mensch älterer Zeiten, der alte Ägypter, bei ihrem Anblick erblaßte, sich von ihrem Bilde nicht nur im Auge, sondern wesenhaft bis in das Blut ergriffen fühlte. (So äußerte sich Rudolf Steiner.)

Schuttigen Boden, wüste Plätze, staubige Gräben besiedelt dieses einjährige Kraut, das der Pflanzensammler das eine Jahr etwa im steinigen Geröll eines Flußbettes, das nächste kilometerweit entfernt im Getrümmer einer Burgruine finden kann; immer nur in wenigen Exemplaren, unbeständig wie eben ein Zigeuner. Anbau mit liebevoller Pflege dankt es nicht, kommt im Arzneipflanzengarten mehr dort wo es selber, als wo der Mensch will, vor. Ziemlich spät im Jahr, erst wenn der Boden unter sommerlicher Wärme brütet, keimt der kleine graue Same. Schmalen Keimblättern folgen die ersten langgestielten Blätter, die sich saftig und weich am Grund ausbreiten. Rasch wuchert nun das zottig-wilde Kraut empor, das die Blattstiele im Hauptsproß gefesselt zurückhält, nur die Blattspreiten mit ohrigen Lappen sich zögernd lösen und mit fledermausflügeligen Einbuchtungen spitzzipfelig hinausstreben läßt. Eine solche Blattform traute man allenfalls einem verhärteten disteligen Gewächs zu, kaum aber einem so weichen Kraut. Dichtes Gewirr drüsiger Haare umwuchert alle Teile der Pflanze. Nun hebt sich ein starker Stengel und verspricht eine hohe Staude.

Wie bald ist aber dieser starke Wuchs zu Ende! Das Blattwerk staut sich gehäuft an, das weitere Wachstum scheint nicht nur aufgehalten, sondern verkrüppelt zu sein. Man vermutet einen pilzlichen oder tierischen Schädling, tritt näher hinzu und entdeckt, was so mächtig dem Sproßwachstum ein jähes Ende setzte: die erste Blüte. Dabei mag das Kraut erst zwei Wochen alt sein! Nun krümmen sich die Nebensprosse, in die das Wachstum jetzt abgeleitet wird, seitwärts ab, zunächst als etwas ganz Zusammengedrängtes. Es sind in sich noch zusammengerollte Spiralen, die trotz ihres staubigen Grün in Wahrheit bereits die Blütenstände sind. So früh, so tief ist der Blüteprozeß eingesenkt, eingepreßt, in das eben erst erstehende Blatthafte. Die Spiraltendenz, die bei «normalen» Pflanzen die Blätter rhythmisch um den Sproß herum anordnet und in welcher der Blattsproß sich auslebt, um dann erst zur Blütenbildung überzugehen, ist von dieser beim Bilsenkraut vom ersten Beginn an erfaßt und deformiert.

Rudolf Steiner hat im «Astronomischen Kurs» darauf hingewiesen, wie in den Blattspiralen bestimmte Planetenrhythmen sich in der Pflanze abdrücken. Im Bilsenkraut würden aber gewisse planetarische Einflüsse wohl aufgenommen, aber nicht richtig verarbeitet; das mache so giftig. In der Tat weist das Bilsenkraut eine *verzerrte* Spiraltendenz auf.

Nun beginnen diese spiralig zusammengerollten Seitensprosse sich von innen her zu entrollen. Aus dem in Dunkelheit sich hüllenden Quellpunkt bildet sich Knospe auf Knospe, immer ein Blatt und eine Blüte zusammen; Blatt, Sproß und Blütenstiel sind merkwürdig miteinander verwachsen. Jede Knospe wandert die Spirallinie entlang, ist zuerst nach innen und oben gerichtet, etwa wie der auf zwei Uhr weisende Stundenzeiger einer Uhr, wandert, immer vom Spiralmittelpunkt nach außen weisend, nach abwärts bis zur Sechs-Uhr-Stellung, steigt dann nach außen auf, gerät in der Neun-Uhr-Stellung in die Horizontale. Da öffnet sich die Blüte, ein düster violetter Rachen, aus dem sich dunkle Adern in die schwefelgelbe Randzone der Blütenhülle zerteilen, ein eindrucksvolles Bild für das Hineinwirken von Dunkelheit in das Licht! Das dazugehörige Blatt steht nun aber *senkrecht* mit seiner Fläche, ein höchst ungewöhnlicher Anblick in der Pflanzenwelt. Weiter dreht sich das Gebilde, bis es die Zwölf-Uhr-Stellung erreicht hat und nun die Blüte senkrecht, das Blatt waagrecht stehen, wie es eigentlich für die Pflanze «sich gehört». Da ist aber die Blüte schon verblüht und das Blatt beginnt zu welken. Nun hört die Drehbewegung für das erste Blatt-Blüten-Paar auf, eine gleiche vollführt das nächste, alle folgenden; diese Aufeinanderfolge erzeugt eine schräg nach außen ansteigende Gerade, an deren Ende Bischofstab-ähnlich die sich immer weiter entrollende Spirale steht – während der Stab, rhythmisch gegliedert wie eine Wirbelsäule, steif die nach oben starrenden, stachelspitzigen, ausdorrenden Kapseln und die allmählich welkenden Blätter trägt. Alle «Stäbe» zusammen bilden einen drei- bis siebenstrahligen, spitzen Trichter, der nach oben offen, mit der Spitze unten den Ort der ersten Verzweigung und der ersten Blüte aufzeigt. In das Innere dieses Trichters fallen dann die Samen, wenn die trockene Kapsel sie reif entläßt. Welch eine «egozentrische» Bewegung, verglichen etwa mit der nach außen reichenden, schenkenden Gebärde eines Fruchtbaumes oder -strauches!

Sieht man auf die Pflanze von oben herab, zeigt sich, daß die aus dem Spiralzentrum hervorquellenden Blatt-Blüten-Paare einmal nach rechts, dann nach links in rhythmischem Wechsel weisen. Die Blüte ist – wie alle waagrechten Blüten – zweiseitig symmetrisch. Der Kelch fällt nicht mit der verwelkenden Blüte ab, sondern umgibt kugelig die reifende Frucht, die zunächst, grün, der Tollkirsche ähnlich ist, und öffnet sich nach oben wieder als fünfzipfeliger Stacheltrichter. Dann aber trocknet diese Frucht zur dürren Kapsel aus, öffnet sich zuletzt mit einem Deckelchen und entläßt die grauen Samen. Aus den Spiralen drängen sich aber immer noch neue Blüten mit ihren Blättern, abwechselnd rechts und links gerichtet, aus dem Dunkel ans Tageslicht, bis der erste Frost das Ende setzt.

Die Blüte hat einen würzig-dumpfen Geruch; aber schon Kraut und Stengel riechen, was man beim Abstreifen der zottigen Drüsenhaare mit der Hand besonders deutlich gewahr wird. Der Geruch ist ähnlich dem, den durchnäßte, langhaarige Hunde in die Stube bringen.

*

An «Wirkstoffen» (die aber erst verständlich werden, wenn man sie selbst als ein «Bewirktes», nämlich durch den Bilsenkrautprozeß Erzeugtes verstehen kann) hat man in unserer Pflanze gefunden: l-Hyoscyamin, d-Hyoscyamin, d, l-Hyoscyamin (Atropin), l-Scopolamin, d, l-Scopolamin; letztere Alkaloide vorwiegend im Samen. Außerdem Cholin, etwas ätherisches Öl, Bitterstoffe, Gerbstoff. Dies ergibt als Analyse gewertet eine große Ähnlichkeit mit der Tollkirsche. Trotzdem ist das Bilsenkraut als Heilpflanze etwas ganz anderes als Belladonna.

Wenn man sich sagen kann, daß den «Wirkstoffen» die sie erzeugenden «Wirkkräfte» vorausgehen, die sich die Pflanzengestalt zum Abbilde, und zwar zum lebendigen Abbilde schaffen, so wird man in Pflanzenschrift und Pflanzensprache Wesentlicheres über die Heilwirkung finden als in der Aussage des Chemikers. Diese wird nicht bedeutungslos sein, aber sie wird sich jener unterordnen.

Beim Bilsenkraut ist der Schwerpunkt des ganzen Gebildes offenkundig das spiralige Ineinander von Blatt und Blüte, trotz der rübenartigen Pfahlwurzel. Aber diese gibt ihre Existenz in den Blütenprozeß hinein auf, sie stirbt ab, nachdem Blüte und Frucht gebildet sind. (Die Tollkirsche zieht im Gegensatz dazu ihr Leben im Herbst wieder in die Wurzel zurück, sie hat ein viel stärkeres Wurzeldasein.) Der Schwerpunkt der Heilwirkungen wird also in Regionen zu suchen sein, in denen Stoffwechsel-Gliedmaßenprozesse mit Prozessen des rhythmischen Systems zusammenstoßen; und es wird in diesen Regionen das Eingreifen des Astralischen in das Physisch-Ätherische beeinflußt werden, indem je nach der Dosierung ein zu schwach eingreifender Astralleib zu stärkerem Eingreifen angeregt, ein zu stark hineingepreßter, verkrampfter Astralleib aber herausgedrängt werden wird. Aus dem Zusammenwirken der Bildeimpulse der rhythmischen Region, des «mittleren Menschen» mit der Stoffwechselorganisation bildet sich die Muskelorganisation des Gliedmaßenmenschen. In sie muß die Astralorganisation als Impulsator der Bewegung – aufbauend und abbauend – in besonderem Maße wie in ein Werkzeug eingreifen. Hier liegt ein besonderes Wirkungsgebiet des Bilsenkrautes mit seiner «durchastralisierten Synthese von rhythmischen Blatt- und Blütenprozessen». Entkrampfung, bessere Ernährung, Aufbau in diesem Gebiet wird durch entsprechende Heilmittel aus Bilsenkraut bewirkt werden können. Sowohl die Ernährung des Herzmuskels als auch der Muskulatur der Glieder wird durch Zusätze entsprechend verarbeiteten Bilsenkrautes zu anderen hier angebrachten Heilmitteln gefördert.

Ferner wird das Sonnengeflecht – nach Rudolf Steiner – durch Hyoscyamus angeregt: Astralleib (und Ichorganisation) greifen stärker in es ein. Er äußerte sich hierzu: «Wenn wir das Astralische überleiten durch Hyoscyamus, leiten wir... das, was im Wärmemantel der Erde lebt, womit die Atmosphäre abschließt, das leiten wir über in das Sonnengeflecht des Menschen...» In den einleitenden Kapiteln wurde ausgeführt, wie für die Pflanze Wesensbereiche und Prozesse außerhalb ihrer Leiblichkeit in ihrem näheren oder ferneren Umkreis liegen, die der Mensch als Innenprozesse, Innenorgane in sich trägt. Mit den Regionen des Wärmemantels der Erde sind die Astralbereiche besonders verbunden, die zum Bilsenkraut gehören. (Ein die Atmosphäre in großer Höhe abschließender «Wärmemantel» wurde von R. Steiner schon Anfang der zwanziger-Jahre vorausgesagt. Diese Voraussage ist viele Jahre später durch die meteorologische Forschung bestätigt worden.) Durch das Sonnengeflecht und das mit ihm verbundene vegetative Nervensystem mit seinem Spiel von Sympathikus und Parasympathikus greift aber jener Teil des Astralleibes in die ätherisch-physischen Funktionen ein, der unbewußt tätig sein muß; ja, es ist geradezu die Aufgabe dieses Nervensystems, den Astralleib in dieser Region in Unbewußtheit zu erhalten, die Bewußtseinskräfte auszulöschen. Ein Freiwerden des Geistig-Seelischen in dieser Region bewirkt – wie schon bei Mandragora ausgeführt wurde – ein somnambules Bilderbewußtsein, Visionen, Halluzinationen. Das Bilsenkraut ist um dieser Wirkungen willen im Mittelalter in üblem Gebrauch gestanden. Es mußte hiezu als Salbe verwendet werden. Eine bedeutende Stellung als Heilmittel gewann das einst dem Apollo geweihte Kraut erst wieder in der Homöopathie, die es bei Verkrampfungen mannigfacher Art im Muskelgebiet, Erregungszuständen, epileptischen Krämpfen, ferner bei Störungen anwendet, die darauf hinweisen, daß das Gehirn nicht mehr die gesunde Widerlage, der «Spiegelungsapparat» für das wache Tagesbewußtsein ist, Begriffsverwirrungen, manische (oder auch depressive) Zustände als Folge davon eintreten. Sogenannte geistige Störungen haben ja immer – nach

Rudolf Steiner – physische Ursachen. In der durch anthroposophische Geisteswissenschaft erweiterten Heilkunde spielt Hyoscyamus ferner eine bedeutende Rolle bei der Behandlung von Dämmerzuständen, die auf einem «in seiner Struktur nicht ordentlich aufrecht erhaltenem Gehirn» ihre Ursache haben, dessen astralische Organisation nicht fest genug im physischen Gehirn eingreift. Nimmt der Mensch ein Heilmittel aus entsprechend verarbeitetem Bilsenkraut ein, so muß seine Stoffwechseltätigkeit sich besonders intensiv anstrengen, die Konstitution dieser starken Giftpflanze zu überwinden. Es entsteht dadurch eine besondere intensive Kraft-Form im Ätherleibe der Stoffwechselregion, die nur schwer wieder aufzulösen ist, viel schwerer als etwa bei einer Nährpflanze (bei der sich solche Form in etwa 24 Stunden auflöst). Als Gegenprozeß zu dieser Tätigkeit in der unteren Organisation entsteht in der oberen Organisation ein besseres Zusammenhalten der Organisationskräfte des Gehirns mit der astralischen Organisation. Indem im unteren Pol der Organisation ein Pflanzenhaftes überwunden wird, das zu starke astrale Kräfte in sich hineingepreßt hatte, kann der obere Pol ein zu locker verbundenes Astralisches wieder in richtiger Weise an sich ziehen.

Datura Stramonium, der Stechapfel

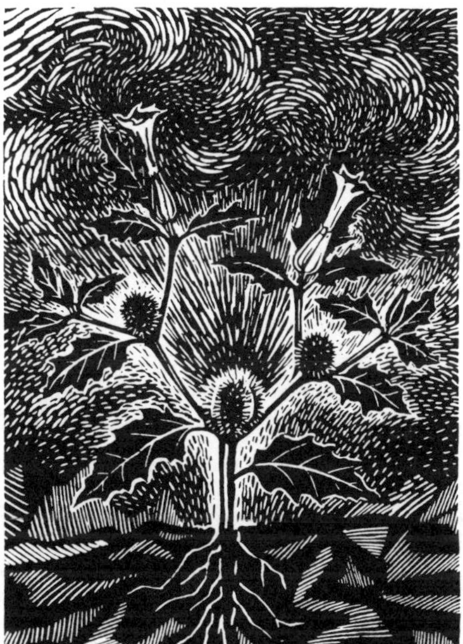

Die meisten Verwandten der Gattung Stramonium wachsen in Mittel- und Südamerika, sie haben hängende Blüten, Beerenfrüchte und können sich zur Höhe kleiner Bäume, allerdings mit sehr weichen Stämmen, erheben. Unser «Stechapfel» – mit streng aufgerichteten Blüten und Kapselfrüchten – besiedelt das mittlere und südliche Europa, Nordafrika, Westasien.

Wenn man das Werden einer Pflanze aus dem Samen als Ausatmung ins Physische hinein empfinden kann, so ist der Stechapfel ein *Bild «verkrampfter Ausatmung»*. Er strebt mit kräftigem Sproß empor, breitet allseitig weiche, fahl blaugrüne Blätter aus, deren Stiele jedoch von der Hauptachse nicht loskommen, mit ihr verwachsen. Nach unten strebt eine spindelige, ästige Wurzel. Die eiförmige Grundform des Blattes läuft in dreieckige Spitzen und Zipfel aus, hat etwas Distelhaftes; man empfindet dies als einen gewissen Widerspruch zu seiner weichen Beschaffenheit. Ebenso jäh und früh wie bei Tollkirsche und Bilsenkraut endet das für eine mannshohe Pflanze veranlagte Wachstum – spannenhoch über dem Boden. Die erste Blüte setzt dieses Ende. Vor ihr gabelt sich das Wachstum, wieder setzt jedem Nebensproß eine Blüte die Grenze, wieder weicht das Wachstum sich gabelnd aus. Die Vorblätter jeder Blüte werden rechts und links von den vergabelten Sprossen mitgenommen, ihre Stiele verschmelzen mit diesen, die Spreiten werden erst freigegeben an der nächsten Vergabelung, vor der nächsthöheren Blüte, deren Deckblatt sie auf diese Weise werden. Dabei ist die folgende Vergabelungsebene um 90° zur vorhergehenden gedreht, so daß die sich aufbauende Pflanzengestalt breit in den Raum greift, einem auf die Spitze gestellten Trichter ähnlich wird. Diese Spitze ist die erste Vergabelung. Eine dem Bronchialbaum ähnliche Verzweigung steht vor einem. Das Prinzip der (schein)dichotomen Verzweigung ist bei keiner Solanacee so rein durchgeführt wie bei dieser. In einem Fächer von Blättern endet der letzte oberste Sproß, aus der gelbgrünen Fläche schießt, kühn und bizarr geformt, die oberste Blüte und mit ihr die aus anderen gleich hochgekommenen Nebengipfeln. Indessen hat sich aus der untersten Blüte bereits das stachelige Fruchthaupt entwickelt.

Ist bei diesem Nachtschattengewächs der ganze Blütenprozeß verfrüht und übertief trichterförmig eingebohrt in das Blatthafte, so ist die einzelne Blüte noch ganz besonders ein Bild tiefer Einstülpung. Der Kelch hat sich erst etwas geweitet, dann fest zusammengeschlossen; aus solcher Enge schießt der schmale Hals der Blütentrompete mit einer Form wie aus gehämmertem Metall hinauf. Diese Zusammenpressung der ätherischen Schwellkräfte durch die astralverwandten Blütenkräfte drückt aus der Flüssigkeitsorganisation der Pflanze Wasser heraus, das den Zwischenraum zwischen Kelch und Blumenkrone in der Knospe ausfüllt. Solche «Wasserkelche» sind etwas Seltenes in der Pflanzenwelt. Die Blütenhülle endet in fünf spitzen Zipfeln. Diese sind zunächst spiralig zusammengedreht; im Aufblühen öffnet sich diese Spirale in Bögen, die allesamt bei allen Blüten, gleichgültig wie ihre Stellung an der Pflanze auch sei, von Osten über Süden, Westen, Norden schwingen, also der Sonnenbahn am Himmel nachfolgen. Nur, dieses Sichöffnen geschieht, wenn es Nacht ist, die Sonne also unter dem Horizont steht. Am Morgen schließt sich die schimmernd weiße Blütengestalt mit einer Gegenbewegung! Diese Blütenbewegung bejaht also die Sonnenbewegung des Nachts, verneint sie aber des Tags. Auf diese Weise bringt der Stechapfel mit einer neuen Variation das Nachtschatten-Grundmotiv zum Ausdruck. Abends öffnen sich aber nicht nur die Blüten, sondern auch die ganze Pflanze scheint sich zu erfrischen, strafft sich, die Blätter heben sich. Der abendlich strömende, sehnsüchtig-süße, einem raffinierten Parfüm eher als einem Pflanzengeruch gleichende Duft lockt Nachtschmetterlinge an, deren lange Rüssel mit der tiefen Blütenröhre zusammenstimmen. Morgens schließt sich die Blüte mit der geschilderten Gegen-Sonnen-Bewegung, sinkt dabei gegen die Waagrechte ab; die Blätter senken sich ebenfalls, die ganze Pflanze scheint zu erschlaffen. Ist die Blüte bestäubt, fallen Kelch und Krone wie mit dem Messer abgeschnitten ab. Nun beginnt die Frucht zur stacheligen Kugel heranzuwachsen, bis die braunschwarzen Samen aus der aufspringenden Kapsel vom Wind herausgeschüttelt werden. – Die Blätter riechen widerlich-süßlich, animalisch. Auch der Stechapfel liebt Schutt, Ödland, ähnlich dem Bilsenkraut.

Die Chemie hat in der Pflanze l-Hyoscyamin und wenig Atropin und l-Scopolamin gefunden, ähnlich wie in den bisher behandelten Solanaceen. Jedoch ist seine Heilwirkung doch eine in den feineren Zügen von Tollkirsche und Bilsenkraut oder Mandragora abweichende. Die Stechapfelblätter helfen, den im Ausatmungsprozeß sich krampfhaft festhaltenden Astralleib des Asthmatikers aus seiner Verkrampfung zu befreien. Die Stechapfelvergiftung entfesselt die Willenskräfte, trennt sie aber von der lenkenden, zielerfassenden Ichsphäre, vom Erkenntnisvermögen. Sinnlose Handlungen werden begangen und mit manischer Hartnäckigkeit fortgesetzt. Das Bewußtsein wird von visionären, halluzinatorischen Zuständen hingenommen, aus der unteren Stoffwechselregion auch mit erotischen Bildern erfüllt etc.

Eine neue Indikation hat Rudolf Steiner angegeben: einen entsprechend verarbeiteten Auszug der unreifen Früchte des Stechapfels bei Gallensteinkoliken zu verwenden. Man wird diese Verwendung begreiflich finden, wenn man die krampflösenden Potenzen dieser Pflanze (wie der bisher betrachteten Solanaceen) erwägt, dazu aber beachtet, wie der Kampf zwischen Schwellen und Formen, der durch die ganze Pflanze geht, in der Frucht, einer stachelig-strahligen Kugel, endet. Ein sehr geformtes, verhärtetes Gebilde ist diese stachelige Frucht, die noch im Verfaulen das zierlichste Fasergerüst hinterläßt. Diese Form wird aber auch den als verhärtetes Mineral aus dem lebendigen Säftewesen abgeschiedenen Kristalldrusen von oxalsaurem Kalk morgensternartig eingeprägt, als ein Bild zentrifugaler Prozesse. Es wird diese Dynamik, ein Inneres nach außen zu stoßen, im Heilmittel rege gemacht. Die «Stacheln» sind ja im wesentlichen *Gefäße*, die der Flüssigkeitsorganisation angehören. Was sich aber sonst zum Tropfen, zur Kugel plastisch rundet, wird hier radiär herausgestrahlt.

Scopolia carniolica, Krainer Tollkraut

Diese, ihrer Erscheinungsform nach zwischen Tollkirsche und Bilsenkraut stehende kleine Waldgebirgspflanze des oberen Savegebietes und der Ostkarpathen, ist ein Frühjahrskraut, blüht schon im April, Mai. Sie ist hierin – und in manchen anderen Zügen – der Mandragora ähnlich, für die sie in Rumänien im Volksbrauch als Zauberkraut (matraguna genannt) eintrat. Aus dem über handlangen, daumendicken, ausdauernden (hierin Tollkirsche und Mandragora ähnlichen) Wurzelstock steigt der etwas fleischige, noch schuppige Niederblätter tragende Stengel ein, zwei Spannen hoch auf und endet schon in einem dichten Schopf gestielter Laubblätter, aus deren Achseln die Blüten auf langen Stielen heraushängen, ihre erdbraune, innen mattbräunlich-grüne Röhrenglocke unter dem Schatten des breiten, dichten Blätterschirmes verbergend. Dieser Blattschopf ist aber nichts anderes als das Blatt-Sproß-Blütengebilde der Tollkirsche, mit kleinem und großem Blatt, der dazwischen entspringenden, nach oben knospenden, im Aufblühen ins Dunkle abwärts strebenden (hier mehr fallenden) Blüte. Man denke sich den Blatt-Blüten-Trichter der Tollkirsche zu einem Rosettenschopf zusammengedrängt, und man hat das Tollkraut; ja, man würde das ganze Gebilde eine erdennah gewordene «kleine Tollkirsche» heißen, ginge nicht die Fruchtbildung ganz andere Wege, indem sie eine bilsenkrautähnliche trockene Kapsel formt.

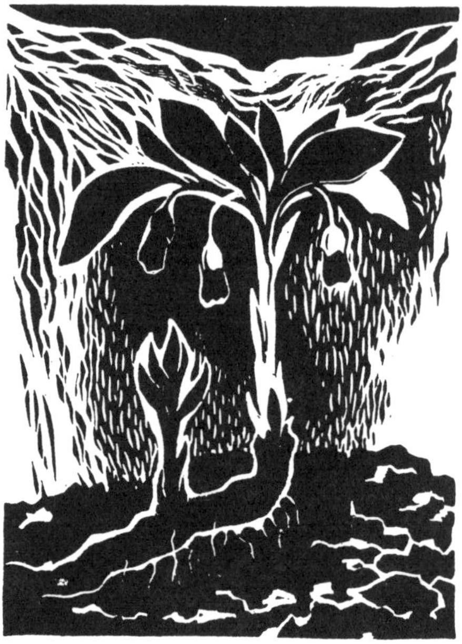

Die Pflanze ist von unten her dunkel (violettlich, bläulich) überlaufen. Sie wirkt in allen Einzelheiten «nachtschattenartig». Ihre Wirkung verbindet die der Mandragora mit der der Belladonna. Als «Rauschgift» hat sie eine der Alraunwurzel ähnliche Rolle gespielt, als Heilmittel wurde sie gegen Gicht, Rheuma, andererseits gegen Paralysis agitans, die Schüttellähmung, verwendet.

Nicotiana Tabacum, der Rauchtabak

In einer ganz anderen Tonart klingt das Solanaceenmotiv auf, wenn die Betrachtung sich nun der Gattung Nicotiana zuwendet. Einjährige Kräuter der Tropen und Subtropen haben wir vor uns, die mit kräftigen, zum Teil meterlangen ungeteilten Blättern den energisch aufstrebenden Sproß umgeben, die – in ihren Stielen mit ihm verwachsen – in reicher Fülle rhythmisch aufeinander folgen, sich allmählich zusammenziehen und als kleine Deckblättchen nun in die Blütenregion eintreten, sie bis zum Sproßgipfel durchdringend. Denn nun sind wir schon beim Blütenstand (einer endständigen Rispe oder cymösen Traube) angelangt, auf den das ganze Wachstum angelegt war. Er hebt sich mit vielen schönfarbigen, wohlgeformten, tief eingestülpten Trichterblüten vom üppigen Blattwerk deutlich ab, eine unverkrampfte Gestalt steht vor einem. Offensichtlich hat das Eingreifen des Blütenimpulses nicht wie bei den bisher betrachteten Solanaceen zu einer *Deformation* des rhythmischen Systems geführt. Unser ästhetisches Gewissen erlaubt es, die Tabakarten schön zu nennen; manche haben als Zierpflanzen die Gärten erobert, besonders die zierlichen, wohlduftenden, weißblütig narzissenähnlichen Nachtblüher mit ihren waagrechten schlanken Blütentrompeten, die an Datura erinnern.

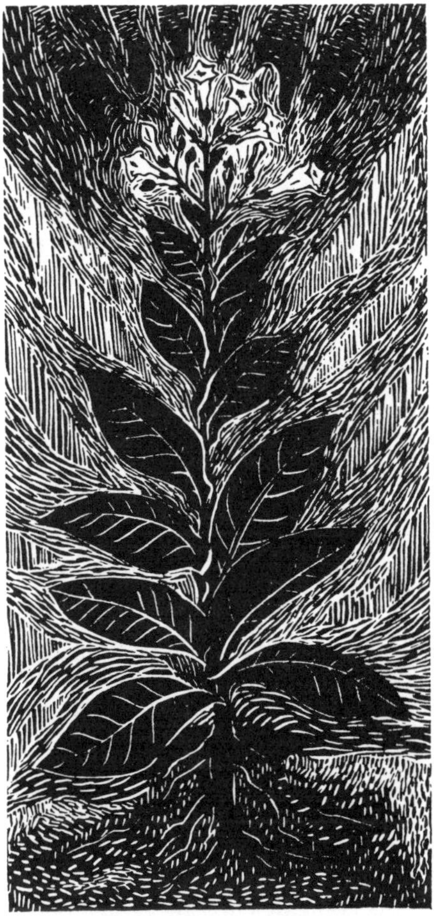

Trotzdem aber sind auch hier Astralimpulse, die in der Blütenregion normal wären, über ihre Raum- und Zeitgrenzen geschweift und haben von der Wurzel an die ganze Pflanze durchdrungen. Dies äußert sich in dem starken aromatisch-harzigen Duft von Blatt und Stengel – und in der Bildung eines der stärksten Gifte im Pflanzenreich, des Nikotins und seiner Verwandten. Aber, wie die *Gestalt* der Nicotiana-Arten einen anderen Typus darstellt als Tollkirsche, Bilsenkraut, Stechapfel etc., so ist das Alkaloid Nikotin ein ganz anderer Stoff als Hyoscyamin, Atropin, Scopolamin. Es ist vor allem ein flüssiger, recht *flüchtiger* Körper, wie ein ätherisches Öl beschaffen; es verdunstet auch fortwährend in zartem Maße durch die Blätter in die Atmosphäre. Ein feiner Gift-Dunstkreis schwebt über jedem Tabakfeld mit seinem würzig-dumpfen Geruche. Die Pflanze gestaltet sich, über das mit Augen an ihr Sichtbare hinaus, eine Luftform, die mit ihrer Eigenart erfüllt ist. Es ist aber auch beim Tabak das Astralische zu früh und zu tief ins Physische eingepreßt und reißt einen Teil der Pflanzenprozesse ins Element des Astralischen, ins Luftbereich hinein; jedoch geschieht dadurch keine Deformierung des rhythmischen Systems. Ein Astralisches ist in der Pflanze eingefangen, ein Kosmisches – wie der Geist im Glas des Märchens; aber – im Gegensatz zu den bisher betrachteten Solanaceen – der Stöpsel der Flasche ist gelüftet, das Eingeschlossene wird frei, umgibt als Dunstgestalt die Pflanze und drückt sich nicht mehr in der Pflanzen*gestalt* (also im aus Fest-Flüssigem Geformten) aus.

In einem Vortrag (vom 13. Januar 1923) schilderte Rudolf Steiner die Wirkung des Tabakgiftes; es wirke vor allem auf die Blutzirkulation, beschleunige sie, bringe das Herz zu rascherem Schlagen; dadurch werde das gesunde, für den

Menschen so außerordentlich bedeutsame Verhältnis von Pulsschlag zu Atem (durchschnittlich 72 Pulsschläge zu 18 Atemzügen, also 4:1) gestört, da der Atem nicht mit beschleunigt werde. Das Blut erhalte etwas zu wenig Sauerstoff, eine unterbewußte Atemnot trete ein, damit verknüpft unbemerkt bleibende Angst. Das Herz gehe zu schnell; sein gesundes Verhältnis zu anderen Organen, z. B. den Nieren, verschiebe sich. Lebensrhythmus, Denktätigkeit würden zu rasch, der Mensch nütze sich rascher ab, schädige das Herz durch die unbewußten Angstzustände. Die Nikotinsucht habe ihre letzten Ursachen darin, daß die Menschheit sich seit drei bis vier Jahrhunderten zu wenig geistig beschäftige. Die heutigen Lebensziele ergäben kein wahres Daseinsinteresse; nur die Sinnesorgane und der an sie gebundene Verstand würden angeregt, nicht aber das Blut. Dieses solle nun das Tabaksgift anregen.

Das Nikotin ermangelt andererseits ganz der visionären, halluzinatorischen «Rauschwirkungen». Es ist für die heutigen Forscher ein völliges Rätsel, warum der Raucher eigentlich den Tabak nicht lassen kann und warum in einem beispiellosen Siegeslauf um die Erde Tabak zum Genußgift der ganzen Menschheit geworden ist. Von den Indianern wurde er im wesentlichen ja kultisch verwendet, z. B. wurden die entsprechend seelisch Vorbereiteten durch Trinken von Tabakwasser in einen todesnahen Zustand gebracht, der durch Herauslockerung der geistigen Wesensglieder einen Einblick in jene Gebiete der geistigen Welt ermöglichte, die sich dem Menschen nach dem Tode eröffnen. Man kam in Verbindung mit den Geistern der Ahnen etc. Tabak war «Einweihungsgift». Er konnte aber in solchem Sinne nur bei Menschenrassen einer ganz bestimmten Wesensgliederkonstitution, einer ganz bestimmten «Zusammenhaltekraft» des Leiblichen mit dem Geistig-Seelischen, wirken. Außerdem war notwendig, daß die Seele sich vorher «durchsichtig» gemacht hatte für geistige Wirkungen, indem sie nichts von ihren *subjektiven* geistig-seelischen Inhalten in solche Erlebenszustände eindringen ließ. Solche Zustände suchen heutzutage die Raucher in aller Welt gewiß nicht. Sie wollen nur eine Hilfe vor Unbehagen und Leere und vor der bis ins Blut wirkenden Folge unspirituellen Lebens, das sich durch die gleiche ausschließliche Hinwendung des Menschen zur materiellen Welt ergab, die – nicht zufällig – gleichzeitig dreierlei erbrachte: Erstens die Erforschung ihrer physischen Kräfte und Gesetze; zweitens Entdeckung und Besitzergreifung der physischen Erde; drittens Verkümmerung und Verödung des Seelisch-Geistigen der Menschennatur. Auf diesem «Gang nach Westen», der letzten Endes ein Ergreifen der Todeskräfte ist, wurde der Tabak entdeckt und angeeignet; ein Genußgift, das die *Folgen* jenes Menschheitsweges durch seinen Rauch für eine Zeitlang gefällig verhüllt, das die Menschheit aber überwinden wird, wenn sie ihre spirituelle Wesenheit bewußt ergreift.

Die Wirkungen der Tabakpflanze auf den Menschen und ihre Heilmöglichkeiten ergeben sich aus den oben skizzierten, ihr wesens-eigentümlichen Prozessen. Die starken Kräfte ihrer rhythmischen Organisation treiben ja einen

Teil der die ganze Pflanze ergriffen habenden Astralität wieder als Luftförmiges in den Umkreis als Dunstsphäre heraus. Das Tabakgift ist ein flüchtig Gemachtes. Das Eingreifen des Astralleibes in die rhythmische Organisation des Menschen wird von Heilmitteln aus Tabakblättern getroffen, der Blutprozeß beschleunigt, der Ausatmungsprozeß intensiviert, die Adern- und Atemmuskulatur beeinflußt. Asthma, Gefäßkrämpfe gehören daher zu den Indikationen. «Tabak reguliert die Tätigkeit des Astralleibes» lautet ein genereller Hinweis Rudolf Steiners. Im Verdauungssystem wird der Astralleib in seinem Durchdringen der Luftorganisation gefördert, starke Blähungen, aber auch Lähmungen der Darmtätigkeit werden bekämpft, die ihre Ursache in einer mangelhaften Eingliederung des Astralleibes in diese Region haben. – Tabak *reguliert* als Heilmittel aber nicht nur die Tätigkeit des Astralleibes, sondern er gleicht – nach Rudolf Steiner – sogar «verkümmerte» Astraltätigkeit, «Deformierungen» des Astralleibes aus, die sich auf die ätherischen und zuletzt auf die physischen Prozesse der menschlichen Organisation übertragen können.

Tabak ist also ein starkes Heilmittel. Seiner Wirksamkeit stellt sich allerdings der starke Gebrauch und Mißbrauch als Genußgift entgegen, der durch Gewöhnung zu Abstumpfung führt. Doch sei mit diesen Hinweisen die Betrachtung abgeschlossen, die ja ihre Hauptaufgabe in einer Darstellung des Pflanzenwesenhaften sehen muß und für die Einzelheiten medizinischer Art auf die anthroposophisch-medizinische Fachliteratur verweisen muß.

Im Anschluß sei noch eine wenig bekannte Äußerung Rudolf Steiners zur Nikotinwirkung angeführt (Vortrag vom 8. Januar 1909 in München). *Frage:* Welches sind die Einflüsse des Nikotins? *Antwort:* «Ich kann darüber meine Meinung nicht äußern, ich will nur vertreten, was ich vom Standpunkt der Geisteswissenschaft hier gesagt habe. – Was das Nikotin betrifft, so ist es unter Umständen ein außerordentlich gefährliches Genußmittel und wir müssen uns klar sein, was für den einen außerordentlich gefährlich sein kann, es für einen anderen nicht der Fall zu sein braucht. Man kann nur sagen, das Nikotin wirkt auf den Organismus so, daß es die Tätigkeit des Organismus spaltet, daß es eine gewisse Gruppe von Tätigkeiten, namentlich diejenigen, die der astralische Leib im Dienst des physischen leistet, spaltet, so daß ein Teil jener Tätigkeiten, welche sonst vom gesamten Astralleib ausgeführt werden, nur von einem Teil des Astralleibes ausgeübt werden und dieser gewissermaßen entlastet wird. Dies kann harmlos sein, dies kann auch sehr schwerwiegend sein, wie es eben individuell zu gelten hat.»

Solanum Dulcamara, das Bittersüß

Aus den schattigen Kräutern am Waldbach, aus dem Ufergebüsch des Flusses strebt raschwüchsig der schlanke Halbstrauch des Bittersüß aus kriechender Grundachse herauf, trägt sich an stärkeren Sträuchern nach oben, da er

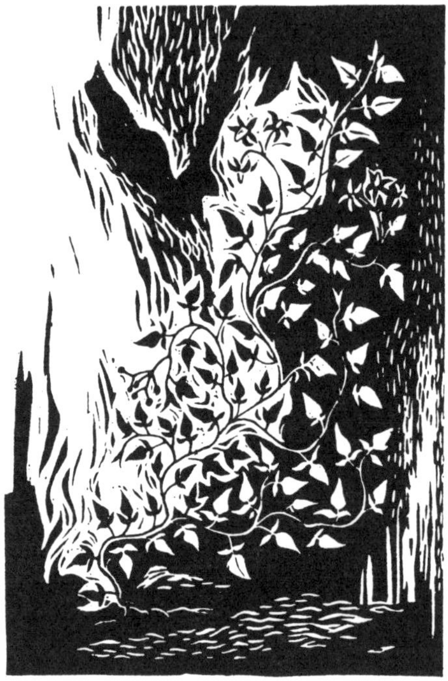

selbst an Aufrichtekraft ein schwächliches Geschöpf ist. Was ihm an der Senkrechten fehlt, gleicht er durch ein Mehr an Verzweigungskraft aus, die – da die Gesetzgebende des Oben-Unten, die Hauptachse versagt – ein chaotisches Gewirr von unabhängig voneinander sich entwickelnden, immer nur fortwachsenden Zweigen erzeugt. Jeder Seitensproß wuchert unbekümmert weiter, als wäre er eine völlig selbständige Pflanze für sich. So ans Licht hinaufgetragen, nicht sich selber tragend, entfaltet das Gewächs ein reiches Blattwerk, dem indes ebenfalls das Zusammengeordnetsein zu einem harmonisch gegliederten Ganzen weitgehend fehlt. Zur Zierpflanze ist das Bittersüß nicht geraten, es ist zuviel Wirrnis in ihm. Was die schlanken Ruten zwar nicht aufrichtet, aber in die Länge sprießen läßt, formt auch die Blätter, die unten am Sproß noch etwas rundlich, höher jedoch aus herzförmigem Grund in ein schmales Dreieck auslaufen und sich zuletzt zum Pfeil zuspitzen, je näher es dem Blütenstand zugeht. Die Blattform ist nicht starr bestimmt, buchtet sich hier, rundet sich dort, entläßt ein, zwei Nebenzipfelchen oder spaltet sich gar zum Zwillingsblatt auf. Ein frisches und doch durchdunkeltes Grün ist dem Blattwerk eigen; es verfärbt sich im Herbst zu schwärzlichem Violett. Die gleiche Farbe tragen aber bereits die jungen Blattstiele, die Blattrippen, Kelche, Blütenstiele, ja, sie strömt schon vom Grund die Sprosse, die Zweige hinauf.

Aus der Blattregion gliedert sich klar und bestimmt die schönblütige Wickel-Traube (eine Reminiszenz an die Blütenspirale des Bilsenkrauts, aber *frei* von Blättern; Blütezeit ist der Hochsommer) ab, die dem Charakter des bisher ans Licht Getretenen getreu, nun sich auch neigt und herabhängt. Die Blüte, an Form der Tomatenblüte sehr ähnlich, ist ein kleines Kunstwerk an Farbe und Gestalt, ja die Gestalt scheint ganz aus der Farbe gebildet: In aktivem Gelb stoßen die Pfeilspitzen der Staubgefäße nach vorne, nach rückwärts schlagen sich die violetten Blumenblätter zurück; dazwischen hält ein Grün Gleichgewicht und Mitte, indem der Blütenschlund von fünf grünen Schuppenblättchen umstellt ist. Das Umgeschlagensein der Blüte erinnert etwas an die Zyklamenblüte, an deren Duft sie ebenfalls anklingt. Das Spiel von Licht und Dunkel des Nachtschattenwesens ist auf reizvolle Art variiert und, obwohl es durch die ganze

Pflanze geht, in der Blüte besonders sichtbar gemacht. – Der langen Rute, dem schmalen Blatt entspricht schließlich noch die längliche Eiform der scharlachroten, abwärts hängenden Beere, die einer winzigen, stark in die Länge gezogenen Tomate gleicht. Sie ist von wäßrig süßem, dann brennendem Geschmack und beherbergt viele kleine Samen.

Dieses Gewächs kann so giftig nicht sein, obwohl es ein Nachtschatten ist. Freundlich, ja gefällig mutet es an in seinem freudigen Grün, dem schönen farbigen Gleichgewicht zwischen unruhigem Violett, heiterem Gelb der Blüte, dem kräftigen Scharlachrot der Beerenfülle. Scheu und doch vordringlich kündet es sich an, wäre nur nicht das schwärzliche Violett, das die Gestalt etwas durchdüstert, allerdings lange nicht so bedrohlich, wie Tollkirsche, Bilsenkraut, Stechapfel etc. Die Blüten sind ausgebreitet, verschließen ihr Inneres nicht, wie die vorher genannten Verwandten, sind nicht tief eingestülpt. Wie bei der ganzen Gattung Solanum (die eine der größten im Pflanzenreich darstellt) ist das «Verkrampfungsprinzip» aufgelockert, fast aufgehoben. Das Vegetative, das grüne Blatt- und Sproßwesen entwickelt sich ungestörter, die Blüten sind ihrer eigenen Entwicklung überlassen und deutlich abgegliedert für sich da. Dies alles drückt aus, daß das Astralische dem Ätherischen sein Recht läßt, sich nicht allzu verfrüht und übermäßig einpreßt in die Pflanzenbildung. Damit stimmt zusammen, daß die Gattung Solanum keine Alkaloide wie Hyoscyamin, Nikotin etc. bildet, sondern eine Art merkwürdiger Stofflichkeiten, nämlich «Glyko-Alkaloide», Zwischensubstanzen zwischen Glykosiden und Alkaloiden, vor allem das Solanin – in der Frucht – und Solacein und Solanein in Stengel und Blatt.

Ferner enthält die Pflanze Schleimstoffe, Gerbstoffe (etwa 10%) und in der Asche eine namhafte Menge von Kieselsäure, gegen 18%!

Der hohe Kieselsäuregehalt gibt dem Bittersüß starke Beziehungen zur Sinnessphäre, dem Ektoderm und seinen Einstülpungen. Entzündungen der Haut mit Jucken, Hitze, Nesselsucht, nässenden Ekzemen einerseits, katarrhalische Entzündungen der Schleimhäute der Atemwege und der Bronchien andererseits, besonders wenn hiermit ein Verkrampfen des Astralleibes in diesen Organgebieten verbunden ist, gehören zu den Gebieten, in denen eine Pflanze wirksam werden kann, die sowohl Kieselsäure-, als auch auf Nachtschattenart astralische Pflanze ist. Sogar bei Keuchhusten kann sie hilfreich sein. Andererseits erstreckt sich die Wirkung auch auf die katarrhalischen Zustände der Schleimhäute von Darm und Blase. Rudolf Steiner hat die Anwendung der Bittersüßblüten – in Verbindung mit blühendem Pfennigkraut – zur Behandlung ekzematöser Leiden angegeben. Eine sehr abgemilderte Belladonnanote fügt sich zu den angeführten Hauptwirkungen hinzu.

Solanum Lycopersicum, die Tomate

Auch dieses Nachtschattengewächs entbehrt der rechten Aufrichtekraft; wie schwerfällig stemmt es sich am dargebotenen Pfahl hinauf, gegenüber etwa dem eleganten Aufwärtswinden von Bohne oder Hopfen. Die Tomate ist viel mit Materie überlastet, der «Stofftrieb» überwuchert den Formtrieb. Sie ist mit überschüssiger Schwellkraft geladen. Die Blätter, so kräftig krautig sie auch sind, haben etwas Unbestimmtes in der Form. Der Fluß wuchernden Lebens durchbricht gleichsam fortwährend die Dämme, läßt da ein Blättchen, dort einen Zipfel ausschweifen. Die Stengel sind gedunsen, an den Gelenken angeschwollen. Die Blütenstände gliedern sich aber aus der krautigen Region heraus; nichts mehr von der Gestaltverkrampfung hochgiftiger Solanaceen zeigt sich. Nur wie ein ferner Anklang an die Bilsenkrautspiralen zeigen sich die eingerollten Blütenschnecken. Auch die Blätter zeigen gelegentlich leichtes Sicheinrollen. Die Blüte ist klein, hellfarbig gelb, zum flachen Teller geöffnet, die Staubbeutel dringen ins Freie wie beim Bittersüß. Der normal fünfzipfelige Kelch hat oft sechs, sieben Zipfel, auch hier wird die gesetzte Ordnung durchbrochen. Auch die Frucht überwuchert strenge Formgesetze mit üppiger Plastik; sie kann apfel-, birnen-, eierförmig, glatt, gerippt gebildet sein, fingerartige Gebilde können aus ihr herauswuchern.

Wie bei den bisher erwähnten Nachtschattengewächsen hat auch bei der Tomate das Kraut einen starken, dumpf-würzigen, petersilienhaften, aber auch petroleumartigen, außerdem an Fleischbrühe erinnernden Geruch. Auch hier dringen also Prozesse, die der Blütenregion vorbehalten sein sollten, in die Region unterhalb der Blüte. Kosmisches wird zu irdisch.

Etwas Egoistisches zeigt die Tomate in der Gewohnheit, mit sich selbst verträglich zu sein, am liebsten im eigenen Mist zu wachsen. Diese Gewohnheit teilt sie mit dem Tabak. Unverrotteter, «wilder» Kompost behagt ihr am meisten.

Die in der Wildtomate verborgenen Wucherkräfte ermöglichten es gerade, aus ihr die Kulturformen mit so üppigem Fruchtsegen zu ziehen. Man soll sich ihrer als Nährpflanze mit Bedacht bedienen, sie bei Anlage zu wuchernden und Verhärtungskrankheiten, bei denen die Formkräfte gleichsam irrelaufen, meiden; so bei Krebs, Gicht, Rheumatismus. Hingegen ist die Tomate der Leber, dem wucherndsten, plastischen Organ, sympathisch. Den hochpotenzierten Extrakt der Frucht hat Rudolf Steiner zur Behandlung von Knochenmarkentzündungen empfohlen.

Capsicum annuum, die Paprikapflanze

Mühseliges Aufrichten, krautiges Wuchern, kräftiges Blühen; abwärts geneigte Blüten und langgedehnte Früchte eignen auch der Paprikapflanze. Das kräftige, glänzende Dunkelgrün des üppigen Krautes fühlt sich in glühender Sonne am wohlsten; die hellen, flach geöffneten Blüten weichen nikkend vor dem Licht zurück, die Früchte bergen sich mit vom Gelb zum Rot über Violett bis zum fast Schwarzen variierenden Farbtönen halb in den Schatten des Laubwerks. Sie sind nicht nur geschwollen wie etwa die Tomate, sondern gedunsen, aufgeblasen, nicht Saft-, sondern richtige Luftbeeren. Sie haben sich des Luftelementes bemächtigt und es in sich eingegliedert. Und nicht nur dies, sondern auch die Feuerkräfte des Hochsommers, die für das Kind der Tropen Lebensbedingung sind. Die uns an den Nachtschattengewächsen nun vertraut gewordenen Astralisierungskräfte ergreifen das Ätherisch-Vegetative mit Luft und Feuer. Es wundert nicht, eine stickstoffhaltige Substanz besonderer Art in dieser Pflanze zu finden, das Capsaicin, das den brennenden Geschmack und die blasenziehende Eigenschaft verleiht, der Verbrennung ähnliche Erscheinungen verursacht. Die energische Stoffwechselbefeuerung, die ableitende Heilentzündung sind ihr eigen, dazu – als Nachtschattengewächs – die Wirkung auf den im rheumatischen Muskel verkrampften Astralleib, die ihn löst und dadurch Schmerzen lindert.

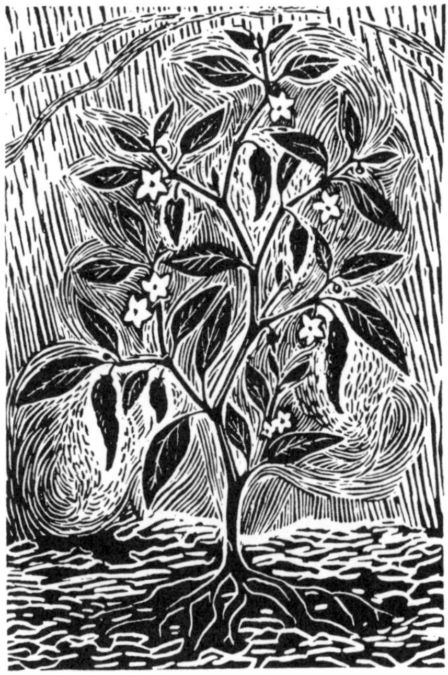

Der hohe C-Vitamingehalt, der an Provitamin A (Carotin), gibt der unreif als Gemüse genossenen Frucht besonderen diätetischen Wert.

Physalis Alkekengi, die Judenkirsche

Auch diese Solanacee gehört zu den in ihrer Gestalt befreiten, «entkrampften». Aus dem ausdauernden Wurzelstock treibt sie meterhohe Sprosse, an denen mit freiem Stiel die länglich zugespitzten, freudig grünen Blätter sitzen. Nach oben zu kommen aus den Blattwinkeln die Kartoffelblüten ähnelnden, weit geöffneten Blüten, die sogleich sich abwärts neigen, rote Beeren von der Größe kleiner Kirschen aus sich hervorgehen lassen. Das der Judenkirsche eigentümlichste Gebilde aber ist der feuerrot werdende Kelch, der weitbauchig die Frucht umfaßt, sich vorne zusammenschließt und auf solche Weise mit einer Luftblase umhüllt. Eine Geste, sich das der Pflanze als organisierendem Bereich verschlossene Gebiet der Luft aneignen zu wollen, als Anflug einer Luftorganisation.

Derlei Pflanzen mit Luftkelchen – aus den verschiedensten Pflanzenfamilien – sind als Nieren- und Blasenheilmittel der die Natursignaturen aufzeichnenden mittelalterlichen Heilkunst wichtig gewesen. Die Niere hat aber – nach den Darstellungen Rudolf Steiners – außer ihren Absonderungsaufgaben auch die wichtige Aufbau-Aufgabe: den Astralleib einzugliedern in die Luftorganisation des Menschen. Auch wirken auf das Nieren- und Blasenleben im besonderen die Luftverhältnisse der Umgebung. Nachtschattengewächse haben aber – wenn auch auf differenzierte Art – die Eigenschaft, astrale Prozesse aus der Umgebung anzuziehen und festzuhalten. – Aus all diesem ergeben sich die Heilmöglichkeiten der Pflanze.

Physalis enthält ganz wenig Alkaloide, aber einen kräftigen Bitterstoff, viel Vitamin C und ein Karotinoid in der Frucht. Die Pflanze ist kaum giftig, die verwandte Erdkirsche (Physalis peruviana) wird sogar zum Obst, dessen Geschmack die Verwandtschaft zur Tomate allerdings nicht verleugnet.

KAKTUSGEWÄCHSE (CACTACEAE)

PFLANZEN WÄSSERIGER STAUUNG

In dieser so charakteristischen Pflanzenfamilie kämpfen zwei Gestaltungsprinzipien um die Oberhand. Das Wäßrige will zur Kugel schwellen, sich als belebter Tropfen in sich abschließen. Das Luftige, das Wärmehafte versuchen vergebens, diesen Tropfen zu gliedern, aufzulösen, in ihr Bereich hereinzulocken. Sie umfluten ihn sphärisch, können aber seine Peripherie nur ausdörren, zu Stachel, Dorn, steifen Borsten verhärten. Was bei einer «normalen» Pflanze Blatt, Nebensproß, Verzweigung, Auflösung in den Luft- und Wärmebereich würde, wird bei den Kakteen nur angedeutet als Warze, Areole, Rippe, Stachel, aber nicht darüber hinaus weiter entwickelt. Starke Lebenspotenz staut sich, die sich nicht in äußerer Gestaltung auslebt. Daher stammt die ungeheure Vitalität dieser Pflanzen, die aus Gliederstücken, Warzen, verwundetem Gewebe ausschlagen und sich vermehren können, aus Höckern werdender Früchte vegetativ austreiben, nochmals Früchte ansetzen und aus diesen wieder auswuchern können, ehe die erste Frucht abgefallen ist. Ungeformtes, aber eben darum unbändig starkes Leben herrscht hier, und darin liegt der Grund, daß die Kakteen die unwirtlichsten Gegenden zu besiedeln vermögen*.

Scheibe, Kugel, Säule sind die Grundformen der typischsten Kakteen. Ihr Wachstum ist langsam, der lebendige Gestaltwandel (Metamorphose), der für das echte Pflanzenleben so wesentlich ist, wird weitgehend zum Stillstand gebracht. Allenfalls kommt es zu einem ersten Verzweigen, wobei die Säule zum Kandelaber, zur orgelpfeifenartigen Anordnung wird. Das Wesentlichste an der Pflanze, das Blatt, ist aber ganz unterdrückt, die rhythmische Mitte wie ausgelöscht. Zum Stengel langt es noch allenfalls, der die Kugel zur Säule oder zum schlangenartigen Gebilde ausdehnen kann. Die «Blattkaktusse» verbreitern ihre Stengelglieder, flachen sie ab und verraten dadurch etwas von der von ihnen

* Wird doch berichtet, daß ein einziges von der Gattin eines englischen Diplomaten bei einer Übersiedlung von Kuba nach Australien mitgebrachtes Exemplar einer bestimmten Kaktusart, dessen sie überdrüssig geworden und das sie auf den Müllhaufen geworfen hatte, zum Ausgangspunkt einer wahren Kakteensintflut wurde. Zunächst unbeachtet fortwuchernd, eroberte das Gewächs bald eine ganze Provinz, spottete aller Versuche, Feuer und Gift, es auszurotten oder auch nur einzudämmen, und wurde erst wieder in Grenzen gebracht, als man aus seiner Heimat die Schad-Insekten nach Australien verpflanzte, die es in Kuba in Schach halten.

verschluckten Blatthaftigkeit. Nur ganz wenige Arten dieser Familie lassen echte, normale Blätter ins Freie sich entfalten und sind damit normale Pflanzen, aber abnorme Kakteen. Das spiralige Anordnungsgesetz der Blattfolgen tritt als Rippung, Kannelierung der Kugeln oder Säulen hervor, aber es ist zur Dauergestalt geometrisiert und hat damit etwas von den Gestaltungsgesetzen der Mineralwelt in sich aufgenommen. Wie verzaubert mutet die Pflanzennatur in der Kakteengestalt an. Wüßte man den Zauber zu lösen, so müßte die dicke Unform sich strecken, die Warzen zu Stengeln, Ästen werden, die Dornen zu vielfältiger Verzweigung, die Stacheln und Borsten zu reichem grünen Laubwerk. Der dicke Stamm verlöre allerdings damit seine Grünheit, seine gewaltige Lebenskraft müßte verholzen.

Die Stacheln der Kakteen sind außerordentlich mannigfaltig gebildet; kein Wunder! Lebt in ihnen doch die ganze Mannigfaltigkeit, die eine Pflanzenfamilie an Gestaltauseinandergliederung aufbringen kann. Nur ist sie eben im Ansetzen zurückgehalten und erstarrt.

Lange verharrt das gestaute Leben in solcher grüner Kugeltropfen- oder Säulenform, langsam weiterwachsend. Im Grunde genommen könnte es dabei bleiben, wenn nur dieser eine Pol an der Pflanze wirksam wäre, der sein Wesen in der wäßrigen Schwellung ausdrückt. Aber es ist ein zweiter Pol am Werke, der ebenso langsam seine Kräfte sammelt, aber zunächst der Gestalt nur ganz Peripherisches, eben Warzen und Stacheln, abgewinnt. Endlich aber ist er stark genug geworden, und nun hat seine Stunde geschlagen. Aus dem Innersten heraus holt er, was plötzlich, jäh und in großer Fülle als Blütenprozeß hervorbricht. Viele Jahre oft muß man sich bescheiden; einmal aber geschieht das Unerwartete. Aus der Spitze der Warzen, aus den Axillen stoßen die meist ansehnlichen, weißen, gelben, am häufigsten aber roten Blüten. Ihre Röhren sind lang, mit Nektar reichlich gefüllt; Kelch und Blumenblätter gehen meist ineinander ohne Trennung über. Über dem unterständigen Fruchtknoten drängt sich eine große Fülle von Staubgefäßen. Zu den starken, oft schreienden Farben treten starke Düfte, die an Jasmin, Orangenblüte, Vanille, Benzoeharz, Orchideen, Veilchen erinnern. Der Heftigkeit des Auftretens des Blütenprozesses im ganzen entspricht die Kurzlebigkeit der einzelnen Blüte, die manchmal nur wenige Stunden währt.

Die Früchte lassen das Wäßrige, das in der Blütenregion nur als Nektar auftrat, wieder in sich hineinschwellen; sie sind meist Beeren, saftige Obstfrüchte. Viele sind wohlschmeckend, so daß wir eine der wichtigen Obstfamilien des Pflanzenreiches vor uns haben. Bei manchen Kakteen kann man aber den ganzen Körper obstartig genießen, indem man ihn mit Zucker einmacht. Aroma, Zucker, Säure durchdringen den Stamm fruchtartig.

Das Phänomen wäßriger Stauung, Sukkulenz, tritt normalerweise an zwei Entwicklungspunkten im Pflanzendasein vorübergehend auf, doch wird es bald überwunden. Beim Keimen nimmt die Pflanze das Element des Wäßrigen intensiv auf und schwillt in den Keimblättern und dem Stengelstück, das zwischen

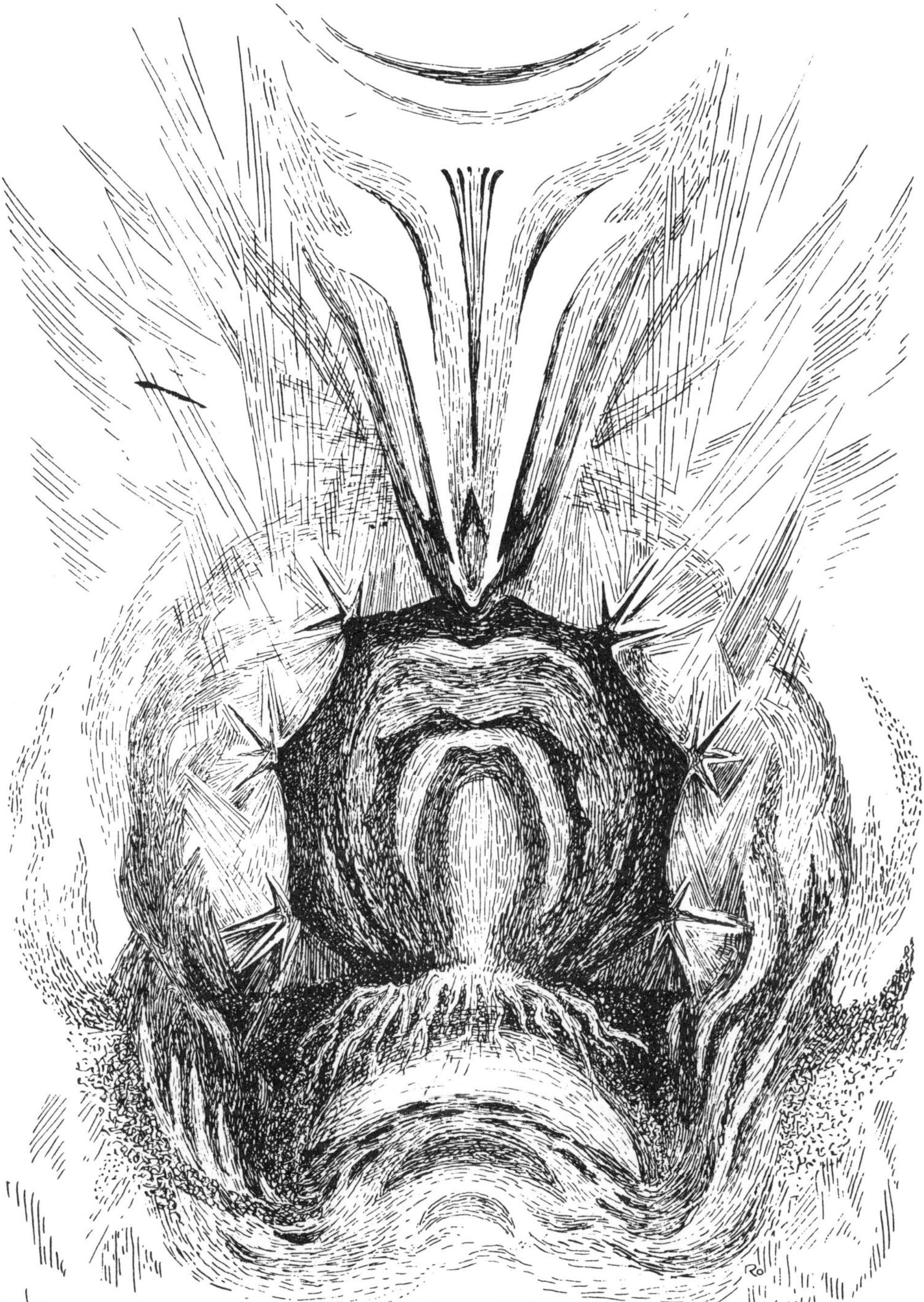

Wurzelhals und diesen Keimblättern liegt, bei vielen Pflanzen mehr oder minder an. Die Pflanze findet aber bald den Anschluß an das Luftelement und weitet sich im Blatt zur Fläche. Was sonst wohl zur Kugel anschwellen könnte, wird von den Umkreiskräften ergriffen und als Ebene ins Grenzenlose geöffnet. – Wenn aber das Pflanzenwachstum zu Ende geht und den Weg von der Fläche zum Punkt, vom Blatt zum Samen wieder einschlägt (die Blattexistenz wird nun aufgegeben), so kann als Zwischenform zwischen Fläche und Punkt die Kugelgestalt als Frucht sich bilden. Die Fruchtbildung wird von den reifenden Umkreiskräften umströmt. Das Flüssige kann dann in diese Fruchtbildung hineingesogen werden und als Saftfrucht mächtig anschwellen zum kugeligen oder kugelverwandten Gebilde. Die eine Schwellung liegt zu Beginn, die andere zu Ende des sprießenden Wachstums; zwischen beiden liegt die Stengelstreckung, die Blattentfaltung. Beim Kaktus ist dieses Zwischenstadium unterdrückt, er geht von einem Pol unmittelbar in den anderen über, hat das Blattleben nur als Zeit – nicht aber als Raumerscheinung in sich. Denn natürlich lebt diese grüne Kugel, die Aufgaben des Blattes in ihrer grünen Rindenschicht vollziehend, lange Zeit, oft jahrelang, als assimilierendes Gebilde, benimmt sich als Blatt, obwohl sie keine Blätter sich ausbilden läßt.

Sukkulente, kaktusähnliche Wuchsformen treten bei einer ganzen Reihe von Pflanzenfamilien auf, z. B. bei den Fetthennengewächsen, Mesembrianthemumarten, den Liliengewächsen, den Wolfsmilcharten, bei Fouqueriaarten, Stapelien, gewissen Korbblütlern (Kleiniaarten). Ihnen allen liegt eine Stauung der ätherischen Kräfte, die zur wäßrigen Schwellung führt, zugrunde; sie sind darum sehr vitale Gewächse, die sich auf ödestem Grund durchsetzen können.

Die Körper der Kakteen sind wenig verholzt, der Holzbildeprozeß ist bei ihnen «zerweicht» zu starker Schleimbildung. Die Schleimstoffe sind umgewandelte Zellulose. Außerdem enthalten sie viel Pflanzensäure, die durch einen zurückgehaltenen Ausatmungsprozeß entsteht. Wenn nämlich der Zucker im Lebensprozeß veratmet wird, führt dies bei normalen Pflanzen zur Bildung von Kohlensäure und Wasser als Stoffwechsel-Endprodukten. Bei den Sukkulenten aber stockt dieser Abbauprozeß, bleibt auf halber Stufe bei der Bildung der Pflanzensäuren, wie Apfelsäure, Weinsäure, Kleesäure, Zitronensäure, stehen. Solche Säuren schmeckt man z. B. im unreifen Obst. Die Reifung führt nicht so sehr zu einer Vermehrung des Zuckergehaltes, als zu einer Verbrennung der Pflanzensäuren.

Der Pflanzenschleim hat die Fähigkeit, das einmal aufgenommene Wasser mit großer Kraft festzuhalten. Er hilft mit, das Stadium wäßriger Schwellung zur dauernden Lebensform zu machen.

An der Oberfläche bildet der Kakteenkörper viel Pflanzenwachs – wie es sich sonst außen an *Früchten* findet. Manche auch Harze.

*

Beide Amerika, von Kanada bis zur Magalhäesstraße, sind die Heimat dieser Familie, die mit 1500 Arten den Typus durch alle Möglichkeiten variiert und zu den großen Familien des Pflanzenreiches zählt. Ein solches Vorkommen ist bezeichnend. Denn beide Amerika ermöglichen durch ihre Gebirgsgliederung, die im Osten wie im Westen streng nord-südlich verläuft, das ungehinderte Ineinanderwirken der Polaritäten des Erdorganismus: des tropischen und des polaren Kräftewirkens. Wuchernde Schwellkraft und erstarrende Formgewalt kennzeichnen das Wesen dieser Gegensätze. Keine Quergebirge schaffen eine Mittelregion, wie in Europa und Asien; Räume, in denen sich ein Mittleres, Ausgleichendes, Rhythmisches machtvoll ausbilden könnte. – Die trockenen, hochgelegenen Gebiete, Wüsten und Halbwüsten Mexikos, der südwestlichen Staaten der Union, der Andenhänge geben den Riesenformen der Säulen-, Kandelaber- und Orgelkaktusse den Lebensraum. Hoch in die Gebirge steigen Mamillariaarten, die haselnußkleine Kügelchen bilden, als kugelige Rasen sich ausbreiten können. Besondere Arten finden sich als die Kalkwände der Meeresküsten der westindischen Inseln hinaufkletternde Formen. Bei diesen dehnen sich die Körper zu walzigen oder abgeflachten stengeligen Gebilden. Ins Feuchtere, Schattigere geratend, bildet der Typus Epiphyten; die sich streckenden, teils schnurartig herabhängenden, teils blattartig verbreiterten Glieder verraten eine gewisse Auflockerung der Gestalt. Schließlich lassen die an schattig-feuchten Orten wachsenden Peireskia-Arten den Stachelpanzer fallen und erscheinen als ganz normal anzusehende Pflanzen mit dünnen breiten Blättern, die nur durch die kräftigen Stacheln in den Blattachseln und die typische Blütenform verraten, daß sie Kaktusgewächse sind.

*

Rudolf Steiner hat einen Schlüssel zum Verständnis dieser seltsam charaktervollen Gestalten durch den Hinweis gegeben: Bei den Kaktusgewächsen kämpfe Sonnenhaftes mit Mondenhaftem, während sich bei den Hahnenfußgewächsen Sonnen- und Mondenkräfte harmonisch verbänden.

Dem Monde zuzuordnen ist das Wäßrige, insbesondere alles belebte Flüssige. Dies zeigen im Groben bereits die Erscheinungen von Ebbe und Flut, im Feineren aber die Wachstumsrhythmen, besonders eindrucksvoll das Keimungsgeschehen. Davon wußte eine alte, auf hellsichtigen Erlebnissen fußende Naturweisheit viel zu sagen. Keimung und Fortpflanzung tragen Mondenrhythmen in sich. In einer modernen, umfassenden wissenschaftlichen Arbeit, die sich auf zahlreiche Versuchsreihen stützt, hat L. Kolisko die Mondeneinflüsse auf das Pflanzenwachstum verfolgt*. Das Hypertrophieren des Wäßrigen und die durch alle Stadien des Wachstums ungedämpft aufrecht erhaltene Reproduktionskraft weist auf die Mondennatur der Kakteen.

* L. Kolisko: «Das Pflanzenwachstum und der Mond.»

Wirkt der Mond derart auf das Flüssige, so öffnen sich der Sonnenwirkung vor allem Luft und Wärme. Licht und Wärme tragende Luft verwebt sich allem Pflanzensein und führt es aus den Bezirken des Wäßrig-Erdigen – aus dem Stadium des Keimens über Blatt- und Blütenbildung – in die Region des Reifens. Im Zusammenwirken der Monden- und Sonnenkräfte kommt die pflanzliche Metamorphose, der gesetzmäßige Gestaltenwandel, in Fluß. Dies sieht man bei den Hahnenfußgewächsen besonders schön. Bei ihnen kann man die Metamorphosegesetze «mit Händen greifen und mit Augen sehen». Daran fehlt es aber gerade bei den Kaktusgewächsen. Die Metamorphose kommt nicht in Fluß. Das Wäßrige zieht sich zur Kugel zusammen, die Lebenskräfte entfalten sich nicht, sondern stauen sich; Luft, Licht, Wärme umfluten das gestaute Gebilde und können nur an seiner Peripherie eingreifen, wo sie alles zum Verdornen und Verhärten bringen. Der Kaktus steht diesen kosmischen Gewalten gegenüber, als wäre er eine Frucht, obwohl er es im Grunde genommen erst zu einem kugeligen, riesigen Keimblatt gebracht hat. Monden- und Sonnenkräfte kämpfen tatsächlich miteinander. Lange Zeit behalten die Mondenkräfte die Überhand, bis schließlich die Sonnenkräfte der schleimigen Kugel (oder Säule etc.) die Blütenbildung abringen. Die aus diesen Blüten sich bildenden Früchte sind für den Anblick auch nur eine Stufe höher gehobene Kaktuskörper, stachelig, vital, gleichsam aus jeder Zelle reproduktionsfähig.

Die starke ätherische Stauung, die dann in einen kurzen, heftigen Blüteprozeß entspannt wird, und darin dem astralischen Bereich nachgibt, stellt sich nach dieser Blüten-Explosion sofort wieder her. Nicht nur Kampf zwischen Monden- und Sonnenkräften ist also für die Kakteen charakteristisch, sondern auch *starke Spannung zwischen Ätherischem und Astralischem.* Diese Dynamik ist es auch, die zu Heilzwecken genutzt werden kann. Zwei Arten der Familie haben eine gewisse Bedeutung in dieser Hinsicht erlangt, ihnen sei darum eine gesonderte Betrachtung gewidmet.

*Lophophora Lewinii**, der Peyotl-Kaktus

Reko** schildert, wie in Nordmexiko in einer Gegend unsagbar öder, braungrauer Erdhügel, auf denen nur einiges spärliches Gras vegetiert, das Gewinnungszentrum dieses etwa kleinapfelgroßen Kaktus zu finden sei. Auf einer rübenförmigen Wurzel sitzt eine stachellose, oben etwas wollig behaarte graugrüne Kugel, aus deren Mitte die rötliche oder gelbliche Blüte bricht. Er wird der Gattung Echinocactus zugerechnet. Die aus der Mittelzone geschnittenen getrockneten Scheiben bilden eine eigenartig wirkende Rauschgiftdroge. Man hat in ihr besondere Alkaloide, Mezkalin und Verwandte, festgestellt. Seit kurzem wird das Mezkalin auch synthetisch hergestellt und – vom Westen her –

* = Anhalonium Lewinii.

** V. A. Reko: «Magische Gifte.» Verlag Ferd. Enke, Stuttgart 1936.

als angeblich harmloses Genußgift propagiert. In Wirklichkeit ruft es aber einer künstlichen Schizophrenie nahekommende Bewußtseinszustände hervor, und dies macht es besonders gefährlich. Man zählt es, mit dem Mutterkorngift und den Nachtschattengiften, zu den «Phantastika», da es visionäre, halluzinatorische Erlebnisse vermittelt. Unter seinem Einfluß lösen sich die Sinnesqualitäten von den Wahrnehmungsgegenständen und beginnen ein Leben für sich zu führen. Die «Nüchternheit» der Alltagsstimmung, des wachen Tagesbewußtseins ist wie weggewischt. Man sieht alles plötzlich wie an einem frischen Morgen, in prachtvollen Farben, kristallklar und unwahrscheinlich plastisch. Schließt man die Augen, so führen diese von ihrer Fesselung an Gegenstände befreiten Farben ein Leben für sich weiter; es drehen sich bunte Feuerräder, Ströme farbigen Lichtes fließen wie Kaskaden; Funken, klar wie Edelsteine von reinstem Wasser, scheinen herumzuspringen und durch die Luft zu schweben. Man scheint einen Sinn höherer Art gewonnen zu haben. Gleichzeitig verbinden sich mit diesen gesteigerten und dingfrei gewordenen Qualitätserlebnissen starke Gefühlsbewegungen. Die Intensität der Gefühlskräfte ist gesteigert. Zugleich werden die erlebten Farbbilder symbolisch erlebt; sie gewinnen mystische Bedeutung. Man legt das Erlebnis des Zeitlichen und Räumlichen weitgehend ab, die Denk- und Erinnerungsfähigkeiten sind dabei erhalten. Aber jedes erlebte Ding «bedeutet» etwas: ein schief hängendes Bild z. B., daß in drei Tagen die Welt untergehen wird. Das Willensleben aber wird völlig gelähmt; der Mezkalingenießer sieht keinen Grund, irgend etwas zu tun oder zu wollen.

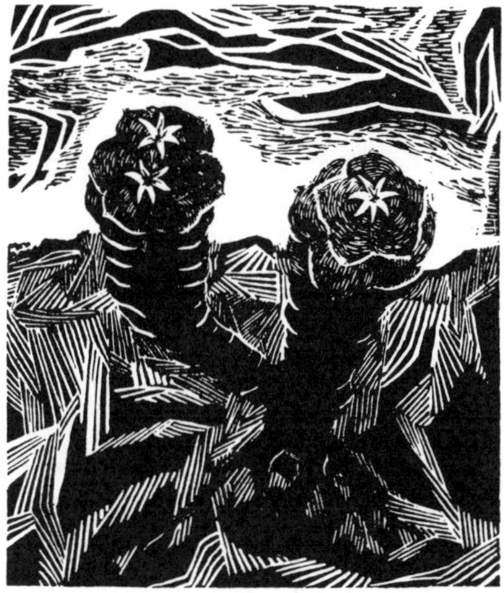

Solche Erlebnisse treten wie Karikaturen der Stationen eines Einweihungsweges in die übersinnlichen Welten auf. Sie ergeben sich durch ein abnormes Leibfreiwerden eines Teiles unserer übersinnlichen Wesensglieder. Ein geregelter Einweihungsweg löst in gesunder Weise durch voll besonnene, bewußt vorgenommene seelische und geistige Übungen im Prozeß der Meditation vorher zu übersinnlichen Wahrnehmungsorganen gebildete seelisch-geistige Betätigungen von ihrer Leibgebundenheit los. Es wird hierbei einem Entwicklungsweg gefolgt, der im Menschwerden überhaupt zur Entwicklung geistiger Fähigkeiten, z. B. zur Entwicklung des menschlichen Denkens geführt hat. Das Denken ist der Menschheit dadurch in heutiger Art möglich geworden, daß ein Teil des Ätherleibes, der Bildekräfteorganisation, von ihrer Gebundenheit an das Gehirn befreit und dem Ich zur Verfügung gestellt worden ist. Wir denken – nach Rudolf Steiner – mit denselben Kräften, mit denen wir wachsen. Das Gehirn verzichtet auf Wachstum und intensives Lebendigsein; die dadurch freiwerdenden Bildekräfte treten in Dienst des Denkens. Dieser Prozeß hat etwa in der frühgriechischen Zeit eine gewisse Reife gefunden und wir können von diesem Zeitpunkt an die Entwicklung der Gedankenbildekunst (Philosophie) datieren. – Dieser große Befreiungsprozeß des Geistig-Seelischen des Menschen von seiner Leibgebundenheit hat damit aber erst einen gewissen Anfang genommen. Rudolf Steiner wies darauf hin, daß – seit einigen Jahrhunderten – ein zweiter solcher Prozeß im Gange ist; nur betrifft er diesmal nicht das Gehirn, sondern das Herz. Hier lösen sich allmählich auch gewisse Ätherkräfte aus ihrer Leibgebundenheit los. Sie werden ebenso zur Kraft freien Fühlens führen, wie die Befreiung eines Teils des Ätherleibes in der Kopfregion seinerzeit zur Kraft des freien Denkens. Ob man heute ein Denker ist oder gedankenlos, das hängt von unserem Willen ab. Wir müssen, nein, wir dürfen unsere Gedanken frei erzeugen. So wird es aber künftig mit den Gefühlen sein. Man wird reich an Gefühlserlebnissen sein – wenn man sie aus der Ichkraft will und erschafft. Wir werden sie erzeugen, wachsen lassen, pflegen müssen – oder wir werden völlig gefühlsarm werden. Eine Öde der Mitte bereitet sich vor, die heute schon spürbar ist. Ein Loch, ein Abgrund wird sich auftun. Ihn auszufüllen bietet sich heute schon das Surrogat an, die chemische Prothese für Gefühlskrüppel. Die Gier, mit der man heute schon nach ihr greift, zeigt, wie groß der Abgrund bereits geworden ist. Die warme, quellende Gefühlswelt unserer Groß- und Urgroßeltern, die noch «ganz von selbst» dadurch da war, daß der Mensch eben ein Herz hat, ist schon sehr geschrumpft. Künftig wird man seine Gefühle eben so tätig bilden müssen, wie heute schon seine Gedanken.

Die Kakteen sind Pflanzen, die ihre Ätherorganisation davon abhalten, tätig in das Physische so einzugreifen, daß sich Wachstum entfesselt. Sie lassen verdorren, was bei anderen Pflanzen sich sprießend in Lebensfrische entfaltet; und da dies gerade ihre rhythmische Organisation betrifft, kann man verstehen, daß sie als Abdruck dieser ihrer abnormen Lebensprozesse Gifte bilden, die im rhythmischen System des Menschen die in diesem tätigen höheren Wesensglieder herausdrängen, nicht nur den Astralleib, sondern zum Teil auch den Ätherleib. Dieser Teil «vitalisiert» dann die Empfindungen des Astralleibes, ergibt Zerrbilder von Imaginationen, die aber, da nicht das Ich sie vollbewußt erzeugt hat, den Erlebenden mit Zwangsgewalt in ihren Ablauf hineinreißen. Dadurch entstehen Zustände, die denen gewisser Geisteskrankheiten ähnlich sind. Als Heilmittel wird der Peyotl-Kaktus bei Lockerungszuständen der höheren Wesensglieder im rhythmischen System denkbar sein.

*Selenicereus grandiflorus**, Königin der Nacht

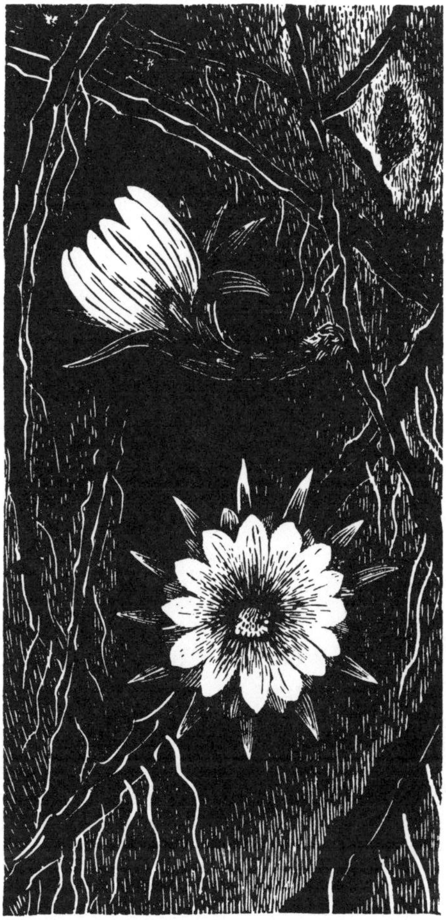

Die etwa 400 Arten der Gattung Cereus sind in die Länge geraten; die meisten und typischesten zur Säule aufgerichtet, einige aber kriechend oder gegen die Schwere an Felswänden sich hinaufstemmend. Die ätherischen Kräfte greifen etwas stärker ins Physische ein als bei den Kugelkakteen, bringen die starre Gestalt ins Fließen, wenn auch nur linear. Rhythmisch gliedert sich Stengelstück an Stengelstück. Insbesondere Cereus grandiflorus gehört zu den an kalkigen Wänden der westindischen Inseln hinaufkletternden Arten. An den langen Stengelabschnitten erscheint das Blattartige nur als kantige Rippe. Die Stacheln sind verschwunden; aus den Rippen dringen aber überall Luftwurzeln hervor, so daß das ganze Stengelwerk wie ein über die Erde geratenes Wurzelstockhaftes anmutet. In den Tropen dringt allerdings das Erdenhafte nach oben und seine Kräfte äußern sich auch in Gebieten über dem Boden. Pflanzenarten, die bei uns als Kräuter erscheinen, haben oft als Verwandte riesige Baumgestalten in den Tropen. Die feuchtigkeitsgeschwängerte Tropenluft ist irdischer als die Luft unserer oder gar der Hochgebirgsgegenden, die nur den Licht- und Luftorganen, Blatt und Blüte das Dasein erlaubt; jene Luft läßt aus den oberirdischen Ästen und Zweigen Wurzeln entspringen. Für die westindische Inselheimat der Königin der Nacht ist diese Luft noch dazu von feinen Salzprozessen durchzogen. Cereus grandiflorus wird also zunächst die Erde nicht los, er hat sich mühsam hinaufzuheben, muß mit der Schwere kämpfen.

Hat der vielfach verzweigte, gedunsene Stengel-Stamm ein gewisses Alter erreicht, so zweigt sich aus dem grünen Geäst da und dort eine dicke Knospe ab, die anschwillt, aber an Längenwachstum verloren hat, als ob auf dem Stengelkaktus nun ein kleiner Kugelkaktus auswachsen möchte. Was sich nicht mehr

* = Cactus grandiflorus.

an Längenwachstum ausleben kann, schießt als dichte Bestachelung heraus; das kugelige Gebilde ist aber der unterständige Fruchtknoten einer werdenden Blüte, die nun etwa handlang und darüber sich waagrecht herausbildet, die Mittellage zwischen Leichte- und Schwerekräften sucht und unsicher die Richtung der Sonnenbahn ertastet; aber die *untergehende* Sonne bringt ihre Blütenstunde, eine Nacht lang entfaltet sich die riesige, gut an 20 Zentimeter Durchmesser aufweisende Blüte. Die lange, fleischige Röhre ist aus cremefarbigen, rötlich überhauchten Kelchblättern gebildet, die ohne weitere Unterscheidung in die innen weißen, atlasschimmernden, glockentrichterförmig zusammengefügten Blumenblätter übergehen. Im unteren Teil der Blüte liegt die große Fülle der Staubgefäße, die sternförmig geteilte Narbe. In Wellen dringen starke Duftwolken aus der Riesenblume, an Jasmin, Benzoe, Vanille, Veilchenblätter erinnernd. So stark ergreift die Blütenkraft (das Astralische) die Lebensnatur (die ätherische Organisation) dieser Pflanze, daß einige Stunden das völlige Verwelken bringen, morgens ein schlaffer Sack herabhängt, wo abends zuvor uns ein Wundergebilde bezauberte.

Kampf zwischen Leichte und Schwere; Kampf aber auch zwischen ätherischen Bildekräften und astralischen Wesensbereichen: das ist die Signatur dieser Pflanze, und zwar ist es ein *nächtlich* sich zur Offenbarung bringendes Astralisches. Daß eine solche Dynamik sich auch in bestimmten Stoffbildungen alkaloidverwandter Natur ausdrückt, wird nach dem bisher vielfältig Dargestellten keinen Leser mehr verwundern. Cereus grandiflorus ist giftig. Er wirkt in entsprechender Zubereitung in ein Organgebiet, in dem rhythmisches Ineinanderwirken ätherischer und astralischer Impulse wesentlich ist, das noch dazu in einer Mittellage zwischen Leichte und Schwere seinen «Ort» in der lebendigen Topographie des menschlichen Leibes findet. Das Herzorgan ist gemeint, das Rudolf Steiner in eindrucksvoller, zu seinem Wesensverständnis in neuer Art führender Schilderung als ein Organ zwischen Leichte und Schwere, zwischen der oberen, den Erdenkräften entzogenen Organisation und der unteren, mit diesen Erdenkräften sich in besonderem Maße auseinandersetzenden Organisation dargestellt hat. Solche Dynamik ist aber auch die aller herzwirksamen Pflanzen, wie an anderem Ort noch ausführlicher gezeigt werden soll. In der rhythmischen Begegnung ätherischer und astralischer Wesenswirkungen lebt das rhythmische System des Menschen überhaupt, es geschieht hier zugleich das rhythmische Ineinanderfügen und wieder Auseinanderlösen von Prozessen des Luftförmigen und des Flüssigen.

Die ätherische Lockerung, das Zu-physisch-Werden im Gebiet des Herzorgans einerseits, die astralische Verkrampfung andererseits (Angina pectoris) werden in aus Blüte und jungen Stengeltrieben bereiteten Präparaten aus Cereus grandiflorus Heilmittel finden können.

GÄNSEFUSSGEWÄCHSE (CHENOPODIACEAE)

PFLANZEN ÜBERMÄSSIGER SALZPROZESSE

Dreigliedrig ist das Pflanzenwesen in diesem Buche dargestellt worden, die Beziehungen zum dreigliedrigen Menschen konnten in mancher Beziehung herausgearbeitet werden. Auf die Prinzipien Sal, Sulfur (als Polaritäten) und Merkur (als zwischen beiden vermittelndes Drittes) wurde hingewiesen. Bei Betrachtung der Kreuzblütler war dem Zusammenwirken von Schwefel- und Salzprozessen zu folgen. Es kann nun die innere Anschauung des Pflanzenwesens in seiner Auseinandersetzung mit dem unter ihm stehenden Mineralreich fördern, wenn jetzt eine Pflanzenfamilie dargestellt wird, die es ganz besonders mit *Salz*prozessen zu tun hat. Eine solche Familie sind die Chenopodiaceen, Gänsefußgewächse – ausgesprochene Salzliebhaber (Halophyten).

Ob es nun der Meeresstrand ist oder austrocknende, versalzende Seeböden oder alte ehemalige Seebecken mit salzigem Grund; ob Salzlagerstätten, welche die Wasser ihrer Umgebung etwas versalzen, oder die immer salzhaltigen Schuttstätten um menschliche Siedlungen: sie alle haben dem Chenopodiaceentypus zusagende Entwicklungsmöglichkeiten geboten, haben ihn zur Ausbildung charakteristischer Arten veranlaßt. Alle Kontinente haben solche salzige Stätten und haben auch dementsprechend ihre eigenen Gänsefußarten. Im ganzen sind es etwa 500 Arten. Manche wachsen sogar mitten im Salzwasser flacher Meeresstrande.

Es ist lehrreich zu erleben, wie das Überwiegen des Salzpoles den Typus des Urpflanzlichen umprägt. Die Blätter ziehen sich zusammen, quellen bei manchen Arten wurstartig auf oder schwellen zu rundlichen Scheiben, die den Stengel umgeben; oder sie schrumpfen zu Schuppen und übergeben die Blattfunktion dem gedunsenen, grünsaftigen Stengel. Stengel und Blätter treiben wassergefüllte Blasenhaare heraus. Eine rechte Holzbildung kommt nicht zustande. Die Wurzel kann zur Rübe anschwellen. Hingegen *verkümmert der Blütenprozeß*. Die Blüten knäueln sich gerne in den Blattachseln zusammen, sind unscheinbar in Farbe und Form, bei manchen Arten geht die Blütenhülle ganz verloren, oder die Blüte wird gar in eine Höhlung des gedunsenen Stengels hineingenommen und auf Staubfäden oder Stempel reduziert. Wird Sal so stark, dann leidet Sulfur not. Dafür aber haben die Blütenteile eine größere Vitalität; die astralverwandten Blütenprozesse können nicht so stark und entvitalisierend eingreifen. Die Vitalität des Wurzelpoles schlägt bis in die Blütenregion durch. Die Blütenblätter bleiben bei manchen Arten erhalten, wachsen nach dem Abblühen weiter, werden fruchtartig fleischig oder verwandeln sich in flügel- oder dornenartige Gebilde, welche die Frucht dem Winde hingeben oder Tieren anheften. Düfte bilden sich nicht aus. Der starke Kalium- oder Natriumgehalt der ganzen Pflanzen hat in früheren Jahrhunderten Pottasche- oder Sodagewinnung ermöglicht. Die Wurzeln speichern Zucker – gehört doch die Zuckerrübe, die rote Rübe zu dieser Familie. Die Früchte enthalten oft stärkehaltige Samen; eine wichtige Getreidepflanze, die Quinoia*, ist hier zu nennen. Salzsträucher, ja kleine Bäumchen der asiatischen Steppen und australischen Wüstengebiete gehören dazu, doch sind die Chenopodiaceen im wesentlichen *Kräuter* der gemäßigten Zone.

Drei Pflanzen dieser zwar kleinen, aber interessanten Familie seien hier kurz angeführt.

Beta vulgaris, die Runkelrübe

Diese Pflanze, aus einer Meerstrand-Salzpflanze als Wildform zu den Kulturpflanzen des Mangold, der roten Rübe und der Zuckerrübe heraufgezüchtet, fruchtet gleichsam in ihrer Wurzelregion, indem sie dort den Zucker, den die Blätter reichlich bilden, an sich zieht und speichert. Der Zuckerprozeß wird durch dieses Hineingetragenwerden in die Wurzel-Salz-Region erdenhaft gemacht. – Außerdem enthält die ganze Pflanze viel Saponine – worüber an anderem Orte dieses Buches abgehandelt wird – und die Wurzel viel Pektine.

Auf Heilwirkungen der roten Rübe hat Rudolf Steiner hingewiesen (Vortrag vom 5. Mai 1923). Danach hat der Mond einen gewissen Einfluß auf das Wachstum der Pflanzenwurzeln. Eine bestimmte Wurzeldiät kann, besonders im kindlichen Alter, ihre Bedeutung haben; vor allem bei Kindern, welche zu wenig wachsen. (Das kindliche Wachstum geht kräftemäßig noch stark von den Kopfkräften aus, und Wurzelnahrung regt diese Kopfkräfte an.) Insbesondere aber bei Kindern, die die Anlage haben, Darmparasiten zu beherbergen, wird eine Diät von roten Rüben zur Vollmondzeit vorteilhaft sein; die Parasiten werden gelähmt, gehen ab. Die Beherrschung der Zuckerprozesse durch die Wurzel-Salzprozesse, die für die rote Rübe charakteristisch ist, bringt die Verdauungsprozesse stärker unter die ordnenden Kopfkräfte. Kohlehydrate, die nicht von solchen Wurzel-Salzprozessen durchzogen sind, fördern hingegen bekanntlich das Leben der Eingeweidewürmer. Die Chenopodiaceen entziehen ja ihrer Fruchtregion die Kräfte, die anderen Pflanzen zukommen, bei denen nicht der Salpol den Sulfurpol unterdrückt. Das wurmbefallene Kind läßt zuviel ätherische Kräfte im Darmgebiet wuchern, schickt zu wenig formende, ordnende Kräfte vom Kopfe aus in den Nahrungsabbau der Verdauung hinein. Die Anwendung der Wurzel zur Vollmondzeit schwächt die Mondenrhythmen unterworfenen Reproduktionskräfte der Parasiten.

* Chenopodium Quinoia, Reismelde.

Spinacia oleracea, der Spinat

Bei dieser Pflanze sind Wurzel- und Blattprozesse, Sal und Merkur, in schönem Zusammenwirken tätig. Dies drückt sich in einem hohen Chlorophyllgehalt, einem hohen Eisengehalt aus. Ferner enthält die Wurzel viel Saponin. Dies ist eine merkurielle Substanz, die durch ihre starke Fähigkeit zur Schaumbildung von Prozessen rhythmischer Zusammenfügung des Flüssigen mit dem Luftförmigen Zeugnis ablegt. Näheres darüber a. a. O. – Saponine wirken auf das Drüsenleben, auch das der Verdauungsdrüsen. Ferner sind im Spinat Sekretine vorhanden, welche besonders die Absonderungen der Bauchspeicheldrüse anregen. Auch eine Reihe von Vitaminen (Provitamin A, Vitamin B, B_2, B_6, Vitamin C, im Sommer auch etwas Vitamin D) sind in dieser diätetisch so wichtigen Pflanze enthalten. Ein nicht unbeträchtlicher Gehalt an Oxalsäure (den man als abstumpfendes Gefühl an den Zähnen spürt) spricht von der Überwindung von Stockungsprozessen im Ätherischen. – Vom Spinat darf man also eine starke Anregung und Hinorientierung der Verdauung auf die Eisenprozesse erwarten, die ja in der Blutbildung gipfeln. Der an perniziöser Anämie Erkrankte läßt gewisse Zerfallstendenzen des Verdauungsstoffwechsels in die Blutbildeprozesse hineinschlagen. Geeignete Präparate aus der Spinatwurzel werden diesem entgegenwirken können.

Rudolf Steiner hat die Spinatwurzel erstmalig in den Heilmittelschatz eingeführt. Er empfahl sie, außer anderen Mitteln, zusammen mit einer Auskochung aus Sassafrasholz zur Behandlung der perniziösen Anämie.

*Salicornia europaea**, der Queller

Auf der Landseite der Nordseeinseln im flachen Gewässer üppige Wasser-Wiesen bildend, aber auch an vielen Seeküsten verbreitet, sei der Queller hier nur deshalb erwähnt, weil er ganz extrem das Bild des Salzprozesses im Pflanzlichen darstellt. Das grüne, rötlich überlaufene Kraut sieht glasartig durchscheinend wie eine oberirdische Wurzel mit gedunsenen stengeligen Gliedern aus. Blatt und Blüte sind für den Augenschein verschwunden: so aufs äußerste sind beide reduziert. Das getrocknete Kraut könnte durch seinen hohen Kochsalzgehalt wohl als vegetabilisches Salz gelten.

*

Der Leser, der in sein Empfinden für Bildekräfte aufgenommen hat, wie das Urpflanzliche sich gestaltet, ja verzerrt, wenn es die mineralischen Salzprozesse im Übermaß in sich wirksam werden läßt, möge zum Ausgleich Pflanzenfamilien betrachten, die dem entgegengesetzten Pol im Übermaß sich verbinden: dem

* = Salicornia herbacea.

Tierwesenhaften. Hypertrophiert bei jenen das Wurzelhafte, so bei diesen das Blütenhafte; dafür verkümmert der Wurzelprozeß, Schmarotzerblüten müssen sie werden, indessen jene die Blütenhaftigkeit fast verlieren. Man stelle dem Queller in Gedanken etwa eine tropische Baum-Orchidee (eine, die auf Bäumen schmarotzt) entgegen mit ihrem betörenden Duft, ihrer tierartigen Blüte, der Farbigkeit, die Astralsphären fast aurisch verkündet: und man wird an diesen Bildern, die das Leben vor das Auge zaubert, die Fähigkeit steigern: *durch die Bilder zu den Bildekräften durchzustoßen.*

HAHNENFUSSGEWÄCHSE (RANUNCULACEAE)

Der Typus

Die Hahnenfußgewächse zeigen in ihren etwa 1200 Arten plastische, vieler Formen und reicher Formverwandlung fähige Gestaltung. Die Grundgesetze der pflanzlichen Metamorphose kann man an ihnen besonders gut studieren. Etwas Überquellendes, wenig in Zahl und Form hinein Gebändigtes eignet ihnen; pedantische Starre ist ihnen fremd. Intensive Begegnung des Wäßrigen mit dem Luftig-Lichten lebt in der Dynamik des Typus, wie sich solche am reinsten im Frühjahr ergibt. Das aus der Winterstarre eben erst befreite Wasser und die stürmisch bewegte frühlingsfarbige Luft – sie sind die Elemente, aus denen der Typus sich das Material zu seinen Ausgestaltungen holt. Die aus dem Winterdunkel in die wachsende Helle tretende Erde mit ihrer sich öffnenden Wäßrigkeit, der mit dieser Erde sich wieder verbinden wollende Kosmos – Mondenkräfte und Sonnenkräfte – wollen sich im Ranunculaceentypus harmonisch zusammenweben, und so sind die Hahnenfußgewächse vor allem Pflanzen des Frühlings, der gemäßigten Zone, der hellen, feuchten, offenen Landschaften, der Wiesen, Auen, Waldränder, Almen. Ins Wasser wagen sich die einen, hoch in die Lichtwelt der Gebirge steigen die anderen, wenn nur Feuchtigkeit nicht fehlt; besiedeln Bäche, Quellgründe, von Gletscherschmelzwasser getränkte Fluren. Vor stärkerer Hitze der Gegend oder der Jahreszeit ziehen sie sich in die Wälder, die Waldwiesen, klettern wohl auch dort lianenhaft lichtsuchend zur Höhe; Bäume werden sie nicht. Den noch nicht vom Laub verschatteten Frühlingswaldboden schmücken manche mit Blüten, andere suchen Hecken und Gebüsch. Die Tropen fliehen sie. Wird es heißer, trockener in ihren Wuchsorten, so ziehen sie sich wieder in sich selbst zurück, in Samen oder Wurzelstöcke unter die Erde. Ebenso wie die tropische Brutwärme fliehen sie die trockene Hitze der Wüsten, aber auch den tiefen Schatten. Zu Salzpflanzen werden sie nicht, ebensowenig stauen sie das Wäßrige zu sukkulenten, kakteenähnlichen Formen oder vertrocknen distelartig; aber auch Schmarotzerpflanzen gibt es keine unter ihnen.

Das frühlingshafte Kräftespiel, das dem Typus am reinsten entspricht, drückt sich in all seiner Mannigfaltigkeit, in seinen Variationsmöglichkeiten im Wasser-, Luft- und Licht-Organ, im *Blatt* der Hahnenfußgewächse sehr deutlich aus. Sowohl wenn man die Blätter der *verschiedenen* Hahnenfußarten, als auch wenn man die Blätter des gewöhnlichen Wiesenhahnenfußes, von der Wurzel bis zur

Blüte, in ihrer Aufeinanderfolge nebeneinander legt, kann man an ihrem lebendigen Gestaltwandel die Einzelheiten dieses Kräftespieles ablesen. Die plastisch gerundeten Umrisse der Grundblätter künden von der vorwiegend im Flüssigen webenden Bildekräftewelt. In einem sehr wäßrigen Milieu lebende Hahnenfußgewächse, wie die Sumpfdotterblume, bilden sogar nur solche Blattformen. Die höher am Stengel gebildeten Blätter des von uns erwähnten Wiesenhahnenfußes (Ranunculus acer) gliedern sich mehr nach dem Strahligen hin, Luft und Licht gewinnen mehr Einfluß auf die Gestaltung. Zuletzt wird die Blattgestalt zum Zipfel, zum Faden aufgelöst. Ranunculaceen, die trockenere, luftige Umweltswirkungen sich auswählen, bringen nur solche fiederige, «zerluftete» Blätter hervor – wie das Frühlingsadonisröschen, die Küchenschelle, Nigella (Gretl im Busch).

Dieses Spiel lebendiger Gestaltverwandlung macht auch vor der Blüte nicht Halt, sondern gleitet auf mannigfaltige Weise gleichsam unversehens in die Blütenbildung hinein. Hochblätter häufen sich um die Blüte, werden gelegentlich kelchartig zusammengefaßt (Leberblümchen). Kelch- und Blumenblätter sind oft gar nicht zu trennen. Mannigfach geformte Nektarblätter stellen sich in die Überfülle der Staub- und Fruchtblätter hinein, die für die Ranunculaceen so charakteristisch ist. Wie ohne Schleusen bricht ein Strom quellenden Lebens und ungebändigter Fülle aus dem unteren Vitalpol von Wurzel und Sproß als ein *dionysisches* Element in das Gebiet des «oberen» Pflanzenlebens, in dem Wärme und Licht, Maß und Form auf *apollinische* Art herrschen sollten. Ein starker Blütenprozeß ergreift diese Lebensfülle; die Hahnenfußgewächse sind viel- und schönblütige Pflanzen mit leuchtenden, mindestens schimmernden Farben, über denen immer ein Glanz des Feuchten liegt. Selbst wenn sie sonnenhaft gelb strahlen, ist es doch mehr der feuchte Widerschein des Sonnenbildes im Wasser, als der unmittelbare Glanz des Gestirns. Nicht derb-gesättigte Sommer-, sondern zarte Wasserfarben des Frühlings eignen ihnen. Starke Düfte bringen sie nicht hervor. Wohl aber reichlich Nektar, der in eigenen Honigblättern sich sammelt. Erst im Reifeprozeß, in der Fruchtbildung, versiegt das flüssige Hinauffluten, und zwar gründlich; trockene Kapseln oder Schließfrüchte herrschen vor.

*

Was sich an Bildekräfteeigentümlichkeiten in so mannigfaltigen Gestaltsmetamorphosen ankündigt, schafft sich ein Abbild auch in entsprechenden Stoffmetamorphosen. Der im Flüssigen webende Lebens-Chemismus nimmt die Einschläge des Lichten, Luftigen, der Wärmeprozesse in sich auf; was aus dem «unteren», in Wurzel, Sproß und Blatt vorwiegenden, erden- und mondenhaften Pflanzenpol kommt, wird durchkraftet von dem «oberen» sonnenhaften, im Blütenreichtum sich ausdrückenden Pol. Es kommt zur Bildung scharfer, entzündlich wirkender, sehr flüchtiger Stoffe, die häufig beim Trocknen verschwinden. (Sonst würde die große Zahl in unseren Wiesen wachsender Hahnen-

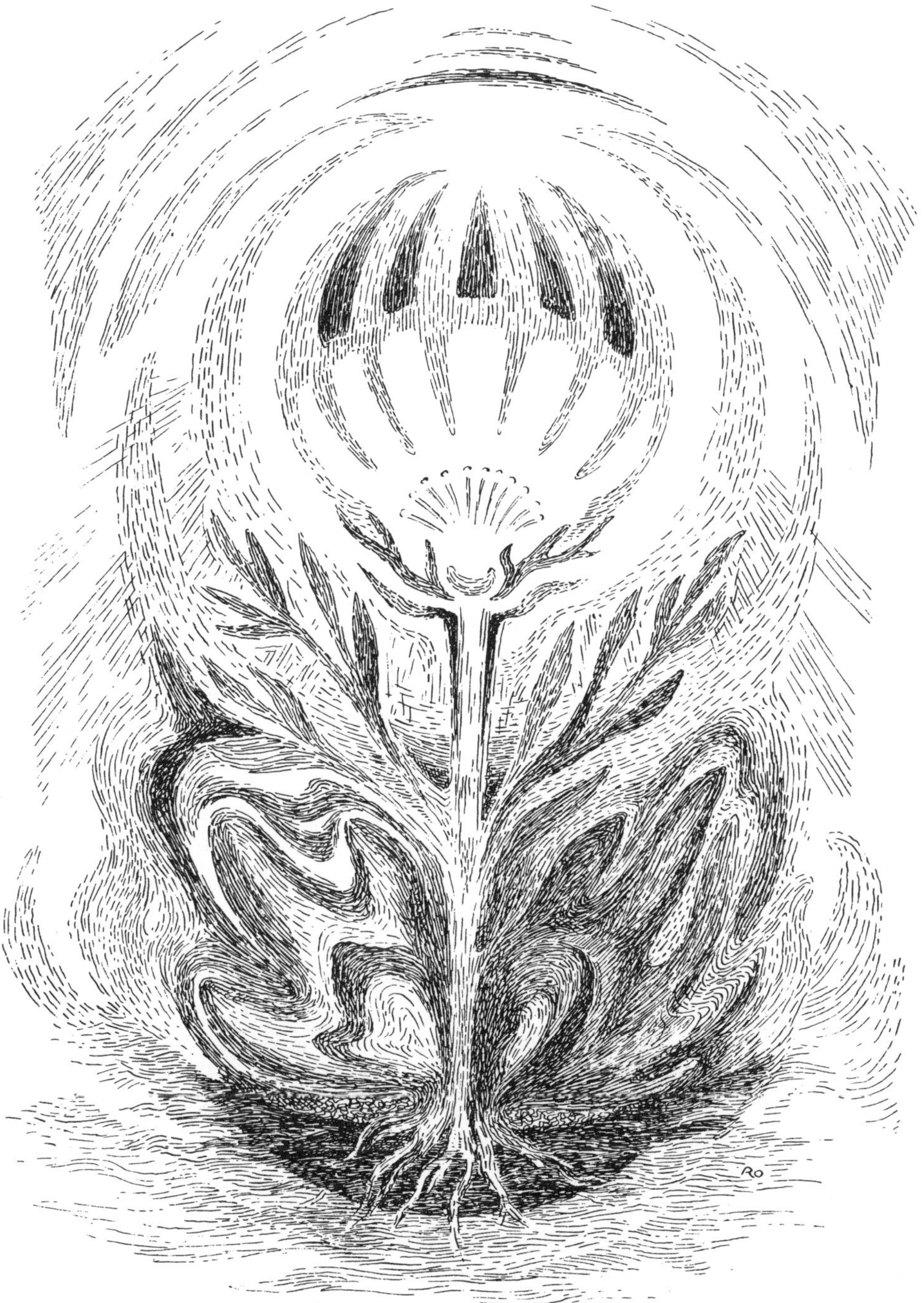
RO

fußarten das Heu vergiften.) Nach all den bisher entwickelten zahlreichen Pflanzenbetrachtungen wird der Leser die zu solcher intensiver Blütenhaftigkeit dazu gehörenden Astralprozesse nun selbst erkennen. Diese führen bei gemilderterem Eingreifen der Astralsphäre in das ätherisch-physische Pflanzenhafte zu *flüchtigen* Giftstoffen wie Anemonin und seinen Verwandten; bei stärkerem Eingreifen aber zur Bildung stärker *fixierter*, intensiver wirkender alkaloidischer Giftstoffe wie Akonitin, Calcatrippin, Delsolin etc. – je nach der Pflanzenart. (Siehe die folgenden Ausführungen.)

*

Es möge nun ein Überblick gegeben werden darüber, wie der Typus sich entsprechend den Kräften der einzelnen Jahreszeiten in die einzelnen Ranunculaceen-Arten gleichsam auffächert und verkörpert. Zu den Jahreszeiten kommen dabei noch die gestaltenden, modifizierenden Einflüsse der «Äthergeographie» des Standortes. In Zeit und Raum legt sich der Typus auseinander.

Der Reigen beginnt mit *Eranthis hiemalis*, dem Winterling, dem Krokus unter den Hahnenfußgewächsen, der aus der Feuchte eben erst zerschmolzenen Schnees die drei Blätterhände mit der hellgoldenen Blüte in die erwachenden Luft- und Lichtströme streckt. *Caltha palustris*, die Sumpfdotterblume, strahlt uns sodann aus den feuchten Senken frühlingssonnenüberstrahlter Wiesenbäche entgegen, aus dem Schattig-Wäßrigen die runden, plastischen, bläulichen Blätter, aus dem Sonnenhaften die große sattgelbe Blüte bildend. Das Wäßrige mäßigt sich nun, das Luftige wird stärker: Schon teilen sich die Blätter feiner auf, der Wuchs wird höher, die Honigblätter schmäler, ein feiner Duft kündet sich zart an, edler formt sich die rosenartige Blüte: die *Trollblume* steht vor uns. *Anemonen* begleiten sie, den trockeneren Boden suchend, während jene in strotzender Wiesenfülle steht. Aus dem Feucht-Üppigen dem Luftigen entgegengerückt, führen sie den Namen *Windröschen* mit Recht. Die Blätter werden fein geschlitzt, fiedern sich, rücken hoch den Stiel hinauf der Blüte entgegen, ja, umschließen sie kelchartig. Die Honigblätter verschwinden. Das Melancholische von Wintererde und Winterwasser wird überwunden von der Frühlingsluft. Die dunkeln, nickend-schweren *Küchenschellen*blüten haben den Winter noch etwas im Hintergrund; die mittelmeerischen Anemonen, derb und farbenprächtig, muten auch noch melancholisch an, unsere *Windröschen* aber sind schon ganz leicht und schwebend. Indessen haben sich die vielen Arten *Ranunculus* angeschlossen; mit dem *Scharbockskraut*, Ficaria verna, angefangen, das unter schattig-feuchten Hecken seine rundlichen Blätter an den Grund schmiegt, seine vegetativen Kräfte brutknollenbildend unter der Erde auslebt, jedoch mit schlankblättrigen Blüten sonnenhaft nach oben strebt. Sogar im Wasser finden wir nun Ranunculaceen, z. B. *Batrachium*, *Ranunculus fluitans*, Pflanzen mit weißen Blütchen und unter der Wasseroberfläche fädig flutenden Blattfiedern, die auf dem Wasser zu nierenförmigen, runden Formen zusammenfließen, wie es sich für «Wasserblätter» geziemt. Weit und breit findet man nun weitere Hahnenfußarten; die Jahreszeit bejaht sie. Die Schmelzwasser der Gletscher, die Schneeränder der Gebirgskare, die Ufer der Bergbäche, nasse Wiesen, Sumpfgefilde – sie alle bringen spezifische Arten dieser Familie hervor. Wir erwähnen nur einige charakteristische, um die ganze Fülle ahnen zu lassen: *Ranunculus Thora*, eine Pflanze der Alpenfelsen, mit runden, nierenförmigen Blättern; *Ranunculus pyrenaicus*, auf Alpenmatten heimisch, mit tulpenartigen Blättern; *Ranunculus sceleratus*, mit spateligen Blättern; *Ranunculus acer*, mit eisenhutähnlichen Blättern. In Asien wächst ein Heer schöner, anemonenähnlicher Hahnenfüße, mit weißen, gelben, roten, braunen Blüten. Ranunculus ist mit 250 Arten die größte Gattung der Familie, und wir haben hier ohne Zweifel *den Schwerpunkt der Ranunculaceen* vor uns, die Gattung, in der sich der Typus am reinsten ausprägt. – *Adonis vernalis* gehört noch ganz dem Frühjahr; doch hat das Adonisröschen mit seiner Vorliebe für trockene Kalkhügelwiesen sich der gemäßigten Feuchte, aber dem überwiegenden Luftelement verschrieben, dementsprechend seine Blätter aufs äußerste aufgefiedert zu einem knappen, feinen, grünen Federwerk und damit einem mächtigen Blütenprozeß den Weg gebahnt, in dessen sonnenhaftem Leuchten es aufgeht. Eine starke Spannung zwischen ätherischen und astralischen Kräften, die auch in der Bildung besonderer Giftstoffe, herzwirksamer Glykoside, ihren Ausdruck findet. – Die *Päonien*, Pfingstrosen, führen weiter ins Jahr, näher seinem Höhepunkte entgegen. Da wird das Pflanzliche schon derber, materieller. Krautig-üppig im Ineinanderweben von Wasser und Luft, aber schon von Wärmeprozessen durchdrungen, steht die plumpe Schönheit der «Bauernrose» zu Pfingsten vor uns. Der Typus bekommt in den Päonien die Einschläge des Sommerlichen, Wärmehaften. Die Pfingstrosen fangen sogar an zu duften; je feiner die Blätter durchluftet sind, desto feiner ist auch der Duft, der vom maiglöckchenartigen bis zum rosenverwandten bei den edelsten chinesischen Arten sich steigert. Auch die nun häufigere rote Farbe der Blüten kündet vom sommerlichen Wärmefeuer – doch bleibt es immer ein «wäßriges Feuer».

Die verschiedenen Arten der Wiesenraute, *Thalictrum*, seien nun erwähnt, die sommerliche, feuchte Wiesen zieren. Höher, staudenartig, erheben sich diese Gewächse vom Boden; ihre Akelei-ähnlichen Blätter verraten in ihren Formen, daß nun ein Gleichgewicht zwischen rundenden und fiedernden Tendenzen erreicht ist. Dafür sind die Blüten ganz dem Luftbereich angebildet, denn sie haben keine Blumenblätter mehr, nur eine Überfülle von Staubgefäßen; der *Wind* bestäubt sie und verbreitet auch die geflügelten Früchte. – Die *Akeleien*, Boten des Frühsommers, sind indessen auch erblüht. Ihr Blütenprozeß zeigt aber einen neuen Einschlag. Statt der allseitig symmetrischen, schalen-, stern-, kelch- oder glockenartigen Form der bisher betrachteten Hahnenfußgewächse wird nun etwas offenbar, das auf mannigfache Weise *einstülpt*, umschließt, Schlund, Helm, Rachen bildet. Unter dem Einfluß solcher Gestaltungskräfte streckt sich die Blüte in die Waagrechte hinaus, wird dabei einseitig, symmetrisch und nimmt in Gestaltungsrichtung und Gestaltungsform etwas in sich sichtbar auf, das sie von den rein pflanzlichen Bildegesetzen entfernt und denen des Tieres annähert. Noch stärker als bei den Akeleien zeigen dies die sommerlichen *Rittersporne* – deren Blütezeit mit Johanni beginnt. Hier bauen sich aus den Sommerkräften hohe Stauden mit stark gegliederten und strukturierten Blättern auf, deren Blüten in ihren Formen Tierbewegung und Tierform in sich aufnehmen. Waagrecht nach hinten stülpt sich das hintere Kelchblatt zum Sporn ein, tief in diesen Sporn senken sich zwei Nektarblattschläuche. Auch in den inneren Stoffbildeprozessen öffnet sich diese Pflanze den astralischen Wirkungen, was in der Bildung eigener Alkaloide zum Ausdruck kommt. – *Aconitum*, der Eisenhut, der sommerliche Höhepunkt des Typus, bildet sich zur Blüte, wenn die äußere, kosmische Astralisierung der Atmosphäre ihren Höhepunkt erreicht hat. (Denn das ganze Jahr kann wie ein ätherischer Pflanzenprozeß angeschaut werden, der sein Mineralisch-Wurzelhaftes im Winter, sein Pflanzenhaft-Ätherisches im Frühling, sein Blütenhaft-Astralisches im Sommer, sein Fruchtendes im Herbst hat.) Diese hoch und doch gedrungen gewachsene Pflanze weist ein Maximum an formenden Kräften innerhalb der Ranunculaceen auf. Straffe Bestimmtheit gestaltet die Blätter. Das Wäßrig-Schwellende ist unterhalb zur Knolle gestaut und zurückgehalten, hat oberwärts nicht mehr viel zu bedeuten. Ins Waagrechte streckt sich die Blüte, ihre ganz aus der Bildekraft des umhüllenden Blau geformte Helmgestalt formt den Kopf des anfliegenden Insektes ab, empfängt ihn gleichsam und setzt den sich spiralig aufrollenden Saugrüssel in die spiraligen Windungen der nach hinten eingeweideartig sich einkrümmenden Nektarien ins Pflanzliche hinein fort. Gebirgsbäche, die über kieseligen Grund durch Almwiesen laufen, deren Ufergebüsch das Lichtübermaß etwas abdämpft und einen Bezirk schafft, in dem Gleichgewicht zwischen Helle und Dunkel, Feuchtigkeit und Luftigkeit herrschen, bilden jenen Zusammenklang von Lebensraum und inneren Bildekräften, der einen Lieblings-Wuchsort der Pflanze darstellt.

Mit der *Clematis*-(Waldreben-)blüte neigt sich der Sommer bereits dem Herbst zu. Mehr Erdenkräfte nimmt dieses holzige, lianenartige Gewächs auf; zur Baumwerdung reicht es allerdings nicht. Die artenreiche Gattung bewohnt Wälder, aber auch Steppen, Gebirgsgegenden der gemäßigten Zone, findet sich jedoch auch in den Tropen: durch beide Amerika, Afrika, Madagaskar, Südasien, Neuseeland. Der Ranunculaceentyp ist in den Clematisarten erdenhafter geworden, nicht mehr so stark an die Äthergleichgewichte gebunden, die für das Frühjahr und somit für die gemäßigten Zonen charakteristisch sind. Die Blätter sind fester, formstarrer als bei den krautigen Arten. Schöne Blüten, deren Farbigkeit durch das ganze Spektrum geht, finden sich. Charakteristisch sind auch die während des Reifens der Früchte lang auswachsenden, seidenhaarigen Griffel, in denen die allgemeine Längenwachstums-Tendenz, die durch das Blütewerden vorübergehend zurückgedrängt war, noch einmal auflebt.

Helleborus beendet den Reigen oder beginnt ihn wieder. Helleborus niger gehört dem Winter an, Helleborus foetidus und viridis dem Frühjahr. Näheres sei den folgenden Einzeldarstellungen medizinisch wichtiger Arten vorbehalten. Hier sei nur darauf hingewiesen, daß der Typus bei der Christrose stark modifiziert wird durch den Anteil der Winternatur an ihrer Bildung.

Heilpflanzen der Ranunculaceen

Pulsatilla pratensis, die Wiesenküchenschelle

Wir haben schon erwähnt, daß die Küchenschelle den allgemeinen Anemonentypus in der Art abwandelt, daß das gefiederte Blatt bis zum Fadenförmigen zerteilt wird und damit das stärkere Eingreifen des Luftförmigen bildhaft zum Ausdruck bringt. Trockenere Wiesen, steinigere Hänge, denen aber die Winterfeuchte noch nicht fehlt, werden dementsprechend zum Standort dieses Frühjahrblühers. Während die gewöhnlichen Anemonenarten ihre Blüten als Schalen weit geöffnet der Sonne senkrecht entgegentragen, neigt die Pulsatilla eine tief eingestülpte Glocke schwer zur Erde; ihre Farbe erdunkelt zum tiefen, fast schwärzlichen Violett. Die Astralsphäre der Frühlingsatmosphäre will also nicht nur die Blätter durchluften, sondern darüber hinaus durch Einsenkung in die Blüte zu so etwas wie einer Organbildung ansetzen. Das Astralische greift stärker ein als bei den gewöhnlichen Anemonen. Die Pulsatilla ist darum giftiger als diese, aber auch als Heilpflanze wichtiger. – Hat sich der Blütenimpuls ausgelebt, so hebt sich der Blütenstand wieder aus der Schwere, richtet sich senkrecht auf, auf die Einhüllung folgt eine Ausstülpung, die Früchte wachsen in die Länge, werden zu geschwänzten, federigen, auseinanderstrahlenden, luftigen Gebilden.

Die Wirkung von Pulsatilla-Auszügen geht auf die Eingliederung des Astralleibes in die Flüssigkeitsorganisation, die vom Ätherleibe vorzugsweise durchdrungen ist, und zwar auf die «frühlingshafte», zur Zeit der Pubertät erfolgende Eingliederung des Astralleibes in das rhythmische System, aber auch in den Sexualrhythmus, die beide diesen neuen Wesensgliedereinschlag in sich aufnehmen müssen. Das blühende Kraut enthält ja die Impulse, die in rhythmisches System und Sexualregion des Stoffwechselsystems ganz allgemein gesehen ihre Wirkungen schicken. Menschen, die Schwierigkeiten haben, ihre Flüssigkeitsorganisation richtig zu durchluften und durchzuastralisieren sowie genügend zu durchwärmen, melancholische Naturen mit der Neigung zu Tränenausbrüchen, vorwiegend weiblichen Geschlechtes, stellen eine Konstitution dar, die auf Pulsatilla als Heilmittel besonders anspricht. Kein Wunder, stellt sie doch das pflanzliche Gegenbild dieser Konstitution dar.

Außerdem hat die Pulsatilla – wenn auch in abgeschwächtem Maße gegenüber den anderen Anemonenarten sowie den Ranunculusarten – eine hautreizende, sulfurisch-entzündliche Wirkung. Das Anemonin und Protoanemonin ist der flüchtig-entzündliche Träger dieser Wirkung. Man hat darum Actaea spicata (Christophskraut), Anemone nemorosa (Buschwindröschen), Caltha palustris (Sumpfdotterblume) gelegentlich zur Einleitung von Heilentzündungen benützt.

Adonis vernalis, das Frühlings-Adonisröschen

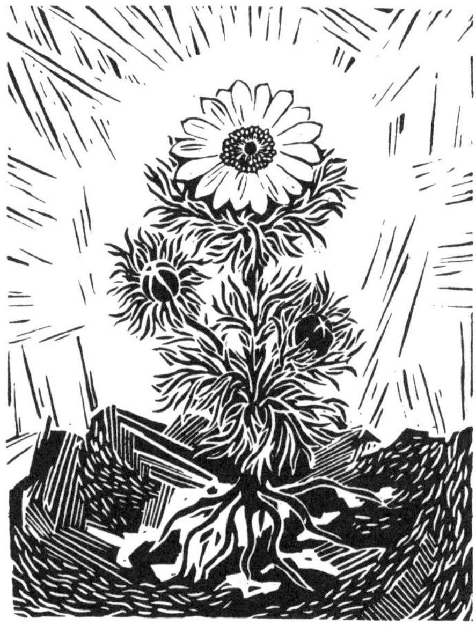

Auch diese Pflanze gehört, wie bereits erwähnt, dem Frühjahr mit seinem Gleichgewichtssuchen zwischen Fest-Flüssigem einerseits, Luftig-Wärmehaftem andererseits, an. Die trockenen Wiesen sich rasch erwärmender Kalkhügel liebt sie; aus ausdauerndem, kräftigem Wurzelstock treibt Adonis die feinst zerfiederten Blätter zu einem knappen Krautwerk heraus, das sich mit den sehr großen endständigen, leuchtend hellgelben Blüten krönt. Aufrecht, weit in der Sonne geöffnet, ihr sich entgegenwendend, gleichen sie selbst dem Sonnenbild, aber im Pflanzensaft wäßrig gespiegelt. Ein starkes Ineinanderkraften von Ätherischem und Astralischem drückt sich in dieser Pflanze aus.

In allen ihren Teilen hat man herzwirksame Glykoside gefunden. Das Herz ist das Mittel- und Ausgleichsorgan zwischen der oberen und der unteren Organisation des Menschen. Erstere mit ihren Mineralisierungs- und Abbauprozessen kann man als ein Winterliches, letztere mit ihren Durchwärmungs- und Aufbauprozessen als ein Sommerliches im Menschen ansprechen. Die rhythmische Organisation entfaltet sich dazwischen in fortwährendem rhythmischem Wechsel; einatmend als Frühlingshaftes, den Stoffwechselprozessen Entgegenstrebendes, ausatmend als Herbstliches, den Haupt-Sinnes-Nervenprozessen sich Annäherndes. In der Einatmung ergreift der Astralleib den Ätherleib, in der Ausatmung trennt er sich wieder von ihm. So ist es im Menschen; in entsprechenden kosmisch-irdischen Gegenprozessen steht Adonis. Die kräftige Wurzel, die mächtige Blüte, welche das Frühlingssonnenhafte in einer Weise in sich trägt wie wenige andere Pflanzen, und das beide miteinander verbindende Blatt sprechen davon. Wenn die menschliche Flüssigkeitsorganisation aus der «inneren Sonnenwirkung» des Herzens herausfällt, sich staut, Hydrops, Ascites auftreten, besonders bei Fettherzen, hat Adonis als Heilmittel seinen Platz gefunden.

Wie der Uterus als ein in die untere Region metamorphosiertes Herz aufgefaßt werden kann, so ist Pulsatilla gleichsam der Adonis der unteren Organisation und Adonis die Pulsatilla der mittleren Organisation.

Cimicifuga racemosa, amerikanisches Wanzenkraut;
Cimicifuga foetida, europäisches Wanzenkraut

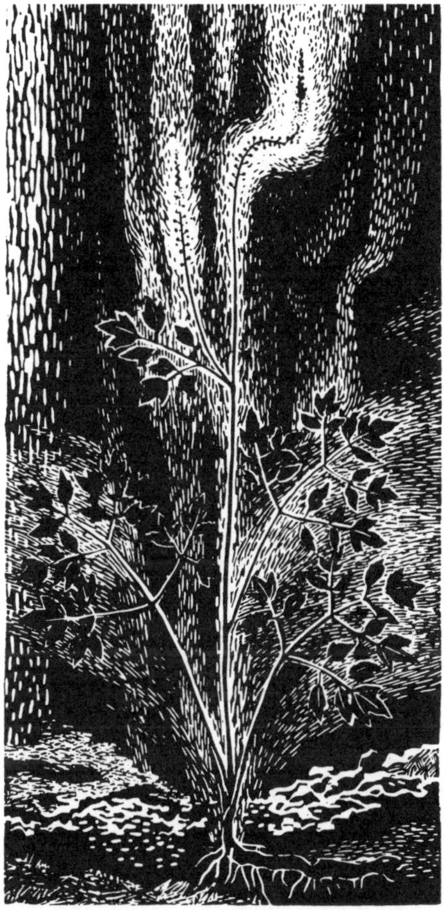

Diese an feucht-schattigen, jedoch dem Licht genügend geöffneten Bergwäldern Europas, Asiens und des atlantischen Nordamerika wachsende, schmale, hohe Pflanze mit den kerzenähnlichen, schlanken, langen Blütenständen zeigt in ihrem ganzen Wuchs den Übergang der frühlingshaften zu den sommerlichen Bildekräften an. Sie streckt sich vom Boden weg bis zu 2 m in die Höhe und hebt aus den großen, mehrfach gefiederten, langgestielten Laubblättern die sehr lange Blütentraube. Dieser aus der Kraft des Stengeligen gebildete Blütenstand wirkt wie aus lauter Staubfäden gebildet, eine Blütenstaubrakete, da die Blütenhülle bald abfällt. Der Blütengeruch, frisch honigartig, schlägt bald nach dem Üblen um.

Wir erwähnten wiederholt, daß in den Ranunculaceen Monden- und Sonnenwirkungen sich harmonisch verbänden. Wir finden dementsprechend unter ihren therapeutischen Wirkungen solche auf die mondenrhythmentragende Sexualsphäre ebenso gut wie solche auf die sonnenhafte Herz- und Kreislaufsphäre. Cimicifuga ist als Mittel gegen Amenorrhoe, Dysmenorrhoe, als den Uterus zu seiner rhythmischen Tätigkeit für die Geburt anregendes Mittel geschätzt. Es hilft der Wiedereingliederung des Astralleibes in die Gebärorgane nach der Geburt, aus denen dieser während der Schwangerschaft weitgehend herausgedrängt ist.

Paeonia officinalis, Pfingstrose

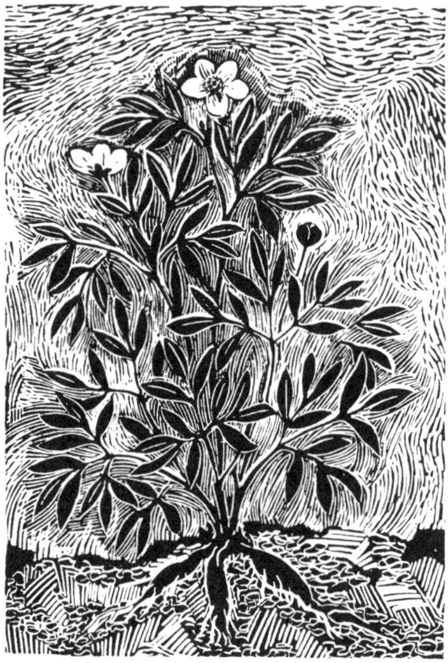

Nicht mehr überwiegend Wasser und Licht-Luft begegnen einander, sondern von unten her dringt das Erdige, von außen her das *Wärmehaft-Kosmische* stärker ein. Das Kraut strafft sich zur Staude, das Wäßrig-Üppige entzündet sich in der roten Blüte, maiglöckchen-, rosenähnliche (wenngleich viel derbere, unvollkommenere) Düfte werden gebildet, besonders von den feinblättrigen ostasiatischen Arten. Der beginnende Sommer spricht sich in der Ranunculaceenfamilie als Pfingstrose aus.

Unsere Pfingstrose ist südlich der Alpen heimisch, sie liebt lichte, buschige Abhänge, Karstheide. Das Schwellende des Wasserelementes kann sie nicht verleugnen, es gibt ihrem aufstrebenden Wuchs etwas Bäurisches, doch sind die mehrfach gefiederten Blätter mit ihrem dreieckigen Gesamtumriß und den dreieckigen Teilfiedern ins Luftige und Lichte hineingebildet. Derb schwillt die Blüte, in die ihr zugedachte Blumenblattfünfheit drängt sich das Blatthafte von unten herein, verwandelt die Staubgefäße in eine schwankende Vielheit von Blumenblättern: Die Blüte «füllt» sich. Die quellende Fülle des Unteren dringt leicht in das Obere. Aber die Pflanze wird bereits im Blatt stärker gestrafft, verfestigt, geformt, als die bisher betrachteten Hahnenfußgewächse uns dies zeigten. Und das Luft-, Licht- und Wärmehafte schenkt in der Duftbildung etwas, was im Bereich der Ranunculaceen äußerst selten ist. Diese wollen eigentlich im Spiel zwischen Wasser und frühlingshaftem Licht bleiben; das Wärmehafte soll sie nur berühren, nicht in sie eindringen, soll nur ihre Früchte reifen, nicht aber ihre Blüten aromatisieren. Die Päonie geht etwas über diese Grenze hinaus.

Aber nicht nur das «Obere» dieser Pflanze will betrachtet sein, sondern auch das «Untere», die Wurzel. Es schwillt diese nämlich bald knollig, bald rübig an und nimmt einen wenn auch schwachen, doch in der Familie ungewöhnlichen aromatischen Einschlag in sich auf. Dieses Hinunterwirken mag zu der mythischen Legende der Griechen Anlaß gegeben haben: Päon, der göttliche Heiler, habe mit dieser Wurzel Pluto, den Gott des Unterirdischen, geheilt.

Die Heilwirkung dieser Pflanze geht auf Ordnung und Beherrschung des Flüssigkeitsorganismus durch das Seelisch-Geistige, falls dieser sich den Impulsen des Ätherleibes, der Welt kosmischer Leichte, entzogen hat und der

Schwere als Ödem oder Ascites verfallen ist; zusammen mit der Kardobenediktendistel hat Rudolf Steiner die Wurzel der Päonie als Heilmittel gegen solche Zustände angegeben.

Eine weitere, aber alte Verwendung ist die bei kindlichen Krampfzuständen der oberen Organisation, insbesondere den «Gichtern». (Dadurch wurde die Pfingstrose später, wohl irrtümlich, auch bei Gicht verwendet.) Das abnorme Eingreifen der Schwefelkräfte ins Untere, ins Wurzelgebiet, hat wohl auch die «therapeutische Phantasie» alter Heilkundiger angeregt, die Wurzel zahnenden Kindern umzuhängen, um den Zahn in gesunder Weise, unter Freiwerden des Ätherischen, ins Mineralisch-Physische heraustreten zu lassen.

Schließlich ist die Wurzel der Pfingstrose auch zur Behandlung der Epilepsie in Gebrauch gewesen. Der geisteswissenschaftlichen Forschung ergibt sich bei Epilepsie ein Zurückstoßen der höheren Wesensglieder durch das Gehirn, das an solchen Stellen nicht mehr ein Spiegel für die Bewußtseinsprozesse und deren Entfaltung ist. «Es treten epileptische Zustände ein, weil durch die abgeschwächte (nach anderer Seite beanspruchte! Der Referent) astralische Tätigkeit im Kopforganismus die dort hingehörige ätherische zu stark angespannt wird»*. Die im allgemeinen auf die Kopforganisation wirkende Wurzel, die in unserem besonderen Falle einer ätherischen Stauung in ihrem anschwellenden Wachstum unterliegt, wird im angedeuteten Falle ihre Wirkung dort entfalten können, wo die ätherische Organisation mit den durch sie hindurch wirksamen höheren Wesensgliedern sich am Physischen des Gehirns staut.

Clematis recta, aufrechte Waldrebe

Dieses ausdauernde, meterhohe, im Gegensatz zu seinen nächsten Verwandten *nicht* kletternde Kraut gehört ebenfalls dem Sommer an. Es verfolgt die großen Stromläufe, Elbe, Weichsel, Donau und verbirgt damit keineswegs die allgemeine Beziehung der Ranunculaceen zum Wäßrigen; aber in diesen Gebieten bevorzugt es Kalk, trockene, buschige Abhänge, Felsen. Aus dem knotigen Wurzelstock erhebt sich der zwischen Krautigem und Holzigem sich haltende Sproß mit den gegenständigen, einfach gefiederten Blättern; er endet in einem sehr reichblütigen, luftig-duftigen Blütenstand (aus Trugdolden zusammengefügten hohen Rispen). Durch die Blüte aufgehaltenes Längenwachstum lebt sich in den federigen Griffelschwänzen aus. Die vierblättrigen Blüten sind schön weiß.

Man versuche in Gedanken, sich aus der Frühlingspflanze Pulsatilla die Sommerpflanze Clematis herauszumetamorphosieren. Erdenhafter, verfestigter, derber wird das Gewächs werden müssen, höher, aufgelockerter, aufgelöster der Blütenstand. Das entzündliche Prinzip wird kräftiger, es ruft Hautentzündungen mit Blasenbildung hervor; dies wurde zur Einleitung ableitender Heil-

* Dr. Rudolf Steiner, Dr. Ita Wegman: «Grundlegendes für eine Erweiterung der Heilkunst nach geisteswissenschaftlichen Erkenntnissen», 15. Kapitel.

entzündungen früher verwendet. Wie aber die Pulsatilla ein Heilmittel der weiblichen Genitalsphäre, so ist Clematis recta bei Erkrankungen der männlichen Genitalsphäre durch die homöopathische Medizin in Verwendung gekommen. Orchitis, Epididymitis, Hodenschwellungen und -Verhärtungen werden hier genannt. (Die weiblichen Geschlechtsorgane stehen dem Rhythmischen näher, die männlichen dem Stoffwechselmäßigen; erstere nannte Rudolf Steiner ein «Nebenherz», letztere einen «Nebenstoffwechsel». Kosmisch-peripherische Kräfte wirken in ersteren, tellurische Auflösekräfte in letzteren.) Harmonisierung von Monden- mit Sonnenkräften geht als Prinzip, wie bereits erwähnt, durch die ganze Familie. Diese Harmonisierung läßt den rhythmisch-sonnenhaften Blattprozeß so mühelos in die Blütensphäre eintreten, die in ihren Reproduktionsrhythmen mondenhaft ist. Die Gleichgewichtslage dieser Harmonisierung ist in den Frühlingspflanzen näher dem rhythmischen, in den Sommerpflanzen näher dem stoffwechselhaften Blütenpol zu gelegen, bei jenen kosmischer, bei diesen irdischer.

Aconitum Napellus, der blaue Eisenhut

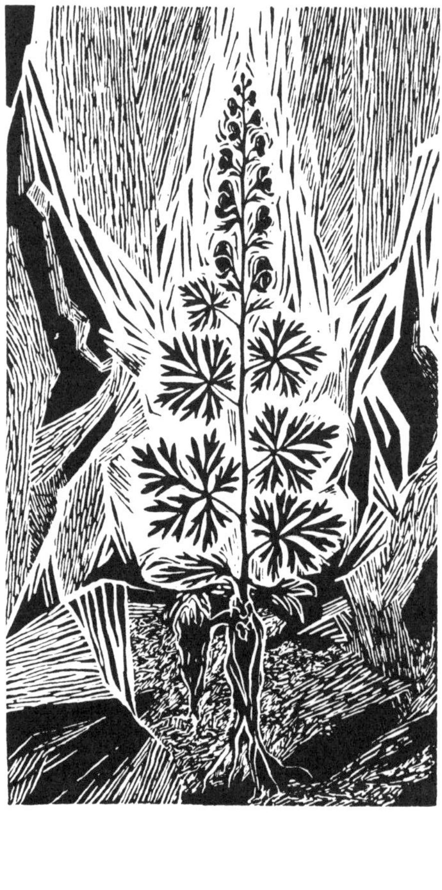

Zwischen 1000 und 2000 m in den Alpen, Vogesen, dem Schwarzwald, den böhmischen Gebirgszügen heimisch, in verwandten Arten aber über die ganze nördlich gemäßigte Zone verbreitet, ist der blaue Eisenhut die Flüsse entlang in die Tallandschaften abgestiegen, wohl auch da und dort als Relikt der Eiszeit zurückgeblieben. Mit seiner Vorliebe für Bachläufe, Wassergräben, Karfluren zeigt er sich als rechtes Hahnenfußgewächs, das Erdenfeuchte und durchlichtete Luft als Entfaltungselemente benötigt. Da seine hochgelegenen Standorte sich länger frühlingshaft erhalten als die schon sommerliche Ebene, finden wir im Eisenhut eine im Juli, August, selbst noch September blühende Pflanze.

In die Jahreszeit des Versprühens, Verloderns, des Aufgehens des Irdischen im Kosmischen und des gewaltigen Eindringens des Kosmischen ins Irdische hineingestellt, mutet der Eisenhut in seiner zusammengerafften, stark geprägten Form, dem Helm und Visier der dunkel-blauvioletten Blüte, wie ein Hort des Sichbewahrens und Erhaltens, ein sich den Verflüchtigungstendenzen widersetzendes Bollwerk ernster Beständigkeit an.

Viel von seinem Bildekräfteleben bewahrt sich der Aconit in der rübenartig aufschwellenden Wurzel, aus der er sich bis anderthalb Meter hoch straff und stracks erhebt. Die in viele spitze Zipfel zerteilten, handförmig gegliederten Blätter bleiben am Stengel, so daß die Senkrechte der Erscheinung stark betont erscheint. Lang und gerade streckt sich auch die reiche Blütentraube empor. Die Einzelblüten stellen sich in die Waagrechte und werden dementsprechend zweiseitig symmetrisch; das oberste Blütenblatt wird aber wieder in die Senkrechte hinaufgezogen, dabei zum Helm eingestülpt. Der Einstülpung schmiegen sich die zwei obersten Honigblätter an (die anderen verkümmern); sie krümmen sich nach innen zu einem kurzen Spiralansatz. Derart wird Kopf und Rüssel der Hummeln empfangen, welche die Blüten befliegen. Die trockenen Kapseln enthalten schwarze dreikantige Samen.

Während das obere Wachstum sich entfaltet, fängt schon ein unterirdisches an sich zu rühren. Die Wurzelrübe beginnt das in sich eigensinnig festgehaltene Leben in einen Seitensproß weiterzugeben, der seinerseits zur Rübe anschwillt. Die alte Wurzel stirbt später ab, die neue wird im kommenden Jahr die blühende Pflanze aus sich hervorgehen lassen. Der Wurzelprozeß hebt sich also als etwas Besonderes aus dem Eisenhutdasein heraus, läßt nur einen Teil des Pflanzenlebens sich nach oben entfalten, zwingt einen anderen, wichtigen Teil dazu, immer im Wurzelgebiet zu bleiben. Der Aconit überbetont sein Wurzel*leben*.

Das in der mächtigen Blütenhaftigkeit sich offenbarende, stark in die Pflanze gedrängte Astralische bringt den Lebens-Chemismus dieser Pflanze in die Richtung der Alkaloidbildung, und so ist Aconitum die giftigste Pflanze unter den Hahnenfußgewächsen und das darin gebildete Aconitin eine der giftigsten Substanzen überhaupt.

Auf dem Hintergrund einer bestimmten Landschaft, die der Ausdruck des Zusammenwirkens ganz bestimmter irdischer und kosmischer Entitäten ist, muß man jede Pflanze sehen; denn sie bildet aus den Kräften des «Hintergrundes» ihr eigenes Kraftwesen und daraus ihre physische Gestalt und Stofflichkeit. Gewinnt man nun aus der betreffenden Pflanze ein Heilmittel, so ergreift dieses keineswegs in gleichmäßiger Art den ganzen Organismus, sondern in differenzierter Art diese oder jene Organgebiete – sozusagen gewisse «innere Landschaften» des Menschlichen. Diese inneren Landschaften sind in gewissem Sinne Gegenbilder zu den äußeren Landschaften, welche die Pflanze hervorgehen lassen. So kann man auf ein «inneres Akonitgebiet» im Menschen hinschauen, wenn dieser – etwa um ein Arzneiprüfungsbild zu gewinnen – durch längere Zeit hindurch kleine Mengen eines Eisenhutauszuges in sich aufnimmt. Dies nimmt sich so aus:

Der Astralleib wird in der Haupt- und Sinnesnerven-Organisation aus dem gesunden Verhältnis zu dieser seiner leiblichen Grundlage für das Empfinden und Wahrnehmen der Außenwelt gebracht. Er wird zu stark in die organischen Prozesse dieser Organisation hineingezogen, von denen er entlastet sein sollte. Das Haupt wird schwindelig, der Trigeminusnerv in seinem ganzen Verzweigungsgebiet (das für sich herauspräpariert einer Eisenhutblüte merkwürdig ähnlich sieht) wird stark schmerzhaft. Die Pupille kämpft, zwischen Vergrößerung und Verkleinerung wechselnd, um die Lichtregulierung. Die Konjunktiva entzünden sich. Gehör und Geruch werden überempfindlich. Die Sinnesorgane, die ja nicht sich, sondern die zu ihnen gehörige Außenwelt wahrnehmen und selbstlos durch sich hindurchströmen lassen sollten, verlieren diese Selbstlosigkeit und beginnen, sich dabei entzündend, schmerzhaft sich selbst zu erleben. Der Kopf wird plötzlich warm, die Wärme strahlt von dort aus in den ganzen Körper. Starkes Schlafbedürfnis tritt auf, der Kopf schmerzt, das ganze Sensorium ist herabgestimmt. Auch die Nervenorgane entwickeln ein Eigenleben, statt dem Wahrnehmungsleben zu dienen. Im Gebiet der Rückenmarksnerven, des Ischiasnervs, treten Schmerzen auf. – Der Verdauungstrakt zeigt folgendes: Der Mund ist bald trocken, bald mit Speichel überfüllt. Die Rachenschleimhaut entzündet sich; Magen- und Darmkatarrh schließen sich an. Im Kreislaufgebiet zeigt sich Pulsbeschleunigung, die Adernwände werden hart. Der Blutfüllungsgrad der Organe wird verändert, zartere Gefäße so blutüberfüllt, daß es zu Blutungen kommen kann. In der Lunge wird dies als starkes Druckgefühl erlebt. Alle Schleimhäute können sich mit Blut überfüllen. Atemnot tritt auf. Die untere Organisation tritt gleichsam aus ihren Ufern, bricht in die obere Organisation, die sich ihr in gewissem Grade entfremdet hat, ein. Hitze- und Kältewellen, erstere mit Schweißausbrüchen, jagen über den Körper.

Aconit wird darum ein kausales Heilmittel überall dort sein können, wo es gilt, die obere Organisation gegenüber der unteren zu stärken, wenn erstere, etwa durch Erkältung, zu stark äußeren Einflüssen unterlegen ist. Grippe, Lungenentzündung, gewisse Rheumaformen, Nervenentzündungen können darum im Eisenhut ihr Heilmittel finden.

Helleborus niger, Christrose

An bebuschten, feuchten, aber steinigen Kalkhängen der Ostalpen, vor allem an ihrem Südabfall, ist als Bergpflanze mittlerer Höhen die Christrose heimisch. Mit kräftigem Wurzelstock, der die ledrigen, ausdauernden, fußförmig zerteilten Blätter nicht aus seinem Kraftbereich entläßt, ist diese Pflanze in solchen kühlfeuchten, leicht beschatteten Regionen festgehalten. Der Lebensrhythmus der Christrose stemmt sich gegen den Kräfterhythmus des Erdenjahres. Er bringt die Pflanze zur Blüte, wenn rings alles Leben sich in Samen und Wurzel zurückgezogen hat. Rein und groß entfaltet sich diese Blüte im Spätwinter, wenn das Kosmisch-Astralische die geringste Wirkung auf die Erde ausübt. Der Astralimpuls von Helleborus niger setzt sich also in denkbar stärksten Gegensatz zu den normalen Astralkräften, die im Hochsommer die Erde in ihren Gewächsen zu ihrer höchsten Blütenentfaltung bringen. Nicht Johanni, sondern Weihnachten ist die Zeit dieser Blüte.

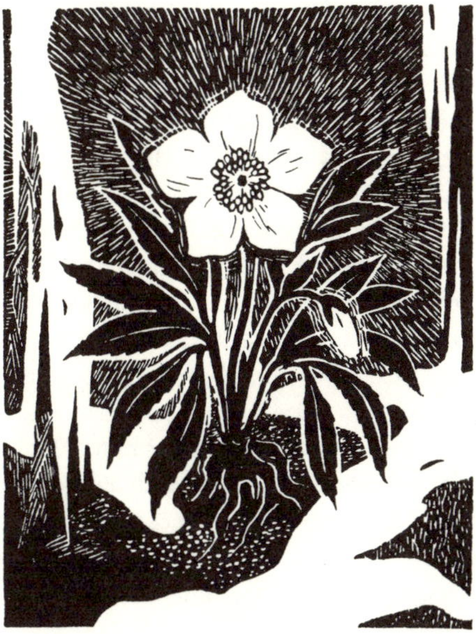

In diesen abnormen Blüteprozeß greift das astralische Element viel weniger entvitalisierend ein als wir es sonst bei Blüten zu sehen gewohnt sind. Die anmutig geneigte, schneeweiße Blüte – in deren Bereich (wie bei den Hahnenfußgewächsen meist) die Kelchblätter mit eingegangen sind – ist nach dem Abblühen nicht dem Verwelken und Absterben der normalen Blüten ausgeliefert, sondern überdauert; das Schneeweiß wird purpurn, dann grün und lebt als richtig Blatthaftes ins kommende Frühjahr hinein in seinem Kelchblatteil weiter.

In der Christrose, insbesondere der Wurzel, finden sich Saponine und herzwirksame Glykoside vom Digitalis-Strophanthus-Typus. Solche Stoffe – das ist an anderer Stelle dieses Buches ausgeführt – zeigen sich überall in Pflanzen, in denen durch intensive Blütenprozesse sichtbar werdende Einwirkungen der pflanzlichen Astralsphäre sich tiefer als normal in das Bildekräftegefüge (den Ätherleib) einsenken, jedoch nicht bis in das Physische durchbrechen (was zur Alkaloidbildung führen würde). Die Glykoside bleiben darum noch, an Zucker gebunden, im Flüssigkeitsbereich kreisender Lebensströme, werden nicht mineralisch-salzartig ausgeschieden wie die Alkaloide. Sie sind auch stickstofffrei, weil sie nicht aus dem entvitalisierten, zertrümmerten Eiweiß hervorgehen. Die Ranunculaceen, stark von dem Flüssig-Plastischen und den darin behausten Ätherkräften bestimmt, neigen nur in ihren sommerlichen Vertretern, dem Eisenhut vor allem, zur Alkaloidbildung; im allgemeinen werden sie nur bis zur Glykosidbildung «vergiftet».

Die medizinische Wirkung geht – gemäß dem Ranunculaceenhaften – auf den Flüssigkeitsorganismus, der stärker vom Astralleibe ergriffen und tonisiert, schließlich zusammengepreßt, zur Flüssigkeitsabsonderung angeregt wird. Blutdruckerhöhung, digitalisartige Erhöhung der Diurese, Blutüberfüllung der Gehirn- und Rückenmarkshäute, Abnahme des Gehirnwassers, Pupillenerweiterung, Ohrensausen, Schwindel- und Betäubungsgefühle werden beobachtet;

psychische Erregungssymptome können sie begleiten. Die homöopathische Medizin hat Folgen von Scharlachnephritis einerseits, meningitisartige Symptome andererseits mit Helleborus zu heilen versucht.

Rudolf Steiner hat dem Helleborus niger eine neue Rolle in der Krebstherapie gegeben und dabei auf die gegen die normalen Lebensrhythmen des Jahres und seiner Pflanzenwelt sich stemmenden, eigenwilligen Antirhythmen dieser Pflanze hingewiesen. Die Christrose durchdringt mit den starken Vitalkräften ihrer Wurzel ihr Blatt-, sogar ihr Blütenwesen (was in den ausdauernden Blättern, den weiterlebenden und ergrünenden Blütenhüllblättern zum Ausdruck kommt). Ein menschlicher Gegenprozeß zu diesem Pflanzenprozeß liegt vor, wenn Impulse der oberen Organisation, wie sie in der Gestaltung der Sinnesorgane, etwa des Ohres, am Platze sind, in die untere Organisation durchschlagen, die darauf mit abnormen Wachstumsprozessen antwortet, in denen sich der Ätherleib in «Antitendenz» den normalen Impulsen des Astralleibes entzieht. Solches liegt aber bei der Karzinombildung vor. Die Christrose ist in dieser Wirkung der Mistel ähnlich, die auch von Rudolf Steiner zuerst in die Krebstherapie eingeführt worden ist. Darüber kann aber hier Näheres nicht ausgeführt werden.

ROSENGEWÄCHSE (ROSACEAE)

EDLES MASS INNERHALB GROSSER FÜLLE

In den Rosengewächsen entfaltet ein Typus seine Möglichkeiten, dessen Wesen schenkende Fülle und strenge Formkraft zugleich in sich faßt. Selbst das unbedeutendste Unkraut dieser Familie offenbart im Anblick durch das freie Spiel zwischen Form- und Stofftrieb eine wunderbare Harmonie und beglückt dadurch unseren ästhetischen Sinn. Diese jedes Rosengewächs umschwebende Harmonie bewirkt, daß der feinsinnige Naturbeobachter eine ihm noch unbekannte Art, etwa einer fremden Zone, die ihm auf der Reise oder in einem botanischen Garten begegnen mag, auf den ersten Blick als Rosengewächs erkennen kann. Lange ehe der urteilende Verstand durch Prüfung der Einzelheiten des *sinnlichen* Eindrucks sein Urteil gefällt hat, weiß der geheimnisvolle, Ganzheiten gewahrende innere Sinn den *sittlichen* Eindruck zu erfassen, die gemeinsame Tonart gleichsam, in der alle die Einzelmelodien der Rosengewächsarten erklingen. Ob wir dem freundlichen Leuchten der Blutwurzblüte in einer sumpfigen Wiese oder den schön geformten Silberblättern eines Gänsefingerkrautes auf einem staubigen Steinhaufen, dem Linienschwung einer Brombeerranke, der stillen Anmut einer Heckenrose, dem kraftvoll-feingliedrigen Aufstreben einer Eberesche, der prangenden Fülle eines früchteüberladenen Kirschbaumes, dem schenkenden Sichneigen eines herbstlichen Apfelbäumchens begegnen – immer ist es der Eindruck reich quellender Fülle, die jedoch nie Form und Maß verliert und darum so urgesund wirkt.

Maßlosigkeiten des Einwirkens astraler Bereiche, die zur Giftpflanzenbildung führen würde, trauen wir mit Recht einer solchen Familie nicht zu. Die sukkulente (Fettgewächse erzeugende) Stauung, bei der die Form im Stoff gleichsam ertrinkt, fehlt hier ebenso wie das wurzelschwache Parasitentum, das den Stoff in der Blüte verzehrt und darum von fremdem Leben den Stoff sich borgen muß. Auch Wasserpflanzen finden sich nicht in der Familie, und der Leser wird sich nun selbst sagen können, warum. Immer sind die Rosengewächse zu strenger Form gestaltet, niemals aber fehlt es der Form an reichlichem Stoff. Kraftvoll verwurzeln sie sich der Stoff-erbringenden Erde. Sie öffnen sich aber auch, schön- und vielblütig, ganz dem formeinstrahlenden Kosmos und empfangen von ihm, was sie, Stoff und Form verbindend, in vielartige Früchte verwandeln und dem Erdenleben wieder schenken. Es spricht sich das Wesen der Rosengewächse als «schenkende Tugend» aus.

Die Harmonie zwischen Form- und Stofftrieb (im Schiller'schen Sinne) gibt einem «geistigen Spieltrieb» freien Raum, in dem der Typus aus seinem Grundmotiv nicht nur die über 2000 Arten Rosengewächse hervorbringt, die man kennt, sondern darüber hinaus die bedeutendsten Gattungen, wie Brombeere, Rose, Apfel, in einer schier unübersehbaren Fülle von Spielarten überquellen läßt.

Die ganze Fülle an Entwicklungsmöglichkeiten und damit das Hauptverbreitungsgebiet finden die Rosaceen in der nördlichen gemäßigten Zone, in der am harmonischesten die differenzierten Bildekräfte des Erdenätherleibes, Wärme-, Licht-, chemischer und Lebens-Äther, und die von ihnen beherrschten Elemente, Wärme, Luft, Wasser, Erde, zusammenwirken. In rhythmischem Ausgleich halten sich hier das Gleichgewicht die Formkräfte der «Kopfregion» der Erde, der Polarzone, und die Stoffkräfte der «Stoffwechselregion» der Erde, der Tropen. Aus diesem Reich der Mitte sendet der Typus nur einzelne Arten in den hohen Norden (oder das bildekräftemäßig verwandte Hochgebirge) und findet dort das Reich der botanisch verwandten Steinbrechgewächse. Andere Arten strahlt er in den Süden, wo er in den Tropen die in anderer Richtung verwandten Leguminosen (z. B. in den Chrysobalanoideen) berührt. Aber dies sind nur Berührungen; die gemäßigte Mitte ist geistig und räumlich seine Heimat.

In den Rosengewächsen ergreift das pflanzliche Sein kraftvoller die Erde als in den zuvor betrachteten Hahnenfußgewächsen, die einer viel wäßrigeren Erde zuzuordnen sind. In dieser Wäßrigkeit scheint noch etwas von den Gesetzmäßigkeiten des «alten Mondes» durch, auf die in vorhergehenden Betrachtungen schon wiederholt hingewiesen worden ist.

Zeugenschaft für dieses stärkere Sichverbinden mit den Erdenkräften ist die Fähigkeit zur Baumbildung, die den Rosengewächsen eignet, den Hahnenfußgewächsen mangelt. Baumwerden-Können bedeutet ja, die mineralische Natur stärker in sich aufzunehmen; Holz ist die Form, in der die Pflanze sich verhärtet, gleichsam ihre Art, Mineral zu werden; und im Grunde ist der Baum «aufgestülpte Erde». In ihm hat sich, was sonst zwischen Pflanze und Erde in der Wurzelregion spielt, ein Stockwerk höher hinaufgeschoben. Beim Baum sproßt aus dem Holz Blatt- und Blütenhaftes ebenso wie beim Kraut aus dem Erdgrund. (Darauf hat Rudolf Steiner in den verschiedensten Zusammenhängen hingewiesen.)

Betrachten wir nun die Lebensform des typischen Rosengewächses. Kräftige Verwurzelung ergreift die Erde. Die schön gegliederten, klar geformten Blätter spielen zwischen rundender Schwellung und schmalblättriger Fiederung; jede Art stellt ein anderes Gleichgewicht zwischen diesen beiden Gestaltungspolen dar. Meist wird jedes vom Sproß abgehende Blatt rechts und links von zwei primitiver geformten Nebenblättchen begleitet, in denen das Keimblattpaar noch einmal aufzuklingen scheint. Aus dem Blatthaften geht ein reicher, oft überreicher Blütenprozeß hervor, der die Rosengewächse ebenso intensiv dem Überpflanzlichen, dem Tierwesenhaften (Astralischen) verbindet, wie der

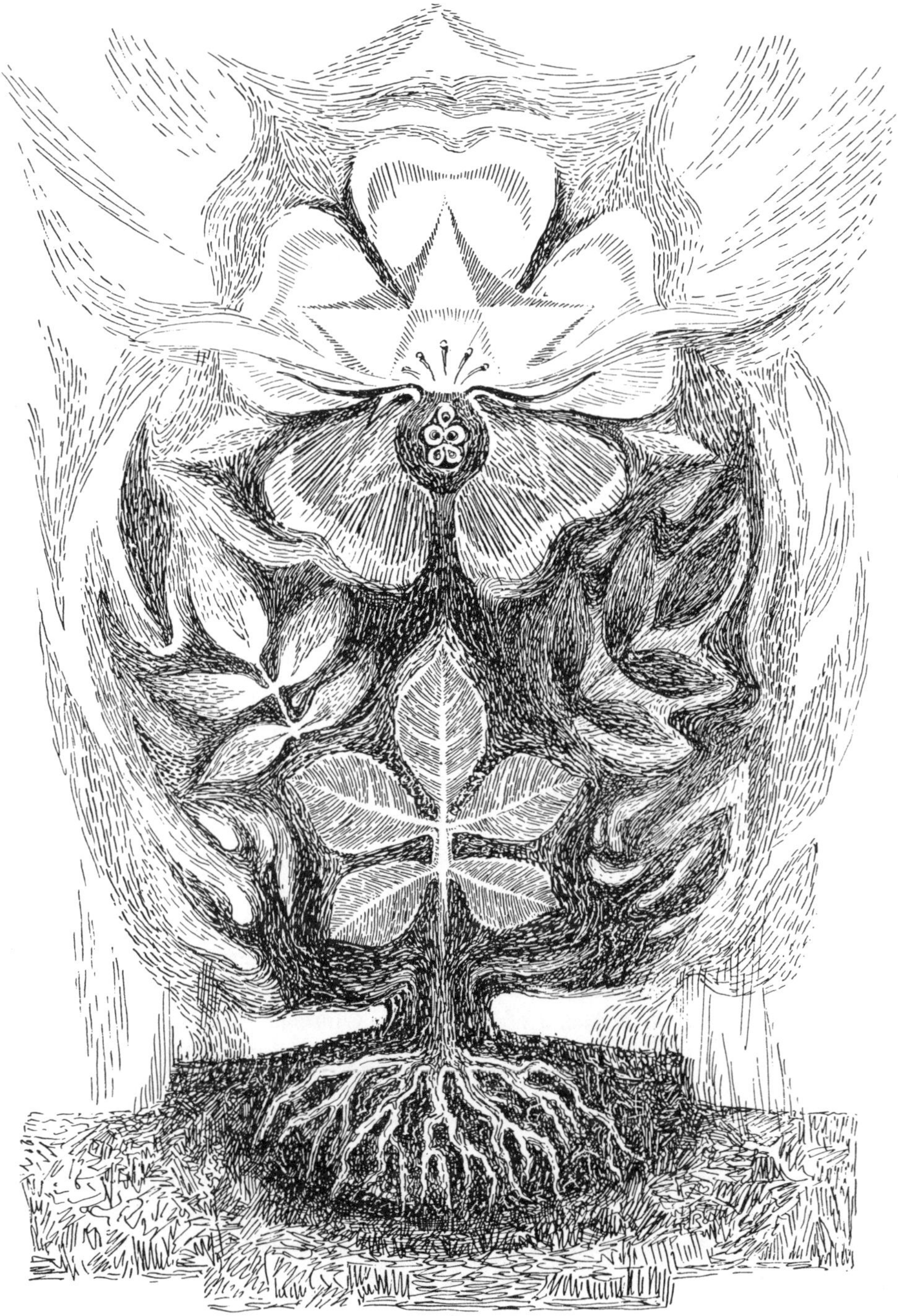

kräftige Wurzelprozeß dem Unterpflanzlichen, Mineralischen. Die Blüte zieht die Blattregion oft als Doppelkelch an sich, wobei der untere Kelchblattkreis aus den Nebenblättern, der obere Kelchblattkreis aus den Hauptblättern zu verstehen ist. Die Sproßachse wird mit in die Blütenbildung hinaufgezogen und umgibt den Fruchtknoten, der dann unterständig erscheint und die Blumenblätter erst über sich ausbilden läßt. Es schiebt sich dadurch wieder etwas «Unteres», Erdenverwandtes in das Obere des Blütenprozesses. Durch charakteristische Düfte bringen diese Blüten ihr Wesenhaftes im Luftbereich zum Ausdruck; man denke nur an Schlehe, Kirsche, Mädesüß, Spierstaude, Apfel, Birne, Weißdorn; der vollkommenste aller Düfte entquillt der Rose. Man sieht: Ein mächtiger Astralbereich will sich im Blühen mit dem Ätherischen der grünen Pflanzennatur verbinden. Aber auch hier bewähren sich Meister des Maßes; es geschieht keine Überwältigung des Ätherischen durch das Astralische, die zur Gift-, zur Alkaloidbildung insbesondere führen könnte. Das kräftige Ätherische bleibt diesem astralischen Ansturm jederzeit gewachsen. – Manchmal zieht sich dieses Ätherische in Stachel- oder Dornenbildung in sich zusammen und behält als freie Ätherkräfte in seiner Region, was es nicht in die Blatt- oder Sproßbildung hat hineinschießen lassen. Heilmittel aus solchen Pflanzen können darum die menschliche ätherische Organisation stark anregen und dadurch vitalisierend wirken.

VON ZUCKER-, GERBSTOFF- UND ZYANPROZESSEN

Das intensive Eingreifen der Astralregion in das Blütengebiet regt den Flüssigkeitsorganismus zu starker Nektarausscheidung an. Die Rosengewächse leben überhaupt einen hypertrophischen Zuckerprozeß dar, der sie befähigt, reichlich zuckerhaltige Säfte zu bilden, mit denen sie die süßen Beeren oder saftig-aromatischen Früchte anschwellen lassen. Durch diesen hypertrophischen Zuckerprozeß sind die Rosaceen zur großen Obstfamilie der gemäßigten Zone geworden, der in dieser Hinsicht keine zweite Pflanzenfamilie sich gleichwertig an die Seite stellen läßt. (Nur von den Myrtaceen, Bewohnern der Tropen, welche die Rosaceen im großen und ganzen fliehen, läßt sich entfernt etwas Ähnliches sagen.) Erdbeere, Himbeere, Brombeere, Moltebeere, Ackerbeere, Hagebutte, Mehlbeere, Mispel, Eberesche, Apfel-, Birnen-, Quitten-, Aprikosen-, Pfirsich-, Mandel-, Mirabellen-, Kirsch-, Pflaumen-, Zwetschgenbaum – welche Fülle fruchttragender Gewächse im ganzen und welche Mannigfaltigkeit in jeder einzelnen Art! Dazu kommt für die Tropen noch die Ikako-, die Honigkuchenpflaume.

In besonders reichem Maße Zucker bilden zu können, gehört also zu einem hervorstechenden Wesenszug des Typus. Um diese Wesenseigentümlichkeit voll zu werten, mache man sich klar, daß der so gebildete Zucker für die Pflanze keine weitere Bedeutung mehr hat, wenn er einmal abgeschieden ist und in die Außenwelt ausströmt; er vergeht mit der abgefallenen reifen Frucht, die faulend die Samen freigibt. Im Zucker*bilden* betätigt sich das Rosengewächs; der fertig gebildete Zucker*stoff* ist dann für es selbst ohne weitere Bedeutung. – Von einem ganz anderen Pol wird man noch einmal auf diesen Zuckerbildeprozeß gewiesen, wenn man erfährt, daß sich in der Wurzelrinde mancher Rosengewächse (Apfel, Kirsche, Pflaume) ein merkwürdiger Stoff gefunden hat: das Phlorridzin; merkwürdig dadurch, daß er, dem Menschen eingespritzt, ihn in gewisser Weise zum Rosengewächs macht. Die Niere wird dann nämlich zuckerdurchlässig, sie verliert die Fähigkeit, auf menschliche Art mit dem Zucker umzugehen, hält ihn nicht mehr im Blute zurück, sondern läßt ihn im Harn in die Außenwelt ausströmen. So selbstlos mit dem Zucker kann aber nur die Pflanze umgehen, nicht jedoch der Mensch, dem gerade der Zucker im Blut ein wichtiges Werkzeug zur Entfaltung und Eingliederung des höchsten, geistigen Wesensgliedes ist, des Ich. Für den Menschen ist das Ich ein innerleibliches, verkörpertes Wesensglied, der Pflanze aber ein außerleibliches, nie verkörpertes, kosmisches Wesensbereich. Sie kann den Zucker nach außen schicken ohne ihre Existenz aufzugeben, der Mensch jedoch nicht. Zuckerkrankheit beruht auf Ichschwäche; dies hat Rudolf Steiner im einzelnen dargestellt.

Versucht man den Bau der Rosaceen-Blüte durch Maß und Zahl auszudrücken, so gelingt dies bei den Hüllen, den fünf oder zweimal fünf Kelch- und den (meist) fünf Blumenblättern; die Fülle der Staubgefäße und Fruchtblätter spottet solcher Bemühung. Letztere wachsen auf einem gemeinsamen Fruchtboden, der flach aufgewölbt, meist aber eingestülpt, die werdenden Samen als eine zweite Hülle umschließt und mit den sprießenden vegetativen Kräften der unterhalb der Blüte gelegenen Region geladen, fleischig anschwillt, Fruchtblätter und Kelchblätter zum Teil ineinander verschmilzt und dadurch die saftigen Beeren und Scheinfrüchte hervorbringt. Derart wird die unter der Blüte gelegene Region mit an der Fruchtbildung tätig. Die Grade, in denen dieser Prozeß verwirklicht wird, unterscheiden die Untergruppen der Familie:

Die *Spierstauden* mit ihren luftigen, duftigen Blütenwolken tragen auf flachem Blütenboden viele einzelstehende Fruchtblätter, die zu trockenen Kapseln heranreifen. Das Luftige überwiegt.

Die *Rosenartigen*, zu denen außer den Rosen selbst die vielen Brombeerarten, Himbeere, Erdbeere, Moltebeere, Ackerbeere, die Fingerkräuter (Potentilla-Arten), Nelkenwurz-(Geum-)Arten, Mädesüß, Frauenmantel, Odermennig, Wiesenkopf, Silberwurz gehören, haben schon die Tendenz, die vielen Fruchtblätter zusammenzuschließen, den Blütenboden fleischig werden zu lassen. Kräuter, höchstens Sträucher bildet diese Gattung, die häufig dornig oder stachelig sind und süße (Schein-)Beeren tragen können, aber noch keine Fruchtbäume hervorbringen.

Die *Apfelartigen* (Pomoideen) bringen nurmehr zwei bis fünf Fruchtblätter hervor, die untereinander und mit dem Blütenboden sowie dem unteren Teil der Kelchblätter verwachsen. Diese Zusammenfassung der Vielheit unter einer höheren Einheit zeigt sich auch in der Fähigkeit der Baumbildung. Mispel, Weißdorn, Eberesche, Apfel, Birne, Quitte gehören hierher. Ebenso verhält es sich bei der Gattung der *Pflaumenartigen* (Prunoideen), wozu Pflaume, Zwetschge, Schlehe, Mirabelle, Kirsche, Pfirsich, Mandel, Aprikose gerechnet werden. Hier ist der Prozeß der Zusammenfassung der Fülle zu einer höheren Einheit am weitesten fortgeschritten. *Ein* Fruchtblatt ist nur mehr übrig; es umgibt sich mit steinharter Samenschale. Darum herum wächst die aus Blütenboden und Kelch verschmolzene, fleischig süße (Schein-)Frucht. Und aus *einer* Wurzel wächst gleichsam eine ganze Wiese von Kräutern, als Baum zur höchsten Einheit verschmolzen.

So schreitet der Typus vom unscheinbaren Kraut zur mächtigen Baumgestalt fort, indem er die Fülle immer mehr faßt und formt. Auf diesem Wege gliedert er sich immer mehr Erdenkräfte ein, bringt der Erde aber immer reichere Gaben: Erdbeeren, Himbeeren zur Wonne der Kinder, Rosen den Liebenden, den Apfel aber Adam und Eva, sie vom Paradies zur Erde herabzuführen.

*

In der Pflanze haben wir einen Künstler, der nicht nur die Form hervorbringt, in der er sein Wesen ausdrückt, sondern auch den Stoff dazu. Eine Darstellung, die sich bemüht, wesensgemäß zu werden, hat darum der Art der Stoffbildung ebenso nachzuspüren wie den Geheimnissen der Formbildung. Von dem den Rosengewächsen eigentümlichen Zuckerprozeß war darum die Rede; ihre *Gerbstoffprozesse* seien nun ins Auge gefaßt.

Die Rosaceen sind sehr gerbstoffreich, besonders die in feuchten Böden heimischen Arten. Das Rätsel der Gerbstoffbildung hat die Forschung lange beschäftigt. Es bleibt solange verhüllt, als man nach dem Wozu fragt; man hat keinen stichhaltigen Grund aufgefunden, *warum* die einen Pflanzen viel, die anderen wenig Gerbstoff bilden. So wenig man aber sagen kann, das Ziel (das Schwarze Meer) sei der Grund, warum die Donau im Schwarzwald aus ihren Quellen fließt, so wenig ist irgendein äußerer Zweck die Ursache der Gerbstoffbildung; sie quellen aus der Natur der Pflanze. (Kein anderes Naturreich bildet Gerbstoffe.) Es gilt auch hier, Goethes Rat zu folgen, nach dem *Wie* zu forschen und den Ort zu finden, wo die Natur selbst das Rätsel löst, das sie aufgibt, indem sie gleichsam nackt vor die Augen stellt, was sie sonst verhüllt: das offenbare Geheimnis. Dieser Ort ist für die Gerbstoffbildung die *Pflanzengalle.*

Pflanzengallen sind die gerbstoffreichsten Organe im Pflanzenreich. Sie sind einerseits pflanzliche Gebilde; der Bildekräfteleib der Pflanze plastiziert sie, und die Formgesetze der sie tragenden Pflanzenarten klingen in ihnen nach. Andererseits entstehen sie aus der Natur des Insekts, durch das Gift der Gallwespe, durch den Reiz des von ihr der Pflanze einverleibten Eies, also durch einen astralbedingten Eingriff. Es entsteht aus dem Pflanzlichen ein fruchtartiges Gebilde, der Gallapfel, dessen Same ein tierischer Keim ist. Hier ist also mit Augen zu sehen, wie Astralisches und Ätherisches zusammenwirken, allerdings Fremd-Astralisches mit Eigen-Ätherischem. Und an diesem Punkte kommt es zur reichlichen Gerbstoffbildung.

Ist man dies gewahr geworden, so wird man für das Resultat der Geistesforschung Verständnis haben, daß in der «normalen» (also ohne Einwirkung eines Insekts sich ergebenden) Gerbstoffbildung ebenfalls ein Astrales das Pflanzlich-Ätherische beeinflußt, aber nicht ein fremdes, an ein einzelnes Tier gebundenes, sondern das eigene, kosmisch-peripherische Astralwesen. Dieses formt sich in der Gerbsäure das Werkzeug, durch das es in den Pflanzenleib einwirken kann. Die Gerbsäure schiebt sich gleichsam wie ein plazentares Vermittlungsorgan zwischen Astralsphäre und Ätherleib. (Die Heilwirkung von Gerbsäuren beruht darum – nach einem Hinweis Rudolf Steiners – auf der Fähigkeit, das Astralische geneigt zu machen, sich mit dem Ätherischen zu verbinden.)

Es wird nun klar, wieso man reiche Gerbstoffbildung in Pflanzen mit starken Blütenprozessen, wie den Rosaceen, Leguminosen, Ericaceen, Myrtaceen etc., so häufig findet, vor allem bei Pflanzen, die ihren Blüteprozeß einem mächtigen Ätherisch-Vegetativen abkämpfen müssen, wie z. B. Wasser-, Sumpfpflanzen, die Seerose, das Blutauge, die Mangroven etc. Auch die Begierde, mit der Gerbstofflösungen das Element des Astralischen, die Luft absorbieren, wird verständlich. Ferner begreift man die Fähigkeit der Gerbstoffe, die tierische Substanz unverweslich zu machen, ihre Form zu bewahren – wovon man in der Ledergerbung Gebrauch macht.

Da der Eingriff des Astralischen aber immer dem Vegetativen eine Grenze setzt, das Leben auf neue Ziele orientiert (was man ja an der Blütenbildung deutlich sieht), gewinnt der mineralische Gegenpol mehr Gewicht: Verfestigung, Verhärtung, Ausbildung besonders harten, unverweslichen Holzes begleitet häufig reiche Gerbstoffbildung.

*

Ein weiterer, höchst interessanter Prozeß, der bei den Rosengewächsen ins Auge gefaßt werden muß, ist der *Zyanprozeß*. Blausäure abspaltende Glykoside finden sich nämlich in vielen Arten, vor allem im Samen der Steinobstarten (Bittermandel!), in geringerem Grade auch der Kernobstarten, aber bei gewissen Prunusarten auch in Blatt und Rinde (Prunus Laurocerasus, Prunus Padus). Auch für dieses physiologische Geschehen ist ein «Zweck» im Hinblick auf die heutigen Erdenverhältnisse nicht zu finden. Man muß schon das *Werdegeschehen* unseres Erdplaneten und seiner Naturreiche ins Auge fassen, wie es z. B. in der «Geheimwissenschaft im Umriß» von Rudolf Steiner dargestellt ist. Es ist in vorangehenden Kapiteln bereits ausgeführt worden, wie dieser gegenwärtigen Erdenschöpfung andere vorangegangen sind. Vor allem interessiert in unseren Zusammenhängen die letzte, die des «alten Mondes». Diese brachte – man lese die detaillierten Schilderungen im erwähnten Buche nach –

drei Naturreiche hervor, die wie Zwischenstufen unserer *vier* Erdennaturreiche anzusehen sind, allerdings primitiverer Art: solche zwischen Tier und Mensch, andere zwischen Pflanze und Tier, schließlich zwischen Mineral und Pflanze stehende Wesen.

Insbesondere interessieren hier die Tier-Pflanzen, die auf einem halblebendigen, pflanzenmineralischen Grunde wuchsen. (Ein totes Mineralreich gab es auf dem alten Monde nicht.) *Die Schmarotzerpflanzen* (Ganz- und Halbparasiten), die auf der heutigen mineralischen Erde nicht Fuß fassen können, sind Reminiszenzen an diesen alten Mondenzustand. Ferner weisen die zahlreichen inneren und äußeren Tierbeziehungen der heutigen Pflanzenwelt auf dieses ursprüngliche «Zusammengewachsensein» beider Naturreiche hin. Bienen-, Ameisen-, fleischfressende Pflanzen, die Pflanzengallen, die Bestäubungsverhältnisse sprechen von solchen äußeren Beziehungen; das Hinstreben der Pflanze nach tierischen Organbildungen und -prozessen enthüllt solche inneren Beziehungen. – Diese Monden-Tierpflanzen-Welt hatte aber nicht nur einen anderen Wurzelboden, sondern auch eine andere Atmosphäre als wir sie auf der Erde finden, aus der sie sich pflanzenhaft ernährte und aufbaute. In dieser spielte nämlich *Stickstoffartiges* * eine ähnliche Rolle wie in der heutigen Atmosphäre der Sauerstoff. Zyan, die Kohlenstoff-Stickstoff-Verbindung, war für die damalige «Mondenluft» ein ebenso wichtiger Bestandteil wie heute die Kohlensäure, die Kohlenstoff-Sauerstoff-Verbindung. Es war für die damaligen Wesen ebensowenig schädlich wie die Kohlensäure in der Luft für die heutigen; es war vielmehr lebensnotwendig. Erst gegen Ende der «alten Mondenentwicklung» änderten sich alle Verhältnisse; der «Tod» jener Stufe der Weltenschöpfung (der eintreten mußte, um eine *neue* Schöpfung zu ermöglichen), ist nach Äußerungen Rudolf Steiners mit einem Zustarkwerden dieses Zyanprozesses in der Atmosphäre verbunden gewesen. (Eine Zunahme der Kohlensäure in der heutigen Atmosphäre über ein gewisses Maß brächte ebenfalls das Erdenleben zum Ersticken.)

* Der Chemiker kann im heutigen Stickstoff Reste von «Sauerstoffeigenschaften» finden, die darauf hinweisen, daß er einst eine dem heutigen Sauerstoffwirken vergleichbare Rolle gespielt hat. Säure-, basen-, salzbildend und einen für diese Aktivitäten dem Wasser vergleichbaren «Urschoß» schaffend, kann der Stickstoff – als einziges Element – die Mittelpunktstelle nachahmen, die der Sauerstoff in der heutigen Chemie einnimmt. Eine seltsame Stoffeswelt kann innerhalb der «gläsernen Wände» der Laboratorien künstlich aufgebaut werden, die vollkommen sauerstofflos ist. Gäbe es keinen Sauerstoff, so kämen alle chemischen Grundprozesse völlig zum Stillstand. Ohne Sauerstoff keine Chemie. Nur der Stickstoff wäre imstande, hier in die Lücke zu springen und ein – wenn auch bescheidenes Maß chemischen Geschehens zu ermöglichen. Die heutigen natürlichen Erdenverhältnisse lassen aber diese Seite des Stickstoffwirkens nicht zu, sondern zerstören sie sofort; sie ist nur in der gläsernen Kunstwelt des Laboratoriums existenzfähig. – Verf. hat über diese Verhältnisse vor vielen Jahren eine eingehende Studie in der Zeitschrift «Die Drei» veröffentlicht unter dem Titel: «Rätsel des Stickstoffs und ihre Erhellung durch anthroposophische Geisteswissenschaft».

Es wird in einem folgenden Kapitel* dieses Buches darzustellen sein, wie die (bei der Eiweißzerstörung durch die chemische Analyse zuletzt übrig bleibenden) Elemente Kohlenstoff, Sauerstoff, Stickstoff, Wasserstoff die Träger ganz bestimmter Funktionen im lebendigen Eiweiß sind. Rudolf Steiner hat gewisse Urphänomene dieser Stoffe aufgezeigt, aus denen sich ihre Rolle in Pflanze, Tier, Mensch verstehen und eine wahre «Chemie des Lebens» begründen läßt. Davon sei hier nur erwähnt, daß der Sauerstoff das Werkzeug ist, durch das die Welt der ätherischen Bildekräfte im Physischen Fuß fassen kann. Durch den Stickstoff aber kann das Astralisch-Wesenhafte den Weg ins Physische finden. Wer den Wegen des Sauerstoffes folgt, findet das Ätherische, wer den Stickstoffbahnen in den Organismen folgt, das Astralische.

Jenes halb ätherische, halb astralische Zwischenreich zwischen heutigem Tier- und Pflanzenreich hatte darum andere Beziehungen zum Stickstoff als die heutige normale Pflanze. Bei Pflanzen, welche solche rudimentären Beziehungen zu früheren Zuständen der Weltenentwicklung festgehalten haben, wie die alte Mondenwelt sie darstellt, werden sich abnorme Stickstoffverhältnisse finden. Für die Rosengewächse sind das die zyanabspaltenden Glykoside, die insbesondere im Samenstadium auftreten, wenn die Pflanze als Blüte eben durch ihr astralisiertes Stadium hindurchgegangen ist und die Keimpflanze von der Hauptpflanze absondert, die embryonal, wie jeder Embryo, Frühstadien der Entwicklung durchläuft, z. B. auf einem *lebendigen* Boden wurzelt wie die alten Mondenpflanzen. *Hier* tritt das Zyan auf, das sich sofort verliert, wenn der Keim in der heutigen *mineralischen* Erde Wurzel faßt. In diesem Augenblick geben die Rosengewächse im ganzen gesehen diese «Mondenreminiszenzen» auf und wenden sich ganz dem Erdenhaften zu, indem sie der *heutigen* Atmosphäre mit ihrem Kohlensäuregehalt die grünen Blätter entgegenbilden.

Es sei hier erlaubt, der auf hellsichtigen Erlebnissen einer früheren Bewußtseinsstufe ruhenden Sprache des Mythos – die eine Bildersprache ist – Raum zu geben. Sie läßt Luzifer, das von der Weisheit der alten Mondenwelt erfüllte, dem normalen Weltengang sich entgegenstemmende Geistwesen, in tier-menschlicher Art (Schlangenleib mit Menschenhaupt) sich um den apfeltragenden Baum der Erkenntnis winden, um ihm die Gaben des Sterns der Weisheit (dies war der alte Mond) verführerisch anzubieten. Der Mensch ist jedoch für den Stern der Liebe (die Erde) bestimmt. Der Apfel spricht von Paradies und Sündenfall, die Rose jedoch von Dornenkrone und erlösendem Liebesopfer; die roten Rosen, die sich um das schwarze Kreuz schlingen, sprechen von den läuternden, durchgeistigten Verwandlungskräften, die sich aus der geistigen Liebe zum Menschenurbild und seinem Repräsentanten ergeben, in dessen Nachfolge der Mensch hoffen darf, die «Idee der Erde», Stern der Liebe zu werden, zu verwirklichen.

* «Die ‚Eiweißkernstoffe' als ‚Inkarnationsstoffe' höherer Wesensbereiche» (Seite 297).

Die Rosengewächse stellen uns im Bereich des Pflanzlichen dar, wie die alte Mondenwelt den Weg in die erdengerechte Daseinsform findet. Dadurch haben sie eine besonders innige Beziehung zu den menschlichen Entwicklungswegen. In der Kulturepoche, in welcher der Mensch sich in besonderem Grade mit den geistigen Sonnenkräften verband und aus dieser Kraft die Erde zu seinem Arbeitsfelde machte, in der altpersischen Kulturperiode, wurden außer den anderen Kulturpflanzen auch die Rosengewächse aus den Wildformen zu Kulturformen gezüchtet. Hellsichtig-magische Kräfte ermöglichten dies, welche die in den Rosengewächsen schlummernden Tugenden (z. B. den hypertrophischen Zuckerprozeß) erkannten. Der Pfirsich (das heißt die *persische* Frucht) erinnert durch den Namen heute noch an diese Beziehungen. Kirsche und Aprikose sind weitere Geschenke Vorderasiens; die Rosenkultur weist ebenfalls auf Persien; die Rosen aus Schiras waren schon im Altertum berühmt. So hat das Rosenhafte am Menschen und seinen Entwicklungswegen besonders innigen Anteil in Vergangenheit, Gegenwart und Zukunft.

Heilpflanzen der Rosaceen

Sanguisorba officinalis, großer Wiesenknopf

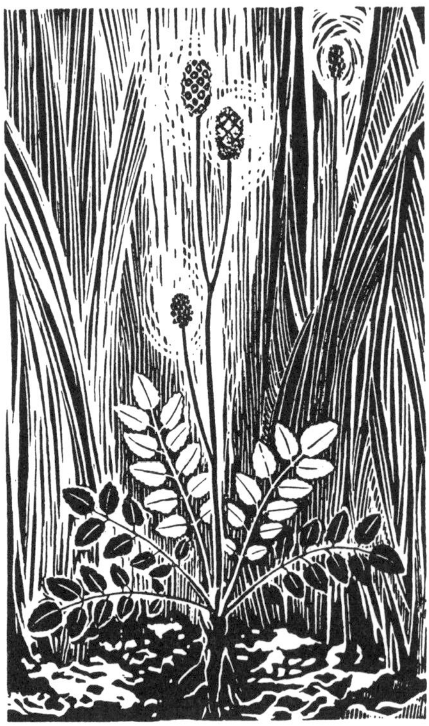

Diese schöne Wiesenpflanze findet sich in mäßig trockenen bis feuchten Wiesen unserer Gebiete, von den Alpen bis Norwegen. In ihr erscheint das Rosengewächs als Gras. Aus kräftiger dunkelbrauner Wurzel wächst ein kurzer Wurzelstock, dem die Grundrosette schön gegliederter, weich gefiederter, lang gestielter Blätter entsprießt. Aus ihr steigt grasschlank der zähstielige Blütenstand, der nur wenige, rasch ins kleine zusammengezogene Blätter hinaufnimmt, sich nach oben zu in einige steil ansteigende Äste verzweigen kann, die in die kurzen Blütenknöpfe enden. In diesen sind fünf bis zehn viergliedrige Blütchen zu einem kurzen braunrötlichen Zylinder aufs äußerste zusammengezogen. Vorkelch und Blumenblätter sind geschwunden, die der Familie eigene Fülle an Staubgefäßen und Fruchtblättern auf vier und eins reduziert. (Die kleinere Schwester Sanguisorba minor ist ganz windbestäubt – wie die Gräser, in denen sie sommers blüht.) Das Fruchtblatt wird vom erhärtenden Kelch im Reifwerden eingeschlossen, der sich flügelt und schließlich dem Wind übergibt. Die Pflanze ist gerbstoffreich, jedoch ihre Herbe in den Blättern gemildert.

Sanguisorba, der «Blutstiller», wurde als Heilmittel überall dort verwendet, wo der Blutprozeß, aber auch die Flüssigkeitsorganisation die Tendenz bekommen haben, sich zu wenig nach außen zu begrenzen, zu erschlaffen, weil dem Ätherleib in diesen Gebieten zu wenig formende, straffende Impulse durch den Astralleib zugeführt werden. Magen-, Darm-, Lungenblutungen, Menorrhagien, Myomblutungen, Varizen, Hämorrhoiden einerseits, Darmkatarrhe, Durchfälle andererseits finden in dieser formkräftigen, im Blütenstand so energisch zusammengerafften Pflanze einen heilsamen Gegenprozeß. Der Hauptträger dafür ist der reiche Gerbstoffgehalt. Gerbstoffe fördern die energische Verbindung des Astralleibes mit dem Ätherleib und der Flüssigkeitsorganisation, der dadurch ein stärkerer Tonus verliehen wird – wie a. a. O. nun schon mehrfach ausgeführt wurde.

Agrimonia Eupatoria, der Odermennig

In der edelgeformten, krautigen Staude steiniger Böschungen, Raine, Hecken, Wald- und Wegränder des mittleren und nördlichen Eurasien erscheint der Typus königskerzenartig. Aus kurzem Wurzelstock strebt der Odermennig, zur Linie zusammengezogen, in die Senkrechte. Die schön gefiederten Blätter werden auf diesem Wege bald hochblattartig verkleinert, und die reichblütige, ährige Traube wird zum Hauptorgan. Der Außenkelch wird zu Klettenstacheln, die kleinen Blüten leuchten in warmem Goldgelb. Ein zarter, aromatisch-terpentinartiger Duft, der sowohl Wurzel als auch Blatt- und Stengeldrüsen entströmt, umhaucht die Pflanze. Aus dem Licht-Trockenen erscheint sie gestaltet.

Man hat im Odermennig reichlich Gerbstoff, ferner Bitterstoffe, ätherisches Öl, in der Asche viel Kieselsäure gefunden; sodann auch Nikotinsäureamid, das Antipellagra-Vitamin. Wir haben in Agrimonia ein altes Heilkraut vor uns, dessen gute Wirkung bei Blutungen, schlecht heilenden Wunden, Varizen einerseits, Durchfällen und Verdauungsstörungen andererseits wir aus dem Gerbstoffgehalt begreifen. Der Kieselsäuregehalt bedingt die Verwendung bei chronischen Hautleiden und Lungentuberkulose durch die Beziehungen zur Haut und zum Licht. Der Beiname Eupatoria – Hepatoria – weist auf die Heilwirkung auf Leber und Galle hin. Der starke Blütenprozeß ergibt ja die Beziehung zu den Stoffwechselorganen.

Geum urbanum, die Nelkenwurz

Zirkumpolar, in der nördlichen gemäßigten Zone, an deren südlicher Grenze auf Bergen, nördlicher in die Ebene hinabsteigend, wächst dies freundliche Wald- und Halbschattengewächs, das sich auch an Mauern, Zäunen, feuchten Stein- und Schutthalden einstellt. Weist beim Wiesenknopf die Blüte, beim Odermennig die Blütenstandachse auf stark zusammenziehende Kräfte, so bei der Nelkenwurz die Blätter. Gehen aus dem fingerlangen und -dicken Wurzelstock die Grundrosettenblätter rundlich, leierförmig gefiedert hervor, so ziehen sie sich den Sproß hinauf rasch in dreifingerige Hände, schließlich dreizähnige Keile zusammen. Reich verzweigt sich der Sproß, auf langen Stielen ragen die zahlreichen goldgelben Blüten dieses Frühsommerblühers empor. Hahnenfußartig erscheint das Ganze, aber wieviel geformter, geordneter, gefestigter! (Die verwandte Bachnelkenwurz könnte man die Küchenschelle unter den Rosengewächsen nennen.) Klettenartig erscheint auch hier die Frucht durch die hakig-stacheligen Griffelreste. – Ein Hauptorgan ist aber doch der im Durchschneiden rosig-rötliche Wurzelstock mit seinem feurig-würzigen Duft und Geschmack, der ganz an die Gewürznelke erinnert. Er spricht von den Kräften, die das Rosengewächs gegen das Feucht-Moderige des Erdengrundes entfaltet. Ein Blütenhaftes durchdringt hier das Unterirdische.

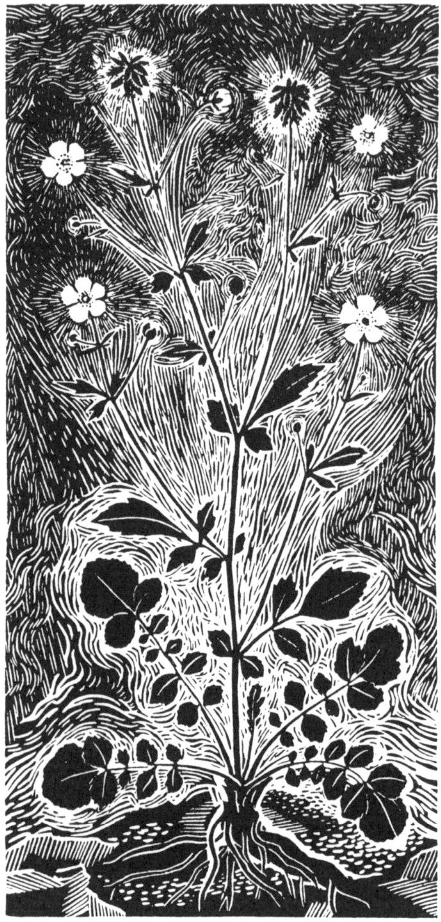

Reichlich Gerbstoffe finden sich auch in dieser Wurzel, dazu Bitterstoffe, ätherisches Öl mit eugenolhaltigem Glykosid (worauf der Gewürznelkengeschmack beruht) und Flavon. Blutungen aus inneren Organen, Durchfälle gehören wie bei den vorher genannten Arten auch zur Heilanzeige der Nelkenwurz, die in dieser Hinsicht ebenfalls ihre Gerbstoffseite zur Wirksamkeit bringt, doch ist dies Gerbstoffhafte mit den Wärmeprozessen der ätherischen Ölbildung durchdrungen. – Außerdem ist die Wurzel stärkehaltig. Stärke als Kohlehydrat ist «verdichteter Zucker», und so finden wir den für die Rosaceen so charakteristischen Zuckerprozeß in bedeutsamer Abwandlung wieder.

Aus der Art, wie der Typus Rosengewächs zur Nelkenwurz metamorphosiert ist, kann man auch die Heilwirkungen verstehen. Die dabei entstehenden, charakteristischen Stofflichkeiten können Leitlinien für das Verstehen abgeben.

Sie sind aus bestimmten Impulsen der pflanzlichen Wesensglieder und Wesensbereiche entstanden, und sie lösen darum Wirkungen auf die menschlichen Wesensglieder aus, in unserem Falle Wirkungen der Gerbstoffe auf den Astralleib, der Kohlehydrate auf das Ich, desgleichen der wärmetragenden ätherischen Öle. Rudolf Steiner hat (im zweiten Medizinerkurs) die Nelkenwurz als Heilpflanze geschildert. Die Stärke, aus welcher der Organismus den Zucker erst herausarbeiten muß, regt die Ichorganisation im Stoffwechselgebiet an, ebenso die ätherischen Öle. Der ganze Verdauungstrakt wird außerdem wohltätig durchwärmt. Ferner, da wir es mit dem Wurzelhaften (einem unterirdischen Sproß) zu tun haben, wenn er schon Blütenimpulse in sich aufgenommen hat: dadurch wird gerade das *Nerven-Sinneshafte in den Verdauungswegen* angeregt werden, und zwar schon von oben an. Es «wird die Folge sein, daß wir von der weiter nach vorne liegenden Verdauung (im Magen z. B.) auf die rückwärtige Verdauung dadurch wirken können, daß wir dieser, der eigentlichen Darmtätigkeit nicht mehr so viel zumuten. Wir werden also dadurch insbesondere Durchfälle zu bekämpfen haben, ... Schleimflüsse des Darms ... wenn wir das berücksichtigen, daß eben diese Dinge darauf beruhen, daß zuviel zugemutet wird demjenigen, was mehr nach der inneren Verdauungstätigkeit liegt». – Hinzuzunehmen ist die tonisierende Gerbstoffwirkung, wovon vorher genügend die Rede war.

*Potentilla erecta**, die Blutwurz

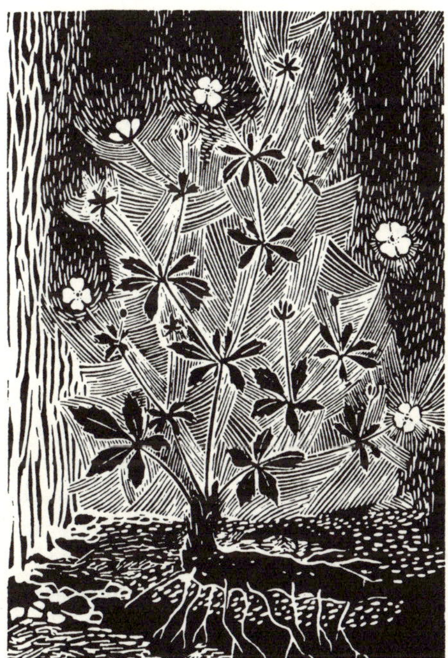

Noch stärker in sich und in den Boden gezogen ist diese kleine Rhizomstaude, von der in den feuchten, sumpfigen Wiesen, in denen sie so gern wächst, fast nur die freundlichen, sonnengelben, vierteiligen Blüten sichtbar sind. Das Gewächs mutet mit seiner Licht- und Formkraft wie ein Heilimpuls für die nassen, sauren Wiesen an, in denen es durch ganz Eurasien hindurch reichlich gefunden werden kann. Noch mehr als bei Geum ist bei Potentilla Tormentilla der fingerstarke Wurzelstock ein Hauptorgan. Der hohe Gerbstoffgehalt, die intensive rote Farbe haben ihn als «deutsche Ratanhia» der bekannten Wurzeldroge aus dem Andengebiet an die Seite gestellt. Er bildet außerdem etwas rosenartig

* = Potentilla Tormentilla.

duftendes ätherisches Öl, auch etwas Harz; bei Tormentilla sind Blütenprozesse ebenfalls etwas in die Wurzel gezogen. Auch bei diesem Rosengewächs ist die «mächtige» (potentia = Macht!) Wirkung bei inneren Blutungen, hartnäckigen Durchfällen, Entzündungen und Katarrhen des Verdauungstraktes, ferner auf alle erschlafften Schleimhäute des Unterleibes bekannt. Rudolf Steiner sah in dem Wurzelstock «in sehr starker Verdünnung ein Spezifikum in der Wirkung auf den relativ selbständigen Teil der Ichorganisation, der vorzüglich die Fortpflanzungsorgane reguliert». Daraus ergibt sich die Anwendung bei Dysmenorrhoe, Amenorrhoe, Menorrhagien und Metrorrhagien.

Fragaria vesca, die Walderdbeere

Eine sehr einseitige Ausbildung des Typus stellt auch dieses Rosengewächs dar; wie bei den vorher besprochenen Arten ist auch hier der Stamm des Obstbaumes, die Rute des Beerenstrauches gleichsam unter die Erde geraten und hat sich zum kriechenden Wurzelstock umgewandelt, der auf langem Stiel das dreiteilige Blatt und hierauf den Ausläufer nach oben schickt, der sich als Blütenstand aufrichtet. Dieser entfaltet im Frühjahr die weißen Blüten, die mit fünf Blumenblättern die Fülle der Staubgefäße und Fruchtknoten umschließen. Nach dem Abblühen betätigt sich das Wachstum, das durch den astralen Eingriff des Blüteprozesses für eine Zeit angehalten war, ober- und unterirdisch weiter. Der Wurzelstock treibt Blattsprosse an die Oberfläche, die am Boden hinkriechen, aus den Knoten Wurzeln schlagen und auf diese Art vegetativ die Pflanze vermehren. Der Blütenboden wird ebenfalls von schwellendem Wachstum ergriffen und schmilzt mit den Fruchtstielchen der vielen Fruchtknoten zu der Scheinfrucht der Erdbeere zusammen, an deren Umfang die zahlreichen Nüßchen als die wirklichen Früchte sitzen.

Als ihm entsprechenden Wuchsort sucht sich dieses Erd-Rosengewächs den dunklen, feuchten, humusreichen Waldboden aus, der durch Kahlhieb, Windbruch, einen durchgeschlagenen Weg oder dergleichen der vollen Licht- und Sonnenwirkung geöffnet wurde. Wo sich wuchernde Dunkelfeuchte und brütende Sommerwärme intensiv durchdringen können, da findet sich die Erdbeere massenhaft ein, weil ihre eigenen Prozesse dann mit der Dynamik der Umgebung zusammenklingen. Diese Einfügung von Licht- und Wärmeprozessen in den Bereich von Dunkelheit und Humus gelingt der Erdbeere besonders gut, da sie sich zweier Stofflichkeiten bedienen kann, die besondere Licht- und Wärmebeziehungen haben, der Kieselsäure und des Eisens. Blatt und Nüßchen sind besonders kieselhaltig. Die Kieselsäure – das ist nun schon des öfteren erwähnt worden – spielt im Reiche der lebendigen Wesen eine bedeutsame, erstmals von Rudolf Steiner ausgesprochene Rolle. Sie trägt Gestaltungskräfte durch die ganze Organisation bis an deren Peripherie, in der das Lebendige sich gegen die Umwelt mit seiner Eigenform abgrenzt, aber auch öffnet. Die das organische Leben im ganzen, seine Organe im einzelnen umhüllenden Häute, ferner die Sinnessphäre und ihre Tätigkeiten gehören zum Kieselsäurewirkungsgebiet.

Der Kieselsäureprozeß ist also in der Pflanze zentrifugal, von innen nach außen strahlend tätig. Er öffnet die Pflanze dem Lichtgeschehen, fördert den Lichtstoffwechsel. Die «Lichtsinne» der Pflanze werden gleichsam aufgeschlossen, sie kann auch geringe Lichtmengen besser verwerten. (Man beachte, wie die Erdbeeren auch in lichtarmen, regnerischen Zeiten reif, aromatisch und süß werden.) Der Eisenprozeß aber verbindet rhythmisch das Kosmische mit dem Irdischen. Er ist in der Erdbeere in sehr feiner Art tätig, viel mehr dynamisch als stofflich.

Diesen kosmischen Wärme- und Lichtprozessen kommt als ein Zweites der reiche Zuckerprozeß entgegen, der, durch die Blätter gebildet, in die Blüten- und Fruchtregion ausströmt, wie es für die Rosengewächse so charakteristisch ist.

Die Summe dieser Tätigkeiten ist die saftige, süße und zugleich so hocharomatische Erdbeerfrucht, deren Genuß wieder korrespondierende Tätigkeiten im Menschen heilsam anregen kann, insbesondere wenn sie – etwa mit Brennessel zusammen – zum Heilmittel verarbeitet worden ist. Ein solches aktiviert die Blutbildung aus der Stoffwechselsphäre, treibt aber sodann – durch die Kieselsäurewirkung – den Blutprozeß bis in die äußerste Peripherie. (Dieser Prozeß kann für Menschen entsprechender Konstitution sogar zu stark sein, zu in Hautausschlägen sich ausdrückenden Erscheinungen führen.) Aber man wird ein ausgezeichnetes Heilmittel bei gewissen Formen der Blutarmut auf solche Art mittels der Erdbeerfrüchte bereiten können.

Aus den Blättern aber (zusammen mit den Blättern des Weinstockes) kann man, wiederum einem Hinweis Rudolf Steiners folgend, ein vorzügliches Leberheilmittel zubereiten. Die Beziehung zum Leberprozeß ist durch die besonders intensive Art, die Kohlehydratprozesse (Stärke- und Zuckerbildung) mit Wärmeprozessen zu durchdringen, gegeben. Die Leber ist ja nicht nur das Organ der Stärke- und Zuckerbildung, sondern auch ein Hauptorgan der Wärme.

Alchemilla vulgaris, der Frauenmantel

Wie alle Rosengewächse steht auch diese Wiesenvariante des Grundmotivs im Zeichen einer schönen Harmonie zwischen Schwell- und Formkräften, wie sie durch den feuchtedurchwirkten Grund und die helle freie Weite darüber angeregt sind. Es ist ein anmutiges Kraut, dessen Anblick sofort das Herz erfreut, jedoch, wenn auch auf anmutige Art, eine sehr einseitige Ausbildung des Typus. Zum Hauptorgan ist das *Blatt* gemacht; das gefiederte Rosenblatt ist hier zur gerundeten Fläche zusammengezogen, zu den «Tauschüsselchen», die, zur Rosette versammelt, auf langem Stiel dem Wurzelstock entsprießen. Von der Fiederungstendenz ist nur eine schwache Einfaltung des Blattrunds geblieben, das nun zur Hohlform gewölbt vorbildet, was sonst der Blüte vorbehalten ist: eine

Schale. Wie eine Blüte lebt diese Blattschale in rhythmischem Geben und Empfangen. Wie die Blüte Nektar, so scheidet das Blatt an den Rippenenden der Blattadern morgens Wassertropfen aus. Der Flüssigkeitsorganismus dieser Pflanze wird durch die lichtgetragenen Morgenkräfte gleichsam zusammengepreßt, er tritt aus seinen Grenzen. Auf tieferer Ebene und in roherer Form vollzieht sich da, was in der Blüte als die edle Nektarbildung sich dadurch ergibt, daß die Astralsphäre von außen die ätherische Organisation ergreift, gleichsam zusammenpreßt und zur Absonderung aus den Nektardrüsen reizt. Gleichzeitig aber verdichtet sich die Morgenfeuchte der Luft im Zusammenhang mit der morgendlichen Ausatmung der Ätherkräfte der Erde zu Tau*. Es sind vor allem die Kräfte des chemischen Äthers, die zusammenziehender Natur sind und in der Taubildung sich manifestieren. Diese Tautropfen sammeln sich an den Härchen der Blattoberseite. Da die Alchemisten dieses «himmlische Wasser» für ihre Arbeiten brauchten, mittels derer sie den «Stein der Weisen» zu bereiten hofften, hat die Pflanze den Namen Alchemilla bekommen.

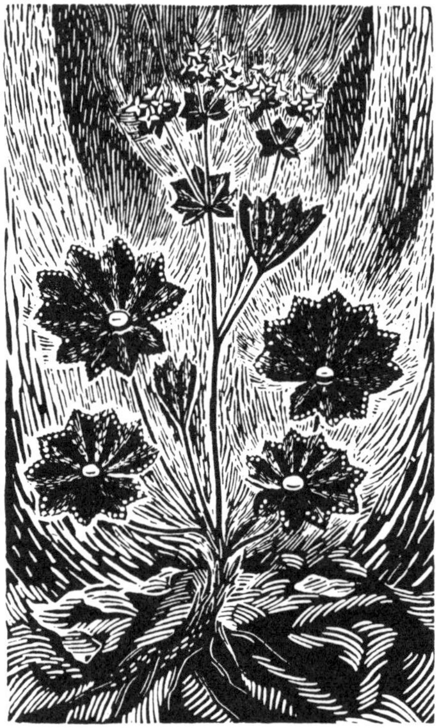

Aus der Blattrosette steigt der Blütenstand auf. Aber das Blatthafte hebt sich unverwandelt und unüberwunden bis in die Blütenbildung hinauf, prägt ihr *seine* Natur auf, statt von ihr umgeprägt zu werden. Nur was an der Blüte blatthaft ist, der Neben- und der Hauptkelch, gelangt zur Ausbildung; die Blütenblätter sind nicht da, grün ist die Blume, nur etwas golden grüner als das Laubblatt. Nur der honigartige Duft bestätigt sie in ihrer Blütenhaftigkeit. Das Blattartige verschmilzt also in gewisser Weise mit dem Blütenhaften bei der Alchemilla, und in dieser eigentümlichen Durchdringung wird man die «Signatur» dieser Pflanze suchen müssen, um ihre Heilwirkung zu begreifen. Die menschliche «Gegenregion» zu diesem Zusammenhang ist in rhythmischen Prozessen zu finden, die aber nicht in der rhythmischen Sphäre von Herz und Lunge, sondern in jenem ins Stoffwechselgebiet geschobenen rhythmischen Organ ge-

* Über die Ätheratmung der Erde: Dr. G. Wachsmuth: «Erde und Mensch, ihre Bildekräfte, Rhythmen und Lebensprozesse.»

geben sind, das wie ein metamorphosierter Herzprozeß anmuten kann, dem Uterus. Alchemilla ist die Pflanze der gesunden Geburt, der raschen Wundheilung nach der Geburt, der Blutstillung in diesem Gebiete. Sie hilft, daß der während der Schwangerschaft aus den Gebärorganen weitgehend herausgezogene mütterliche Astralleib, der in dieser Zeit übermächtigen Wachstumsprozessen weichen muß, nun wieder in gesunder Art sich eingliedern kann und diese Organe dem mütterlichen Organismus wieder zurückgibt.

Filipendula Ulmaria, das Mädesüß

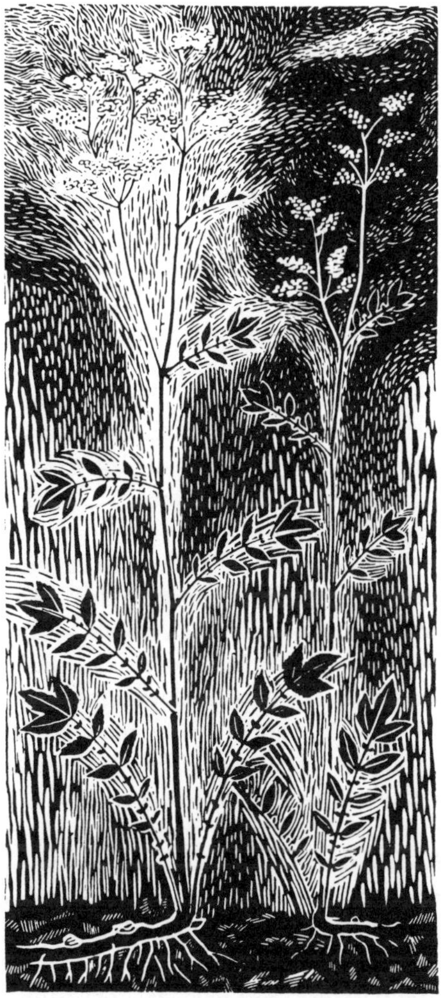

Am Wiesenbach, im Röhricht, an sumpfigen Seeufern und Flußauen, längs nasser Gräben wächst durch ganz Europa und das nördliche Asien das Mädesüß*, was im englischen Wort meadow-sweet deutlich wird. Durch den wäßrig-sumpfigen Grund kriecht, jedes Jahr ein neues Stück ansetzend und aus den Knoten sich bewurzelnd, der Wurzelstock «fließend» fort und sendet am Ende den schlanken Trieb mit den fein und klar geformten, unpaarig gefiederten Blättern bis zur Brusthöhe empor, aus dessen Ende wie eine weiße Dunstwolke der Blütenstand mit vielstrahligen Trugdolden gleichsam herausdampft. Die kleinen gelblichweißen Blüten haben einen starken, flüchtig-süßen und doch herben Duft. Die ganze Pflanze mutet wie ein Natur-Selbstheilprozeß an; das Sumpfig-Feuchte ihrer Wuchsorte wird ins Luftig-Lichte hinaufgehoben und im Blütenprozeß gleichsam hinausgeschwitzt durch die sommerlichen Kräfte.

Die ganze Pflanze enthält außer den nun schon viel besprochenen Gerbstoffen Salizylsäure und Verwandte (Gaultherin, Spiraein); außerdem in Blüte und Wurzelstock ätherische Öle,

* Eigentlich: «Mahd-süß», weil sein süßer Duft die Zeit der Heumahd durchwürzt; oder: «Wiesensüß» (meadow = Wiese).

Heliotropin, Vanillin. Hiermit tritt uns der Salizylprozeß entgegen, der sich in Pflanzenarten findet, die das Kühl-Feuchte durch ihren Lebensprozeß ins Blütig-Luftige, Flüchtige hinaufheben. Davon soll im einzelnen bei der Weide (Salix) die Rede sein. Es ist der Salizylprozeß ein Astralisierungsprozeß besonderer Weise. Aus der Eigenart der Pflanzenprozesse in Filipendula geht auch die Heilwirkung hervor, die den Astralleib in die Flüssigkeitsorganisation zu energischen Anregungen der Abscheideprozesse eingreifen läßt. Schweißtreibend, harntreibend, «blutreinigend», antirheumatisch wirken Zubereitungen aus dem «Mädesüß», insbesondere aus dessen Blüten.

Rosa canina, die Heckenrose

Die häufigste Wildrose unserer Gegenden bringt Anmut und Lebensfülle, ob sie vor dem Waldrand dessen Geheimnisse verkündet oder mit Hecken freundlich Flursäume umgrenzt, Steinhaufen und Felsgeröll gefällig verhüllt oder den Wanderer im Aufstieg über magere Halden begleitet, immer ein Röslein für ihn bereit hat, bis sie ihn den frischen Lüften der höheren, der hohen Regionen übergibt, wohin sie freilich nicht folgt; es genügt ihr, die Mühsal der Mittelgründe geschmückt zu haben. Das frisch glänzende Grün ihrer Blätter grüßt uns im Frühling, der zarte Purpur und edelste Duft der Blüten verkündet den Beginn der Sommerfreuden, die Scharlachpracht der Hagebutten preist den Herbst, und im Tiefwinter labt die schmiegsame Anmut der Zweige, das Sich-Heben, um sich gefällig zu neigen, den Blick; die Schneeflocken finden nirgends bessere Rast, so daß dem Strauch weißer Blattflaum und glitzernde Kristallblüte zum schönen Schmuck verliehen sind, auch die Weihnacht zu begrüßen.

Die Rose liebt die arme Erde; sie verwurzelt sich kraftvoll mit ihr, durchdringt sie wachsend nach allen Seiten, vermehrt sich durch Wurzelsprosse, unterirdisch kriechende Achsen, und kann darum, von oben durch Frost, Feuer, Beweidung zerstört, immer wieder verjüngt nach oben steigen. Im Zweig zieht sich ihr Leben allerdings dornig zusammen, und damit bewahrt sie sich viele Ätherkräfte, die sie nicht auslebt. Jeder Dorn ist ein zurückgehaltener Zweig, jeder Stachel ein zurückgehaltenes Blatt. Welch beherrschter Reichtum, welche knappe Fülle! Wenn uns der Zweig zuletzt die Rose reicht (erst muß man die Dornenprobe bestehen!), so ist auch sie Beschränkung viel größerer Möglichkeiten; zur Doldenrispe veranlagt, begnügt sich der Blütenstand mit der Ausbildung jeweils weniger, oft einer einzigen Blüte. Die Einzelblüte ist von kurzem Dasein, rasch verliert sie Kelch und Blumenblätter; dies spricht von der mächtig heranwirkenden Astralsphäre, der allerdings die starken Ätherkräfte immer das Gleichgewicht halten, so daß es zu keiner Giftbildung kommt. Der als Kelchbecher tief in den Stiel eingestülpte Fruchtboden trägt – in vollem Gegensatz zur Erdbeere – die Nüßchen feigenartig innen.

Für äußere Einwirkungen ist die Rose außerordentlich empfindlich und antwortet ihr mit einer starken Variabilität der Erscheinungsformen, wie denn eine große, schier nicht zu ordnende Fülle von Spielarten von dem plastischen, vielbestimmbaren Wesen der Grundform spricht. Volles Licht, reine klare Luft, mäßige Feuchte, durchlässiger, lehmig-sandiger, aber doch kalkhaltiger Boden mit etwas – ja nicht zuviel – Eisengehalt behagen ihr allerdings am meisten.

Viele Insekten finden sich als Gäste in der Blüte, obwohl diese die Fähigkeit hat, unbefruchtet die Samen zu bilden. Viele Gallenbildungen finden sich auch, besonders die berühmten «Schlafgallen». All dies spricht von den starken Beziehungen der Rose zum Astralisch-Wesenhaften, dem sie ihre große Lebensfülle schenkt.

An Stofflichem hat man in der Rose gefunden: Gerbstoffe in Blatt, Blüte, Frucht; ätherische Öle in der Blüte, etwas auch in Frucht und Blatt; Anthocyane im Blütenfarbstoff. Die Frucht, die Hagebutte, enthält Karotin, jenen Farbstoff der Lichtdynamik, von dem bei Betrachtung der Karotte bereits die Rede war; ferner Zuckerarten (Dextrose), Pektin, Fruchtsäuren, wie Apfel- und Zitronen- sowie Askorbinsäure (Vitamin C), von letzterer besonders viel. Die «Hagebuttenkerne» enthalten Vanillin, fettes Öl und Kieselsäure. Dieses ganze «Stoffkonzert» mit seiner reichen «Instrumentation» kann zum Ausgangspunkt des Verständnisses der therapeutischen Wirkungen genommen werden, da dieses oder jenes «Instrument» jeweils auf andere Weise diesem oder jenem Wesensgliederzusammenhang, dieser oder jener Partie des Organismus «hörbar» wird. Jedoch ist das Erklingen jedweden Instrumentes ja von Wesen und Absicht der Symphonie-Ganzheit her bestimmt und allein verständlich. Unter dieser Voraussetzung kann man von der Durchfall und innere Blutungen stillenden Wirkung der Blumenblätter in Zusammenhang mit den Gerbstoffen, den erfrischenden, die Sinnessphäre belebenden, stockenden Stoffwechsel anregenden Wirkungen diätetischer Präparate aus der Hagebutte im Zusammenhang mit Fruchtsäuren, dem Provitamin A (Karotin) und Vitamin C sprechen (für das die Hagebutte einer der reichsten Träger ist). Das besondere Verhältnis zum Zuckerprozeß macht die Mitverwendung der (entkernten) Früchte bei Behandlung des Diabetes begreiflich. Der Tee aus den «Kernen» mit ihrem hohen Kieselsäuregehalt aber verdankt letzterem die die Diurese anregenden, Steinbildungen in Niere und den Harnwegen bekämpfenden Wirkungen. Man beachte, wie der nach außen gerichtete Frucht-Samen-Prozeß der Erdbeere mittels seines Kieselsäureprozesses den Blutprozeß von innen nach außen schickt, während der durch die Einstülpung der Hagebutte eine andere Richtung einnehmende Kieselsäureprozeß die Niere zur Ausscheidung anregt.

Prunus spinosa, der Schlehdorn

Wenn der Schlehdorn, der den ganzen Winter über so knochendürr am steinigen Waldrand, an den Wegen der trockenen Kalkberge stand, an Zweigen und

Dornen über und über mit Blüten schimmert, ist das österliche Auferstehen der Erde wieder nahe. Rasch verweht der Blütenschnee, verhaucht der süßherbe Duft; doch nun brechen aus den winzigen Knospen, die so tief in das Schwarz der Rinde eingesargt waren, Tausende grüner Spitzen und weben einen Schleier von wunderbarer Frische um das Gestrüpp. Ein zarter Bittermandelduft wohnt wie ein Nachhauch der Blütezeit in diesen jungen Trieben, die ihre frühlingshafte Kraft länger als das andere Gesträuch in den Sommer hinein festhalten; denn während dieser schon Kirschen zeitigt und mit reifender Glut Pfirsiche, Aprikosen, Mandeln ergreift, deren Wachstumskräfte staut und in die Rundung und Reifung der Früchte umwandelt, vermag er wenig gegenüber dem Schlehdorn. Unbeirrt steht dieser da, wenn schon überall die fruchtschweren Zweige seiner Verwandten sich neigen: ein grüner Strauch, der ganz verborgen, langsam, langsam die senkrecht nach oben getragenen herben Fruchtkügelchen wachsen läßt. Erst im späten Herbst sind aus diesen blaue Pfläumchen geworden und nicht der scheidende Sommer, sondern der nahende Winter macht sie mit dem ersten Frost süß und reif.

In der nun geschilderten Art, wie der Schlehdorn seinen Lebensablauf vollzieht, in dieser Jahreszeit sich mächtig verwandelt, durch jene scheinbar unberührt hindurchgeht, zeigt er als sein lebendiges Verwandlungsgesetz seine «Zeitgestalt». Diese drückt aus, daß er starke Lebenskräfte in sich trägt, die er aber nicht so sehr nach außen offenbart, sondern in einer gewissen «*Innerlichkeit*» erhält. Die reine, starke Lebendigkeit seiner ersten, frühlingshaften Entwicklungszustände hält er auch dann fest, wenn die auflockernden, auflösenden Sommergewalten alles Pflanzenleben in zentrifugale Lebensentfaltungen locken. Ein beharrliches Widerstreben gegen das Sichauflösen ins Kosmisch-Peripherische verlangsamt so erheblich die Geschwindigkeit der Fruchtbildung gegenüber dem Normalen.

So ist zuletzt eine Frucht gezeitigt, die mit ihrer geringen Fleischhülle, ihrer steinharten Samenschale, ihrem herben Geschmack von zusammenziehenden, lebenkonservierenden Kräften spricht, die in sie hineingeborgen sind. Sie hält in sich fest, was Aprikose und Pfirsich so reich verschenken und verschwenden.

An solche, nicht in das Physische der äußeren Erscheinung verschwendeten Kräfte kann man sich aber als an Heilkräfte wenden. Gerade vom «Unnormalen» ihrer Wachstumsrhythmen und Gestaltungskräfte hat sie ihre Heiltugend. Die Blüten mit dem energischen Eingriff der Astralsphäre regen den Stoffwechsel an, erhöhen die Ausscheidung, wirken «blutreinigend», das heißt, sie helfen dem durch den Winter gegangenen Organismus die Verhärtungstendenzen zu überwinden und den Stoffwechsel «frühlingshaft» zu gestalten. Ist doch auch die Blütenanlage der Schlehe nicht durch den Sommer, sondern durch den Winter getragen. Während der Winter die Prozesse der Hauptes-Sinnes-Nervenregion, die selbst ein Winterliches innerhalb der Organisation darstellt, verstärkt, ist der Frühling als ein Rhythmisches anzusehen (der Sommer als ein Stoffwechselhaftes). Der Stoffwechsel wird den rhythmischen Prozessen besser koordiniert, darum auch die Herztätigkeit unterstützt, etwa in Richtung der Crataeguswirkung, von der anschließend die Rede sein soll. – Aus den jungen Triebspitzen kann man aber Heilmittel gewinnen, die Anreger der ätherischen Prozesse überhaupt sind, den Ätherleib stärken. Die Früchte werden ein Ähnliches, aber mehr von der Ernährungsseite, als diätetische Mittel, bewirken können; kräftigend bei Erschöpfungszuständen, hilfreich in der Rekonvaleszenz.

Prunus Laurocerasus, der Kirschlorbeer

Dieses Bäumchen Vorderasiens und Südeuropas hat sich die Ausbildung der schlanken, großen, derben, glänzend immergrünen Blätter besonders angelegen sein lassen; die grünlichweißen, zum schmalen Bürstenzylinder zusammengezogenen, aufrechten Blütentrauben, die sehr kleinen, schwarzen Fruchtkirschen wirken unbedeutend. Feuchte Bergwälder sind ein Lieblingsstandort. – Der bei den sonstigen Prunusarten, besonders der Bittermandel, in den Samen eingeschlossene Zyanprozeß hat sich bei Laurocerasus in Knospe, Rinde, Blätter ergossen, besonders letztere enthalten gegen 1% Blausäureglykoside; aus ihnen destilliert man ein Bittermandelwasser, die Aqua Laurocerasi. Dieses aus dem Blatthaften gewonnene Präparat wirkt auf Atmung und Herz, wenn das rhythmische Zusammenspiel von Ätherleib und Astralleib in dieser Region gestört, eine gewisse Reizbarkeit eingetreten ist, was zu Heiserkeit, Katarrhen, Kitzelhusten, krampfartigen Zuständen der Lunge, zu Herzirregularitäten führen kann.

Crataegus Oxyacantha, der Weißdorn

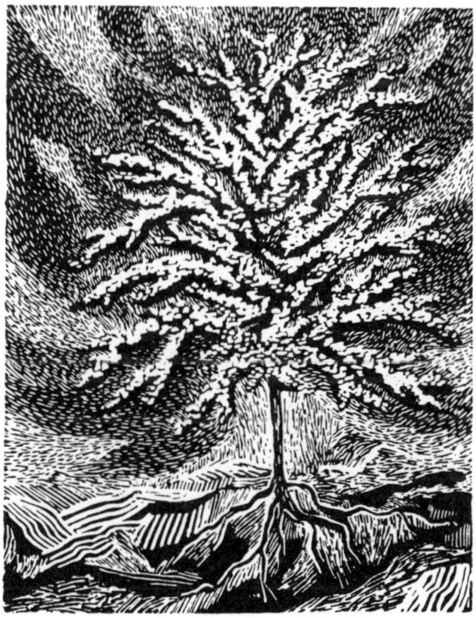

Der kleine, zähe, aber hartholzige Baum mit seinen dornigen Zweigen und in sich zusammengezogenen, nur den Ansatz zur dreigliedrigen Lappung zeigenden Blättern ist wie die Schlehe ein Ausdruck in sich gehaltener Vitalität. Hecken, Waldränder, steinige Berghänge besiedelt er, besonders wenn der Grund Lehm enthält. Rosen und Schlehen sind oft seine Nachbarn. Mäßig feuchte, ausgeglichen warme Gegenden bevorzugt er.

Seine kräftige Äthernatur muß im Frühjahr einem mächtigen Ansturm astralischer Kräfte standhalten; wie in weißem Feuer steht das ganze Gewächs, wenn aus den Zweig-Enden die weißen

Doldentrauben der Blüten hervorquellen. Ihr schwerer, betäubender Duft bekommt rasch einen faulig-fischigen Beigeruch. Der Sommer reift, der Herbst zeitigt die nach oben getragenen gelbroten «Mehlbeeren», deren reiche Fülle den Baum ein zweites Mal weit sichtbar macht. Die Frucht enthält unter der dünnen, mehlig schmeckenden, beim Zerreiben schwach fischig riechenden, fleischigen Außenschicht zwei, auch drei sehr harte Samen. Blüten und Früchte ziehen Fliegen, Käfer, Vögel an. Blätter und Zweige finden eine große Artenzahl von Insekten, die an ihnen in der mannigfachsten Art schmarotzen; auch hierin verbindet sich Astralisches gar vielfältig mit den starken, überschüssigen Ätherkräften der Pflanze.

Die chemische Analyse hat in Blatt, Blüte, Frucht Flavone gefunden, vor allem Quercitrin, Quercetin; ferner «Crataeguslactone» (Ursol- und Oleanolsäure) sowie β-Sitosterine, sodann viel Pektin in der Frucht. Die Rinde enthält etwas Aesculin. Man wird die Flavone mit Lichtprozessen, die Crataeguslactone, besonders die Oleanolsäure, die ein Sapogenin ist, mit dem rhythmischen Zusammenwirken von Ätherischem und Astralischem in Zusammenhang sehen können. Das Trimethylamin ist aus einem besonders tiefgehenden Eiweißabbau zu begreifen, der durch den starken Eingriff der Astralsphäre im Blüteprozeß zustande kommt. Der fischige Geruch ist an das flüchtige Trimethylamin gebunden. Diese Stoffe sind aber alle Ergebnisse des Weißdornlebensprozesses und von daher zu verstehen. Das Ringen seiner Ätherkräfte mit Verhärtung und Verdornung wird wie bei der Schlehe in Heilmittel aus dem Weißdorn übergehen, den menschlichen Ätherleib anregen, Verhärtungstendenzen, die vom Nervensinnespol ausgehen und das rhythmische System mit Erstarrung bedrohen, zu bekämpfen; die starke Spannung zwischen ätherischen und astralischen Wirkungen wird den zu stark abbauenden, im Rhythmischen sich verkrampfenden Astralleib herauszulösen imstande sein; Entkrampfung, Belebung wird Vertrocknungs-, Verhärtungsprozesse überwinden können, insbesondere im Gebiet des Herzens. Crataegus ist als wichtiges Herzheilmittel im letzten Jahrzehnt sehr bekannt geworden, zur Behandlung von Herz und Kreislauf; insbesondere fördert er die bessere Durchblutung (und damit Ernährung) des Herzens und befreit es aus seiner «Bedrängung» durch eine abnorm eingreifende astralische Organisation. Früchte wirken überhaupt, nach einem Hinweis Rudolf Steiners (in der Vortragsreihe «Die Welt der Sinne und die Welt des Geistes»), mehr auf das Blutsystem, Samen mehr auf das Herz selbst.

*Cydonia oblonga**, die Quitte

Das ausladende, mit breiten Blättern, großen Blüten, großen Früchten üppig wachsende, trotzdem zierliche Quittenbäumchen zeigt als echtes Rosengewächs durch auch auf kargem Boden reich quellendes Leben eine starke ätherische

* = Cydonia vulgaris.

Organisation, die sich gerade an der Grenze des Wucherns hält. Dieser zentrifugalen Pflanzenschwellkraft wird aber zentripetal das Einwirken des dazugehörigen astralischen Wesensbereiches entgegengetragen. Dadurch wird das Ätherisch-Vegetative zu intensiver Metamorphose des Blatthaften umgestimmt, und es erscheint die rosarote Blütenfülle, die das Bäumchen über und über einhüllt.

Ein schönes Gleichgewicht zwischen ätherischen und astralischen Kräften herrscht in diesem Blütenprozeß; davon zeugen Duft, Farbe, Form der Blüten. Das Vegetative wird nicht entflammt, verzehrt, ausgedörrt, wie es bei Pflanzen mit übermäßigem astralischem Einwirken und dadurch übermäßigen Blüteprozessen geschieht, sondern es kann in die schwellende, goldene Fruchtfülle der «Äpfel der Hesperiden» (so bezeichneten die Alten die Quitte) sich umwandeln.

In den Früchten drückt sich das »Quittenhafte« besonders deutlich aus. Die derbe, flaumhaarige, stark duftende Haut umspannt das konsistente herbe Fruchtfleisch, das, von säuerlich zusammenziehendem Geschmack, von den kosmischen Wärmekräften des Sommers nicht zu Birnensüße oder Apfelschmackhaftigkeit herangereift wird. Unverwandelt, vegetative Prozesse festhaltend, zeigt sich an der Frucht der grün und laubig bleibende Kelch. Beim Zerbeißen fühlt man viele kleine, harte Körner, von verholzten Steinzellen herrührend, die als eine beginnende Verhärtung das Fruchtfleisch durchsetzen. Jedoch stellt sich diesem Verhärtungsprozeß als ein Gegenprozeß die Pektinbildung entgegen; sie verleiht dem Saft die starke Gelierfähigkeit, wodurch er in einen Zustand zwischen Flüssig und Fest gebracht werden kann, verdichtet, aber nicht verhärtet. Noch deutlicher zeigt sich dieser Prozeß um die Orte höchster Konzentration des Wachstums, die Samen. Diese, im Kerngehäuse zu einer Masse zusammengeklebt, bergen in der Samenschale den so charakteristischen Schleimstoff, der, die fünfzigfache Menge des Samens an Wasser aufnehmend, dieses immer noch in einen dicken Schleim verwandelt. Dieser Schleim enthält auch viel Kalzium; dieses wird vom Lebendigen überall da gehandhabt, wo Ätherisch-Vegetatives gedämpft werden soll, um dem astralischen Wesenswirken Zutritt oder Übergewicht zu ermöglichen. Die zentripetalen Bildetendenzen können sich dann gegenüber den zentrifugalen, auflockernden, besser durchsetzen.

Ist im Menschen der Ätherleib im Flüssigen unbeherrscht tätig, so daß sich ihm gegenüber die höheren Wesensglieder, Astralleib und Ich, nicht durchsetzen können, so ist dadurch eine krankhafte Konstitution gegeben; man hat diese als «exsudative Diathese» bezeichnet. Der nach innen in gewisser Weise «ohnmächtige» Astralleib wird sich in Überempfindlichkeit äußern können, z. B. im Nasengebiet, in dem Luftiges und Flüssiges und damit Ätherisches und Astralisches sich in besonderer Weise begegnen und die normale Empfindlichkeit des Astralleibes sich z. B. im gesunden Riechen zeigt. Das Krankheitsbild des

Heuschnupfens kann entstehen. Hier wird die harmonisch verbindende, Ätherisches und Astralisches, Schwellendes und Zusammendrängendes so schön im Gleichgewicht haltende Kräftekonfiguration des Quittensamenschleimes mit seiner sanft einhüllenden, entzündungswidrigen Natur heilsam wirken können, besonders wenn sie mit einem anderen Pflanzenprozeß, dem der Zitrone, zusammengebracht wird. Ein solches Heilmittel hat Rudolf Steiner angegeben.

KORBBLÜTLER (COMPOSITAE)

Bildemotiv und Heilkräfte

Wenn auf einer Bergwanderung, bei der die Wege sich hin und wieder wenden, im Aufstieg bald dieser, bald jener Teil der umgebenden Landschaft dem Blick bedeutend entgegengebracht wird, schließlich aber der Gipfel erreicht ist, so kann *ein* großer Überblick die stückweise eroberten Vor- und Teilanschauungen in eine Ganzheit zusammenfassen. So geht es dem Pflanzenforscher, der nach dem Studium vieler Pflanzenfamilien sich der größten, höchst organisierten, den Korbblütlern, nähert. Sie fassen gleichsam die ganze Welt der Blütenpflanzen noch einmal, aber auf höhere Art zusammen und machen dadurch einen neuen Anfang sichtbar. Stellt die Baumgestalt (um welche die Pflanzenwelt in vier Stufen – Farnbäume, Palmen, Nadelbäume, dikotyle Bäume – gerungen hat) die Zusammenfassung vieler Einzelpflanzen zu *einem* Gewächs dar, so ist die Korbblüte der Zusammenschluß vieler Blüten eines ganzen Blütenstandes zur höchsten Einheit des Blütenkorbes als einer Blüte aller Blüten. Der Blütenboden ist dabei das dem Baumstamm Entsprechende, nur natürlich gemäß dem Ort seiner Bildung (innerhalb der Blütenprozesse eben) bis ins Substantielle Umgebildete; man könnte ihn Blütenstamm heißen. (Auch dieser Hinweis ist Rudolf Steiner verdankt.)

Ein einfaches Grundmotiv also – doch solch reicher Abwandlung fähig, daß aus ihm die etwa 800 Gattungen der Familie mit ihren 13 000 Arten hervorgehen konnten. Diesem Reichtum an Gestaltungsfähigkeit läßt sich nur – unter den Einkeimblättrigen (Monokotylen) – die Familie der Orchideen an die Seite stellen, bei der jeder künstlerische Sinn aufs höchste bewundern muß, wie aus sechs Blumenblättern viele Tausend Blütenformen als Zeugen einer zwar bizarren, aber unerschöpflichen Phantasie entstanden sind. Nur bleibt die Orchidee als Einzelpflanze selten, die Kompositen haben sich in großen Gemeinschaften die ganze Erde erobert.

Im Huflattich wacht in unseren Gegenden die Familie für das Jahr auf, erfüllt im Frühjahr mit dem Löwenzahn alle Wiesen; dieser macht Bocksbart und Margeriten Platz, der Sommeranfang findet auf den Bergwiesen die Arnika, an den Wegen und Straßen die Wegewarte; und nun stellen sich Kamillen, Schafgarbe, die Distelarten, Wasserdost, Goldrute, Jakobskraut und die Fülle ihrer Geschwister als Geschenke des Hochsommers ein, je nachdem man den Blick auf die Wiesen, Auen, Bach- und Seeufer, Weiden, Waldlichtungen lenkt.

Mit Astern und Georginen steigt das Jahr ab; bis in den Winter leuchten noch die Chrysanthemen, denen erst der Frost das Ende setzt.

Die Kompositen haben sich alle Erdzonen erobert und alle Erdteile; nur fliehen sie den hohen Norden und die Tropenwälder. Die offenen, weit dem Licht geöffneten Formationen lieben sie am meisten, seien es unsere Wiesen oder die Savannen Amerikas, die Graslandschaften und Steppen Afrikas, Asiens, Australiens, Neuseelands; sie klettern hoch in die Gebirge (Edelweiß, Edelgarbe), dringen sogar in Wüsten vor, fliehen selbst das Wasser, den Meeresstrand, den salzigen Boden nicht, wenn nur des Lichtes Fülle geboten wird. In allen diesen Gebieten bleiben sie vor allem Kräuter, allenfalls Stauden. Zum Bäumchen, zur schlingenden Liane werden nur wenige, Schmarotzertum ist ihnen gänzlich fremd; Giftpflanzen finden sich kaum. Daß ein Gewächs, das so sehr zur Bildung eines «Blütenstammes» strebt, sich nicht unterwegs mit der Bildung eines eigenen Baumstammes aufhalten oder einen fremden lianenhaft umschweifend seine Blütenbildung verzögern wird, läßt sich wohl begreifen, wenn man erst das Hauptstück des ganzen Kompositenprozesses, die kunstvolle Bildung des Blütenkorbes begriffen hat.

Im Blütenhaften zu leben ist also eine Hauptangelegenheit des Kompositendaseins, und die einzelnen Stämme (Tribus) und Gattungen, in die der Botaniker die Familie gliedert, ergeben sich ihm ausschließlich aus dem Studium des Blütenbaues. Zwei Hauptgruppierungen, Röhrenblütler (Tubuliflorae) und Zungenblütler (Liguliflorae) unterscheidet man; in zwölf Hauptstämme gliedert man die ersteren.

Wir erwähnten schon, wie ein ganzer Blütenstand zu einer Blüte höherer Ordnung in der Kompositenkorbblüte zusammengefaßt ist. Die Hochblätter werden dabei zum «Kelch», die Sproß-Enden zum Blütenboden, der waagrecht oder aufgewölbt, selten eingewölbt, sich ausbildet; die Deckblätter werden zu den Spreublättern, die Kelchblätter zum federigen oder borstigen Pappus, welcher die unterständigen Früchte bekrönt und ihnen Flugfähigkeit verleiht. Die Innen-(Scheiben-)blüten stehen für Staubgefäße und Stempel einer gewöhnlichen, einfachen Blüte; die Außen-(Rand-)blüten für die Blumenblätter. Nach der Art und dem Grade, wie die Blatt- und Stengelbildungen unterhalb der Korbblüte in diese hinein fortwirken, mehr oder weniger verwandelt sind oder sogar gänzlich verschwinden, je nach der Art und Weise also, wie die Korbhülle sich laubig, schuppig, ein- oder mehrreihig gestaltet, wie Spreublätter auftreten oder fehlen, wie der Pappus zipfelig, federig oder borstig geformt ist, gewinnt man die Merkmale der Untergliederung der unüberschaubaren Fülle der Familie in überschaubare Gruppierungen. Im Grunde wird hiermit verfolgt, wie vollkommen die «Idee der Kompositen» sich in der einzelnen Art durchsetzt.

*

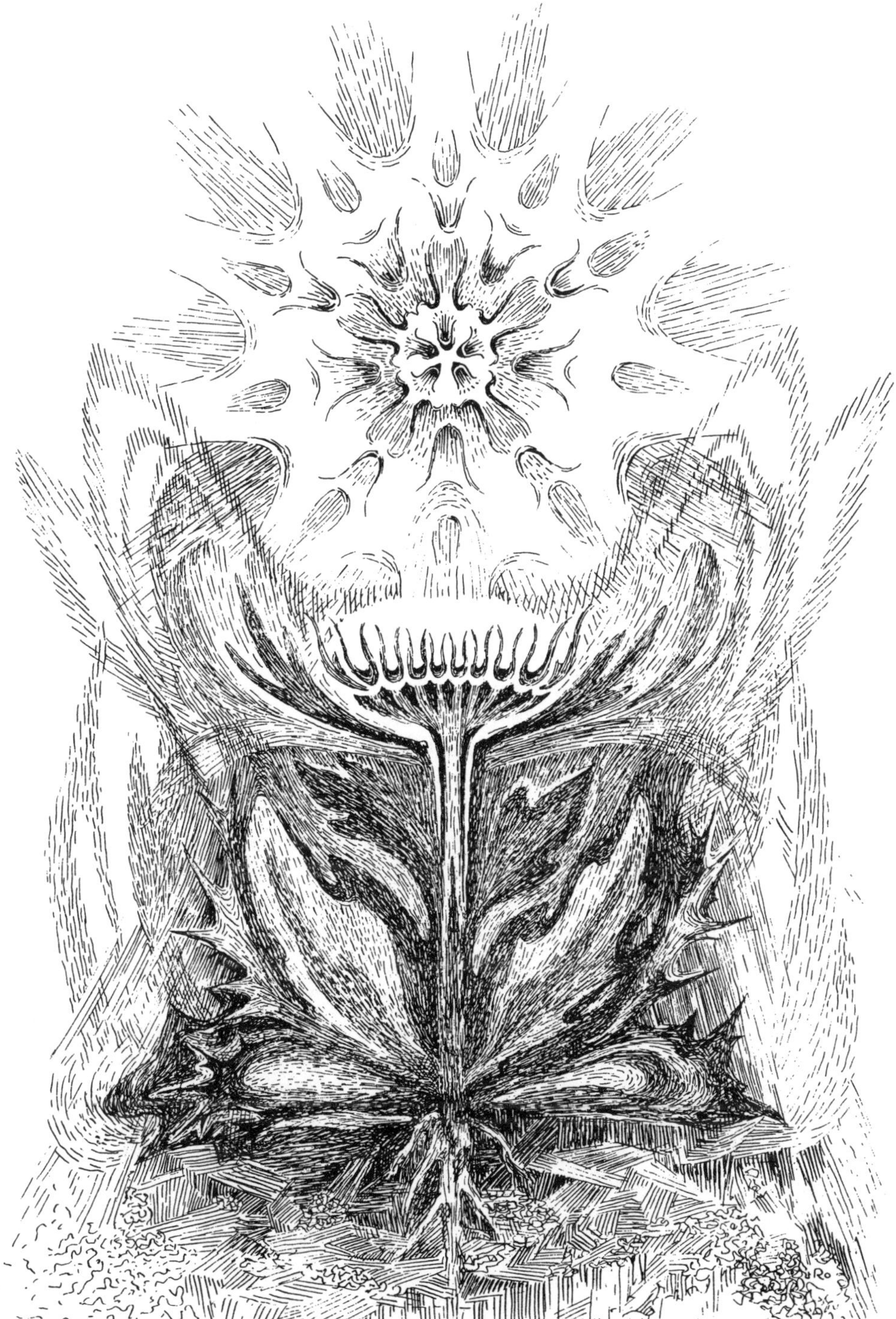

Die «vollkommen durchkomponierte» Korbblüte trägt innen die röhrenförmigen Scheibenblüten und umgibt diese außen mit einem Kranz blumenblattartig wirkender, durch Aufschlitzen der Kronenröhre und waagrechtes Sichausbreiten übermäßig zur «Zunge» entwickelter Randblüten. Dabei werden die Scheiben-(also Röhren-)blüten meist zwitterig (mit Staubgefäßen und Stempel), die Rand-(Zungen-)blüten weiblich (mit Stempel) ausgebildet. Besteht jedoch der ganze Blütenkorb nur aus Zungenblüten, so sind diese zwitterig. Es kann aber der Blütenkorb auch nur Röhrenblüten enthalten. Die Distelarten bringen z. B. nur Röhrenblüten hervor, Wegewarte und Löwenzahn nur Zungenblüten; Sonnenblume, Margerite, Ringelblume, Arnika aber erscheinen vollkommen in dieser Hinsicht, indem sie Peripherie und Zentrum, Rand und Scheibe deutlich und im Gleichgewicht ausbilden.

Mit der Ausbildung von Zentrum oder Peripherie ist ein verschiedenes Sichverhalten zu den Raumesrichtungen verbunden. Die Zungenblüte des Umfanges streckt aufgeblüht sich in die Waagrechte und bildet sich demgemäß zweiseitig symmetrisch aus; die der Schwere, den Erdenwirkungen ausgesetzte Unterseite hypertrophiert, die Oberseite bildet sich klein, zurückhaltend. Die Röhrenblüte strebt aufwärts. Sie ist beziehungslos zur Welt der Schwere.

Die reinen Zungenblütler (Liguliflorae) charakterisieren sich aber nicht nur dadurch, daß sie ihre Blüten insgesamt beim Aufblühen in die Waagrechte bringen, sondern auch durch ihre Fähigkeit zur Milchsaftbildung, die sich vor allem in den unteren Organen konzentriert, oft allerdings bis zur Blüte aufsteigt. Milchsaftbildung und horizontale Blüte haben sich aber in den vorhergehenden Betrachtungen schon oft als Symptome eines Mondhaften, als Reminiszenzen eines tierpflanzlichen Urdaseins dargestellt. Diese Seite des Pflanzenseins, die so vielfältig durch alle Familien des Pflanzenreiches geistert, darf bei einer so zusammenfassenden Familie, dem Finale der Pflanzenbildung, nicht fehlen. Hier finden wir auch die einzigen, wirklich giftigen Arten, wie den Giftlattich.

Die Röhrenblütler (Tubuliflorae) sind milchsaftfrei. Sie bilden aber im Samen reichlich fette Öle aus; wir finden unter ihnen wichtige Ölpflanzen, wie die Sonnenblume, Ölmadie, Safflor, Nigersaat. Auch von den ölbildenden Prozessen ist in dem vorliegenden Buch genügend die Rede gewesen, so daß der Hinweis genügen mag, daß in ihnen kosmische Wärmeprozesse, ein Sonnenhaftes, in die Substanzbildung eingehen. Die Ölbildung ist wie ein Gegenpol zu der wäßrigen Milchsaftbildung. Innerhalb der Röhrenblütler finden wir auch viele aromatische und gewürzhafte Pflanzen, die also die Fähigkeit zur reichlichen Bildung ätherischer Öle haben; wir erwähnen Kamille, Schafgarbe, Estragon, Eberraute, Arnika, um nur einige zu nennen. – Innerhalb der Zungenblütler finden sich mehr die Nahrungspflanzen – wie Schwarzwurzel, Salat, Endivie.

Daß eine so blütige Pflanzenfamilie viele Zierpflanzen hervorbringt, ist selbstverständlich; eine ungeheure Variabilität der Form- und Farbbildung ermöglicht dies. Auch wichtige Farbpflanzen wie Safflor, Färberkamille finden sich und sprechen von den Lichtprozessen, die solche Pflanzen besonders intensiv durchkraften.

Ferner muß hier vom Inulin die Rede sein, jenem merkwürdigen, zwischen Zucker- und Stärkebildung stehenden, an die «Leberstärke» (Glykogen) erinnernden Stoff, der anstatt der sonst im Pflanzenreich gebildeten Reservestärken sich herbstlich-winterlich in den unterirdischen Organen der Kompositen ablagert, um im Frühjahr wieder in Zucker überzugehen und in die sprießende Pflanze aufzusteigen. Dabei bildet sich die (vom Zuckerkranken vertragene) l-Fruktose, Fruchtzucker; nicht Frucht- und Traubenzucker, wie bei der Umwandlung gewöhnlicher Stärke.

Alles in allem: Der Typus stellt sich als etwas sehr Plastisches, Variables, Unverhärtetes dar, das mit dem Kosmischen, der Welt des Lichtes aufs intensivste verbunden, das Dunkle, Feucht-Wuchernde flieht. Ein urgesundes, starkes *Ätherisches* vermag überall auf der Erde Wurzel zu schlagen, wo sie dem Kosmos offen ist. Die *astralische Sphäre* wirkt mächtig heran und lenkt die Bildekräfte in die Richtung der Entfaltung intensiver Blühprozesse; sie überwältigt aber nicht, durchbricht nicht den Bereich der Bildekräfte, und so kommt es nicht zur Ausgestaltung vieler Giftpflanzen. Auch die meist lichten, klaren Farben, die zarten, trocken-süßen, niemals aggressiven oder sehnsüchtig-flüchtigen, sondern immer gehaltenen Düfte kennzeichnen die Eigenart dieser Astralität. Ein höheres, ordnend-gestaltendes Prinzip verbindet sich mit diesem Astralischen, dem es nicht genügt, das Organ, in dem das Wesenhafte der Pflanze am vollkommensten nach *außen*, im Sinnenfälligen, der Welt der Sinne, in Form, Farbe, Duft etc. sich offenbart, die Blüte nämlich, zu höchster Kunst und Vollendung zu bringen – wie wir es etwa in der Orchideenblüte gewahren. Es wird vielmehr die *Gesamtheit* aller Blüten unter ein höheres Gesetz gerufen. Die Orchidee ist ganz Einzelblüte, die Komposite gleichsam Blüte im Quadrat, jene Blüte in erster, diese in zweiter Potenz. Unbändig im Blütenhaften erscheinen erstere, aufs höchste gebändigt und gestaltet letztere.

Wie sich das alles als Heilpflanzenwesen auslebt, sei nun im einzelnen ausgeführt.

Heilpflanzen der Kompositen

1. Wundkräuter

Arnica montana, Bergwolferlei

Unter dem 24. Februar 1823 berichtet Eckermann das Folgende: «Der heutige Tag war in bezug auf Goethe noch sehr beunruhigend, indem diesen Mittag die Besserung nicht erfolgte wie gestern. In einem Anfall von Schwäche sagte er zu seiner Schwiegertochter: ‚Ich fühle, daß der Moment gekommen, wo in mir der Kampf zwischen Leben und Tod beginnt.‘

Doch hatte der Kranke am Abend sein volles geistiges Bewußtsein und zeigte schon wieder einigen scherzhaften Übermut. ‚Ihr seid zu furchtsam mit Euren Mitteln', sagte er zu Rehbein, ‚Ihr schonet mich zu sehr! Wenn man einen Kranken vor sich hat, wie ich es bin, so muß man ein wenig napoleontisch mit ihm zu Werke gehen.' Er trank darauf eine Tasse eines Dekokts von Arnika, welche gestern, im gefährlichsten Moment von Huschke angewendet, die glückliche Krisis bewirkt hatte. Goethe machte eine graziöse Beschreibung dieser Pflanze und erhob ihre energischen Wirkungen in den Himmel.» –

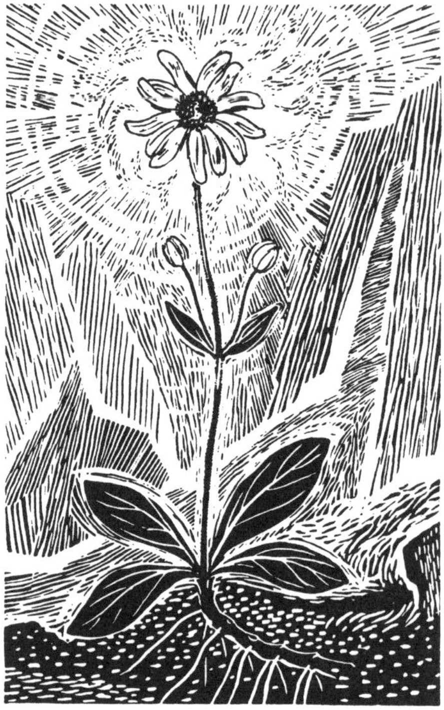

In Anknüpfung an diese Äußerungen Goethes fragte ein Freund den Verfasser, wie wohl denn die Goethesche Beschreibung ausgesehen haben könnte, worauf dieser, Goethes Äußerungen über die Arnika in dessen Denkweise fortsetzend, folgendes niederschrieb:

«‚Ihr mögt wohl beachten' – rief der Kranke aus – ‚daß diese herrliche Pflanze den freien Höhen des Urgesteins angehört, daß sie an den Stufen von Götterthronen steht! In quellende Frische würziger Almwiesen ist sie eingewurzelt, dem Frühjahr, dem Frühsommer gehört sie durchaus zu, der reinen Luft, den morgendlichen Kräften. Goldengrün umzirkelt sie ihre Blattrosette, zieht ihren ersten Lebenskreis, der aber schon einen zweiten, den des Kelches, vordeutet, und eilig bereitet sie den dritten, den Blütenkreis vor. Da steigt dann stracks der zarte Schaft in die Höhe, von Blattspirale, von laubigem Entfalten ist seit jenem ersten Kreise nicht mehr die Rede, allenfalls mag noch ein kleines Blättchenpaar mit hinaufgenommen werden; schon ist die Blütenknospe oben angelangt, schon sprengt sie die Enge, gelbrote Feuerwirbel stehen im Lichte der Johannisonne. Welche Würze, welcher Duft! Was ist es, was da schon im Blatt wob, in der Blüte sich vollendete? Die Elemente der Großartigkeit, die in jenen Höhen walten, hier finden sie das mitlebende Wesen, ganz aus ihnen gebildet, sie auf Pflanzenart empfangend und höhergebildet, als Farbe, als Duft offenbarend. Was da duftet, wie spreche ich mir es aus? Heilsame Gewalt möchte ich es nennen. Möge aber bald der geistvolle Mann kommen, der mit deutlicheren Worten die sinnliche, die sittliche Wirkung ausspricht' – fuhr Goethe sinnend fort –, ‚der für das Reich der Düfte vollbringt, was ich für das

Farbwesen versucht, und uns aufschließt, was die Pflanzenheit sich derart im Luftbereiche offenbaren läßt.

In jeder Art ist Energie in die Arnika hineingedrängt. Schon die Erinnerung an sie gießt mir Feuerströme ums Herz. Aber hier ist Kraft mit zarter Gestalt gepaart. Nichts Sprödes, Hartes stellt sich der bildenden Himmelskraft entgegen, jung und lebensfrisch erwählte sie der Sonnengott. Seht die Blüte doch an, wie sie sich öffnet, wie sie sich in Licht, in Sonnenglut auflöst. Der Bergwind ist ihr Sämann, in seine Hand legt sie die Federkrone der Früchte. Mit breitem Wurf sät er die Samen in die torfigen Matten aus. So folgen Lichtfunken im Herbst Persephone in den Erdenschoß. Aber die Sonnenwärme dringt nach, erwärmt das Dunkelfeuchte; die Wurzel unserer Blume fühlt das eindringende Leben, kräftig fängt sie an zu treiben und zu wachsen, und während in der ersten Jahreshälfte die Pflanze sich im Sonnenbereiche entfaltete, folgt sie in der zweiten: Sonnenwegen im Irdischen.

So eigne ich die Arnika dem Helios zu unter den Göttern. Wem aber unter den Menschen? Dem Schüler des Asklepios, der die einsamen Höhen durchstreift. Hier ist die Pflanze der raschen Heilung, der kräftigen Entscheidung. Sei dir von außen gewaltsam Schaden getan, Stoß, Hieb, schneidende Wunde – in ihr ist dir wunderbare Hilfe nahe. Die Lebenskräfte strömen, der Puls kräftigt, das Herz ermutigt sich; was als blutiger Erguß, als Blutgeschwulst sich verlor, besinnt sich auf die richtige Bahn. Muskeln und Sehnen straffen sich, die Gestalt, verletzt und beschädigt, stellt sich her; durchaus aber auch das Nervensystem, das schwer zu heilende. Die organische Empörung über den erlittenen Schaden, die wir Schmerz heißen, lindert sich, verebbt. In wahrhaft napoleonischem Stil wird die Krankheit angefaßt, groß die Entscheidung erzwungen. Fühlte ich doch, als Leben und Tod in mir den Kampf begannen, daß die Lebensscharen mit dieser Blume auf ihrem Panier den Durchbruch erzwangen und dem Feindlich-Stockenden, Tödlich-Bedrückenden sein Austerlitz bereitet wurde. In der Genesung verjüngt, preise ich sie höchlichst, und es ist doch nur sie selbst, die sich preist, die wahrhaft unerschöpfliche Natur, die jene Blume erzeugt und die Heilung, in der sie sich als die ewig Hervorbringende abermals ankündigen will.‘

Der Dichter verstummte; doch sein mächtiger Blick, der die alte, sonnenhafte Kraft wiedergewonnen hatte, schweifte sinnend, schauend, wie über weite Fluren, in denen er Unsagbares gewahrte.»

In der Tat ist die Arnika eine rechte Bergpflanze; sie wählt die freie Flur, die mächtigen Lichtströme der Höhensonne; sie wird immer aromatischer, je höher sie wächst. Aber sie liebt die frische Feuchte der Almwiesen, auch das Moor, durchaus jedoch das Urgestein, den kieseligen Boden. Kalk*

* Findet man sie je auf sonst kalkhaltigem Gebiet (etwa im Jura), so handelt es sich um moorige Böden, aus denen innerhalb der Wurzelzone jeder Kalk ausgewaschen ist.

flieht sie, er ist ihr selbst in geringen Mengen schädlich; Kunstdünger tötet sie.

Dem wäßrigen Element entsprechend, bildet sie die wegerichartigen, länglichen, ungeteilten, also recht einfach gebildeten Blätter, die milchigsilberig und goldiggrün zugleich aussehen; meist nur zwei oder drei gegenständige Blattpaare, die als Rosette flach an den Boden sich schmiegen. Energisch und entschieden steigt daraus der Blütenstengel mit der kräftigen Blütenknospe auf, der höchstens ein winzig gewordenes Blattpaar mitnimmt, aus dessen Achseln zwei Nebenstengel mit Endblüten zunächst verharren. Oft ist aber nur der eine Blütenstand da. Von Johanni an, wenn die Sonne am höchsten steht, blüht der Korb mit feurig rötlichem Gelb auf, ein Kern von Röhrenblüten, umgeben von etwas wirbelig – jede eigenen Impulsen folgend – ausstrahlenden Zungenblüten. Nach dem Abblühen stehen die luftigen, aschig-silberigen Fruchtstände für eine Weile, bis sie der Wind verweht. Nun steigt die Sonne auf ihrer Bahn ab, ihre Wirkungen verbinden sich mit der Erde, sinken in die Tiefe; und die Arnika beginnt, nachdem das oberirdische Leben abgeschlossen ist, ein unterirdisches zu entfalten. Der Wurzelstock treibt waagrecht unterirdische Ausläufer, die mit einer Knospe abschließen, die sich wieder zur Blattrosette entfaltet. Aus ihr kann dann in einem kommenden Jahr ein neuer Blütensproß austreiben. So wechseln sich rhythmisch senkrechte und waagrechte Wachstumsrichtung ab, erstere für Pflanze und Mensch so charakteristisch, letztere dem tierischen Rückgrat eigen. Der alte Sproß aber stirbt bis auf den Boden ab, der unterirdische Teil allerdings bleibt lange erhalten; man kann Wurzelstöcke ausgraben, an denen sechs, sieben «alte Triebe» mit dem neuen aneinanderhängen, alle kräftig bewurzelt und lebendig. Dies bringt eine starke, lebenerhaltende Kraft im Wurzelprozeß und eine besondere Struktur und Konsistenz zum Ausdruck; man wird vom Arnikarhizom besondere Heilwirkungen im Nervengebiet erwarten dürfen.

In der Arnika ist ein großartiger «Chemikator» am Werk, man hat eine Fülle interessanter Stoffe in ihr gefunden: in der Blüte Arnikaflavon, ferner karotinartige Farbstoffe, Cholin, «Pressorstoff», herzwirksame Substanzen, Phytosterine; in der ganzen Pflanze Gerbstoffe; im Rhizom Inulin, Stärke, reichlich gummiartige Stoffe, Bitterstoffe; und ätherische Öle, die in Blüte, Blatt, Wurzelstock in recht verschiedenen Qualitäten sich bilden. Ersteres hat z. B. entzündungshemmende, letzteres stark hautreizende Eigenschaften. (Die Haut gehört zum Sinnes-Nervengebiet, das der Wurzelwirkung zugeordnet ist.) An Mineralstoffen ist ein feiner Kieselsäuregehalt interessant.

Über die Bedeutung des Kieselsäureprozesses für das Pflanzenleben ist in diesem Buche schon oftmals die Rede gewesen. Die Beziehung der Kieselsäure zum Lichtstoffwechsel und zu den Formprozessen ist evident. Sie kann – als Kolloid – die plastische Natur des Flüssigen annehmen, strebt aber zu höchster kristalliner Formbestimmtheit; Opal, Achat, Bergkristall sind Stufen dieses Strebens. Im Organischen kann sie darum die Wege der Eiweißbildung vom

Plastisch-Ungestalteten zur geprägten Form mitmachen, kann Träger und Werkzeug dieser Formkräfte sein. Sie «trägt ihre Wirkungen durch die Stoffwechselwege bis in diejenigen Partien des Organismus, in denen das Lebendige zum Leblosen wird», in denen aber der Formpol sich ausdrückt: Organhüllen, Haut, Knochen. «Kieselpflanzen» offenbaren oft eine bis ins kleinste gehende Gestaltungskraft; man denke an die im Mikroskop wie herrliches Geschmeide erscheinenden Kieselalgen, an Gräser, Palmen, Schachtelhalme. –

Dieses kieselige Formelement ist aber in der Arnika gleichsam im status nascendi, im Entstehungszustand; es lebt sich nicht in der Bildung starrer, zu Ende geformter, physischer *Gebilde* aus; es bleibt im Bereich der Bilde*kräfte*, eingebettet in ein Lebendig-Plastisches, wenig Geformtes, gleichsam Kindlichbleibendes. Es ist außerdem von den blütigen Aromatisierungs- und Feuerprozessen durchdrungen, die sich in den ätherischen Ölen, welche die ganze Pflanze tingieren, äußern. Formprozesse in das Stoffwechselgebiet, aufbauende Stoffwechselprozesse in das Nervengebiet zu tragen, dies werden die besonderen Heilmöglichkeiten der Arnika sein.

Eingangs wurde skizziert, wie weit eine goetheanistische Betrachtungsart in das Wesen dieser Heilpflanze einzudringen vermöge; dies sei nun ergänzt und erweitert durch einige Ergebnisse anthroposophischen Forschens. In einer Vortragsreihe vor Ärzten* führte Rudolf Steiner ungefähr das Folgende aus:

Es sei im Zusammenhang mit den Heilwirkungen der Arnika besonders über die Nervenerkrankungen und Rückenmarkserkrankungen zu sprechen. Besonders letztere seien ja sehr schwer beeinflußbar. Um den Nervenerkrankungen beizukommen sei es wichtig, zu verstehen, wie im Nerv die Tendenz zum Zerfall, zur Zerbröckelung vorliege; die aufbauenden, sprießenden Lebenskräfte treten sehr zurück. Der Nerv kann der Ich-Organisation, dem geistigen Wesensprinzip gerade dadurch dienen, daß in ihm die Vitalität sehr herabgemindert ist. Er hat die Tendenz, zu zerbröckeln, und muß von der Ich-Organisation – und auch der astralischen Organisation – an diesem Zerbröckeln gehindert werden. Sind Ich-Organisation oder astralische Organisation nicht stark genug, diese Zerfallstendenzen im Nervensystem zu meistern, so entstehen die verschiedenen Neuralgien oder Nervenstörungen mit halb psychischen Symptomen usw.

Ist aber Ich-Organisation oder astralische Organisation zu schwach, diese ausgleichende Tätigkeit auszuführen, so muß man versuchen, dem Nervensystem durch ein entsprechendes Heilmittel das zu geben, was ihm durch dieses Zuschwachsein mangelt. Das Heilmittel soll gleichsam ein «Phantom» ins Nervensystem hineinbauen, das die Zerfallstendenzen ebenso aufhält wie dies normalerweise die genannten zwei Organisationen tun. Eine Substanz, die dazu in der Lage ist, haben wir in der Kieselsäure. Jedoch muß diese Kieselsäure in

* Rudolf Steiner: Besprechung mit praktizierenden Ärzten. Drei Ansprachen. Dornach, 31. Dezember 1923 bis 2. Januar 1924; dritte Ansprache.

einer solchen Form vorliegen, durch die sie eine Affinität zum menschlichen Nervensystem hat. In solcher Form liegt sie in der Arnikapflanze vor. Die gewöhnliche, mineralische Kieselsäure wäre dazu nicht imstande. «Und wenn Sie, eben in hoher Potenz natürlich, fünfzehnte, fünfundzwanzigste, selbst dreißigste Potenz, Arnikainjektionen geben, so werden Sie in den meisten Fällen finden, daß die Arnikainjektion wirkt, so wirkt, daß der Kranke dann von sich aus sogar den Drang und Trieb bekommt, etwas gegen seine Nervenzustände zu tun.» Es ist wichtig, daß der Kranke soweit kommt, daß er merkt: die krankhaften Zustände im Nervensystem nimmt ihm das Heilmittel ab, und jetzt wird die in dem Krankheitsprozeß gebundene astralische oder Ich-Organisation frei. Das Heilmittel nimmt diesen zwei Wesensgliedern den Krankheitsprozeß ab. «Bei einem Nervenkranken sind der Ich-Organismus und astralische Organismus mit dem Nervenprozeß intensiv beschäftigt. Man muß dann etwas hineinbekommen in den Nervenprozeß, was die Ich-Organisation und die astralische Organisation nachahmt. Und das tut gerade jene merkwürdige Konfiguration, die in der Arnika ist, die ja tatsächlich ein Mixtum compositum von allem Möglichen ist, wirklich auch eine Art mikrokosmischer Nachahmung von allem möglichen Makrokosmischen...»

Kieselsäure ist ein ungeheuer feines Reagens für die verschiedensten Einflüsse aus dem äußeren Weltenall. (Es wurde in diesem Buche wiederholt darauf hingewiesen, wie die Kieselsäure mit der Wahrnehmungsfähigkeit der Pflanze für das Licht zusammenhängt. Kieselsäureverarbeitende Pflanzen lassen sich stärker von den kosmischen Strahlungen ergreifen als andere Pflanzen.) Kieselsäure ermöglicht, daß der Kosmos in der Pflanze ein feines, ihn wahrnehmendes – man möchte fast sagen – Sinnesorgan findet. Die Arnika – die nur auf kieseligen Böden gedeiht – überträgt aber diese Lichtwirkungen auf die anderen mineralischen Salze, die sie aufnimmt, insbesondere auf die Kali- und Kalksalze. Das Mineralische in der Arnika wird dadurch etwas wie ein plastischer Abdruck der durch die Kieselsäure «wahrgenommenen» kosmischen Wirkungen. Die Arnika enthält aber weiterhin auch in feiner Verarbeitung Gerbstoffe, durch die – der Leser vergleiche hier mit den zahlreichen Hinweisen auf die Rolle der Gerbstoffbildung bei anderen Pflanzen – diese feine, den mineralischen Bestandteilen eingeprägte Licht-Kräftestruktur vom Organismus besonders gut ergriffen werden kann; die zu heilenden Organe bekommen dadurch den nötigen «Appetit» auf das Heilmittel.

Die Arnika tut aber noch ein Weiteres; sie entwickelt in sich kampferartige Stoffe. Diese wirken beruhigend, so daß das Eindringen der Heilsubstanz in das Nervengebiet auf diese Substanz, die ja Empfindungsträger, Empfindungsvermittler für den Astralleib ist, nicht als störendes Einwirken eines Körperfremden erlebt wird. – Die in gummiartige Stoffe in wunderbarer Weise eingebettete Eiweißsubstanz gibt dem Heilmittel nun noch etwas Besonderes, eine Affinität zum Ätherleib – der ja der Beleber alles Eiweißes ist. Dadurch werden in dieses an ätherischen Kräften ohnehin arme Gebiet den Zerbröckelungstendenzen entgegenwirkende Belebungskräfte mobilisiert. Die ätherischen Öle aber – man lese auch hier das an vielen Stellen, z. B. beim Rosmarin über die ätherischen Öle Ausgeführte – geben eine besondere Beziehung zur Ich-Organisation. Man kann also zu Recht sagen, die Arnika trage in den Menschen ein «Phantom des menschlichen Ich-Organismus»:

«Bringen Sie daher in der richtigen Dosierung in den menschlichen Organismus hinein – aber durch Injektion, die anderen Anwendungsarten werden nicht so stark wirken – eine Substanz von Arnica montana, so werden Sie in der Regel sehen, daß mindestens zunächst eine starke Beeinflussung des Nervensystems da ist. Der richtige Vorgang wird da sein, wenn Sie bemerken können, wie der Kranke nun sich stärker fühlt, wie er glaubt, er wird jetzt die Sache von sich aus bezwingen können.»

Weitere Heilwirkungen dieser ganz universalen Heilpflanze wären zu erwähnen, doch habe es mit dem bisher Dargestellten sein Bewenden. Jedenfalls: Wenn einem Arzt aus irgendeinem Grunde die Forderung gestellt würde: wähle aus der ganzen Fülle der Heilpflanzen, aber du darfst nur eine einzige wählen – er ließe alle anderen fahren und griffe nach der Arnika, der Besiegerin der «Wolfskräfte» (Wolferlei, Wolfstöterin hieß sie im Volksmund), welche die reinen Lebenswirkungen der Sonne bedrohen, das Sonnenhafte in uns verfinstern möchten, wie es der alte germanische Mythos vom Fenriswolf darstellt.

Calendula officinalis, die Ringelblume

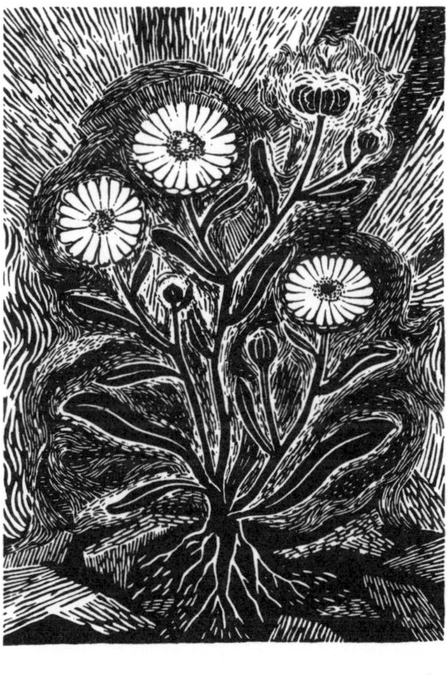

Dem Mittelmeergebiet verdankt man auch dieses starke Heilkraut, das aber, seit dem Mittelalter in unseren Gegenden überall heimisch geworden, jeden Bauerngarten schmückt und von da aus in die Dorfumgegend verwildert, wobei es Schuttplätze, Steinhaufen und dergleichen bevorzugt.

Aus dem Samen keimt es sehr leicht und schnell, treibt sodann mit vielen Blättern rasch ein Kraut empor, das starke, unbändige Schwell- und Wucherkräfte verrät, stengelig-ästig in den Blütenstand geht und aus den dicken, plumpen Blütenknospen die wunderbar geordnete, zu geometrischer Klarheit gesammelte Korbblüte hervorgehen läßt, die in starkem Rotgelb strahlt. Diese Blüte blüht rasch ab, macht neuen Platz. Wuchernde Eile also auch hier. Der Übergang aus dem Gebiet wäßriger Wucherkräfte in das sonnenhafter Licht-Wärmekräfte ist das Auffälligste an der Pflanze. Spreublatt, Pappus sucht man vergebens, das «Untere» ist in die Korbblüte nicht mehr eingelassen, die nur in ihren Zungenblüten Früchte hervorbringt, während die Scheibenblüten unfruchtbar sind. Der Hochsommer zeitigt diese Blüten; in einem Jahr vollendet sich der Lebenskreis der Ringelblume.

Streift man über das Kraut, so bleibt ein teils aromatischer, teils aber an Verwesung und Gräber erinnernder Geruch an den Händen, der auch den Blütenduft kennzeichnet und von einem harzigen Stoff herrührt. Es ist, als ob dieses starke Wucherkraut, fortwährend von wucherndem Zerfall bedroht, sich vor diesem schütze, indem es sich gleichsam bei lebendigem Leibe einbalsamiert. Aufwuchern, das aber von oben her, aus der Blütenregion zusammengehalten und geordnet ist.

Die Analyse hat ätherische Öle, viele karotinverwandte Farbstoffe (β-Karotin, Lycopin, Xanthophylle), Bitterstoffe in Blüte und Kraut, Saponine, Phytosterin, etwas Salizylsäure, Schleimstoffe im Kraut gefunden; alles sind Stoffe, die weniger als «Wirkstoffe», sondern als Symptome für die sie bildenden Prozesse angesehen sein wollen. Die ätherischen Öle weisen auch hier auf Wärme- und kosmische Ichsphäre, die Karotine auf Licht- und Kieselprozesse, die Bitterstoffe auf die Kraft, mit der der Ätherleib die Astralsphäre an sich zieht; die Harze sprechen von der Wirkung dieser Prozesse bis ins Physische, die Schleimstoffe von dem Bewahren der Pflanzenbildung vor zu großer Verhärtung und Verphysizierung.

Die Hauptdomäne der Calendula ist die Wundbehandlung, besonders die schlecht heilender, entzündeter, eiternder Wunden (wo eine Arnika-Anwendung nur Schaden brächte). Bei der Verletzung eines Muskels wird den höheren Wesensgliedern, Ich und Astralleib, der Zutritt zu ihrem Werkzeug vorübergehend genommen, sie werden teilweise abgetrennt und versuchen nun um so intensiver, wieder einzugreifen. Dies wird im Schmerz, in der Entzündung erlebt. Das zertrümmerte Gewebe aber zerfällt, fällt aus dem Wirken des Ätherleibes heraus, droht in Verwesung überzugehen, wird ein Fremdkörper, der im Eiterprozeß ausgeschieden werden soll. Die freigewordenen Ätherkräfte regen den Bildekräfteleib zu starker Tätigkeit an, der zu substanzerneuerndem, restituierendem Wachstum die umgebenden Gewebe aufruft. Dieses Wachstum darf aber nicht planlos wuchernd erfolgen; die Ätherbildekräfte müssen Vorbild und Lenkung von Astralleib und Ich beziehen, um ins Ganze der menschlichen Organisation sich wieder einzuordnen. Wie ein Gegenbild dieser ganzen Kräftesituation im Pflanzlichen steht die Ringelblume vor uns, und ihre heilende Wirkung als Wundspülung, Salbe, wird begreiflich. Auch bei Magengeschwür, Venenentzündung hat man sie angewendet, sowie bei entzündlichen Schwellungen drüsiger Organe, was aus vorstehend Geschildertem ebenfalls verständlich ist.

Solidago Virga-aurea, Goldrute

Heftkraut, heidnisch Wundkraut, nannten die mittelalterlichen Heilkünstler das schlanke goldblütige Gewächs, das «Solidum agere», das in der Verwundung Getrenntes wieder fest zusammenfügen und die Wundentzündung vermeiden sollte. Am Saum und in Lichtungen trockener Wälder unserer Zone findet sich diese bis meterhohe, zierliche Pflanze, die gerader Wuchs – mit seinen dem Aufstreben zugeordneten, länglichen, ungeteilten Blättern – und die schöne endständige Rispe strahlender, gelber Korbblüten auszeichnet: wirklich eine goldene Rute des Sommerwaldes.

Außer als Wundkraut wurde der Auszug des blühenden Krautes bei Blutspeien, schwerer innerer Verwundung mit geronnenem Blut, eiternden Wunden, bei Entzündungen der Mund- und Rachenhöhle, lockeren Zähnen (hier zusammen mit dem Löffelkraut) verwendet. Gegenüber den bisher genannten Wundkräutern der Korbblütlerfamilie ist aber die Goldrute saponinhaltig. Saponine – dies ist an anderer Stelle dieses Buches bereits ausgeführt – deuten durch ihre Eigenschaften auf das Ineinanderwirken von Luft- und Flüssigkeitsprozessen, bzw. astralischer Impulse in ätherische Bereiche. Begegnungsgebiete dieser zwei Wesensbereiche liegen in Lunge und Blut, in den Drüsen, der Haut, aber auch der Niere; überall dort kann man Saponinwirkungen beobachten; im Falle der Goldrute möchte der Verfasser ihnen die harntreibenden, Nierenstein- und -Grieß bekämpfenden Eigenschaften, die gegen Schrumpfniere, urämisches Asthma, Albuminurie, ferner Wassersucht zuschreiben.

2. *Feuchtigkeitsliebende Korbblütler*

Eupatorium cannabinum, Wasserdost, Kunigundenkraut

Vom Wäßrigen ins Luftige wenden sich die Gestaltungskräfte dieses ausdauernden Krautes, das Seegestade, Bach- und Flußufer, feuchte Gebüsche, durchwässertes Geröll in Süd-, Mitteleuropa und Westasien als Standorte liebt. Im Sommer wuchert es bis zu anderthalb Meter Höhe empor, mit am Sproß gehaltenen, handförmig drei- bis fünffach geteilten, spitzen, gegenständigen Blättern, strebt aber oben in einer reichblütigen Blütenrispe auseinander, von zartem, flüchtigem Violettrot, zu dem die fädig fein sich auflösenden Köpfchenblüten auch in ihrer Form zusammenstimmen. Die dem Wäßrigen gegenüber gestraffte Form «zerluftet» sich nach oben, wozu auch der flüchtige Duft – zart durchwürzter Wasserhauch – gut paßt, ebenso die pappusfedrigen Flugfrüchte. Die Analyse hat Bitterstoff, etwas ätherisches Öl, Harz in dem bitter und scharf schmeckenden Kraut gefunden, in dem der Typus sich in besonderem Grade mit dem Schattig-Wäßrigen auseinandersetzt.

Die therapeutischen Wirkungen gehen auf die Flüssigkeitsorganisation und das mit ihr so mannigfach verbundene Leberorgan; sie helfen, die Flüssigkeitsprozesse den Impulsen der höheren Wesensglieder unterzuordnen. Steigerung der Diurese, Ausscheidung «toten» Wassers bei Hydrops, Ascites, Ödemen der Beine ergibt sich. Die Lebertätigkeit wird angeregt. Wenn aber bei Grippe oder Erkältungen der Atmungsorgane die obere Organisation geschwächt ist, die Prozesse der unteren Organisation nicht in ihren Grenzen gehalten sind und sich in die obere Organisation hinaufschieben, kann eine Pflanze mit der Dynamik des Wasserdosts, indem sie in den Flüssigkeitsprozessen der unteren Organisation «Ordnung schafft», sie mit den Impulsen der «Luftorganisation» und des darin tätigen Astralleibes gemäß der Kräftesignatur der Pflanze verbindet, die obere Organisation wieder entlasten und für das normale Eingreifen der höheren Wesensglieder in der dort gemäßen Art freimachen.

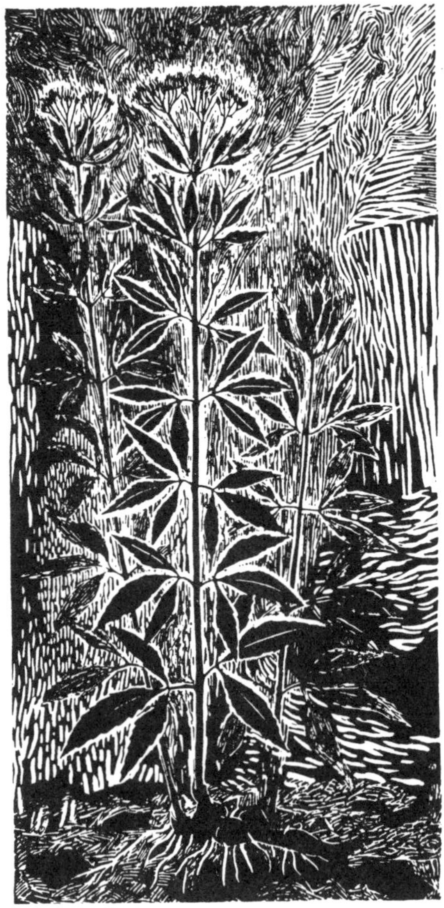

Noch stärker in dieser Art wirksam ist

Eupatorium perfoliatum, durchwachsener Wasserhanf,

ein Bewohner ähnlicher feuchter, ja sumpfiger Gegenden des mittleren Nordamerika, der obiger Art sehr ähnelt, nur noch gedrungener, in sich zusammengefaßter wirkt, mit seinen am Grund verwachsenen Blattpaaren (die ungeteilt und spießartig sind) und den auseinandergehenden weißen Blütentrauben. Er ist bitterer und aromatischer als unsere Art. Grippe, Rippenfellentzündung, Lungenentzündung, von Fieber mit starkem Zerschlagenheitsgefühl und Brustschmerzen begleitet, sind die Domäne dieser starken Heilpflanze; Choleocystopathien andererseits.

Tussilago Farfara, der Huflattich

Aus ausdauerndem, in wurzelnde Ausläufer sich fortsetzendem Wurzelstock steigt im ersten Frühjahr der etwas sukkulente, beschuppte Stengel, der die kleine fröhliche Blütensonne des Huflattichs trägt. Er hat den Blütenprozeß durch den Winter getragen und hebt ihn nun unmittelbar aus der Wurzelregion ins Licht der Märzsonne. Die Blüten suchen die Sonne, schließen sich bei Nacht und schlechtem Wetter. Erst nach der Blüte kommen die langgestielten, rundlich-fünfeckigen, unten weißlichen Blätter und bilden eine Rosette am Boden; der Sproß bleibt ja als Wurzelstock unter der Erde.

Feucht und besonnt zugleich, lehmig und kalkhaltig muß der Boden sein, den der Huflattich liebt, und so finden wir ihn an feuchten Gräben, Wegrändern, Dämmen etc., durch ganz Europa, Asien, Nordafrika.

Die Pflanze bildet Inulin, Gerbstoffe, etwas ätherisches Öl, Xanthophyll in der Blüte aus, enthält in der Asche viel Salpeter und bettet dies alles in eine reichliche Schleimbildung ein. Sind Metalle, z. B. Zink, im Boden, so nimmt sie auch diese in sich auf und verdichtet sie in ihrer Leiblichkeit.

Huflattichblätter sind ob ihrer hustenlindernden, schleimlösenden Wirkung geschätzt und ein Bestandteil der species pectorales, des Brusttees. (Tussilago, Tussim agere – Husten vertreiben.)

*Petasites hybridus**, die Pestwurz

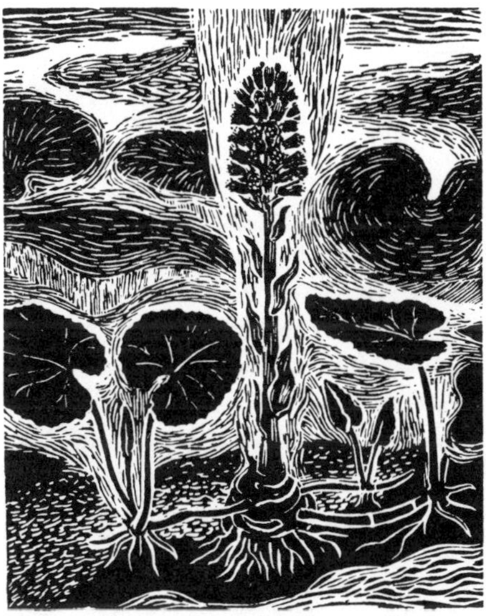

Die Pestwurz gehört mit ihren riesigen, rundlich-nierenförmigen Blättern zum Wasser; Ränder der Bach- und Flußläufe, Uferschotter deckt sie dicht, durchwühlt mit den lang hinkriechenden Wurzelausläufern die feuchte Erde, fließt gleichsam vegetativ parallel zum Wasserlauf dahin. Im Winter schwindet alles Oberirdische, aber im März stoßen gedrungene fleischrötliche Kolben aus der Erde, die sich rasch strecken, in männliche und weibliche Blütenstände getrennt, zusehends sich ganz auflockern und aus dem Wäßrigen des Bodens wie ein rötlicher Dunst ausgeatmet werden, schließlich sich, als luftig gefiederte Flugschirme, im Winde zerstreuen. Erst nachdem der Wurzelstock das Blütige, das durch den Winter hindurchgetragen wurde, ganz ausgeatmet hat, entfalten sich die Riesenblätter.

Blatt und Wurzel sind als Heilmittel altbekannt. Man hat in ihnen, als man sie zu analysieren begann, um dem Geheimnis ihrer Heilwirkung auf die Spur zu

* = Petasites officinalis.

kommen, etwas ätherisches Öl, Bitterstoff, Harze, Pectin, Inulin und verwandte Kohlehydrate (Helianthenin, Synanthrin) sowie einen Stoff gefunden, der Papaverin an Wirksamkeit bedeutend übertrifft (Papaverin ist ein Mohnalkaloid und wirkt krampflösend auf die glatte Muskulatur), aber kein Alkaloid ist. Die homöopathische Essenz aus der Pflanze ist bei Kopf- und Halsschmerzen gebraucht worden. Eine Pflanze mit einem so intensiven Wurzelprozeß zielt auf die obere Organisation beim Menschen. Sonst hat sie in der Wirkung auf das Lungengebiet – bei Bronchitis etc. – gewisse Ähnlichkeiten mit dem Huflattich, was bei der mächtigen Blattbildung nicht wundernimmt. Sie ist auch ein ausgezeichnetes Diaphoreticum. Das aus dem Wäßrig-Vegetativen sich so gewaltig ausbreitende Rhythmisch-Blatthafte, die Zurückstauung der Sommerprozesse, die der Pflanze nicht im gleichen Jahr die Blütenbildung abzwingen können, das Hindurchtragen dieser Blütenbildung durch winterliche Lebenslähmung und Kälte, und nun die explosive Blütenausatmung, ehe aus der davon befreiten Wurzelregion die Blattbildung sich entfaltet – diese ganze, in sich gegenüber dem Normalen verschobene Dynamik gibt die Möglicheit, daß Heilmittel aus dieser Pflanze auf die bei Erkältung mit darauffolgender Entzündung und Verschleimung der Atmungsorgane sich ergebenden inneren Kräfte- und Wesensgliederverschiebungen mit ihrer pathologischen Dynamik wirken.

3. Hochgebirgs-, Berg- und Waldkompositen

Leontopodium alpinum, Edelweiß

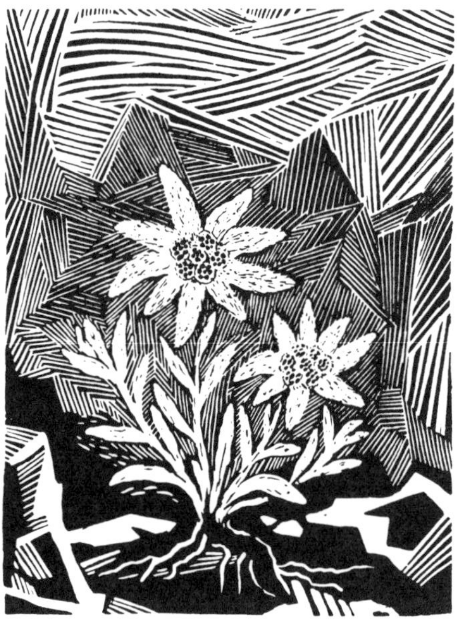

Wer kennt nicht die edle Pflanze, das krönende Zeichen großer Höhen der Gebirge der alten Welt von den Pyrenäen bis Ostasien – und doch: wer hat sie sich schon deutlich gemacht?

Aus dem walzigen, mit vielen Fasern den dürren Felsboden abtastenden Wurzelstock hebt sich ein kleiner, mit nadelschmalen, wolligen, weichen Blättern spiralig umstandener Sproß, der nach fingerhohem Wachstum die wunderbare «Blüte» trägt. In ihr sind wenige zartgelbe Köpfchen zu einer (Trug-) Dolde so zusammengezogen, daß sie wie der Staubgefäße und Stempel tragende «Kern» einer Blüte wirken. Was sie aber wie Blumenblätter schneesilbrig umstrahlt, ist eine Hochblattrosette breiter gewordener, in spitze Dreiecke umgeformter, dicht schneefilzig behaarter Blätter. Jeder Korb trägt nur Röhrenblüten, die äußeren sind «weiblich», die inneren «männlich», innerste als Honigblüten mit verkümmerten Staub- und Stempelorganen gebildet.

Was liegt hier vor? Was sich sonst als Folge des Anpralls kosmischer Höhenlichtkräfte auf das aus trocken-felsigem Boden aufquellende Sprießen als Rosette am Boden bildet und dort verharrt, um den Blütensproß mit großen farbigen Blüten aus seiner Mitte aufsteigen zu lassen und so den *Typus der Hochgebirgspflanze* darstellt, geschieht hier ganz anders. Viel stärker treiben die Wurzelkräfte nach oben, stoßen die Rosettenbildung in die Blütenregion hinauf, wo sie mit dem Blütenstand zu einer höchst einzigartigen Einheit höherer Art verschmilzt. Die eigentlichen Blüten sind dabei klein, verkümmert; selbst ihre «zweite Potenz», die Körbchen, klein und unvollkommen gebildet. (Man erinnere sich: Ist die gewöhnliche Blüte «Blüte in erster Potenz», so kann man die – viele Blüten zu einer höheren, blütengleichen Einheit zusammenfassende – Korbblüte «Blüte in zweiter Potenz» nennen.) Die gesamte «Edelweißblüte» muß dann «Blüte in dritter Potenz» genannt werden, und sie, die auf höchsten Gipfeln erblüht, stellt in dieser Hinsicht selbst einen höchsten Gipfel dar, den das Pflanzenreich verwirklichen konnte. Der oberste Blattkreis tritt ganz in den Form- und Funktionsbereich der Blüte, er ersetzt den strahlenden Zungenblütenkreis, welcher der eigentlichen Korbblüte dieser Pflanze fehlt. Das Untere, der Blatt-Wurzelprozeß, ist hinaufgenommen in das Obere, den Blütenprozeß, und mit ihm zu einer Einheit höchster Art verschmolzen.

Das eisige Gefels, das zwei Drittel des Jahres unter Schnee liegt, und im Sommer die Lichtgewalt der durch eine klarste Atmosphäre ungetrübten Höhensonne – beide sind das Lebenselement des Edelweiß. Es entartet, wenn man es in die Tiefe pflanzt. Den Kalk sucht es, wächst in den trockeneren Ostalpen zwar auch auf Urgestein (das in seinen Feldspaten immer noch Kalk enthält), in den luftfeuchten Westalpen aber nurmehr auf Kalk. Die wollfilzigen Blätter halten den Morgentau in sich fest, nehmen das Wäßrige aus der Luft.

Rudolf Steiner hat die Pflanze als Heilmittel bei Otosklerose angegeben. Das Ohr, an und für sich ein «trockenes» Organ, in das felsigste Gebein des Körpers gelagert, ist gleichsam ein ganzer Mensch für sich; es zeigt auf besonders schöne Weise, daß im Lebendigen jeder Teil aus der Kraft des Ganzen gebildet ist. Es hat einen dem Fuß und Bein vergleichbaren Gliedmaßenteil (Trommelfell, Gehörknöchelchen), ein Eingeweideartiges im Innenohr mit Labyrinth und flüssigem Inhalt und Cortischem Organ, das Kopf-Nervenhafte ist ins Gehirn hineingelagert*. Bei der Otosklerose ergreifen Verhärtungs-, Erstarrungs- und Degenerationsprozesse Labyrinthkapsel, Cortisches Organ,

* Kein anderes Sinnesorgan zeigt so deutlich den – wenn auch geschrumpften und verfestigten – Bauplan des unteren, des Stoffwechsel-Gliedmaßen-Menschen, wie dieses «Tonverdauungsorgan».

Hörnerv; die Steigbügelplatte wird am ovalen Fenster fixiert. Das Ohr, in so hohem Grad ein Organ des Luftigen, des Astralischen, von ätherischen Kräften nur schwach durchdrungen, muß in besonderem Maße vor einem Überwältigtwerden der schwachen ätherischen Grundlage durch die Sklerotisierungstendenzen der oberen Organisation, die im Altern leicht Überhand gewinnen, behütet werden. Dazu können Heilmittel aus einer Pflanze beitragen, die so in die Erstarrungsregion der Erde (sowohl dem Festen wie dem Flüssigen nach erstarrt) ragt, Blüten- und Wurzelhaftes in so vollkommener Weise im silbrigen Edelweißstern verschmilzt, sich das Wäßrige aus der Luft holt und im Trocken-Kalten Form und Leben, wenn auch sehr gedämpftes Leben, sich in eigenartigem Zusammenklang wahrt. Sie wird als Blüte auf den Stoffwechsel wirken, aber als Hochgebirgspflanze mit den starken Wurzeltendenzen auf den Stoffwechsel des oberen, des Sinnes-Nerven-Gebietes in seinem verfestigten Sinnesorgan, dem Ohr. Dieser Stoffwechsel wird angeregt werden, zu starke Mineralisierungstendenzen nicht aufkommen zu lassen und in einem wenig durchlebten Organ die geistig-organische Form nicht den bloß physischen Formgewalten auszuliefern.

Daß in der Pflanze starke Kräfte am Werk sind, zeigt auch die Bildung kürzlich entdeckter giftiger Glykoside in der Blüte, die an Tieren Lähmung, Krämpfe, diastolischen Herzstillstand bewirken.

Senecio vulgaris, gemeines Kreuzkraut

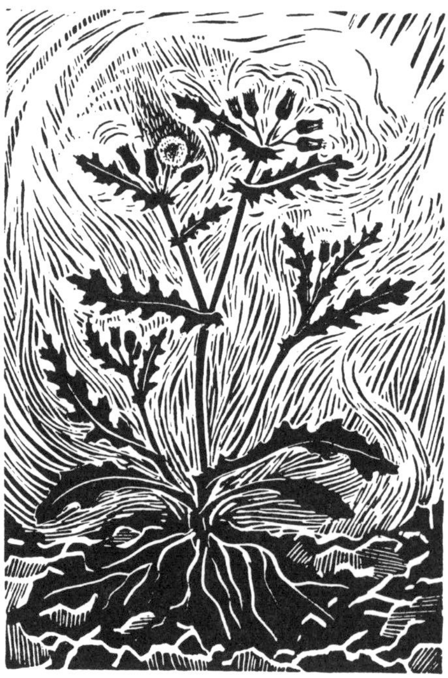

Eine der zwölf Gruppen der Röhrenblütler sind die Senecioneae, die ihrerseits in 40 Gattungen gegliedert werden, wovon die kreuzkrautartigen mit 1300 Arten die größte sind. Hier hat sich der Typus besonders gestaltungsreich erhalten, Kräuter, Sträucher, kletternde Gewächse, sogar einige Bäumchen, ferner Sukkulente hervorgebracht, Steppe und Gebirge besiedelt; besonders Afrika ist reich an ihnen. Unter jenen stellt Senecio vulgaris das «Unkraut» in Reinkultur dar. Schön ist es nicht, aber mit einer ungeheuren Lebens- und Vermehrungskraft begabt, die es über den ganzen Erdball verbreitet hat. Souverän über Ort und Zeit blüht und fruchtet es vom frühesten Frühjahr bis zum spätesten Herbst, in milden Wintern an geschützten Stellen sogar das ganze Jahr. Eine Generation folgt der anderen. Tief wurzelt es nicht, mit rötlichem Stengel hebt es sich, rasch gekeimt, eilig vom Grund, gliedert wenige längliche, buchtigfiederige, fleischige Blätter aus, die aus dem Stengelig-Rippigen sich kaum in ihrer Form entfernen, so eilig strebt der Sproß in den ästigen Blütenstand; die unscheinbaren, nur Röhrenblüten enthaltenden, auf alles Scheinende, Strahlende verzichtenden Korbblüten streben zum pappusgekrönten Samen, der sogleich seinen Flug beginnt.

Man hat in der Pflanze viel Phosphor und einige Alkaloide (Senecionin, Senecin) gefunden – was bei einer so hypertrophisch ins Blütige sich ergießenden Gestaltung nicht wundernimmt. Dementsprechend hat man Wirkungen auf die untere, insbesondere die Sexualregion gefunden, mutterkornähnliche auf den Uterus, menstruationsfördernde, dazu im polaren Gegensatz blutstillende bei Nasenbluten und sogar Lungenblutungen.

Senecio Jacobaea, das Jakobskraut

Nicht als bodenvages, derbes Unkraut wie die vorige Art, sondern als zwar viel- aber schönblütige Sommerzierde trockener Weg- und Waldränder, sonniger Hügelhänge tritt uns das Jakobskraut entgegen, im trockenen Europa und Nordwestasien verbreitet. Auch hier strebt die – zweijährige – Pflanze mit schlankem Stiel und an diesen gehaltenen fiederigen Blättern energisch in den doldenartig sich verteilenden und doch schirmartig zusammengehaltenen reichen Blütenstand, der in sonnenhaftem Goldgelb strahlt. Ein Alkaloid hat man auch in dieser Pflanze (Jacobin, vor allem in der Wurzel) gefunden, im Kraut aber Flavonglykoside, Quercetin, Farbstoffe der Lichtdynamik. Die uteruserregende, blutstillende Wirkung findet sich auch bei dieser Senecio-Art, darüber hinaus ist sie in der Volksheilkunde zur äußerlichen Wundbehandlung, als erweichendes, Eiterungen zeitigendes Mittel verwendet worden.

Helianthus annuus, die Sonnenblume

Aus Mexiko kommt dieses in einem Jahr aus dem Samen bis zu doppelter Mannshöhe aufschießende Riesenkraut, das in Gärten, Weinbergen, Schuttplätzen längst heimisch geworden ist, auf letzteren allerdings viel kleiner gerät. Das warme Mitteleuropa und Südrußland sind richtige Anbauländer dieser wichtigen Ölpflanze geworden, die jedoch vom Humusgehalt des Bodens stark zehrt und zu starker Besonnung viel Feuchtigkeit fordert.

Auf die Riesenblüte hin steigert sich das ganze Wachstum des die Senkrechte so mächtig betonenden Stengels, der die langgestielten, rauhen, herzförmigen Blätter so um sich kreisen läßt, daß eine weite Spirale sich nach oben zusammendrängt, um den Blütenkorb mit mächtigem Laubkreis zu umgeben und sich im Hüllenkreis der «Kelchblätter» des Blütenkorbes verkleinert wiederzufinden, in diesem zu Spreublättern zu werden und in der Fülle sich durchkreuzender

Spiralen der Röhrenblüten auf der weiten Blütenscheibe verwandelt auszuklingen. Seltsam, auf diesem Wege von unten nach oben werden die Blätter nicht immer feiner, kleiner, zierlicher, um zuletzt die Blüte als das Allerfeinste und Zierlichste zu empfangen, sondern die Blätter werden nach oben hin immer größer und massiger. Die Spreite neigt sich, hängt nach abwärts. Die Blüte zuletzt ist das Massigste, Schwerste geworden, das sich wohl leidenschaftlich zur Sonne wendet, dabei aber schwer, ja plump nach unten sinkt und ebenso selbstzufrieden an sich herab wie zur Sonne sieht. Mit der Blüte tritt die Sonnenblume zwar in den kosmischen Licht- und Wärmebereich ein; dies zeigt die strahlende Form, die leuchtende Farbe, die starke Ölbildung, aber sie gipfelt zugleich in der Manifestation recht erdenhafter Kräfte der Masse, des Gewichtes. Licht und Schwere sind in eigenartigem Kampf, das Untere wird ins Obere eingesogen. Darum ist die Peripherie des Blütenkopfes sonnenhaft strahlend, der mächtige Kern aber erdenhaft dunkel. Geflügelte Samen kann man von dieser Pflanze nicht verlangen.

Der Stengel, der so hoch und kraftvoll sich streckt, ist im Inneren nicht verhärtet, auch nicht saftig, sondern das weiße trockene Mark ist ganz zellig durchluftet. Der Blütenboden zeigt auf merkwürdige Art, daß er etwas Stammartiges im Blütenbereich ist: Er schwitzt ein terpentinartig duftendes Harz aus. Das Flüssige träuft als reiche Nektarbildung der Bienenwelt entgegen.

Der das wesenhafte Schaffen des Pflanzenhaften in der Stoffbildung verfolgende Chemiker hat in der Blüte von Helianthus vielartige Farbstoffe gefunden, Flavonglykoside (Quercimeritin nebst Quercitin), Anthocyanglykoside, ein mit dem Eidottergelbstoff Lutein identisches Xanthophyll; ferner Cholin, Betain und einen violett fluoreszierenden Stoff. Ferner fanden sich Gerbstoffe. Die Samen enthalten im Öl außer Ölsäure reichlich ungesättigte Fettsäuren, vor allem Linolsäure. Sie sind außerdem sehr eiweißreich.

Die Essenz aus der Blüte ist, ähnlich wie die aus Arnika und Calendula, als Wundheilmittel verwendet worden; die in der vielseitigen Farbstoffbildung sich ausdrückende Lichtdynamik kann auf solche Weise wirksam gemacht werden – warum, lese man bei den Ausführungen über genannte Pflanzen nach. Interessant ist die aus der russischen Völkerheilkunde geholte Anwendung des Blütenauszuges bei Malaria. Die Anlage zu dieser Krankheit beruht – nach den Ergebnissen geistiger Forschung Rudolf Steiners – auf den Auswirkungen und dem schicksalshaften Ausgleich einer zu egoistischen, starken Ich-Entwicklung, wobei das Leibesinstrument des Ich, das Blut, eine solche Veränderung (Blutverdünnung) erfährt, daß es dem Ich keinen rechten Angriffspunkt mehr bietet; es kann sich dadurch die Korrektur für jene zu egoistische Ichkraft bilden. Die in der kosmischen Ichlinie so stark aufstrebende, aber das Materiell-Physische so abnorm nach oben zunehmend manifestierende und in der Blüte Erdenhaftes, Schweres so stark in die Licht- und Wärmesphäre aufnehmende Sonnenblume kann in der Tat als ein Gegenprozeß gegen eine solche abnorme

Ichbetätigung und die in ihr wurzelnde Konstitution angesehen werden. In dieser ist ja das in Aufrichte- und Wärmedynamik sich am Leibe betätigende Ich zu stark den Egoismus verleihenden, vom Kosmos des Geistigen abschließenden Erdenkräften verfallen.

Inula Helenium, der Alant

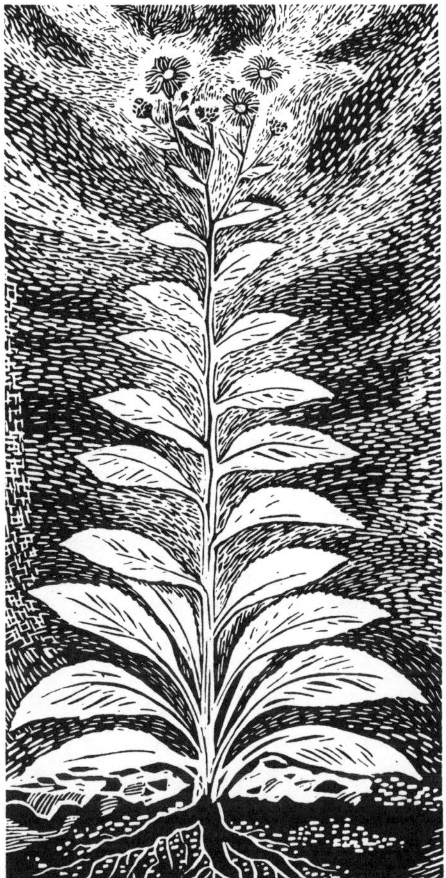

Im Alant haben wir einen Korbblütler vor uns, der den Typus besonders in der Bildung *ungewöhnlich großer und zahlreicher Blätter* auslebt. Aus dem ästigen Wurzelstock erhebt sich bis zur Brusthöhe der kräftige, senkrechtsteife Stengel, von den langen, breiten, eiförmig zugespitzten, ungeteilten, grob gesägten Blättern umgeben, die er nach oben zu an sich rafft, um sich dann ästig zu verteilen und schließlich in den großen Blütenkörben zu enden. Diese tragen auf flachem Blütenboden die hellgelben Röhrenblüten und die gleichfarbigen, sehr schmal und lang herauszüngelnden Randblüten. Ein langhaariger Pappus krönt die Frucht. Spreublätter finden sich nicht. Die im südlichen Europa heimische, bei uns in feuchten Gräben und Wiesen gelegentlich gefundene, auffallende Staude ist eine geschätzte alte Heilpflanze. Sie blüht im Hochsommer.

Der Wurzelstock enthält (im Herbst) sehr viel Inulin, er riecht aromatisch und schmeckt bitter-scharf. Das in ihm befindliche ätherische Öl (bis 3%), in dem man dem Santonin (siehe Chrysanthemum) verwandtes Alantholacton, Alantkampfer, etwas Azulen (siehe Kamille) gefunden hat, wirkt wurmfeindlich. Es spricht die reichliche Bildung solcher aromatischer Substanzen von einem Durchdringen der ganzen Pflanze, bis in die Wurzel hinab, mit Blütenprozessen.

Dementsprechend geht die Heilwirkung der Wurzelabkochung auf die Anregung der äußeren Verdauung, Bekämpfung von Schwächezuständen, Entzündungen in diesem Gebiet, aber auch Förderung des Gallenflusses. Aber diese stoffwechselregulierende Wirkung setzt sich – gemäß einer Pflanze, die so stark in die rhythmisch gegliederte Blattbildung geht – ins rhythmische System, und zwar ins Lungengebiet fort, sodaß Bronchialkatarrhe mit starker Verschleimung, Reiz- und Kitzelhusten, selbst gewisse Formen der Tuberkulose mit ihr behandelt worden sind.

4. Heilsame Bitterkräuter, die Wermut-(Artemisia-)Arten

Die 200 Arten der Gattung Artemisia sind im Zusammentreffen des Typus mit dem Trocken-Warmen der ums Mittelmeer in den vorderen Orient sich dehnenden Steppenländer als dem Luftigen sich verbindende Steppenkräuter hervorgebracht. Die Gebärde des krautigen Schwellens verbindet sich mit der des luftigen Sichverstrahlens; windbestäubt, ist die Blüte aus der Berührung der (das Werkzeug der trockenen, heißen, stark durchhellten Luft benützenden) Astralsphäre mit den sie anziehenden Ätherkräften der Pflanze gebildet und tief an und in diese hineingenommen. Dies kommt in der großen Fülle ganz kleiner, zungenblütenloser, unscheinbarer Blüten, aber auch in der aromatischen Durchbitterung, einer seltsamen *Synthese der Bildung flüchtiger ätherischer Öle mit Bitterstoffen* zum Ausdruck. Die Blütezeit ist der Spätsommer. Erwärmend (Wermut heißt wohl eigentlich Warmwurz) und durch das starke Anziehen des Astralleibes den ganzen Verdauungstrakt anregend und kräftigend: dies ist die Hauptwirkung von Absuden oder Auszügen dieser Kräuter. Sie fördern ferner den Gallenfluß. Eine zu starke und dann giftige Wirkung kann statt auf den «unteren», im Stoffwechselgeschehen wirksamen Teil des Astralleibes auf den «oberen», mit Nervensystem und Gehirn verbundenen Teil so wirken, daß sich Schwindel, epileptiforme Anfälle, von da ausgehend Muskelkrämpfe usw. entwickeln.

Artemisia vulgaris, der Beifuß

Durch ganz Europa bis zum Nordkap wächst unkrautartig an Wegrändern, Hecken, Gebüsch, auf Schuttplätzen, in Ruinenecken diese wohlgestaltete Wermutart. Aus kräftigem Wurzelstock vieltriebig aufsteigend, beblättert sich die Staude mit reichem, in spitze Fiedern wohlgegliedertem, oben mattgrünem, unten weißfilzigem Blattwerk, teilt sich hierauf vielästig in Erwartung des Blütenstandes und lockert sich luftig in die Blütenrispen mit ihren vielen kleinen graugelben Blütenköpfchen. Das den Altvorderen wohlbekannte Heil- und Zauberkraut hat der modernen Stoffesforschung einen Gehalt von Inulin, Gerbstoff, cineolhaltigem ätherischem Öl, Harz, Bitterstoff geoffenbart, doch ist es mehr herb als bitter und aromatisch. Man verwendet Beifuß gegen Magenschwäche mit Appetitlosigkeit, Sodbrennen, Übersäuerung, Krämpfe der Verdauungsorgane, Amenorrhoe; der Wurzelstock ist eines der vielen alten Epilepsiemittel.

Artemisia Absinthium, der echte Wermut

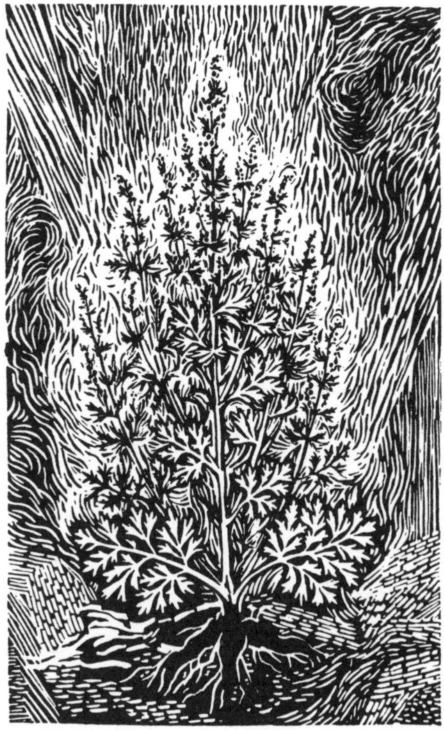

Lockersteinige, stickstoffreiche, warme besonnte Böden, Ruinenstätten, Weinberge, durch ganz Europa und Asien bis zum südlichen Norwegen hinauf wählt sich der echte Wermut, wenn auch die Steppenländer um das Mittelmeer seine eigentliche Heimat sind. Der ausdauernde Wurzelstock treibt viele Sprosse buschig empor, die sich mit silberig-dunkelgrünen, in rundliche Zipfel reich gefiederten, zart seidig behaarten Blättern stattlich, jedoch nicht üppig belauben, um nach oben in die aufrechten, reich verzweigten, luftigen Rispen mit ihren zahlreichen nickenden, kleinen gelben Blütenköpfchen sich aufzulösen. Diese blühen im Spätsommer.

Das hochberühmte Heilkraut war schon den alten Ägyptern wohlbekannt; als das beste galt das von den Küsten des Schwarzen Meeres. Man hat später darin Bitterstoffe (das Glykosid Absinthin und Anabsinthin), Gerbstoff (vor allem im Frühling), Harze, ätherisches Öl (0,5 bis 1%, mit Gehalten von Thujon, Thujol, Pinen, Phellandren, Azulen), Vitamine (C und B_6), ferner in der Asche salpetersaures Salz und Kieselsäure gefunden. Das Kraut ist außerordentlich bitter, und sein strenger Duft verrät sogleich etwas von den Kräften, *die das Bittere und das stark Aromatische* zu einer einzigartigen Zusammenwirkung komponierten.

Heilmittel aus dem blühenden Wermutkraut regulieren das Eingreifen von Astralleib und Ich in das Verdauungssystem; Appetitlosigkeit, Dyspepsie, zuviel oder zu wenig Magensäurebildung, mangelhafte Beteiligung von Leber und Galle an Verdauung bis zur Blutbildung werden oft damit behandelt. Schmerz und Verkrampfung werden gelindert. Mit der Fähigkeit zum stärkeren Ergreifen dieses Teils der Leiblichkeit steigt Energie und Lebensfreude. Die Widerstandskraft gegen Erkrankung wächst. Die Nahrung wird besser ausgenutzt. In gewissen Zügen wird man an die Arsenwirkung erinnert, deren Wesen auch auf einem *Energisieren des Astralleibes* beruht. Das aus dem Kraut destillierte, dem «Absinth» zugesetzte ätherische Öl ist stark giftig und führt bei chronischem Gebrauch zu Wirkungen, die Rudolf Steiner folgendermaßen charakterisiert hat*: «...Wermut macht das Flüssige (der menschlichen Organisation) rebellisch dagegen, daß es in richtiger Weise das Luftförmige aufnimmt. So daß ich, wenn ich Absinth in den Leib bekomme, das Luftförmige nicht mehr in alle meine Teile in der richtigen Weise hineinbringen kann. ... Dann kollert die Luft in dem Organismus überall herum. Statt daß sie ordentlich in die Organe hineingeht und den Körper überall ausfüllt, bleibt sie separat da und dort, stockt überall. ... Sie macht überall Wohlgefühl, weil sie keine Arbeit zu leisten braucht. Wenn die Luft ordentlich in die Flüssigkeit hineingeht, dann muß sie ihre Arbeit verrichten, weil sie sonst den Körper nicht ordentlich versorgt. Wenn aber der Absinth die Luft absperrt, da kollert sie überall herum. Der Mensch fühlt sich nach und nach so wohl wie ein Schwein. Beim Schwein ist das das Eigentümliche, daß es sich fortwährend mit Luft anfüllt, die nicht recht aufgenommen wird. Das Schwein ist am allerleichtesten kurzatmig. Nun, gerade so wie der Äther überall im Flüssigen ist, so ist in der Luft überall das Seelische, ... das Astralische. Der Mensch nimmt überall das Seelische, in der Luft da oder dort auf. ... Wenn der Mensch nun die Luft so in sich kollern hat, so bleibt das so hübsch (für sich), und er fühlt sich durch und durch wohl. Ja, aber das Seelische ist im menschlichen Körper nicht dazu da, daß es überall dem Menschen zum Wohlgefallen dienen soll, sondern es soll an den Organen arbeiten, soll arbeiten in der richtigen Weise, daß das Herz, daß alle Organe richtig versorgt werden. Wenn aber der Mensch das Seelische absperrt, so daß es ihn im Körper amüsiert, dann tritt eben das ein, daß er sich zwar – man möchte sagen – ‚sauwohl' fühlt, aber seine Organe werden nicht in ordentlicher Weise versorgt.» Rudolf Steiner führt dann im einzelnen aus, daß die Fortpflanzungsorgane in besonderer Weise durch den Absinthgenuß geschädigt werden und daß es ein Zeichen besonderer Dekadenz ist, dem Absinthgenuß zu verfallen. Die Kinder solcher «Genießer» sind dann anfällig für alle möglichen Krankheiten.

Artemisia Abrotanum, die Eberraute

Am stärksten durchluftet und durcharomatisiert von den Artemisiaarten ist die Eberraute, die, im südlichen Europa und in Kleinasien heimisch, sich bei uns auf nährstoffreichen, lockeren, sandigen, warmen Böden findet. Die Fiedern der luftig zerteilten Blätter sind in ein feines Fadenwerk aufgelöst, ein starker, erfrischend-salzig-aromatischer, eine Zitronenbeinote enthaltender, doch auch scharf-säuerlicher Duft wohnt dem buschigen Federwerk inne. Aus ihm erheben sich die luftigen Rispen der Blütenstände mit den sehr zusammengezogenen, nickenden, in Träubchen stehenden Blütenköpfchen. Die unten verholzende Pflanze blüht vom Hochsommer durch den Herbst, also mit der von ihrem Höhepunkt absteigenden Sonne.

Sichtlich greift das astralische Element in dieser Pflanze noch stärker in das Physisch-Ätherische ein als in den bisher beschriebenen Artemisien. Das durch-

* Vortrag für die Arbeiter am Goetheanum, Dornach, 3. Februar 1923.

atmend-durchwärmende Element ist stärker, das bittere Prinzip tritt etwas zurück. Außer Bitterstoff und reichlich ätherischem Öl hat man ein Alkaloid Abrotin gefunden. Weniger die verdauungsfördernde als die durchwärmende, harntreibende, die Aussonderungskräfte des Astralleibes anregende Wirkung bei exsudativen Prozessen, Ascites, ferner bei Tuberkulose des Peritoneums und Mesenteriums steht im Vordergrunde; Verkrampfungen des Astralleibes im Atemorganismus, Atemnot, Asthma können günstig beeinflußt werden. *Äußerlich* angewendet kann die Pflanze zur Mitbehandlung von Frostbeulen Vorzügliches leisten.

Artemisia Cina

Nicht nur die Steppe, sondern die *Salz*steppen (zwischen Kaspi- und Aralsee) müssen wir aufsuchen, um Artemisia cina zu finden – und zu begreifen. Trokkene, stark durchhellte und durchwärmte Luft wirkt mit den Salzprozessen im Boden zusammen, um dieser Pflanze das zusagende Milieu zu bilden. Ein von unten an verholzender, kniehoher Halbstrauch mit sehr zusammengezogenen, kleinen, unten doppelt fiederschnittigen, oben einfachen, graubehaarten Blättern wächst empor, der bald rispig auseinander- und in die Blütenstände strebt. Die gelblichen Blütenkörbe sind nur wenige Millimeter groß, aber in Fülle da. Der Gehalt an ätherischem Öl (darin «Santonin», ein bizyklisches Terpenlacton) ist gegenüber den bisher genannten Arten noch gesteigert. Zur starken, ja giftigen Darm-Gallenwirkung (die Galle wird nach innen, ins Blut getrieben, wodurch Violett- und Gelbsehen auftritt) und der ebenfalls gesteigerten Wirkung auf die obere Organisation (epileptiforme Krämpfe, Gehirnhyperämie, Schwindel, Pupillenerweiterung, Halluzinationen, Delirien) kommt die starke darmparasitenfeindliche Wirkung hinzu; die getrockneten Blütenköpfchen («Zitwersamen») sind eines der wirksamsten Wurmmittel.

Artemisia Dracunculus, der Estragon

Hier ist das Bittere sehr gemildert, das Aromatische zum mild Gewürzhaften, Anisartigen gelindert; nicht mehr ein Heil-, sondern ein Würzkraut steht in der schlanken Pflanze mit den schmalen, unzerteilten Blättern vor uns. Wir erwähnen den Estragon hier nur deshalb, um auf die Fülle der Möglichkeiten hinzuweisen, die in der Gattung ruht.

5. Disteln als Heilpflanzen

Eine besondere Ausgestaltung erfährt der Kompositentypus in der Distelgestalt. Stattliche Pflanzen stehen in den Distelarten vor uns, die besonders den kargen, trockenen Steppenlandschaften um das Mittelmeer gegen den vorderen Orient, Südrußland, dem mittleren Asien zugehören. «Kakteen des Ostens» könnte man die bewehrten Gestalten nennen, und es wird in der Tat etwas von den Bildekräften der Erdzonen sichtbar, wenn man Amerika in seinen Kakteen, Afrika in seinen Euphorbien, Asien in den Disteln anschaut. Der wäßrigen Schwellung des Kakteentyps, der Sproß und Blatt im Kugelstengel verschluckt und nur ihre äußersten Enden dornig-stachelig freigibt, stellt sich die peripherische Erstarrung am Licht-Luft-Organ, am ausgebildeten Blatt, als Disteltyp entgegen. Der Kaktus staut sich und erstarrt im Bereich des Lebens- und des chemischen Äthers; die Distel verhärtet im Bereich des Lichtäthers.

Im Pflanzenblatt begegnen einander rhythmisch Flüssiges und Luftförmiges, es weben ineinander ihre Tätigkeiten chemischer und Lichtäther. Das normale Pflanzenblatt wächst aus dem Blattgrund, es ist an der Basis vitaler als in der Spitze; eine leise Entvitalisierung geschieht von der Basis an gegen Rand und Spitze. Das Distelblatt übertreibt gleichsam diesen Prozeß; die Spitze, die Peripherie *verhärten*, und je gegliederter die oft sehr großen Blätter sind, desto stacheliger zeigen sie sich. Da eine verhärtende Peripherie dem von innen nach außen quellenden Wachstum des Blattes eine unnachgiebige Grenze setzt, nimmt dieses oft eine wellige, nach oben und unten sich rhythmisch aufwerfende Form an; jeder Seitenzipfel, ja selbst die Blattrippen starren hornig aus der von außen nach innen zurückgedrängten, weichen und plastischen Blattsubstanz. Der Strom flüssigen Lebens trocknet in den Enden seiner Verzweigungen aus, indem er in die dürre, luftige Helle austritt.

Das *Blatt* macht also die Distel; doch strebt sie aus der Blattregion mit mächtiger Stengelbildung hinauf in die Blütenregion, reißt das Blättrige auf diesem Wege mit, so daß es geflügelt mit dem Stengeligen verschmilzt und auch dieses nach alle Seiten stachelig macht. Aber die Blüte, die große, wohlgeformte, in Vielzahl erscheinende Korbblüte, ist das Hauptziel des so kraftvoll nach oben steigenden, sich ästig verzweigenden Stengels. Da die Hüllblätter sich stachelig nach allen Seiten ausbilden, gleicht der Blütenkorb einem kleinen Kugelkaktus. Der Blütenkorb schnürt sich oben zusammen, und aus engem Hals treten die langen, schlanken Röhrenblüten; das Element der Zungenblüten ist unterdrückt. Die Blütenfarbe, meist ein rötliches Violett, hat etwas Reines, Geläutertes, Leidenschaftsloses, wie etwa im Reich der Edelsteine der Turmalin. Der Duft ist zart, süß, trocken, edel. Eine naive Natur, die eine starke Empfindung für Pflanzenwesenhaftes hatte, rief beim Anblick einer blühenden großen Onopordondistel aus: Ein sich läuternder Büßer! Und es mag dieser Ausspruch hier seinen Platz haben, so ungerechtfertigt sonst Anthropomorphismen im Naturbetrachten sind. Doch spricht die Natur zu allen Sinnen, denen man nach Goethe zu trauen hat, seien es bekannte oder verkannte, noch unbekannte. – Die Früchte sind durch die kurzen Pappushaare und ihre eigene relative Größe und Schwere nur zu kurzem Fluge fähig.

Das Kompositen-Kohlehydrat Inulin findet sich auch reichlich in den Disteln, außerdem aromatische Bitterstoffe. Die therapeutische Wirkung werden wir zwischen Stoffwechsel- und rhythmischer Organisation suchen müssen und dort im Auflösen und Beleben stockender, verhärteter Rhythmen. Mars, Jupiter,

Sonne sind in ihnen besonders wirksam, und auf die entsprechenden Organe wird die Wirkung gehen. Die Betrachtung der einzelnen Arten, die als Cirsium mehr im Feuchten, als Onopordon in Wüsten, Carduus in Steppen, als Carlina in den Bergen, als Cynara im Fruchtland, die Urform variierend, erscheinen, folge nun.

Cynara Scolymus, Artischocke

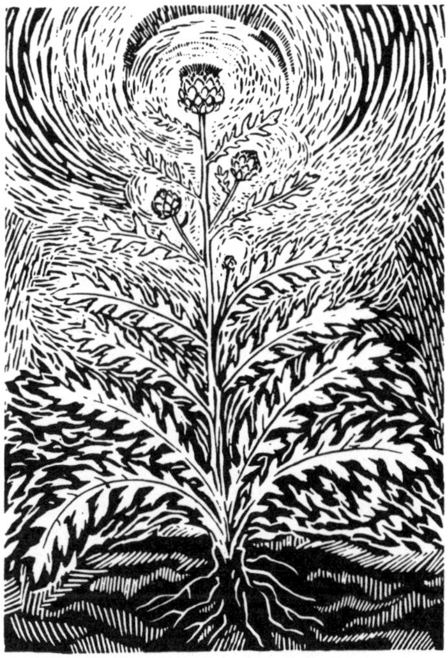

Ums warme Mittelmeer heimisch und dort als Nähr- und Diätpflanze seit dem Altertum gebaut, ist diese schöne große Distel in neuester Zeit auch als Leberheilmittel bekannt geworden. Erst bildet sich aus dem Samen eine Rosetten-Wurzelpflanze; aus dem ausdauernden Wurzelstock steigen dann und beugen sich bogenförmig die großen, langen, tief und mehrfach gefiederten, in Spitzen dornig endenden Blätter. Aus ihrer Mitte erhebt sich zu Sommerbeginn der stämmige, im Verhältnis zur Größe der übrigen Pflanze etwas kurze Blütenstengel, der das mächtige Dornenhaupt der großen, blauen oder rötlich-blauen Blütenkörbe trägt. Die schlanken Röhrenblüten haben einen feinen, kräftig-zarten, trocken-süßen Duft. Die Basis der Hüllblätter, der Fruchtböden sind fleischig angeschwollen. (Die verwandte, das «Cardygemüse» liefernde Abart entwickelt, gleichsam ein Stockwerk tiefer, angeschwollene fleischige Blattrippen.)

In Blatt und Wurzel findet sich Bitterstoff (Cynarin), schwach Aromatisches, Schleim, Gerbstoffe, ziemlich viel Provitamin A, etwas B_1, ein energisch die Milch labendes (wie Labferment wirkendes) Enzym Cynarase, das diesen ersten Schritt der Milcheiweißverdauung noch in Verdünnung von 1 : 150 000 vollzieht und darum in südlichen Ländern zu der Käsezubereitung verwendet wird. Darüber hinaus regt die Pflanze – das Vehikel dazu sind Bitterstoffe und Kohlehydrate – Ich und Astralleib zu intensiverem Eingreifen in die Verdauungsorgane, besonders die Leber an, fördert Gallenbildung und Gallenfluß, aber auch die Aufbauprozesse der Leber, regt die entgiftende Wirkung dieses Organs an, wirkt blutzuckersenkend. Auch die Diurese wird gesteigert. Das stärkere Ergreifen der Eiweißverdauung läßt kein Fremdeiweiß in das Innere der Organisation eintreten, was zur Albuminurie führen würde. So kann die Pflanze auch bei letzteren Zuständen hilfreich sein.

Zwiebel, Kohl und Artischocke läßt Goethe im «Märchen von der grünen Schlange und der schönen Lilie» den Fährmann als Lohn fordern, also gestautes, knospenhaft angeschwollenes Blatthaftes unter, an und über der Erde, im Wurzel-, Stengel- und Blütengebiet, als «Früchte der Erde». Die angestauten, nicht in äußerer Entfaltung verbrauchten Lebenskräfte sind es, auf die es hierbei ankommt. Sie regen bei der Artischocke Ernährung und Ernährungsorgane an.

*Cnicus benedictus**, Kardobenediktenkraut

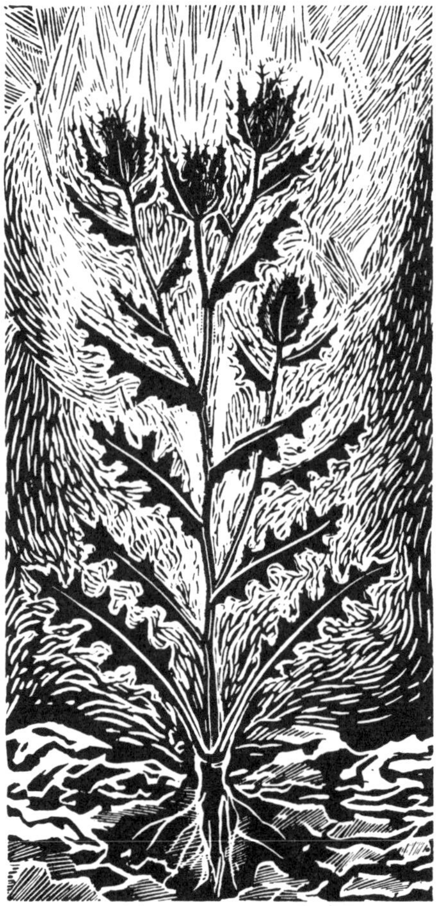

Dem Mittelmeergebiet gehört auch diese Heildistel an, die im Mittelalter über die Alpen wie soviele andere Heilkräuter nach dem Norden gebracht worden ist. Einjährig ist sie, etwa kniehoch kann sie werden. Aus borstig-stacheligen Blattschöpfen mit spitz zerteilten, länglichen Blättern werden kaum die *gelblichen* Blütenköpfchen sichtbar, so vom Blattartigen umhüllt, tief in seine Region hineingezogen sind sie. Spinnwebig-stachelig umstrahlen sie die inneren Hüllblätter. Stark zusammenziehende Kräfte werden dem Auge sichtbar, die Zunge erlebt sie im außerordentlich bitteren Geschmack. Außer dem glykosidischen Bitterstoff (Cnicin) findet sich Gerbstoff, etwas ätherisches Öl, Harz, viel Schleim in der Pflanze. Auch hier geht die Hauptwirkung des blühenden Krautes auf den Verdauungsstoffwechsel, Magen, Darm, Leber, Galle. Stauungen im Lebergebiet, Gelbsucht, Hämorrhoiden, Hydrops gehören zu den Heilanzeigen auch dieser Distel. Rudolf Steiner empfahl ihre Anwendung, zusammen mit Pfingstrosenwurzel in bestimmter Verarbeitung, bei gewissen Formen der Wassersucht unter Beteiligung gestörter Nieren-Leberfunktionen. Die Hineinpressung des etwas atrophischen Blütenprozesses in das wuchernde Blattsystem läßt Wirkungen zwischen Stoffwechsel und Rhythmus suchen.

* = Carduus benedictus.

Silybum Marianum, die Mariendistel

Eine der schönsten ist diese stattliche Distel mit ihren großen, stark gewellten, breit und spitz gelappten, weiß marmorierten Blättern, die so außerordentlich plastisch wirken. Hat sich im ersten Jahr das Blatthafte über dem Kopf der spindeligen Wurzel als flache Halbkugel rundlich-schwellend gewölbt, so hebt es sich im nächsten Jahr etwas nach oben, läßt aber die aufschießenden Blütentriebe weit und frei über sich hinaus aufstreben, die sich zuletzt mit je einem großen, dornigen Blütenkorb voll violetter Röhrenblüten krönen. Sonnige, trockene Steinhänge und Steppen des Mittelmeeres und Kleinasiens sind die Heimat der Mariendistel, sie kann dort dicht weite Flächen überwachsen, dabei über Mannshöhe erreichen. Bei uns hat sie sich durch Anbau und als Zierpflanze eingebürgert, doch verlangt sie warme Lagen. – Nach dem Samentragen stirbt die Pflanze ab.

Die Samen sind – entsprechend verarbeitet – ein wichtiges Heilmittel bei Leberstauungen, Blutstockungen im Unterleib, zur Anregung des Pfortaderkreislaufes, des Gallenflusses, bei Ascites, Gelbsucht, Gallensteinen; sie wirken auf das venöse System der unteren Organisation bei Varicen, Hämorrhoiden, Ulcus cruris. Und zwar ist die eiweißreiche Randschicht mit ihrem Gehalt an Bitterstoffen, etwas ätherischem Öl, Aminosäuren (Tyramin, Histamin) das Wirksame. Wieder wirkt das aus einer so betonten Blütenregion Stammende überwiegend auf den Stoffwechsel der unteren Organisation.

Arctium Lappa, die große Klette

Mit starker, halbmeterlanger Wurzel bohrt sich die Klette tief in feuchtschuttigen Boden, den sie an Zäunen, Steinhaufen, Eisenbahndämmen, Wegrändern zugleich mit reichlichem Licht findet, das sie sehr liebt. Große, unbewehrte, herzförmige untere Blätter werden im Aufsteigen des stark sich verästelnden Sprosses von an die Stengel sich drängenden Blättern abgelöst; sparrig vielblütig steht im Sommer die Pflanze da, die das Distelige nur in den kleinen hakenstacheligen, zusammengezogenen Blütenkörben auslebt. Die Blätter sind davon befreit, ihr Kampf gegen die dornige Verhärtung zeigt sich in einem starken Schleimgehalt.

Mit starker Vitalität bezwingt die Klette den kargen Untergrund, aber auch das Erstarren im Lichtbereich. Sie läßt die Disteltendenz nur in der Blüte walten. Altbekannte Heilmittel waren Wurzel und Blatt, in denen man später etwas ätherisches Öl, Gerbstoff, Bitterstoffe, Schleimstoff gefunden hat. Die Wurzel, Radix Bardanae, ist heute noch Bestandteil des «Holztees» (Spec. Lignorum); die potenzierte Wurzelessenz wurde bei Hauterkrankungen (Akne, Furunkulose, Ekzem der Kopfhaut), außerdem bei Stoffwechselstockungen verwendet.

Onopordon Acanthium, die Eselsdistel

Die stattlichste, eine wahre Königsdistel ist Onopordon. Ursprünglich wohl in denselben Gebieten heimisch wie die bisher behandelten Disteln, hat sich Onopordon von England und Schottland über ganz Mitteleuropa, Südrußland, bis nach dem westlichen Asien ausgebreitet, wenngleich nach dem feuchteren Westen zerstreut und seltener. Die Sanddünen am Neusiedler See, die ungarische Ebene, die Ukraine, alles Gebiete mit kurzen Frühjahrsregen und langen, hellen, trockenen Sommern, geben Onopordon das beste und reichlichste Gedeihen; ganze «Distelwälder» finden sich dort.

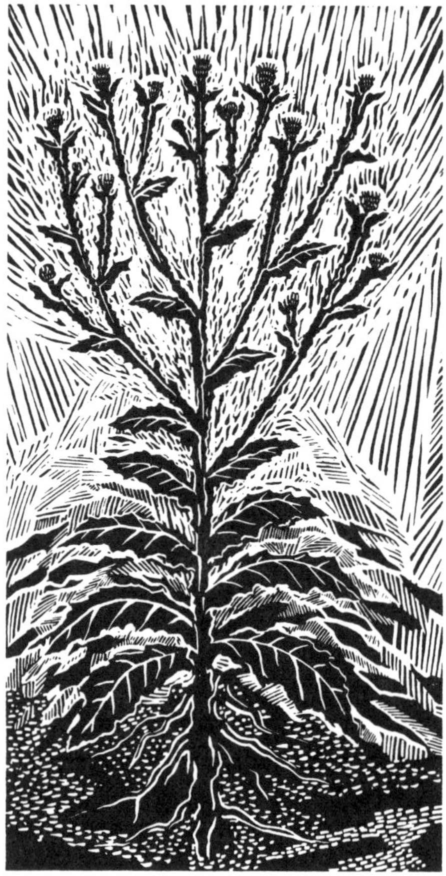

Onopordon kommt dem Urbild der Distel am nächsten. Aus dem im Herbst ausgefallenen Samen erwächst zuerst eine kräftige Blattrosette, die das Wachstum einer starken, langen Pfahlwurzel speist; Horizontale und Tiefe werden zunächst erobert. Lang und breit strekken sich die einzelnen Blätter hin, rhythmisch in breite, dreieckige Zipfel am Rande gegliedert, rhythmisch auf- und abgewellt; die kräftigen Rippen durchstoßen den Blattrand und erstarren dabei dornig. Das silbrig grüne Blatt ist auf solche Weise umsprüht von Lichtäther-Dreiecksformen. Das nächste Frühjahr gibt dieser Rosette zunächst noch breitere Fülle, bis im Frühsommer ein mächtiger Wachstumsstrom die Pflanzenbildung in die Höhe reißt. Was sich in Tiefe und Breite systolisch gesammelt hatte, wird jetzt diastolisch ausgeatmet, die Senkrechte, das Stengelige herrscht nun, kräftige Nebenäste gesellen sich hinzu; mit mächtigen Strahlen fährt die Gestalt über Mannslänge zur Höhe und auseinander, bis jeder Strahl in einem großen, kugeligen, igelstacheligen Blütenkopf endet. In diese Verteilung und Versprühung wird aber das uns schon so bedeutsam entgegengetretene Blatthafte mitgenommen, es wird dabei zwar immer mehr in das Stengelige hineingezogen, wird zur breiten, buchtig schwingenden, dornigen, zweiseitigen Flügelung; immer mehr von der Spreite verschwindet, verwandelt sich in Flügelung, bis zuletzt oben sich nurmehr die letzten Blattspitzen vom Stengel ablösen; aber das Blatt ist bis in das oberste Ende jedes Stengelstrahls sichtbar da, läuft bis in den Blütenkorb mit. Dieser läßt aus engem Hals die Fülle tiefschlundiger, schmaler, rosavioletter Röhrenblüten treten. Ein feiner, zarter, edler Duft eignet ihnen.

Der starke Zusammenklang des reichen Blattwerks mit der großen Blütenfülle, das rhythmische Hineinschwingen und Ausschwingen des Unteren in das Obere, die Synthese ätherischer (blatthafter) und astralischer (blütenhafter) Rhythmen macht die Distel zum Onopordon, das die *rhythmischste* Distel ist. Rudolf Steiner lehrte, die Blüte (zusammen mit Primelblüte und Bilsenkraut) zum wichtigen Heilmittel des gestörten urrhythmischen Organes, des Herzens, zu bereiten. Als Blüte wirkt sie auf den Stoffwechsel, durch ihre aromatischen Bitterstoffe zieht sie Astralleib und Ich in die ätherischen Prozesse der Stoffwechselregion hinein; als derart von dem Blattrhythmus getragene Blüte wird sie den durch sie angeregten Stoffwechselprozessen die Richtung ins rhythmische System weisen und Formkräfte in den Rhythmus hineintragen, letzteres, weil der Kampf zwischen plastisch-flüssigen und formhaft-lichthaften Kräften so offensichtlich die ganze Pflanze geprägt hat.

Die menschliche Leibesorganisation ist nichts endgültig Festgelegtes, sie geht nicht nur mit dem Entwicklungsgang der Einzelindividualität durch fortwährende Verwandlungen von der Kindheit bis zum Alter hindurch, sondern auch von Jahrhundert zu Jahrhundert ändert sie sich, entsprechend dem Entwicklungsgange der ganzen Menschheit. Sie wird als Werkzeug dem immer bewußter werdenden Menschengeiste angepaßt. Immer mehr an diesem Menschenleibe dient der Entwicklung bewußter Seelenkräfte. Was heute für das Gehirn gilt – daß es vor allem Organ des Denkens und damit des selbstbewußtesten Lebens ist –, wird für weitere Partien des Organismus eintreten. Wir denken mit dem Gehirn entzogenen Wachstums- und Lebenskräften, die aus dem schöpferischen Meer der Weltenweisheit dieses Gehirn zu höchster Vollkommenheit gebildet, dann aber in seiner Geformtheit sich selbst überlassen haben. Nun *lebt* es nicht mehr im Strom der Weltgedanken, sondern es *spiegelt* nurmehr die menschlichen Gedanken – die dem Ich dadurch bewußt werden. Mit dem vom Gehirn freigewordenen Teil des Ätherleibes denkt der Mensch nun seine eigenen Gedanken. Im Gehirn beginnen aber dadurch gewisse physische, mineralische Prozesse eine bedeutende Rolle zu spielen. Sie bilden den «Spiegelbelag» des «Gehirnspiegels». Wir haben dadurch gewisse Verhärtungs-, Vergreisungstendenzen in unser Gehirn aufgenommen, die von da aus den ganzen Körper durchdringen. Entwickeln sich diese Tendenzen über ihr Maß, so werden sie zur Ursache sklerotisierender Krankheitsprozesse. Rudolf Steiner hat diese Zusammenhänge aufgedeckt.

Dieser Prozeß – auch darauf hat er hingewiesen – schreitet aber fort. Wieder beginnt sich ein Teil des Ätherleibes aus der physischen Organisation herauszulösen, diesmal aber aus der rhythmischen Organisation, dem Herzen, um dem Ich einen neuen Grad von Selbstbewußtsein – und Freiheit – zu ermöglichen. Es muß dafür die Möglichkeit in Kauf genommen werden, daß Rhythmus-Erstarrung, Rhythmus-Verhärtung sich ergibt. Die Menschheit wird nunmehr gewisse, bisher an das Herzorgan gebundene Kräfte der «Herzlichkeit» und

«Herzhaftigkeit» frei zur Verfügung des Ich bekommen; diese frei gewordenen Herzkräfte werden ebenso ein «freies, schöpferisches Fühlen» ermöglichen, wie die frei gewordenen Gehirnkräfte das freie, schöpferische Denken. Allerdings, so wie man heute gedankenleer ist, wenn man nicht aus eigenem freiem Wollen die Gedanken erzeugt, so wird man bald völlig gefühlsleer sein, wenn man – aus dem gleichen freien Wollen – nicht ein Erschaffer seiner Gefühle sein wird. Die Anzeichen dafür mehren sich schon von Jahrzehnt zu Jahrzehnt. Die Hygiene der nächsten Zukunft erfordert darum gebieterisch einerseits Gefühlspflege, andererseits Rhythmuspflege. Erstere wird durch das Künstlerische und Religiöse, letztere durch eine bewußte Lebensordnung, beides durch die neue rhythmische Bewegungskunst der Eurythmie seine Pflege erfahren. Neuartige Rhythmusstörungen werden aber neuartige Heilmittel fordern. Ein solches ist von Rudolf Steiner angegeben, und die Onopordonpflanze spielt – warum, wird dem Leser nun aufgegangen sein – dabei eine wichtige Rolle.

6. Stark aromatische Kompositen

*Chrysanthemum vulgare**, der Rainfarn

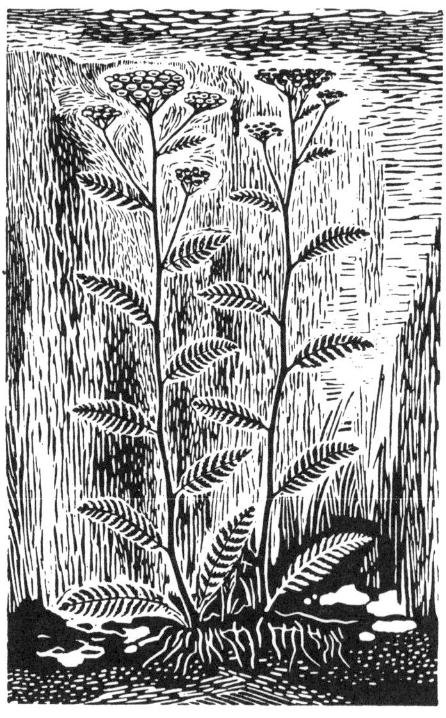

Im Bereich der größeren Flußtäler mit ihrem feuchtwarmen Klima, an Ufern und Wiesenrändern, Dämmen, Ödland, auf sandig-lehmigem Boden kann man die Pflanze finden, die aus schwarzbraunem Wurzelstock mit kräftigem Stengel bis zu Brusthöhe aufsteigt und mit den reich gefiederten Blättern wohl farnähnlich wirkte, wenn nicht nach oben alles so stark auseinanderstrahlte in den viele goldgelbe Knöpfe tragenden Blütenstand. Knopfartig sehen die Blütenkörbe aus, da ihnen nur Röhrenblüten eignen. Ein starker, strenger und doch feuriger Duft wohnt in Blatt und Blüte, ersteres enthält etwa 1%, letztere 1½% ätherischen Öls, wovon 70% Thujon, der Rest l-Kampfer, Borneol, Terpen sind; – dies erinnert an Thuja. Außerdem ist die Pflanze kräftig bitter.

* = Tanacetum vulgare.

Wurmfeindliche, emmenagoge Wirkungen, befeuernde Anregung der ganzen Stoffwechselregion sind dieser Pflanze zuzuschreiben, die sehr vorsichtig gehandhabt werden muß.

Mit ihr sind in ähnlichem Sinne zu nennen Chrysanthemum Parthenium, das Mutterkraut, und Tanacetum Balsamita. Beiden sind Bitterstoffe und scharfaromatische ätherische Öle eigen, beiden die starke, bis zum Entzündlichen gehende Anregung der Stoffwechsel- und Sexualorgane.

Anacyclus officinarum, deutscher Bertram

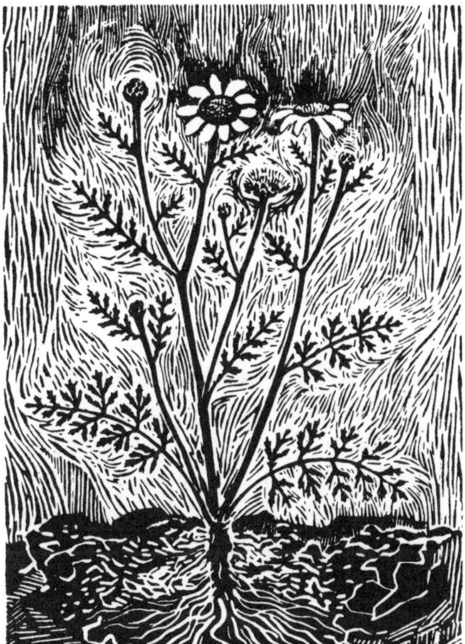

Wie eine vergröberte Kamille, aber mit breitgedrücktem Blütenboden, sieht das Bertramskraut aus. Auch fehlt die starke Verzweigung des Blütenstandes, die Blüten stehen einzeln. Diese Pflanze hat ihre Kraft viel mehr in der Wurzel, die außer Inulin ätherisches Öl, ein scharfes Harz und das für Kaltblütler und Würmer sehr giftige Pyrethein enthält. Die Wirkung der Wurzel geht auf die obere Organisation, sie wirkt speichelflußerhöhend, schweißtreibend und wurde gegen Zahnschmerz, bei Zungenlähmung, rheumatischen und neuralgischen Beschwerden der Kopfgegend, Gliederkrämpfen, Lähmungserscheinungen, bei Ischias verwendet.

*Chrysanthemum Marschallii**,

ein Alpenkraut trockener Felshänge des Kaukasus, mit fiederschnittigem Laub und einzelstehenden, schönen, großen Blütenkörben mit rosaroten Zungenblüten und schwarz geränderten Hüllblättern, sei hier nur wegen der stark aromatischen Blütenköpfe erwähnt, deren ätherische Öle, Harze und Pyrethrin sehr giftig für Insekten und niedere Tiere sind. Man hat die Pflanze gegen Haut- und Darmparasiten, ferner zur Reifung eiternder Geschwüre, auch bei Erisypel, verwendet. Die Art, wie diese Pflanze sich durchwärmt und durchluftet, kosmische Ich- und Astraleinflüsse in sich hineinzieht, bringt diese Wirkungen hervor. Die niederen Tiere, vor allem die Insekten, vermögen sich Wärme- und Luftorganisation ja nicht vollgültig einzuverleiben; beide Sphären bleiben ihnen ein Äußeres.

* = Pyrethrum roseum.

Chamomilla Matricaria, die Kamille

Das in der Kamille bildend sich Offenbarende näher kennenzulernen, versuchen wir, ihren Lebenskreis zu überblicken. Unserem Streben kommt ihr rasches Wachstum entgegen, das vom Samen an energisch in die Blatt-Sproß-Blütenentfaltung drängt und nach wenigen Monaten in neuer Samenbildung den Kreisumlauf vollendet hat.

Aus dem im Herbst ausgefallenen *Samen* wird zunächst die zartfiederige Blattrosette, die überwintert, in der Frühjahrswärme den Sproß hinauftreibt, der sich kurze Zeit in vielen Knoten zusammengedrängt zeigt, bald aber im buschig-krausen, linienfeinen, goldgrünen Federgewirk der Blätter, in den vielen langgestielten Blütenköpfchen sich ausbreitet und zerteilt. Luftig, durchsichtig bis zum Boden, aufgelockert, nach oben aufgelöst erscheint nun die Pflanze, strahlig versprühend; doch trägt jeder Strahl am Ende die gesammelte Form der weißgoldenen Blüte und umschließt mit dem aufgewölbten Blütenboden einen Luftraum, jeder Blütenkorb einen «Lufttropfen».

Wer das Blatt näher anschaut, ist überrascht; so fadenförmig fein der Länge nach, so dicklich, gedunsen, mit nach unten zusammengerollten Blatträndern erscheint es im Querschnitt. Etwas Sukkulentes, Fettblattartiges zeigt sich, wie wir es z. B. bei manchen Salzpflanzen (Halophyten), etwa den Chenopodiaceen, kennengelernt haben. Die Kamille liebt auch salzhaltige Böden, sie gedeiht besonders gut in den «Szik-Böden» Ungarns, sodahaltigen, steppenartigen Gegenden der Theißniederung; die geruchlose Kamille (Matricaria inodora) ist sogar eine richtige Salzpflanze des Meeresstrandes. Salzpflanzen stauen gerne ihr Wachstum in dicklich-fleischigen, wassergedunsenen Blättern und bilden nur unscheinbare farb- und duftlose, verkümmerte Blüten. Man denke an den in diesem Buch geschilderten Queller (Salicornia). Die Beziehung zu solchen Salzprozessen deutet die Kamille im Blattquerschnitt an, überwindet sie aber und führt sie in ein Entgegengesetztes über in der feinen luftigen Fiederung und der sanften, aber doch kräftigen Aromatisierung. Sal und Sulfur, im Merkuriellen sich begegnend! Was aus solcher Grundlage erblüht, zeigt gedämpfte, milde *beruhigte Entflammung*. Das ätherische Kamillenöl, aus solchen Blüten herausdestilliert und dunkelblau, nicht hellgelblich, wie sonst ätherische Öle, hat eine stark entzündungshemmende Wirkung. (Azulene hat man die Stoffe genannt, die sich aus solcher Lebenstätigkeit in dieser Blüte vorbilden).

Unsere Pflanze liebt das Licht; Äcker, Wegränder, kargen, sandig-lehmigen Boden sucht sie, flieht Schatten und Feuchte. Ein feiner Kieselsäureprozeß durchzieht auch diese Pflanze, auf den Rudolf Steiner besonders hingewiesen hat; doch hat sie auch starke Beziehungen zum Kalk. Manchmal ist der Sproß bis zu den Blütenkörben hinauf dicht mit schwarzen Blattläusen besetzt, die von einem Zuckerbildungsprozeß profitieren, der ebenfalls die Pflanze durchzieht.

Auf der Hinneigung zum Luftartigen (Lufttropfen im Blütenboden!), die bis zum Anfang seiner Eingliederung geht und eine besondere Beziehung zur

Astralsphäre darlebt, beruht die starke Heilwirkung der Kamille auf abnorme Astralprozesse im Menschen: Verkrampfungen, Koliken in den Verdauungsorganen, Menstruations-, Schwangerschaftsbeschwerden, ferner Nervenschmerzen, Überempfindlichkeiten. Hinzu tritt die entzündungswidrige, heilende Eigenschaft, die vorzügliche Wirkung von Kamillenspülungen bei eiternden Wunden, überhaupt die Wundheilung-fördernde. Aber auch Hautentzündungen, Schleimhautentzündungen hilft sie überwinden. Ist doch die ganze Kamillenpflanze beherrschte Entzündung, gebändigte Auflösung, sal-gezügelter Sulfur, und dieses ihr Wesenhaftes wird sich in jeden Stoff hinein abprägen, den sie in ihrem Lebensprozeß bildet. Die in solche Stofflichkeit verdichtete Wesensart wird in der Heildynamik wieder frei.

Achillea Millefolium, die Schafgarbe

Die Schafgarbe löst schon die untersten, sonst dem plastisch-rundenden Gestalten der Bildekräfte des Flüssigen überlassenen Blätter ganz ins luftig Gefiederte auf, läßt also Bildetendenzen aufleben, die sonst der oberen Region pflanzlicher Bildung mit dem Übergang in den Blüteprozeß überlassen sind; sie durchdringt dabei auch diese untersten Blätter bereits mit ätherischen Ölen. Das Blütenhafte verkündet sich damit so früh, daß man wie bei der Kamille das schnelle Erscheinen der Blüte erwarten müßte. Eine solche dramatische Erwartung wird aber durch epische Breite enttäuscht, Blatt auf Blatt, Knoten auf Knoten baut sich zum zähen, stämmigen Stengel auf, *die Blüte wird retardiert*, bis schließlich der Höhepunkt des Jahres erreicht und mit breitem Schirm die aufsteigende Strebelinie des Sprosses waagrecht abgeschlossen ist. Gemächlich schreitet die Pflanze nun in die absteigende Jahreshälfte, dehnt ihre Blütezeit bis in den Winteranfang, ein Bild von Dauer und Beständigkeit, das man als Trockenstrauß durch den Winter bewahren kann.

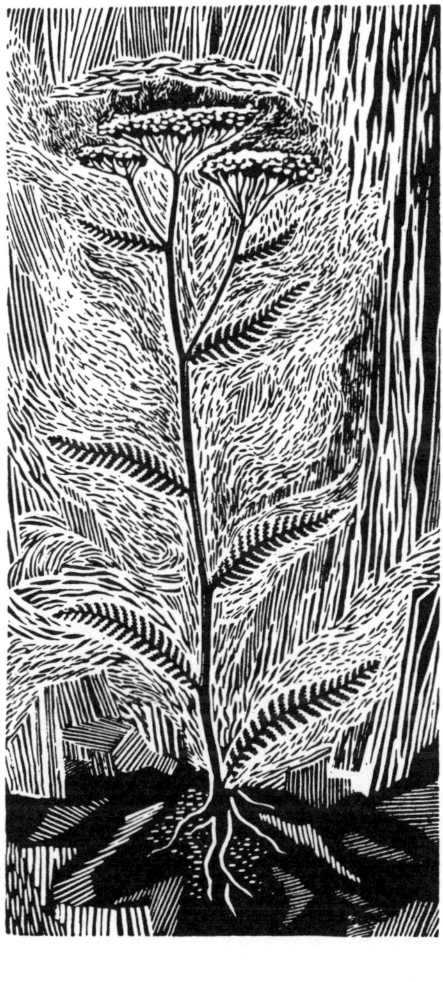

Der früh angekündigte Blüteprozeß gliedert sich also bedächtig, in sanften Stufen, ein; er entflammt, entzündet nicht im geringsten, naht, ohne etwa einen Giftprozeß zu erzeugen, wie die den Blüteprozeß allzufrüh in Blatt und Sproß aufsaugenden Alkaloidpflanzen. Der dumpf-würzige Blattgeruch steigert sich in der Blüte zum Mild-Würzigen. Ein blaugrünes ätherisches Öl ist dessen Träger. Eine würzige Bitterkeit durchzieht die ganze Pflanze.

Die Schafgarbe liebt Helle, Trockenheit, Berghöhen, deren Kräfte sie in ihrer Erscheinung zum Ausdruck bringt. In diesem Milieu entwickelt sie ihre starke Vitalität, widerstandsfähig gegen Hitze, Dürre und Kälte; rasch nach dem Abweiden wieder aufschießend. Ihre meisten Verwandten sind Bergpflanzen, in denen das Luftig-Aromatische, mild Durchwärmte den Gipfel erreicht, der dieser Pflanzenart möglich ist.

In der Asche unserer Pflanze finden wir – außer einem beträchtlichen Kieselgehalt – einen außerordentlich hohen Kaligehalt, 48%. Dieser bringt sich im Stämmigen, Feststengeligen sichtbar zum Ausdruck. Da wird ein intensiver Salzprozeß belebt mitgenommen von unten nach oben. Diesem wird aber, bereits von unten an, der sanfte Aromatisierungsprozeß eingewoben. Diese beiden Prozesse halten sich in einem wunderbaren Gleichgewicht. Weiter ist für die Pflanze charakteristisch der Schwefelprozeß, der besonders harmonisch und fest dem Eiweiß eingegliedert ist; frische Preßsäfte der Pflanze halten sich ohne Zersetzung bemerkenswert lange. In der Eiweißsphäre begegnen sich Kalisalz und Schwefelprozesse, Blüten- und Wurzeltendenzen in so harmonischer Art, daß Rudolf Steiner Achillea als ein besonderes pflanzliches Wunderwerk bezeichnet hat.

Die Heilwirkung der Schafgarbe beginnt mit einer Anregung des Stoffwechsels, magenkräftigend, appetitsteigernd; weiterhin fördert sie die Lebertätigkeit und den Blutaufbau. Damit verbindet sich eine Blutungen stillende Wirkung; sie hilft schließlich, die Aufbauprozesse in gesunde Formung auslaufen zu lassen, fördert die Wundheilung – wozu der Kieselgehalt mithilft*. Die bitteren Extraktivstoffe stärken den Verdauungsprozeß. Schließlich wirkt die Pflanze, zu Umschlägen verwendet, schmerzstillend bei Krämpfen, Koliken, wozu der Gehalt an ätherischen Ölen und kampferartigen Stoffen beiträgt.

7. Heilpflanzen aus der Untergruppe der milchsaftführenden Zungenblütler (Liguliflorae)

Lactuca virosa, der Giftlattich

Die im Flüssigen wirksamen Bildekräfte (der «Chemische Äther») haben an dieser milchsaftstrotzenden Pflanze starken Anteil, die im ersten Jahr mit kräftiger Pfahlwurzel und löwenzahnähnlicher Blattrosette sich dem Erdig-Wäßrigen zuwendet. Doch möchte das eiförmig-längliche Blatt sich gliedern, nimmt

* Vgl. auch die Ausführungen über Arnika.

distelartige Form mit krausen Spitzen an oder lappt sich ein wenig, bedornt sich unten an der Rippe. Das am Boden Gestaute entspannt sich im folgenden Jahr in einen mannshoch aufschießenden hohlen Blütensproß, der zerstreute, waagrecht abstehende, stengelumfassende Blätter mitnimmt und in einer doch recht luftigen, vielblütigen Rispe endet. Aus den kleinen Körbchen strahlen im Frühsommer die blaßgelben, wäßrig-matt schimmernden Zungenblütenkreise. Mit gestielten Federschirmchen segeln zuletzt die Samen davon.

Der Giftlattich lebt zerstreut an felsigen, steinigen, jedoch etwas feuchten Plätzen in Europa, Westasien, Nordafrika. Ein eigenartiger mohnähnlich-narkotischer Geruch ist um die Pflanze, aus deren Milchsaft durch Anschneiden und Trocknen an der Luft man das «Lactucarium», das «kalte Opium» von altersher gewinnt. Dieses enthält etwa 3% kristallisierbarer, stickstofffreier Bitterstoffe (Lactucin, Lactopikrin), ferner Spuren eines Alkaloides, Kautschuk, Mannit, Asparagin, Oxal-Apfel-Zitronensäure, etwas ätherisches Öl, Kampfer. Ein mohnverwandter Prozeß lebt sich auf kompositenartige Weise in Lactuca virosa aus. Die Bildekräfte des chemischen Äthers haben starke Einschläge aus der astralischen Region erfahren, und es ist zur Giftbildung gekommen. Eine atropinartige Wirkung ist dem Lactucarium eigen, es wirkt beruhigend, krampflösend, hustenreizlindernd, aber nicht abschleimend und schmerzlindernd; löst auch Verkrampfungen im Darm- und Blasengebiet. Die gestaute Flüssigkeitsorganisation wird zur Ausscheidung angeregt (Leberschwellung, Hydrops), überhaupt das Eingreifen des Astralleibes in die Flüssigkeitsorganisation reguliert; Lactucarium hilft Opiate sparen, es erzeugt keine Sucht; es ist wohl Gift, aber nicht Rauschgift. Es dämpft Erregungszustände. Ob dieser Wirkungen hat man es Opium frigidum genannt. Es diente einst, zusammen mit Schierlings- und Bilsenkrautsaft, als Narkotikum bei Operationen.

Taraxacum officinale, der Löwenzahn

Ein jeder meint, den Löwenzahn zu kennen, begegnet uns doch jeder Frühling auf Anger, Wiese, Hecke, am Wegrand und im Garten mit der goldenen Maiblume in solcher Fülle und Allgegenwart, daß der ahnende Sinn die Pflanze nicht nur für sich, sondern im Zusammenhang mit dem ganzen Naturleben betrachten möchte, in dem er eine wichtige Funktion darzustellen scheint – welche? Was bedeutet das Löwenzahnorgan im Gesamtorganismus des Erdenlebens?

Mit tiefem, starkem, pfahlförmigem Wurzelstock bohrt er sich in den Boden, eine schier unvertilgbare Vitalität läßt aus den «Köpfen» dieses Wurzelstockes Blatt nach Blatt herausquellen, doch bleibt das Blattwerk als Rosette an den Boden gedrückt, die aufsteigenwollende Blattspirale ist zum Kreis zusammengepreßt. Am Blatt vor allem meint man Taraxacum sofort zu kennen, und doch ist keines gleich dem anderen; jeder Wuchsort, jedes Klima, jede Jahreszeit, jede Landschaft, Höhe und Bodenart spielt auf der Grundform und bringt unzählige Varianten hervor. Zwei Bildetendenzen ringen in dieser Grundform miteinander; im Schattig-Feuchten wird das Blatt ungeteilt als nach außen immer breiter werdende, lanzettlich-eiförmige Gestalt gebildet, im Lichten, Trockenen gliedert sich die Spreite in die bekannte, tief eingesägte Form rhythmisch aneinander gesetzter, von rückwärtsschwingenden Bögen begrenzter Dreiecke oder Sicheln, die im Gebirge, bis an die Rippe einschneidend, zu schmalen Zipfeln sich zusammenziehen können. An dem Löwenzahnblatt kann man direkt ablesen, wie stark oder schwach der Lichtäther in einer Gegend wirksam ist und sich gegenüber dem chemischen Äther durchsetzt.

Aus dieser Blattrosette steigt stracks, von jedem Blatt frei, der hohle Blütenstengel, der den sonnenhaft aufstrahlenden Blütenkorb wie eine Krone trägt, die aber nur bei unverhüllter Sonne leuchtet, bei schlechtem Wetter, vom Hüllkelch umschlossen, mit dem himmlischen Gestirn zugleich verschwindet. Eine Fülle von Nektar bieten die Blüten der Bienenwelt; der Bestäubung aber bedürfen sie nicht, parthenogenetisch erfolgt die Samenbildung. War die Blüte sonnenhaft, so ist der bei schönem Wetter sich als luftig schimmernde Kugel darbietende Fruchtstand ein Abbild der ganzen Sternensphäre – ehe ihn der nächste Windstoß fortnimmt.

Der Löwenzahn ist mit mächtigem Wurzelstock, Blattrosette und frei aufsteigender, großer, leuchtender, fein duftender Blüte das Bild einer Hochgebirgspflanze – und doch wächst er in Tal und Tiefe! Er muß offenbar aus dem kosmischen Höhenbereich Kräfte mit großer Macht an sich ziehen, die anderen Pflanzen erst im Hochgebirge zukommen. Seine hohe Lichtempfindlichkeit, das sofortige Antworten seiner Gestalt auf die Licht- und Schattenverhältnisse seines Wuchsortes zeigen, daß er ein Organ für die kosmische Welt haben muß.

Dieses Organ ist sein Umgehen mit den Kieselsäureprozessen – von denen in diesem Buch schon so oft die Rede war. Sie vermitteln im Pflanzenleben in besonderem Grade die kosmischen Licht- und Wärmekräfte, ferner die Wirkungen der «obersonnigen» Planeten Saturn, Jupiter, Mars. Der Löwenzahn ist durch diesen Kieselsäureprozeß in hohem Maße empfindlich für diese Kräfte, er hat wirklich einen besonderen Sinn für sie. Und er vermittelt sogar diese dem Pflanzenleben so wichtigen Wirkungen seiner ganzen näheren und ferneren Umgebung – besonders, wenn er entsprechend behandelt zur Kompost- und Mistbereitung verwendet wird, wie dies Rudolf Steiner in Vorträgen ausgeführt hat, aus denen die «Biologisch-Dynamische Wirtschaftsweise» in Land- und Gartenbau entstanden ist. – Von diesen Kieselsäure-Licht-Prozessen künden auch die Vitamin A verwandten, gelben Farbstoffe (Xanthophylle) in Blatt und Blüte. – Diese Kieselwirkungen sind nach Rudolf Steiner im Löwenzahn besonders harmonisch mit Kaliumprozessen verbunden, und so findet man bei Analyse der Asche 7% Kieselsäure, 40% Kaliumoxyd (daneben noch ziemlich viel, 8%, Magnesiumoxyd, auch ein «Lichtmetall», sodann Kupfer und Zink in Spuren).

Die Licht-Kiesel-Seite ist aber nur der halbe Löwenzahn; die andere Seite ist seine intensive Milchsaftbildung. Der Milchsaft wurde früher sogar zu Heilzwecken, als «Leontopodium» gewonnen. Im Frühling findet sich am meisten davon in den Blättern, im Sommer in der Wurzel. Die anwachsende Sonnenmacht drängt also die Milchsaftprozesse zurück. Man hat im Milchsaft Zuckerartiges (Inosit, Mannit), Fette, Kautschuk, Bitterstoffe, Inulin, Wachse gefunden.

Man erinnere sich, was über den Prozeß der Pflanzenmilchbildung bei den Mohngewächsen bereits dargestellt wurde. Die Licht-Wärmewirkung taucht also tief in die Flüssigkeitsorganisation der Pflanze ein, ergreift ihre Plastik, ihren Chemismus, prägt sich in den Milchsaftprozeß ein.

Verwendet man den Löwenzahn, gar die Milch, als Heilmittel, so wird die Flüssigkeitsorganisation stark angesprochen; die Harnausscheidung wird gesteigert, leberbedingte Wasserstauungen werden überwunden. Insbesondere aber die Leber, das große Wärme- und Wasserorgan, wird ergriffen, der Gallenfluß gesteigert, Pfortaderstauung aufgelöst. Leberleiden jeder Art, Schwellungen, Ikterus, Cholecystopathien gehören zum Heilgebiet von Taraxacum, das aber – durch seine Bitterstoffe – auch schon am Magen-Darmtrakt angreift, Magen-Darmkatarrhe, Gastritis bekämpft, andererseits über die Leber auch normalisierend in die Blutbildung eingreift und darum auch in der Volksmedizin zu Frühjahrskuren in Gebrauch ist.

Cichorium Intybus, die Wegewarte

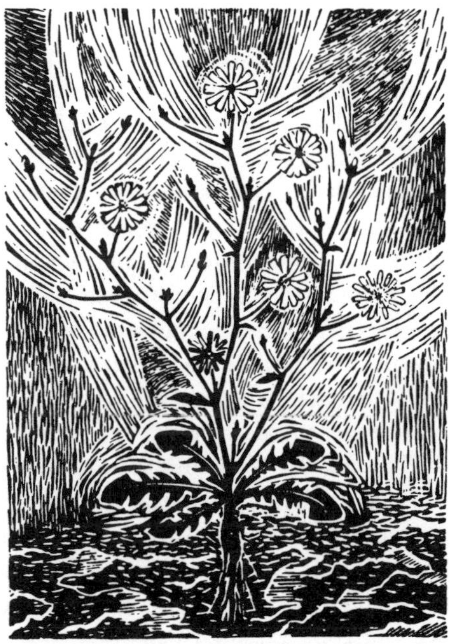

Mit starker, langer, «kosmischer» Wurzel bohrt sich die Wegewarte tief in den Boden, entfaltet sich mit kräftiger Blattrosette, ganz löwenzahnähnlich, nur daß die Blätter derber, in sich zusammengezogener sind. Nun aber treibt zäh, sparrig verästelt, mit kleinen, sitzenden Blättern, ins Stengelige zusammengezogen, der Blütenstand empor, ein rechter Gegensatz zum Löwenzahn. Vom Bildebereich des Erdig-Feuchten sprechen die rhythmisch «fließenden» Blätter, von einem luftig-trockenen Bereich die distelknappen Stengelgeweihe. Nach Osten entfalten sich strahlend die flach an den Stengel gedrückten, zartblauen «Blüten» mit der aufsteigenden, der morgendlichen Sonne und welken und verbleichen schon nachmittags; der nächste Tag sieht neue Blüten, eine schier unerschöpfliche Blütenkraft äußert sich den Sommer hindurch, sie klingt mit den Kräften der «aufbauenden» ersten Tageshälfte zusammen. Berichtet jemand, er habe wandernd durch lange Weg-Zeile das innige Blau der Wegewarteblüten als Wegbegleiter gehabt, so mag man flugs entgegnen: «*Begegnet* bist du, nicht begleitet worden; die Sonne war dir im Rücken, vormittags war es, du wandertest von Ost nach West.» Die Stimmung geduldiger, immer neu erfrischter Erwartung, ein fruchtbares Sich-Eins-Fühlen mit seinem Schicksal, trotz dessen Bitterkeiten, webt als «sittlicher Eindruck» um diese Pflanze, der die Sage entsprießen konnte: In die Blüte sei die Jungfrau verzaubert, die auf den Geliebten warte, der ins Heilige Land gezogen war und einst mit der Morgensonne vom Osten wiederkehren werde.

Die nur Zungenblüten tragenden Köpfchen sind ganz kurz gestielt; die Samen, von kurzen Pappushaaren gekrönt, aber nicht befiedert, sind zu weiterem Fluge unfähig. Milchsaft erfüllt die ganze Pflanze, am meisten die Wurzel. Wege, Ackerränder sind der Lieblingswachstumsort, das Trockene, Lichte wird gesucht durch Europa und das gemäßigte Asien. Die Blütezeit: Juli bis September.

Im Milchsaft hat man Bitterstoffe (Lactucopikrin), Fette, Mannit, Kautschuk, Lactucocirol gefunden, die Wurzel enthält viel Inulin, die Blüte ein Glykosid Cichoriin, ein Gluko-dioxycumarin. Die Asche der Pflanze enthält 20 bis 30% Kaliumoxyd, an die 7% Kieselsäure, 6 bis 12% Magnesiumoxyd, außerdem 8 bis 16% Natriumoxyd, 1 bis 2% Eisenoxyd. Insbesondere käme es, so hat Rudolf Steiner ausgeführt, auf die Art des Zusammenwirkens von Kieselsäure mit alkalischen Salzen bei dieser Pflanze an, sodann auf die bitteren Extraktivstoffe und auf die merkwürdige Art, wie Cichorium mit dem Kohlenstoffprozeß umgeht. Die Milchsaftnatur wird nicht zu vergessen sein, die wir nun schon wiederholt im Zusammenhang mit Ernährungsprozessen, mit der menschlichen Flüssigkeitsorganisation, dem Leber- und Gallenorgan gesehen haben. Umfassende Heilwirkungen gehen darum von Cichorium aus, die den Ernährungsprozeß in seinen Metamorphosen begleiten. Magen und Darm haben die als eine Fremdwelt aufgenommenen Nahrungsmittel wahrzunehmen, abzuschmecken, zu ergreifen, des Eigenlebens zu entkleiden, bis zum fast Mineralischen abzubauen; hier greifen die Bitterstoffe unserer Heilpflanze ein, ziehen Astralleib und Ich heran, diesen Abbau richtig zu leisten, das Abgebaute dem Ätherleib zu übergeben, daß er es neu belebe. Appetitlosigkeit, Magenschwäche, Verschleimung der Verdauungsorgane werden bekämpft, die in einem zu schwachen Eingreifen dieser Wesensglieder ihre Ursache haben. Ergießt doch Cichorium diesen Bitterstoffprozeß zusammen mit der Milchsaftbildung – bis in den ungeheuer regen, so rasch vom Aufbau in den Abbau übergehenden, sich immer wieder erneuernden Blütenprozeß. Auch hier werden wieder die Beziehungen der Blütenprozesse zu den menschlichen Stoffwechselprozessen deutlich.

Auch in die nächste Phase des Stoffwechsels, die aufbauende, blutbildende, an der das Leberorgan so sehr beteiligt ist, wirkt Cichorium; durch die Alkalien, die es durchvitalisiert in sich trägt und in seiner zähen Stengeligkeit zum Ausdruck bringt. Ein mächtiges Leberheilmittel ist die Wegewarte, die bei Leberstauungen, Gallenleiden (zu stark nach innen, zu schwach nach außen gerichteter Gallentätigkeit, Ikterus, aber auch mangelhaftem Gallenfluß, Steinbildung) hilfreich ist. Der intensive Kieselsäureprozeß aber, der sich in der starken Lichtempfindlichkeit, dem Sich-zum-Licht-wenden der Blüte, aber auch der Form der Blätter, bis in die Gestaltung, ausdrückt, läßt die letzte Phase und Metamorphose des Stoffwechsels, die Knochen-, Muskel-, Nerven-Substanzbildung, bis in die Peripherie sich richtig vollziehen. Die Blutgefäße der Schleimhäute, Augennetzhaut, Knochenhaut werden tonisiert, die Ernährung dieser Organe verbessert. – Als wichtiges Heilmittel hat sich Cichorium auch bei Entzündungen im Bauchraum, bei Blinddarm- und Bauchfellentzündung (zusammen mit Grauspießglanz) erwiesen.

ENZIANGEWÄCHSE (GENTIANACEAE)

HEILSAME BITTERKRÄUTER

Hochgebirgspflanzen in allen Kontinenten sind die Enziangewächse; sie steigen zu den größten Höhen, die der Pflanzennatur erreichbar sind. Was sich von ihnen an Arten im Mittelgebirge, in moorigen Hügelländern findet, mutet nur wie Ausklänge des Grundmotivs an, das in voller Reinheit doch nur in Alpenländern erklingt. Je mehr sich die Erde dem Kosmos entgegenhebt, je mächtiger und unmittelbarer dieser seine einstrahlenden Mächte entfaltet, desto lieber faßt der Typus Fuß. Er ergreift den Boden mit verdickten Wurzelstöcken, kräftigen, langlebigen Wurzeln*, ein knappes, als Rosette, Polster oder Rasen gestautes Blatthaftes folgt mit einfachen, ungeteilten, den Keim- oder Kelchblättern ähnlichen Formen, aus denen unmittelbar als ein imponierendes Hauptorgan auf ziemlich kurzen Stielen sich die tief eingestülpten Blüten erheben. An sie wird die Vielfalt der Bildungsmöglichkeiten verschwendet, die sich an den anderen Organen dieser Pflanzenfamilie nicht auslebt. In sehr verschiedener Art, weiter oder knapper, geteilt oder geschlossen, mit Anhängseln versehen etc. umfassen die Kelchblätter die Blüte, die schmal- oder weitröhrig, glockig, bauchig, mit mehr oder weniger tief eingeschnittener Krone, in Zipfel, Fransen, Schlundklappen oder bärtige Haare auslaufenden Blumenblättern eine große Mannigfaltigkeit an Gestaltung auslebt. Zarter, flüchtiger, z. B. zimtartiger Duft tritt auf, vor allem aber fordert die *Farbe* zur Betrachtung auf, die vom Violett durch alle Möglichkeiten des Blau, den schönsten tiefen Tönen über reinstes Azur zum Hellblau übergeht, sich verweißlichen kann und nur bei wenigen Arten rötliche, purpurne, bräunliche oder gar gelbe Farben zeigt. Vom schwärzlichen Violettblau bis zum weißlichen Hellblau, mit allem, was an Blau zwischen Schwarz und Weiß denkbar ist, zeigen sich Enzianblüten. Es sind dies aber zugleich Variationen des himmlischen Blau selbst, das sich in den höchsten Höhen der Hochgebirge fast schwarzblau offenbart, indem der kosmische Raum mit seiner Dunkelheit durch die reinste «Trübung» der ganz dunstbefreiten Atmosphäre hindurchscheint; und das sich langsam aufhellt und allmählich verweißlicht, wenn unsere Schritte uns von der Höhe in die Täler zurücktragen, auf welchem Wege die Luft-Trübung immer stärker wird. In dieser Skala von Him-

* Diese Wurzeln benötigen vielfach eines Zusammenlebens mit bestimmten Bodenpilzen (Mykorrhiza), um sich überhaupt mit der Erde verbinden zu können.

melsbläue lebt auch das Blau der Enziane, fein abgestuft von Art zu Art. Je reiner, je ungetrübter der Himmel sich über der Hochflur rundet, desto schöner antwortet das Enzianwesen mit seinem Blütenblau, das schließlich unsagbar rein, innig und tief erscheint. Zieht ein Wölkchen über den Himmel und verdunkelt es die Sonne, wenn auch nur für kurze Zeit, so schließen sich sogleich die Blüten, um sich sofort wieder zu entfalten, wenn das himmliche Gestirn freigeworden ist. Der Enzian kann gleichsam das Geheimnis des Himmelsblau zur Inkarnation bringen.

Im Himmelsblau offenbart sich die aus dem kosmischem Umkreis einstrahlende Sphäre, die Welt der ätherischen Umkreiskräfte; es ist das Phänomen, durch das diese, die sonst Unsichtbaren, als eine Grenz-Erscheinung aufleuchten. Diese aus der Weltenperipherie heranflutenden Ätherkräfte haben am Enzian besonderen Anteil. Lebenschaffend offenbaren sie sich zunächst an Wurzel und Kraut; zuletzt aber dürfen sie in der verfeinertsten, der Blütenmaterie, in der gleichen Farbigkeit aufleuchten, mit der sie ins Erdenreich hineinstrahlen. Der Blütenstern aber ist der Ort, in dem im pflanzlichen Sein das Ätherische, der pflanzliche Ätherleib, berührt wird von dem astralen Wesensbereich. Die tief eingestülpte Enzianblüte spricht von einem besonders intensiven Eingreifen des Astralischen.

Die Samen sind winzig, so daß sie ohne besondere Flugeinrichtungen vom Winde vertragen werden. Sie keimen nur, wenn sie dem Frost und vollem Licht, also starken kosmischen Wirkungen ausgesetzt waren.

Die Art des Zusammenwirkens astralisch-wesenhafter Bereiche mit dem Ätherischen offenbart sich in den Enziangewächsen aber noch auf besondere Weise: in der Durchbitterung der ganzen Pflanze von der Wurzelspitze bis zur Blüte. Das Ätherische gibt sich hier besonders an die astralischen Impulse hin, es ist dadurch abgedämpft im Bereich des Sprießenden. An Stelle der Blatt-Sproß-Spirale tritt der gestauchte Rosettenkreis. Alle Kraft wird darauf konzentriert, die wunderbare Blüte zu bilden.

Von diesem Wesen des Bitterstoffprozesses zeigt sich noch mehr, wenn man seine Wirkung in den Menschen hinein verfolgt. Bitterstoffe machen nach Rudolf Steiner «den Ätherleib geneigt, den Astralleib in sich aufzunehmen». Wenn etwa die Organe des Stoffwechsels nicht genügend vom Astralleib durchdrungen sind und dadurch zu wenig «Appetit» entwickeln, also der Außenwelt, die sie in sich aufnehmen und umwandeln sollen, zu wenig Sympathie entgegenbringen, können Bitterstoffe den Ätherleib in den betreffenden Organen wieder zu einer intensiven Durchdringung mit dem Astralischen bringen. Die nötigen Appetite werden sich entfalten, zugleich eine Tonisierung des Flüssigkeitsorganismus sich ergeben, eine Bewußtseinserkraftung sich hinzufügen. (Von allen Geschmacksqualitäten ist das Bittere an die kleinste Substanzmenge gebunden; wir erfassen es am bewußtesten.) – Die stoffliche Zusammensetzung des Enzian-Bitterstoffes ist in letzter Zeit aufgefunden worden; er ist ein Glykosid und der zuckerfreie Anteil eine Substanz, für welche folgende Formel aufgestellt wurde:

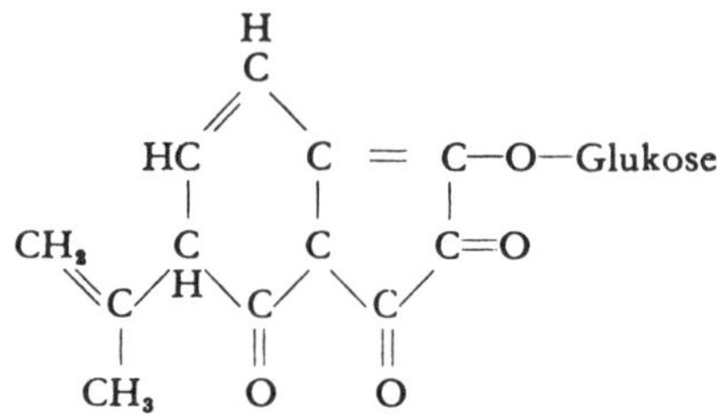

Drei der wichtigsten Heilpflanzen der Familie seien noch kurz geschildert. Sie sind allerdings charakteristische «Deformationen» des Typus, sowohl der Form als der Farbe nach und stellen «Abgesandte» dieser Höhenfamilie in die tieferen Regionen, stellen eine besondere Auseinandersetzung des kosmisch-blütenhaften Prinzips mit den Erdenkräften der Wurzelregion dar.

*Centaurium minus**, Tausendguldenkraut

Dieses nach dem heilkundigen Kentauren benannte, edel geformte, ein- bis zweijährige Kraut stellt eine Metamorphose des Typus nach dem Stengelhaften dar; fast hielte man es für ein Nelkengewächs, doch fehlt ihm dessen «Leidenschaftliches», es wirkt freundlich und licht, aber zurückhaltend. Schön und schmal steigt aus der Blattrosette der ein bis zwei Spannen lange Sproß mit den kleinen, zierlichen, zugespitzten eiförmigen Blättern, er verzweigt sich oben in die steile Doldenrispe mit den langröhrigen, edelgeformten rosafarbenen Blüten. Diese sind sehr empfindlich, sie schließen sich bei Abkühlung, Verdunkelung, Berührung. Tausenguldenkraut ist heimisch in ganz Europa mit Ausnahme des Nordens, von der Ebene bis zu den mittleren Berghöhen, es hat sich aber über die ganze Erde in den gemäßigten Klimaten ausgebreitet. Lichte, warme, etwas feuchte, lehmig-sandige, kalkige Plätze liebt es. Das ganze Kraut ist stark bitter.

Der «Ort» der therapeutischen Wirkung wird – gemäß der ganzen Bildungsart unserer Pflanze – das Rhythmische im Stoffwechselgeschehen sein, in das der Astralleib, durch die Bitterstoffe, zu richtigem Eingreifen eingeladen wird; es werden sich dadurch die nötigen «Organappetite» entwickeln. Tausendguldenkraut wird dementsprechend bei Appetitlosigkeit, Magenschwäche, Magenkatarrh, Sodbrennen, ferner zur Anregung der Leber-Gallentätigkeit, bei Gelbsucht verwendet. Die richtige Durchführung der äußeren Verdauung läßt keine Fremdprozesse in die innere aufbauende Verdauung eintreten, und dies erklärt die günstige Wirkung bei Hauterkrankungen, sogar Rheuma und Diabetes.

* = Centaurium umbellatum = Erythraea Centaurium.

Gentiana lutea, der gelbe Enzian

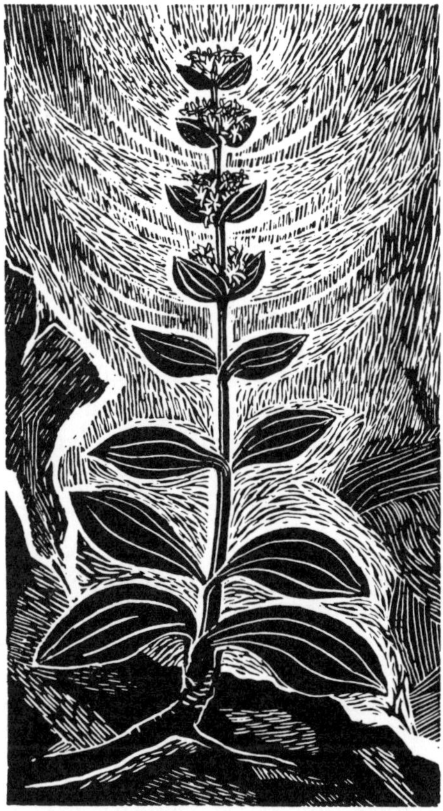

Die feuchten, hellen Bergwiesen mittlerer Höhe Mittel- und Südeuropas bis Kleinasien, vor allem auf kalkhaltigen Böden, tragen diese stattlichste unserer Enzianarten. In ihr lebt der Typus sich vor allem wurzel-, stamm- und blatthaft aus. Ein mächtiger Wurzelstock wird aufgebaut, der viele Jahrzehnte alt werden kann, tief in den Boden greift und aus einer kräftigen Rosette breiter, langer, ungeteilter Blätter gespeist wird, die kohlkopfartig zusammenstehend im Frühjahr heraufTreiben, im darauf folgenden Ausbreiten etwas von ihrem Eingewölbten bewahren. Sehr krautig wirkt der gelbe Enzian in diesem Stadium, in dem er dem Blatt- und Wurzelleben so intensiv hingegeben ist. Nach sieben Jahren etwa ändert sich aber das Bild. Schmal und steil steigt der Blütensproß auf, nimmt die bisher an den Boden gefesselten Blätter als kahnförmig eingewölbte Paare in vielen Knoten-Stockwerken nach oben mit und läßt das oberste Drittel zum Blütenstand werden, der ebenfalls stockwerkförmig aufgebaut erscheint. Die – kleiner werdenden – Blattpaare umfassen hierbei wie hohle Hände die als kurzstielige Trugdolde angeordneten, um den Knoten gehäuften Blüten. Diese sind sattgelb, mit hellgelbem Kelch, sie schließen sich nicht zur Glocke, sondern sind fast bis zum Grund in dünne Zipfel aufgespalten und radförmig ausgebreitet. Längs des hohlen Stengels wiederholt sich also rhythmisch, ohne entschiedene Steigerung oder Metamorphose, das Rosettenmotiv des Wurzelstock-Endes; es ist nur emporgetrieben, auseinandergezogen zum Blattstengel; das Blütenhafte ist ihm bei- und untergeordnet. So blütenhaft, so goldleuchtend der Blattstab auch erscheint, er ist vom Wurzelhaften bis oben durchkraftet, das bis zur Spitze keine andere Bildung zuläßt, als sie sich schon am Boden entfaltete. Das Motiv des – allerdings ins große ausgezogenen – Keimblattpaares ist nicht zu überwinden. Die Blüte hat auch die den Enziangewächsen so charakteristische Empfindlichkeit für kosmische Einwirkungen weitgehend verloren. – Die Frucht ist eine zugespitzte Kapsel, sie enthält viele kleine Samen.

Wenn der gelbe Enzian seine Blatt- und Blütenbildung so kräftig in die Frühlings- und Sommerwelt hinauf ausgeatmet hat, so folgt im Herbst eine Einatmung, ein sich Zusammenziehen in die Wurzelprozesse. Heilmittel aus der Enzianwurzel werden mehr auf den Kopf wirken, wenn man die sich in sich konzentrierende Herbstwurzel verwendet; sie werden mehr auf das, was vom Kopf in den mittleren und Stoffwechselmenschen hinunterkraftet, wirken, wenn man die Frühjahrswurzel gebraucht, die sich ja anschickt, in die rhythmische Blatt-, Stengel-, Blütenbildung sich hineinzuverwandeln. Rudolf Steiner hat darüber etwa folgendes ausgeführt*:

Gentiana lutea, der gelbe Enzian, ist besonders durch seine Wurzelbildung auffällig. Er ist zwar eine Pflanze, die sich nach außen als sehr blütenhaft darstellt, jedoch das Wurzelhafte als Kraft hinaufträgt bis in die Blütenbildung. Die Wurzel gibt sich stark nach der Bildung des Blatthaften und Blütenhaften aus. Dadurch sind die Wurzelkräfte als solche, gerade durch die Tendenz, sich nach dem Blüten- und Blatthaften auszugeben, etwas geschwächt. Die Enzianwurzel wird darum nicht unbedingt auf das wirken, was das Kopfmäßige in der Hauptesorganisation mit den damit zusammenhängenden physischen Prozessen darstellt, sondern die Enzianwirkung wird mehr auf das gehen, was zwischen Kopf und rhythmischer Organisation liegt; sie wird atmungsfördernd wirken, insbesondere die Atmungstätigkeit in den unterhalb des Hauptes gelegenen Organen anregen. Die Verdauungsorgane, Magen, Darm, werden besser durchatmet werden, wenn man die Enzianwurzel entsprechend verarbeitet als Heilmittel anwendet. Dies wird besonders dann eintreten, wenn die Wurzel gekocht und damit eine Weiterführung der in der Pflanze veranlagten Prozesse bewirkt wird. Die Enzianwurzel wirkt aber auch stark auf die astralische Organisation innerhalb der Verdauungsorgane. Darauf weist schon ihr bitterer Geschmack, ihr starker Geruch. Geschmack und Geruch werden vom Astralleib erlebt, der ja der Träger der Sinnesempfindungen ist. Außerdem ist aber die Enzianwurzel zuckerhaltig**. «Sie werden sich erinnern», fährt Rudolf Steiner fort, «daß ich wiederholt bei verschiedenen Anlässen darauf hingewiesen habe, wie in der Zuckerverarbeitung beim menschlichen Organisationsprozeß eine starke Anregung der Ich-Tätigkeit liegt.»

Als ein Weiteres wird der Reichtum der Enzianwurzel an fettem Öl erwähnt; dies sei wichtig, denn fettes Öl stärke die innere Beweglichkeit von Magen- und Darmorganen. Der astralische Leib könne in die besser durchatmeten, beweglicher gewordenen Verdauungsorgane besser eingreifen. Der natürliche Zuckergehalt der Wurzelabkochung ermögliche darüber hinaus auch dem Ich die

* Rudolf Steiner: Zweiter Kurs für Ärzte und Medizinstudierende. Acht Vorträge, Dornach, 11. bis 18. April 1921.

** Es ist sogar eine ganz besondere Zuckerart, eine «Triose», die Gentianose, die sich nur in den Enziangewächsen findet.

genannten Organe mit feinen Mineralisierungsprozessen zu durchdringen, welche diese Organe verfestigen, stärker machen. Allerdings könne dieses stärkere Engagement des Ich in den Organen der unteren Leibessphäre polarisch eine Reaktion im Kopfe hervorrufen, als Nebenwirkung einer solchen Enzianbehandlung könnte Kopfschmerz auftreten. «Aber es ist dennoch etwas, was durchaus nach allen diesen Richtungen wirkt, wie ich gesagt habe. So haben wir da eine im wesentlichen treibende, anregende Darmtätigkeit, und wir werden daher solch ein Mittel verwenden entweder für sich oder in irgendeiner Kombination, wenn wir merken, daß die Krankheitserscheinungen zusammenhängen mit Appetitlosigkeit, Dyspepsie zum Beispiel, namentlich aber dann, wenn Unterleibsstockungen da sind. Wir können auch durchschauen, wie durch diese Tätigkeit von Magen und Darm der Stoffwechsel überhaupt angeregt wird. So daß also der Stoffwechsel innerlich gewissermaßen angeregt und ein regsamer wird. Und wir können dadurch noch wirken auf die Tendenzen nach Gicht und Rheumatismus. Außerdem werden wir in der Enzianwurzel sachgemäß etwas verwendet haben, was sich, wenn auch in einem nicht sehr starken Grad, aber dennoch fieberfeindlich erweist. Denn dadurch, daß die Darmtätigkeit untergraben ist, wird die Reaktion im oberen Menschen hervorgerufen, und vom oberen Menschen geht dann die Fiebertätigkeit aus. Wenn wir also den unteren Menschen stärken, ein Gegengebilde dem oberen Menschen schaffen, so haben wir ihm etwas Fieberfeindliches zugeführt.»

Menyanthes trifoliata, der Fieberklee

Das Element des Wassers bestimmt den Typus zum Fieberklee, läßt das fingerstarke Rhizom meterlang den sumpfigen Grund durchwühlen, aus den Knoten die fetten, wachsüberzogenen, kleeartig dreiteiligen Blätter üppig aufsprießen. Flache Seeufer, Wassergräben in Mooren, in mittleren Höhen kieseliger Gesteine in Mittel- und Nordeuropa bringen das «fließende» Wachstum dieser Pflanze hervor. Im Frühjahr steigt die dichte Blütentraube, schimmernd weißes, rötlich überhauchtes Spitzengewirk, aus dem Wasser; was wir bei den anderen Enzianarten als haar-, faden- oder klappenartige Auswüchse um den Eingang der Blütenröhre kennen, hat hier die Blumenblätter in ein Spitzengewebe ausgesponnen. Auch hier dringen also Wachstums-Sprießekräfte bis in die Blütenregion vor, werden allerdings auf das Zierlichste abgewandelt. In herzförmiger Kapsel reifen die – gegenüber anderen Arten der Familie ziemlich großen – Samen, die durch das Wasser verbreitet werden.

Das Wasser als Lebenselement begünstigt das Vegetative und gibt der Pflanze ihren «fließenden», merkuriellen Habitus; die starke Durchbitterung aber entwickelt im Ätherischen die intensiven Anziehungskräfte für das Astralische und ist im Zusammenhang mit dem schönen, reichen Blütenprozeß zu sehen, der für eine Wasserpflanze ungewöhnlich ist.

Auch dieses Enziangewächs hat seine Hauptwirkung auf das Magen-Darm-Gebiet. Magenschwäche, nervöse Dyspepsie, Sodbrennen, Gastritis, mit Krämpfen in diesem Gebiet werden mit Heilmitteln aus dieser Pflanze, der man auch eine gewisse fieberwidrige Wirkung zuschrieb, seit altersher behandelt.

BORETSCH-, RAUHBLATT-GEWÄCHSE (BORRAGINACEAE)

EIN IM PLASTISCHEN GEHALTENER KIESELSÄUREPROZESS

Die etwa 1600 Arten dieser Familie lassen einen Typus erkennen, der, durch derbe Wurzeln, kräftige Wurzelstöcke mit dem Erdenhaften wohl verbunden, kieseligen, sandigen Boden bevorzugend, es auf die Verarbeitung der Kieselsäure besonders angelegt hat. Diese wichtige Substanz hat zwei Seiten in ihrem Wesen: Sie kann, indem sie reichlich Wasser in sich aufnimmt, als plastische, schleimige, kolloidale Stofflichkeit zwischen Fest und Flüssig stehend, sich formenden Impulsen völlig fügen. Sie kann, der Kohlenstoffplastik des Eiweißes ähnlich, sich dem fremden Gestaltungswillen hingeben, dem gestaltend-umgestaltenden Leben. Sie strebt aber immer, des Wassers sich wieder entledigend, zur höchsten, bestimmtesten Form, die sie als Bergkristall zeigt, auch hierin dem Kohlenstoff ähnlich, der das Diamantsein als seine andere Möglichkeit hat.

Mit solchen Substanzen spielt das Leben, bedient sich dieser oder jener ihrer Möglichkeiten. Kaum hat der Typus der Boretschgewächse sich den Kieselstoff zugeeignet, so nimmt er, dem Plastisch-Schleimigen hingegeben, das derbe, saftige, ungegliederte Blätter erfüllt, dessen plastische Möglichkeiten in Anspruch. Aber an der Peripherie des Lebenerfüllten strahlt das Kieselige überall als rauhe, borstige Haargebilde, etwas von seiner kristallinen, mineralischen Natur verratend, heraus. *Peripherisches* Wachstum wird durch die Kieselsäure an allen Organen angeregt. Haarig-rauhstachelig sind die Kelchblätter, die Blumenblätter gefallen sich mit allerlei zipfeligen, hohlschuppigen, quer- und längsfaltigen, haarbüscheligen Auswüchsen; widerhakige Borsten können die Früchte besetzen, stachelige Auswüchse, kammartige Rippen die Kelchblätter, die nicht nach der Blüte, an deren Kurzlebigkeit beteiligt, abfallen, sondern ihre derbe Vitalität bewahrend weiterwachsen, zu Flügeln oder dergleichen werden. Dieses Streben nach der Peripherie ist dem Kieselsäureprozeß im Organischen durchaus eigen, und das Leben bedient sich schöpferisch solcher Tendenzen.

Aus dem Plastisch-Flüssigen heraus ergibt sich in der Blütenregion eine reichliche Nektarbildung, und dadurch sind die Boretschgewächse wichtige Bienenpflanzen, die einen mit Kieselsäureprozessen tingierten Nektar bilden, der der Bienennatur besonders entgegenkommt. Denn die Kraft, das Gehäuse des zu Honig umgewandelten Nektars, die sechseckige Wabe, so kunstvoll zu bilden, kommt aus dem feinen Miterleben der sechseckigen Gestaltungskräfte der hexagonal kristallisierenden Kieselsäure durch das Bienenwesen. (Das Boretschgewächs gibt seinem Nektar diese Kraft mit, so wie die Labiaten ihrem Nektar etwas von ihrer *Wärme*natur mitgeben und darum dem Bienen*wärme*wesen entgegenkommen.)

Damit wären wir beim Blütenprozeß angelangt, der bei den Borraginaceen eine besondere Form annimmt. Die Blütenstände sind sich aufwickelnde, oft recht komplizierte Gebilde, sich aufwickelnden Farnblättern nicht unähnlich. Aus einem eingerollten Inneren quillt Blüte um Blüte hervor, beschreibt im Sichentwickeln einen Kreisbogen, erblüht in bestimmter, meist senkrechter Lage, die ziemlich kurzlebige Blüte fällt ab, und indem die nun zur Linie gestreckte Bewegung erstarrt, verhärtet sich der Fruchtknoten zum Nüßchen. In spiraligen Bewegungen offenbaren sich Bewegungstendenzen des Astralischen *. Der Bau der Schnecke, des Ammoniten ist eine tierische Entfaltungsbewegung, eine Ausrollung, die Gestaltung mancher Gehörne, der Ohrschnecke, eine spiralige Gegenbewegung – Einrollung. Ebenso wird der Bienen-, der Schmetterlingsrüssel ein- und ausgerollt. Es sind dies Organe, die ja zur Blütenregion mit dazu gehören. Das tief eingestülpte Nektargefäß und der nektarsuchende ausgestülpte Saugrüssel bewegen sich in der Begegnung von Boretschblütenprozeß und Insekt in gleichen spiraligen Bewegungsformen gegeneinander.

Ferner ist vielen Borraginaceenblüten eigen, daß sie in rötlichen Farbtönen aufblühen, um sich nach dem Bläulichen zu verfärben, indem sie abblühen. Das feine Umschlagen des Chemismus vom Säuerlichen zum Alkalischen, wie es sich im der Blüte eigenen Übergang der Vitalität zum Eiweißabbau mit seinen alkalischen Abbauprodukten ergibt, findet eine Blütenfarbigkeit vor, die dafür empfindlich ist. Die Region des Flüssig-Chemischen (des «chemischen Äthers») greift hier in die der Wirksamkeit von Licht- und Wärmeäther vorbehaltene Blütenregion hinein. Auch dieses zeigt, wie die Kräfte des Plastisch-Flüssigen in die Licht- (und Wärme-)Region der Blüte hinauffluten. Anthozyane heißen solche Pflanzenfarbstoffe. – Im Gegenprozeß bilden die Wurzeln der Boretschgewächse gerne rote, öllösliche Farbstoffe, z. B. das Alkannarot. Hier fluten die kieselgetragenen Lichtprozesse im Gegenprozeß herab in die Region des Lebendig-Flüssigen und Erdigen (chemischer Äther und Lebens-Äther).

Das Umgehen mit dem Kieselprozeß gibt Pflanzen immer eine besondere Beziehung zum Licht. Das Plastisch-Wäßrige, das zur Konstitution des Typus gehört, läßt feuchte Standorte bevorzugen; so finden wir, daß die Boretschgewächse in Wiesen, lichten Frühlingswäldern, an Grabenrissen, feuchtsandigen Stellen, sogar am Meeresstrand häufig gefunden werden, aber keine Wasserpflanzen, keine starken Giftpflanzen, keine Schmarotzerpflanze, keine Pflanze der Polargebiete aufweisen, nur im Himmelsherold große Höhe erklimmen; helle, genügend feuchte, wärmere Regionen, etwa das Mittelmeer, am meisten

* Nach einem Hinweis Rudolf Steiners.

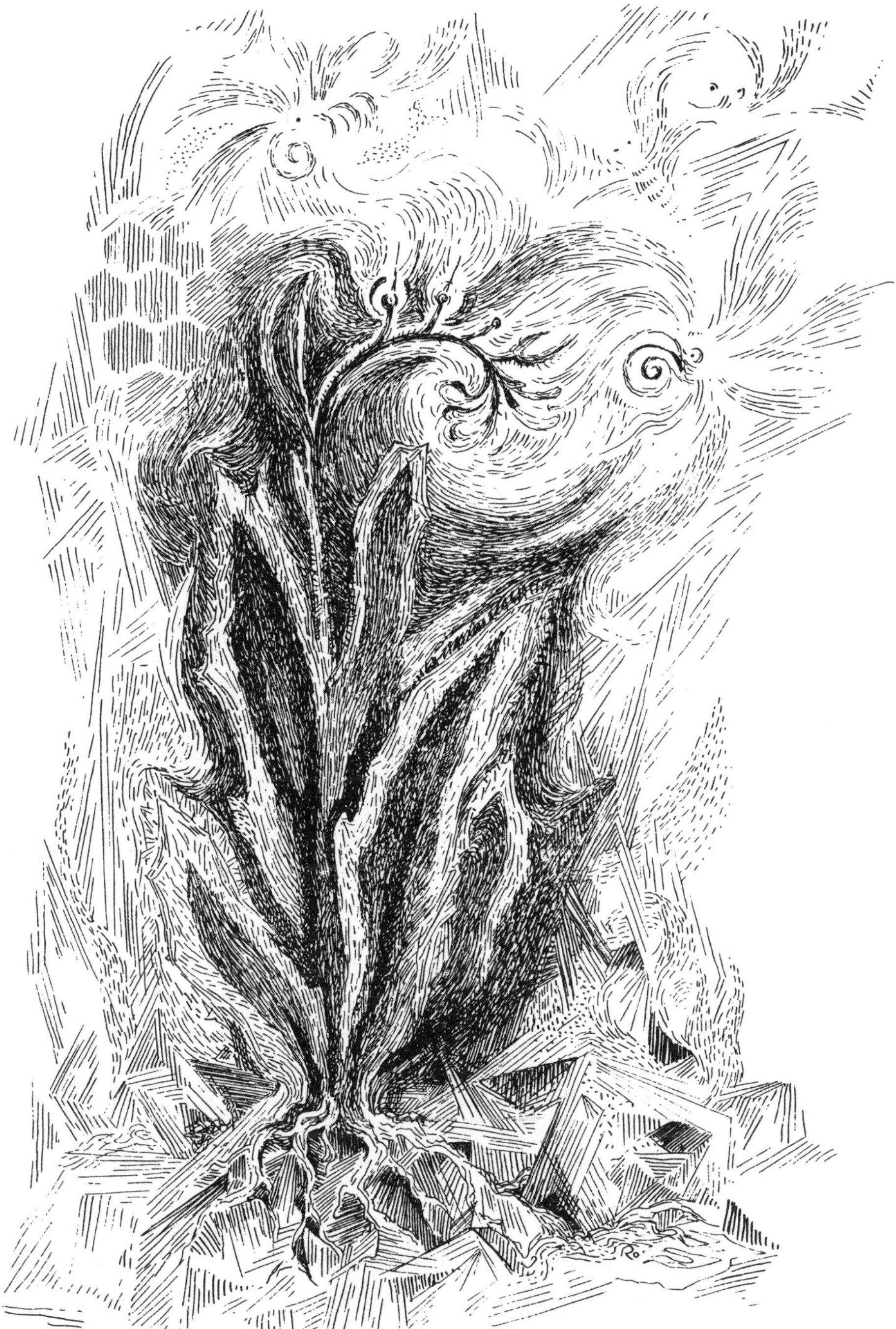

bevorzugen. Gegen die Tropen zu können sie Gesträuche, selbst Bäume – mit schleimigen Beeren – bilden.

Die Heilmöglichkeiten dieser Familie beruhen weitgehend auf dem eigenartigen, bildsam und flüssig erhaltenen Kieselprozeß, auf der Zusammenwirkung von Schleim- und Kieselprozessen.

Pulmonaria officinalis, das Lungenkraut

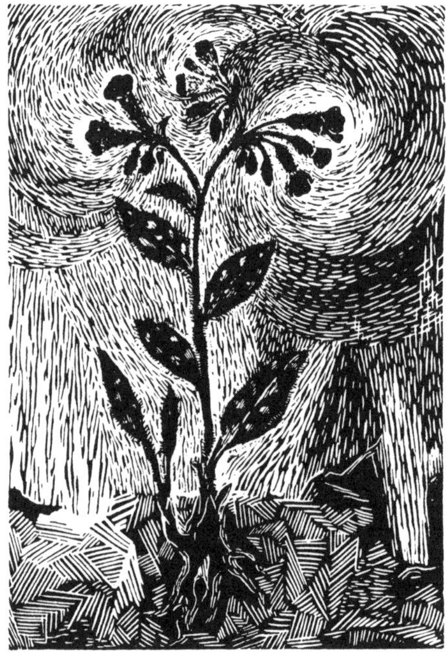

Im ersten Frühjahr, wenn das Licht noch frei durch die Stämme bis an den Waldboden spielt, sprießt und erblüht das Lungenkraut. Das Spiel der Lichtflecken über den schattigen Grund scheint sich auf den weißlich gefleckten Blättern fortzusetzen; der Blütenform halber aber möchte man das ausdauernde Kraut Waldhimmelschlüssel nennen, nur erblüht es hellrot und verblüht blau.

Das Kraut enthält reichlich Schleimstoffe, Kieselsäure, Gerbstoffe, Saponine. Dies, zusammen mit seiner Erscheinungsform, läßt wohl begreifen, daß man die Pflanze bei Erkrankungen der Lunge (eitriger Bronchitis, Bluthusten) verwendet hat, aber auch bei Hämaturie, Incontinent. urinae. (Siehe auch bei Myosotis.)

Myosotis arvensis, das Ackervergißmeinnicht:

Das spätere Frühjahr bringt auf Äckern, Rainen, Wiesenrändern die zierliche, ins Kleine zusammengezogene Vergißmeinnicht-Variante des Typus. Geliebte Blumen unserer Kinderzeit sind sie, das Gefühl mit der himmlischen Heimat verbindend, die der Heranwachsende doch so leicht vergißt! Zweijährig, bildet das Vergißmeinnicht zuerst Rosette und büschelige Wurzel, dann den spannenhohen Blüten- und Fruchtstengel. Kieselig-Schleimiges, in durchlichteter Flur gebildet, findet der Heilkundige in ihm; gegen chronische Bronchialkatarrhe, Lungentuberkulose mit Abmagerung, Nachtschweiß, Blutung hat man es mit verwendet, auch bei Darmtuberkulose; Tuberkulose ist ja die Krankheit des darniederliegenden Lichtstoffwechsels, der ins mittlere Organgebiet übergreifenden, auflösenden Stoffwechselprozesse – zu denen Pflanzen wie die zwei zuletzt genannten Gegenprozesse darstellen.

Borago officinalis, der Boretsch

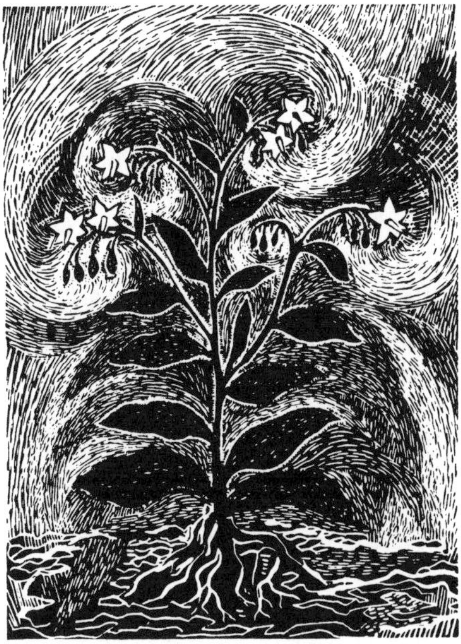

Der Sommer zeitigt das einjährige, aus dem Samen rasch aufwuchernde, rauhhaarige Unkraut, das üppiges Blattwerk mit den schönen blauen, im Aufblühen zur Erde nickenden Blüten krönt. Heimisch ist es im Mittelmeergebiet; bei uns als «Gurkenkraut» gezogen, verwildert es leicht auf Schuttplätzen, Komposthaufen, feuchten, aber hellen humusreichen Plätzen. Sehr viel Schleimstoffe, Gerbstoffe, Saponine, Kieselsäure, apfelsauren Kalk und Kaliumnitrat findet die chemische Analyse in der Pflanze. Die Blüten bilden Nektar in Fülle und sind reiche Bienenweide, wie die meisten Boretschgewächse. Ameisen verschleppen die Samen und besorgen weite Aussaat.

Einhüllend, entzündungslindernd, Formkräfte heranrufend wirkt auch diese Pflanze; man hat sie bei Schleimhautentzündungen, Venenentzündungen mit Neigung zu Thrombose als kühlenderweichendes Mittel, ferner bei Blutwallungen der Wechseljahre verwendet. In der Tat: In der Sommerglut zu flammenden Blüten «entzündet» hat sich diese Pflanze wahrlich nicht! Vitales Aufsprießen wendet sich still, beruhigt und geformt, den Schwerekräften wieder zu. In diesem Augenblick greift die astrale Sphäre durch Bienen- und Ameisenwelt ein, holt den Nektar aus der Schwere in das auf dem Wärmeniveau menschlichen Blutes gehaltene sechseckige Wachsgehäuse, stellt die sonst den Schwerelinien folgenden Samen in die Bewegungslinien der Ameisenwege. Der Schwere, Entzündung und Verhärtung droht das Venenblut zu verfallen bei der Venenentzündung; diesem kann, aus der Kraft seiner Lebensprozesse, entgegenwirken Borago officinalis.

Lithospermum officinale, Steinsame, Steinhirse

Ins Stengelige zieht sich der Typus bei dieser Pflanze kiesig-sandiger Flußtäler zusammen, führt über die klein und unscheinbar werdenden grünlichweißen Blüten den Samenprozeß ins Mineralische, Steinharte. Die gerbstoffreichen Blätter sind als Tee gebraucht worden, die steinharten, sowohl kalkals auch kieselsäurereichen Samen bei Nierensteinleiden.

Symphytum officinale, Beinwell

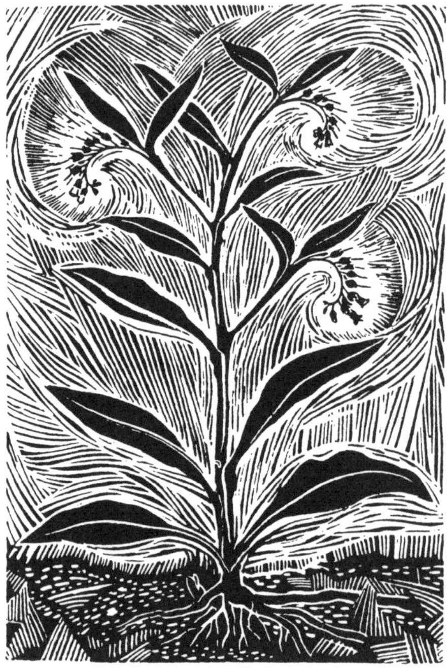

Mit kräftigem, fleischigem Rhizom und langer, außen schwarzer Wurzel erobert die ausdauernde Pflanze Bachufer, feuchte Gräben in ganz Mitteleuropa; des Lichtes bedarf sie ebenso wie des Wassers. Aus der Rosette langer, spitz auslaufender, rauhbehaarter Blätter steigen bis zu Meterhöhe die kräftigen, hohlen, ästigen Sprosse, ziehen die an ihnen herablaufenden Blätter an und mit sich hinauf, lassen aus den oberen Blattachseln die spiraligen Blütenstände (überhängende Doppelwikkel), deren Stiele ebenfalls mit ihnen verwachsen, sich allmählich entrollen. Abwärts geneigt öffnen sich die tief eingestülpten, violetten, seltener gelblichweißen Glocken, deren reicher Nektarfluß Hummeln und Bienen zugute kommt. Eine sehr vitale Pflanze ist der Beinwell, die einen kräftigen Blütenprozeß mühelos ertragen kann, obwohl er eine leichte Durchgiftung der Pflanze mit sich bringt, die indessen nicht Rhizom und Wurzel erreicht. (Man hat geringe Mengen Alkaloide, Consolidin, Symphito-Cynoglossin mit lähmender Wirkung auf das Zentralnervensystem in den oberirdischen Teilen gefunden.) Lebensstark, jedoch etwas dunkel und «schwerblütig» offenbart sich diese Pflanze; sind die Blüten abgefallen, so sprühen die Stempel strahlig linienhaft nach allen Seiten. Blütezeit ist Mai bis September.

Die ganze Pflanze ist sehr schleimreich, das Rhizom enthält außerdem viel Stärke, Inulin, Gummi, Harze, etwas ätherisches Öl, etwa 9% Gerbstoff, 20% Kieselsäure in der Asche, ferner Asparagin, Allantoin.

Als Heilpflanze regt sie stark den Ätherleib zu regenerativer Tätigkeit an, entsprechend ihrer eigenen vital-plastischen Natur, hilft aber dabei, diese Tätigkeit mit gesunden Formkräften zu durchdringen, dank ihrer Kieselnatur. Die Wurzel, sichtlich ein Hauptorgan der Pflanze, läßt diese Wirkungen vom Kopf und Sinnes-Nerven-Organismus ausgehen. So erklärt sich die wund- und geschwürheilende, innere Blutung stillende Wirkung, ferner die gute Wirkung bei Magen- und Darmgeschwüren, die Anregung des Periosts, die Knochenerkrankungen, Knochenbrüchen (Beinwell!) zugute kommt. Paradentose, Alveolarpyorrhoe gehören ebenfalls zu ihren Heilanzeigen. Äußerlich wendet man

Symphytum bei Quetschungen, Überbein, schlecht granulierenden Wunden, auch bei gewissen Ekzemformen an. Die leise Durchgiftung, die Folge der «Durchastralisierung» der Pflanze – von der auch der eigenartige Blütenprozeß kündet – äußert sich in schmerzstillenden Wirkungen; da diese Astralisierung aber von den starken Ätherkräften abgefangen wird, gehen diese Wirkungen auch auf gewisse Gebiete des Zusammengehens astralischer und ätherischer Tätigkeit: Narben- und Phantomschmerzen. Hier «schmerzen» ja Glieder, die physisch gar nicht mehr vorhanden sind, wohl aber ätherisch, und die auch von Astralleib und Ich durchdrungen werden müssen.

*

DIE «EIWEISSKERNSTOFFE» ALS «INKARNATIONSSTOFFE» HÖHERER WESENSBEREICHE

(Die Rolle von Kohlenstoff, Stickstoff, Sauerstoff, Wasserstoff, Schwefel)

Wenn man von den Eiweiß-Grundstoffen, Kohlenstoff, Stickstoff, Sauerstoff, Wasserstoff und dem nie dabei fehlenden Schwefel spricht, hat man meist vor sich, wie diese Elemente sich im Unorganischen darleben. Von den Eigenschaften, die sie, für sich allein betrachtet, gleichsam nackt, besitzen, sucht man abzuleiten, was durch ihr Zusammenfügen zustandekommen kann, und denkt, am Ende solchen Zusammenfügens stünde das Eiweiß. Man denkt hierbei atomistisch, von den Teilen, sogar den Letztteilen der Analyse (den Elementen) ins Ganze. Als ob durch Umkehrung der Analyse jemals die Synthese, durch Umkehrung der Zerstückelung je das Ganze entstünde!

Jedoch im Leben geht es immer umgekehrt; aus dem Ganzen gliedert es sich in Teile. Niemals wird das Ganze aus Teilen zusammengesetzt. Fremder Stoff ist einem Lebewesen nur soviel nütze, als er bereit ist, seine Eigenschaften aufzugeben, bereit ist, sich ergreifen und umformen zu lassen. Nicht die Eigenschaften, durch die ein Stoff etwas für sich selbst ist, sondern die «Un-Eigenschaften», durch die er bestimmbar, von fremder Ganzheit gestaltbar ist, sind solcher Ganzheit wichtig. Nicht in dem, was Kohlenstoff, Stickstoff etc. *sind*, sondern in dem, was sie *nicht sind*, findet das Leben die Handhabe, sie einzugliedern. Dieses im Unorganischen Nicht-Seiende kann seiend werden im Bereich des Organischen. Durch es kann wesenhafte Ganzheit sich verkörpern im stofflichen Bereiche.

Man muß sich doch fragen: Wie ist es Leben, Seele und Geist überhaupt möglich, in einer Welt von Kohlenstoff, Sauerstoff etc. Fuß zu fassen? Es muß in der Eigenart dieser Stoffe offenbar etwas liegen, was dies möglich macht. Es muß in ihrem Wesen liegen, offen für solche Eingriffe zu sein.

Rudolf Steiner hat als Erster die «Urphänomene» aufgedeckt, die an Kohlenstoff, Wasserstoff etc. zu entdecken sind, um zu begreifen, wieso sie «Inkarnationsstoffe» für Leben, Seele, Geist sind. Wir folgen hier seiner Darstellung aus einer Vortragsreihe vor Landwirten sowie einer solchen vor Ärzten*. In diesen Urphänomenen liegt das wahre Geheimnis der «Eiweißbaustoffe».

Der *Kohlenstoff* ist «der Träger aller Gestaltungsprozesse in der Natur, ... der große Plastiker ..., der, wenn er in voller Beweglichkeit ist, die gestaltenden Weltenbilder, die großen Welten-Imaginationen überall in sich trägt, aus denen alles dasjenige, was in der Natur gestaltet wird, eben hervorgehen muß». Gestaltende Weltengeistigkeit kann in den sich gestaltenden und sich wieder auflösenden organischen Kohlenstoff eingreifen. Dazu ist dieser befähigt durch seine wunderbare plastische Natur, die einerseits höchste Bestimmbarkeit von außen, andererseits schlummernde Formgewalt stärkster Potenz darstellt. Die Kohlenstoffchemie, die in ihrer Reichhaltigkeit die aller anderen Elemente zusammen weit übertrifft, ist ein Beweis für diese Fähigkeit, sich von anderem ergreifen und wieder ergreifen zu lassen, von allem «ansprechbar» zu sein, die entgegengesetztesten Polaritäten auf sich wirken zu lassen, die unvorstellbarste Vielseitigkeit in sich als Inneres zu tragen und darum auf die mannigfaltigste Weise der vielseitigen Außenwelt sich öffnen zu können. Wenn die Verbindungskraft anderer Stoffe längst erlahmt ist, bietet der Kohlenstoff sich in unerschöpflicher Frische immer neuer Verbindung dar. Als Kohlensäuregas durchdringt er Wasser und Luft, als Karbonate bildet er ganze Gebirge, ist weich und metallähnlich im «Rabensilber», dem Graphit; höchst verdichtet und als das Allerhärteste tritt er aber auf, das die Erde überhaupt kennt, im Diamant. Das Formbarste ist zugleich der höchsten Form fähig; aber es verzichtet so gut wie völlig darauf, zeigt diese nur als eine große Ausnahme, denn Diamant ist eine kostbare Seltenheit. Welcher Stoff «versteht» besser, was das Geistgeheimnis der Gestalt ist als dieser: Gestaltbarstes und höchste Gestalt zugleich? Man verkohle einen Zweig, eine Blüte, ein tierisches Gewebe; Kohle bleibt zuletzt zurück. Aber man kann die Form noch jeder Zelle und das Gerüst des Ganzen im Kohlenstoff bewahrt finden, während alle anderen «Eiweißbaustoffe» sich längst empfohlen und diese Form abgestreift haben. Vor allem die Pflanze «versteift» den Kohlenstoff zu den Kohlehydraten, zur Gerüstsubstanz ihres Leibes, am vielseitigsten und vollkommensten die Palmen; Tier und Mensch lösen diese Kohlenstoffverfestigung immer wieder auf, werden nicht pflanzenhaft, palmenhaft steif. Die belebten Naturreiche verhalten sich eben entgegengesetzt zum Kohlensäureprozeß.

Dies führt unmittelbar zum *Sauerstoff*, dem zweiten «Eiweißbaustein». Es muß das Kohlenstoffartige eines lebenden Organismus mit einem Ätherischen durchdrungen werden, von einem Ätherleib ergriffen sein. «Dieses Ätherische würde ... etwas sein, was zunächst als Ätherisches innerhalb unserer physischen Erdenwelt nicht existieren könnte ... sozusagen wie ein Nichts überall hindurchschlüpfen, nicht angreifen könnte dasjenige, was es anzugreifen hat ...

* Rudolf Steiner: «Geisteswissenschaft und Medizin».

wenn es nicht einen physischen Träger hätte.» Dieser Inkarnationsstoff des Ätherischen ist der *Sauerstoff* (der ebenfalls vom Schwefel Unterstützung findet). Wir begreifen daraus die lebenswichtige Rolle des Sauerstoffs. Je mehr Leben, desto mehr Sauerstoffverbrauch. Junge, vitale Gewebe atmen stärker als alte. Wiederum ist der Sauerstoff durch seine Beschaffenheit die allergeeignetste Erdensubstanz, sich von dem Ätherischen ergreifen zu lassen, es zu tragen und zu übermitteln. Seinem Wirken ist die Existenz des Wassers verdankt, des Urbildestoffes alles Lebendigen, des «Schoßes», der die Einschläge des Kosmisch-Ätherischen jederzeit bereit ist in sich aufzunehmen durch seine Allbestimmbarkeit. Auf der Sauerstoffwirksamkeit baut sich alle irdische Chemie auf; aus der Verbrennung entstehen Wasser, Säuren, Basen, Salze. Entfernte man den Sauerstoff aus der Welt, so würden alle Stoffe tot und gleichgültig gegeneinander in ihrem Sondersein erstarren. Daß «Eins im Andern wirkt und lebt», ist physisch nur durch einen Stoff möglich, der allem anderen restlos offen, der fortwährend Umkreis und niemals Mittelpunkt ist. Besonders schön zeigt der Sauerstoff diese seine wesentliche Wesensseite durch das einzigartige Phänomen der Ozonbildung. Jeder andere Stoff, der sich in sich zusammenzieht, «polymerisiert», indem er seine inneren Polaritäten nicht nach außen, sondern in sich selbst absättigt, verhärtet dabei, schließt sich ab, wird inaktiv. Der Sauerstoff aber, O_2, der sich zu Ozon, O_3, verdichtet, wird dadurch um so aktiver und aggressiver. Indem er sich in sich zusammenzieht, tut er dies nur, um desto stärker mit der Außenwelt, den anderen Stofflichkeiten, sich verbinden zu können. Im Aufheben des «punktuellen» Eigen- und Sonderseins des Erdenstofflichen kann auf den Wellen der Sauerstoffaktivitäten das «Umkreiswesen» der ätherischen Lebensbildekräfte hereinströmen in die Erdensubstanz, und an die Stelle von Zentralkräften können Universalkräfte treten.

Der *Stickstoff* wird von Rudolf Steiner als das vermittelnde Element zwischen den im Kohlenstoff sich verkörpernden Gestaltungskräften und den sauerstoffgetragenen Lebenskräften geschildert. Er ist der Inkarnationsstoff des Astralischen, der «Träger einer geheimnisvollen Empfindlichkeit, die über das ganze Erdenleben ausgegossen ist, ... ist der empfindende Vermittler ... für das, was von den Sternen ausgeht und im Leben der Pflanzen und im Leben der Erde weiter wirkt ... im menschlichen Nerven-Sinnessystem dasjenige, was die Empfindung vermittelt». Den Spuren des Stickstoffes im Lebendigen folgen heißt: der Wirksamkeit des Astralischen nachspüren. Pflanzen mit auffälligem Auftreten des Stickstoffhaften: Leguminosen, Rubiaceen, Alkaloidpflanzen z. B. zeigen immer auch eine besonders intensive Durchastralisierung ihres Wesens. – Wieder ist der Stickstoff durch seine ganze Beschaffenheit wohl ausgerüstet für seine Aufgabe, Träger des Astralischen zu sein. Im Unorganischen finden wir ihn nicht im Reich des Erdigen, Mineralischen, kein Gestein enthält ihn; auch im Reich des Flüssigen ist er nicht zu Hause, sein Reich ist das des Luftigen, das er zu vier Fünfteln bildet, unwillig sich mit anderem, mit Totem zu verbinden. Aber in der lebendigen Substanz ist er überall anwesend. Hat man ihn widerwillig unter bedeutendem Energieaufwand in Verbindungen gezwungen, so sind solche oft sehr explosiv, das heißt, sie streben mit aller Macht, den Stickstoff wieder ins Luftbereich zu entlassen (dessen besonderen Zusammenhang mit dem Astralischen wir in den einleitenden Kapiteln schilderten). Die Grundkräfte des Seelischen (Astralen) sind Antipathie und Sympathie. Der Stickstoff zeigt deren Abglanz im Stoffbereich. Er kann in «Stoffes-Antipathie» in sich abgeschlossen verharren, aber auch in «Stoffes-Sympathie» sich äußerst beweglich mit vielem verbinden. Die Stickstoffchemie pendelt zwischen beiden Extremen.

Der Stoff aber, der «so nahe es nur möglich ist, verwandt ist mit dem Physischen, und wiederum, so nahe es nur möglich ist, verwandt ist dem Geistigen», der *Wasserstoff*, der das Physische darstellt, in dem die geringste Massenhaftigkeit, das geringste Hingegebensein an die irdischen Schwerekräfte, das größte an die kosmischen Leichtekräfte herrscht, trägt – kraft seiner Eigenschaften – eine Lebensaufgabe besonderer Art. Es muß sich im Lebensprozeß nicht nur das Geistige verstofflichen, das Kosmische einkörpern, sondern auch das Stoffliche vergeistigen, wieder ins Kosmische auflösen können. Es muß ein echter Kreislauf möglich sein, der nicht nur vom Kosmischen zum Irdischen, sondern auch vom Irdischen zum Kosmischen schwingt. Der Wasserstoffprozeß löst das Pflanzenleben ins Kosmische wieder auf, er bildet die Stoffe entweder ins Flüchtige um (z. B. ätherische Öle) oder treibt sie ins Chaotische der Samenbildung, in der das Eiweiß wieder ganz geöffnet ist den kosmischen Wesensbereichen, so daß neues Leben wieder beginnen kann. Bilden und Entbilden: beide gehören zum Leben, beides sind schöpferische Tätigkeiten, und in diesem Sinne sind Kohlenstoff und Wasserstoff Urpolaritäten, der eine das Gestaltende, der andere das Entgestaltende tragend; der eine das Geformteste, Härteste, der andere das Formloseste, Wärmehafteste, Wärmeverwandteste darstellend, das die Stoffeswelt kennt.

Begreift man in solcher Art die Stoffe, die wir im Eiweiß finden, als Kräfteträger, so findet man den Weg, dem Verwandlungs- und Umwandlungsweben dieses proteushaften Lebensurstoffes wirklich zu folgen. Es wird uns sogleich etwas sagen, wenn wir finden, wie eine solche Stoffumwandlung sich mehr nach dem Kohlenstoffhaften oder Sauerstoffhaften, Stickstoffhaften, Wasserstoffhaften bewegt.

Nun ist noch der *Schwefel* zu nennen, dem Rudolf Steiner eine besonders bedeutsame Aufgabe zuschreibt, nämlich die des Vermittlers zwischen der Gestaltungskraft des Geistigen und dem Physischen. Auf den Wegen des Schwefels wirkt der Geist ins Physische der Natur. Sulfur, einen Träger sonnenhafter Lichtkräfte, nannten ihn darum die Alten. Das an der Pflanze vorwiegend als Plastiker tätige Geistige bedient sich des Schwefels, wie der plastische Künstler des Wassers, mit dem er die Finger befeuchtet, um den Ton formen zu können: als einer Vermittlersubstanz zwischen Formendem und Material. Wiederum ist der Schwefel durch seine ganze Beschaffenheit hervorragend geeignet zu einer solchen Aufgabe. Er kann sich verdichten, plastisch werden, sich verflüchtigen. Er hat eine außerordentliche Fähigkeit, sich vielseitigst zu verbinden, aber auch sich zu isolieren. Mineral-, ja gesteinsbildend, in allen Gewässern, im Luftbereich – überall ist er zu finden, proteusartig sich im Naturgeschehen fortwährend verwandelnd. An die Eigenschaften des «Materials», Kohlenstoff, Stickstoff, Sauerstoff, Wasserstoff, schmiegt er sich also hervorragend an. Er kann sauerstoffähnlich agieren, mit dem Wasserstoff sich verflüchtigen, ähnlich dem Stickstoff sich isolieren in Stoff-Antipathie und ihn in seiner Aktivität begleiten in Stoff-Sympathie (beide Eigenschaften sind dem Stickstoff eigen wie keinem). Er kommt der Verbrennung entgegen, vergeht in ihr – und erscheint wieder aus der Feuersphäre des Vulkanischen. Man wird den rechten Zugang zu seiner Natur – die gleichsam verstofflichtes Licht- und Wärmehaftes ist – aber erst dann finden, wenn man die geisteswissenschaftlichen Einsichten über die Materie-Genese, insbesondere die Eiweißgenese, berücksichtigt. Im Erdenentwicklungsgang ist das Eiweiß nicht aus Kohlenstoff, Wasserstoff etc. *aufgebaut* worden, sondern Eiweiß ist die *ursprünglichere* Substanz, das wahre «Wasser des Lebens». Und wie nicht das Lebendige aus dem Toten, sondern das Tote aus dem Lebendigen hervorgegangen ist, so haben erst bestimmte Welten-Differenzierungsprozesse es bewirkt, daß aus lebendigem Eiweiß toter Kohlenstoff, Sauerstoff etc. herausgeschieden werden konnten. Von der lebendigen Eiweiß-Uratmosphäre der alten Lemuria, die «schwefeliger» war als heutiges Eiweiß, war in diesem Buche schon die Rede. Auf den «Embryonalprozeß» des Erdenwerdens schauen wir da zurück, von dem alle Genesis – aller Völker – kündet, in dem die schöpferische Weltengeistigkeit ihre Gestaltungsimpulse zu Stoff gerinnen ließ. Materie, Ur-Eiweißmaterie ist aus Geist geworden, der sich «veräußerlichte» im Sinne des Novalis-Ausspruches: «Alles Äußere ist ein in den Geheimniszustand erhobenes Innere.» Sulfur, Merkur, Sal: das sind die drei Stufen des Abstieges des Geistigen in die Materie. Schwefelige Pflanzen, wie wir sie vor allem in den zwei Pflanzenfamilien der Cruciferen und Liliaceen finden, haben immer etwas sehr Plastisch-Vitales; aber sie offenbaren auch ihre Wesensart stark im Physischen: nämlich in intensiven Blütenprozessen. Die Lilie ist die Blume des Inkarnations-Erzengels Gabriel.

Eine echte «Vitalchemie» wird von den nun skizzierten Wesensbeziehungen der «Eiweißkernstoffe» ausgehen müssen; sie stößt in die wahren «Nukleargeheimnisse» der Materie vor. Mit solcher Vitalchemie wird man den Stoffmetamorphosen der lebendigen Substanz – die sich alle aus dem Eiweiß ergeben – folgen können, ohne, wie bei der heutigen chemischen Betrachtungsweise, dabei gänzlich aus dem Auge zu verlieren das Wichtigste: das Leben selbst. «Antichemie» hat Rudolf Steiner gelegentlich eine solche Vitalchemie genannt, da in ihr sich deutlich zeigt, wie die gewöhnlichen chemischen Gesetze aufgehoben und in einen höheren Dienst gestellt sind.

HÜLSENFRÜCHTLER (LEGUMINOSAE)

STICKSTOFF UND PFLANZEN-ASTRALITÄT

Ein Hauptmotiv pflanzlicher Daseinsart tritt uns in den Hülsenfrüchtlern, der nach den Korbblütlern und Orchideen an Artenzahl größten Blütenpflanzenfamilie, entgegen: über 12 000 Arten gehören dazu. Als rankende, windende oder aufrechte Kräuter und Halbsträucher, als Sträucher und kleine Bäume in unseren Klimaten, als Sträucher und Bäume in den subtropischen Steppen- und Wüstenländern, als Lianen und riesige Bäume in den Tropen verwirklicht sich der Typus in allen Kontinenten. Leguminosen finden sich in den offenen Grasfluren der Ebene, im Wald, an Wasser und Meeresstrand, in der Salzsteppe, in Bergland und auf Gebirgshöhe; nur die kalte Zone fliehen sie. Wie die Erde auch beschaffen sei, überall haben sie Fuß gefaßt, überall hat der Typus auf diese Beschaffenheit mit eigenen Ausgestaltungen und Sonderformen geantwortet.

Mit kräftigen Wurzeln, recht erdgemäß, verbinden sich diese Gewächse mit dem Boden, verschmähen Parasiten- oder Halbschmarotzertum. Aber sie schalten zwischen Wurzel und mineralische Erde eine lebendige Zwischenwelt, nämlich Stickstoffbakterien, die, in feinen Wurzelknöllchen behaust, unmittelbar den in der Bodenluft enthaltenen Stickstoff aufsaugen und ihn in eine der Wurzel aufnehmbare Form überzuführen vermögen. Der Stickstoff, dieser «Inkarnationsstoff astralischer Wesensbereiche», reicht bei den Leguminosen in besonders intensiver Weise in das Pflanzensein hinein. Wir gewahren hierin etwas tief innerlich Tierzugeneigtes, das sich allerdings auch sonst auf vielfältige Weise an ihnen zeigt, z. B. in der eigentümlichen Beschaffenheit des Leguminosen-Eiweißes.

Wenn auch alle Pflanzen-Bildung, so gut wie die tierische, aus dem lebendigen Eiweiß hervorgeht, so ist doch der Pflanzenleib überwiegend ein Gebilde aus Kohlehydraten, der Tierleib aber eines aus Eiweißstoffen. Stickstoffreich ist dieser, stickstoffarm jener. Es hängt dies damit zusammen, daß die Pflanze die astralen Wesensbereiche nicht in sich hineinnimmt, sondern aus dem Umkreis von außen ihre Einwirkungen empfängt; sie «inkarniert» das Astralische nicht und bedarf darum des Stickstoffes in viel geringerem Maße, sie geht anders mit ihm um. Das Tier einverleibt sich das Astrale als Astralleib; es muß mit ihm sich auch den Stickstoff ganz anders zueignen. In dem anderen Verhältnis zum Stickstoff liegt überhaupt einer der wesentlichen Unterschiede zwischen tierischem und pflanzlichem Eiweiß. Die Leguminosen eignen sich aber nicht nur

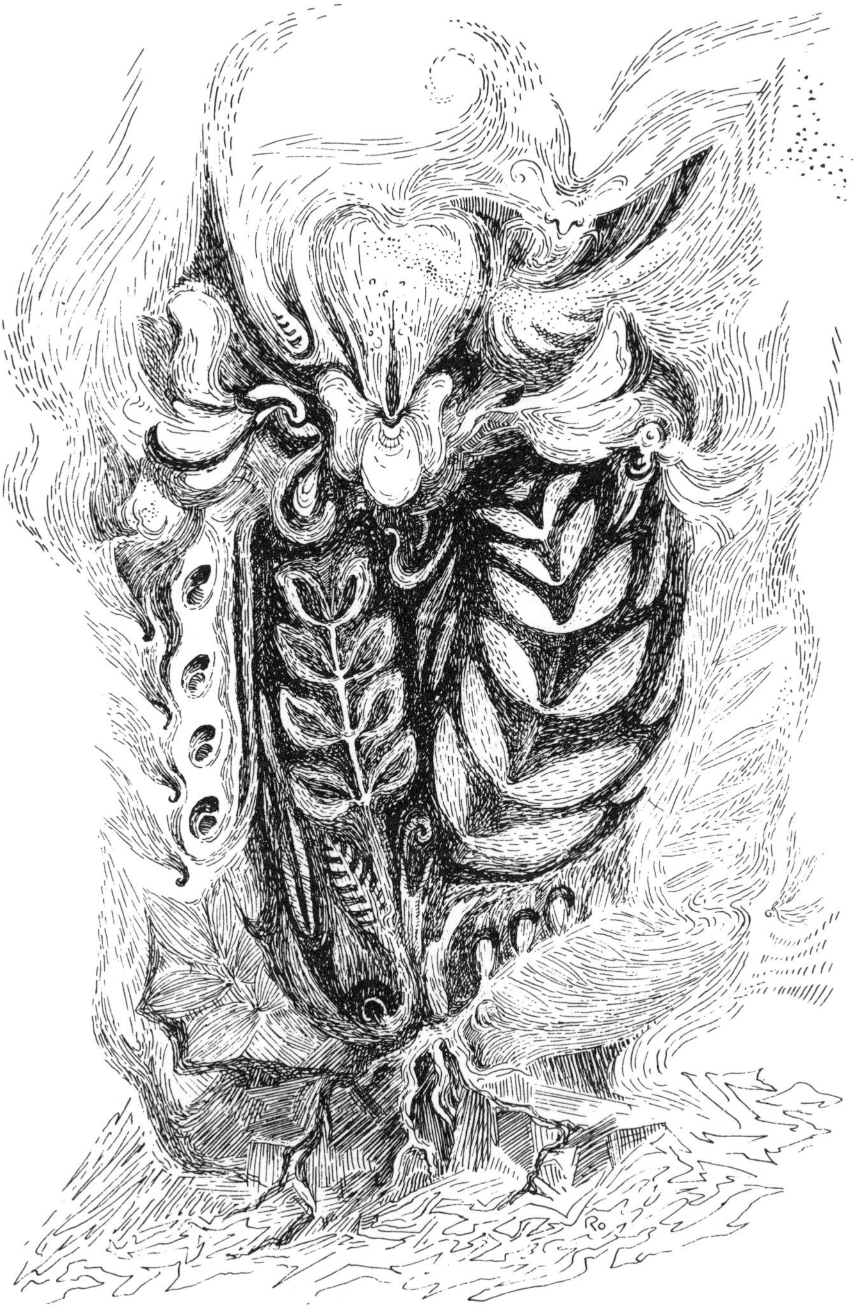

den Stickstoff direkt an, sondern sie bilden und konzentrieren auch *Eiweiß* über das normale pflanzliche Maß hinaus; Erbsen, Linsen, Bohnen, Soja sind durch ihren Eiweißgehalt darum wichtigste menschliche Nahrungsmittel geworden, die in gewissem Sinne tierischem Eiweiß nahekommen, Fleischnahrung ersetzen. Nicht nur das, einige Schmetterlingsblütler, Bohnenarten, sind auch imstande, in ihren Wurzelknollen nicht nur Stickstoff direkt aufzunehmen – sondern auch roten Blutfarbstoff zu bilden! So nahe steht das Tierhafte dem Leguminosenhaften!

Aus dem so in Stickstoffbeziehungen lebenden Wurzelhaften strebt nun aber die Leguminose mit aller Macht in das Reich des *Luftig-Lichten* empor; wie um eins mit ihm zu sein entfaltet sie gefiederte, doppelt gefiederte, feine lichte Blätter. Dem Wäßrig-Vegetativen gibt sie keine sonderliche Gewalt über sich; sukkulente Stauung liegt ihr gar nicht, Fettgewächse kakteenartiger Beschaffenheit bildet sie nicht. Mit luftig gefiedertem Blattwerk ganz im Luftweben zu urständen strebt sie; für das atmosphärische Leben, das Spiel von Feuchte und Trockenheit, Durchsonnung und Verschattung, Leichte und Schwere, Wärme und Kälte, kosmischen und irdischen Kräften ist das Leguminosenblatt besonders offen. Gelenkartige Polster am Ansatz der Blattstiele ermöglichen die mannigfachsten Blattbewegungen: die Tag-Nacht-Bewegungen etwa der Bohnenblätter; das Ausbreiten, Auf- oder Niederklappen der Robinien- und Akazienfiederblättchen, je nach der Stärke oder Schwäche des Lichteinfalls; das zuckende Kreisen der Desmodium-gyrans-Blätter im Einklang mit dem Wärmegrad der Umgebung; das Zusammenfallen und Sinken der Fiedern der Sinnpflanze (Mimosa pudica). Die Blätter reagieren also in besonderem Grade auf die Beschaffenheit des atmosphärischen Umkreises, aus dem ja die astralische Natur des Pflanzlichen heranwirkt.

Dieses luftige, astralverwandte Wesen ist aber von der Schwere ergriffen und an das Erdenhafte gebunden worden. Ein Kampf zwischen beiden so gegensätzlichen Prinzipien läßt in den verschiedenen Arten das Kräftegleichgewicht bald nach diesem, bald nach jenem Pol ausschlagen.

Der «astralische Einschlag» der Leguminosen zeigt sich ferner darin, daß sich zahlreiche *Ameisen*pflanzen unter ihnen finden, die luftige Hohlräume in Stengelgliedern oder aufgeblasene Hohldorne mit Löchern oder Spalten bilden, welche sich bestimmte Ameisenarten zunutze machen, um ihre Nester hineinzubauen. Manche dieser «Ameisenpflanzen» bringen sogar eigene nährstoffreiche Blattauswüchse hervor, die zu «Futterkörpern» für ihre Siedler werden. (Bei den ebenfalls Stickstoff aus der Luft verarbeitenden und ebenfalls stark, wenn auch auf andere Art, «astralisierten» Rubiaceen finden sich ähnliche Verhältnisse.) Eine Geste auf das Luftartige zu, dessen wirkliche Aneignung dem Tierreich vorbehalten ist, wird hier im Pflanzenbereich sichtbar; sie kommt auch sonst – z. B. in der Bildung lufterfüllter, manchmal sogar aufgeblasener Hülsen zum Ausdruck – (Erbse, Bohne, Blasenstrauch).

Vor allem ist aber die Blütenbildung, der Ort der «normalen» Berührung ätherisch-pflanzlicher Bildekräfte mit den astralen Wesensbereichen, das Gebiet, durch das Pflanzen eine besonders starke Astralisierung sichtbar machen. Die Leguminosen sind außerordentlich «blütige» Pflanzen. Sie blühen reich, mit sehr farbigen, oft duftenden, «fröhlichen» Blüten; man kann von vielen sagen, sie hätten einen «sanguinischen» Blüteprozeß. Durch die Art der Blütenbildung unterscheiden sich die Leguminosen in drei Gruppen.

Die *Mimosengewächse* strahlen in gelben Sprühsonnen, da ihre Blüten das Luftig-Staubgefäßhafte überstark ausbilden. Sie sind – in den Akazienarten – vor allem Bäume; ihr feines, zart gefiedertes, oft doppelt gefiedertes Laubwerk ist für die trockenhelle Luft der Steppenlandschaften der Subtropen gebildet; weniger finden sich hohe Urwaldbäume und einige Tropenkräuter unter ihnen.

Die *Caesalpinien*gewächse neigen ihre Blüten schon in die Waagrechte; bizarre Formen, bunte, grelle, aufgeregt-fröhliche Farben erscheinen. Riesige Urwaldbäume der heißen Zone gehören zu ihnen, mit sehr harten, dunklen, manchmal «leidenschaftlich» geflammten Hölzern. Außerdem bringen sie, wenn auch seltener, Sträucher hervor. Die Art der Blütenbildung zeigt schon einen Übergang zu der dritten, der bedeutendsten Gruppe.

Diese ist die der *Schmetterlingsblütler*, Papilionaten, die an Artenzahl und Verbreitung die vorher genannten Gruppen weit überwiegt und den Schwerpunkt der Familie darstellt. Ihre Blüten bilden sich waagrecht und darum zweiseitig-symmetrisch; denn bei solcher Lage ist nur rechts und links gleichwertig; das Oben und das Unten sind aber in die Polarität Licht–Schwere, Kosmos–Erde gestellt. Die Stellung zum Raum wird eingenommen, die dem Tierreich, nicht aber dem Pflanzenreich charakteristisch und wesenshaft eigentümlich ist. Die Staubgefäße bilden sich zur stempelumhüllenden Röhre – nur ein oberstes löst sich gelegentlich, der Blütenfahne folgend, los. Die zwei untersten Blumenblätter wachsen zum die Staubgefäßröhre umhüllenden «Schiffchen» zusammen, die zwei nächsten umhüllen halb, halb öffnen sie sich als «Flügel», das oberste aber öffnet dem Blick die Blüte als «Fahne». So bewahrt sich die Blüte in ihrer Form vor dem Unteren, öffnet sich dem Oberen – bildet ein Inneres und tut sich doch nach außen auf. Als gefesselten Schmetterling kann man manche, vor allem aber diese Blüten empfinden, und zu Recht hat man darum der Unterfamilie den Namen Schmetterlingsblütler gegeben, der Nachbild und Anklang von Beseeltem ausspricht, das man so deutlich empfinden kann. Die Region des Astralischen scheint durch die Welt ätherischer Bildekräfte, durch das vegetative Prinzip hier überall hindurch. Von der Eigenart dieses Astralischen künden die meist fröhlichen, weißen, purpurnen, gelben, roten, seltener violetten oder blauen Blüten, die bunt, manchmal harlekinhaft, sogar schreiend, aufgeregt, im ganzen aber leicht, schwebend sich offenbaren. In den Papilionaten ergreift die Familie die ganze Erde, sie bevölkert alle Zonen und Klimaten, nur die zu starken kosmischen Kräfte der Polargebiete lähmen ihre Kraft. Der Löwenanteil der Leguminosen gehört den Papilionaten an, viele Kräuter, manche Sträucher, Schlinggewächse zählen zu ihnen; die Baumbildung tritt stark zurück gegenüber den Mimosen und Caesalpiniengewächsen. Wichtigste Nahrungspflanzen sind unter ihnen, die eine eiweißreiche, wenn auch beschwerende, erdenhafte Kost liefern, z. B. Erbse, Linse, Bohne, Soja, Erdbohne. Nicht umsonst schwankt die Wachstumslinie dieser Pflanzen im Kampf zwischen Leichte und Schwere; dies prägt auch die stoffliche Natur der aus ihnen gewonnenen Nahrung. Ihr Wachstum ist ein etwas mühseliges Steigen, ein Ranken, Winden oder ein in innerlichem Hinaufstemmen etwas unsicher die Senkrechte Suchen. Zwischen Leichte und Schwere, auf und ab, bewegen sich rhythmisch die Blätter. Die Blüte neigt sich in die Waagrechte. Die Hülse, obwohl luftig die Samen umhüllend, sinkt, ja hängt. Die schweren, niemals geflügelten Samen werden vollends in senkrechtem Fall der Schwere ausgeliefert. Manchmal wird sogar bei Erdnuß, Erdbohne, Erderbse die Frucht zur Reifezeit *unter* die Erde hinuntergezogen. Es sind dies alles deutliche Wesens-Gesten.

Ferner drücken intensive, charakteristische Düfte, luftig-flüchtig, süß, sehnsüchtig, verschwebend zu nennen, das Wesen der durch solche Blütenhaftigkeit sich offenbarenden Astralität aus. Solche Düfte sind auch den sich flügelhaft öffnenden Blütenformen gemäß. In ihnen fließt gleichsam die physische Pflanze in ihren Astralraum – der ja um sie herum ist – hinaus. Dieser schöne, reiche, starke Blütenprozeß ergreift aber bei den Schmetterlingsblütlern, den Leguminosen überhaupt, nicht nur die Region der Blüte; er preßt sich tief in die ganze Pflanze hinein und bewirkt Duft-Harz-Balsambildung, aber auch Farbstoffbildung im Blatt und sogar im Holz. Melilotus mit seinem Waldmeisterduft, nach Rosen, Veilchen, Himbeeren *duftende* tropische Leguminosenhölzer, ferner der Indigo, die vielen *Farb*hölzer dieser Familie wie Fernambuk-, Brasil-, Campecheholz und andere Rot- und Blauhölzer tun dies kund. Ein anderes Ergebnis dieses abnormen Hineinpressens astralischer Impulse ist die zahlreichen Leguminosen eigene Giftbildung. Alkaloide finden sich bei Goldregen, Lathyrus, Rotwasserbaum, Derrisrinde, Calabarbohne; giftige Eiweißarten, Eiweißgifte bei Abrus und anderen. Wesentlich ist aber, daß diese Gifte keine Rauschgifte sind wie wir sie bei Mohn, Tollkirsche, Mezcalkaktus kennengelernt haben; sie haben einen entzündlich-lähmenden Charakter. Nicht in der Sinnes-, sondern in der Stoffwechselsphäre wird der menschliche Astralleib durch die Leguminosenalkaloide angesprochen. Nicht immer wird jedoch die Astralsphäre in lebenslähmender Wirkung bis ins Physische hineingepreßt, was zur Alkaloidbildung führt; es kann dieser abnorme Eingriff des Astralischen in der Region der ätherischen Bildekräfte abgefangen werden; dann kommt es zur Bildung glykosidischer Gifte, die wir ebenfalls häufig bei Leguminosen antreffen.

Die Saponine sind in diesem Zusammenhange zu nennen, deren die Leguminosen gleichfalls nicht entbehren. Auch die Saponine sind das Ergebnis eines solchen Ergreifens ätherischer Bildekräfte durch die Astralsphäre. Sie haben darum die Fähigkeit, Luftiges (das Verkörperungselement des Astralischen) und Wäßriges (den Bildestoff des Ätherischen) in inniger Durchdringung als starke Schaumbildung zu vereinigen, aber auch auf den Lungen- und den Blutprozeß zu wirken. Sie sind darum auch Fischgifte, da sie das Organ ergreifen, durch das der Fisch dem Wasser die darin enthaltene Luft – die er zum Atmen braucht – entreißt. Der Saponinprozeß ist eben ein Gegenprozeß zu diesem Fisch-Atmungsprozeß.

Aber auch ein starker Gerbstoffprozeß ist für viele Leguminosen charakteristisch. Sie sind in Holz, Rinde, Blättern, Früchten, Hülsen oft sehr gerbstoffreich. Wir erwähnten bereits bei anderer Gelegenheit in diesem Buche, daß Rudolf Steiner der Hinweis zu verdanken ist, daß der Gerbstoffprozeß ein wichtiges Pflanzenorgan – aber ein ganz funktionelles Organ – darstellt, in dem die Astralsphäre der Pflanze sich zusammenzieht und in das physisch-ätherische Pflanzliche hineinkraftet. Der herbe Geschmack der Gerbstoffe offenbart, wie auf den menschlichen Astralleib der Impuls übertragen wird, sich stärker mit dem eigenen Ätherleib zu verbinden.

Dieses stärkere Eingreifen des Astralischen ermöglicht auch den schönen und starken Blüteprozeß der Leguminosen. Der Gerbstoffprozeß wirkt andererseits dem zu starken bis zur Giftbildung gehenden Astralisieren entgegen, da er ja die Astralsphäre vor allem mit dem Ätherischen verbindet. Immerhin dämpft dieses intensiver als normal erfolgende Astralisieren das im Flüssigen waltende Ätherische in seiner Wirkung auf das Physische. Gewisse Verhärtungs- und Austrocknungsprozesse ergreifen darum leicht diese Pflanzen. Dorn-Stachelbildung, hartes Holz, trockene Früchte sind die Folge; aber auch das Hereinnehmen des Luftelementes und die vielen Beziehungen zum Tierreich. Man könnte diese Art des Astralisierens auch Arsenisieren nennen, da unter den mineralischen Stoffen das Arsen diesen Astralisierungsprozeß besonders deutlich darlebt. Arsen ist einerseits ein flüchtiges, «sulfurisches» Element, überspringt aber andererseits den flüssigen Zustand, geht aus dem Dampf unmittelbar in den festen Zustand über. Es verhärtet das Merkurielle; die Metalle verlieren im Legieren mit Arsen ihre Weichheit und Geschmeidigkeit, ihre «innere Flüssigkeit». – So betrachtet versteht man auch die dem Arsen ähnelnde, vertrocknende, mumifizierende Eigenschaft der Gerbstoffe, aus der ihre praktische Nutzung hervorgeht, die ihnen den Namen gab.

Doch darf solche Verhärtung wieder nicht zu weit gehen, und sie wird bei vielen Leguminosen durch einen eigenen Prozeß abgefangen. Das intensive Ergreifen des Ätherischen vom Astralischen, des Wäßrigen vom Luftigen wird nach der anderen Seite ausgeglichen durch Prozesse, die nun zwischen Flüssig und Fest vermitteln und welche das vom Ätherischen nicht mehr so stark durchdrungene, ins Bereich des Fest-Mineralischen etwas absinkende Pflanzensubstantielle vor zu starker Verhärtung und Verholzung bewahren. Es sind dies die Prozesse der *Schleim- und Gummibildung*. Die Traganthsträucher, die den arabischen Gummi liefernden Akazienarten sind Beispiele dafür. Treibt also der Leguminosenprozeß einerseits in die harte, feste Holzbildung als einen Endpunkt des im Blatt begonnenen Kohlenstoffverdichtungsprozesses, so hat er in der Schleimbildung einen regulierenden Gegenprozeß bereit. Im Festen überwiegt das Physische, das Tote, das wohl die Form des Lebens an sich hat, aber nicht mehr das Leben selbst. Im Flüssigen waltet der Ätherleib, das Lebensprinzip selbst. Pflanzenschleime, die ihrer Stofflichkeit nach umgewandelte Zellulosen (nämlich Methylzellulosen) sind, vermitteln zwischen Fest und Flüssig und helfen, daß das Feste, Starre dem Leben nicht zu sehr entfalle. Im Heißen, Trockenen, Wasserarmen, in Steppe und Wüste lebende Pflanzen, wie gerade die Gummi-Akazien, die dornigen Traganthsträucher, aber auch die Kakteen, die sukkulenten Liliengewächse, Mesembrianthemumarten etc. – alles Pflanzen, die das Feste nicht zu mächtig in sich werden lassen dürfen und an deren Ätherisch-Flüssigem die Umwelt mächtig saugt – wehren sich mit Schleim- und Gummibildung gegen Verhärtung und Austrocknung.

Balsame sind ein weiteres Heilgeschenk der Leguminosen; Peru- und Tolubalsam sind die bekanntesten. Die «Balsamküste» längs der pazifisch-tropischen Küstenzone des nördlichen Südamerika bringt die Bäume hervor, die sie liefern: Bergwälder des schmalen Küstenstreifens von San Salvador den Perubalsambaum, der untere Stromlauf des Magdalenenstroms den Tolubalsambaum. Der Balsam fließt aus Rindeneinschnitten, auch die Früchte enthalten ihn. Bei der Balsambildung dringen starke Wärmeprozesse tief in die Region der Verfestigung und Zusammenziehung, der Stamm- und Holzbildung vor. Die Stoffe, die sich im Balsam finden – Benzoesäure, Zimtsäure, Vanillin, Coniferylalkohol – sind Stoffe, die sich auf dem Wege der Lignin- und damit Holzbildung befinden, andererseits doch flüchtig-aromatische Stoffe darstellen. Was auf dem Wege der Verflüchtigung im Blütenprozeß sich zentrifugal zerstreuen würde, ist hier in zentripetale Verdichtungsprozesse eingefangen. Man könnte darum Balsame wie gefrorene, erstarrte, zähe gewordene Düfte ansehen. Wiederum ist ein Heilstoff dadurch entstanden, daß auf abnorme Art Prozesse zusammengeschoben sind, die sich normal an getrennten Polen entwickeln.

*

In vielen Einzelheiten, die nun darzustellen versucht worden sind, drückt sich das Ganze, der Typus, doch recht deutlich aus. Ein entwicklungsgeschichtlicher Rückblick beschließe darum diese Wesensbild-Skizze, ehe an die Schilderung einzelner Heilpflanzen dieser Familie gegangen wird.

Die Leguminosen stellen eine wichtige Station im Werdeprozeß der irdischen Pflanzenwelt dar. Diese Erdenpflanzenwelt hat, wie bereits dargestellt (siehe frühere Kapitel), ihre Vorläufer gehabt in der Tierpflanzenwelt des «alten Mondes», jener früheren Werdestufe unseres Erdendaseins, aus deren drei Naturreichen durch einen neuen Schöpfungseinschlag unsere vier Naturreiche hervorgegangen sind. Auf diesem Entwicklungswege hat die erwähnte Tierpflanzenwelt sich gleichsam aufgespalten in ein rein Pflanzliches und ein rein Tierisches. Tausend Beziehungen sind aber geblieben, Tausende von Zuordnungen, die man fälschlich als «Anpassungen» ansieht. Auf diesem Wege aber vom alten Monden-Tierpflanzlichen zum reinen Erdenpflanzlichen gibt es alle Arten von Zwischenstationen, die in verschiedenen Pflanzenfamilien festgehalten sind als Reminiszenzen eines Weges aus der Urvergangenheit in die Gegenwart. Abnorme «Astralisierungserscheinungen» des Pflanzlich-Ätherischen zeigen sich hierbei in Fülle. Die Leguminosen geben eine besonders eindrucksvolle Darstellung für dieses Hineinkraften der alten Mondenwelt in die Erdenwelt hinein. Sie zeigen noch an allen Ecken und Enden dieses alte Tierpflanzliche in seinen Nachklängen und sind doch ganz in die Erde mit ihrer Schwere, ihrer Mineralnatur eingezogen, sie intensiv betretend, aber nicht ganz bewältigend. Mit ihren 12 000 Arten sind die Leguminosen ein Hauptstrom dieses Einzuges einer alten Welt in alle Verzweigungen und Möglichkeiten der neuen, der Erdenwelt. (Nur darf man sich dieses Einziehen nicht zu physisch vorstellen.) Zugleich stellt sich uns in dem Vorgebrachten ein wichtiges Kapitel Pflanzengeschichte dar.

Heilpflanzen der Leguminosen

1. Caesalpiniaceen

*Cassia alexandrina**, Sennesstrauch

Die den Caesalpiniaceen zuzurechnende Gattung Cassia gehört mit ihren über 400 Arten den Subtropen an, und darunter finden sich viele als Abführmittel seit Jahrhunderten verwendete Heilpflanzen. Cassia acutifolia ist eine der wichtigsten. Der ausdauernde, in Ostafrika, Arabien, Indien heimische und gebaute Strauch steigt aus kräftiger, senkrechter Wurzel mit zahlreichen, unten verholzten, halbmeterhohen Stengeln, die paarig schlank und spitz gefiederte, schön geformte Blätter tragen; aus deren Achseln sprießt die gelbfarbige Blütentraube. Die Früchte sind flache, papierartige Hülsen, breit, kurz, etwas schief geschnitten. Die getrocknete Pflanze hat einen eigenartigen, würzig-aromatischen, etwas tabakartigen Duft. Sie enthält drastische Harze, Antrachinone (die sich auch in anderen stark abführenden Pflanzen, z. B. Faulbaum, Rhabarber, finden) und wirkt auf die Verdauung rhythmisierend, die Darmperistaltik stark anregend, aber auch diuretisch, galletreibend – wie es von einem so intensiv im Blattrhythmischen lebenden, in dieses einen so intensiven, das Blatt durcharomatisierenden Blütenprozeß einbettenden Pflanzenwesen wohl zu begreifen ist. Die in das rhythmisch-merkurielle Bereich gepreßten sulfurischen Qualitäten dieser Tropenpflanze bewirken dies.

* = Cassia acutifolia.

Krameria triandra, Ratanhiawurzel

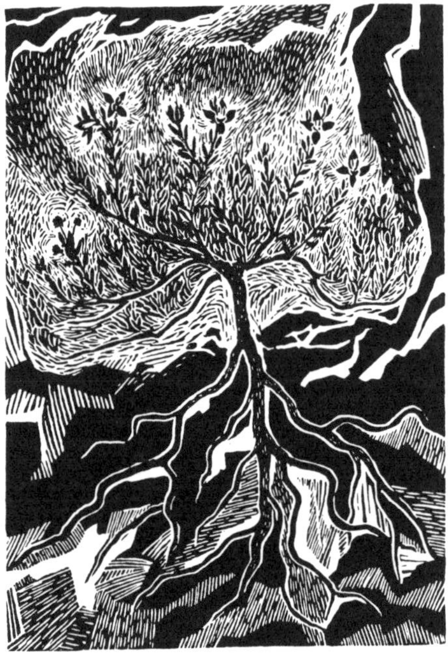

Eine rechte Hochgebirgspflanze ist die ebenfalls den Caesalpiniengewächsen zuzuzählende «Zahnwurz». Mit starker, rotbrauner, reich verzweigter Wurzel bohrt sie sich tief in den felsigen Boden der Andenabhänge Boliviens und Perus; nach oben wächst nur ein kniehoher Strauch mit niederliegenden behaarten Ästen, silberseidig behaarten Blättern und roten Blüten, die nur vier Kelch- und Blumenblätter aufweisen. Die Frucht ist kugelig, mit stacheligen Widerhaken. Eine Abwandlung des Typus, wie wir sie ähnlich bei den Rosengewächsen als Blutwurz kennengelernt haben. Ein sehr starker Gerbstoff- und Farbstoffbildeprozeß ergreift auch hier die als Leguminose ohnehin astralischen Einwirkungen besonders geöffnete Pflanze und drängt sich mächtig in die Wurzelregion.

Daß die Heilwirkung in das Sinnes-Nerven-Gebiet, die Hauptesregion, geht und zu starken, krankhaften Abbau- und Zerfallsprozessen entgegenwirken muß, geht aus der «Signatur» der Pflanze nun zur Genüge hervor. Erkrankungen der Mund- und Rachenhöhle, Wundentzündungen, Gingivitis, Paradentose, Angina und die damit verbundenen Schmerzen finden Linderung und Heilung in dieser schon den Indianern als Zahn-Erhaltungsmittel wohlbekannten Wurzeldroge. Die Tätigkeit des Astralleibes im ganzen Mundgebiet wird eben geordnet, Blutungen werden gestillt, die Gewebe und feinen Adern gestrafft, die Nerven beruhigt. Das Zusammenwirken von Nerven- und Blutprozessen mit dem in äußerste Verhärtung, ins «Felsige» getriebenen Zahnprozeß wird, wenn dieser dem Leben allzu sehr zu entfallen droht und Zerfall, Entzündung, Eiterung hervorgerufen werden, wieder normalisiert von der Pflanze, die ihre stärkste Entfaltungskraft, ihre Astralisierungsprozesse in die Wurzel getrieben hat, die sich mit dem Gebirgsfelsen so intensiv auseinandersetzt.

2. *Papilionaceen*

Balsambäume

Als Repräsentanten der innerhalb der Leguminosen nicht seltenen und für sie charakteristischen Balsambildung erwähnten wir bereits im allgemeinen

Überblick den Peru- und den Tolubalsambaum, beide Schmetterlingsblütler, Varietäten der Art Myroxylon Balsamum. Es sind mittelhohe Waldbäume heißfeuchter Tropen des nördlichen Süd- und Mittelamerika, die bei Verwundung der Stämme, ähnlich unseren Fichten, Harzfluß entwickeln. Die beiden Balsame sind altberühmte Heilmittel bei Verwundungen, äußeren und inneren Entzündungen: Hautkrankheiten, Geschwüren, Furunkeln, Knocheneiterungen, Flechten, Krätze – und bei Entzündungen der Atem- und Harnwege. In den Balsamen hat man ätherische Öle (Cinnamein), Benzoesäure, Zimtsäure-benzyl-ester, Vanillin, Harze, Resinotannol gefunden, Stoffe, die verraten, wie blütenhafte Wärmeprozesse in die Region der Holz- und Rindenbildung vorgestoßen sind, wie flüchtig-entzündliche Prozesse sich verlagert haben in die Gebiete verphysizierender Verfestigung. Die in solche Stoffe erstarrte prozessuale Dynamik stellt sich im Heilmittel einer Krankheits-Dynamik entgegen, die mit in die Sinnes-Nerven-Hautregion hineinschlagenden Stoffwechselprozessen sich auslebt. – Kurz sei hier noch auf den Copaivabalsambaum hingewiesen, eine Caesalpiniacee, einen bis 10 m hohen Baum der Amazonaswälder, mit paarig gefiederten, punktierten Blättern und zu vierklappigen Kelchen reduzierten kleinen Blüten, aus denen ledrige Hülsen werden. Bei Einschnitten läßt der Baum reichlich Balsam fließen, er hat gleichsam die Blütenkraft vor allem ins Holz gewendet; sie kommt darum an ihrem «richtigen» Ort weniger zur Geltung. Der Copaivabalsam wird bei eitrig-entzündlichen Schleimhauterkrankungen der Harn- und Sexualorgane, bei chronischer Gonorrhoe, Fluor, Zystitis, aber auch als Wundmittel und bei eitriger Bronchitis verwendet.

Pflanzen mit Toxalbuminen

Abrus precatorius, die Paternoster-Erbse

Diese Pflanze ist in Hinterindien heimisch, ein kleiner Strauch mit langer, süßholzartig schmeckender Wurzel, paarig gefiederten Blättern, langgestielten Blütentrauben, feuerroten, mit einem schwarzen Fleck versehenen harten Samen. Diese wie ein entzündetes Auge aussehenden Gebilde sind – frisch gesammelt – von einem flüchtigen ätherischen Öl durchdrungen und enthalten Abrin, ein giftiges Toxalbumin, das entzündlich und thrombenbildend wirkt, im Auge eitrige Entzündung der Bindehäute erzeugt, Granulome zerstört; das ätherische Öl immunisiert bis zu einem gewissen Grade gegen die entzündlichen Giftwirkungen des Eiweißgiftes. In solchen Toxalbuminen kommt die Pflanzenwelt den Giftprinzipien im Tierreich nahe, z. B. dem Schlangengift und den Insektengiften.

Lathyrus sativus, Platterbse

Als Futter- und Nährpflanze ist die Platterbse, wohl aus südöstlichen Gegenden, früh zu uns gekommen und wird gelegentlich, im Rheinland z. B., auf kalkig-lehmigen Böden gebaut. Die Pflanze drängt Stengel- und Blattbildung ineinander; die dem Bauplan nach unpaarig gefiederten Blätter bilden die langen Stiele *breit geflügelt* (also blattartig) aus; dann geht das erste Fiederpaar lang und schlank ab, der Rest des Blattes ist aber zur mehrteiligen Ranke geschrumpft. Die windend nach außen drängende Spiraltendenz hat auch die rosa-bläulich überlaufenen, einzelstehenden Blüten ergriffen; der Griffel dreht sich stark nach links und nimmt in dieser Drehung das Schiffchen mit. Die gerade Hülse ist kurz und breit und enthält wenige beilförmige Samen. Diese enthalten – ungekocht – Saponine, Toxalbumine, ein Alkaloid; der Genuß roher Samen kann zu einer als Lathyrismus bezeichneten Krankheit führen, die sich in einer degenerativen Zerstörung gewisser Teile des Rückenmarks zeigt und zu einem der multiplen Sklerose ähnelnden Krankheitsbilde führt. Gegen diese und andere mit Lähmungen einhergehende Erkrankungen hat die Homöopathie den Samenauszug verwendet.

Physostigma venenosum, die Calabarbohne

Den Waldgebieten des tropischen Westafrika eignet diese gleichsam durch die Tropenwärme ins Riesige geratene, die Baumkronen erkletternde Bohnenart, die – wie unsere Feuerbohnen – zur Gattung Phaseolus zählt. Durchaus bohnenartig wirkt der windende Stamm, die breit eiförmig-zugespitzt gefiederten Blätter und die hängenden Trauben großer purpurroter Blüten, die das spiralige Windeprinzip ergreift und schneckenförmig einrollt. Sehr stark erfaßt das Astralprinzip den Eiweißprozeß dieses Schmetterlingsblütlers, durchgiftet die Samen mit mehreren Alkaloiden, wie denn überhaupt ein gewisser Gifteinschlag in der ganzen Gattung Phaseolus sich zeigt, blausäurehaltige Arten erzeugt. Auch in der Schwerverdaulichkeit unserer Nahrungs-Hülsenfrüchte, ihren blähenden Eigenschaften kommt die starke Astralisierung, die die menschliche «Luftorganisation» stört (in der ja unser Astralleib lebt) zum Ausdruck. – Der Auszug der schokoladefarbenen Calabarbohne läßt Magen- und Darmmuskulatur sich übermäßig zusammenziehen, preßt Tränen, Speichel, Schweiß aus, bewirkt Erbrechen und Durchfall, beschleunigt die Atmung, verengt die Pupille. Der Stoffwechselorganismus produziert im Übermaß Stoffe, die Ausdruck astralischer Wirksamkeit sind, z. B. Acetylcholin. – Man hat die Calabarbohne hauptsächlich in der Augenheilkunde, dann bei Neuralgien, Epilepsie, Chorea verwendet; die Wirkung geht auf den pathologisch in Zuckungen, Krämpfen sich betätigenden Astralleib.

Robinia Pseudacacia, falsche Akazie

Dieser bei uns in Wäldern, Parks, Alleen, auf sandigen Böden heimisch gewordene Baum entstammt dem atlantischen Nordamerika. Etwas knorrig im Stamm, dornig im Gezweig, ist er schön durch das fein gefiederte Laub, durch die schlanke Krone und die im Spätfrühjahr aus dem Blattwerk in reicher Fülle rieselnden weißen Blütentrauben mit ihrem süßen sehnsüchtigen Duft. An der Luft für die Luft gebildet, lichtliebend, erscheint die ganze Gestalt zäh und zart zugleich. Dabei sind die Blätter sehr widerstandsfähig, bleiben bis spät in den Herbst grün, halten der durch saure Industriegase verunreinigten Stadtluft stand.

Man ist verwundert zu hören, daß Holzstaub, Samen, Wurzel, Stammrinde giftig sind. Besonders letztere enthält ein giftiges Toxalbumin, das Darmblutungen erzeugt, die roten Blutkörperchen agglutiniert; ferner hat man darin ein Alkaloid gefunden, Eiweißiges (Globuline, Albumin), Fett, Sterine, Gerbstoff, Amygdalin und Harnstoff und Harnsäure spaltende Enzyme. Das Blatt ist ebenfalls giftig, Auszüge rufen Fieber, entzündliche Schwellungen der Lider, Zunge, Haut hervor; ein Syrup aus den Hülsen wirkt leicht narkotisch. In all diesen Erscheinungen offenbart sich die astralisierte Leguminose, die bis in Holz und Rinde diesen Eiweiß-Astralisierungsprozeß getrieben hat. Man kann die Abnormität dieses Prozesses im Heilmittel nutzbar machen, wenn der menschliche Astralleib in den oberen Verdauungswegen zu stark tätig wird, was in zu starke Magensäurebildung, bis zum Magengeschwür führen und sich in bittersaurem Aufstoßen zuerst ankündigen kann. Auch gastrische Kopfschmerzen hat man damit behandelt.

Alkaloidbildende Schmetterlingsblütler

Baptisia tinctoria, Färberhülse, wilder Indigo

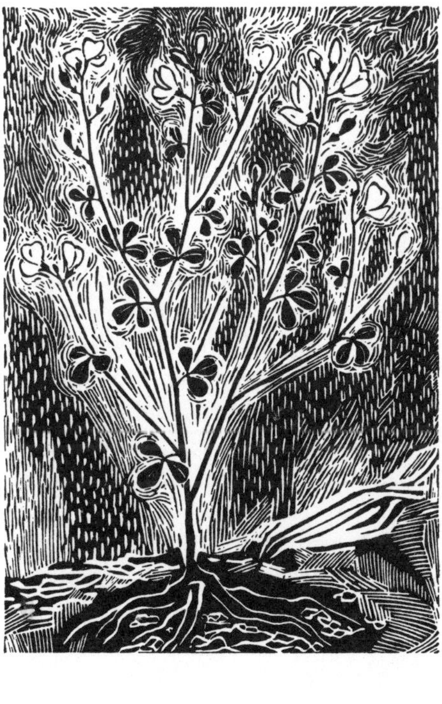

Dieses dem gemäßigten Nordamerika entstammende Kraut wächst aus kräftiger Wurzel zu einem etwa meterhohen ästigen, mit dreizähligen kleegrünen Blättern versehenen Gewächs auf, das sich im Hochsommer mit lupinenartigen, gelben Blütenständen ziert. Die stark aufgetriebenen, kurzen, lederigen Hülsen umhüllen kleine nierenförmige Samen widrig-scharfen Geschmackes. Die Pflanze enthält indigobildende Substanz, ein abführendes, Koliken erzeugendes Harz, «Baptisin», ein abführendes Glykosid, «Baptin», und das uns bei Leguminosen wiederholt begegnende Alkaloid Cytisin. Dementsprechend wirken kleine Dosen der Pflanze – von der meist die frische Wurzel verwendet wird – die Stoffwechselorgane anreizend, abführend; große erzeugen schwere Magen-Darm-Entzündung. Die Pflanze hat fäulniswidrige Eigenschaften. Sie ist hilfreich gegen eitrigen Gewebezerfall; man hat sie mit Vorteil bei septischen Prozessen, Angina, Diphtherie, Scharlach, Ruhr, Cholera, Typhus, Grippe, Magen-Darm-Entzündungen, Blinddarm- und Bauchfellentzündung zu Hilfe gerufen.

*Laburnum anagyroides**, der Goldregen

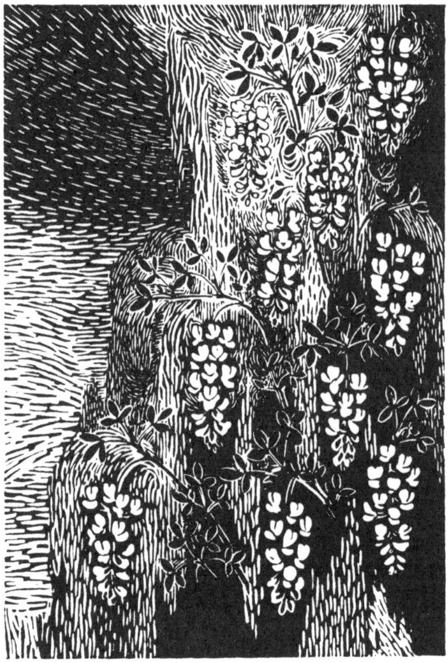

Der kleine Baum mit dem durch zarte Behaarung bald silberig, bald goldig schimmernden dunkelgrünen Laub, dem erst aufstrebenden, bald aber gefällig die Zweige neigenden Wuchs, wächst gerne auf trockenen, sonnigen, eisenschüssigen Böden des südlichen und mittleren Europa; vor allem eignet ihm, nach einem Hinweis Rudof Steiners, das *Rotliegende*, jene geologische Schicht des Erd-Altertums, die Abdruck des Entwicklungseinschlages des Erden-Werdens ist, welcher der Erde die Eisenwirksamkeit, dem Menschenwesen der damaligen Zeit aber die Fähigkeit brachte, das rote, eisenhaltige Blut zu bilden. Ein gewaltiges kosmisch-irdisches Geschehen bewirkte beides: der Durchgang der Marssphäre durch die damalige Erdensphäre.

Eine starke Blühkraft steckt in dem Goldregen, die, durch den Winter knospenhaft durchgetragen, sich im Frühjahr in den Blütenkaskaden äußert, die von der Spitze bis fast zum Boden herab das Bäumchen umrieseln. Die aufsprießenden Blütentrauben neigen sich, fallen in die Schwere; die Einzelblüte dreht aber, dem Sinken zu begegnen, den Blütenstiel um 180 Grad zurück, so daß die «normale» Lage der Schmetterlingsblüte (Fahne oben, Schiffchen unten) wieder erreicht wird. Ein süß-schwerer Duft eignet diesen Blüten und spricht von den Auflockerungs- und Verflüchtigungsprozessen, die in diesem Bäumchen aufflammen, wenn das Astralische es mächtig ergreift. Wie schwarzbraune Asche, unerfreulich anzusehen, bleibt die dunkle Hülsenmenge reifend im Gezweige hängen. – Im Gegenprozeß zu dem so «sulfurischen» Blüteprozeß steht die Bildung sehr

* = Cytisus Laburnum.

harten Holzes. Die langstieligen, dreiteiligen, kleeartigen Blätter schmecken bitterlich-salzig, die Wurzel süßholzähnlich.

Dem starken Astralisierungsprozeß entspricht eine intensive Durchgiftung der ganzen Pflanze, besonders der grünen Früchte, Samen und Rinde, weniger der Blätter und Blüten. Das in ihnen gefundene Alkaloid Cytisin ähnelt in seinen Giftwirkungen dem Nikotin; sein Genuß führt zu Erbrechen, Speichelfluß, Krämpfen; es treten Blutüberfüllung des Kopfes, Blutleere und Entzündung der Verdauungsorgane, Harnsperre, Nierenbluten ein, der Blutdruck erhöht sich. Aufregungs- und Verwirrungszustände können auftreten mit Halluzinationen, auch Muskelzucken und Krämpfe. Der Astralleib *greift in abnormer Weise in den Blutprozeß ein.*

Rudolf Steiner hat an dieser Pflanze eine besonders wichtige Seite der Heilpflanzennatur auseinandergesetzt. Der in eine bestimmte Gegend geborene Mensch hat sich mit den physisch-ätherischen Bedingungen dieser Gegend auseinanderzusetzen. Aus diesen kann sich eine gewisse generelle Anlage zu Krankheiten ergeben – man denke an den Kropf, der ja in gewissen Gegenden endemisch auftritt. Der Arzt, der im Paracelsus'schen Sinne durch der Natur Examen gehen will, soll sich darum klar werden, welches die «Hauptpflanze» seiner Gegend ist. In dieser setzt sich nämlich die Pflanzenwelt in besonderem Grade mit den Erdenkräften der Gegend auseinander, in unserem Falle die Leguminosennatur mit dem Rotliegenden. Heilmittel aus solchen Pflanzen werden dem Arzt helfen können, die pathologische, *gegendbedingte* Grundkonstitution der Patienten zu bekämpfen.

Genista tinctoria, der Färbeginster

Sich unter Verkümmerung des Blatthaften bis zum völligen Schwund, Flügelung oder Verdornung in das Zweigartige zusammenzuziehen, aber in einem reichen, oft wohlduftenden Blütenprozeß golden zu entflammen, ist die Natur der Ginsterarten. Solche Pflanzen lieben karge, steinige, kalkreiche Böden, Steppen, Heideland und ein starkes Wirken von Licht und Wärme. Winterfrost ist ihnen schädlich. Aus starker Pfahlwurzel steigen besenförmig die Ruten des Färbeginsters, die mit den sehr schlanken, schon fast nadelschmalen, aber weichen, dunkelgrünen Blättern sich locker umkleiden. Die Ruten enden in langen Traubenrispen schöner sommerlich aufbrechender Blüten. Bei der Bestäubung entledigen sich die Blüten explosiv ihrer Pollen.

Die Wirkung der so blütigen Pflanze geht auf die Stoffwechselorganisation. Die Diurese wird stark angeregt, Hydrops, Nieren- und Blasenkrankheiten, Grieß- und Steinleiden, Bright'sche Krankheit, Schrumpfniere gehören zu ihrem Anwendungsgebiet. Die (cytisinhaltigen) Samen führen stark ab. Die starke Stoffwechselanregung fördert die Rekonvaleszenz.

Sarothamnus scoparius, Besenginster

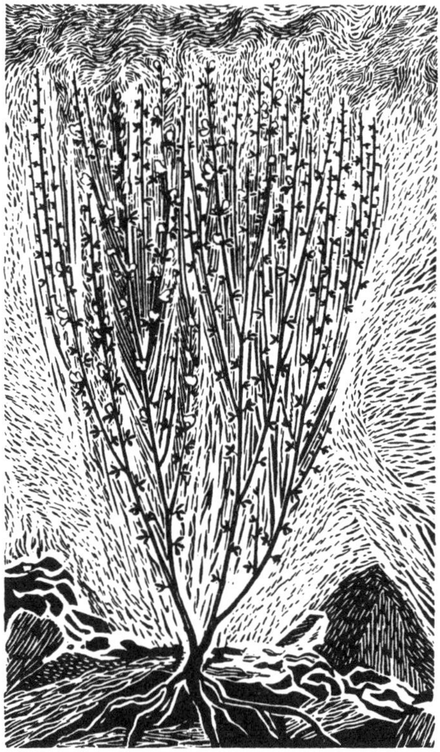

Heidekraut- oder schachtelhalmähnlich bildet sich der Typus in dieser kieselliebenden, trockene, sandige Böden, Waldränder etc. im wärmeren und feuchteren Westeuropa, England, Italien, Deutschland bis Polen bevorzugenden Pflanze. Sie enthält reichlich Kiesel in der Asche, jedoch auch Kalk, obwohl sie Kalk im Boden flieht. Sie will den Kalkprozeß selbst durchführen und reichert kalkarme Böden durch ihr Wachstum an. Aus kräftiger, holziger Pfahlwurzel wachsen die grünen Ruten rasch bis zu Mannshöhe auf; die dreizähligen Blättchen sind klein und hinfällig. Im Frühsommer entflammt die ganze Länge dieser Ruten mit goldener Fülle großer Schmetterlingsblüten, ein mächtiger, herzerwärmender Eindruck! So trocken der Strauch aussieht, so wärmeliebend er auch ist, so wenig verträgt er wirkliche Trockenheit; er muß Feuchte aus dem Boden saugen und in die Luft veratmen können. – Die blütebesuchenden Insekten lösen explosiv die gespannten Staub- und Stempelfäden aus, mit heftiger Bewegung schleudert auch die im Reifezustand plötzlich sich öffnende, spiralig sich verdrehende Hülse die schwärzlichen kleinen Samen fort, die ob ihrer nahrhaft-öligen Anhängsel von den Ameisen längs ihrer Straßen verschleppt und damit verbreitet werden. Die Pflanze ist gerb- und farbstoffreich, der in rutenhafter Länge sich auslebende Wuchs begünstigt die Bildung langer, spinnbarer Fasern. Die im starken Blütenprozeß so augenfällig werdende Astralisierung «durchgiftet» die ganze Pflanze. Es bildet sich als Ausdruck dieser Astralisierung in ihr ein flüssiges, flüchtiges, isoliert dem Coniin ähnliches Alkaloid Spartein, das zum Vergiftungbild Erbrechen, Durchfall, Somnolenz, Konvulsionen, Pulsbeschleunigung, Blutdrucksenkung hat und ein Gegengift gegen Schlangengift darstellt. In den Heilwirkungen der Pflanze kommt das Zusammenwirken dieser «Astralisierung» der Pflanze mit Kieselsäure-Licht-Prozessen zum Ausdruck. Bei Stauungen der Flüssigkeitsorganisation, Nieren-, Blasenleiden, Wassersucht, Ascites hat man sich ihrer diuretischen, steinlösenden Wirkungen bedient, wobei Auszüge aus Blüte, Kraut und die Asche zur Anwendung kamen. Ein zu stark in die Stoffwechselprozesse eingreifender, sie beschleunigender Astralleib, wie er in Schilddrüsenübertätigkeit, Kongestionen nach Kopf, Hals, Brust sich ausdrücken kann, findet im Besenginster einen Gegenprozeß. Da eine solche abnorme Stoffwechseltätigkeit sich auch störend ins rhythmische System schiebt, werden bestimmte Herzrhythmusstörungen gelegentlich mit Besenginsterpräparaten behandelt.

Saponinhaltige und sonstige

Astragalus exscapus, der Erdtraganth

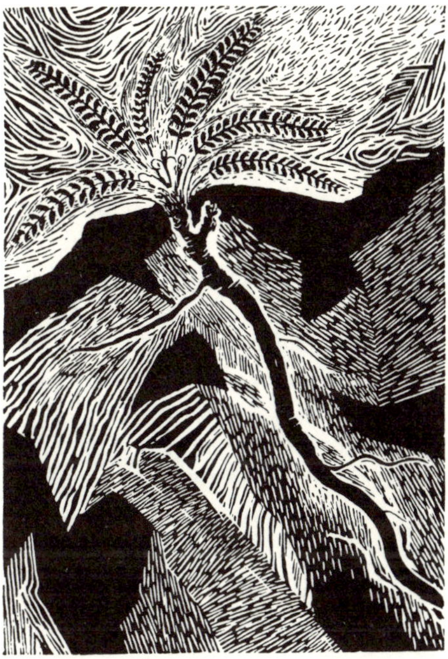

In den Astragalusarten hat der Leguminosentypus einen besonderen Variationsreichtum entfaltet, denn es gibt davon gegen 1600 Arten. Meist sind es Steppenpflanzen Vorderasiens. Unter der starken Wirkung von Sonne und Trockenheit ziehen sich die Ätherkräfte solcher Pflanzen in sich zusammen, die Blätter werden feinfiederig, die Blattspindeln verdornen, die Zweige werden hartholzig, ebenso werden die Samen sehr hart, ihr Eiweiß verhornt fast. Im Gegenprozeß gegen diese Verhärtung und Austrocknung von außen bilden sich reichlich Schleim- und Gummistoffe, die fähig sind, Flüssiges hartnäckig festzuhalten; Astragalus gummifer aus Syrien liefert so den echten Traganth.

Astragalus exscapus, eine Pflanze des pannonischen Florenbereiches, ist bei uns sehr selten; auf trockenen Kalkhügeln des Saaletales kann man ihn gelegentlich finden. Sonst kommt er noch in Böhmen, Österreich, der Schweiz (Wallis), Ungarn, Siebenbürgen, der Ukraine auf ähnlich beschaffenen Fundorten, auch an Rändern lichter, trockener Wälder vor. Mit mächtiger, fingerstarker Wurzel greift die Pflanze sehr tief in den Boden, entfaltet an der Oberfläche eine Rosette grausilberig behaarter, robinienartig gefiederter Blätter, unter denen die grundständigen, äußerst kurzstieligen Blütentrauben in ihrer hell schwefelgelben Farbe ziemlich verborgen sind. Die Blüten öffnen sich im Frühsommer, sie duften robinienähnlich. Die kurze, dicke, rötlich gedunsene Hülse birgt die nierenförmigen, zahlreichen kleinen, steinharten Samen. Astragalus exscapus, eigentlich vom Ansehen einer Hochgebirgspflanze, erträgt große Kälte und Trockenheit; Nässe und humusreiche Böden flieht sie.

Rudof Steiner hat angegeben, wie man aus den Samen – unter Mitverwendung von Blatt und Blüte – ein Heilmittel gegen die Syphilis bereiten kann. Bei dieser Erkrankung verlagere sich die dem Haupt und Nervensystem eigene Tätigkeit der Ich-Organisation zu stark in den Unterleib, besonders den Sexualtrakt. Nun haben wir schon öfter dargestellt, wie Pflanzen mit starker, insbesondere verholzter Wurzelbildung auf das Haupt mit der darin überwiegend tätigen Ich-Organisation wirken. Sie ahmen diese gleichsam – in ihren Mineralisierungstendenzen etc. – nach. Pflanzen aber, die – wie dies bei unserem Astragalus so sichtbar der Fall ist – ihre Blatt-, Blüten- und Fruchtbildung so nahe an die Wurzel herandrängen, so daß die Wurzelorganisation mächtig ist bis in den Samen hinaus (was sich in starken Verhärtungsprozessen zeigt), haben in diesen Samen die Kraft, die nach unten geglittene Ich-Organisation wieder freizusetzen.

Galega officinalis, Geißklee

Aus rübiger Pfahlwurzel mit vielköpfigem Wurzelstock wächst die üppige, feuchte und warme Böden, nasse Wiesen z. B., liebende Staude mit den unpaarig schlank befiederten blaugrünen Blättern, den im Hochsommer blühenden weißbläulichen Blütentrauben, die blattachselständig sich schlank und wie etwas Verflüchtigendes aus dem üppigen Krautwerk erheben. Der Geißklee ist in Südost- und Mitteleuropa heimisch, sein starkes Vegetatives ermöglicht bis zu sechsfachen Schnitt. Er enthält in allen Organen Galegin (Iso-amylen-guanidin), im Kraut ein Flavonglykosid, Saponin, Bitterstoffe, Gerbstoffe.

Die harn-, schweiß-, vor allem milchtreibende Pflanze ist seit dem Mittelalter als Heilpflanze bekannt. In neuerer Zeit hat man *Glukokinine* in ihr entdeckt, Stoffe, die den Zuckergehalt im Blute herabsetzen, und ein Unterstützungsmittel bei Diabetes damit zu finden gemeint. Doch kann der Diabetiker die Fremdnatur des Nahrungszuckers nicht überwinden und muß ihn darum durch den Harn ausscheiden. Zur Heilung ist die Kraft der Ich-Organisation zu stärken; sich dazu des Rosmarins zu bedienen hat Rudolf Steiner gelehrt. Galega wirkt aber – wie die meisten Leguminosen – durch die mit ihr verbundenen Astralimpulse, die kräftig in die Flüssigkeitsorganisation, ausscheidungsanregend, eingreifen.

Glycyrrhiza glabra, Süßholz

Mit schier endlos und weit herum den Grund durchwühlenden Bodenausläufern ein großes Stück Land sich erobernd, gedeiht das Süßholz in warmen, sandig-feuchten Böden; es ist eine Steppenpflanze des Mittelmeergebietes und Südosteuropas, seit dem Mittelalter aber auch in unseren Klimaten angebaut. Schlank und zierlich steigen etwa meterhoch die oberirdischen Triebe mit kräftig grünen, unpaarig gefiederten Blättern und aus deren Achseln die in zartem, flüchtigem Blauviolett aufschwebenden, langgestielten Blütentrauben. Im flüchtigen Blüteprozeß sich nach oben zu wenden und dann wuchernd die Erde zu durchwühlen, wechselt der Lebensrhythmus dieser Pflanze.

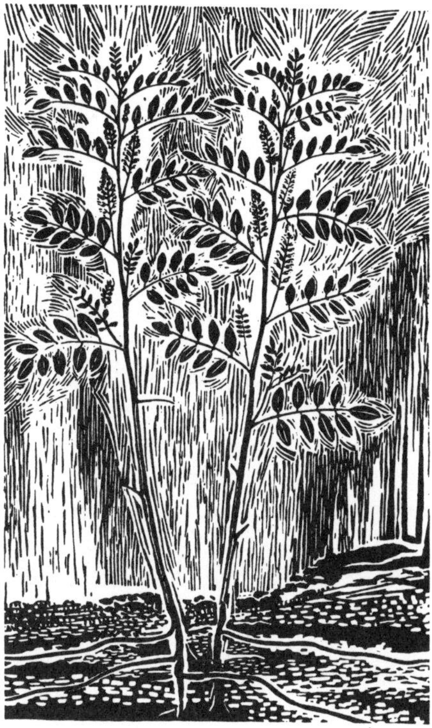

Das Heilsame ist der holzige Wurzelstock, der außer etwas Gerb- und Bitterstoffen, Harzen, einer Spur ätherischen Öles, Fett, Stärke und Zuckerarten das saponinartige Glykosid Glyzyrrhizin enthält. Diese Stoffe verraten, wieviel von Prozessen, die andere Pflanzen der Frucht- und Samenbildung schenken, hier in die Wurzelregion verlagert ist.

Das Süßholz wird als Expektorans – in «Brustpulvern» und ähnlichem – seit dem Altertum verwendet; eine ins Lungengebiet verlagerte Stoffwechseltätigkeit wird durch die eigenartige Dynamik dieser Pflanze ins Normale zurückgebracht. Saponine wirken ja, wie nun schon oftmals dargestellt, in dieses Gebiet. Eine Zeitlang versprach man sich viel vom Süßholzextrakt zur Behandlung des Magengeschwürs, doch können bei seiner Anwendung gefährliche Stauungen der Flüssigkeitsorganisation sich ergeben. – Der in diesen Fällen in Lunge oder Magen abnorm eingreifende Astralleib wird aus seiner pathologischen Situation gelöst.

Melilotus officinalis, Steinklee

Schlank, luftig beblättert und in steilen, fahlgelben Pyramidentrauben im Sommer reich erblühend, begegnet uns der Steinklee an Wegen und Rainen, auf Schuttplätzen, auf steinigen, kalkreichen Böden. Die zweijährige Pflanze streckt eine kräftige Pfahlwurzel in die Tiefe und wird meterhoch. Nicht nur die Blüte, sondern *das ganze Kraut duftet* (durch Cumaringehalt) waldmeisterartig. Es verteilen sich also gewisse astralische Prozesse, die sonst der Blüte angehören, über das rhythmische Blattsystem. Außerdem enthält die Pflanze Schleimstoffe.

Äußerlich angewendet wirkt die Pflanze erweichend, entzündungsdämpfend, schmerzstillend; innerlich, entsprechend zubereitet, schlaffördernd, beruhigend, kopfschmerzstillend, harn- und schweißtreibend.

Rudolf Steiner gab für Melilotus an, dieser wirke auf den Astralleib so, daß er in der Verteilung seiner Kräfte eine Ausgleichung erfahre, wenn er in krankhafter Weise einseitig, z. B. im rhythmischen System konzentriert und im Stoffwechselsystem mangelhaft tätig sei. Es erklären sich daraus die angeführten Heilwirkungen.

Ononis spinosa, Hauhechel

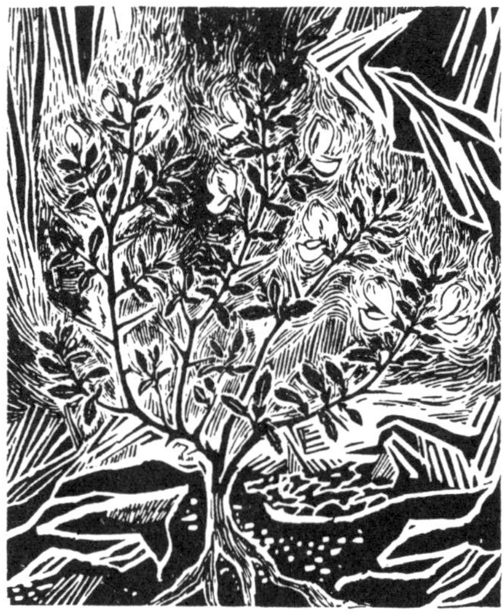

Wenn man im Sommer über die mageren Hochfluren etwa der Juraberge streifend als Begleiter des steinigen Weges die niedrigen, dornigen Hauhechelbüsche in Blüte sieht, hat man den Eindruck eines zäh die Lebenskräfte als Dornstaude in sich zusammenhaltenden, zwar freundlichen, aber in seinen großen und zahlreichen, die Ruten dicht besetzenden rosafarbenen Blüten wäßrig-entzündeten Gewächses. Mit kräftiger Pfahlwurzel greift es so stark in den Boden, daß der an Ackerrainen wendende Pflug unliebsam aufgehalten werden kann; Pflughalter, arrête-bœuf hat man es genannt wegen des schwierigen Jätens, auch Weiberzorn. Die Wurzel riecht frisch bocksartig. Fetter Boden, üppige Düngung vertreiben die Pflanze; schlechte, sandige Böden verbessert sie, nicht nur als Stickstoffsammlerin, sondern auch durch hohen Kali- und Kalkgehalt.

In der süßholzartig schmeckenden Wurzel hat man ein glyzyrrhizinartiges «Ononid», ferner Saponine, Gerbstoffe, Zucker, etwas fettes und ätherisches Öl gefunden; auch bei dieser Pflanze ist viel des «Oberen», der Blütenregion, ins «Untere», die mächtige Wurzel gedrängt. Dazu kommt die in der Dornbildung sich ausdrückende Stauung der ätherischen Kräfte.

Die Abkochung der Wurzel regt den Ätherleib an, die Herrschaft über den Flüssigkeitsorganismus wieder zu ergreifen, der in wäßriger Stauung, ödematöser Schwellung zu stark physisch geworden ist; gleichzeitig greift der Astralleib, kräftig die Ausscheidung anregend, über die Nierenfunktion ein; Hydrops, Ascites, Dysurie und Stein- und Grießbildung in Blase und Niere sind wichtige Anwendungsgebiete dieses mächtigen Diuretikums, ferner überhaupt Harnsäure-Überladung des Organismus mit all ihren Folgeerscheinungen in Muskel und Haut.

Trigonella Foenum graecum, Bockshornklee

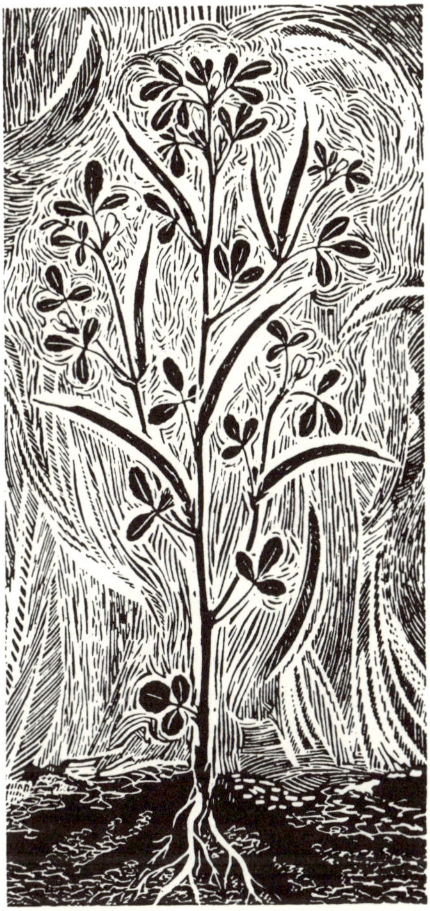

Aus Südwest-Asien stammt das würzige Kraut, es ist im Mittelmeergebiet heimisch, nördlich der Alpen durch Anbau verbreitet worden. Verwildert kann man es an warmen trockenen Orten gelegentlich finden. Einjährig treibt es eine lange, spindelförmige Pfahlwurzel nach unten, nach oben aber aufrechte, halbmeterhohe, wenig verästelte Stengel mit kleeartig dreiteiligen Blättern und den sommers erscheinenden, einzeln oder zu zweit in die Blattachseln geduckten weißgelblichen Blüten, die – da das Schiffchen sehr klein – dreiblättrig scheinen (Trigonella).

Die Frucht wächst zur langen, bockshornähnlichen Hülse aus; der ganzen Pflanze ist der charakteristische, entfernt bocksartige Geruch eigen, der sich dem mit ihr bereiteten grünen Kräuterkäse mitteilt. Die Eiweiß, Fett und schleimartige Kohlehydrate bergenden Samen sind ein gutes Kräftigungsmittel für Rekonvaleszenten; die zu 30% vorhandenen Schleimstoffe wirken verdauungregelnd, die wärmehaften Würzstoffe appetitanregend. Heiße Breiumschläge daraus zeitigen Furunkel und Eiterungen. Ferner enthält die Pflanze Vitamin C und das dem Antipellagrafaktor verwandte Trigonellin; sie wirkt auch ebenso wie der Geißklee blutzuckersenkend.

KRAPP-GEWÄCHSE (RUBIACEAE)

Der Typus

Diese sehr große Pflanzenfamilie ist mit 4500 Arten die größte nach den Korbblütlern unter den Blütenpflanzen mit verwachsen-blättriger Blumenkrone. Sie entsendet in die gemäßigten Zonen nur wenige Ausläufer, die Labkräuter und Waldmeisterarten. Zart und flüchtig wirken diese Feuchtigkeit und Schatten liebenden Kräuter, die es hauptsächlich auf die Entwicklung des Stengelhaften angelegt zu haben scheinen, an das die Quirle einfacher, kleiner Blätter dicht herangezogen sind. Knoten und Blattquirle türmen sich aufeinander, es kommt zu keiner fortschreitenden Verwandlung der Gestaltbildung – bis zuletzt doch alles in einen reichen Blütenprozeß einläuft. Gar nicht enden will dieser Stengelprozeß im *Klebkraut*, das sich meterhoch an aufrichtekräftigeren Pflanzen mit borstigen Haaren kletternd hinaufhebt. Sehr schnell strömt bei *Labkraut* und *Waldmeister* die aufsprießende Blattstengelgestalt in die Blütenbildung ein, die sie wie eine duftige Wolke umgibt.

Nähert sich unsere Betrachtung aber den Tropen, insbesondere deren Regenwäldern, so kommen wir zum Schwerpunkt der Familie. Eine reiche Fülle von Schattenkräutern des Bodens, Sträuchern des Unterwuchses, kletternden Lianen und auch hohe Bäume finden sich da; sie zeigen uns gleichsam im Riesenhaften, was bei uns als Waldmeister und Klebkraut nur bescheiden erscheint. Nebelwälder der Tropengebirge bringen die Chinarindenbäume hervor. Andere Arten finden wir in den sumpfigen Mangrovewäldern tropischer Meeresküsten. Manche Arten wagen sich mehr ins Offene, Lichte, in Savannen, sogar Steppen, manche in die tropischen Gebirge, die ja der Feuchte nicht entbehren. Doch gehört vielmehr zu ihnen die brütende, schattige Feuchte der Niederungen.

Mit dem Mineralisch-Erdhaften ist der Typus nicht allzu gut verbunden, dies zeigt die große Zahl von Epiphyten, welche er hervorbringt; ein *Lebendiges* als Untergrund steht ihm mehr an. Hingegen rückt er dem Tierhaften, der Region astraler Bereiche auf vielfache Art entgegen. Hohle Zweige, blasige Auftreibungen am Ansatz der Blattstiele, luftige Durchkammerungen im Wurzelgebiet findet man, die sich mit Spalten oder Löchern gegen die äußere Luft öffnen können. Solche Pflanzen sind intensiv «durchpneumatisiert» und damit dem Element geöffnet, welches doch erst das Tier – kraft seines Astralleibes – sich wirklich einverleiben kann: der Luft. Solche Pflanzen werden aber trotzdem von einem tierischen Element ergriffen, das als Astralisches in sie eindringt;

es ziehen nämlich Ameisenarten in diese lebendigen Behausungen und machen sie zu «pflanzlichen Ameisenhaufen». Manche Arten solcher Ameisenpflanzen finden sich unter den Rubiaceen; besonders interessant sind darunter die «Ameisen*epiphyten*», die im starken Hinstreben zur Tierregion die mineralische Erde fliehen und nur auf Pflanzlichem wurzeln. Bei den nicht epiphytischen Ameisenpflanzen rutscht dieser Durchluftungsprozeß hinauf gegen die Blütenregion und mit ihm auch die Ameisenbesiedlung. Die Blüte ist ja das dem Astralischen am nächsten stehende Pflanzenglied. Epiphyten aber sind durch die Schwächung ihrer Wurzelprozesse als *Ganzes* blütenhafter.

*

AMEISENSÄURE- UND HARNSÄUREPROZESSE

Gegen die Tropen nimmt die Entfaltung des Rubiaceenwesens zu. Aber auch die Entfaltung des Ameisenwesens. Die Tätigkeit der Ameisen ist eine wichtige Funktion im Erdensein, die Ameisen sind wirklich etwas wie ein Organ des ganzen Erdenlebens mit ganz bestimmten Aufgaben. Darauf hat Rudolf Steiner vielfach (besonders ausführlich im «Bienenkurs») hingewiesen. Nach seinen Darstellungen ist es ihnen zu danken, daß das aus dem Leben abfallende Tote, das Leichnamartige, nicht als ständig anwachsende Mumienwelt schließlich die ganze Erde ausfüllt und daß der Goethe'sche Satz Geltung hat: die Natur habe den Tod erfunden, um viel Leben zu haben. Der Ameisenprozeß bringt das Tote immer wieder ins Lebendige zurück. Der feine Ameisensäureprozeß aber, der durch die Lebenstätigkeit der Ameisen fortwährend in die Atmosphäre übergeht, *er ermöglicht es der Weltengeistigkeit, in die irdischen Lebensprozesse einzugreifen.* Es ist charakteristisch, daß diese Ameisentätigkeit immer intensiver werden muß, je weiter man sich den Tropen nähert, den Zonen ohne Winter, ohne rein kosmische Jahreszeit. Die Ameisensäure muß dort etwas von dem ersetzen, was anderen Zonen an kosmischem Wirken der Winter gibt. – Im menschlichen Organismus gehört ebenfalls ein feiner Ameisensäurebildungsprozeß mit zum Wesen der Gesundheit. Er ist mit dem so wichtigen Prozeß der Auflösung und Ausscheidung der durch die Tätigkeit des Astralleibes entstehenden, und zwar mit seiner Bewußtseinsentfaltung verbundenen Abbautätigkeiten und ihrer Produkte verbunden. Wir wissen ja, wo der Astralleib Bewußtsein-entfaltend wirkt, wird das Leben, die ätherische Tätigkeit zurückgedrängt und die lebendige Substanz in feiner Weise zerstört.

Unter diesen Abbauprodukten nimmt aber die *Harnsäure* eine besondere Stelle ein. Sie ist eigentlich eine salzartig-mineralische Substanz, aber ein «Mineral», das aus der Eiweißsphäre heraus entsteht, und zwar in Zurückdrängung der ätherischen Bildekräfte durch die in die Leiblichkeit eingreifenden, Bewußtsein-vorbereitenden Prozesse der höheren menschlichen Wesensglieder, nämlich des Ich und des Astralleibes. Rudolf Steiner hat dargestellt*, wie dieser harnsäurebildende Prozeß, wenn er unter voller Kontrolle der höheren Wesensglieder vor sich geht, die «Bewußtseinsorgane», Gehirn und Nervensystem, in feiner Art durchsetzt und ihnen etwas wie einen Spiegelbelag einprägt, an dem die genannten höheren Wesensglieder sich «spiegeln», das heißt sich selbst erfassen können. Das gesunde Wachbewußtsein und sein natürlicher Gegenpol, der gesunde Schlaf, hängen sehr von der Beschaffenheit dieses Harnsäureprozesses ab. Zur Regulierung dieses Mineralisierungsprozesses bedienen sich aber Ich und Astralleib gerade des Ameisensäureprozesses, der daher im gesunden Organismus immer in genügender Stärke verlaufen muß. Ist dieser Ameisensäureprozeß zu schwach, geschieht dadurch in weiterer Folge eine Überladung des Organismus mit Harnsäureprozessen, so kann Ameisengift in richtiger Zubereitung ein wichtiges Heilmittel werden.

Der Pflanzenprozeß bringt es durch sich selbst nicht – von ganz seltenen Ausnahmefällen abgesehen – zur reichlichen Bildung von Ameisensäure, da ihm ja auch der Astralleib fehlt. Er vollzieht nur eine Vorstufe dieser Bildung, gleichsam die Transformation dieses astralischen Prozesses auf die ätherische Ebene; er bildet reichlich *Klee(Oxal)-Säure*. (Näheres darüber zeigt die Betrachtung der Oxalisgewächse.) Da muß der Tierprozeß selbst (die Bienen-, die Ameisenwelt etc.) eingreifen und den pflanzlichen Oxalsäureprozeß in den tierischen Ameisensäureprozeß, in die Ameisensäure überführen, welche die flüchtigste Säure der organischen Chemie, eine richtige «Luftsäure» ist. (Man denke an die Luftbeziehungen des Astralischen!) Durch den Ameisensäureprozeß kann die Geistigkeit des Weltalls in die Lebensprozesse der Erde eingreifen – ähnlich wie die Geistigkeit des Menschen in seine Leiblichkeit eingreifen kann mit Hilfe des Ameisensäureprozesses.

Wenn nun eine Pflanzenfamilie in solcher Art nach dem Astralischen strebt, daß sie eigentlich tierische Stoffwechselorgane, z. B. eine Niere, bekommen möchte, und wenn sie dies durch die Bildung harnsäureverwandter Substanzen zeigt, wie dies bei Rubiaceen stattfindet, so wird nicht wundernehmen, wenn wir zugleich in einer solchen Familie eine merkwürdige Hinneigung zum Ameisenwesen finden.

Hiermit drückt sich auch in dieser Pflanzenfamilie besonders deutlich aus, wie das Pflanzensein *innerlich* mit dem Tiersein zusammenhängt, wie die Naturreiche *innerlich* miteinander verwoben sind, und man wird von da ausgehend manches des *äußeren* Verwobenseins besser begreifen. Es streben eben die Pflanzen auf vielfältige Weise den über ihnen stehenden Reichen entgegen. Dies konnte nun bereits an einer ganzen Reihe von Pflanzenfamilien gezeigt werden. Die Rubiaceen haben dieses Hinstreben zur astralischen Sphäre darin, daß sie eigent-

* «Grundlegendes für eine Erweiterung der Heilkunst nach geisteswissenschaftlichen Erkenntnissen», Dornach 1925.

lich so etwas wie einen tierischen Stoffwechsel bekommen möchten, eine Verdauungs- und eine Nierenorganisation etc. Der Saft der Labkräuter vermag den Anfang der Milcheiweißverdauung zu leisten, er erzeugt ein Enzym wie der Kälbermagen. Eine ganze Reihe von Rubiaceen geht mit ihrem Eiweiß so um, daß hierbei Abbauprodukte entstehen, wie sie im Enddarm entstehen; ihre Blätter, Zweige, Rinden entwickeln zerrieben einen starken Geruch nach menschlichen Exkrementen. Diese Rubiaceen werden in ihrer Heimat als Heilmittel für die Verdauungsorgane geschätzt.

Die besondere Beziehung zur Astralsphäre zeigt sich bei den Rubiaceen auch noch in einem Phänomen, das wir bereits bei den Leguminosen anschauen konnten: in der Fähigkeit, sich den «Inkarnationsstoff für das Astralische», den Stickstoff nämlich, zuzueignen. Wie die Leguminosen gehen die Rubiaceen Symbiosen mit Stickstoffbakterien ein, anderen zwar, z. B. dem Mycobacterium Rubiacearium. Diese Bakterienkolonien werden aber nicht in der Erd-Wurzel-Region behaust, sondern in den Blättern, der rhythmischen Region.

Ist auch ein Gestaltungs-Hauptmoment der Rubiaceen das Blatt- und Stengelhafte, so ist doch der Blütenprozeß dieser Gewächse intensiv; die Einzelblüten sind tief eingestülpt, sie duften oft sehr stark. Viele sind weiß und Nachtblüher. Doch manche sind intensiv rot und vogelbestäubt – wie viele Tropenpflanzen. Der Fruchtknoten ist unterständig, die Frucht wird eine saftige Beere oder Steinfrucht oder trockene Kapsel. Der Kelch wächst oft mit der Frucht, dient ihr dann als Flügel, oder die Samen selbst können geflügelt sein. Manche Arten bilden auch intensive Farbstoffe, rote, gelbe, aus. Hat doch die Familie ihren Namen von Rubia tinctorum, dem Krapp, dessen roter Wurzelfarbstoff eines der wichtigsten Färbemittel – bis vor 100 Jahren – war, bis mit seiner Nachahmung durch die Alizarinsynthese der Mensch in die Laboratorien verlegte, was ihm bisher an Substanzbildung aus der lebendigen Natur geboten worden war.

Aus den Kräften des Stoffwechselsystems, des Stoffwechsels überhaupt, ergibt sich die Wärmeentwicklung des menschlichen Organismus; aus der Stoffwechselsphäre steigt auch die abnorme Wärmekraft des Fiebers. Jede Mahlzeit schon führt zu einer – wenn auch geringfügigen und nur kurz andauernden – Temperaturerhöhung. Nur bringt die «abkühlende» Tendenz des Sinnes-Nervensystems diese Stoffwechselübertätigkeit schnell wieder zur Norm zurück. Man kann begreifen, daß sich unter den Rubiaceen auch manche finden, die auf die Blutwärme – als wichtige Fiebermittel – aber auch auf die ganze Blutbildung und Blutbeschaffenheit wirken. Die Chinarindenbäume sind dafür Beispiele.

Sonst findet sich unter den Heilwirkungen innerhalb dieser interessanten Familie häufig eine solche auf den Nierenprozeß, auf Nieren- und Blasentätigkeit. Auch dies erscheint nach dem Vorausgegangenen durchaus verständlich.

Es folgt nun die Einzeldarstellung einiger typischer Heilpflanzen aus dieser Familie.

Heilpflanzen der Rubiaceen

Asperula odorata, der Waldmeister

Der Buchengrund mit seinem milden Humus, seinen sanft durchhellten Schatten ist besonders in seinen lichteren Stellen der Wuchsort vieler Heilpflanzen, wie des Frühlingsbingelkrautes, Bärenlauchs, Maiglöckchens, Salomonssiegels, Aronstabes, Buschwindröschens, der Einbeere – und eben des Waldmeisters. Aus kriechendem Wurzelstock steigt stracks und gerade ein-zwei Spannen hoch das frische Grün der zierlichen Blattquirle, atmet fünf, sechs, sieben solcher Quirle nacheinander aus dem Stengel und endet das schöne rhythmische Gebilde mit der luftigen Trugdolde weißer, kurzröhriger Blütensterne. Der zarte Waldduft der frisch gepflückten Pflanze verstärkt sich außerordentlich beim Welken, er ist eine eigenartige Mischung von Schatten und Frische. Die ganze Pflanze wird hier, wenn sie welkt, wenn also mit dem veratmeten Wasser die ätherischen Kräfte sich zurückziehen, zum Duft-Offenbarer und enthüllt damit das astrale Element in luftiger Flüchtigkeit. Es wirkt hier im Kraut ein Prozeß, der sich sonst in Pflanzen*blüten* abspielt, wo das ätherische Wirken immer stark zurücktritt und dadurch die astralen Einflüsse hervortreten läßt, die in Duft und Farbe wahrnehmbar werden.

Stofflich betrachtet ist der Waldmeisterduft ein Kumaringlykosid, wie wir es schon bei Melilotus kennengelernt haben.

Man hat Auszüge aus dem blühenden Kraut bei Schlaflosigkeit (Äther- und Astralleib wollen sich im Bereich der oberen Organisation nicht genügend voneinander lösen, was zum Einschlafen nötig ist) verwendet, ferner bei Stauungen des Flüssigkeitsorganismus, Hydrops, Neigung zu Grieß- und Steinbildung, aber auch bei Leberstauungen, Rückstauung der Galle. Man achte, wie der rhythmische Fluß ätherisch bedingter Gestaltbildung sich mit astralisch bedingter Duftstoffbildung tingiert und zuletzt den Blüteprozeß aus sich herausstrahlt. In jeder Duftstoffbildung geht Substanz aus dem flüssigen (oder gar festen) Zustand in den Luftbereich über. Ätherische Öle, die Duftträger, wirken immer stark auf den Nierenprozeß; denn in diesem vollzieht sich die Eingliederung des Astralleibes in die ätherischen Prozesse der Flüssigkeitsorganisation.

Galium Aparine, das Klebkraut

Beim Klebkraut ist das rhythmisch fortfließende Aufeinander der durch lange Zwischenglieder getrennten Blattquirle gleichsam außer Rand und Band geraten. Über Mannshöhe klettert es, an höheren aufgerichteten Gewächsen, Gebüsch, Zäunen, am Saum von Getreidefeldern mit seinen rückgekrümmten Borstenhaaren haftend, empor. Dem gegenüber ist der Blütenimpuls schwach geworden, kleine, armblütige Trugdolden weißgrünlicher Blütchen verschwinden in den Blattachseln. Die kugeligen Früchtchen haften wie Kletten an den Kleidern.

Das Klebkraut enthält – wie das echte Labkraut – ein die Milch zum Gerinnen bringendes Labferment, Saponin, in der Asche Kieselsäure. Dieser Kieselsäuregehalt kommt verstärkend zu den bereits beim Waldmeister genannten Prozessen hinzu und macht die Doppelwirkung – auf Niere und Haut – begreiflich; denn die Pflanze wurde bei Hydrops, Neigung zu Nierengrieß- und Steinbildung, Harnverhaltung, aber auch bei Pleuritis und äußerlich bei chronischen Hautausschlägen verwendet.

Rubia tinctorum, der Färberkrapp

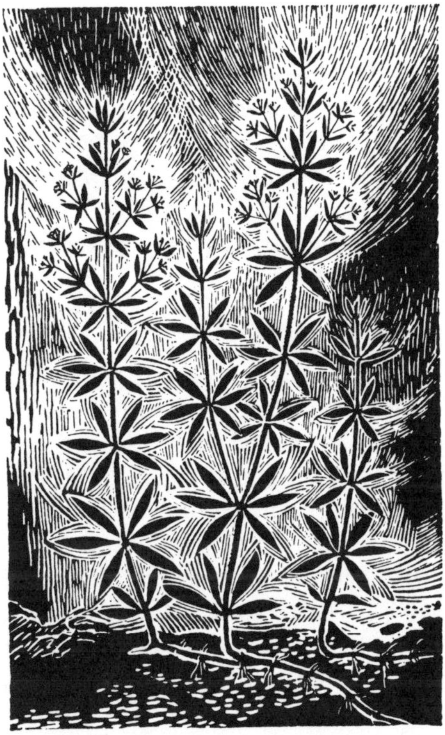

Eine der wichtigsten Farbpflanzen Europas war vom Altertum bis ins letzte Drittel des vorigen Jahrhunderts der Krapp; erst die synthetische Herstellung seines Farbstoffs, des Alizarinrots, vertrieb ihn von den Äckern. Viele Rubiaceen bilden übrigens mehr oder weniger solche roten Farbstoffe in den Wurzeln, auch die vorher besprochenen Arten und ihre Verwandten, Asperula- und Galiumarten. Die aus meterlang unter dem Boden kriechendem Wurzelstock kräftig aufwuchernde Pflanze mit ihren rauhborstigen Blättern und Stielen mutet wie ein Klebkraut mit etwas stärkerer Aufrichtekraft an. Die Sprosse enden in kleinen Trugdolden mit gelblich-grünen Blüten, aus denen erst rote, dann schwarzwerdende Beeren hervorgehen. Die dunkelgrünen Blätter sind größer, zugespitzter als beim Klebkraut und von glänzenderem sattem Grün. In der Asche hat man außer viel Kalzium und Kalium nennenswerte Mengen von Magnesium und Kieselsäure gefunden, worin sich ein starkes Verhältnis zum Licht spiegelt. Starke Bildung von roten Farbstoffen drückt – nach Rudolf Steiner – aus, daß sich die betreffende Pflanze gegen mächtige astralische Einwirkung wehrt. – Außer dem Krappfarbstoff hat man im Wurzelstock Gerbstoffe, Zitronensäure, Pektine, bis 15% Zucker, etwas fettes Öl gefunden. – Ähnlich wie beim Klebkraut geht die Wirkung auf Niere und Haut, man hat die Pflanze bei Erkrankungen der Niere und Blase (Nephro-Cystolithiasis, Pyelitis, Cystitis) verwendet. Sie wirkt in diesem Gebiet entzündungswidrig, entkrampfend,

Steinbildungen bekämpfend, wie dies bei manchen Pflanzen, in denen ein Zusammenwirken von Kalk- und Kieselprozessen stattfindet, der Fall ist. Der Farbstoff färbt den Harn rot, aber auch die Knochen, was auf Kiesel- und Kalkdynamik deutet. – Ferner hat man sich der Pflanze zur Heilung von Hautleiden, Geschwüren, Wunden, Ulzerationen in Rachen- und Kehlkopf, bedient.

Cephaelis Ipecacuanha, die Ruhrwurz

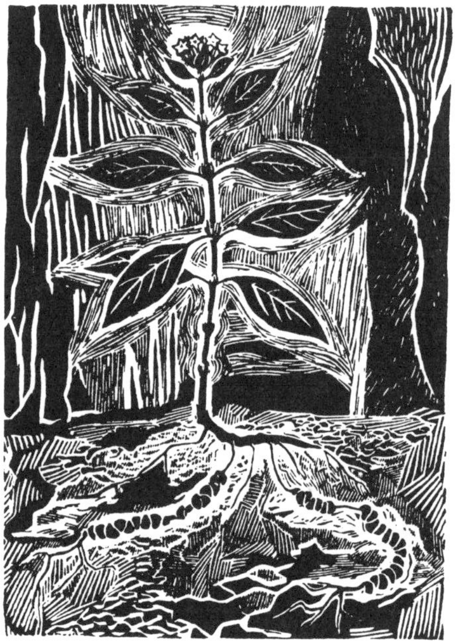

In den feuchten, schattigen Wäldern der Niederungen des subtropischen Südamerika, recht in der «Stoffwechselregion» der Erde, wächst als ein dortiger «Waldmeister» die Ruhr- oder Brechwurz. Der kurze, dünne Wurzelstock entsendet nach unten Wurzeln und Nebenwurzeln; die etwa kniehoch aufsteigenden Sprosse schicken Adventivwurzeln aus. Manche dieser Nebenwurzeln verdicken sich eigenartig, in rhythmisch geringelter Folge bilden sich gegeneinander stehende, umgreifende Wülste – einem von Krämpfen zusammengeschnürten Darm entfernt zu vergleichen. Die oberirdischen Stengel sind unten kahl, etwas verholzt und tragen gegenständige, zugespitzt elliptische Blätter, die sich nach oben etwas zusammendrängen und im Zusammenziehen der Knoten auch den Blütenstand als halbkugeliges Köpfchen in die Mulde der obersten Blattpaare ziehen. Die ein bis zwei Dutzend Blüten sind weiße, bauchige Trichter mit unterständigen Fruchtknoten und lassen aus sich eiförmige, fleischige Steinfrüchte hervorgehen.

Das Hineingepreßtsein des Blütenstandes in die Blattrhythmik, das Fortsetzen dieser Blattrhythmik mit ihrem Wechsel von Ausdehnung (Blatt) und Zusammenziehung (Internodium) in die rhythmische Ringelung der Wurzeln bringt ein Hineinschieben eines Oberen in ein Unteres stark zum Ausdruck. Das Anschwellen der Wurzel hat mit ihrer Ausbildung zu einem Reservestoff-Organ zu tun; diese Pflanze «fruchtet in der Wurzel». Parallel dazu muß man die Durchgiftung, die Alkaloidbildung sehen. Das Blatt enthält etwa 1,5%, der Stengel 1%, die Wurzel 2,7% Alkaloide (Emetin, Cephalein, Psychotrin). Außerdem hat man in der Wurzel gefunden ein Glykosid Ipecacuanhin, Saponin, Gerbstoff, Bitterstoff, Apfel- und Zitronensäure, Pektin, Gummi, etwas ätherisches, etwas fettes Öl, Wachs, Stärke; in der Asche etwas Kalium- und Kalziumoxyd, ziemlich viel Magnesiumoxyd und Kieselsäure.

Die Wurzel ist also schon ein Hauptorgan für diese Pflanze, allerdings mit starken Einschlägen des rhythmischen Systems und der Blüten- und Fruchtkräfte. Ipecacuanha lebt mit ihren Gesamtimpulsen sehr stark in diesem Wurzelhaften, mit dem sie die oft überschwemmten, sumpfigen Böden ihrer Wuchsorte durchzieht. Es ist noch auf die außerordentlich große Vitalität dieser Pflanze hinzusehen; sie kann sich aus jedem kleinen Wurzel- oder Sproßstück, sogar aus den Blattstielen regenerieren.

Die Ipecacuanhawurzel ist – wie schon der deutsche Name ausdrückt – ein starkes Brechmittel. Sie ruft starke Antipathiekräfte des Astralleibes in der Magenregion gegen die normalerweise mit Sympathie aufgenommene, in der Verdauungsrhythmik von oben nach unten bewegte «Außenwelt» der Speise hervor und erweckt die «Antirhythmik» des Erbrechens mit ihrer Bewegungsrichtung von unten nach oben.

Ferner fördert sie, mit Vorsicht verwendet, die Abschleimung der durch nach oben verlagerte Stoffwechselprozesse der unteren Organisation überfluteten, erkälteten Lunge, läßt den Astralleib die Herrschaft über die seinen Impulsen entglittene, übermäßig nach oben andrängende Flüssigkeitsorganisation wieder gewinnen und erweist sich darum hilfreich bei Husten, Bronchialkatarrhen, Keuchhusten, Asthma, Krampfhusten, aber auch Schnupfen, Konjunktivitis. Es spricht sich das Zusammenwirken von Alkaloid- und Saponinprozessen in solchen Effekten aus.

Ein drittes, besonders wichtiges Gebiet der Ipecacuanhawirkung ist der Darm; die Wurzel ist eine der mächtigsten Heildrogen bei Darmentzündung, Durchfällen und – vor allem – Ruhr.

Um derartige Erkrankungen – und ihre Heilmittel – zu begreifen, muß man die ganz verschiedene Rolle erfassen, welche Astralleib und Ich, die höheren Wesensglieder, in der Sinnes-Nerven-Organisation und im Stoffwechselsystem spielen; insbesondere muß man die polare Art ihres Wirkens im Verdauungsprozeß verfolgen. In der oberen Organisation sind sie abbauend, formend, Bewußtsein-entwickelnd tätig; in der unteren aufbauend, das Beleben dirigierend, organbildend. In den Verdauungsprozeß greifen sie derart ein, daß sie die Nahrungssubstanz wahrnehmen, ergreifen, abbauen, ihrer Eigenart völlig entkleiden und dann die richtige Art der Resorption bestimmen. Sind diese Abbautätigkeiten ungenügend, so liegt eine zu schwache Tätigkeit der genannten Wesensglieder und der oberen Organisation vor; die Nahrung trägt die ihr eigenen Fremdprozesse in die untere Organisation, den Darm, der sich ihrer durch Übertätigkeit zu entledigen trachtet, außerdem entzündet er sich. Die von der menschlichen Organisation nicht ergriffenen Fremdstoffe geben den Nährboden für Fremdwesen; die gesunde Mikroflora des Darmes verändert sich, da ihr Lebensmilieu sich verändert hat; allerlei pathologische Lebewesen finden nun ihren

Entwicklungsraum. Ihr massenhaftes Auftreten steigert die Entzündungs- und Auflösungsprozesse. Es kann zu Geschwürbildungen, zu Blähungen kommen. Heilmittel aus dem Wurzelgebiet, insbesondere wenn sie astralische Einschläge und Impulse aus dem Blüte- und Fruchtgebiet in sich aufgenommen haben, fördern vermöge ihrer Beziehungen zur oberen Organisation die richtigen Abbauprozesse; dem abnormen Aufwuchern von Fremdprozessen wird der Boden entzogen, die Verdauungskraft verstärkt. Handelt es sich noch dazu um eine Pflanze, die in den tropischen, den «Stoffwechsel»-Regionen der Erde wächst, in die mächtigen Humusbildungs- und Humusverzehrungsprozesse der tropischen Waldböden ihre Wurzelbildung hineinschickt, so wird man eine in obiger Hinsicht noch verstärkte Wirkung erwarten dürfen.

Coffea arabica, der Kaffeebaum

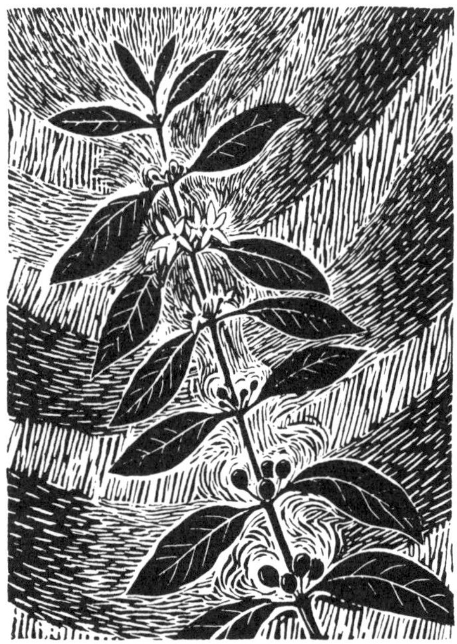

Der Kaffeebaum ist wohl jedermann soweit bekannt, daß es genügt zu erinnern, daß er die subtropischen Bergwälder des abessinischen Tafellandes, die Provinz Kaffa, zur Urheimat hat, wenngleich sein Anbau sich über die ganzen Subtropen – und auch tropische Gebiete – der Erde ausgedehnt hat. Schatten, Wärme, Feuchte, humusreiche tiefgründige Böden benötigt er durchaus, Wind ist ihm schädlich. Aus kräftiger, tiefreichender Wurzel wächst das Bäumchen pyramidenförmig, breitästig auf, trägt harmonisch verzweigt die gegenständigen, zugespitzt-elliptischen, etwa spannenlangen immergrünen Blätter in das gedämpfte Licht, häuft um die Blattachseln die schönen weißen, jasminduftenden, fast das ganze Jahr sich entfaltenden Blüten; Knoten auf Knoten in rhythmischer Folge. Aus diesen gehen die erst grünen, dann gelben, hierauf roten, zuletzt etwas rotvioletten, kirschenartigen, süßen Früchte hervor, welche das Samenpaar (beim Perlkaffee nur einen Samen) bergen. Der intensive Blütenprozeß ist also stark mit dem rhythmischen Blattprozeß verbunden, in ihn hineingezogen bis an den Stamm.

Die ganze Pflanze, Blüte, Frucht, Same, Blatt – Wurzel und Holz aber nur in Spuren – ist mit dem Alkaloidbildeprozeß, der Coffeinbildung, durchdrungen. Außerdem ist der sehr harte Same von hornartigem Eiweiß erfüllt und stark «verholzt», enthält viel Reservezellulose; sodann Zucker sowie ein bei Blutwärme schmelzendes Fett, ferner an der Luft ergrünende Kaffee-Gerbsäure (der die getrocknete Bohne ihre grünliche Farbe verdankt), schließlich etwas ätherisches Öl. Die holzige Verhärtung zeigt, wie die Wurzel-Stamm-Erden-Impulse sich bis in den Samen hinein fortsetzen. Ein schönes Gleichgewicht zwischen Eiweiß, Fett und Kohlehydrat ist aber für die Samenbildung dieser Pflanze charakteristisch. Das der Harnsäure chemisch sehr nahestehende Coffein (jene ist ein Trioxy-purin, dieses Trimethyl-dioxy-purin) ist durch die Gerbsäure neutralisiert.

Durch die Röstung wird die Samensubstanz noch stärker den Luft-Wärmeprozessen unterworfen, die an ihrer Reifung mitgebildet haben; gleichzeitig wird Eiweiß, Fett, Kohlehydrat abgebaut, teilweise zerstört; der Kohleprozeß tritt hervor. Aromatische, sulfurische Qualitäten werden entwickelt, herausgelockert und haften locker an der dem Kohleartigen entgegenstrebenden Grundsubstanz. Dies alles ergibt besondere Wirkungen auf den menschlichen Verdauungs- und Nierenprozeß, und die in die Bohne hineinkomponierte Harmonie zwischen den Hauptnährstoffen Eiweiß, Fett und Kohlehydrat regt ein harmonisches Zusammenwirken der menschlichen Wesensglieder im Verdauungsprozeß an. (Kohlehydrate sprechen die Ichtätigkeit, Eiweiß den Astralleib, Fette den Ätherleib besonders an.) Über die Kaffeewirkung hat Rudolf Steiner sich oftmals geäußert; eine charakteristische Stelle (aus einem Vortrag vom 22. Oktober 1906) sei hier mitgeteilt:

«Was die Verdauung auf einem gewissen niederen Gebiete ist, das ist die Denktätigkeit auf einem höheren Gebiete. Dasselbe, was Sie in dieser Denktätigkeit bewirken, wenn Sie logische Übungen machen, dasselbe wirkt in der Verdauung ein ganz bestimmtes Substrat. Das ist der Kaffee. Was man dem Magen antut mit dem was Kaffee ist, das tut man dem Denken an, indem man praktische logische Übungen macht. Wenn man Kaffee trinkt, so fördert man in gewisser Beziehung gerade die logische Folgerichtigkeit. Die Zuführung des Kaffees bedeutet eine Steigerung derjenigen Tätigkeit, die für die Verdauung der logischen Folgerichtigkeit entspricht.» Wir zitieren noch eine Stelle aus der Vortragsreihe «Geisteswissenschaft und Medizin»: «Der Kaffeegenuß bringt rhythmische Prozesse, wenn der Mensch seelisch nicht stark genug ist sie zu regulieren, in eine gewisse Regulation hinein. ... Kaffee trinken wir eigentlich aus dem Grunde, damit eine fortwährende Rhythmisierung zustande kommt zwischen unseren inneren Organen und dem, was in der Nachbarschaft der Organe geschieht mit den aufgenommenen Nahrungsmitteln.»

Die Kaffeewirkung erstreckt sich also zunächst auf ein Rhythmisieren und Ordnen der Verdauungstätigkeit, Steigern der Peristaltik, sodann eine Anregung von Kreislauf und Atmung, Förderung der Nierentätigkeit; sie drängt sich aber vom Stoffwechselgebiet durch das vermittelnde rhythmische System ins Sinnes-Nerven-Gebiet, wo die Stoffwechseltätigkeit innerhalb dieses Gebietes auch «logisch geordnet wird». Dadurch kann Migräne (die auf einem Überhandnehmen der Stoffwechselprozesse im Kopfe beruht) gedämpft, die des Gehirnes sich bedienende logische Denktätigkeit gefördert werden; andererseits ist eine schlafverscheuchende Wirkung begreiflich. In höherer Potenzierung ist Kaffee allerdings sogar ein Schlafmittel. Man halte das hier Dargestellte mit dem in der Überschau über die Rubiaceen und die Harnsäure Gesagten zusammen, und halte dies zusammen mit der in Wuchs und Lebensrhythmus sich äußernden Dynamik unseres Bäumchens. Das mit dem rhythmischen Blattsystem in gewissem Sinne verschmelzende und noch dazu mit den Kräften der Wurzel- und Holzbildung durchdrungene Blüten- und Fruchthafte spiegelt sich in den Wirkungen im Menschen, vom Stoffwechsel durch das rhythmische System bis ins Kopfsystem hinauf.

Cinchona, der Chinarindenbaum

An der Westküste des tropischen Südamerika steigen die Anden aus den heißen Niederungen jäh in die Regionen der Gletscher, des ewigen Eises empor und schaffen auf engem Raum alle Klimazonen, die auf unserer Erde denkbar sind: Wüstenstreifen längs der Küste mit Kakteenbewuchs, Sumpfniederungen, Regenwälder, Nebelwald, an *unsere* Wälder erinnenden Baumbewuchs, Wiesenmatten, Almen, Hochgebirgsvegetation mit Erika, Enzianarten. Vor allem interessiert hier die Zone des Nebelwaldes, in der es in Mittelgebirgshöhe zur Begegnung der aus der Tiefe heraufbrodelnden Tropenfeuchte mit der von den Firnen und Gipfeln hinabwirkenden Gebirgskühle kommt. In einer mittleren Region begegnen sich gleichsam Tropen- und Pol-Natur der Erde. Ein Gebiet ewiger kühlfeuchter Nebel mit abgedämpftem Licht entsteht; es ist ein Lieblingsgebiet der verschiedenen Arten des Chinarindenbaumes in Bolivia, Peru, Ekuador, Kolumbien.

Die Gattung entfaltet sich in etwa 30 Arten, die durch die Fähigkeit leichter Kreuzung schwierig zu trennen sind, gegen die Tiefe groß- und weichblättrig, gegen die Höhe klein- und hartblättrig werden, mittelhohe bis hohe immergrüne Bäume darstellen und den höchsten Alkaloidgehalt in den nur um 12 Grad Mitteltemperatur aufweisenden Nebelregionen der Kordilleren, zwischen 7 Grad nördlicher und 15 Grad südlicher Breite aufweisen, in Höhen zwischen 1500 und 2500 m. Dort regnet es neun Monate im Jahr; ein Wechsel der Jahreszeiten findet nicht statt, und so tragen die hochwüchsigen Bäume mit ihren dichten Kronen das ganze Jahr Blüte und Frucht. Gegenständig sitzen an den Zweigen die kurzgestielten, ledrigen, ein bis zwei Spannen langen, spitzeiförmigen, unten oft purpurnen, oben glänzend grünen Blätter; die für die Rubiaceen so charakteristischen eiförmigen Nebenblätter fallen bald ab. In endständigen, fliederähnlichen Rispen entfalten sich die langröhrigen, wohlduftenden rötlichen oder weißen Blüten; aus den etwa ein Zentimeter langen Fruchtkapseln werden die winzigen

Samen mit geflügelten Säumen entlassen. Die intensive Rindenbildung ist für unsere Pflanze charakteristisch; in ihr hat man an die 20 Alkaloide (Chinin, Chinidin, Cinchonin, Cinchonidin etc.), ferner Gerbsäuren, Chinarot, Bitterstoffe, Harze, Gummi, Zucker, in der Asche Kalium-, Kalziumoxyd, etwas Kieselsäure, Aluminiumoxyd gefunden. Die Wurzelrinde ist noch alkaloidreicher als die Stammrinde, aber auch Holz, Blätter, Früchte enthalten geringe Mengen.

Chinin greift stark in das Stoffwechselsystem und das Blutorgan ein. Es lähmt – je nach der Dosis – den Stoffwechsel, hemmt die Glykogenbildung in der Leber, senkt das Fieber, kann aber auch wechselfieberähnliche Zustände erzeugen. Es wirkt zerstörend auf die roten Blutkörperchen, kann Blutergüsse in Organe, Gefäßthromben, Blutüberfüllung des Ohres und dadurch «Chinintaubheit», ebenso Blindheit vorübergehend erzeugen, ferner Gesichtsödem. Chinidin greift in den Blutrhythmus ein. Auszüge aus der Rinde, entsprechend dosiert, steigern Appetit mit Verdauungskraft, helfen bei gastrischen Störungen, Dyspepsie mit Durchfall; ein mächtiges Tonikum und Roborans, ein Kräftigungsmittel für die Rekonvaleszenz ist dem Arzt mit der Rinde in die Hand gegeben. Die Blutbeziehung kann bei Anämie und Leukämie ins Treffen geführt werden; Fieberzustände, septische Fieber, Grippe, Lungenentzündung hat man damit behandelt, vor allem aber das Wechselfieber, die Malaria; jahrhundertelang waren hier Chinarinde und Chinin die einzigen als wirksam geltenden Heilmittel.

Rudolf Steiner hat dargestellt, wie bei Malaria durch die dabei auftretende «Blutverdünnung» einem zu starke Egoismus-Kräfte entfaltet habenden Ich die organische Widerlage entzogen wird; es greift gleichsam ins Leere und erfährt durch die Krankheit – und ihre Überwindung – Korrektur und Entwicklungshilfe. Für die geistigen Ursachen eines solchen Krankheitsschicksals weist Rudolf Steiner auf ein voriges Erdenleben.

Die Chinarindenwirkung preßt mächtig die höheren Wesensglieder – Astralleib und Ich – in die Region des Stoffwechsels und der Blutbildung, schwächt aber ihre Aktivität für die obere, Sinnestätigkeit und Bewußtsein entwickelnde Organisation. Diese Dynamik kann der Arzt sich zunutze machen. Sie stammt aus der Dynamik des ganzen «Fieberrindenbaumprozesses», der seinen Lebensraum in der Region chaotischen Zusammenpralls der aufbrodelnden «Stoffwechselregion» und der eisigen Hochgebirgsregion, der «Sinnessphäre» der Erde wählt und hier durch den «überastralisierten», zur Gerbstoffbildung noch die Alkaloidbildung häufenden Rindenprozeß, einen so schönen, reichblütigen Baum bildet, trotz ewigen Regens und lichtarmer Kühle. Hier ordnet der Pflanzenprozeß gleichsam die aufeinanderstoßenden Gegensätze von unten und oben und verwandelt sie in Farbe, Duft, Leichtigkeit, wie es uns Blüte und Samen zeigen.

WOLFSMILCHGEWÄCHSE (EUPHORBIACEAE)

Als Erschaffer vielartiger, plastischer, lebenstrotzender Gestalten tritt der Typus der Wolfsmilchgewächse auf; er lebt sich in 4500 Arten mit großer Erscheinungsmannigfaltigkeit aus. Ein Grundmotiv also, das vieler Variationen fähig ist.

In schnellem, oft wucherndem Wachstum, das saftstrotzend, häufig milchsafterfüllt ist, offenbaren sich starke ätherische Kräfte; im Flüssigen leben sie sich als Plastiker mächtig aus. Da entsteht Lebensfülle mit primitiven, einfachen Blattformen, sie quillt und schwillt als üppiges Kraut, Strauch, wuchernde Liane, weichholziger Baum – vor allem in den Regenwäldern der Tropen, dem Hauptverbreitungsgebiet der Familie – empor. Nicht nur Wasser also, sondern auch brütende Wärme gehört zum Lebenselement des Wolfsmilchgewächses. Wird die Menge lebenspendenden Wassers geringer, schenken nur gelegentliche Regenzeiten mäßige Fülle, so schafft der Typus Formen, die das Blatt in Stengel und Zweig zurückziehen, welch letztere sich dafür blattartig verbreitern; das Wäßrige wird in sich gestaut, schließlich entwickelt sich der gedunsene Stamm, die schwellende Kugel. Die Peripherie verdorrt, verdornt, die Kaktusgestalt entsteht. Als solche finden wir Wolfsmilcharten in Steppen und Wüsten der heißen Klimata. Der Milchsaft, die «bösartiger» wirkenden Stacheln, die unscheinbaren Blüten unterscheiden – bei aller Ähnlichkeit – diese «Kakteen Afrikas» von den echten Kakteen, die für Amerika charakteristisch sind.

Aus dieser wuchernden Vitalität ergibt sich eine eigenartige, primitive Blütenbildung – an der man das Wolfsmilchgewächs sogleich erkennt. Auch in ihr überwuchert der «Stofftrieb» den «Formtrieb». Eine zusammengedrängte Überfülle von oft nur als Fruchtknoten weiblich, daneben als Staubblatt männlich ausgebildeten, der Blumenblätter entbehrenden, unscheinbaren Einzelblüten faßt sich zur Dolde, zum Köpfchen zusammen und möchte die aufgegebene Vollkommenheit der Einzelblüte auf höherer Stufe, als Blütenstand, wieder erlangen. Aber dies mißlingt, mit wenigen Ausnahmen. Was die Korbblütler erreichen, bleibt den Euphorbiaceen versagt. Wohl werden im Versuch, aus dem primitiven Einzelmaterial blütenähnliche Einheiten höherer Art zu bilden, Hochblätter zur Hülle herangezogen und dabei gelb und rot gefärbt; zu halbmondförmigen, nektardrüsenähnlichen Gebilden mögen andere Hochblätter umgeformt werden. Diese so entstehenden Scheinblüten können sich zu Ähren,

Trauben zusammensetzen; aber im ganzen wird doch eine wuchernde Überzahl mehr zusammengeballt, als strenge zur edlen Form höherer Art umgeschmolzen. Mehr bizarr als edel wirkt das Ganze. – Aus den meist dreiteiligen Fruchtknoten gehen die Früchte als dreiteilige Kapseln, häufig mit fleischiger Außenschicht hervor. Viele Arten schleudern bei erreichter Reife die Samen aus den Fruchtkapseln.

In unseren Gebieten bringt der Typus nur Kräuter hervor, die Feuchtigkeit, Schatten, Wärme lieben, Wiesen- und Waldkräuter. Vor den Regionen starken Kältewirkens, den Polgebieten, dem Hochgebirge, weicht er zurück.

Die Samen saugen die Wärmekräfte in reichlicher Ölbildung auf, entzündlich wirkende Harze werden in Arten gebildet, die in trocken-heißen Klimaten sich mächtigerer Sonnenwirkung aussetzen. Vor allem aber sind die kautschukhaltigen Milchsäfte wichtig. Starke Giftprozesse durchdringen das Eiweiß und bringen den tierischen Giften ähnliche Eiweißgifte zustande, z. B. Ricin. Sie erinnern an Schlangen- und Insektengifte. Ähnliches haben wir bereits bei den Leguminosen gefunden. Zur Alkaloidbildung kommt es hingegen seltener. Etwas von diesen giftbildenden (astralischen) Prozessen bekommt auch die Öl- und Harzbildung ab; die stark abführende, den Magen- und Darmtrakt entzündende Wirkung des Krotonöls, des Euphorbiumharzes hängt damit zusammen. – Ferner finden sich noch Farb- und Gerbstoffe in der Familie, doch nicht in großem Umfange. Einige stauen in mächtiger Knollenbildung Stärke – wie die Tapioka liefernde Manihot utilissima, und sie werden dadurch wichtige Nahrungspflanzen, doch muß sorgfältig die Blausäure entfernt werden, die sich in der Wurzel entwickelt.

Insektenbestäubt sind die meisten, kolibriblütig manche; einige sind windbestäubt. Auch finden sich Ameisenpflanzen, aber keine Schmarotzerpflanzen.

Auffällig ist die große Anzahl Giftpflanzen. Sie enthalten giftiges Eiweiß, manche Arten Alkaloide, andere Arten Bitterstoffe, Saponine; Pfeilgifte, Fischgifte liefern viele. In den Samen finden sich kohlehydrat-, eiweiß- und fettspaltende Enzyme, was ihnen starke Beziehungen zur Verdauungssphäre des Menschen gibt, in welche Richtung auch ihre Heilwirkung geht.

Das Mondenhafte offenbart sich in dieser Pflanzenfamilie deutlich genug, in der starken Wäßrigkeit, im Milchsaft, im Tierpflanzenhaften. Es steht – wie bei den Kakteen – im Kampf mit dem Sonnenhaften. Im Blatthaften – ausgebreitet oder zum Dorn zusammengezogen – offenbart sich Mars, in der Blütenbildung Merkur. Im Usteri'schen System stehen die Euphorbiaceen in der Hauptgruppe der Ranales, die dem Mond (als Entwicklungszustand) zugeordnet ist; darin in der dem Mars zugeordneten Untergruppe der Rosiflorae. Diese gliedert sich in die sieben Familien der Callitrichineen (Saturn), Tremandraceen (Sonne), Euphorbiaceen (Mond), Pandaceen (Mars), Leguminosae (Merkur), Malpighiaceen (Jupiter), Connaraceen (Venus). Wir müssen uns aber hier versagen, Näheres auszuführen und Weiterforschende auf Usteri selbst verweisen. Es folge die Darstellung der bekanntesten Heilpflanzen aus der Familie.

Croton Tiglium, Purgierbaum

Im östlichen Vorderindien, Ceylon und Hinterindien wächst als Strauch oder kleiner Baum Croton Tiglium, raschwüchsig zur beschattenden Hecke aufwachsend. Die Sprosse belauben sich mit langgestielten, wie langgezogene Fliederblätter aussehenden Blättern und enden in aufrechten, lockeren, weißen Blütentrauben, die unten die gestielten Stempelblüten, oben die Staubblüten tragen. Die Samenkapseln bergen ovale, dunkelfarbige, etwa 1 cm große, sehr ölreiche Samen. Die Pflanze enthält Milchsaft. Die Samen sind sehr giftig, und zwar das Eiweiß, das – wie bei den Euphorbiaceen häufig – den abnormen Astraleinschlag in sich aufgenommen hat. Es finden sich im Samen reichlich Globuline und Albumine, Rizinin und das Eiweißtoxin Crotin. Die Einreibung des Öls verursacht heftige Rötung, Entzündung, Blasen-Pustelbildung, unter der Haut zur Wirksamkeit gebracht (durch nadelige Einstiche und Einreibung, sogenanntes «Baunscheidtieren») eitrige Phlegmone. Innerlich erzeugt es Speichelfluß, Erbrechen, Magen-Darmentzündung, Geschwürbildung im Darm. Eine Neigung zu erhöhter Blutgerinnung tritt auf. Die ableitende Entzündung ist eine Domäne dieser Heilpflanze; in potenzierter Form hat man sie bei hartnäckigen Durchfällen, juckenden Ekzemen verwendet. Die in der Giftigkeit zum Ausdruck kommende, durch das Einpressen der Astralsphäre in den Eiweißprozeß bedingte «Eigenwilligkeit» der Euphorbiaceen-Eiweiße läßt sie durch die Verdauungsorganisation nur schwer überwinden. Der Organismus muß ihnen als Fremdprozessen, wo er sie nicht überwinden kann, mit Entzündungsprozessen begegnen; oder das trotzdem Aufgenommene wird Allergien erregen, es wird zu Ausscheidungsversuchen durch die Haut kommen, was in ekzemartigen Erscheinungen zum Ausdruck kommt. Alles in allem: ein Bild, das viele Euphorbiaceen zeigen.

Jatropha Curcas, die Purgiernuß

An Flußufern des tropischen Südamerika ist dieser etwas über mannshohe Strauch zu finden, wo er rasch aufwuchert und darum als Schatten- und Heckenpflanze, besonders für Vanillekulturen dient. Er hat efeuartige Blätter, kleine grünliche end- oder achselständige Doldentrauben mit Blüten, die sich das ganze Jahr entfalten. Die Pflanze enthält reichlich unangenehm riechenden Milchsaft. Aus runden Kapseln kommen bohnengroße schwarze Samen, die giftiges Eiweiß mit dem Toxin Curcin sowie ein außerordentlich drastisch wirkendes Öl, «Oleum infernalis», enthalten; der Milchsaft ruft heftige Hautentzündungen hervor. Ein Samen soll vielfaches Erbrechen und noch mehr Durchfall herbeirufen, viel stärker als Rizinus. Wäßrige Stauungen, harnsaure Ablagerungen werden durch die mächtige Anregung der Ausscheideprozesse durch entsprechend dosierte Anwendung bekämpft. Die homöopathische Schule bedient sich der Auszüge aus den Samen bei Durchfall, choleraähnlichen Erscheinungen mit Körperkälte, kaltem Schweiß, Kollaps.

Hippomane Mancinella, der Mancinellenbaum

Einen stattlichen Baum der westindischen Inselwelt haben wir nun zu betrachten, voll scharfen Milchsaftes, mit langgezogen eiförmigen, zugespitzten Blättern und zu Blütenständen gewordenen dicken Zweig-Enden, um die dicht die kleinen Blütenknäuel sich anordnen. Die Frucht ist eine Art hölzerner Apfel mit Fächern, welche die silberweißen dreikantigen Samen enthalten. Schon die Ausdünstung des Baumes soll Schwellungen und Fieber erzeugen, vom Baum abtropfende Regennässe heftige Haut- und Augenreizungen verursachen, der Rauch brennenden Holzes zur Erblindung führende Entzündungen veranlassen. Der Milchsaft zieht Blasen auf der Haut. Das gleichsam auf die Spitze getriebene Euphorbiaceenprinzip erscheint auch in der Wirkung auf den Menschen, ihre Region ist einerseits das Stoffwechselgebiet, andererseits die Haut. Durchfall, Erbrechen, Eklampsie, Paresen – Hautausschläge bei Erysipel, Scharlach, Pemphigus, syphilitische Wucherungen hat man damit behandelt.

Euphorbia Cyparissias, die Zypressenwolfsmilch

An sandigen, sonnigen Stellen, auf Weg- und Ackerrand wächst in unseren Klimaten als ein bis zwei Spannen hohes, einjähriges Kraut die zierliche Zypressenwolfsmilch mit ihren wechselständigen, nadelschmalen bläulichgrünen Blättern, in der Tat einem winzigen Nadelbaum ähnelnd. Der aufstrebende, engumblätterte Sproß geht an seinem oberen Ende umbelliferenhaft in Doldenstrahlen auseinander, jeder Strahl endet in den Blütenständen mit ihren gelbrötlichen Hüllblättern, der gestielten Stempelblüte, den nur aus je einem Staubblatt bestehenden Staubblüten. Die Früchte sind dreifächerige Kapseln mit je drei glatten Samen. – Die ganze Pflanze strotzt von Milch in allen Teilen. Im Samen ist viel fettes, drastisch purgierendes Öl. Der sehr giftige, scharf ätzende Milchsaft enthält Kautschuk, Harz, Gummi, Stärke und als Hauptträger der Giftwirkung ein kristallisierfähiges Lakton, das Euphorbon; im Kraut findet sich Gerbstoff, Cholin, in der Scheinblüte der gelbe Farbstoff Luteolin.

Der Milchsaft wirkt stark reizend, kann heftige Hautentzündung, ins Auge geraten Bindehaut- und Hornhautentzündung bis zur Erblindung veranlassen. Innerlich kann die Pflanze den ganzen Verdauungstrakt zur Entzündung bringen, erst zu Erbrechen und Durchfall, schließlich zu schwerer Vergiftung mit Schwindel, Krämpfen, Geschwürbildung, Blutungen, Kollaps. Die Heilwirkung von entsprechend verarbeitenden Kräuterauszügen geht – wie bei den bisher betrachteten Euphorbiaceen – auf Stoffwechsel und Haut.

Euphorbia resinifera

Denken wir uns durch zunehmende Licht- und Wärmekräfte, schwindende Beschattung und Feuchte den üppigen Saftstrom unserer Zypressenwolfsmilch gestaut, die Blätter in das anschwellende Stengelige hineingenommen, den ausstrahlenden Blütenprozeß in diesem Stengeligen weitgehend zurückgehalten, so entsteht so etwas wie die am Südrand des Atlas wachsende kaktusartige, dornige Euphorbia resinifera. Der zur Blütezeit angeritzte Stamm entläßt den beim Austritt erstarrenden Milchsaft, das stechend riechende Gummiharz, «Euphorbium» seit dem Altertum genannt. Dieses wirkt – noch viel schärfer und energischer als unsere Wolfsmilchsäfte – auf den Verdauungstrakt und die Haut, heftig entzündend; es wird zur Erzeugung ableitender Heilentzündungen verwendet.

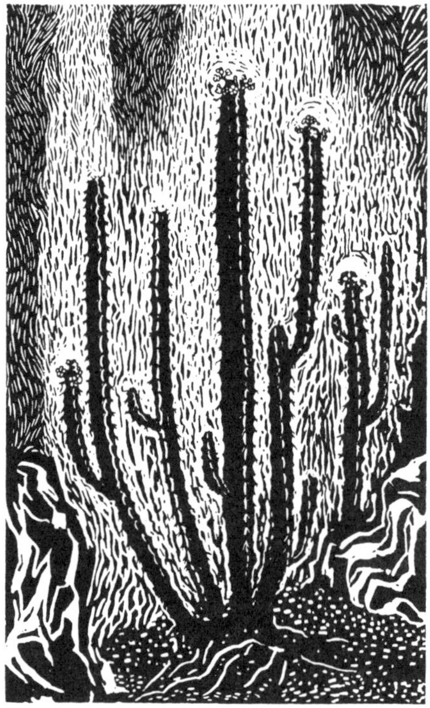

Mercurialis perennis, Frühjahrsbingelkraut, Dog's Mercury, Godeskraut (Wodanskraut)

Dem Heilgott selbst, Merkur im Mittelmeergebiet, Wodan bei den germanischen Völkerschaften, ist das alte Heilkraut zugeordnet worden, das besonders die Buchenwälder, die feuchten Auenwälder Europas, Südwestasiens, Nordafrikas besiedelt, in Gebieten mit trockenem Kontinentalklima aber fehlt. Gesellig zu Hunderten kann man die Staude mit ihrem bläulich glänzenden Grün aus schattiger Waldesfeuchte unter Waldgebüsch, auf steinighumosem Boden finden. Im Rhythmischen, Stengelig-Blatthaften drückt das Bingelkraut sein Wesen am stärksten aus, sendet dieses rhythmisch Stengelhafte als vielverzweigten, knotig gegliederten, ausdauernden Wurzelstock in die Erde, aus dessen Knoten die oberirdischen Teile kniehoch aufstreben. Die fingerlangen, gestielten, gegenständigen, nesselähnlichen, schwach gekerbten Blätter häufen sich gegen das Sproß-Ende etwas an. Die Blütenstände der (kleineren) männlichen Pflanzen steigen April-Mai aus den Blattwinkeln thyrsusstabähnlich auf, in rhythmischen Abständen von den Blütenknäueln umringelt; die Blüten der weiblichen Pflanzen stehen zur gleichen Zeit langgestielt, einzeln oder zu zweit unauffälliger in den Blütenachseln. Die borstigen, erbsengroßen Kapseln enthalten kugelige, hellgraue Samen.

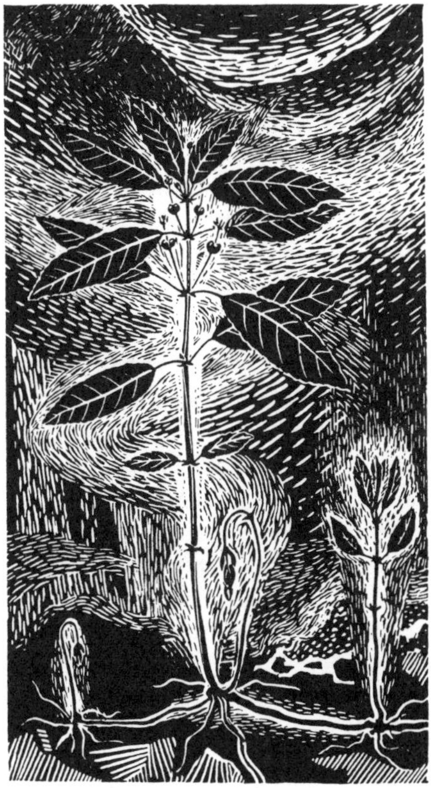

Man hat im Waldbingelkraut etwas ätherisches Öl, Trimethylamin, einen beim Trocknen hervortretenden blauen Farbstoff, hauptsächlich aber Saponin gefunden.

Zur Bereitung von Heilmitteln wird die frische, aufblühende Pflanze verwendet; getrocknet verliert sie die (schwache) Giftigkeit, aber auch die Heilkraft. Die Wirkung entfaltet sich in der bei den Euphorbiaceen bekannten Richtung, doch ist die entzündliche Seite stark gemildert. Stuhl-, harn-, schleimtreibende Wirkung entfaltet sich, alle Drüsenabsonderungen fließen reichlicher, die Darmperistaltik wird intensiver, die Lebertätigkeit wird angeregt. Weiterhin geht die heilsame Wirkung auf das Lungengebiet. Lungen-, Bronchialkatarrhe werden damit behandelt, selbst bei Grippe hat man sich der Pflanze bedient. Es kommt somit ein der Quecksilberwirkung ähnliches Bild zustande, so daß die Pflanze den Namen Merkurs zu Recht trägt. (Auch bei Hydrops und Syphilis hat man sich ihrer bedient.) Das Bingelkraut zeigt in seiner rhythmisch-blatthaften Gestaltung, in der Saponinbildung in der Tat den merkuriellen Prozeß besonders betont, der im Ineinanderweben des Flüssigen und Luftigen, Dunkeln und Hellen, Irdischen und Kosmischen sein besonderes Wesen hat. (Siehe die einleitenden Kapitel und die vorangehenden Darstellungen.) Hinzu kommt die allgemein für die Wolfsmilchgewächse charakteristische, entzündliche, «sulfurische» Note. – Die äußere Anwendung zeigt das Bingelkraut als ein vorzügliches Wundkraut, das die Wundheilung beschleunigt, eiternde Wunden sich reinigen läßt, Geschwüre, Furunkeln zeitigt, Entzündungen lindert, Verbrennungen rascher heilen läßt. Man hat sie in dieser Hinsicht mit einem anderen altberühmten Wundkraut, dem Sanikel, verglichen; und der Leser möchte zu dieser Pflanze zurückblicken, um manches Ähnliche zu finden.

Stillingia silvatica, «Queen's delight»

Die nur kurz zu betrachtende Pflanze, in Amerika heimisch, ist gleichsam ein tropisches Waldbingelkraut. Aus kräftiger, dicker, verholzender Wurzel steigen zahlreiche aufrechte, von dichtangedrängten weidenartigen Blättern umgebene Stengel auf, die in ährenförmigen Blütenständen endigen; unten sind die gestielten Stempelblüten, oben die Staubblüten. Ein sich erweiternder Kelch umgibt birnenförmige Früchte. – Die ätherisches Öl, Harz und Gerbstoffe enthaltende Wurzel wird bei Leber- und Hautleiden, außerdem bei Knochenleiden, bei tertiärer Lues verwendet.

Acalypha indica, Brennkraut

Nesselähnlich (aber ohne Brennhaare) sieht dieses stengelig-ästige Kraut mit den langstieligen, spitzförmigen Blättern aus, das die heißen Gebiete Hinterindiens und des östlichen Vorderindien bewohnt. Aus den Blattachseln streben die mit kleinen Deckblättern durchsetzten und daran die unscheinbaren Blüten tragenden Ähren blattlang empor. (Dem Leser ist die buntblättrige Verwandte mit den schön roten, fuchsschwanzartig herabrieselnden Blütenähren als Zierpflanze sicher schon begegnet.) Die Pflanze blüht das ganze Jahr hindurch und ist ähnlich unserem Bingelkraut ein rechtes Unkraut; das Blatthafte ist sehr betont, die Blätter mit weißen Kalkflecken bedeckt (ähnlich einigen Steinbrecharten); Kalk wird kräftig aus dem Boden angesogen, im Saftstrom gelöst ins Blatt hinaufgeströmt, auf die Blattoberfläche ausgeschieden und als Verdunstungsrückstand hinterlassen. Wie das Bingelkraut enthält Acalypha keinen Milchsaft, wohl aber ein Alkaloid, dazu Gerbstoffe, aber auch etwas flüchtiges ätherisches Öl. Das Kraut wirkt, wie alle Euphorbiaceen, purgierend, im Gegenprozeß das Lungengebiet zur Entschleimung kräftig anregend; in beiden Gebieten wirkt es Blutungen stillend, das Blut zur raschen Gerinnung anregend. Daß die von Gerbstoff- und Kalkprozessen durchdrungene Blattnatur in solcher Richtung wirkt, ist begreiflich.

Mallotus phillipinensis, der Kamala-Baum

Vorder-, Hinterindien und die Sundainseln sind die Heimat des kleinen, immergrünen Baumes, dessen jüngere Zweige, spitz-eiförmige Blätter, Blütenstände und Blüten sowie Früchte mit Drüsen und rostfarbigem Haarfilz übersät sind. Endständige, unscheinbare kleine Staub- und Stempelblüten tragende Ähren werden zu Trägern der kirschgroßen Fruchtkapseln, die besonders dicht mit scharlachroten Drüsenhaaren besetzt sind und die Kamala genannte Droge liefern. Der Euphorbiaceenprozeß wird dadurch an seiner Grenze von einem überschießenden Wachstum ergriffen, das sich von Licht- und Wärmeprozessen zu Farbstoff- und Harzbildung anregen läßt. Milchsaft führt die Pflanze nicht. Der rote Farbstoff der Droge hat seit altersher zum Seidenfärben gedient; für die Heilwirkung sind aber wichtig die bis zu 80% darin auftretenden Harze, die als Wurmmittel, vor allem gegen Bandwurm, aber auch Askariden und Oxyuren, verwendet werden. Wenn ein im Darmgebiet zu stark wirksamer Ätherleib, in den zu wenig astralische Impulse eingreifen, einen Nährboden schafft für die Fremdastralität der Parasitendarmfauna, kann man einen Gegenprozeß in der Kamaladroge finden, die ja in der Astral-Blüten- und Fruchtsphäre überschießende Ätherprozesse in Farb- und Harzbildung von Kosmisch-Astralem ergreifen läßt.

Ricinus communis, der Rizinus

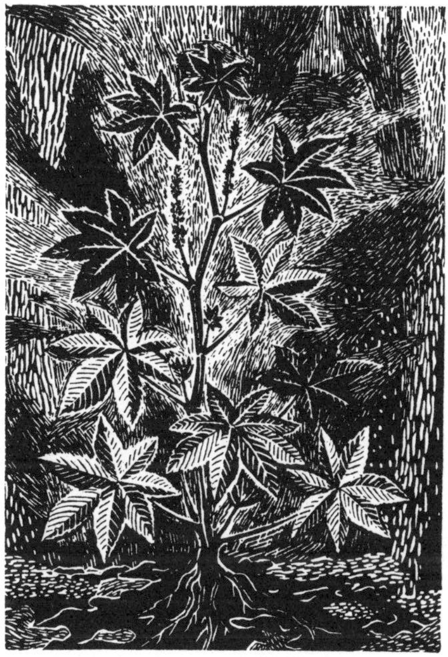

Ins tropische Afrika und Indien haben wir zu gehen, um als die Urgestalt in einem bis zu 12 m hohen Baum wiederzufinden, was wir in unseren Klimaten nur als ein gewaltig aufwucherndes Riesenkraut kennen, dem der erste Frost ein Ende bereitet, dessen explosives Wachstum der Landschaftsgärtner ob der mächtigen Blätterhände, des metallisch glänzenden Grün trotzdem jedes Jahr wieder entfacht, um den Mittelpunkt eines Blumenrondells zu bilden oder eine Wiesenfläche zu beleben, dem Blick in eine Wegflucht einen bedeutenden Abschluß zu gewähren. Bei baumförmigem Wachstum ist der Stamm auffallend dick, bis zu einem halben Meter. Die bis ein Meter Durchmesser aufweisende Blattspreite ist von kreisförmigem Umriß, jedoch tief eingeteilt; sie wird nahe ihrem Mittelpunkt vom langen, hohlen, kräfgen Stiel gestragen. Eine so intensive Aufgliederung der Blätter ist bei den Wolfsmilchgewächsen selten, die sonst so stark im Plastisch-Flüssigen leben; hier ist aber dem Luftelement Anteil an der Gestaltung gegeben. Die Sprosse enden in plumpen, traubenförmigen Rispen, die oben die gestielten Stempelblüten, unten die büschelig gehäuften, viel verzweigten Staubblüten, die ihre Pollen explosiv ausschleudern, tragen; doch übergipfelt das Blattwachstum bald die Blütenstände und verbirgt sie in grüner Fülle. Die rundliche, weichstachelige, dreifächerige Fruchtkapsel enthält die ovalen, gesprenkelten, sehr fett- und eiweißreichen Samen. Die Pflanze enthält nirgends Milchsaft. Sie bedarf der Wärme, vor allem aber des Wassers; sie ist ein Bild wäßrigen Aufwucherns, das aber in die Bildekräfteregionen des Luftig-Wärmehaften energisch greift. Die Samen strotzen darum von fettem Öl, mit viel ungesättigten Fettsäuren. Das Öl widersteht der Kälte, bleibt noch bei tiefen Temperaturen flüssig. Das Sameneinweiß enthält zahlreiche Verdauungsenzyme, diastatische, tryptische, fettspaltende; es macht 20% der Samenmasse aus (das Öl bis zu 70%). Im Eiweiß findet sich viel Globulin, wenig Albumin, Glykoprotein. Außerdem enthält der Same Zucker, Gummi, Harze, Lecithin, Bitterstoff. Er ist sehr giftig durch das Ricin (ein Toxalbumin) und das Ricinin (ein Pyridinderivat). Der Giftprozeß hat – wie bei allen Euphorbiaceen – das Eiweiß ergriffen, aber noch keine Alkaloide herausgeschlagen. Dies steht der tierischen Giftbildung näher als der pflanzlichen. (Nur die niederen Tiere, die ihre Astralnatur noch nicht vollständig sich einverleibt, dem Astralen noch nicht alle wegbereitenden Organe entgegengebildet haben, weisen Giftprozesse auf, die immer nur entstehen, wenn sich ein Astralisches von außen den Eintritt in einen Organismus erzwingt. Von der Schlange aufwärts gibt es keine Gifttiere mehr, wohl aber abwärts.) Das Ricin agglutiniert die Blutkörperchen, was zu Gefäßverstopfung, darauffolgenden Entzündungen und Geschwürbildungen mit folgender Selbstverdauung in Magen und Dünndarm führt, begleitet von Hämorrhagien, choleraähnlichen Stühlen. – Diese starke, an das Eiweiß gebundene Giftigkeit teilt sich dem aus dem Samen gepreßten Öl nur in Spuren mit, bleibt im Preßkuchen. Es bleibt dem Öl die bekannte stoffwechselbeschleunigende Wirkung.

LILIENGEWÄCHSE (LILIACEAE)

SULFURISCHE SUKKULENZ, STAUEN UND SCHIESSEN

Die Liliengewächse, in denen die einkeimblättrigen Pflanzen ihre vollkommenste Ausprägung, ihren Gipfel als Blütenpflanzen erreichen, stellen bei all ihrer Mannigfaltigkeit doch ein gut überschaubares, im Grunde einfaches Motiv des Pflanzenwerdens dar. Die ätherische Stauung, die wäßrig-schleimige Schwellung ist die eine Seite, in der der Typus sich charakterisiert; in Zwiebel-Knollen-Wurzelstockbildung drückt sich diese plastische Stauung und Schwellung aus, also im unterirdischen Gebiet; sie greift oft auf den Blattprozeß über, der meist an der Region der unterirdischen Organe festgehalten wird, Rosetten formt. Ist doch die Zwiebelbildung selbst, die bald unter, bald halb in der Erde steckt, ein im Knospenzustand geschlossen zurückgehaltenes, angeschwollenes Blatthaftes um einen aufs Äußerste zusammengestauchten Sproß. Die Wurzelbildung selbst aber ist schwach und sehr primitiv – wie bei so vielen Monocotylen. Die Liliengewächse zeigen dadurch, daß sie einer Frühzeit der Erdenentwicklung und Pflanzenbildung ihr Dasein verdanken, in der noch nicht die mineralische feste Erde von heute, sondern ein weicherer, plastisch-flüssigerer Boden den Wachstumsgrund abgab. Etwas Kindliches, Weiches, Primitives, ja Embryonales mutet einen beim Anblick der Liliaceen an. Sie wollen sich zunächst ganz zum lebendigen Tropfen, zur wäßrigen Kugel bilden.

Aus solch wäßriger Sukkulenz einen an Duft, Farbe, Form doch äußerst intensiven Blütenprozeß herauszuholen, bedarf es einer gewaltigen Anstrengung. Was lange in gerundeter Sphäre verharrte, wird dabei vehement entspannt und schießt pfeilgerade nach oben, den oberen Elementen, Licht, Luft, Wärme, der Farbenwelt sich ganz übergebend. Das Wäßrig-Merkurielle macht einem mächtigen Sulfurprozeß Platz, wozu die Schwefelsubstanz selbst – besonders in der Untergruppe der Allioideen – mithelfen muß. Diese Schwefelsubstanz durchdringt die flüssige Eiweißplastik, gliedert aus ihr die schwefelhaltigen ätherischen Zwiebelöle heraus und führt sie in die flüchtige Region der Blütendüfte über; aus dem Flüssigen steigt dadurch die Liliacee in das Gebiet des Luftartigen auf. Etwas Entzündlich-Scharfes, Zwiebelig-Schwefelhaftes ist auch bei den lieblichsten Blütendüften dieser Familie, etwa beim Maiglöckchen, der Hyazinthe, immer im Hintergrund. Infolge dieser «Durchschwefelung» ihrer Eiweißprozesse kann die Liliacee trotz ihrer wäßrigen Sukkulenz schließlich doch so stark von Licht und Wärme durchdrungen werden.

So pendelt das Liliengewächsdasein zwischen Merkur und Sulfur. Sal, die Erdenprozesse, haben an ihm wenig Anteil. Zur Durchmineralisierung, Verholzung, Baumbildung kommt es kaum. Nicht einmal zur Stärkebildung verfestigt sich der Assimilationsprozeß; es genügt ihm, sich zu einer schleimigzuckerigen Phase verdichtet zu haben, die das Wäßrige zäh festhält, es vor dem Verdunsten ins Luftreich bewahrt.

Der Typus erweist sich als sehr variationsfähig, bei aller Einfachheit des Grundmotivs; er fächert sich in etwa 2600 Arten auseinander. Diese einzelnen Arten sind über die ganze Erde verbreitet; der hohe Norden, die Hochgebirge mit ihren kristallinischen Gesteinskräften, der «Sal»-Pol der Erde, muß ihrer allerdings entbehren, die sulfurischen Klimate, Tropen und Subtropen lieben sie. Sumpf- und Wasserpflanzen finden wir keine unter ihnen, das äußere Wasser würde die in ihrem eigenen Flüssigen sich zusammenschließenden Bildekräfte nur stören. Was als Tropfen darauf harrt, sich vom Licht farbig durchleuchten zu lassen und selbst als Farbengestalt farbig aufzuerstehen, würde durch große Wasserflächen in seiner Tropfenindividualität sofort mit Auflösung bedroht. Die Kälte der Polgegenden ließe dies Flüssige aber zum Eiskristall erstarren.

Das Eiweiß, das «Lebenswasser», bedarf, wie wir an anderer Stelle ausgeführt haben, immer des Schwefels, der Substanz, «mit der sich der Geist die Finger befeuchtet», um den Lebensstoff zu plastizieren. Er hilft bei den Liliengewächsen Merkur zum Übergang in den Blütenprozeß.

Bei diesem Übergang in die Blütenregion schießt aber der Lilienprozeß in ein anderes Formgesetz hinein: in das des Sechssternes – das für die ganzen Monokotylen so charakteristisch ist. Welch ein Übergang, der von der Tropfenform zum Sechseck! Man bedenke aber, wie das Sechseck der Kreisform immanent ist, wie der Kreishalbmesser die Sechseckseite angibt, die ihm eingeschrieben ist; Kreis und Sechseck stehen geometrisch in der innigsten Beziehung, die denkbar ist. Und der Wassertropfen: wenn wir seinen Ursprung verfolgen, dem Sturz des Regentropfens, der der Erde verfällt, entgegensteigen in die dem Kosmos zugeordneten Höhen ... er kann oben ein Eis-, ein Schneekristall gewesen sein, und der Winter läßt ihn als solchen bis auf den Boden herabschweben. Das Wasser hat einerseits die Tropfenform, andererseits aber die Sechseckform des Schneekristalls. Diese innere Natur des Wassers bringt auf lebendige Art die Lilie zum Ausdruck, die tropfenhaft rund in ihren unteren, sechseckig strahlend in ihren oberen Organen gestaltet ist. Man könnte bildhaft auch sagen: Die Lilienurgestalt strömt sechssternhaft von oben zur Erde herab, in kosmischer Reinheit und Kühle; sie zerschmilzt zum wäßrigen Tropfen, indem sie die Erdoberfläche berührt.

*

Die Liliengewächse der gemäßigten Zone, besonders die des Mittelmeeres, zeigen den nun skizzierten Typus am deutlichsten. Sie entfalten im ersten Früh-

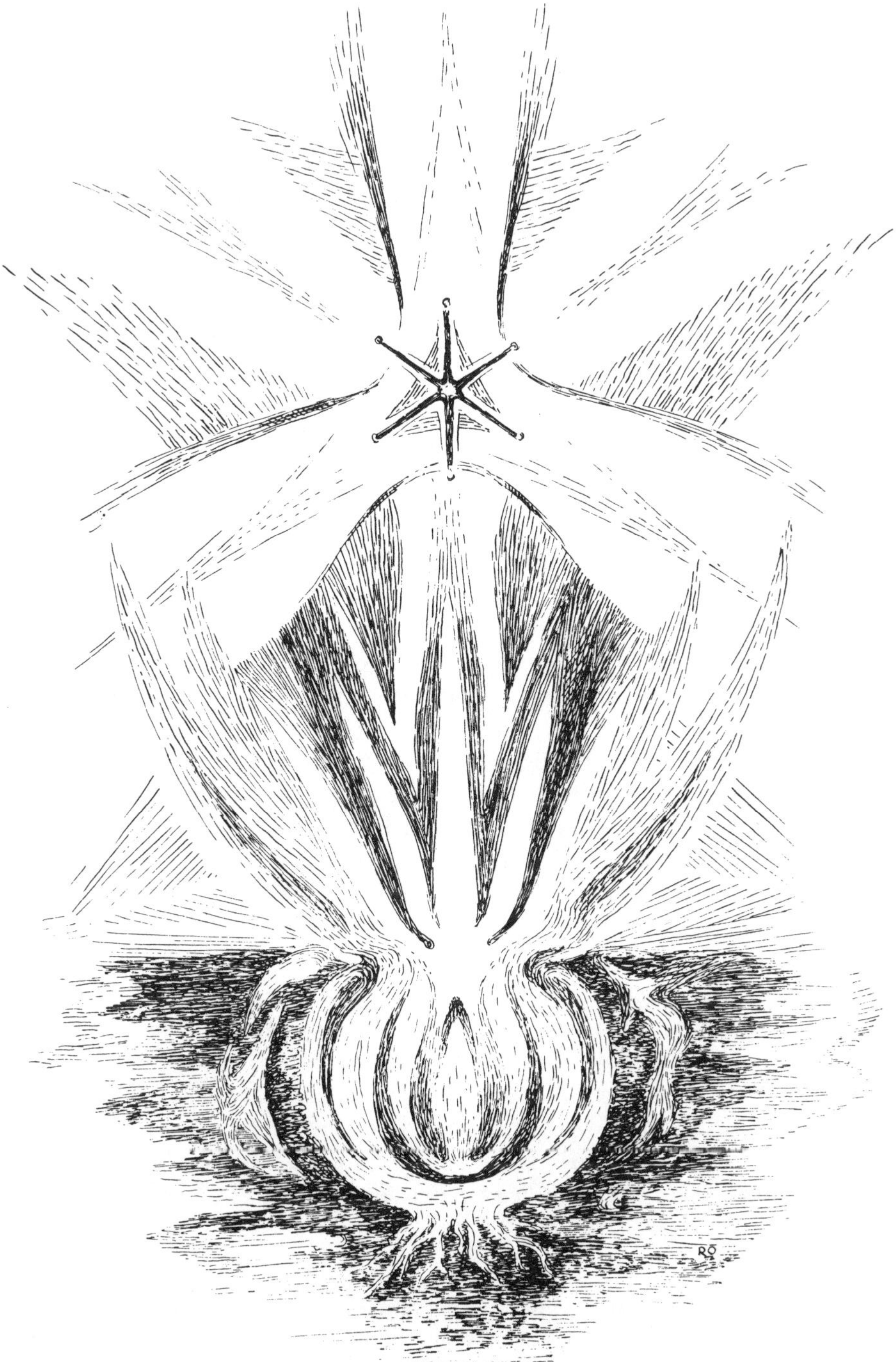

jahr den am gestauten unterirdischen Organ, Wurzelstock, Knolle oder Zwiebel festgehaltenen Blattschopf, der wie eine sich halb aufblätternde Zwiebel oft genug sich ausnimmt. Bei den im Sommer blühenden Arten wird wohl etwas Blatthaftes den Blütensproß spiralig mit hinaufgenommen oder sammelt sich am oberen Ende wieder rosettig zum Blattschopf. Der dreiblättrig veranlagte Kelch verliert die Grünheit, geht zu der dreiblättrigen Blumenkrone gleichfarbig auf. Dadurch erscheint diese sechsblättrig. – Schneeglöcklein * leiten den Winter aus, Scilla, Ährenlilie, Traubenhyacinthe, Narzisse, Tulpe schmücken den Frühling; Lilien, Kaiserkronen gehören dem Sommer, die Herbstzeitlose beendet den Reigen. So fächert sich der Typus in unseren Breiten auseinander; in wärmeren Klimaten offenbart sich der kurze Frühling der verschiedenen Wüsten- und Steppengebiete der Erde durch Liliengewächse, die aus dem unterirdisch wohlbehüteten Knollen- oder Zwiebelleben – kleinen Lebensoasen – eine wunderbare Woche lang farbige, duftende Blütenmeere über den öden Boden fluten lassen. Es kann dabei die Zwiebelbildung auf kurzem, dickem Stamm etwas aus der Erde herausgetrieben werden, mit dicken, grünen, fleischigen, dornigen, spitzen Blättern sich halb oder ganz öffnen; aus dem oft viele Jahre gestauten vegetativen Verharren in solchen sukkulenten Gebilden schießen dann imposante Blütenstände kerzen- oder raketenförmig auf, in ihnen atmet sich oft das Leben der Pflanze aus. Aloegewächse und Drazänen Afrikas, Yucca und Nolina der Steppenwüsten Mexikos, Texas und Kaliforniens, die Sanseverien Indiens und Afrikas, die australischen «Grasbäume» sind so beschaffen. – In den 100 Asparagusarten ist die Zwiebel zum reichverzweigten, unterirdischen Sproßsystem geworden, die Blätter dieser hoch aufschießenden Klettersträucher haben ihr Dasein der Stengelbildung geopfert, die in unendliche Zweigbüschel grün und luftig sich auflöst. In den Asparagen ist das Lilienwesen über sich selbst hinaus in den Luftbereich eingetreten, hat sich «an der Luft für die Luft» gebildet, während z. B. Zwiebeln und Lauche sich Luftiges in hohle fleischige Blätter eingliedern. – In den *Waldtropen* haben die Grünlilien und Smilaxarten (Stechwinden) ihren Ort gefunden; rankend oder mit Nebenblättern, zurückgekrümmten Stacheln oder ähnlichen Mitteln an den Stengeln sich in die Bäume hinaufhebend oder zu mit rosettig gestauten Blättern auf den Ästen nestenden Ampelpflanzen gebildet, lange Luftwurzeln herabsendend, hausen sie gleichsam einen Stock höher als unsere Liliengewächse in einer von aufwuchernden Erdenkräften erfüllten Region und geraten darin etwas «außer Rand und Band». Die wohlduftenden Blüten werden dafür unscheinbar. In den knolligen Wurzelstöcken sammeln sich bei vielen dieser Arten Saponine.

* Das Schneeglöckchen gehört zwar botanisch zu den – den Liliaceen äußerst verwandten – Amaryllisgewächsen; doch entspricht auch deren Daseinsform dem hier entwickelten Liliaceenprozeß; es mag also an dieser Stelle ruhig mit erscheinen.

Heilpflanzen der Liliaceen

Die Heilpflanzen unserer Familie sind nach dieser oder jener Richtung einseitig entwickelte Abwandlungen des Typus. Entsprechend ihrer blütigen Natur geht die Wirkung in die Stoffwechselprozesse, vorwiegend der unteren Organisation; sie lehnt sich den Wegen, die der Schwefel im Organismus nimmt, an. Die Verdauungstätigkeit wird angeregt, die verflüssigte Nahrung vom Ätherleib leichter ergriffen und in die Aufbauprozesse übergeführt, dem im Stoffwechsel tätigen Teil des Astralleibes übergeben, der Durchatmung, Durchdringung mit der luftigen Organisation überlassen. Die krankhaft gestaute Flüssigkeitsorganisation wird durchlichtet, durchwärmt, das Übermaß des Flüssigen ausgeschieden. Die entzündliche Schwellung oder wäßrige Ausschwitzung der Gewebe im Kopf-Hals-Brustgebiet findet im Zwiebelprozeß – zwischen Wurzel und Blatt stehend – einen entsprechend polaren Gegenprozeß im Pflanzenreich. Näheres soll bei den Einzeldarstellungen folgen.

Allium sativum, der Knoblauch

Erst in die kleine Hauptzwiebel, die sich ringsum in gleichgroße Tochterzwiebeln (die «Zehen») vegetativ vermehrt hatte, gestaut, dann im Frühjahr dreiviertel Meter hoch in den von vier, fünf grasartigen, kielrippigen Blättern begleiteten Sproß aufschießend, eilig in die Blütendolde strebend, die aus einem unten breiten, oben spitz auslaufenden Hüllblatt tritt und doch in der nun sommerlich geöffneten Dolde unverwandelt und unverändert das Erdenhaft-Zwiebelhafte in zwei Dutzend Brutzwiebelchen zeigt, zwischen denen einige wenige langgestielte Blüten weiß und sechssternig herausragen, ist der Knoblauch eine interessante Variante des Liliengewächswesens. Die ganze Pflanze ist von dem feurig-schwefeligen, lange haftenden Lauchgeruch (Allyl-propyl-disulfid) durchdrungen. Sie wächst wild in den trocken-heißen Gebieten des Mittelmeeres und vorderen Orients.

Diese, die Zwiebel bis in die Blüte hinaufstoßende Pflanze hilft der oberen Organisation, richtig in die untere Organisation einzugreifen, vor allem im Verdauungsprozeß. Der Abbau der Nahrung wird unter ihrer Beihilfe durch das Magen-Darmgebiet von Ich und Astralleib energisch und vollständig vollzogen, das Abgebaute – durch die Schwefelprozesse – dem Ätherleib zur Belebung gut vorbearbeitet überreicht. Fremdastralischem, Parasitärem wird dadurch der Boden entzogen, die Darmflora im Normalen gehalten. Die aller Fremdkräfte entledigte Nahrung wird im Organismus keine Ursache zu allergischen Reaktionen, zu rheumatischen Prozessen geben. Eine allgemeine Resistenzsteigerung ergibt sich. Allerdings ist auf richtige Dosierung bei dieser kräftigen Heilpflanze zu achten. Außerdem wirkt die Pflanze darmspasmenlösend, beruhigend – den im Darmgebiet etwa verkrampften Astralleib befreiend.

Eine Folge der «Ordnung» der unteren Prozesse ist die Entlastung der oberen Organisation von pathologischen Stoffwechselprozessen; das starke Leben unserer Heilpflanze im Zwiebeligen ergibt ohnehin die dynamische Beziehung zum Kopf-Brust-Gebiet. Chronischer Bronchialkatarrh, Asthma, Bronchiektasien, Lungenemphysem, sogar Lungengangrän hat man damit behandelt; auch in diesem, als Atmungsorganisation ganz besonders dem Astralleib zugeordneten Gebiet wird dessen richtiges Zusammenwirken mit den Prozessen des Flüssig-Ätherischen bewirkt. Damit im Zusammenhang kann man auch die blutdrucksenkende, antisklerotische Wirkung sehen; der so intensiv durch-«sulfurisierte» Prozeß zwischen Wurzel- und Blattsphäre (Zwiebelbildung) tritt zu starken «Sal»-Prozessen, Mineralisierungs- und Ablagerungstendenzen entgegen. Ebenso läßt sich die heilsame Wirkung bei Gefäßschädigungen durch Nikotin- oder Vitamin-D-Vergiftung verstehen.

Allium ursinum, der Bärenlauch

ist ein richtiger Waldlauch, der aus länglicher Zwiebel zwei grundständige, aber breit eiförmig entfaltete, glänzend grüne Blätter und auf schlankem Stiel die schöne, weißbesternte Dolde treibt; dreifächrige Kapseln mit schwarzen, ameisenverschleppten Samen entwickeln sich daraus. In großer Schar auftretend «durchschwefelt» der Bärenlauch die Waldluft. Die abgeblühte Pflanze verwest rasch. – Auch diese Pflanze zeigt die bekannten, verdauungsfördernden, wurmfeindlichen Wirkungen, sie hindert, daß Stoffwechselprozesse eruptiv in die Nerven-Sinnessphäre hinaufschlagen; andererseits wirkt sie auch in die «obere» Organisation, wobei sie, ihrem wohlausgebildeten Blattprozeß entsprechend, sich mehr im Lungengebiet – bei Verschleimungen etc. – wohltätig erweist.

Allium Cepa, die Küchenzwiebel

Im ersten Jahr staut sich das Wachstum auch dieser Liliacee im Zwiebelig-Wurzelnahen, hält die luftumschließenden Röhrenblätter am Grund, um im nächsten Jahr in die Blütenbildung aufzuschießen, die als sphärische Kugeldolde sich soweit wie möglich vom Boden abgestoßen hat. Auch Allium cepa stammt aus dem Orient. In allen Teilen aromatisch durchschwefelt trägt sie «sulfurische» Stoffe der verschiedensten Art in sich; aber auch solche, die aus der im Plastisch-Flüssigen gestauten Vitalität entstammen: Schleim, Inulin, Zucker, den Zuckerprozeß Beherrschendes (Glykokinine), Biokatalysatoren, Vitamin C (man lese darüber das bei den Cruciferen Gesagte nach). Der zerriebene Zwiebelbrei sendet die Zellteilung stark fördernde Strahlen (Gurwitschstrahlung) aus. Ferner hat man Flavonglykoside und die Herztätigkeit kräftigende Stoffe in der Zwiebel gefunden.

Die verdauungfördernde, stoffwechselbeschleunigende «sulfurische» Wirkung ist auch hier stark betont. Der Gallenfluß wird gefördert. Ferner wird die ganze Flüssigkeitsorganisation stärker dem Einwirken des Astralleibes unterstellt; die Diurese wird kräftig angeregt, wäßrige Stauungen, Ödeme, Ausschwitzungen in die Gewebe überwunden und ausgesondert. Ferner wirkt die Pflanze, entsprechend der Zwiebelbildung, auf das Kopf-Brustgebiet: entzündliche Prozesse dämpfend, Schleimabsonderung fördernd. Äußerlich, als Kataplasma, läßt sie Entzündungen abschwellen (Insektenstiche, Panaritium), bewirkt andererseits ableitende Hautreizungen. Man sieht in diesen polaren Wirkungsgebieten die einerseits wurzelgestaute, andererseits so energisch in den Blütenprozeß schießende Dynamik der Pflanze im Menschen sich darstellen.

*Urginea maritima**, die Meerzwiebel

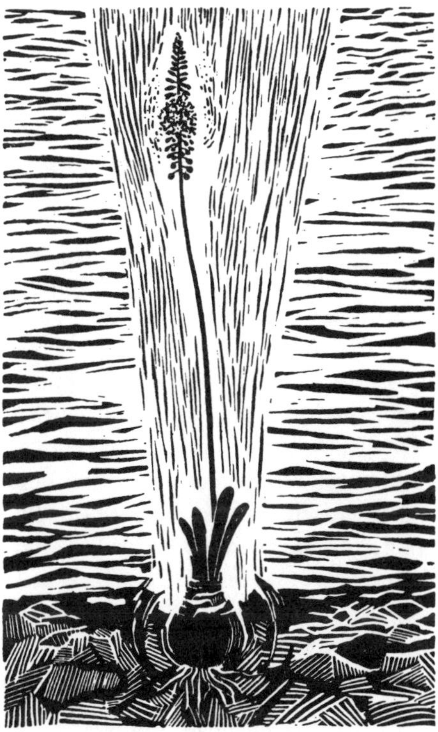

An der Mittelmeerküste heimisch, setzt sich diese große Zwiebelart mit den Einflüssen von Salzküste, großer Helligkeit und intensiver Wärme auseinander. Die ausdauernde, von rotbrauner Schale umgebene, bis zu 30 cm im Durchmesser dicke Zwiebel hebt sich großenteils aus dem Boden. Aus ihrer mächtigen Schwellung schießt im Frühjahr etwa meterhoch auf dünnem, sich leicht S-förmig krümmendem Stiel die reichblütige Traube, an der die langgestielten, weißen, purpurstreifigen Blüten sich seitlich strecken. Nach der Blüte erst beblättert sich die Zwiebel mit einem Schopf spannenlanger Blätter. – Die schon den alten Ägyptern wohlbekannte Heilpflanze («Auge des Typhon» genannt) zeigt eine sehr gesteigerte Zwiebelwirkung; zu der Bildung flüchtig-schwefeliger Stoffe tritt die von digitalis-ähnlichen Steroid-Glykosiden (Scillaren A und B). Aus den mittleren, fleischigen Schalen bereitete Heilmittel wirken einerseits gewaltig auf den Flüssigkeitsorganismus, bringen krankhaft dem Kräftewirken des Ätherwirkens entfallene, zu «totem Wasser» werdende Flüssigkeitsansammlungen zur energischen Ausscheidung; das Wäßrige wird durch den intensiv eingreifenden Astralleib gleichsam ausgepreßt (Wirkung bei Hydrops, Ascites,

* = Scilla maritima.

Anasarka, aber auch wäßrig-entzündlichen Ergüssen bei Rippenfellentzündung). Entzündliche Prozesse im Blasen- und Nierengebiet werden günstig beeinflußt. Andererseits haben wir auch hier die Wirkung auf das Kopf-Brustgebiet, bei chronischer Bronchitis, Altersasthma. Pflanzen mit einer derartigen Spannung zwischen ätherischen und astralischen Prozessen wirken immer auf das rhythmische System, in dem eben der Ausgleich dieser Prozesse rhythmisch fortwährend erfolgt; sie wirken auf Herz und Atmung. Bei Scilla findet – in der rhythmischen Frühjahrs-Jahreszeit – jener rapide Übergang von gestauten Ätherprozessen zu astralbedingter Blütenentspannung statt; erst nach dem Ausscheiden der Blütenhaftigkeit nach oben entwickelt sich dann die (immer an der Zwiebel gehaltene) richtige Blattbildung.

Äußerlich angewendet sind die zerquetschten Blätter bei Wunden, Verbrennungen, bei eitrig-entzündlichen Prozessen (Furunkeln, Panaritium) im gleichen Sinne wie wir es nun schon mehrfach bei Liliengewächsen kennen lernten, verwendet worden.

Colchicum autumnale, die Herbstzeitlose

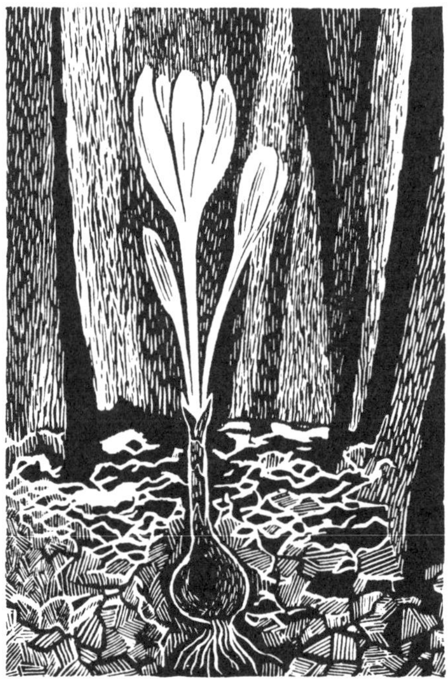

Haben wir gewisse, den Liliengewächsen eigene Wachstums- und Lebenstendenzen nun vielfach kennengelernt, so finden wir Antitendenzen jeder Art bei Colchicum. Wenn es sich zur Blüte anschickt, steigen die Jahres-Lebenskräfte ab, das Pflanzenleben zieht sich in Wurzel oder Same zurück. So bleibt denn die Herbstzeitlosenblüte in der Knolle stecken; der Blütenprozeß ist bis ins Unterirdische hineingestaucht, das Obere ins Untere gepreßt, ohne die vermittelnde rhythmische Mitte, das Blatt. Der Lebensrhythmus dieser Pflanze sperrt sich gegen den normalen Lebensrhythmus. Das «Schießen», das alles Wurzel- und Blatthafte unter sich lassende, frei in die oberen Regionen aufsteigende Blütenwesen der Liliengewächse bleibt hier im Stauenden der Knolle stecken. Der auf der Narbe bei der Bestäubung auskeimende Pollen braucht viele Wochen, um bis zur Eizelle im an der Knolle sitzenden Fruchtknoten zu gelangen; die «Befruchtung» geschieht erst um die Weihnachtszeit; die Samenbildung erfolgt nicht im Bereich sommerlicher, sondern winterlicher Kräfte. Im Frühjahr, wenn alles «normale» Pflanzenleben blüht, steigt erst der Fruchtstand mit der dunklen Samenkapsel auf, mit ihm erscheinen auch erst die dazugehörigen Blätter, sie bauen die Tochterknolle mit der Blütenanlage für den kommenden Herbst auf. Im Sommer ruht die Pflanze unter dem Boden. Frühling und Herbst, Sommer und Winter sind für dieses Gewächs vertauscht.

Es ist begreiflich, daß eine so beschaffene Pflanze stark giftig ist. Die «Antitendenzen» der Herbstzeitlose schaffen dieses Gift. Der zu starke Eingriff des Astralischen ist ja mit Augen abzulesen. Das in allen Teilen, vornehmlich im Samen auftretende Alkaloid «Colchicin» ist das stärkste Mitosegift, das wir kennen. Es hemmt die der Zellteilung und Zellvermehrung vorhergehenden Vorgänge. Mit ihm behandelte Pflanzensamen werden ätherisch außer Rand und Band gebracht, ihre Bildekräfte in gewissem Sinne von dem geistigen Formprinzip abgetrennt; es treten sprunghafte Mutationen auf, wie man sie sonst nur durch gewalttätigste Eingriffe, z. B. Röntgen- oder Radiumbestrahlung erzielen kann.

In der Heilwirkung von Colchicum ist das Liliaceenhafte durchaus zu erkennen; aber es ist stark metamorphosiert. Brechdurchfälle, Hydrops, Scharlachnephritis, Überladung des Organismus mit Harnsäure einerseits werden mit Colchicum behandelt, und damit wird ein in die Absonderungsprozesse stärker eingreifendes Wirken des Astralleibes in die untere Organisation gefördert. Andererseits sind – dem Knollenbildungsprozeß entsprechend – starke Wirkungen auf das zwischen Kopf und Brust liegende Gebiet zu erwarten, insbesondere wenn «Antitendenzen» zu den normalen Formtendenzen auftreten, Ablagerungs-, Verhärtungs-, Geschwulstbildungstendenzen der oberen Organisation werden damit bekämpft werden können; insbesondere Schilddrüsenwucherungen. Rudolf Steiner hat Präparate aus der blühenden Knolle als Heilmittel gegen den Kropf angegeben und dargestellt, wie bei diesem eine «Atonie des Astralleibes» vorliegt, wodurch die Ich-Organisation vom physischen und Ätherleib zurückgestaut wird. Colchicum übt einen starken Reiz auf den Teil des Astralleibes aus, der im Kehlkopfgebiet tätig ist. Die Schilddrüsentätigkeit, für den Ablauf so vieler Stoffwechselprozesse, wie es sich im «Grundumsatz» ausdrückt, wichtig, wird durch das stärkere Wirksamwerden des Astralleibes befeuert. (Man bedenke, daß die Colchicumknolle ja den Blütenprozeß in sich trägt, also ganz besonders geeignet ist, die Schilddrüsenaktivität anzuregen und in den Stoffwechsel zu leiten.) – Die Wurzeln der Herbstzeitlose hat Rudolf Steiner als Heilmittel bei Entzündungs- und Wucherungsprozessen der Hirnhäute empfohlen.

Auch die Wirkung von Colchicumpräparaten auf gichtisch-rheumatische Zustände, insbesondere der Gelenke, wird aus obigem verständlich. Man vergleiche das bei Mandragora Ausgeführte mit dem hier Dargestellten.

Lilium tigrinum, die Tigerlilie

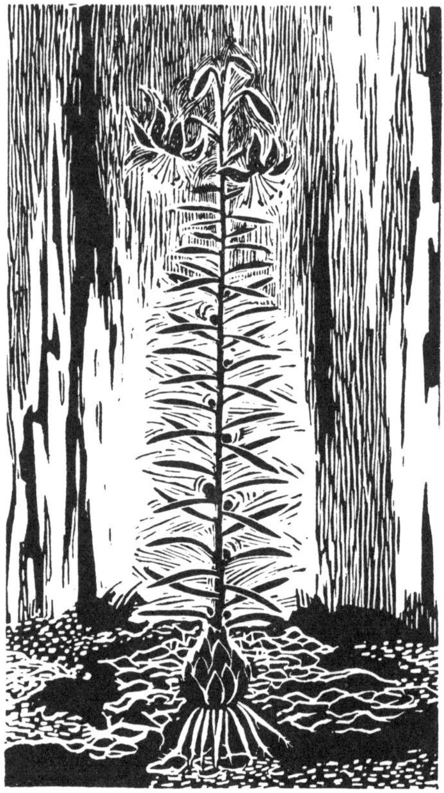

Einen dem Colchicum völlig entgegengesetzten Prozeß zeigt die in Japan und China heimische Tigerlilie; sie preßt nicht die Blüte in die Zwiebel, sondern nimmt im Aufschießen in die prunkende Blütenbildung mit den am Stiel mit hinaufgerafften Blättern auch noch das Zwiebelige – in Form kleiner schwarzer Brutzwiebelchen – mit. Die leuchtend scharlachroten, schwarz-violett gefleckten Blüten nicken schwer hinab, die Blütenblätter rollen sich nach oben, nackt treten Staubfäden und Stempel ins Freie.

Entsprechend dem überwiegenden Blütenprozeß geht die Heilwirkung auf die unteren Organe. Periode-Unregelmäßigkeiten, verschiedene Uterus-Erkrankungen hat man damit zu bekämpfen die Möglichkeit, Endometritis, Ovarienentzündung, Uteruskoliken und -Blutungen, mangelhafte Rückbildung des Uterus nach der Geburt, Lageveränderungen. Andererseits werden von hier ausgehende Bedrängungen des Herzens wohltätig beeinflußt, überhaupt die der ganzen oberen Organisation, die sich z. B. in Migräne auswirken kann.

Aloe

Eine sehr charakteristische Metamorphose des Zwiebeltyps sind die in den Wüsten- und Steppengebieten Afrikas heimischen 130 Aloearten, die Kakteenform unter den Liliengewächsen. Durch einen bis mehrere Meter hohen Stamm wird gleichsam die Zwiebel hinaufgetragen in die heiße trockene Luft und die Glut afrikanischer Sonne, die sie halb öffnet, so daß nun armlang und armesdick an die 50 fleischige, dornige, wachsgrüne Blätter nach außen und oben sich aufwölben. Viele Jahre wächst das Gebilde, bis nach dieser Periode gewaltig angestauter Lebenskräfte die des vehementen Blüte-Aufschießens folgt. Raketengleich fährt mit halbmeterhohem Schaft die mit nickenden, gelbroten Blüten dicht bestandene Ähre hoch und bringt dreifächerige, häutige Kapselfrüchte hervor. Als die beste gilt die Sokotra-Aloe, die gewaltigste wächst im

Kapland, in der Karroowüste. Der schleimige Saft der angeschnittenen Blätter liefert eingekocht die Droge. Diese enthält – unter anderem – den Bitterstoff Aloin (ein Anthrachinonderivat, wie sich solche auch in Rhabarber, Senna, Faulbaum finden), Emodin, ferner Farbstoffe, insektenfeindliche, konservierende Stoffe – die Aloe wurde in Ägypten zum Einbalsamieren der Mumien mitverwendet.

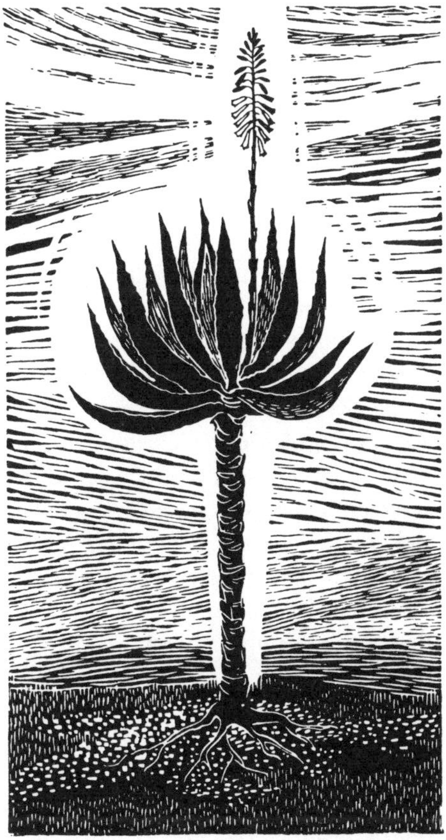

Die bei den Zwiebelgewächsen bereits bekannten Heilwirkungen finden sich auch hier, nur verstärkt, tiefer greifend. So verwendet man die Aloe zur Tonisierung, Anfeuerung aller Stoffwechselprozesse, als Stomachicum, Purgans, Cholagogum, Emmenagogum. Äußerlich ist die Förderung der Wundheilung, die schmerzlindernde, heilende Wirkung bei Verbrennungen – bis zur Röntgenverbrennung – zu erwähnen, wie sie bei einem Gewächs, das so starke Vitalität mit gebändigter sulfurischer Entzündung verbindet, noch dazu bei solcher Gewalt äußerer Sonnenwirkung, begreiflich ist. Die intensive Wiederverbindung der durch Krankheit oder Verwundung herausgedrängten Wesensglieder mit den Stoffwechselprozessen tonisiert, regt die Regeneration an, ist schmerzlindernd.

Paris quadrifolia, Einbeere

Langsam kriecht die Grundachse dieser «Tollkirsche unter den Liliengewächsen» durch die humusreiche Dunkelfeuchte des Buchenwaldes, des Erlenbruchs. Aus ihrem Ende treibt ein, zwei Spannen hoch der Blütentrieb, der vier Laubblätter zu einem Quirl zusammendrängt, aus dessen Mitte im Mai fingergliedlang die eine viergliedrige, gelbgrüne, schmal- und spitzblättrige Blüte mit dem größeren, vierteiligen Kelch aufsteigt. Die schwarze, kirschgroße Frucht sitzt wie eine Tollkirsche im Kelch. Die Blüte nimmt etwas von den starken Lebenskräften des Unterirdischen («Lebensäther») in sich auf, sie ist sehr langlebig; die Pflanze begnügt sich darum mit dem jährlichen Hervorbringen dieser einen Blüte.

Die giftige Pflanze enthält in allen Teilen, besonders im Wurzelstock, Saponine (Paridin, Paristyphnin), ferner schwefelhaltige Substanzen. Der Wurzelstock schmeckt beißend, die Blätter haben beim Zerreiben einen widerlich-betäubenden Geruch. Die Blüte jedoch ist, ohne Nektar, ohne Duft, wahrhaftig nicht «sulfurisch» zu nennen. Man hat – dem überwiegenden Wurzelprozeß gemäß – die Pflanze bei entzündlichen Erkrankungen der oberen Region, Augenentzündungen, äußeren Wunden und Geschwüren (gegen Brandigwerden), bei Kongestionen nach dem Kopf, Neuralgien, Schwindel, Nackenkopfschmerz, besonders wenn das Gefühl eintritt, die Augen würden in den Kopf gezogen, verwendet. (Die Pflanze wirkt pupillenverengend.)

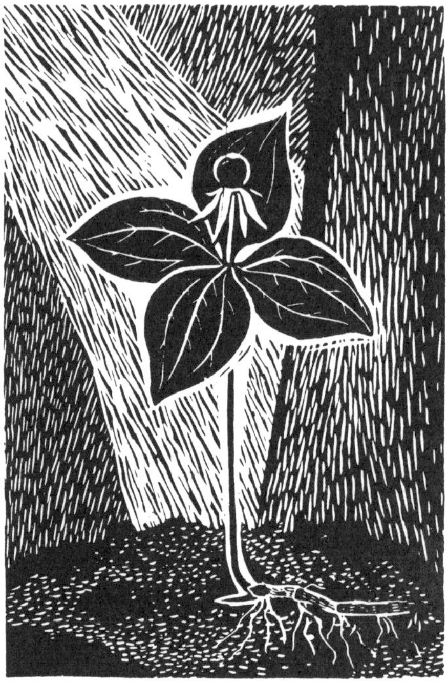

Convallaria majalis, das Maiglöckchen

Aus einem charakteristischen Zusammenspiel der Elemente baut das Maiglöckchen seine Erscheinungsform auf; frische Waldeskühle und herannahende Sommerwärme, schattiges Dunkel und hereinspielende Helle, mäßige Feuchte verschmelzen in seiner Bildung. In lichten Laubwäldern unserer gemäßigten Klimata gründet sich die Pflanze mit dem verzweigten Wurzelstock, der an den Enden das jährliche Wachstum in Knospen abschließt, aus denen im Frühjahr die je zwei langgestielten, zugespitzt-elliptischen, spannenlangen Blätter treiben. Ist die Pflanze blühreif geworden, was der Fall ist, wenn die ätherischen Bildekräfte sich im Vegetativen soweit ausgelebt haben, daß sie dem Astralischen keinen zu großen Widerstand mehr entgegensetzen – dann steigt der blattlose Blütensproß gerade auf. Er ist im oberen Drittel ringsum mit den aufwärts gerichteten Blütenknospen besetzt. Doch wenden sich diese bald alle nach *der* Seite, von der die meiste Helligkeit zustrahlt. Dabei müssen die rückwärts stehenden Blüten ihre «angeborene» Wachstumsrichtung gewaltig ändern, bis zu 180 Grad. In diesem leidenschaftlichen Sichhinwenden zum Licht verfallen sie aber der Schwere; die weißen Blüten neigen die sich öffnende Glocke zur Erde. Auf diese Art entsteht – aber erst im Aufblühen! – die «einseitswendige Traube», welche die Botaniker beschreiben; sie ist aber in der Anfangsgestalt etwas ganz anderes.

Derart steht unsere Pflanze in vielfältiger starker Spannung: zwischen unterirdischem Wurzelleben und oberirdischem Blütenleben, zwischen Stauen und Schießen, zwischen Ätherischem und Astralischem, zwischen Licht und Schwere. Eine solche «Kräfte-Natur» ist aber für die Herzheilpflanzen sehr charakteristisch; wir finden sie bei Digitalis, Strophanthus, Primula, Cactus grandiflorus, um nur einige zu nennen, wieder. Das Herz ist ja auch im Menschen das Organ zwischen den Impulsen des Sinnesnerven- und des Stoffwechselsystems, das Organ zwischen oben und unten, zwischen Leichte und Schwere, zwischen den dem Licht sich öffnenden und den sich ihm verschließenden Gebieten unserer Gesamtorganisation, endlich das im rhythmischen Ausgleich ätherischer und astralischer Impulse lebende Organ. – Man hat in der Pflanze herzwirksame Glykoside, ähnlich wie in Digitalis, Strophanthus, Scilla, Adonis gefunden; doch ist es wesentlich zu sehen, daß sie im *Maiglöckchenprozeß* entstehen und darum doch etwas anders wirken als die der vorhin aufgeführten Pflanzen.

Der liebliche Duft der Blüte spricht von anmutiger Kühle und schattiger Zuflucht vor herannahender Sommerhitze, doch läßt er sich nicht lange ertragen; bald merkt die Nase in einer heraufkommenden entzündlichen Schärfe die sulfurische Natur auch dieses Liliengewächses und man wundert sich nicht, aus der Blüte die scharlachrote Beere entstehen zu sehen, die allerdings blaue Samen birgt, so daß das Schattenzugeneigte sein Recht gleichfalls bis zu dem Ende wahrt, das doch wieder den unterirdischen Anfang bedeutet.

Durch die Maiglöckchen-Heilwirkung verbindet sich Ich und Astralleib intensiver mit dem Blutorgan; der Blutdruck steigt, die Gefäße ziehen sich zusammen. Der Flüssigkeitsorganismus wird angefaßt, die Diurese steigert sich. Störungen des Herzrhythmus, Extrasystolen weichen, eine Beruhigung von Erregungszuständen tritt ein. Verkrampfungen des Astralleibes im rhythmischen Gebiet können sich lösen, Asthma, basedowähnliche Erscheinungen können sich bessern. Doch wird angegeben, daß es vor allem Herzstörungen Jugendlicher sind oder Zustände, bei denen die Bedrängung des Herzens vom unteren Organismus her erfolgt – was sich in das ganze Bild der Liliaceenwirkung fügt.

Polygonatum officinale, Salomonsiegel, Weißwurz

Mit Schattenblume und Maiglöckchen bricht im Frühjahr an lichten, trockeneren Stellen der Laub- und Föhrenwälder, in Gebüsch und Waldrand, wohl auch in moosig beschattetem Geröll ausgetrockneter Waldbäche ein spiralig zusammengerollter Blätterstab, das Salomonsiegel hervor. Aus dickem, weißem, siegelartig mit den Narben der Triebe der Vorjahre versehenem Wurzelstock steigt der anmutige Bogen des schönblättrigen Laubtriebes; rhythmisch aneinandergefügt sind die zugespitzt eiförmigen, spannenlangen Blätter, aus deren Achseln einzeln oder zu zweit auf langen Stielen die grünweißen, langröhrigen Blüten hängen. Honigreich sind diese und duften nach bitteren Mandeln. Der Blatt-Blütenstand neigt sich, dem Maiglöckchen ähnlich, einseitswendig werdend zum Licht, die Blätter wie gehobene Hände, die Blüte der Schwere verfallen; im Unterschied zum Maiglöckchen ist das Blattsystem vom Grund abgelöst, in seine rhythmische Anordnung ist das Blütenhafte mit eingeschmolzen. Schlehengroße blaue Früchte gehen aus den Blüten hervor. Wie das Maiglöckchen bildet auch diese Pflanze herzwirksame Glykoside, ferner blutzuckersenkende «Glykokinine», wie wir solche bereits bei den Leguminosen kennenlernten (Galega, Lupinus); die Wirkung auf rhythmisches System und Blutprozeß ist deutlich. Doch ist die schleimreiche Wurzel, auf die der Sproßbogen, die hängenden Blüten herabweisen, das Hauptorgan, sie regt Regenerationsprozesse in der Peripherie an, wird zur Narbenbehandlung, bei Blutergüssen in die Haut verwendet, in Japan aber als Antidiabeticum.

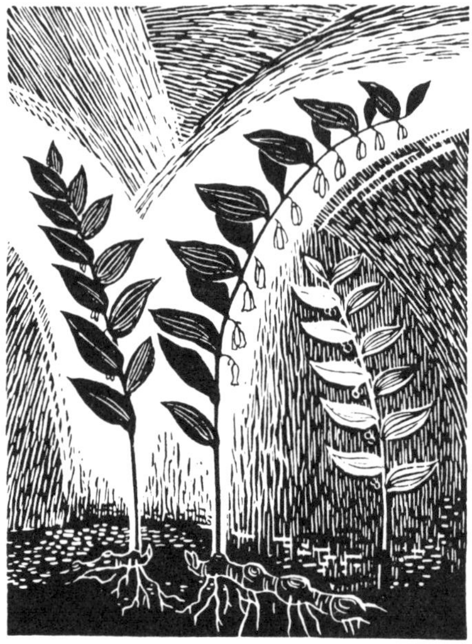

Veratrum album, weißer Germer

Eine mächtige Heilpflanze ist die «weiße Nießwurz», aber auch eine starke Giftpflanze. Sie ist auf Almen, Bergwiesen, Moorwiesen ganz Eurasiens zu Hause, von den Bergbauern gehaßt, da sie nicht nur dem Vieh schädlich ist, sondern auch den Boden aussaugt. Das knollige, kräftig bewurzelte Rhizom entsendet im Frühjahr die kräftig beblätterte, bis anderthalb Meter hohe Staude, die nach zehn Jahren unterirdischen Speicherns erstmals zur Blüte kommt. Aus breiten elliptischen, in den Rippen scharf eingefalteten Blättern steigt rasch die Blütenrispe, von immer kleiner und spitzer werdenden Blättern begleitet, dicht bestanden mit gelblich-grünlichen sechszähligen Blüten, die bei Sonnenschein einen starken betäubenden Duft verbreiten. Der Hochsommer bringt die Blütezeit.

Der Germer enthält eine ganze Reihe von Alkaloiden (Protoveratrin, Germerin, Jervin etc.) – am meisten im Rhizom. Seine Wirkung ähnelt der des Arsens, man hat ihn darum direkt «pflanzliches Arsen» genannt. Arsen «energisiert den Astralleib» nach einer Äußerung Rudolf Steiners; in ähnlicher Richtung wirkt Veratrum; es hat den energischen Übergang vom Mineralisch-Wurzelhaften zu dem Astralisch-Blütenhaften – wie auch das Arsen beim Erwärmen unmittelbar mit einem Sprung vom festen in den gasförmigen Zustand übergeht. Der «Sulfurprozeß» der Liliaceen erscheint hier gesteigert zum Arsenprozeß. Einen zu stark in die physische Organisation eintauchenden, in ihr sich verkrampfenden Astralleib kann – bei entsprechender Dosierung – ein Präparat aus dem Germer freisetzen, indem es ihm seine abnorme Wirkung abnimmt. Einen zu schwach tätigen Astralleib wird es zu intensiverem Sichverbinden anregen. Choleraartige Durchfälle mit Koliken, kaltem Schweiß, großer Schwäche, Kollapsneigung, Folgezustände von Nahrungsmittelvergiftungen, Kreislaufversagen einerseits, von der oberen Organisation ausgehende fieberhafte Erkrankungen (Angina, Grippe, spinale Kinderlähmung) mit Krämpfen und Lähmungserscheinungen andererseits gehören zu dem Wirkungsgebiet einer Pflanze, die

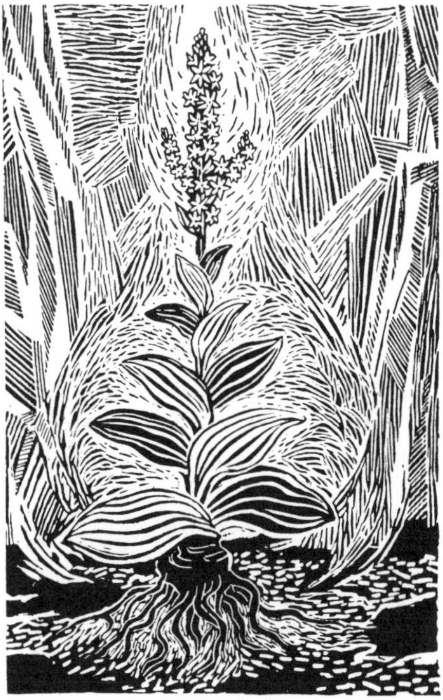

einerseits die astralverwandten Blütenprozesse so lange und intensiv in der Wurzel staut, sie dann aber andererseits so vehement, raketengleich entspannt.

Yucca filamentosa, Palmlilie

In das volle Licht einer heißen Sommersonne der warmen Gebiete Nordamerikas, der Wasserarmut trokkener sandig-steiniger Böden trotzend, tritt Yucca, die «Palmlilie»; aus kräftigem Wurzelstock entwickelt sich die vielblättrige Grundrosette schwertartiger, festfaseriger Blätter; ihm entsteigt auch der oft mannshohe Blütenstand mit den nickenden, großen, weißgrünlichen Blütenglocken – wie ein riesiges Maiglöckchen anzusehen, doch nicht einseitswendig, nicht in das Spiel von Licht und Schwere hineingestellt. Die Pflanze ist saponinhaltig, jedoch sind Samen und Schößlinge eßbar. Eigenartig ist das Zusammenleben der

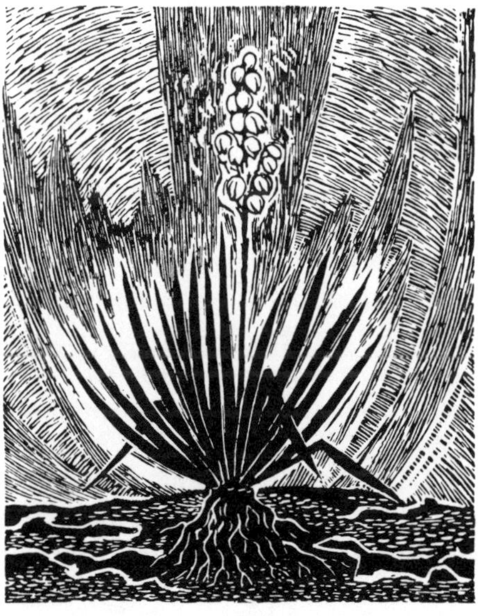

Pflanze mit einer kleinen Motte. Das weibliche Insekt, an den Staubfäden wartend, wird – besonders in Vollmondnächten – von dem männlichen Insekt befruchtet; es sticht hierauf den Fruchtknoten an, legt in einen seiner Fächer sein Ei, stopft hierauf Blütenstaub auf die Narbe, worauf in der Frucht sowohl der pflanzliche als auch der tierische Keim reifen. Innig ist das Leben der Yuccapflanze derart mit dem der Pronubis-Motte verwoben (nach Usteri, Pflanzensammlung).

Das Spiel zwischen ätherischer Stauung und astralischem, zum Schießen in die Blüte führenden Eingriff ist auch für diese Liliacee prägnant. Es wirkt sich in der Heilwirkung im Lebergebiet aus; Leberschwellungen, Stauungen, Ikterus, Cholecystitis mit den damit oft verbundenen Koliken, Meteorismus sowie Stirn- und Schläfenschmerzen hat man damit bekämpft. Es ist – unter anderem – auch das stärkere Eingreifen der Wärmekräfte in diese Region, das von der den Lilientypus im Heiß-Trockenen darlebenden Yucca gefördert wird.

Asparagus officinalis, der Spargel

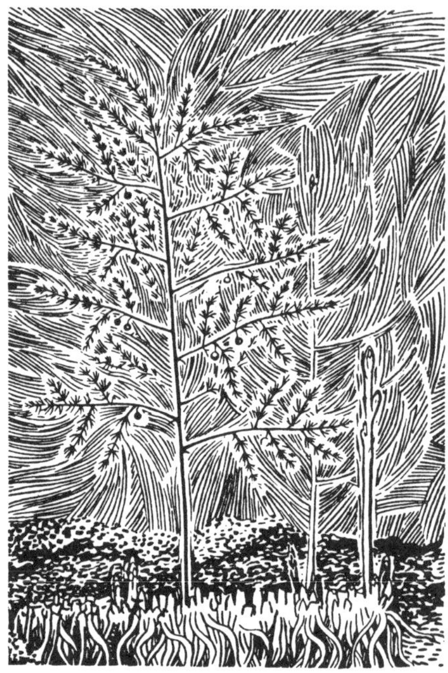

Das stauende Prinzip lebt sich in der 100 Arten umfassenden Gattung Asparagus als dicker, holziger, ausdauernder Wurzelstock aus, der, aus mehreren Sproßgenerationen bestehend, sich waagrecht durch den sandigen, lockeren Boden wühlt, den er am liebsten besiedelt. Nach oben schießt der schuppige Sproß und entfaltet sich zu einem zarten, luftigen, fast mannshohen Gebilde, das aus lauter weichnadeligen Stengelgliedern zusammengesetzt ist; die Blätter sind zu Schuppen verkümmert. Erst im dritten Jahr, im späten Frühling, blühen die Sprosse, an getrennten Pflanzen männliche und weibliche; die kleinen, gelbgrünen Blüten hängen; die Frucht ist erbsengroß, gelbrot, schwarzsamig. Im «schießenden Stadium» löst sich der Sproß also ganz ins Luftige auf. – Die Pflanze entstammt den Mittelmeerländern.

Daß eine, die Stauung so ins Luftige auflösende, noch dazu dem Kieseligen so befreundete Pflanze auf die Nieren- und Blasenorganisation wirkt, auf die Organe, durch die der astralische Leib sich in die Stoffwechselprozesse einschaltet, läßt sich wohl verstehen. Das in Wurzel und Sproß enthaltene Asparagin erhöht den Gasstoffwechsel, steigert den Grundumsatz; die Luftorganisation und mit ihr der Astralleib werden stärker tätig. Man hat die Pflanze ob ihrer harntreibenden Eigenschaften bei wäßrigen Stauungen (Hydrops), Blasen- und Nierenleiden, Harnsäureüberladung, Harnverhaltung, Neigung zu Steinbildung in Niere und Blase verwendet.

*Smilax aristolochiaefolia**, Sarsaparilla

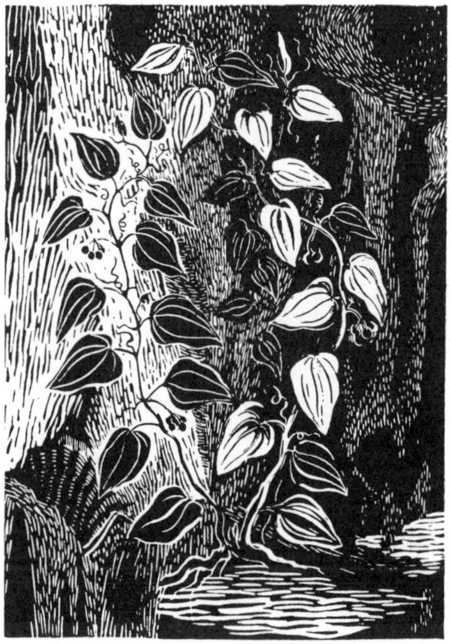

Im tropischen Südamerika ist diese lianenhaft gewaltig in die Länge wuchernde Liliacee heimisch, an den waldigen Flußufern wächst sie, den kräftigen Wurzelstock mit seinen langen Wurzeln in sumpfigen Grund treibend; daraus schießen hoch und schnell die mit rückgekrümmten Stacheln und blattachselständigen Ranken sich hinaufarbeitenden 15 m langen Triebe. Lederige, zugespitzt-herzförmige, immergrüne Blätter entfalten sich doppelt handgroß; aus ihren Achseln und den Sproß-Enden quellen die gelbgrünen Blütentrauben, aus denen kugelige rote Beeren hervorgehen. Diese Liliacee lebt sich im reichen Blatt- und Sproßentfalten, Ranken und Hinaufwinden recht merkuriell aus, zwischen Wurzel und Blüte ist ein – für eine Liliacee – reich entwickeltes Rhythmisches gelegt. Der Wurzelstock enthält viel Saponin, dazu fettes Öl, Harz, Zucker. Man hat diese merkurielle Pflanze verwendet, um die Quecksilberwirkungen der Lues-Kur gleichsam im Zaum zu halten. Auf den Saponinprozeß als einen merkuriellen ist in diesem Buche ja schon vielfach hingewiesen worden. Die übrigen liliaceentypischen Wirkungen auf die Stoffwechselregion sind auch vorhanden: der Astralleib wird zu stärkerem Eingreifen in die Flüssigkeitsorganisation gebracht. Harn-, schweißtreibend, «blutreinigend» wirkt die Sarsaparilla; man hat sie auch bei harnsaurer Diathese sowie Erkrankungen der Harnorgane (Blasenentzündung, Neigung zu Grieß- und Steinbildung etc.) verwendet.

* = Smilax medica.

SACHREGISTER

LITERATURHINWEISE

Cloos, Walther, Die Erde – ein Lebewesen. Stuttgart 1952.

Grohmann, Gerbert, Die Pflanze, Band 1. 5. Aufl., Stuttgart 1975.

Kolisko, Lili, »Der Mond und das Pflanzenwachstum, Versuche aus dem Jahre 1935« in: Mitteilungen des biologischen Instituts am Goetheanum, Nr. 4, Stuttgart 1935.

Krüger, Hans, Kupferchlorid-Kristallisationen – ein Reagens auf Bildekräfte des Lebendigen. Weleda Schriftenreihe, Heft 1, Arlesheim/Schwäbisch-Gmünd 1950.

Morgenstern, Christian, »Die Fußwaschung«, in: Wir fanden einen Pfad. 3. Aufl., Basel 1980.

Pelikan, Wilhelm, »Rätsel des Stickstoffs und ihre Erhellung durch anthroposophische Geisteswissenschaft«, in: Die Drei, Heft 11, 1922.

Pfeiffer, Ehrenfried, Empfindliche Kristallisationsvorgänge als Nachweis von Formkräften im Blut. Dresden 1935.

Poppelbaum, Hermann, Mensch und Tier. Fünf Einblicke in ihren Wesensunterschied. 7. Aufl., Dornach 1975.

– Tier-Wesenskunde. 3. Aufl., Dornach 1981.

Reko, V. A., Magische Gifte. Stuttgart 1936.

Steiner, Rudolf/Wegman, Ita, Grundlegendes für eine Erweiterung der Heilkunst nach geisteswissenschaftlichen Erkenntnissen. GA 27, 5. Aufl., Dornach 1977.

Steiner, Rudolf, »Ernährungsfragen im Lichte der Geisteswissenschaft. Fragenbeantwortung. Vortrag vom 8. Januar 1909 in: Das Goetheanum, 14. Jg., Nr. 47–48, 1935.

– Die Geheimwissenschaft im Umriß. GA 13, 29. Aufl., Dornach 1977 (siehe besonders das Kapitel »Die Weltentwicklung und der Mensch«).

– Geisteswissenschaftliche Gesichtspunkte zur Therapie. Zweiter Kurs für Ärzte und Medizinstudierende (Dornach, 11. bis 18. April 1921). GA 313, 3. Aufl., Dornach 1963.

– Geisteswissenschaft und Medizin. Kursus für Ärzte und Medizinstudierende (Dornach, 21. März bis 9. April 1920). GA 312, 4. Aufl., Dornach 1976.

– Vortrag vom 3. Februar 1923, in: Über Gesundheit und Krankheit. Grundlagen einer geisteswissenschaftlichen Sinneslehre. 18 Vorträge für die Arbeiter am Goetheanumbau (1922/23). GA 348, 2. Aufl., Dornach 1976.

– Goethes Naturwissenschaftliche Schriften. Sämtliche Einleitungen zur Herausgabe in »Kürschners Deutsche National-Literatur« (1883–1897). GA 1, 4. Aufl., Dornach 1973.

– Grundlinien einer Erkenntnistheorie der Goetheschen Weltanschauung mit besonderer Rücksicht auf Schiller. GA2, 7. Aufl., Dornach 1979.

– Vortrag vom 22. März 1923, in: Die Impulsierung des weltgeschichtlichen Geschehens durch geistige Mächte. GA 222, 3. Aufl., Dornach 1976.

– Vortrag vom 13. Januar 1923, in: Lebendiges Naturerkennen. Intellektueller Sündenfall und spirituelle Sündenerhebung. GA 220, Dornach 1966.

– Vortrag vom 5. Mai 1923, in: Kulturphänomene. Drei Perspektiven der Anthroposophie. Dornach 1961.

– Vortrag vom 12. Juni 1910, in: Die Mission einzelner Volksseelen im Zusammenhange mit der germanisch-nordischen Mythologie. GA 121, 4. Aufl., Dornach 1962.

– Besprechung mit praktizierenden Ärzten. 3 Ansprachen (Dornach, 31. Dezember 1923 bis 2. Januar 1924), in: Physiologisch-Therapeutisches auf Grundlage der Geisteswissenschaft. Zur Therapie und Hygiene. GA 314, 2. Aufl., Dornach 1975.

– Von Seelenrätseln. GA 21, 4. Aufl., Dornach 1976.
– Vortrag vom 22. Oktober 1906, in: Ursprungsimpulse der Geisteswissenschaft. GA 96, Dornach 1974.
– Das Verhältnis der verschiedenen naturwissenschaftlichen Gebiete zur Astronomie (»Astronomischer Kurs«: Stuttgart, 1. bis 18. Januar 1921). Dornach 1926 (vorgesehen als GA 323).
– Vortrag vom 6. August 1908, in: Welt, Erde und Mensch. GA 105, 4. Aufl., Dornach 1974.
– Die Welt der Sinne und die Welt des Geistes. GA 134, 4. Aufl., Dornach 1979.
Simonis, Werner Christian, Die unbekannte Heilpflanze. Frankfurt a. M. 1955.
Usteri, Alfred, Die Pflanzensammlung. 2. Aufl., Basel 1926. Siehe auch: Pflanzen, Menschen, Sterne. Die »Pflanzensammlung«, neue Folge. Basel 1927.
Wachsmuth, Guenther, Erde und Mensch – ihre Bildekräfte, Rhythmen und Lebensprozesse, Band 1. 4. Aufl., Dornach 1980. Siehe auch die frühere Ausgabe von 1926 mit dem Titel: Die ätherischen Bildekräfte in Kosmos, Erde und Mensch.

VERZEICHNIS DER ABBILDUNGEN

INHALT

ZU DEN ABBILDUNGEN DIESES BUCHES

Der Leser findet den Ausführungen über einzelne besonders wichtige Heilpflanzen die Versuche des graphischen Künstlers beigegeben, die das durch den Worttext niemals genügend deutlich zu machende auf ihre Art veranschaulichen. Mit diesen Darstellungen soll im Spiel von Schwarz und Weiß, in der Dynamik der Linien und Flächen das Charakteristische, für die betreffende Pflanze Wesentliche erstehen. Naturalistische Bildtreue ist nicht angestrebt. Man kann natürlich die dargestellten Pflanzen «erkennen»; doch beruht dieses Erkennen nicht auf der Nachahmung der äußeren Erscheinung, besonders dort, wo das Bild zur Vignette, zur Signatur des Textes wird. Die Kunstgesetze der Graphik bringen auf ihre Art die Pflanze noch einmal hervor, die draußen durch Naturgesetze geschaffen worden ist. Es kann dadurch etwas sichtbar werden, was der Natur-Anblick nicht zeigt, höchstens andeutet, und was nur dem Auge des Geistes erscheint. Das Werk des Künstlers wird zur Aussage über das von der Natur Verschwiegene.

Dies gilt besonders für die zwölf ganzseitigen Bilder der Typen einzelner Pflanzenfamilien. Hier ist versucht, mit graphischen Mitteln auszudrücken, was niemals Sinnes-, sondern immer nur Geisteseindruck sein kann: das Wesenhafte einer ganzen Pflanzenfamilie, das Grundmotiv, aus dem die einzelnen Pflanzenarten als Variationen abgeleitet werden können; der Schlüssel, nach dem man, im Sinne Goethes, Lippenblütler, Hahnenfußgewächse etc. bis ins Unendliche erfinden könnte. Sämtliche Typenbilder sind aber selbst Variationen des einen großen Urpflanzlichen. Rudolf Steiner hat uns von diesem eine geniale Farbenskizze – in der Ankündigung für eine Eurythmie-Aufführung – hinterlassen. (Es kam in dieser Aufführung das Goethe'sche Gedicht über die Metamorphose der Pflanze zur eurythmischen Darstellung.)

Wer die Versuche, durch photographische Bilder botanische Ausführungen zu beleben, verfolgt hat und sich dabei der Grenzen der Photographie schmerzlich bewußt geworden ist, wer ferner die unvergleichlich plastischen und «sprechenden» Holzschnitte mittelalterlicher Kräuterbücher kennt, wird einen Versuch wie den vorliegenden gelten lassen und sogar begrüßen. Der Autor zählt aber die Stunden, die er mit dem Künstler, Herrn Walther Roggenkamp, zubringen konnte in der Vorbereitung dieser Arbeit, zu den besonders schönen seines Lebens.

Dankbar gedenkt er aber auch der jahrelangen stillen Vorarbeit, die ihm als Hilfe zuteil wurde durch das Skizzieren vieler Pflanzen von Fräulein Maria Kleiner, durch das dem Autor vieles aufgegangen ist von dem «offenbaren Geheimnis» der Pflanzenwelt.

WILHELM PELIKAN / HEILPFLANZENKUNDE

Band II

HEILPFLANZENKUNDE

DER MENSCH UND DIE HEILPFLANZEN

Band II

WILHELM PELIKAN

MIT PFLANZENZEICHNUNGEN VON WALTHER ROGGENKAMP

HERAUSGEGEBEN VON DER MEDIZINISCHEN SEKTION
DER FREIEN HOCHSCHULE FÜR GEISTESWISSENSCHAFT
GOETHEANUM

VERLAG AM GOETHEANUM

1. Auflage 1962
2. durchgesehene Auflage 1977
3. durchgesehene Auflage 1982
4. Auflage 1999
5. Auflage 2005
6. Auflage 2012

Einbandgestaltung mit Verwendung von Motiven Walther Roggenkamps
von Gabriela de Carvalho

Gesamtherstellung: Freiburger Graphische Betriebe
ISBN 978-3-7235-1066-7 (Bd. I–III Sonderausgabe)

GELEITWORT DES HERAUSGEBERS

Mit diesem zweiten Band seiner «Heilpflanzenkunde» rundet Wilhelm Pelikan seinen vor vier Jahren erschienenen ersten Teil zu einem umfassenden Werk einer modernen Darstellung der Heilpflanzen ab. Die Grundlagen und die angewendeten Methoden sind die gleichen geblieben: wiederum bildet die Geistesforschung Rudolf Steiners das feste Fundament, auf dem der weittragende Bau errichtet wird, und mit der gleichen Meisterschaft wird der ins Imaginative erhöhte Stil gehandhabt, der eine Fülle neuer Heilpflanzenwesen vor uns erstehen läßt.

Inhaltlich ergänzt der neue Band den Umfang der dargestellten Pflanzen in bedeutender Weise. Gleich zu Beginn werden uns eine Reihe von Heilpflanzen aus dem niederen Pflanzenreich vorgestellt, die sich nach den vielfachen Hinweisen Rudolf Steiners als wesentlich für eine therapeutische Verwendung erwiesen haben.

Im mittleren Teil des Buches ragen zwei Gruppen als besondere Höhepunkte von Pelikans Darstellkunst hervor: Die Gramineen, deren Studium ja auch für das Verständnis der menschlichen Ernährung von größtem Interesse ist, und die Baumpflanzen – speziell die Kätzchenträger, die in ihrer Siebenheit eine neue Anschauung ihrer Zuordnung zu den menschlichen Krankheits- und Heilungsprozessen erahnen lassen.

Wie selbständig Pelikan seinen Gegenstand handhabt, dafür kann als hervorragendes Beispiel sein Pflanzenwesensbild des Sanddorns, Hippophaë rhamnoides, gelten. Auf diese Pflanze hat ja Rudolf Steiner nicht hingewiesen, aber Pelikan behandelt sie so, daß sich der unmittelbaren Anschauung ihr Wert für die menschliche Gesundheit ergibt. Das ist für die Methode, wie die anthroposophisch orientierte Heilkunst ihre Anwendungen begründen will, von besonderer Bedeutung.

So darf auch dieser Band mit Freude und Genugtuung über sein Gelingen auf den Weg geschickt werden. Er wird die Urbeziehung zwischen Pflanze und Mensch in neuer Sicht der hoffentlich wieder zahlreichen Leserschaft eindrucksvoll vor Augen führen.

Dornach, im Mai 1962

Für die Medizinische Sektion am Goetheanum
Gerhard Schmidt

ZUM ZWEITEN BAND DER «HEILPFLANZENKUNDE»

Als vor einigen Jahren der erste Band der «Heilpflanzenkunde» des Verfassers erschien, lag bereits für einen weiteren Band Stoff in Fülle vor, der nur der letzten Formung bedurfte. Es war aber die Frage, ob sich eine Leserschaft für ein so umfangreiches Werk, ja auch nur für einen Band, finden würde. Diese Frage hat sich unterdessen beantwortet. Ein in diesem Umfange unerwartetes, lebhaftes Interesse an dem Wesen der Heilpflanzen tat sich kund. Die Hälfte der Auflage war in Kürze abgerufen. Mit vielen Lesern knüpfte sich ein lebhafter Gedankenaustausch an.

Dies ermutigte, die Fertigstellung und Herausgabe des zweiten Bandes zu wagen, für den allerdings der erste Band Voraussetzung ist. Hiermit ist eine gewisse Abrundung des dargestellten Gebietes erreicht. Eine stattliche Schar neuer Heilpflanzen tritt vor den Leser, dem der erste Band behilflich sein konnte, sich das Organ für das Eigenartige zu öffnen, daß die Pflanzenwelt nicht nur Quelle der Nahrung, sondern auch der Heilung zu sein vermag. Er wird mit diesem geöffneten Organ mit Freude in die Fülle hineinschauen, die sich weiterhin vor ihm auftut. Schon der Anblick des unerschöpflichen Reichtums heilsamer Natur wird für ihn etwas tief Erquickendes, Heilendes haben können.

Dieses Werk hätte nicht durchgeführt, ja nicht einmal begonnen werden können, läge nicht, jedermann offen, das Lebenswerk des großen natur- und geisterkennenden Mannes vor, dessen Geburtstag zum hundertsten Male in diesem Jahr gefeiert wird: Rudolf Steiner. Vor allem ihm hat der Verfasser zutiefst zu danken; dann der Freien Hochschule für Geisteswissenschaft, dem Goetheanum, insbesondere dessen medizinischer Sektion, die wieder das entstandene Buch unter ihre Fittiche genommen hat. Es schließt dieser Dank alle Freunde ein, die mit Rat und Tat, Vorschlägen, Verbesserungen, förderndem Interesse, Korrekturen behilflich waren. Glücklich ist der Verfasser, auch für diesen zweiten Band den Graphiker und mitgestaltenden Künstler, Herrn Walther Roggenkamp, zur Seite gehabt zu haben. Denn was wären Pflanzenschilderungen ohne aussagekräftige Bilder! Dem Verlag ist für gewohnte sorgfältige und gediegene Ausstattung zu danken. Der Vorgänger, der auf gleichem Gebiet rüstig Mitschaffenden sei gleichfalls in Wärme gedacht. Vor allem aber sind Nachfolger erhofft, die durch künftige Leistungen weit über das bisher Erreichte hinausschreiten. Denn alles Leben will höheres Leben.

Wie solche künftige Leistungen beschaffen sein werden? Der Erkenntnis-Mutige kann darüber begründete Vermutungen haben.

Im Mai 1962. *Wilhelm Pelikan*

VORWORT ZUM ERSTEN BAND

Die Heilkunst der Alten hat sich in hohem Maße auf die Welt der Heilpflanzen gestützt. Durch die Fortschritte der analytischen und synthetischen Chemie und der mit ihr Hand in Hand arbeitenden Pharmakologie des letzten Jahrhunderts in den Hintergrund gedrängt, erlebt diese Welt durch die Entdeckung der Antibiotika, die Erforschung neu bekanntwerdender, stark wirkender Drogen – wie des Weißdorns, des Süßholzes, der Ammi visnaga, der Rauwolfia –, daß das Interesse der offiziellen Wissenschaft sich wieder auf sie richtet. Man würde von einer Renaissance der Heilpflanzenkunde sprechen, wenn nicht die weiteren Wege der Forschung in den vorgezeichneten und ausgelaufenen Geleisen zu erwarten wären: Isolieren der «Wirkstoffe», Erforschung ihrer chemischen Struktur, künstliche Synthese durch die moderne Chemie.

Man darf aber von einer *Neugeburt* der Heilpflanzenkunde sprechen, seit eine durch moderne Geistesforschung (Anthroposophie) erweiterte Heilkunst auf neue Wesensbezeichnungen zwischen Pflanze und Mensch hinzuweisen vermag. Eine solche Heilpflanzenkunde darf im echten Sinne *rationell* genannt werden; denn in ihr wird eine Darstellung des Menschenwesens und der Pflanzenwelt zugrunde gelegt, die beide exakt aufeinander beziehen kann. Es wird für das Erkenntnisstreben möglich, den Menschen in die Pflanzenwelt, die Pflanze in das Menschenwesen hineinzuprojizieren. Insbesondere findet für eine solche Erkenntnisart die *kranke* menschliche Natur, die Gesamtheit aller pathologischen Prozesse, in dem Reiche der Heilpflanzen ihre Gegenwelt und Widerspiegelung, ihre pflanzliche Projektion. Dies in den Grundzügen darzustellen, ist die Aufgabe dieses Buches. Dem Verfasser ist klar, daß es sich um einen mit allen persönlichen Mängeln behafteten Versuch handelt – der aber gewagt werden kann, da die Forschungsergebnisse Rudolf Steiners in so reicher Fülle vorliegen.

Die vorliegenden Darstellungen sind Früchte einer Arbeit an der Pflanzenwelt, die 1921 im kleinsten Kreise durch Erarbeiten der Goetheschen Metamorphosenlehre begonnen, durch Aufmunterung der genialen Persönlichkeit Dr. Eugen Koliskos fortgesetzt, durch die Bücher und Vorträge des bedeutenden Botanikers Dr. Usteri namhaft gefördert wurde. Die entscheidenden Schritte auf eine Heilpflanzenkunde zu im hier gemeinten Sinne ergaben sich durch die damals gehaltenen Vortragsreihen Rudolf Steiners vor Ärzten. Ein Arbeitskreis, der sich im Anschluß an eine solche Vortragsreihe in Stuttgart aus Ärzten, Pharmazeuten und Chemikern bildete, ist als Quellort der Keimideen dieses Buches anzusehen.

Einen wichtigen Impuls zur weiteren Ausgestaltung bekamen diese Keimideen durch die Arbeiten und Veröffentlichungen Dr. Guenther Wachsmuths, insbesondere sein Werk «Die ätherischen Bildekräfte in Kosmos, Erde und

Mensch». Später folgten die grundlegenden Darstellungen des für die Begründung einer geisteswissenschaftlichen Botanik bahnbrechenden Botanikers und Pädagogen Dr. Gerbert Grohmann. Nicht zuletzt sind jedoch die zahlreichen Heilpflanzenstudien der Weleda-Mitarbeiter zu erwähnen, die seit bald drei Jahrzehnten an verschiedenen Orten, z. B. in den «Weleda-Nachrichten», erschienen sind. In den letzten Jahren sind die gründlichen «Medizinisch-botanischen Wesens-Darstellungen einzelner Arzneipflanzen» Dr. W. Chr. Simonis' zu nennen, der nun bald ein halbes Hundert von Heilpflanzenmonographien geschaffen hat. Aber auch in der anthroposophisch-medizinischen Fachliteratur finden sich eine Reihe feinsinniger Studien über wichtige Heilpflanzen.

Eine systematische Gesamtdarstellung des Heilpflanzenwesens war jedoch noch zu unternehmen. Möge das Vorliegende als ein Beitrag zu dieser Aufgabe freundlich aufgenommen werden.

Zum Schluß erfüllt der Autor gerne die Pflicht, allen denen zu danken, die seine Arbeit gefördert haben; insbesondere seines ersten Lehrmeisters der Pflanzenkunde zu gedenken: seiner lieben Lebenskameradin, ohne deren vielseitige Hilfe dieses Buch nicht zustande gekommen wäre.

Schwäbisch Gmünd, im Frühjahr 1957.

Wilhelm Pelikan

ZU DEN ABBILDUNGEN DIESES BUCHES

Der Leser findet den Ausführungen über einzelne besonders wichtige Heilpflanzen die Versuche des graphischen Künstlers beigegeben, die das durch den Worttext niemals genügend deutlich zu Machende auf ihre Art veranschaulichen. Mit diesen Darstellungen soll im Spiel von Schwarz und Weiß, in der Dynamik der Linien und Flächen das Charakteristische, für die betreffende Pflanze Wesentliche erstehen. Naturalistische Bildtreue ist nicht angestrebt. Man kann natürlich die dargestellten Pflanzen «erkennen»; doch beruht dieses Erkennen nicht auf der Nachahmung der äußeren Erscheinung, besonders dort, wo das Bild zur Vignette, zur Signatur des Textes wird. Die Kunstgesetze der Graphik bringen auf ihre Art die Pflanze noch einmal hervor, die draußen durch Naturgesetze geschaffen worden ist. Es kann dadurch etwas sichtbar werden, was der Natur-Anblick nicht zeigt, höchstens andeutet, und was nur dem Auge des Geistes erscheint. Das Werk des Künstlers wird zur Aussage über das von der Natur Verschwiegene.

HEILPFLANZEN AUS DEM NIEDEREN PFLANZENREICH

ALGEN, PILZE, FLECHTEN, FARNE, SCHACHTELHALME

Die «vollkommenen» Pflanzen sind die Blütenpflanzen; denn sie bringen das Pflanzenwesenhafte, die «Idee der Pflanzenheit», die «Urpflanze» im Goetheschen Sinne am vollkommensten zur Erscheinung. Im Laufe der Entwicklung der Pflanzenheit sind sie zwar zuletzt erschienen; auf sie zielt aber diese Entwicklung von Anfang an hin. Ja, wir müssen als die Antriebskraft dieser Entwicklung das auf die vollkommene Wesensoffenbarung Hindrängende der Pflanzenheit ansehen. *Sie wird zur Entwicklungskraft, ehe sie als Sinnenform erscheint.*

Man nehme die vollkommene Pflanze, mit Wurzel, Sproß, Blättern, Blüten, Früchten. Sie offenbart sich in ihrer ganz bestimmten Stellung innerhalb der Erdenschöpfung, innerhalb der Naturreiche, innerhalb der Kräfte und Elemente des Erdenseins. Sie zeigt durch ihre Gliederung (in Wurzel, Sproß, Blatt, Blüte, Frucht), wie ihre Ganzheit innerhalb des umfassenderen Ganzen des Gesamterdendaseins (dessen Kompendium und Leitmotiv ja der Mensch ist) darinnensteht. Sie ist das Mittel- und Mittlerwesen zwischen Erde und Kosmos, zwischen Dunkel und Licht, aber auch zwischen Mineral- und Tierreich. Da die Pflanze ihr Wesenhaftes derart zur sinnlichen Erscheinungsform gebracht hat, wird eine *wesentliche* Weiterentwicklung über den heutigen Stand nicht möglich sein – es sei denn, ein neuer Schöpfungseinschlag ergriffe das ganze Erdensein. Dann hätten wir es aber mit einer neuen Schöpfung zu tun. Solches wird sich einmal ereignen, so gut wie die heutige Erdenschöpfung aus früheren Schöpfungen hervorgegangen ist. Man lese darüber in den vielfältigen Darstellungen Rudolf Steiners nach, beginne mit dem Werke «Geheimwissenschaft im Umriß».

Die heutige Pflanzenwelt ist also weitgehend vollendet, ihr Geistiges zur sinnlichen Erscheinung gekommen, soweit es die Blütenpflanzen betrifft. Die sogenannten niederen Pflanzen sind in diesem Sinne unvollkommene Pflanzen, Vorverkündigungen der heutigen Pflanzenwelt in dieser oder jener Richtung, was ihnen eine einseitige Prägung aufdrückt. Man kann sie ideell aus dem Vollpflanzlichen ableiten, indem man in diesem gewisse Kräfte sich unterdrückt denkt, wodurch andere Kräfte das Übergewicht gewinnen. Der Schachtelhalm ist gleichsam nur Stengel, der Farn nur Blatt, die Alge nur fortflutende Stengel-Blatt-Bildung, der Pilz «Wurzelblüte» (Grohmann findet diese treffende Wortprägung), die auf jede eigene Blattbildung verzichtet hat, des Moders der Blätter anderer, vollkommenerer Pflanzen bedarf. Die Sproßpilze, Spaltpilze schließlich bringen es nur zur Einzelligkeit, haben auf jede eigene wirkliche Gestalt völlig verzichtet. Die «Vollpflanze» zeigt diesen Zustand nur ganz vorübergehend, etwa wenn sie den Blütenstaub bildet, indem sie sich in der Pollenzellenbildung verstäubt. Solche primitive Pflanzenbildungen haben keine Gestalt-Ganzheit. Sie können eine solche trotzdem nicht entbehren. Sie müssen sich mit fremden Ganzheiten verbinden. Wir betreten hier das weite Reich des Parasitentums.

Aber in dieses ganze große Gebiet noch unvollkommenen, von Bildeimpulsen des Urpflanzlichen mehr umschwebten als durchdrungenen Pflanzentums wirkt noch ein weiterer Einschlag herein. Er kommt aus der Weltvergangenheit. Dem Leser ist schon an manchen Stellen dieser «Heilpflanzenkunde» die durch die anthroposophische Geisteswissenschaft gegebene Darstellung der Weltentwicklung begegnet. Diese weiß von Vorstufen der heutigen Erdenschöpfung zu berichten, von denen hier vor allem die «alte Mondenschöpfung» interessiert. Diese brachte drei Naturreiche hervor, die Zwischenformen zwischen unseren heutigen Naturreichen darstellen: ein zwischen dem heutigen Mineral- und Pflanzenreich stehendes Pflanzenmineralreich, ein zwischen dem heutigen Pflanzen- und Tierreich stehendes Tierpflanzenreich, ein zwischen Tier- und Menschensein stehendes höchstes Reich, das den Vorfahren des heutigen Menschenreiches enthielt. Reminiszenzen an die alte Tierpflanzenwelt finden sich in der heutigen Pflanzenwelt genug, von ihnen ist in vorliegendem Werk in dessen erstem Band oft die Rede gewesen; es sei an die Kapitel über Mohngewächse, fleischfressende Pflanzen usw. erinnert. Aus solcher Vergangenheit sind auch die tiefen Beziehungen zwischen Tier- und Pflanzenwelt begreiflich, das Für- und Miteinander-Geschaffensein z. B. der Blüten und ihrer Besucher, die Gallenbildungen und manches andere. Beziehungen treten bei den ältesten, den niederen Pflanzen naturgemäß in besonderer Weise auf, sie bewirken, daß die Grenze zwischen niederer Tier- und Pflanzenwelt etwas Ineinanderschwimmendes hat.

*

Algen – Phycophyta

Es kann hier nicht daran gedacht werden, auch nur einen Überblick über die etwa 8000 bisher bekannten Algenarten zu geben. Das Typische zu erfassen, um die Heilbeziehungen zum Menschen zu gewahren, sei allein versucht.

Das Lebensreich der Algen ist das durchlichtete Wasser. Sie geben seinem fließenden, flutenden, vertropfenden und wieder zusammenlaufenden, versprühenden und sich wieder sammelnden Wesen gleichsam Lebensgestalt. Die meisten und größten Arten bewohnen die Ozeane, doch fluten Algenfäden auf jedem

Bachgrund, in jedem Teich und Tümpel. Quellgründe, feuchte Ackerstellen, feuchte Blätter und Rinden oder feuchte Körperoberflächen oder sogar das Körper-Innere von Muscheln, Schnecken, Schwämmen, Würmern, selbst der Pelz des Faultieres werden von Algenarten besiedelt, sogar Gletscher und Schneefelder der hohen Gebirge und Polgebiete weisen ihre Algen auf. Wie das Wasser einzelner Tropfen, fließender Faden, sich breitende Fläche sein kann, gibt es einzellige, fadenförmige, zu Kolonien zusammenfließende, schließlich zur höheren Pflanzenform mit Stiel und Blatt, schwimmendem verzweigtem Wassergesträuch, ja zu baumartigen Gebilden aufsteigende Formen von Algen. Durch die Bildung grünen Blattfarbstoffes sind sie samt und sonders echte Pflanzen, aber solche, für die im Erdensein nur Wasser (das in sich gelöst Luftiges enthält) und Licht existiert, mindestens Feuchte und Licht – nicht aber die feste, mineralische Erde. Denn die Kraft der Wurzelbildung ist ihnen versagt, ebenso aber auch die Kraft der Blütenbildung, aus welcher die Erdenfrüchte hervorgehen. Ein alter Zustand unseres Planeten hat die Algen aus dem Schöpferisch-Urpflanzlichen hervorgehen lassen, ein Zustand, der noch keine feste Erde kannte. Rudolf Steiner, der diese Entwicklungsphase als lemurische Epoche schildert, spricht von der vitalisierten Atmosphäre der damaligen Zeit, die eine feinflüssige Konsistenz hatte, wie sehr verdünntes Eiweiß, in der wolkenartige Pflanzengebilde schwammen oder schwebten, ergrünend und vergrünend, je nach ihren Lebensrhythmen. In der Deckenmalerei der großen Kuppel des ersten Goetheanumbaues war ein Teilbild, das die Lemuris darstellte. Riesenhafte tangartige Algengebilde sind da zu sehen gewesen, die durch ein feurigbewegtes Element dahinfluteten. – Die Algen sind die ersten echten Pflanzen gewesen, sie haben in den Gewässern der Erde ihre Zufluchtsorte gefunden, die etwas von den Zuständen ihrer Schöpfungsstunde festhielten, als die Erdentwicklung auf die Bildung eines festen Erdkerns zustrebte und damit alle Verhältnisse sich änderten.

Als echte Pflanzen leben die Algen aus dem Licht und mit dem Licht. Es bilden sich je nach der Wassertiefe, dem Durchlichtungsgrad ganz verschiedene Arten aus, Blau-, Grün-, Braun-, Rotalgen – letztere gehen ins Tiefste, wo das Licht verdämmert. Sie saugen sich aus dem Wasser die darin gelöste Kohlensäure-Luft, die nötigen Salze mit großer Kraft an, sondern gebildete Sauerstoffluft manchmal in blasenartige Gebilde ab, die sie auf die Wasseroberfläche tragen, verdichten die hochverdünnten Mineralbestandteile in sich zu kieseligen, kalkigen Einlagerungen, zu erheblichen Gehalten an Jod usw., so daß die Asche gewisser Algen früher ein wichtiger Rohstoff der Jodgewinnung war. Giftige Algen gibt es nicht; wohl sind aber manche Algen wichtige Nahrungsmittel durch ihren Kohlehydrat- und Eiweißgehalt.

Die Eignung der Algen, Heilpflanzen zu sein, charakterisierte Rudolf Steiner so: Bei der Alge habe man es zu tun mit einer Pflanze, die weder stark ausgebildete Wurzelbildung hat, noch stark ausgebildete Blütenbildung. Es schöben sich eigentlich Blüte und Wurzel zusammen. Und das Hauptsächlichste sei die Krautorganisation, die alles übrige aus sich hervorbringt. Das Blatt überwiege, so daß bei dieser Pflanze kein sehr intensives Verhältnis zur Erde da sei. Auf der anderen Seite sei auch zum äußeren Kosmos kein intensives Verhältnis vorhanden, sondern ein Verhältnis zu alledem, was sich abspielt im wässerigen und luftförmigen Element unmittelbar an der Erdoberfläche. Algen seien Pflanzen, die ganz eingetaucht sind in die Wechselwirkungen zwischen Luft und wässerigem Element. Nun sei das Eigentümliche dieses, daß diese Pflanzen zu der sehr geringen Menge Schwefel, der heute überall verbreitet ist, sowohl im Wässerigen als auch in der Luft, eine sehr starke Anziehung besäßen. Dadurch eigneten sich diese Pflanzen, wenn man sie in den rhythmischen Organismus hineinbringe, ganz besonders gut dazu, die Harmonie herzustellen zwischen dem astralischen Leib * und dem Ätherleib. Wenn diese Harmonie gestört sei, weil physischer und Ätherleib sich weigern, den Astralleib genügend in sich hineinzulassen, könne man zu den Algen als Heilmittel greifen. Ein solches Heilmittel ziehe die gesunde Astralität der Weltenumgebung an, denn die Algen ziehen eben die Astralität der umgebenden Luft ein. (Komme die ungenügende Versorgung des physischen und Ätherleibes mit den Kräften des Astralleibes aber davon her, daß das *Ich* den Astralleib zu stark in Anspruch nehme und nicht in den Ätherleib hineinlasse, könne man zu *Pilzen* als Heilmitteln greifen.)

Rudolf Steiner empfahl die Anwendung von Algenpräparaten bei Jugendlichen, die eine wie vorstehend beschriebene Konstitution besaßen, aber auch bei Erkrankungen, die vorübergehend ähnliche Wesensgliederverhältnisse hervorrufen, z. B. bei Scharlach. Es ist eine wichtige Entwicklungsaufgabe des heranwachsenden Kindes, die von den Eltern zur Verfügung gestellte Leiblichkeit so umzuarbeiten, daß sie zu dem aus geistigen Welten abgestiegenen Geistwesen vollkommen als Werkzeug seiner Erdenexistenz paßt. Dies geht nicht ohne Kampf ab; ein Ausdruck dieses Kämpfens sind die Kinderkrankheiten. Wird dieser Kampf von einer starken, energischen Ichpersönlichkeit geführt, so kann sich die dramatische Entscheidung der Scharlach-Erkrankung ergeben, wo es darauf ankommt, den umbildenden Zugriff der höheren Wesensglieder in die «Erb-Leiblichkeit» sich in beherrschter Art vollziehen zu lassen, indem diese «Erb-Leiblichkeit» so gestimmt wird, daß sie sich diesem Zugriff in richtiger Weise öffnet. Es wird dann die Vehemenz dieses Kampfes gemildert, der Arzt bekommt seinen Ablauf in die Hand, indem er Algen als Heilmittel verwendet.

* Über Begriffsinhalt und Anwendungsberechtigung dieser Wortprägungen siehe Band 1

Pilze – Mycetophyta

Wieder ist es unmöglich, die ungeheure Zahl von Pilzarten – man kennt viele Zehntausende und hat weite Erdgebiete noch nicht genügend nach ihnen durchforscht – auch nur mit Namen hier aufzuführen; es muß genügen, den Typus zu erfassen und auf seine Heilmöglichkeiten zu prüfen. Im Gegensatz zu den Algen, welche die durchlichteten Erdengewässer mit grünem Leben durchweben, neigen die Pilze dem Erdigen zu, dem dunkelfeuchten, modrigdurchwärmten zumal, wenngleich sie auch die kältesten Gebiete nicht scheuen. Aber es ist ein eigenes Erdiges, das ihnen zugehört, nicht die Erde fester Mineralität, sondern ein halblebendiges Bereich, von Lebensresten erfüllt, reich an zerfallender pflanzlicher und tierischer Substanz; kurz, ein Erdiges, das dem untersten Naturreich des «alten Mondes», einem pflanzenmineralischen Bereich, ähnlich ist. Ja, die Pilze tragen, indem sie in dieses Gebiet ihre wuchernden Lebensprozesse entfalten, dazu bei, daß es wie eine Reminiszenz an altes Mondenhaftes auftritt. Das Sonnenhaft-Pflanzliche ist bei den Pilzpflanzen völlig unterdrückt; nichts Blatthaftes tritt auf, kein Blattgrün wird gebildet. Selbst die höchst ausgebildeten Pilzformen haben dadurch so gar nichts Pflanzliches an sich. Fordern sie als Boden ein Halbbelebtes, zwischen Pflanze und Mineral Befindliches, so neigen sie andererseits einem Animalischen, Pflanzentierischen zu. Sie räumen den Eiweißprozessen eine größere, den Kohlehydratprozessen eine geringere Rolle ein, als es die «normalen» Pflanzen tun. Wir finden tierverwandte Substanzen in ihnen, z. B. Chitinartiges, wie es in der Insektenwelt als Hüllsubstanz auftritt. In den primitivsten Formen einfache Schlauchzellen, finden sich fadenförmige Zellgeflechte bei den höheren Formen zu Myzelen zusammen, die wurzelartig in ihre Nährböden sich verzweigen, zu Häuten, Polstern oder stamm- und keulenartigen Körpern sich zusammenfügen, holz- oder hornartig sich verdichten können und schließlich die Fruchtkörper tragen, welche die Sporen bilden, mit denen das dicht Gesammelte wieder zerstäubt. Die Sporen wachsen wieder zu Myzelen und Myzelkörpern aus.

Betrachtet man die vollkommensten Pilzformen, etwa das, was der Laie gemeinhin Pilz oder Schwamm, einen Champignon, Hallimasch, Fliegenpilz oder Feuerschwamm nennt, so empfindet man, bedenkt man den ungegliederten Aufbau aus zusammengewuchertem Pilzfadenwerk, ein Merkwürdiges: diese Form ist nicht von innen her errungen, sondern wie von außen aufgepreßt. Sucht man, wo in der normalen Pflanzenwelt Vorbilder für solche Formen sich finden, so bieten sich Wurzelfäden, Stammstümpfe an, die aber hier nach oben in Blütenartiges übergehen, wie es sich etwa in den Stäben und Keulen gewisser Aronstabarten darstellt, die steinpilzartige Gestalten zeigen können. (Siehe das entsprechende Kapitel dieses Buches.) Diese oberen Gebilde bergen auch Verstäubungs- und zugleich Fruchtungsorgane. Der von Grohmann geprägte Name «Wurzelblüten» trifft also den Nagel auf den Kopf. Es schieben sich Wurzel- und Blütenprozesse ineinander, unter Ausschaltung jedes rhythmischen Systems der Mitte; nichts Blattartiges, nichts Grünes zeigt sich.

Die Pilze haben sich darum auf die Abbauseite der Natur gestellt; sie leben vom zusammenbrechenden oder von seinen Formkräften verlassenen Leben, das sonst zur milliardenfachen Mumienbildung führen und die Erde mit zu geologischen Formationen sich anhäufenden Schichten von Lebensresten anfüllen würde. Die Pilze leben also, als Saprophyten, von Abgestorbenem oder, als Parasiten, von seinen Gestaltungskräften nicht voll beherrschtem Leben. Alles Abgefallene oder Abgestoßene, Früchte, Laub, Rinden, Holz, Haare und Federn, Horn, wird ihnen anheimgegeben; jede Pflanzenart, jeder Pflanzenteil hat seine spezifischen Parasitenpilze, die einfach mit zu ihnen gehören. Manche wirken durch ihren Befall tief in das Bildekräftegefüge, rufen in den ergriffenen Pflanzen die Metamorphosenkräfte auf, die mit der Erzeugung von Gebilden wie Hexenbesen, Pilzgallen antworten. Die dem Animalischen verwandte «astralisierte» Pilznatur zeigt sich darin, sie erzeugt Ähnliches wie der Einstich und die Eiablage der Gallwespen und Gallmücken. Man lese das bei den Gräsern über Mutterkorn und Taumellolch Ausgeführte nach.

Gären, Schimmeln, Modern vollzieht sich durch sie, sie vernichten die Gestalt des gewesenen Lebens. Kein Wunder, daß sie selbst so unvollkommen gestaltet erscheinen. Eine Klasse, die Entomophthoaceen, hat sich auf die Insektenwelt geworfen, trägt Tod und Zerstörung in das Reich der Raupen, Fliegen usw. Die zur Erstarrung neigenden Formkräfte der Insektenwelt geben dafür den Angriffspunkt ab.

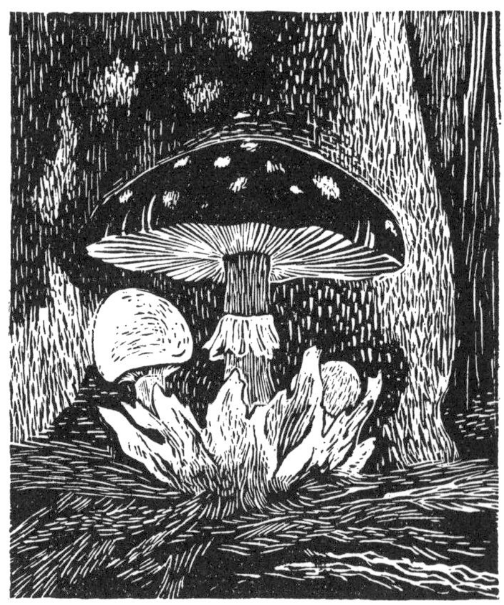

Rudolf Steiner hat bestimmte Hutpilze als Heilmittel angegeben, sowohl ungiftige als auch giftige. An gleicher Stelle, wo er über die Algenanwendung sprach, erwähnte er, daß man bei Störungen, die davon ausgehen, daß die Ich-Organisation den astralischen Leib zu stark in Anspruch nimmt und nicht in den Ätherleib hineinläßt, sich der Pilze als Heilmittel bedienen könne; diese haben eine sehr starke Anziehungskraft für die Astralkräfte der Umgebung. – Beachtet man, wie Pflanzen, welche das Blütenhafte tief in die Wurzelregion hineinziehen, wie die öfter erwähnten Aronstabgewächse, aber auch Aristolochiaceen u. a., wenn sie sich dunkle Wachstumsorte wählen und dadurch das Blatthafte stark zurückdrängen oder gar, wie bei den Pilzblumengewächsen und Schmarotzerblumengewächsen

(Hydnoraceen und Rafflesiaceen), ganz unterdrücken, ein durchaus pilzähnliches Aussehen gewinnen, so wird man finden: die Natur selbst illustriert obigen Text. Denn da ist in der Tat sichtbar ein Astrales von der Wurzelregion übermächtig angezogen. – Bei der Pilzvergiftung erfolgt diese Anziehung zu stark, und die tiefgehenden Abbau- und Zerstörungserscheinungen an den inneren Organen, die eine gewisse Ähnlichkeit mit der Phosphorvergiftung haben, sind die Folge dieses zu starken Eingreifens.

Die allgemeine Wirkensrichtung der Pilze wird also auf die obere Organisation und das Nerven-Gehirn-System gehen, das ja auch gegen den Gesamtorganismus, von dem es sich «parasitisch» nährt, eine ähnliche abbauende Rolle spielt wie die Pilze im ganzen Naturprozeß. Als «Wurzelblüte» wird der Pilz die Stoffwechselorganisation im Nervensystem anregen und so Aufbauprozesse bei einem durch bestimmte Krankheiten, z. B. Folgezuständen von Gehirngrippe, Zitterlähmungen und dgl., geschädigten Nervensystem hervorrufen können. Die giftigen Pilze, entsprechend pharmazeutisch verarbeitet, haben gemäß Rudolf Steiner überhaupt die Fähigkeit, Gewebe wieder regenerationsfähig zu machen. Wenn dies auch hauptsächlich für das Nervengewebe gilt, so kann diese regenerierende Wirkung doch auch, durch Kombination mit entsprechenden anderen Substanzen, in andere Organgebiete getragen werden, z. B. das Knochensystem, wo Rudolf Steiner für die Osteomalazie, bei der der Knochen unter Chaotisierung seines Kalkprozesses seine Formkraft verliert, ein sehr kunstvoll aufgebautes Heilmittel angab, aus Fliegenpilz, Farnsporen, kohlensaurem Kalk, Silber und Phosphor zuzubereiten. – Auf solche Art gab Rudolf Steiner an Pilzen als Heilmittel an: Knollenblätterpilz, Kaiserschwamm, Champignon, Fliegenpilz, Pfifferling und einen auf Nadelbäumen wachsenden «Nadelbaumschwamm».

Flechten – Lichenes

Auch die Flechten* liefern wichtige Heilmittel, und es liegen neuartige Verwendungsangaben Rudolf Steiners vor. Sie stellen eine wichtige Entwicklungsform des Pflanzenwesens auf der Erde dar, denn in ihnen betritt das Pflanzenwesen die feste mineralische Erde, während die Algen einer durchsonnten «Wassererde», die Pilze einer lichtlosen «Monderde» eignen. In der Flechtenbildung hat bekanntlich der Pilzprozeß das Algenwesen in sich aufgenommen, der Botaniker spricht von einer Symbiose zwischen Pilz und Alge. Die Flechten, mit einer ungeheuren Lebenszähigkeit begabt, scheinen keine Grenzen anzuerkennen, die sie vom Dasein ausschlössen. Der nackte Fels wird überzogen, Holz und Rinde überwuchert, den polaren Zonen, dem Hochgebirge Lebens-

* Der Leser sei hier auf die ausführliche vorzügliche Darstellung der Flechten in «Die unbekannte Heilpflanze» von W. C. Simonis hingewiesen

raum abgewonnen, Tieren und Menschen werden Lebensmöglichkeiten gespendet, wo sonst keine mehr bestünden. Sie stellen Kraut und Strauch der Tundren dar, treten im hohen Norden als *Erd*flechten auf, während sie gegen die warmen Zonen mehr Baum- und Rindenflechten werden, besonders in nebelfeuchten Gebirgswäldern. Man kann daran wieder einmal ersehen, wie die Baumbildung eigentlich ein Aufstülpen des Erdigen ist. In den Tropen die Baumrinden, im hohen Norden die Erdrinde, in den gemäßigten Zonen beides; das ist die Parole der Flechten. Isländisch Moos, Rentierflechte, Mannaflechte (das «Erdbrot» der Kirgisen) seien als wichtige, lebenspendende Erdflechten des Nordens genannt; der Greisenbart (Usnea barbata) der mitteleuropäischen Bergwälder stehe für die Astflechten, die Baumkrätze (Evernia prunastri) für die Laubbaum-Rindenflechten, Schüssel-, Kreis- und Landkartenflechte für die Felsenflechten. Die Formen, die das Flechtenwesen annehmen kann, gehen von pulverigen Anflügen, krustigen Anwüchsen, hautartigen, sogar gallertigen Überzügen bis zum Blattartigen, schließlich zu stengelig-strauchig sich erhebenden knorpelblättrigen, krausig-krampfig, wie aus kartonartiger Substanz, oder lederig-zäh gebildeten Gestalten. Der Volksname «Kramperl-Tee» für die getrockneten Flechtenblätter gibt die Empfindung des Anblickes gut wieder. Die höchst ausgebildeten Flechten kommen also der normalen Pflanzengestalt – wenn auch nur äußerlich – nahe.

Als das Mineralische aus dem Erdenlebewesen der «lemurischen Zeit» nach unten abgeschieden wurde, konnte nur das zäheste Leben es begleiten, Pflanzliches, dem die Bildekräfteart des «Lebensäthers»* am stärksten eignete. Auch das aus dem heutigen Pflanzenleben als Absterbendes nach außen in die mineralisch-tote Welt abgestoßene Rindenhafte kann nur von einem Pflanzlichen besiedelt werden, das besonders lebenszäh ist, jedenfalls zäher als die das Rindenhafte abstoßende Pflanze selbst, die in den Rindenprozeß kein Leben mehr schickt. Die physische Stoffeswelt und die ätherische Bildekräftewelt stehen ja in genauester Korrespondenz miteinander; die physische Wärme zum Wärmeäther, die Luft zum Lichtäther, das Flüssige, vor allem das Wasser, zum chemischen oder Klangäther, das Feste zum Lebensäther, der nach Rudolf Steiner auch Sinn-Äther genannt werden kann. (Wie das Feste das Flüssige fassen, ihm als Gefäß bestimmte Form geben kann, so gibt der Lebensäther dem chemischen Äther die sinnvolle, individuelle Form; der Chemismus eines Lebewesens unterscheidet sich vom chemischen Geschehen im mineralisch-toten Bereich durch die *sinnvolle*, auf das Lebensganze individuell gerichtete Form. Der chemische Äther ist im Stoffwandel und Aufbau eines lebendigen Organismus vom Le-

* Lebensäther, chemischer oder Klang-Äther, Lichtäther, Wärmeäther sind die verschiedenen Daseinsformen der ätherischen oder Bildekräfte-Welt – so wie fest, flüssig, gasförmig, wärmehaft die Zustandsformen der physischen Welt sind. Siehe hierzu: Rudolf Steiner «Geheimwissenschaft im Umriß»; Guenther Wachsmuth «Die ätherischen Bildekräfte in Kosmos, Erde, Mensch»

bensäther sinnvoll durchdrungen und geformt.) Die Flechten, die an Orten leben, wo das Leben in das Unbelebte übergeht, der lebendige Chemismus in die Chemie des Toten abgleitet, halten sich dort durch besonders starke Lebensäther-Kraftentfaltung.

Dies zeigt sich auch in der für so primitive Pflanzen eigentlich recht komplizierten «Flechtenchemie». Starke Abscheidung von «Flechtensäuren» vermag die Gesteinsunterlage, Kalk, Schiefer, Granit, weitgehend zu zersetzen und dadurch dem Leben wieder aufzuschließen. Das Flechtenleben bildet also einen Gegenprozeß gegen das «Felsigwerden» der Erde. Auch gegen Verholzungsprozesse wehrt sich die Flechte durch die reichliche Ausbildung von Schleimstoffen. Auch bilden manche Flechten intensive gelbe, rote, violette, bläuliche Farbstoffe, wovon das Lackmus am bekanntesten geworden ist, da sein Farbumschlag von violett in rot oder blau dem Schüler der Chemie verrät, ob eine zu prüfende Lösung sauer oder alkalisch ist.

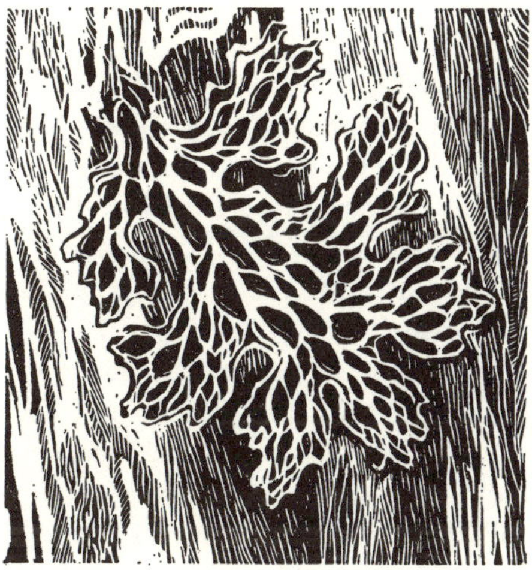

Das Organ, dessen Entwicklung mit der Ausbildung der festen Erde, der Entstehung der Landmassen, der Ausscheidung der Gewässer und der Berührung von Land und Luftmeer erst möglich wurde, ist die Lunge. Sie hat also besondere Beziehung zum Festen und dadurch zum Lebensäther. Dies kann hier nicht weiter ausgeführt, es muß auf die Darstellungen Rudolf Steiners in «Geisteswissenschaft und Medizin» verwiesen werden. – Auch schlage der Leser die Ausführungen dieses Bandes über die Lungenheilpflanzen nach. – Aus diesen Beziehungen gehen die Richtungen hervor, in denen die Flechten als Heilmittel angewendet werden können. Sie dienen der Behandlung bestimmter Erkrankungen des Lungenorgans, sodann als Hilfe bei allgemeiner Schwäche, Herabstimmung der Lebenskräfte. Für solche Zustände hat Rudolf Steiner Flechtenpräparate in Kombination mit anderen Pflanzen, als Injektionen, Bäder, Tees, angegeben; außerdem zur Unterstützung der Misteltherapie des Carcinoms.

Farne – Filicinae

Haben wir bei der Betrachtung der Algen, Pilze, Flechten Vorstufen der Offenbarung des Pflanzenwesens auf der Erde erlebt, die die Erinnerung an ältere Schöpfungszustände – die «alte Mondenentwicklung» und die «alte

Sonnenentwicklung» – an sich tragen, so tritt in den Pteridophyten, den Farnen, Schachtelhalmen, Bärlappgewächsen, das Pflanzliche in Formen auf, die auch das unbefangene Gemüt als «richtige Pflanzen unserer Erde» gelten läßt, nicht nur der Botaniker.

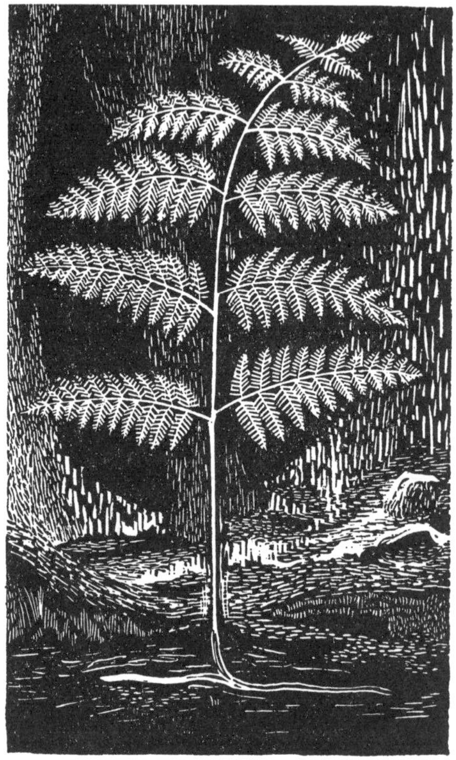

Denn bei den echten Farnen, die uns zunächst beschäftigen sollen, ist das Urorgan alles Pflanzlichen, das grüne Blatt, zum ersten Mal Hauptorgan; und gleich in aller Fülle der Formbildung, die nur denkbar ist. Was die Urpflanze an Blattgestaltung nur überhaupt erfinden konnte – bei den Farnen zeigt sie es. Rundlich, länglich, grasartig schmal, ganzrandig, gebuchtet, gewellt, gekerbt, auf alle denkbare Weise geteilt, einfach, doppelt, dreifach gefiedert – es ist, als ob der ganze Einfallsreichtum der schöpferischen Wesen dieses Naturreiches sich auf dieses einzige Organ geworfen hätte.

Mit Wurzeln verbinden sich die Farngewächse zum ersten Mal im Bereich der niederen Pflanzen richtig mit der mineralischen Erde. Auch kommt es zum ersten Mal in der Entwicklungsgeschichte des Pflanzenreiches zur Baumbildung, wenngleich Farnbäume seltsame Erscheinungen sind und deutlich zeigen, daß Baum eigentlich eine Art «aufgestülpte Erde» ist. Bei den meisten Farnen ist die Stammbildung noch unter der Erde als Wurzelstock zurückbehalten. Aber auch bei den Baumfarnen mit ihren armdicken «Stämmen» zeigen die oft diese bedeckenden Beiwürzelchen, daß es sich eigentlich um aufgerichtete Wurzelstöcke handelt, an deren oberem Ende der Trichter der grünen Wedel ebenso als Rosette aufsitzt wie bei unseren Waldfarnen auf dem Erdboden.

Das Blatt ist also Hauptorgan des Farns; es trägt in sich Kraftimpulse, welche die Blätter der höheren Pflanzen abgelegt, an andere Organe abgegeben haben. Es ist z. B. bis in die Spitze wachstumsfähig; manche Farne vermögen, wenn die Blattspitze die Erde berührt, aus dieser Wurzel zu schlagen und einen neuen Farn zu bilden («wanderndes Blatt»). Die «normale» Pflanze hat solche starke Wachstumskraft dem *Sproß* vorbehalten. Im Farnblatt sind die verborgenen Sprießekräfte des äußerlich ja fehlenden Sprosses auf unsichtbare Art drinnen. Auch die um den Sproß der höheren Pflanzen, im Einklang mit dem Rhythmus der Blattanordnung, sich windende Spiraltendenz des Wachstums ist dem

Farnblatt einverleibt und zeigt sich verwandelt in der so charakteristischen Blattentrollung, die an einen sich aufrollenden Elefantenrüssel erinnert. Die ungeschwächte sproßhafte Vitalität des Farnblattes kommt auch in der Fähigkeit, bei manchen Arten aus den Blattenden, der Fläche, der Fiederbasis neue Sprosse oder Brutknospen zu bilden, zum Ausdruck. An anderen finden sich, als wären es Blütenorgane, zuckerausscheidende Drüsen. Vor allem wird das Farnblatt aber durch die eigentümliche Sporenbildung Fortpflanzungsorgan des Farnes. Es vereinigt also Wurzel-, Sproß- und Blütenfunktion in sich, freilich auf seltsame Weise. Denn: Mutet uns bisher die Farnbildung als ein wichtiger Entwicklungsschritt vorwärts an, aus dem Bereich der niederen Pflanzen auf die normale, Blüten und Früchte tragende Erdenpflanze der Gegenwart zu, so erfolgt mit der Sporenbildung und dem, was auf sie folgt, ein Rückfall; etwa ins Bereich der Pilze und Moose.

Wenn sich nämlich der Lebensprozeß der Farnpflanze in die imponierende Blattbildung ausgedehnt hat, so zieht er sich in der Sporenbildung bis ins Winzigste, Einzellige zusammen. Wer mit unbefangenem Blick die bei den einzelnen Farnarten auf die verschiedenartigste Weise angeordneten und umhüllten Sporenhäufchen auf der Blattunterseite betrachtet, ist sofort an die Sporenlager vieler Rostpilze erinnert, die ja auf vielen Blättern höherer Pflanzen als Parasiten sich entwickeln, dort von *außen* als ein Nieder- und Fremdpflanzliches aufsitzen, nur daß der Farn dies von *innen*, aus seiner eigenen Natur, hervorbringt. Der Eindruck wird noch verstärkt, wenn dann auf die erwähnte Wachstumszusammenziehung die stärkste Raumausdehnung, das Ausstäuben in den Luftbereich erfolgt, aus dem sich die Spore in den Bereich des Schattig-Feuchten senkt und nun zu einem unscheinbaren lebermoosartigen, fingernagelgroßen Gebilde, dem sogenannten Prothallium, auswächst, also das Gebilde um eine Klasse tiefer in das Reich der niederen Pflanzen zurückfällt. Dieses Prothallium ist aber andererseits die «Farnblüte»; denn dieses zusammengezogene Gebilde bringt nun das hervor, was man mit Staubgefäß und Fruchtknoten der höheren Pflanze vergleichen kann, nämlich Archegonien und Antheridien, welch letztere Spermatozoiden entlassen, die, wenn ein Wassertropfen als Vermittler sich findet, den Weg zu Archegonium und Eizelle einschlagen und die «Befruchtung» herbeiführen. Dann kann aus dem Prothallium eine neue Farnpflanze aufwachsen.

Was wir als Farnpflanze ansehen, ist also nur der halbe Farn, der rein vegetative Teil seiner Existenz; dieser stößt die andere Hälfte, seinen «Blütenprozeß», die sogenannte zweigeschlechtige Phase, von sich, läßt sie an ganz anderem Ort, abgetrennt von sich, entwickeln. Er fällt dabei von der Farn- auf die Pilzstufe zurück. (Es gibt auch Farne, deren Prothallien saprophytisch-pilzartig im Boden leben.) Der Farn stößt hiermit die tierpflanzliche, an den Zwischenbereich zwischen pflanzlichem und tierischem Sein der «alten Mondenpflanzen» erinnernde Daseinsform aus sich fortwährend heraus. Er reinigt sein

Pflanzliches vom Astralisch-Animalischen, das dem tierpflanzlichen Einschlag der niederen Pflanzenwelt noch eigen ist. Darum kann er sich so vollkommen der Blattbildung hingeben.

Damit steht wohl auch im Zusammenhang, daß manche Farne, vor allem in ihren Wurzelstöcken, aber auch, wenngleich viel schwächer, in den Blättern, Stoffe ausbilden, die sich als sehr giftig für jene niedrigstehenden Tiere erweisen, die als Eingeweidewürmer parasitisch den Darm besiedeln können. Ein Bandwurm z. B. ist ein fast pflanzenhaft zu nennendes Tier, das ja in schier endlosem vegetativem Prozeß aus dem Kopf Glied um Glied hervorgehen läßt, wie sich bei der Pflanze im Sproßwachstum Knoten auf Knoten türmt. Gegen ein solches Pflanzentier, das ja auch die pflanzenhafteste Region des Verdauungstraktes, eben den Darm bewohnt, erweist sich giftig eine Pflanze, die das ihr verbundene Tierpflanzliche fortwährend von sich abstößt. Es wird auf die Beziehung zwischen Farn und Verdauungsorganisation bei Schilderung der Heilwirkungen der Farne noch näher einzugehen sein.

Wir müssen die Farne als eine sehr alte, Reminiszenzen an längst vergangene Erdzustände an sich tragende Pflanzenklasse ansehen. Sie hat ihre reichste Entfaltung im Erd-Altertum gehabt, viele Arten sind längst ausgestorben, nur ihre Abdrücke sind erhalten, z. B. in Steinkohlenlagern – wie denn überhaupt die Farne in der Periode der Steinkohlenbildung, im Karbon, in großer Fülle aufgetreten sind. Aus dieser Vergangenheit haben sie ihre Eigenart, z. B. eine besondere Beziehung zu Wasser und Licht.

Es wurde bereits erwähnt, daß die Farne Wasser lieben und Wasser brauchen, vor allem aber genug Wasser in der Luft. Sie sind darum so sehr Waldpflanzen, weil der Wald nicht nur Humusfeuchte, sondern auch immer eine feuchtere *Luft* hat als seine Umgebung. Aber ebensosehr wie Feuchte liebt der Farn Schatten, abgedämpftes Licht. Darum eignen sich Farne ja so gut zu Zimmerpflanzen. Dies ist der zweite Grund der Bevorzugung des Waldes durch die Farne. Waldschluchten mit ihren Wasserläufen geben den Farnen die beste Entwicklungsmöglichkeit; Wasserfälle an solchen Orten rufen in den Bereich ihres Sprühdunstes besondere, sonst seltene Arten, etwa den schönen Hirschzungenfarn.

So scheinen die Farne für eine ältere, vergangene Welt gebaut, mit einer von Wasserdünsten erfüllten Luft, die von Dämmerlicht durchwogt war. Von einem solchen Stadium der Erdentwicklung weiß die moderne Geistesforschung zu berichten, von Atlantis, der Welt vor der Sintflut, die durch die Reinigung der Luft vom Wässerigen ihr Ende fand, was zur großen Flutkatastrophe führte. Hernach konnte das Sonnenlicht durch die geklärte Atmosphäre ungehindert auf den Erdengrund dringen, der erste Regenbogen erscheinen. (Siehe Rudolf Steiner, «Geheimwissenschaft im Umriß»; «Unsere atlantischen Vorfahren»). An den Übergang des noch früheren «lemurischen Zeitalters» in die «atlantische Epoche» muß die Ausbreitung des Farngeschlechtes gelegt werden. Und es gedeiht überall dort am besten, wo sich der Atlantis ähnliche Zustände erhalten haben. In den warmen Ländern treten Farne gerne als Epiphyten auf – der Farn lebt da stärker die alte Mondnatur aus, flieht den mineralischen Erdboden, setzt sich als Nestfarn auf den lebendigeren Boden tiefer Astwinkel der Waldbäume. Eine wahre Farn-Insel ist Neuseeland, das nicht nur eine Fülle der interessantesten und seltensten Arten, darunter die schönsten Baumfarne, birgt, sondern große Landstriche unserer Heidelandschaft ähnliches Farnland besitzt, in dem eine über 3 m hohe Adlerfarnart (Pteridium esculentum) waldartig auftritt. Die stärkemehlhaltige Wurzel war den Maoris früher ein wichtiges Nahrungsmittel.

Steppen, gar Wüsten, meiden die Farne, fliehen trockene, licht- und wärmeüberflutete Landschaften. Feuchte Kühle schadet ihnen nicht, man kann sie bis an den Gletschersaum der neuseeländischen Gebirge, bis auf 4000 m Höhe in anderen Bergländern Asiens, in Europa und Amerika ebenfalls hoch in die Berge vordringend, finden.

*

Die höhere, die Blütenpflanze strebt in ihrer Wachstumsentfaltung *von unten nach oben;* der reichen Ausbildung der Blattnatur folgt ein sich energisch forttreibender Metamorphoseprozeß, der auf die mächtige Entfaltung und Ausbreitung der grünen Blätter eine Zusammenziehung, ein Abdämpfen der Lebenskräfte, eine Vereinfachung der Formen, zuletzt den Verlust des Pflanzengrüns folgen läßt; das bisher Erreichte wird aufgeopfert, um auf höherer Region, als farbige Blüte, wieder zu entstehen. Die Pflanze tritt damit in den Bereich der Luft (sie erringt Duftbildung), des Lichtes, der Farbigkeit, der Insektenwelt ein, die sich durch tiefe *Sympathie*beziehungen mit dem Blütenreich verbindet. Ein tief inneres Geschehen wandelt die Pflanzennatur so um, daß sie aus ihrem ureigensten ätherischen Bildekräftewesen sich der Welt des Astralisch-Seelenhaften, der nächsten über ihr gelegenen Wesenswelt, entgegenwendet. Da kann diesem inneren Geschehen ein äußeres, die Begegnung mit den Lufttieren, folgen. Schmetterlinge, Bienen, Fliegen, Mücken, aber auch Kolibris, Honigvögel, ja selbst Fledermäuse finden sich ein.

Der Farn entwickelt sich vom Blatt aus nicht zu höheren Organen nach oben; er sinkt in seiner Metamorphosenrichtung *von oben nach unten*, ins Erdig-Feuchte. Nicht Sympathie zu den Lufttieren entwickelt er, sondern *Antipathie* zu den im Dunkelfeuchten parasitisch lebenden Pflanzentieren. Was in diesem Abstieg entsteht, kann nicht duften, nicht farbig leuchten. Die Blütenpflanzen steigen aus dem Reich des Ätherischen in die Astralsphäre hinauf. Bei den Farnen sinkt ein Astralisches in den ätherischen Pflanzenbereich hinein und hinunter, ergreift das Farnblatt, gibt ihm Blüteneigenschaften, aber auch eine leise Giftigkeit, stößt zuletzt die «Farnblüte», das Prothallium, ab nach unten an die dunkelfeuchte Erde.

*

Die echte Blütenbildung gelingt dem Farn nicht; das höchste Organ, zu dem er es bringt, ist das grüne Blatt. Aber Gestaltungsgesten deuten doch auf etwas wie eine *Vorahnung* der Blütengestalt. Manche Farne fassen nämlich ihre Blattwedel zu einem trichterförmigen Gebilde zusammen, etwa der Wurmfarn, ähnlich wie in der Blütenbildung der höheren Pflanzen viele einzelne Blätter zu einem raumumfassenden Gebilde höherer Art zusammentreten. Solche Farne stehen dem die Metamorphose des Blattwesens zum Blütenhaften hin bewirkenden «astralischen Prinzip» näher, als etwa die mehrere Meter weit unter dem Boden hingleitenden Wurzelstöcke des Adlerfarns, welche die einzelnen Blattwedel, jeden für sich, in linienförmiger Aufreihung aus dem Boden stoßen. Im Adlerfarn tritt das ätherische Prinzip stärker vor, das astralische Prinzip stärker zurück als im Wurmfarn.

*

Dem, was man aus der Formen- und Formenwandlungssprache vom Wesen der Farnkräuter erfassen kann, schließt sich an, was in der «Farnchemie» sich ausdrückt. Da findet man Gerbstoff, fettes Öl, etwas ätherisches Öl, wurmfeindliche Phloroglucinderivate (Filmaron, Filicin). Die Wurzelstöcke speichern Stärke. Im Farnkraut hat man in neuester Zeit ein «Antivitamin» gefunden, einen Stoff, der die Wirkung des Thiamins, des sogenannten Vitamin B_1, aufhebt. Mangel an letzterem läßt die höheren Wesensglieder den Zuckerabbau in Nerven- und Muskelsystem nicht richtig durchführen, dieser bleibt auf der Stufe der Bernsteinsäure bzw. Milchsäure stehen, was zur Säureüberladung und zu Schädigung der betreffenden Gewebe und damit zu ernster Erkrankung führt. Kühe und Pferde, die viel Farnkraut fressen, erkranken. Im Pflanzenreich findet sich Vitamin B_1 überall dort, wo gespeicherte Kohlehydrate wieder in den Lebensstrom zurückgenommen werden sollen, wofür sie ab- und umgebaut werden. Es enthält viel davon die Hüllenschicht der stärkereichen Samen der Getreidearten, aber auch Hefe, die ja parasitisch, Gärungen erregend, auf zukkerhaltigem Nährboden lebt, der durch die Stoffkonzentration der Fruchtprozesse anderer Pflanzen ihr dargeboten wird. Das Farn-«Antivitamin» hemmt solche Prozesse.

Damit mag in Zusammenhang stehen, daß dem Farn eine gewisse fäulniswidrige Kraft eigen ist. Untersucht man das Rhizom eines Farnstockes, so kann man daran noch die Wedelbasen früherer Jahre erkennen, die mit erdigem Braun die frischen Triebe umgeben. Abgeschnittene Farnblätter halten nicht nur sich selbst lange frisch, sondern auch darin eingeschlagenes Fleisch und Obst, welcher Eigenschaft man sich beim Versand zu einer Zeit bediente, als noch nicht Kunsteis jederzeit zur Verfügung stand.

*

Da der Farn so stark das rhythmische Organ, das Blatt entwickelt, wird man von ihm Heilwirkungen vor allem auf rhythmische Prozesse erwarten dürfen; da dieses Blatt aber Prozesse in sich festhält, die höhere Pflanzen in Blütenbildung entladen, werden es *Stoffwechsel*rhythmen sein, auf die er wirkt.

In der Tat spricht die mittelalterliche Kräuterheilkunde häufig von *Milz*-wirkungen der verschiedensten Farne. Die Milz ist aber nach Rudolf Steiner das Organ, das die Fremdrhythmen der aufgenommenen Nahrungsstoffe überwindet und sie in die körpereigene Rhythmik aufnimmt.* Rudolf Steiner hat ein Grundheilmittel zur gesunden Rhythmisierung des ganzen Verdauungstraktes, bei Störungen dieses Rhythmus, die sich vom Sodbrennen bis zur Verstopfung äußern können, angegeben; dieses Mittel ist aus den Blättern verschiedener Farne (und Weiden) kunstvoll komponiert. Dabei ist dem Wurmfarn mehr der Magentrakt, dem Adlerfarn der Darmtrakt zugeordnet.

Die Farne bilden sowohl Stoffe aus, welche hemmend, formend, verfestigend auf die Verdauungsrhythmen wirken, als auch solche, die im Gegenteil beschleunigen, auflösen, erweichen. Die Gerbstoffe sind der ersten Gruppe zuzuzählen, fette und ätherische Öle der letzteren. Im Spiel zwischen beiden Polen ergibt sich die Anregung des *rhythmischen* Prozesses.

Im Verdauungstrakt, der die Dreigliederung der Gesamtleiblichkeit des Menschen in seiner eigenen Gliederung spiegelt, spielt sich der bewußteste Teil des Verdauungsprozesses im kopfzugewandten obersten Teil mit seiner Schmeckfähigkeit, den bewußten Kau- und Schluckbewegungen usw. ab. Hier ist von den menschlichen Wesensgliedern, in der schon im Mund beginnenden Kohlehydratverdauung, das *Ich* tätig. Der Magen, das rhythmische Mittelorgan, das «Herz» der äußeren Verdauung, nicht umsonst im Raum der rhythmischen menschlichen Hauptorgane, in Herz- und Lungennähe gelagert, ist mit seiner Säureproduktion, seinem Eingeordnetsein in die Wach-Schlafrhythmen, dem ins Unbewußte sinkenden Schmeckprozeß usw. ein vor allem vom Astralleib ergriffenes Organ. Der Darmtrakt schließlich, auch im Schlaf in voller Tätigkeit, mit seinen Prozessen in völlige Bewußtlosigkeit versenkt, offenbart vor allem ätherische Tätigkeit. Er übergibt ja auch die völlig verflüssigte und abgebaute Nahrung den Belebungsprozessen des Körper-Inneren, dem menschlichen Ätherleibe.

Der stärker «astralisierte» Wurmfarn wirkt – nach Rudolf Steiner – mehr auf den Magen, der mehr ätherischen Prozessen hingegebene Adlerfarn auf den Darm. Das Ineinanderwirken der ätherischen und astralischen Organisation, das in der rhythmischen Tätigkeit der Verdauungsorganisation zum Ausdruck kommt, wird durch Farnpräparate harmonisiert; ein Zuschnell wird gezügelt, ein Zulangsam beschleunigt. Außerdem wird einer zu starken Entfaltung des niederen Pflanzenlebens im Darm, seiner «Mikroflora», entgegengetreten. Denn

* Siehe L. Kolisko, Milzfunktion und Blutplättchenfrage

der Farn stößt selbst sein niederes Pflanzentum unter sein höheres ab.

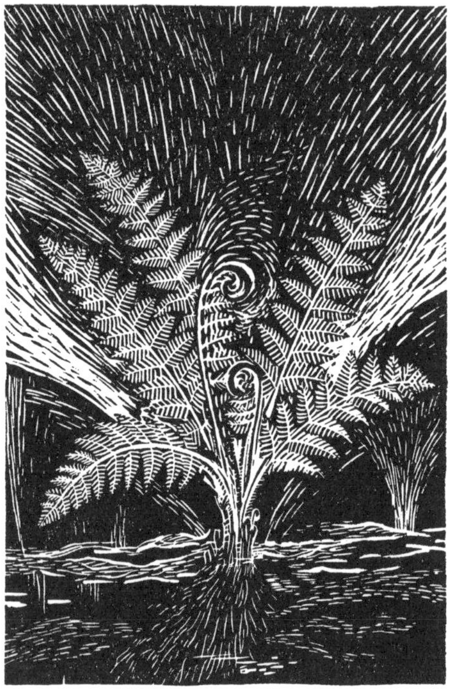

Aber in jedem menschlichen Organ muß, für jedes in anderer Weise, ein Gleichgewicht zwischen aufbauender ätherischer und abbauender astralischer Tätigkeit gehalten werden. Überwiegen aufwuchernder Pflanzenhaftigkeit führt zu Formlosigkeit, Überwiegen des Astralischen zu Überformung, Vertrocknung, Entvitalisierung. Tritt ersterer Fall etwa beim Nierenorgan ein, so könne man, führte Rudolf Steiner aus, ein Präparat aus dem sehr kieselreichen Adlerfarn anwenden, die übermäßigen Aufbaukräfte zu dämpfen. Im entgegengesetzten Fall könne man sich des Schachtelhalms bedienen, der seinen Kieselprozeß, im Gegensatz zum Adlerfarn, mit einem kräftigen *Schwefel*prozeß durchdringt. (Näheres siehe unter «Nierenheilpflanzen», wo der Schachtelhalm seine Darstellung findet.)

Der Astralleib wird von drei Organen in die menschliche Organisation eingegliedert: durch das Nervensystem als Bewußtsein tragende Wesenheit, durch das Lungensystem als Atmung erregende Wesenheit, durch das Nierensystem als Stoffwechsel aufbauende Wesenheit. Werden die Organe für das Einwirken des Astralleibes undurchlässig, staut sich die Astraltätigkeit vor diesen Organen, so äußert sich dies seelisch in Bewußtseinsstörungen, seelischen Abnormitäten, physisch in Krämpfen. Zur Behandlung solcher Zustände gab Rudolf Steiner ein Präparat aus Farnkraut (und Aronstabwurzel) an, man darf annehmen bei nierenbedingten Zuständen solcher Art.

Haben wir bisher auf Heilmittel gedeutet, die aus Farnblättern zubereitet sind, also aus dem höchsten, vollkommensten Teil der Farnpflanze, durch das sie sich in das Reich der höheren Pflanzen erhebt, so ist bei einem kunstvoll komponierten Heilmittel, das Rudolf Steiner bei bestimmten Knochenerkrankungen empfahl, der Teil des Farnprozesses verwendet, den das Farnblatt von sich abstößt und aus dem sich das niedere Tierpflanzliche des Farns entwickelt, die *Farnspore.* Mit Fliegenschwamm, Austernschalen, Silber sind diese Sporen verarbeitet, potenzierter Phosphor wird zugesetzt. Der Kalk der Austernschalen und der Phosphor ergeben die Beziehungen zum knochenbildenden Prozeß, Silber wirkt den entzündlichen Abbauprozessen entgegen, welche die erwähnten Knochenerkrankungen begleiten; von den Pilzen wurde bereits erwähnt (siehe das entsprechende Kapitel), wie sie gewebsregenerierend wirken können. In ihrer Richtung ist wohl auch die Wirkung der niederpflanzlichen Seite des Farnwesens, der Spore, zu denken. Der Knochen ist ja vor allem ein Erdenorgan; nur Wesen, die auf der festen mineralischen Erde leben, kommen zu einer richtigen Knochenbildung. Bei der erwähnten Krankheit wird diese Knochenbildung aufgelöst, gleichsam zurückgenommen; die Bildetendenzen einer älteren Entwicklungsphase machen sich geltend. Sie können überwunden werden durch die Wirkung von Pflanzen, die selbst aus dieser älteren Entwicklungsphase der Erde (und des Menschen) stammen.

Schachtelhalme – Equisetinae

Die Betrachtung des Schachtelhalms hat ihren Platz im Kapitel über Nieren heilpflanzen gefunden (Siehe S. 230 ff).

Nadelhölzer – Coniferae

Der Gang durch den Nadelwald schenkt uns eine Urstimmung des Naturdaseins, aus der die Melodie lange vergangener Schöpfungstage aufsteigt, wogend im feierlichen Wehen des Windes. Die herrlichsten Säulen tragen das gewaltige Domgewölbe, der Duft des Weihrauchs zieht durch die Stämme. Die mächtigste Orgel wird vielregistrig angefacht, das andächtigste Schweigen lauscht, wenn sie verstummt, und das Herz des Wanderers will sich selbst zum Altar weihen, indem es sich «den ältesten, ersten, ernstesten Gefühlen der Schöpfung»* öffnet.

In der Tat: ähnliche Gefühle, wie sie Goethe beim Betreten des Urgesteins erlebte, als er von granitenen Gipfeln den Himmel über sich, den Erdengrund unter sich empfand – ähnliche Gefühle ergreifen die Seele beim Betreten eines Nadelwaldes. Saturnisch uralt, ewig dauerhaft erscheint er uns, und er ist auch der Wald des Urgesteins. Das von den Wechselfällen des Lebens erschütterte Gemüt findet in ihm heilsame Ruhe, schicksalordnende Kraft, ichstärkende Aufrichtung – wo lebte auch die strenge Senkrechte vollendeter, in die das Ich den Menschenleib zu stellen immer beflissen ist? Im altgermanischen Sprachschatz stand darum dasselbe Wort für Föhre und Mensch: Firaha.**

Ein ungeheurer Nadelwaldgürtel umgibt im nördlichen Teil der nördlich gemäßigten Zone die ganze Erde; er hat seinen Gegengürtel im Süden der südlich gemäßigten Zone, der nur durch die geringe Breite der Südkontinente entsprechend kleiner ist. Kanada, Skandinavien, Rußland, Sibirien, Alaska im Norden stehen Chile, Tasmanien, Neuseeland im Süden als Koniferengebiete gegenüber. Die Bergwälder der beiden gemäßigten Zonen dehnen dieses Ausbreitungsgebiet nach Süden und Norden – man denke an die Pinien und Zypressen Italiens, die Fichtenwälder Griechenlands, die syrischen Pinienwälder, an Atlas- und Libanonzeder, die Himalajafichten, die japanischen Tempelzypressen, die australischen Sandarakzypressen, an die Mammutbäume Kaliforniens, die Fichten mexikanischer Gebirge, die Sumpfzypressen Floridas, die Araukarienwälder brasilianischer Bergländer. Selbst die Tropen lassen Nadelbaumgewächse wachsen, allerdings auf den Hochgebirgen. Die am höchsten nach

* Goethe, Über den Granit

** Hegi, Flora von Mitteleuropa, Bd. 1, 597

oben steigenden Arten bringen in den Legföhren-, Knieholz-, Bergwacholderarten eigene Regionen des Baumlebens hervor, gleichsam an den Felsboden gepreßte Baumkronen, die auf aufstrebende Stämme verzichten konnten, da die sich auftürmende Felsmasse ihr das Aufstreben mehr als zu ersetzen vermochte. Aber man pflanze nur eine Latschenkiefer in den städtischen Vorgarten der Ebene, sie wird sich nach wenigen Jahren als kleiner Baum in die Höhe heben.

Der Typus des Nadelbaumgewächses hat etwas in seiner Einfachheit Erhabenes. Der Senkrechten, dem Stamm, der Holzbildung ist der Vorrang gegeben; ihnen ordnet sich alles andere unter. Dieser Stamm wird von Ästen wie kleinen schräggestellten Nebenstämmen umkreist, die sich ihm trabantenmäßig unterordnen, wie die Monde ihrem Planeten; keinesfalls gibt sich die Grundgestalt der Verästelung hin, und so fehlen die allseitig in den Raum greifenden Kronenbildungen, die wir an den Laubbäumen bewundern. Das Linienhafte herrscht, das darum die geradesten und elastischesten Balken und Bretter aus den Stämmen zu schneiden gestattet. Dieser Zug zum Linienhaften läßt die Blattbildung nur als eng an den Sproß, den Zweig herangezogene Nadeln sich gestalten, die spiralig angeordnet ihn umkreisen, manchmal sogar sich kaum von ihm lösen, mit ihm teilweise verwachsen, oft genug bis zur grünen Schuppe sich zusammenziehen und dadurch dem Sproß selbst ein blattähnliches Ansehen geben, wie wir dies etwa an den Lebensbäumen bemerken. Das Langlebige der Stammbildung, das uns die höchsten und ältesten Baumbildungen der Erde geschenkt hat, strahlt in die immergrünen Nadeln aus, die bis zu 10 Jahre alt werden können (Araukarienarten). Von Mammutbäumen kennt man Jahrtausende alte, mit den höchsten Kirchtürmen der Erde an Längenausdehnung wetteifernde Exemplare. Die Stämme mancher Arten sind schier unverweslich, gefällte, jahrzehntelang im Wald liegengebliebene Podocarpus-Stämme Neuseelands waren noch voll nutzungsfähig; ja, man hat aus Braunkohlenlagern Schlesiens Stämme längst ausgestorbener Zypresse-Arten herausgeholt, die noch zu Möbeln verarbeitet werden konnten.

Der Blüteprozeß vermag eine solche Grundgestalt wenig zu verändern; wie ein mit zu Holz werdenden Blättern dicht umdrängter, zum Kegel, selbst zur Kugel zusammengezogener Zweig mutet der Blütenzapfen an, der in den Blattachseln die nackten Staub- oder Stempelblätter trägt, aus welch letzteren in Jahre dauernder Entwicklung die nackten Samen hervorgehen. Von dieser Nacktsamigkeit hat die ganze große Gruppe des Pflanzenreiches, der die Nadelbaumgewächse als eine Untergruppe angehören, den Namen: Gymnospermae, nacktsamige Gewächse. – Das holzige Prinzip dringt also bis in die Blütenbildung hinauf. Die «Blumenblätter» werden zu Holz. Was aber so unbeirrbar zur Höhe hinaufwuchs, übergibt den Blütenstaub den oberen Elementen; die Koniferen sind windbestäubt. Bei einigen Arten dringt allerdings ein erweichender Prozeß nicht nur in die Nadelbildung, wo wir dann fleischige Schuppen gewahr werden, er kann auch die der Samenbildung nahen Blätter oder Gewebe erreichen und fleischige Scheinbeeren zustandebringen, wie dies bei Eibe und Wacholder offensichtlich wird. Wir gewahren einen Prozeß, der bei allem Streben nach Holzbildung doch zu starke Verhärtung nicht zuläßt – wie denn die Nadelbäume eben Weich- und nicht Hartholz-Erzeuger sind.

Man hätte aber mit dem bisher Dargestellten die Koniferen erst zur Hälfte begriffen, wenn man nicht ihre tiefe und eigenartige Verbindung mit dem Wärmewesen genügend würdigen wollte. Sie ermöglicht die Bildung der charakteristischen ätherischen Öle, die vor allem die Nadeln, aber auch bei manchen Arten das Holz, die Zapfen oder Beeren durchdringen. Man denke an die aromatischen Düfte von Fichtennadel-, Latschenkiefer-, Wacholderbeeren-, Zedernholz-Öl. Dieser Wärmeprozeß ruft aber auch reiche Harzbildung in Stamm, Zweigen, Nadeln hervor; einige Arten tränen Harz sogar aus den Zapfen, laufen also gleichsam über an Harzerzeugung. Aus dem Balsam, der durch Einschnitte in die Rinde gewonnen wird, lassen sich weitere ätherische Öle, die sogenannten Terpentine, abdestillieren.

Der verehrte Leser ist in der «Heilpflanzenkunde», Bd. 1, dem eigenartigen Pflanzenprozeß, der sich in der Bildung ätherischer Öle ausdrückt, wiederholt begegnet; er hat erfahren, wie zu dieser Bildung ein Einweben kosmischer Wärmehaftigkeit in das Pflanzenleben nötig ist, zu dem es im normalen Pflanzenprozeß in der Blüten- und Fruchtregion kommt. Der Lebens- oder Bildekräfteleib der Pflanze wendet ja seine Tätigkeiten nach unten und oben, gegen die Erde und gegen den Kosmos. Er ergreift das Erdige und Wässerige mit den Kräften von Lebensäther und chemischem Äther durch die Wurzelbildung; das Luftige, den kosmischen Licht- und Wärmebereich aber mit Licht- und Wärmeäther; er bildet dabei die Blüten- und Fruchtorgane aus, die ebenso kosmische Kräfte in sich sammeln wie die Wurzeln Irdisches. Keimen und Sprossen geschehen aus den Impulsen von Lebens- und chemischem Äther; Blatt-Entfalten und Blatt-Tätigkeit aus den Impulsen von chemischem Äther und Lichtäther; Blüte- und Fruchtbildung, vor allem die Reifung, aus den Kräften von Licht- und Wärmeäther. So ist es im Urpflanzlichen in harmonischem Ineinanderweben der vier Bildekräfte veranlagt, aus denen der Lebensleib ebenso «zusammengesetzt» ist wie der physische Leib aus Festem, Flüssigem, Gasigem usw. Die mannigfaltigen Ausgestaltungen der «Urpflanze», in den einzelnen Pflanzenarten, bilden aber den einen oder anderen Prozeß besonders kräftig, sogar einseitig aus, lassen andere dafür verkümmern; so gibt es durch besondere Betonung des *Wärme*wirkens Pflanzenfamilien, die man mit Recht «Wärmepflanzenfamilien» nennen kann. Eine solche hat der Leser bereits kennengelernt: die Lippenblütler. Nun tritt als zweite die Klasse der Nadelbaumgewächse hinzu. (Als dritte nennen wir die Familie der Rautengewächse, siehe dort.) Aber, wie verschiedenartig lebt sich das Wärmewesen in diesen drei großen Familien aus! Die Rautengewächse verbinden sich mit *tropischen* Wärmeprozessen, die Lippenblütler mit solchen der *gemäßigten* Zone, die Koniferen aber mit solchen der *kalten* Klimate – was zunächst ein Widerspruch zu sein scheint; doch hat der hohe Norden ja auch seinen Sommer, sogar einen solchen mit übermäßiger Lichtfülle, «weißen Nächten» und Mitternachtssonne. Die in sich so reich differenzierte Wärmeorganisation der Erde teilt der Pflanzenwelt an jedem Erdenort ihre besonderen Wärmequalitäten mit. Dies drückt sich aus in den verschiedenartigen Aromen, die eine Orange (Rautengewächs), eine Pfefferminze (Lippenblütler), eine Latschenkiefer haben.

Es ist etwas Besonderes um die Fähigkeit, in einem kühlen Klima die kosmischen Wärmekräfte so stark in die eigenen Lebensprozesse hineinzuziehen, daß es zur reichlichen Bildung ätherischer Öle und Harze kommt; gleichsam in einem inneren Lebensfeuer zu stehen, das langen Wintern und großer Kälte trotzen kann. Auch darin kann man das «Saturnische» der Nadelbaumgewächse sehen. Saturn, der Mächtige, langsam Dahinwandelnde, Dauernd-Bewahrende, hält ja die Reminiszenz an uralte Entwicklungszustände, an einen *Wärme*kosmos des Urbeginns fest. Der interessierte Leser schlage die Kapitel über die Weltentwicklung in Rudolf Steiners Buch «Die Geheimwissenschaft» nach, um dies im einzelnen zu erfahren. Saturn, der die Wärmekraft auch in größter Sonnenferne in sich Bewahrende, ist das den Nadelbäumen geneigte Gestirn. Die feierlich ernsten Empfindungen, die beim Betreten eines Tannendomes die Seele ergreifen, so daß man sich Urgrundtiefen der Schöpfung verbunden fühlt, sind ein Erahnen der geistigen Beschaffenheit der Gestirns-Macht, die bei den Koniferen Pate steht.

Auch die Heilkraft der Koniferen urständet in den lebenverbundenen Wärmeprozessen, die zu den Stoff-Schöpfungen der ätherischen Öle, der Balsamharze, zusammengedichtet sind. Sie können, ganz zusammenfassend ausgesprochen, die Ich-Durchdringung der Wärmeorganisation fördern, wärmend-belebend wirken. Dabei wird das Pflanzenwesen, das eine so besondere Bevorzugung bestimmter Regionen der Wärmeorganisation der Erde pflegt, auch in der pharmakologischen Wirkung sich «seine Stelle» im Wärmeorganismus aussuchen. Im Nervensystem haben wir die «kühle Region» der Leiblichkeit zu suchen, die trotzdem auf die ihr angemessene Art belebt und durchwärmt werden muß. Solche Wirkungen werden wohl gemeint, wenn man von der «nervenstärkenden» Wirkung eines Fichten-, Tannen-, Latschenkiefernadel-Bades spricht. Erkältungs- und Verhärtungskrankheiten, rheumatische Leiden sind weitere Gebiete der Heilanwendung der Koniferen-Öle. Darüber wird bei Darstellung der wichtigsten Heilpflanzen der Familie Näheres ausgeführt.

Mit der inneren Wärmenatur der Nadelbaumgewächse hängt auch die Fähigkeit zusammen, nicht nur ätherische, sondern auch – in den Samen – fette Öle zu bilden und eine wichtige Nußnahrung zu schenken. Die Zirbelnüsse der südlichen Alpen, die Piniennüsse Italiens sind dem Leser bekannt. Die kopfgroßen Zapfen südamerikanischer Araukarien mit Hunderten großer Samen sind eine Hauptnahrung der Indianer gewisser Waldgebiete, die sogar Mehl aus ihnen bereiten. Ähnliches gilt für australische Arten.

*

An anderen gemessen ist die Klasse der Koniferen nicht sehr groß, sie zählt nur 370 Arten. Der Typus stellt ein bedeutsames, aber nicht sehr reicher Abwandlung fähiges Motiv dar. Usteri, der Altmeister anthroposophischer Botaniker*, gliedert die Hauptfamilie in drei Gattungen.

Die primitivsten und urtümlichsten sind die *Araukarien*gewächse, sie zählen 37 Arten, welche die gebirgigen Gebiete der südlichen Erdteile, Chile, Brasilien, Australien, Neuseeland, Neuguinea, bewohnen. Der Leser kennt die «Zimmertannen» mit ihrem regelmäßigen, etwas starren Wuchs, hat auch vielleicht in botanischen Gärten seltsame, armleuchterartig verzweigte steife Nadelbäume gesehen, welche als chilenische Araukarien bezeichnet waren. Die berühmten Kaurifichten Neuseelands mit ihren breiten blattartigen Nadeln, herrliche harzreiche Baumriesen der Gattung Agathis, sind hier zu nennen, sie liefern das bernsteinähnliche Kauri-Kopal-Harz.

Als zweite Gattung nennt Usteri die *Taxaceen*, die eibenartigen Gewächse, die 70 Arten hervorbringen. Diese Koniferen haben keine Harzgänge in den Blättern und verholzen nicht in den Zapfen, sondern umwuchern den Samengrund mit einem fleischigen Mantel, wie man an den roten «Beeren» unserer weiblichen Eibenbäume gewahrt. Farn- und bärlappähnliche Formen finden sich bei dieser archaisch wirkenden, vorwiegend die Südkontinente und Ostasien bewohnenden Gattung. Der Prozeß der Bildung ätherischer Öle und Harze ist aus den Blättern herausgedrängt, wenn auch manche Arten harzige Zweige haben und manche nach Terpentin schmeckende Scheinbeeren. Da sie als Heilpflanzen keine Rolle spielen, besteht kein Anlaß zu weiteren Ausführungen.

Die *Pinaceen* stellen mit ihren 284 Arten die größte Gruppe unter den Nadelbaumgewächsen dar. Wir nennen als wichtigste die Gattungen Kiefer (70 Arten), Fichte (19 Arten), Tanne (26 Arten), Schierlingstanne (10 Arten), Lärche (12 Arten), Zeder (2 Arten), die Taxodiengewächse, wozu der Mammutbaum gehört, japanische und Formosazeder, die Sumpfzypresse (3 Arten). Die *Zypressengewächse* mit gegenständigen oder quirligen Blättern, die teils Nadeln, teils aber fleischige Schuppen darstellen, bringen eine neue Seite der Möglichkeiten des Typus zum Ausdruck: die sukkulente Stauung. Die Zweige mit den an sie herangerafften, saftig-schleimigen Schuppenblättern der Gattung Thuja z. B. erinnern an fetthennen- oder kakteenähnliche Bildungen. Die Jugendformen zeigen noch Nadeln. Ein Gleiches gilt für Flußzedern, echte und Scheinzypressen. Diese Koniferengattungen konzentrieren sich gleichsam ganz besonders auf die

* Usteri, System der Phanerogamen

Stammbildung, bringen besonders festes Holz hervor; sie wagen sich nicht mit Nadeln hinaus in die heißere trockenere Luft ihrer Wuchsorte, der Mittelmeergebiete, Kleinasiens, Südafrikas, des Kaplandes, Indiens, Kaliforniens. Die plastische Kraft des wässerigen Elementes hat sich hier der Blattbildung bemächtigt. Doch ist die innere Feuerkraft darum nicht verkümmert; ätherische Öle, Harze mangeln keinesfalls, wohlriechende Hölzer finden sich genug. In der Gruppe der Wacholdergewächse hat sich diese zerweichende plastische Kraft nicht nur auf die Blätter, sondern auch auf die Früchte geworfen, die fleischige, beerenartige Gebilde geworden sind. Der Wacholder hat Nadeln, der Sadebaum lebensbaumähnliche fleischige Blattschuppen. Die lange Entwicklungszeit der «Beeren», die der Reifezeit der holzigen Zapfen der Koniferen durchaus an die Seite zu stellen ist, zeigt, wes Geistes Kind diese Beeren eigentlich sind.

Es folge nun die kurze Darstellung der therapeutisch wichtigsten Nadelbaumgewächse.

Tannenartige Gewächse – Pinaceae

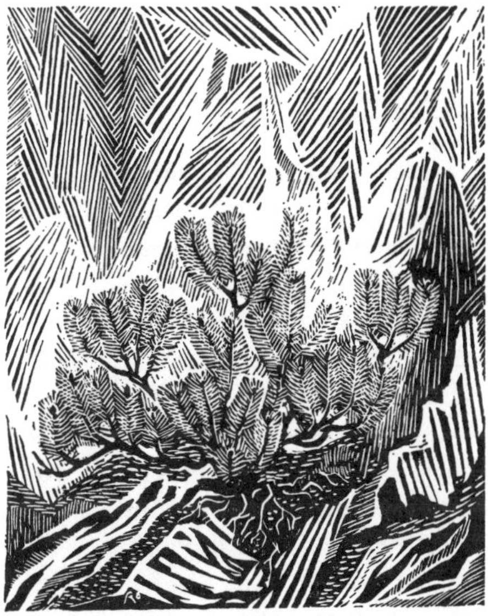

Die Unterfamilie der Abietineae umfaßt Fichte, Tanne, Kiefer, Latschenkiefer, Lärche, die hier gemeinsam als Heilpflanzen abgehandelt werden können, da das an ihnen Wesentliche der Bildeprozeß ätherischer Öle und balsamischer Harze, das Einverweben kosmischer Wärme- und Lichtprozesse in kühlen Erdzonen ist. Dazu kommt eine kräftige Vitamin-C-Bildung – die sich überall dort einstellt, wo durch ungünstige äußere Lebensbedingungen Stockungen, Verzögerungen der Lebensrhythmen, der Eiweißbildung usw. sich ergeben würden, von denen sich die Pflanze durch das Gegenwirken befeuernder «Sulfur»-Prozesse heilt. Man lese die vielseitigen Ausführungen über Vitamin C in der «Heilpflanzenkunde» nach, insbesondere im Kapitel über die Kreuzblütler und den Sanddorn. Was für die Kreuzblütler der stoffliche Sulfur, schwefelhaltige Senföle, leistet, das vollbringt in den Abietineen der kosmische Sulfur, Wärme- und Lichtprozesse.

Von *Fichte*, *Tanne*, *Latschenkiefer* sind mehr die durch Destillation aus den Nadeln mittels Wasserdampf gewonnenen ätherischen Öle wichtig, von der Lärche das durch Anbohren des Stammes gewonnene balsamische Lärchenharz.

Für die erstgenannten ätherischen Öle gilt gemeinsam, was Rudolf Steiner einmal für Bäder mit Zusatz von Fichtennadelextrakt angegeben hat: sie würden das Nervensystem so stark anregen, daß es sich etwas aus dem Organismus emanzipiere und in sich selbständig werde. Darauf beruht die früher erwähnte «nervenstärkende» Wirkung der ätherischen Öle der Koniferen. Natürlich werden sich feine Unterscheidungen ergeben, je nachdem man das Öl aus den Nadeln der feierlich sich zur Erde neigenden, mehr Feuchte und Kühle liebenden Fichte, der trotzig aufstrebenden lichteren Tanne oder der die felsigen Hänge des Hochgebirges über die Waldregion hinaufkletternden Latschenkiefer gewinnt. Letztere hat den kräftigsten, herbsten und doch feinsten Duft. Häufig nimmt man darum Gemische der ätherischen Öle dieser drei Arten zur Anrichtung heilsamer Warmbäder. – Tannenharz hat Rudolf Steiner zur Behandlung des Diabetes empfohlen. Es wird hierbei an eine ichkräftigende Wirkung zu denken sein, wie er sie für den Rosmarin angab, der «Tanne unter den Lippenblütlern».

Die *Lärche* hebt sich durch die kürzere Lebensdauer ihrer Nadeln etwas aus dieser Reihe heraus. Sie hat ihren Lebensrhythmus stärker dem Sonnenrhythmus angeglichen, ihre Nadeln leben nur ein Jahr. Dem webenden Licht gehört sie stärker zu als die anderen Abietineen; ein Lärchenwald hat etwas von der Helle eine Birkenhaines, wie man denn überhaupt die Lärche die Birke unter den Nadelbäumen nennen möchte. Sie strebt in ihren Wachstumsorten in die lichteren Berghöhen hinauf, ist ein rechter Bergbaum. Was sie den Blättern an Kräften der Dauer vorenthält, läßt sie um so mehr dem geraden, hochwüchsigen Stamme zukommen, der ein schier unverwesliches, auch im Wasser beständiges Holz enthält. Weniger der Bildung ätherischer Öle in den Blättern, dafür um so mehr der Bildung balsamischer Harze im Stamm wendet sich die Lärche zu, deren Harze man durch Anbohren gewinnt und aus denen man das «venezianische Terpentin» abscheidet.

Rudolf Steiner hat in einem für die Arbeiter des Goetheanum-Baues gehaltenen Vortrag* einmal etwas Grundlegendes über drei das Baumleben durchziehende Saftarten ausgeführt. Durch die Wurzeln dringt mit Bodenwasser und darin gelösten spezifisch ausgewählten Bodensalzen im «Erdsaft» das Erdenleben in den Baum, das in die Holz- und Stammbildung hinein erstirbt. (Die Erde ist hier nicht als toter Mineralklumpen angeschaut, sondern als gigantisches Lebewesen, das nicht nur die bisher allein beachtete Physis, sondern darüber hinaus einen Leib von Bildekräften besitzt. Siehe hierzu die oft erwähnten Bücher von G. Wachsmuth, W. Cloos u. a.) Während nun das Fest-Flüssige des «Erdsaftes» in die Pflanze aufsteigt, dabei sein Leben verliert und verholzt, bildet sich durch die Blatt-Tätigkeit im Zusammenweben des Flüssigen mit dem Luftigen der «Lebenssaft», der, wie die Blattanordnung zeigt, spiralig um

* Vortrag vom 31. Oktober 1923

die Stamm-Senkrechte kreist. Da wird, während der «Erd- oder Holzsaft» in der Stammbildung im Aufwärtsströmen erstirbt, die Pflanze durch den spiralig kreisenden Prozeß der «Lebenssaftbildung» neu belebt. Dieser letztere Prozeß erregt aber in der Pflanze einen inneren Wärmeprozeß, der sich in Harz- und Gummibildung auslebt und mit einer dritten Saftbildung, dem Kambiumsaft, verbindet. Während der «Erdsaft» mit den Erdenkräften, der «Lebenssaft» mit den atmosphärischen Umkreiskräften in Verbindung steht, bringt der Kambiumsaft mit dem kosmischen Umkreis, der Gestirn-Sphäre, in Verbindung und damit zugleich mit den geistigen Formkräften der betreffenden Pflanze, die dann der Samenbildung vermittelt werden können. An anderer Stelle dieses Buches kann nachgesehen werden, wie die kosmische Wärme im Wasserstoffprozeß den irdischen Trägerstoff findet und wie der Samenbildungsprozeß ein auf die Stufe des Pflanzenlebens gehobener Wasserstoffprozeß in gewissem Sinne ist. Andererseits ist der Bildeprozeß der ätherischen Öle, der sich mit der Harzbildung vereinigt, gleichfalls ein Wärme-Wasserstoff-Prozeß. Wenn man die Kambiumschicht, das zwischen Rinde und Holz gelegene Gewebe der Lärche, anbohrt und den Balsamsaft gewinnt, hat man in ihm eine Einprägung all der Sternen-Formkräfte, mit denen auf dem Umweg über die Wärme sich das geistige Gestaltungsprinzip der Lärche hineingesenkt hat in den Pflanzenleib. Zudem lebt die Lärche einen intensiven Kieselprozeß aus, stärker als die anderen Nadelbäume, die allesamt einen nicht zu übersehenden Kieselsäureanteil in ihrer Asche zeigen. Dies macht die Lärche zum lichtliebendsten und durchlichtetsten Nadelbaum. Und das Lärchenharz bekommt davon eine besondere Qualität zuerteilt. Man kann von daher verstehen, wieso Lärchenharz von Rudolf Steiner als Heilmittel der Sinnessphäre angegeben wurde. (Lärchenharz mit Ananassaft und Lavendelöl sowie eine Kombination von Lärchenharz und Wermut zur Behandlung entzündlicher Augenleiden, Lärchenharz mit Holundermark und Fliederblüte bei Schuppenflechte usw.).

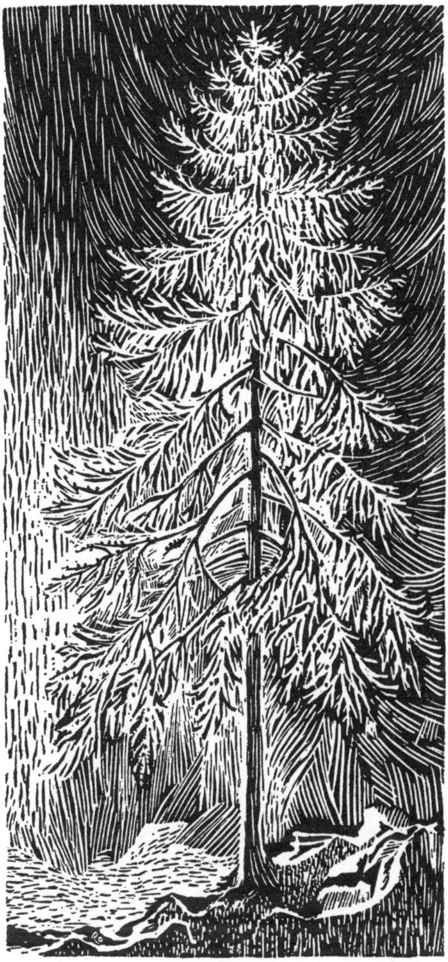

Zypressenartige Gewächse – Cupressaceae

Zwei Gattungen dieser Unterfamilie der Nadelbaumgewächse seien hier um ihrer Heiltugenden willen erwähnt: Thuja-Arten und Wacholderarten.

Thuja occidentalis – der Lebensbaum

Der von zäher Lebenskraft erfüllte mäßig hohe Baum hält die Nadelbildung am Zweig zurück. Junge Pflanzen zeigen noch kurze, wacholderartige Nadeln. Dann aber bildet sich das Blattwerk als fleischige Schuppen, und die Endzweige wirken selbst blattartig, wie vielgeteilte Farnblätter; sie breiten sich zu waagrechten Flächen (während Thuja orientalis senkrechte Blattzweigflächen ausstreckt). Das sukkulente Prinzip, die Stauung im Wässerigen, ergreift hier das Nadelbaumwesen. Es lebt sich auch in mächtiger Schleimbildung aus; der Nadelsaft strotzt vor Schleim. Die starke Lebenskraft macht unser Gewächs auch zur üppig treibenden, dichte grüne Wälle bildenden Heckenpflanze. – Auch die Blütenstände und die wenigblättrigen holzigen Zapfen sind, in sich zusammengezogen, klein. Bei solcher wäßrig-schleimigen Stauung hat es das Kosmisch-Wärmehafte schwerer sich einzuwohnen als bei den typischen Koniferen. Es bilden sich anders geartete ätherische Öle, die gröber, derber, schärfer duften als etwa die von Fichte, Tanne, Kiefer. Sie haben etwas Entzündliches an sich. Es ist diesem Prozeß der Ätherisch-Öl-Bildung schließlich doch gelungen, in das Gebiet der Lebensstauung und Schleimbildung einzudringen.

Als Heilmittel wird Thuja auf solche menschliche Prozesse wirken können, in denen das Zusammenwirken der Ich-Organisation mit dem Lebens- oder Ätherleib eine Rolle spielt. Die wärmegeborenen ätherischen Öle regen ja ganz allgemein, wenn auch in differenzierter Weise, die Ich-Organisation an, die in der Wärmekonfiguration der menschlichen Leiblichkeit lebt. Ein solches Gebiet heilsamer Thujawirkung ist bei gewissen Formen von Verdauungsschwäche gegeben. In solchem Falle, wo zu wenig intensiv geschmeckt, dann im Verdauen zu wenig gründlich abgebaut, die Nahrungsstoffe ungenügend in den Verdauungssäften aufgelöst und ihrer Eigenlebendigkeit entkleidet werden und darum vom menschlichen Ätherleib ungenügend ergriffen werden können, nicht recht den Übergang finden von der Verdauungsorganisation in das Innere, gegen Lymphe- und Blutbildung hin, da kann Thuja – nach einem Hinweis Rudolf Steiners – wirksam helfen. Natürlich ist die entsprechende pharmazeutische Verarbeitung und feine Dosierung nötig; sonst kann Thuja schwere Entzündungserscheinungen in den unteren Organen, selbst mit tödlichem Ausgang, mit besonderer Schädigung des Leberorgans (in dem Wärme- und Flüssigkeitsprozesse, Ich und Ätherleib in besonders intensiver Art zusammenwirken) hervorrufen.

Juniperus communis – der Wacholder

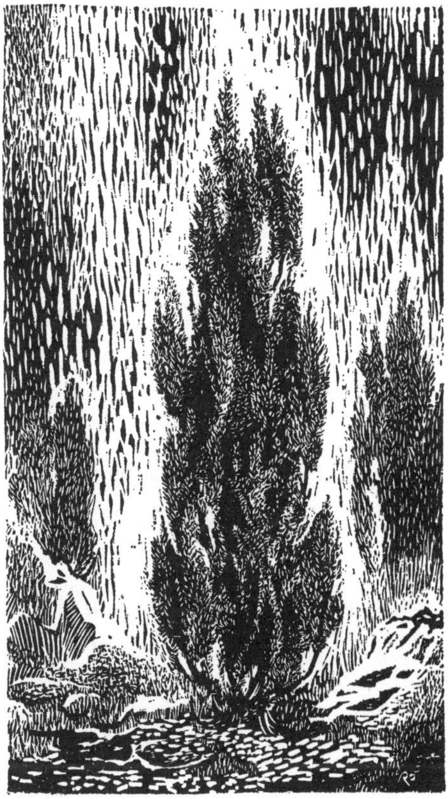

ist der Nadelbaum, besser: Nadel-Strauch, unserer Heide- und Moorlandschaften, der kargen Bergwiesen und steinigen Hänge der Juraberge sowie ähnlicher Landschaften unseres und der anderen Nordkontinente. Als Baumstrauch, Strauchbaum, trägt er seine quicke Lebenskraft mit einer ernsten Würde, ja Feierlichkeit, an lebensfeindlicher Stätte und schenkt ihr, die seine hochgewachsenen, waldbildenden Brüder nicht aufnehmen kann, buschige Haine und stachelige Gehege. Aber an würzigem Duft gibt er seinen mächtigeren Artgenossen nichts nach. Holz und Beeren geben ein kräftig-herbes Räucherwerk, die Beeren eine die Verdauung schwerer, blähender Speise (Kraut, Sauerkraut) fördernde Würze. Bäder mit Zusatz einer Abkochung von Wacholderbeeren, Tannennadeln und Holunderblüten empfahl Rudolf Steiner gelegentlich bei Nervenempfindlichen, auch aus Wacholderbeeren und Schlehen zubereitete Injektionen.

Die Menschen einer früheren Zeit, welche die in einer öden, lebensfeindlichen Landschaft waltenden Naturkräfte wesenhaft als dämonisch erlebten, schauten in unserem Zwerg unter den Nadelbäumen etwas Gutes, Lebenskräfte Weckendes, Wärmend-Formkräftiges, das den freundlichen Naturwesen Wege bereitet. Schon sein Duft und Anblick kräftigte das Bewußtsein, vertrieb das Spukhafte. Der «Baumsinger» der alten Weihnachtsspiele betrat als Führer seiner Spielerschar die Bühne unter Vorantragen eines bändergeschmückten Wacholderbäumchens. Diese Bühne stellte die paradiesische Welt dar, in der die Erschaffung Adams und Evas, Versuchung und Sündenfall sich vollzog. In der Mitte des Paradiesgartens, der alle Bäume enthielt, stand «der Best»; der Baum der Erkenntnis mit den lockenden Früchten und dem Versucher in seinem Geäst. Das weihnachtliche Wacholderbäumchen in der Hand des Baumsingers aber war wie das heilsame Gegenbild, eine Vorahnung unseres Weihnachtsbaumes, unter den wir die Krippe stellen mit den Bildern eines neuen Paradieskeimes, eines Menschenpaares, von dem die Frucht geschenkt wird, die den Sündenfall überwindet. Friedlich sammelt sich Tier- und schließt sich Pflanzenwelt um die Krippe, und der sie hütende Baum ist der Lebensbaum selbst. Als ein Bild des durch Christus der Menschheit in Zukunft wieder erreichbaren Paradieses mit dem Lebensbaum trägt der Baumsinger den Wacholder, der sticht wie die Dornenkrone, dessen Früchte sich nicht süß und prangend anbieten, sondern im Nadelwerk sich verbergen. Aber sie sind herb und heilsam, wenn wir uns an der süßen Sinnenlabe der Erdenwelt den Magen verdorben haben.

Juniperus Sabina – der Sevenstrauch

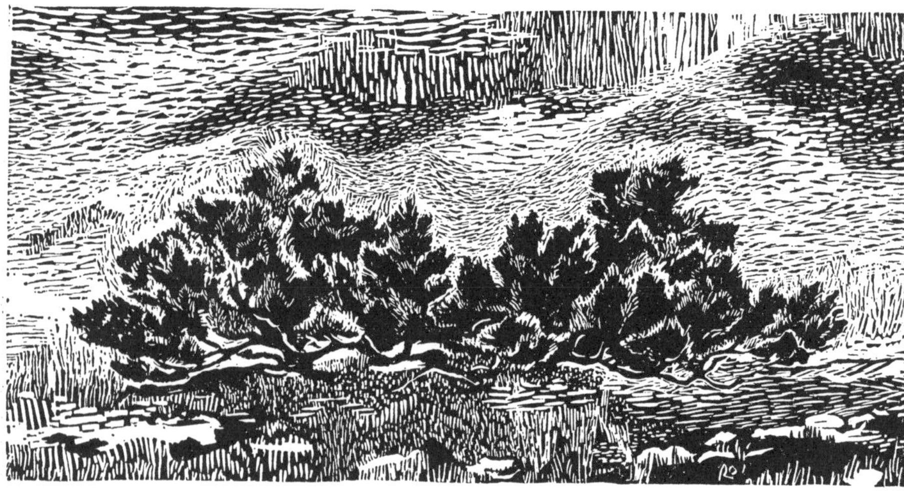

Zwei typische Wuchsformen zeigen die Nadelbaumgewächse: den Pinien- und den Zypressentypus. Letzterer betont die Senkrechte, die «Sonnenlinie» der geraden Stämme, ersterer das ästige, den Stamm umkreisende «Planetenprinzip», den waagrechten Schirm. Die Wacholdermännchen haben die Erscheinungsform kleiner Zypressen; der am Boden kriechende, viel verästelte Sevenstrauch, die «Kindsmörderin», ahmt das Pinienhafte nach. So sehr er Wacholdergewächs ist, was seine reif blauschwarzen Beeren zeigen, so sehr ist er Gegensatz zu diesem. Die Blätter, schuppig an den Zweig gepreßt, erinnern an Thuja-Arten. Der Geruch ist dumpf-erregend, scharf und widerlich, trotz der zedernholzartigen Beinote. Das ätherische Öl, aber schon der Blätterabsud, wirken ätzend-entzündlich, bewirken, innerlich genommen, eine starke Blutüberladung der Unterleibsorgane und schwere Entzündungserscheinungen mit Blutungen in Darm, Niere, Gebärmutter, die bei Schwangeren zur Abstoßung der Leibesfrucht unter lebensbedrohenden Begleiterscheinungen führen. Der Sevenstrauch ist die Art der Koniferen, Giftpflanze werden zu können. Er ist ein «niederträchtig gewordener Wacholder». Das in der Bildung ätherischer Öle (die sonst für den Blütenprozeß charakteristisch sind) bis in Blatt und Holz sich kennzeichnende Koniferenwesen kann sich noch nicht in der Blütenbildung höherer Pflanzen ausleben; aber es hat die Blütenfeurigkeit dank seiner Beziehungen zu Licht und Wärme schon in Blatt und Stamm; es hat darum auch die erregende Wirkung auf den Wärmeorganismus. Bei Juniperus Sabina ist dies bis zur Giftwirkung gesteigert.

*

Johanniskrautgewächse – Guttiferae

Das Typische der Johanniskrautgewächse offenbart sich als *stark Blütenhaftes*, das sich nicht nur als ein «Oberes» in viel- und großblütigen, hellfarbigen, oft wohlduftenden Blütenständen auslebt, sondern auch verwandelt als Harz, als Balsam, als gelber Farbsaft in Blatt, Stamm, Rinde, Wurzel erscheint, sich tief ins «Untere» senkt. Dieses Untere aber zeigt kräftige Verdichtung und Verfestigung; hohe, senkrecht aufstrebende Bäume mit festem, sogar *eisenhartem Holz* finden sich genug in den über 800 Arten dieser Familie; sogar die Johanniskräuter unserer Gebiete und der Mittelmeerländer haben zähe, feste Stengel, was im Volksnamen «*Hartheu*» zum Ausdruck kommt.

Nicht ein Verlodern des Wärme- und Licht-Erzeugten zeigt sich also, sondern ein dem Flüssigen, dem Festen wohl Verbundenes, ja gar in dieses hinein Erstarrtes. Das Flüssige fließt nicht in üppige Plastik aus, sondern ist straff zuzammengefaßt. Es ist durcharomatisiert, durchlichtet; ätherische Öle, Gummigutt-Farbstoffe treten auf.

Das Schwergewicht der Familie liegt in den Tropen, den Orten, wo die Erde das Kosmische intensiv ansaugt und sich in es hinauftreibt, es dadurch verirdischt. Dort finden sich die baum- und strauchartigen Guttiferen. In unserer gemäßigten Zone sind es Halbsträucher und Stauden, sommerliche, um die Johannizeit blühende Gewächse.

Die Blätter der Guttiferen sind einfach, ungeteilt, oft lederig, manchmal bis zum Nadeligen zusammengezogen. Die Blüten, mit getrennten Blumenblättern, sind groß, weiß, gelb, rosafarben; sie stehen endständig, meist in Trugdolden und sind strahlig gebaut. Das Eigenartige aber, in dem die Fülle der Gestaltungskräfte sich auslebt und worin die Guttiferen einzig dastehen, ist der Staubgefäßbereich. Dieses einfache, linienhafte Organ wird nicht nur in großer Zahl hervorgebracht, sondern als Material zur Formung von Gebilden benützt, in denen die einzelnen Arten dieser Familie ihr Wesen zur Erscheinung bringen. Da wird der Staubgefäßwald in Gruppen abgeteilt, und diese werden plastisch geformt zu Röhren, Bechern, Halbkugeln, Säulen, Kragen, Kugeln, Keulen, Flaschen, Kegeln – was sonst in der dreidimensionalen Plastik der Blüte, noch mehr der Frucht, zum Ausdruck kommt, ergreift hier das Bereich der Staubgefäße. Auch die Narbe macht diesen Prozeß, wenngleich abgeschwächt, mit, erscheint kopfig, keulig, trichterig, gelappt, als Schild oder Mütze. Wie die Orchideen ihre Gestaltungsfähigkeit an der Blüte, die Farne am Blatt, die Kreuzblütler an der Fruchtform zeigen, so die Guttiferen an den Staubgefäßen. Gestaltungskraft im Verflüchtigungsbereich offenbart sich da; denn im Blütenstaub geht die Pflanze in das Luftige, das Astraldurchdrungene, über. An dieser Stelle wird gerade besonders intensiv *geformt* bei den Guttiferen.

Die Früchte sind meist trockene Kapseln, doch finden sich auch genug Arten mit saftigen, säuerlich-aromatischen Früchten. Eine der wohlschmeckendsten Tropenfrüchte trägt das Mangostanbäumchen; unter dicker guttisaftstrotzender Schale birgt der saftige, herrlich mundende Samenmantel ölreiche Samen. Überhaupt ist die Familie reich an ölhaltigen Samen – ein starkes Wärmeverarbeiten drückt sich darin aus. Der ost- und der westafrikanische Talgbaum sind hier zu nennen. Der von Harzgängen durchsetzte bitter aromatische Same von Garcinia Kola ist als «Bitterkola» ein hochgeschätztes, der echten Kolanuß von den Eingeborenen Zentralafrikas gleichgestelltes Anregungs- und Genußmittel. Als Heilmittel werden in den Tropen vielfach die aus Stammeinschnitten ausfließenden Balsame (Marienbalsam usw.) zur Wundheilung äußerlich verwendet; innerlich die Harz- und gummigutthaltigen Säfte, als drastische, wurmtreibende Mittel. Hier sei genauer nur ein Wesensbild des Johanniskrautes entworfen, des altberühmten Heil- und Wundkrautes, dem die durch Geisteswissenschaft erweiterte Heilkunst einige neue Seiten abgewonnen hat.

Hypericum perforatum – das echte Johanniskraut

Sicherlich gehört die edle Heilpflanze, der nun unsere Aufmerksamkeit gilt, auf die Lichtseite des Erdenlebens. Schon die Samen keimen nur im Hellen, können an dunklen Orten jahrelang im Feuchten liegen, ohne sich zu regen. Lichte, trockene, magere Böden schätzt sie durchaus, Wald- und Wegränder, Raine, lichte Gebüsche, Kahlschläge, moosbewachsene Lesesteinhaufen und derlei. Kräftig greift die Wurzel des mit festem Erdstock ausdauernden Gewächses in den Boden; klar in die Senkrechte stellt sich der im Frühjahr auftreibende Sproß, nach oben ästig-schirmartig, einer auf die Spitze gestellten Pyramide ähnlich, sich verbreiternd, mit reichem Strauß goldgelber, in Trugdolden angeordneter Blüten sich krönend. Die Blätter sind, straff an die Sprosse gezogen, kleine zugespitzt elliptische Gebilde, mit schwärzlichen Drüsen am Rand besetzt, vor das Licht gehalten mit durchsichtigen Öldrüsen punktiert, auf den ersten Blick wie durchstochen. Auch die Kelchblätter sind mit hellen und dunklen Drüsen besät, die Blütenstiele schwarzdrüsig, selbst die sonnengelben Blumenblätter mit feinen dunklen Punkten und Strichelchen, alles Öldrüsen, bedacht, vor allem an der breiteren, ausbiegenden Seite. Die fünf Blumenblätter sind nämlich nicht symmetrisch gestaltet, sondern haben eine schärfere und eine breit ausladendere Hälfte – einem Flugzeugpropeller ähnlich, was der Blüte den Anschein eines Licht- und Sonnenrades gibt, als wäre es jederzeit bereit, sich in sanfte Drehung zu versetzen. Eine solche Drehung geschieht auch im Aufblühen, da in der Knospe die Blumenblätter spiralig zusammengefaltet liegen. Die vielen Staubblätter sind in drei Bündel geordnet, der Fruchtknoten trägt eine dreiteilige Narbe. Die herzförmig-zugespitzte Kapsel birgt die schwärzlichen, millimetergroßen leichten Samen. So geht in dieser Pflanze nach oben zu alles in die Lichte, die Leichte. Die Blüte verkündet die Johannizeit, den Höchststand des Jahres. Die volle Kraft der Sommersonne lebt in ihr. Aber nicht nur an diesem sonnenhaften Leuchten erkennt man die Pflanze schon von weitem, sondern auch am schlanken, streng aufgerichteten Wuchs, dem straffen, festen und zähen Stengel, dem Wohlgeformten und Edelgeordneten der ganzen Erscheinung. Dies alles macht sie zu einer der schönsten Pflanzen des Hochsommers.

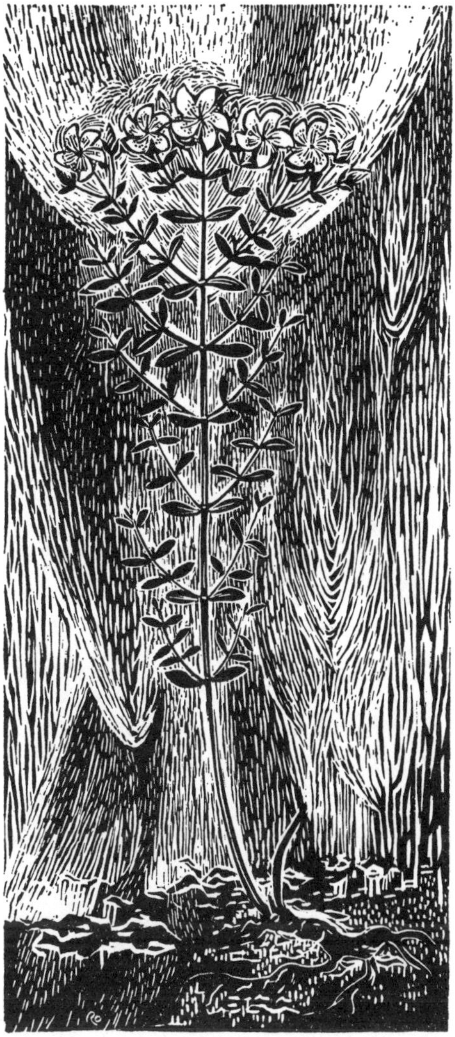

Im Herbst sinkt ihre Lebensentfaltung in die unteren Organe; während das Oberirdische abstirbt, treibt der Wurzelstock neue Triebe mit Grundblättern, die den Winter über ausdauern. So sind die dem Wurzelgebiet angehörenden Organe – ähnlich der Arnika – in besonderem Grade vital.

Das Johanniskraut erfreute sich einst größter Hochschätzung, Paracelsus hat ihm ein besonderes Loblied gesungen. Man wußte die Sprache der an ihm webenden Kräfte aus der ganzen Erscheinung, dem «sinnlich-sittlichen Eindruck» zu deuten. Eine spätere Zeit, die nur das gelten läßt, was man auf die Waage legen kann, hat mit ihm nichts anfangen können, hat es vergessen, wenngleich immer noch die Blüten gesammelt, mit Öl angesetzt ins Sonnenlicht gestellt wurden, um das rote Wundöl zu gewinnen, das auch bei Verbrennungen, Nervenschmerzen, Krämpfen half. Erst als die feinere chemische Untersuchung eine Reihe interessanter Stoffe in der Pflanze feststellte, nahm man sie wieder ernst. Man hat Gerbstoffe, Bitterstoffe, ätherisches Öl in ihr gefunden, letzteres in den hellen Drüsen, die das Blatt wie durchstochen erscheinen lassen; ferner Harzartiges und – als Inhaltsstoff der dunklen Drüsen – den intensiv roten fluoreszierenden Farbstoff Hypericin. Dieser hat die merkwürdige Eigenschaft, damit in geringen Dosen gefütterten Tieren unschädlich zu sein, solange man sie im Dunkel hält, aber zu schweren, unter Krämpfen im Tode endenden Krankheitserscheinungen zu führen, sobald man sie ins Licht bringt. Hell- und dunkelgefärbte, gescheckte Tiere, die beim Weiden zu viel Johanniskraut gefressen haben, können entzündlich an den hellen Hautpartien anschwellen. Schwarze Schafe können davonkommen, weiße sterben; für sie wird also das Licht zum Gift durch die Hypericumwirkung. Es wird der periphere Hautprozeß durchbrochen, der sonst der äußeren Lichtwirkung Halt gebietet, das Licht umwandelt und «verdaut». Der Organismus wird dann von der äußeren Lichtwelt überwältigt, die wie ein Fremdkörper in die Haut fährt, und gegen die sich der Körper, wie allem Fremden gegenüber, durch Entzündung, durch eine Verstärkung des Blutprozesses wehrt. Man wird im Hypericin-Bildeprozeß das besondere Verhältnis gewahr, das die Hypericumpflanze zu den kosmischen Lichtprozessen des Jahres hat. Diesen gibt sie sich wie im Übermaß hin, verkraftet sie aber auch, bannt ihr Übermaß in die rote Farbstoffbildung, die sie in die schwärzlich scheinenden Drüsen absondert.

Rudolf Steiner hat die Heilwirkung des entsprechend verarbeiteten blühenden Krautes, namentlich der in ihm enthaltenen bitteren Extraktivstoffe, mit einem der stärksten mineralischen Heilmittel verglichen: mit dem Arsen. Dieses «energisiere den Astralleib». Es erregt ihn zu starker, jedoch kurz dauernder Bewegung. Aus dieser primären Wirkung ergeben sich als Folge die weiteren, therapeutisch genützten, ernährungsfördernden, die Blutbildung anregenden organischen Wirkungen, aber auch die im Seelischen auftretenden bewußtseinserkraftenden, die dem als Heilmittel vorsichtig angewendeten Arsen eignen. Das Arsen bietet durch seine ganzen stofflichen Eigenschaften sich dem Astralleib als ein Werkzeug dar, durch das er sich stärker verkörpern, das Physische intensiver ergreifen kann. Der Astralleib inkarniert sich – wie in den Einleitungskapiteln des 1. Bandes ausgeführt, zunächst in der Luft-Organisation des Menschen, greift in Flüssiges und Festes nach dem Grade, in dem sie mit Luftartigem sich verbinden. Das Arsen nun ist ein halbmetallischer Stoff, der äußerst leicht zum schwefelartigen, nach Knoblauch riechenden Dampf sich verflüchtigt, ohne erst zu schmelzen; also den flüssigen Zustand unterdrückt, den luftförmigen gierig erstrebt. Verbindet es sich mit anderen Metallen, so zerstört es ihre innere Flüssigkeit, ihre Plastizität und Geschmeidigkeit, macht sie hart, spröde. Es unterstützt dadurch das Bestreben des Astralleibes, die ätherischen Prozesse sich unterzuordnen, das flutende Leben zu dämpfen, ihm die Formprozesse aufzudrücken, die das dem Leben übergeordnete Seelische in der *Gestalt* offenbaren. In gewissem Sinne könnte man die astralisierende Tätigkeit ein «Arsenisieren» nennen. Auch der Prozeß, der einst das Erdenleben in seinen flüssigbelebten Frühformen so gedämpft hat, daß es das fest gestaltete Mineralische, das Felsige aus sich ausschied, ist ein kosmisches Arsenisieren gewesen, dem parallel eine stärkere Durchseelung der ganzen Erden-Lebewelt, die Ausbildung höherer Tierformen usw. ging. (Siehe R. Steiner: «Geisteswissenschaft und Medizin»; ferner: «Die Geheimwissenschaft», Kapitel über die Weltentwicklung.) – Der bittere Extraktivstoff des Johanniskrautes wirkt nun ähnlich wie das Arsen auf die innere Beweglichkeit des Astralleibes, aber noch dauernder, die Wirkung hält viel länger an. Man kann damit u. a. bettnässende Kinder behandeln, Kinder also, die in dem pflanzenhaft-vitalen, aber unbewußten Zustand des Kleinkindes verharren und nicht ihre Flüssigkeits-Ausscheidungsfunktionen bewußt regeln wollen. Hinzu tritt die Wirkung des ätherischen Öles auf die Wärme- und Ich-Organisation, der gelben Blütenfarbstoffe (Carotine), die Aufbau- und Ernährungsprozesse bis in die Nerven- und Sinnessphäre, in den Bereich der Formprozesse tragen. Unter den «primären gelben Blüten», mit denen man Organ-Unterernährung im rhythmischen System bekämpfen kann, hat Rudolf Steiner – neben Primel (siehe da Näheres) und Hornklee – auch die Johanniskrautblüte angegeben. Anläßlich der Betrachtung von Arnica und Calendula wurde ausgeführt, wie Carotin – und das daraus entstehende Vitamin A – hilft, die Aufbauprozesse bis in die Nerven- und Sinnessphäre, die Kieselregion hineinzutragen.

Dies alles macht Hypericum zum umfassenden Heilmittel für Nervenschädigungen, sowohl bei Verletzung (Gehirn- und Rückenmarkerschütterung) als auch mangelhafter Ernährung des Nervs, zum Wundmittel, das sich auch bei Verbrennung bewährt, aber auch zum den Astralleib in die Sexualregion besser eingliedernden Mittel (Menstruationsstörungen, klimakterische Beschwerden usw.).

Drei Jahrzehnte nach Rudolf Steiners Hinweisen konnte man in einer medizinischen Zeitschrift lesen, daß das Johanniskraut «ein Heilmittel ist, welches in seiner Wirkung durch andere Medikamente nur schwer ersetzt werden kann, und in seiner ganzen Größe erkannt werden will» («Die Heilkunst», 1951, H. 4, J. Klosa). «Die Ergebnisse mit Hypericin können durchaus der Eisen-*Arsen*-Therapie gegenübergestellt werden. Hypericum aber als pflanzliches *Psychotonicum* (wir erinnern: es energisiert den Astralleib, die Psyche) hat dabei noch den Vorteil der Unschädlichkeit.» Hier kommt also ein genau beobachtender Arzt zu der gleichen Charakterisierung der Johanniskrautwirkung, dem Vergleich mit dem Arsen, dem Tonisieren der Psyche, wie dies auf Wegen moderner Geistesforschung, Jahrzehnte früher, aufgefunden und dargestellt worden ist.

Wie schon so oft müssen wir auch hier unsere Begriffe erweitern, um die stoffschaffenden Weltprozesse zu verstehen, die im Pflanzenleben so sichtbarlich allem Stoffessein vorangehen, es bewirken. Im unorganischen Sein ist dies nicht so sichtbar, da die stoffschaffenden Prozesse großenteils in der Vergangenheit liegen. Man muß vom Arsen sprechen, aber auch vom Arsenprozeß, kann mit diesem Begriff alles Geschehen charakterisieren, bei dem die das Luftförmige werkzeuglich ergreifenden astralen Wesenskräfte in das flüssigkeitdurchströmende Ätherwirken so eindringen, daß sie es in die Erstarrung, Verfestigung, Verhärtung treiben. So reich sich die Johanniskrautgewächse im Blütenhaften, in den versprühenden Staubgefäßen, den Düften, im Farbigen ausleben, so hager, straff, hart werden sie im Prozeß, so eisenhart in der Holzbildung. Was zwischen Blüte und Stamm ist, hat die Tendenz, sich zusammenzuziehen, zu vertrocknen. Einen solchen Prozeß kann man einen arsenisierenden nennen, im Arsen einen besonders deutlichen mineralischen Sonderfall dieses umfassenden Arsenprozesses sehen, im Arsen-Stoff den im unbelebten mineralischen Reich zur Ruhe gekommenen Arsen-Prozeß.

*

Steinbrechgewächse – Saxifragaceae

Kiesel-, Kalk-, Lichtprozesse

Dem Bergwanderer wird eigen zumut, wenn er im Aufstieg zur Höhe den Steinbrecharten begegnet; ist es doch, als ob in ihnen die im Gestein verborgene kühle, klare Kristallwelt selbst Blütenkraft gewonnen hätte und sich in den edel-strengen Formen, dem leuchtenden Farben-Strahlen als eine ins Feste verzauberte Gestirn-Welt offenbarte. Jede Steinbrechart gehört zu einer bestimmten Gesteinsform und hat somit einen festen, oft eng umgrenzten Lebensbezirk. Die einen wachsen auf Kalk, andere auf Schiefer, Granit, etwelche auf den höchsten Graten und Klippen, andere im Geklüft, in Spalten und Spältchen. Felsbändern entlang kriechen einige, den Felsschutt, das berieselte Geröll besiedeln andere. Gewisse Arten wandern mit den Sturzbächen, den Lawinengassen, den Steinmuren hinab in die Tiefe, fassen an steinigen Ufern, auf herabgewälzten bemoosten Felsblöcken Fuß. Es ist, als ob die Gewalten, die die Felsenwelt niederbrechen, mit jedem Schritt ihrer Tätigkeit eine Steinbrechart herbeiriefen zum Zeugen ihrer Tat, zur Bekräftigung des Erreichten, und als ob jede Stufe des Zertrümmerns Kräfte befreite, die in solchen schönen Gewächsen etwas von ihrem Wesen zeigen dürfen. Da das zerspaltene, verwitterte Gestein zuletzt zu Erde wird, zusammen mit dem Pflanzenleben Humus bildet, entsendet der Steinbrechtypus auch hinab in Bergwald und Wiese einige Arten, läßt einige Sträucher entstehen, bei unseren Antipoden sogar einige schöne, hartlaubige Bäume; doch auch hier sind feuchte Schluchten, berieselte Felsen Lieblingsstandorte. Von den insgesamt etwa 800 Arten sind doch die meisten Gebirgs-, ja Hochgebirgspflanzen, vor allem die Hauptgattung Saxifraga (300 Arten), die weit über den Polarkreis (bis 83°) dringt, in den Alpen 4000 m, in asiatischen Gebirgen 6000 m Höhe ersteigt. Die Gattung Escallonia (45 Arten) ersetzt in den Anden unsere Alpenrosen.

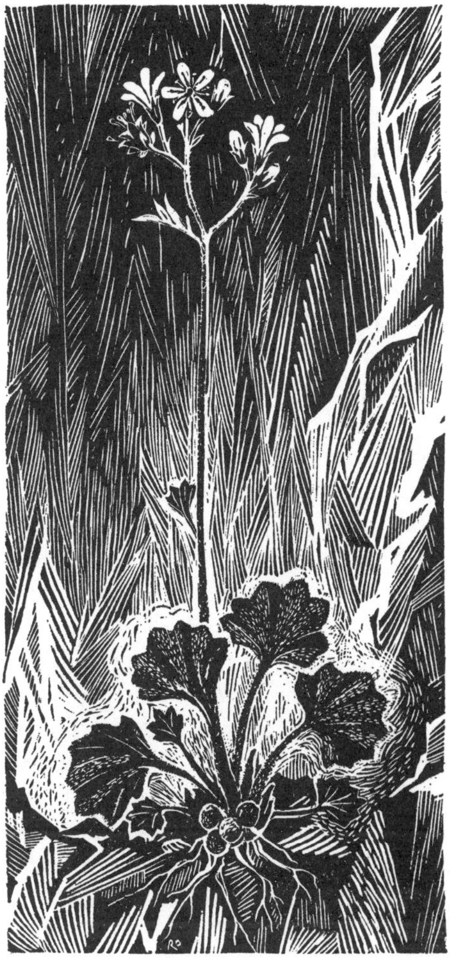

Licht, Fels, Kühle, Wasser – das sind also die Elemente, deren unser Typus bedarf. Dem feuchten Gestein bildet er die ungeheuer lebenskräftigen unteren Organe entgegen, zu Rosetten oder schuppenförmig, nadelig an kurze Stämmchen zusammengezogene Blätter, Gebilde, die zu rasen- oder kissenförmigen Polstern sich zusammenschließen können, Ausläufer entsenden und so vegetativ weiterwuchernd in die tote Felsöde Lebensoasen hineinzaubern. Losgerissene, fortgeblasene Rosetten können sich wieder bewurzeln; auch bilden manche Arten Brutknöllchen, Brutknospen, die, sich ablösend, die Pflanzen vegetativ vermehren können. Die Lebensprozesse stauen sich also in den gestauchten unteren Organen, bewahren aber dadurch ein besonderes Maß an Vitalität. Es können dabei die Mineralien des felsigen Bodens intensiv angegriffen, im Saft gelöst und dadurch auf die Stufe des Lebens gehoben, durch besondere Drüsen aber an der Peripherie wieder abgesondert werden, wo dann weiße Kalkkrusten, ein feiner Kalkstaub auf der Blattoberfläche sichtbar werden.

Aus solchen gestauten unteren Organen, Rosetten, Polstern steigen schlank und stracks die Blütenstiele, die nun alles, was nicht Blüte werden kann, abgestreift unter sich lassen und in der reinen kosmischen Lichtfülle sternenklar geformte, sternenrein gefärbte Blüten ausstrahlen, deren keusche Kühle und Lichtfreude den Wanderer so ergreifen kann. In das Schwerelose hinein verwehen die winzigen Samen.

Hat man den Typus in seinem Hauptklang erfaßt, so wird man seine Ausklänge richtig «hören» und das Steinbrechartige etwa der Milzkräuter erfassen können, die als Frühlingskräuter der tiefer gelegenen Landschaften der Schneekühle des eben vergangenen Winters mit seinen kosmischen Kräften noch nahe genug stehen, aber die goldgrüne Blattrosette hinauf in die Blütenregion heben und mit den kleinen gelben Blüten – die nur Kelch, nicht aber Krone ausbilden – zu blütenhafter Einheit verschmelzen. In südlicheren Waldgebieten Ostasiens, Nordamerikas wachsen die «Hortensien», Hydrangea-Arten, gleichsam ins große getriebene Milzkräuter, die nur nach oben ihr Blütiges viel üppiger und farbiger ausleben können. Immer noch steinigen Bergwald, felsige Schlucht liebend, bildet der Typus die Pfeifenstraucharten mit ihren milchweißen, stark duftenden Blüten aus (Philadelphus, falscher Jasmin). Zum Blattbüschel des Kurztriebes, der die Blütentraube entläßt, ist die Steinbrech-Grundrosette bei Stachel- und Johannisbeerstrauch geworden; in ihnen wird der Typus sogar Obstspender und zeigt damit seine Verwandtschaft zu den Rosengewächsen. Die Gebirgsbäche, feuchte Waldränder säumenden feinen, luftigen Blütenrispen der Astilben sehen den Spiräen unter den Rosengewächsen recht ähnlich.

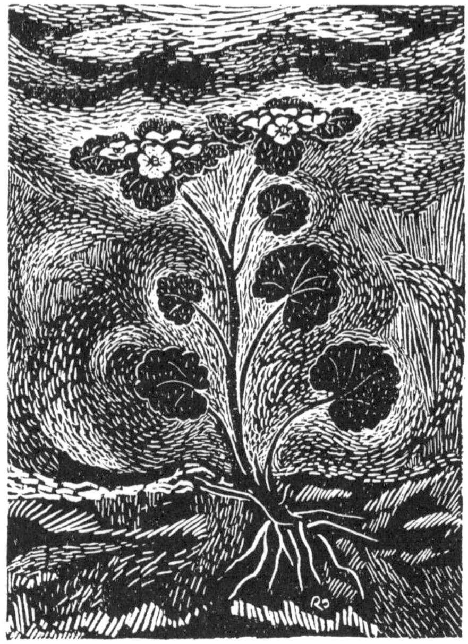

Daß ein Pflanzentypus, der sich derart intensiv mit der zum Fels verhärteten Erde auseinandersetzt, auch das Erdenhafte mit seinen Verfestigungskräften als Holz- und Baumbildung in sich aufnehmen kann, zeigt das Saxifragen-Wesen durch Hervorbringung einiger Baum-Arten. So ist der Baum, den manche für den schönsten Neuseelands halten, der Tawari (Ixerba brexioides), mit kräftigem, festem, an 15 m hohem Wuchs begabt. Die der Edelkastanie ähnlichen, aber lederigen, immergrünen, schmalen, langen Blätter häufen sich rosettenartig am Sproßende und bergen in ihrer Mitte die doldenartig zusammenstehenden milchweißen, schönen Blüten mit heraussprühenden Staubgefäßen; man erkennt auch in dieser Metamorphose Steinbrech und Milzkraut wieder.

Als Heilpflanze wurden der Körnersteinbrech und das Milzkraut verwendet.

*

Die Steinbrechgewächse setzen sich also mit der mineralischen Gesteinswelt in intensiver Art auseinander, ganz besonders mit zwei Grundprozessen, die diese irdische Gesteinswelt durchwalten und in ihr eine Urpolarität darstellen. – Es sind dies der Kieselprozeß und der Kalkprozeß, das Kieselige und das Kalkige. Im Granit sind diese Polaritäten harmonisch verbunden; je «saurer» ein Gestein ist, desto mehr überwiegt das Kieselige; je «basischer», das Kalkige. Alle Pflanzen setzen sich mit diesen Polaritäten auseinander, die Steinbrechgewächse aber besonders deutlich. Ein ganz anderer Pflanzenwuchs besiedelt die Kieselböden als die Kalkböden. Der Leser vorliegenden Werkes hat zahlreiche Hinweise in dieser Hinsicht auf früheren Seiten des 1. Bandes finden können.

In der toten mineralischen Welt stoßen wir auf Kiesel- und Kalkstoff. Im Pflanzenwesen, das beide Stoffe in sich aufnimmt, werden diese aber zu lebendigen Prozessen; ganz bestimmte Tätigkeiten verbinden sich mit ihnen, sie werden «auf die Stufe des Lebens hinaufgehoben». Rudolf Steiner verdanken wir besonders prägnante Darstellungen dieser für das Pflanzenleben so wichtigen Grundprozesse. Danach vermittelt das Kieselige im Boden der Pflanze insbesondere die *kosmischen* Wirkungen, das Kalkige aber die *terrestrischen*. Die Pflanze ist ja ein Mittlerwesen zwischen Kosmos und Erde; die «himmlische» Welt gehört ebenso zu ihrem Wesen wie die irdische. Kiesel und Kalk sind ihr zwei mächtige Helfer, beide Seiten ihres Wesens in leiblich-stofflicher Gestalt ausleben zu können. Wäre der Kieselgehalt der Erde geringer, ihr Kieselprozeß schwächer, so müßten die Pflanzen ganz andere Gestalten annehmen; etwa kaktusähnliche, aber mit verkümmerten Blüten. Im Erdenhaften, in Stammstümpfen, würde sich das Wachstum stauen und nicht die kosmischen Einschläge in sich aufnehmen können, die zur Blütenbildung führen. Insbesondere würde auch die Bildung von Nährstoffen unterbleiben. Würde aber die Erde nicht genügend Kalkprozesse entwickeln, so käme das Terrestrische nicht mit dem nötigen Maße in die Pflanze; die rechte Stammbildung unterbliebe (Stamm ist ja «aufgestülpte Erde»). Windende Gewächse, Schlingpflanzen entstünden, die wohl Blüten trügen, aber die Fruchtbarkeits-, die Vermehrungskräfte verkümmerten. Der kosmische Bewegungsimpuls, der sich im Spiralgang der Blätter um den Sproß abbildet, ergriffe den Stamm, wände ihn lianenartig. Die Pflanze gäbe sich wohl in der Blüte ihrem kosmischen Urbild hin, aber sie könnte es nicht im Fruchtknoten in reichlicher Samenbildung verirdischen.

Die Steinbrechgewächse zeigen, daß sie in harmonischer Art sowohl Kiesel als auch Kalk durch sich hindurchwalten lassen. Sie geben der sukkulenten Stauung keinen Raum (wie etwa die verwandten Fetthennengewächse) und strahlen einen intensiven Blütenprozeß aus; sie leben also in starker Betätigung des Kieselprozesses. Ihr «Sinn» ist für den kosmischen Umkreis ganz offen. Darum werden sie Pflanzen des Hochgebirges, des hohen Nordens. Die Fähigkeit des Nährstoffbildens läßt aus ihnen sogar einige Obstpflanzen hervorgehen. Zugleich aber geben sie dem Kalkprozeß seinen Raum, können Kalk aufsaugen, beleben und in eigenen Kalkdrüsen wieder absondern. Starke Reproduktionskräfte sind ihnen eigen, nicht nur durch Samen, sondern auch durch Ausläufer, Brutknospen, Brutknöllchen.

Aus solchen Eigenschaften ergeben sich auch die Heiltugenden der Steinbrechgewächse. Die menschliche Natur bedarf nicht nur der belebenden Aufbauprozesse, diese würden ihr nur ein pflanzenähnliches Dasein ermöglichen. Sie muß, um Bewußtsein und Selbstbewußtsein zu entwickeln, abbauen, entvitalisieren, das Leben in Sterbeprozesse überführen können. Dabei sinkt die belebte Substanz wieder auf die Stufe des Unbelebten, Mineralischen herab. Ein solches muß aber aus dem Organismus ausgeschieden werden. Es darf nicht innerhalb des Organismus zu Verhärtung, zu Steinbildung kommen. Die innere kosmische Natur der menschlichen Leiblichkeit darf die irdischen Kräfte nicht zu stark in sich eindringen lassen. Sie muß das richtige Verhalten der Kalkprozesse zu den Kieselprozessen in sich herstellen. Ist dieses gestört, was sich z. B. in Steinbildung der Niere äußern kann, so hat die mittelalterliche Medizin zu Steinbrecharten als Heilmitteln gegriffen.

Etwas noch Wirksameres wird man allerdings erreichen, wenn man, ein Schüler der Natur, durch ihr Examen gehend, das Verhältnis von Kalk und Kiesel im pharmazeutischen Prozeß künstlich herstellt und so gleichsam einen Gegenprozeß zum pathologischen Prozeß der Nierensteinbildung hervorruft. Ein solches Heilmittel herzustellen, hat Rudolf Steiner gelehrt.

*

Dickblattgewächse – Crassulaceae

Vom Phänomen der Sukkulenz (wässerigen Stauung)

Die «Urpflanze» und ihre Spiegelung im Bryophyllum

Das Phänomen der Stauung der Pflanzenbildung im Wässerigen, des strotzenden Anschwellens des aufquillenden Lebens ist nicht eine abseitige Seltsamkeit einzelner, eben der sukkulenten Pflanzen, sondern das Festhalten und Übermäßigwerden eines Prozesses, durch den im Grunde jede Pflanze in gewissen Stadien ihrer Entwicklung hindurchgeht. Zuerst geschieht dies im Zustand des Keimens, indem der dem Dunkelfeuchten anvertraute Same sich das Wasserelement einverleibt, es mit seinen Bildekräften ergreift und durchdringt und zur schwellenden Lebens-Wassersphäre, zum kugelig sich ausdehnenden Lebenstropfen wird. Dick, schwellend und ungeformt, fettblättrig, sind oftmals die Kotyledonen (Keimblätter) und das Hypokotyl. Rasch wird aber bei den «normalen» Pflanzen dieser Zustand überwunden. Der Tropfen breitet sich zur Ebene aus, wird zum richtigen grünen Blatt; das Wässerige berührt sich mit dem Luftigen im Flächenhaften. Dadurch wird dem Flüssigen das Luftartige und das Licht, dem formlos quellenden Leben werden die Formkräfte eingewoben. Nun zieht sich aber die Pflanze zur Blüte zusammen, die kosmische Sphäre webt ihre Reifegewalten dem Fruchtknoten ein, in dem nun zum zweiten Mal, in der saftigen Frucht, die Pflanze sukkulent erschwillt. (In den trockenen Früchten wird dies Stadium rasch überwunden, in den Beeren aber festgehalten.)

Es vollzieht sich in der Pflanze immer ein Kampf zwischen den «oberen» und den «unteren» Bildekräften. Erstere wesen im Licht-Luftigen, letztere im Wässerigen. Die wässerige Rundung und Kugelung bedarf des Überganges in die Flächung, Ebenenbildung, um der Luft, den Lichtkräften sich zu öffnen. Die Sukkulenten halten sich vor diesem Übergang zurück, die Nicht-Sukkulenten können ihn harmonisch vollziehen. Der Stofftrieb (im Schillerschen Sinne) steht auf seiten des ersteren, der Formtrieb auf der Seite des letzteren Geschehens. Letzterer kommt bei den Sukkulenten nicht genügend zu seinem Rechte. Darum können die Fettgewächse wohl interessante, jedoch niemals vollendet schöne Pflanzen sein. Je sukkulenter, desto monströser. Als wahre Ungestalten empfinden wir einen Kugelkaktus, eine Kandelaberwolfsmilch, eine Stapelie, Aloe; wir empfinden erleichtert die allmähliche Auflösung der Stauung bei den Fetthennenarten, können ihnen aber trotzdem, trotz der heiteren Farben und lustigen Formen nur eine plumpe Schönheit, eine derbe, steife Prächtigkeit zugestehen.

Die etwa 500 Arten Crassulaceen halten das Sukkulenzstadium der Keimorgane durch die ganze Blattbildung hindurch fest. Gern staut sich bei ihnen die Blattbildung als Bodenrosette am Grunde; manchmal schließt sich diese Rosette sogar zur kohlkopfartigen Kugelknospe zusammen, wie bei der Hauswurz. Auf das Stauen folgt aber immer ein Schießen; bald früher, bald später, je nach dem Grade des stauenden Festhaltens. Der Blütensproß steigt auf, gliedert sich rispig oder ährig auseinander, öffnet zuletzt das verschlossene Gebilde blühend nach außen. Der reiche, kräftig farbige Blütenprozeß verkündet mit weißen, gelben, gelbroten, roten Tönen, daß nach Sperren und Zögern zuletzt doch die Sonnenkräfte über die Mondennatur des Wässerigen den Sieg davongetragen haben. Nun bilden sich trockene Kapseln als Früchte; der Wind verstreut die winzigen Samen.

Die starke Lebensplastik dieser Pflanzenfamilie läßt keine Verhärtung und Verholzung zu; keine Dornen- oder Stachelbildung findet sich, Bäume, selbst Sträucher zu bilden ist der Typus unfähig. Er bildet aber auch keine Schmarotzerpflanzen aus; die eigenen Lebenskräfte sind so stark und strotzend, daß nicht von fremdem Leben geborgt werden muß. Im Gegenteil; ödes Gestein, sterile Sandböden, kahler Fels werden, bis hoch ins Gebirge hinauf, besiedelt. Die Trockenlandschaften Südafrikas bringen aber eine besondere Fülle Crassulaceen hervor. Viel Licht, kräftige Sonne lieben sie vor allem. Die starke Vitalität, die in der Sukkulenz sich ausdrückt, verkraftet spielend den Eingriff der «oberen», kosmischen Sphäre; ihre feuchte Kühle läßt nicht zu, daß sich etwa verbrennliche, entzündliche Stoffe bilden; wir finden keine ätherischen Öle, Balsame oder Harze in ihnen. Auch kommt es bei der «guten ätherischen Polsterung» nicht durch den ja an sich intensiven Blütenprozeß zu einem übermäßigen Einbruch astralischer Wesensbereiche: die Crassulaceen bilden infolgedessen keine Giftstoffe aus.

Crassulaceen sind Sommerblüher; ihnen gegenüber ist das kosmische Kräftemaß des Frühlings nicht stark genug, um ihre Stauung zum Schießen zu bringen. Zögernd ergeben sich die kühlen Schönen der anstürmenden Hitze der warmen Jahreszeit. Die Blüten behalten etwas von der Vitalität des unter ihnen gelegenen Blattlebens; sie sind auffallend langlebig, welken langsam.

*

Die Gestaltstauung der Sukkulenten ist von einer Stoffwechselstauung begleitet, die zur Bildung bestimmter Pflanzensäuren führt. Die in jeder Pflanze parallel mit dem Lebensprozeß verlaufende Sauerstoffatmung, die normalerweise den Kohlenstoff der Leibessubstanz zu Kohlensäure verbrennt, stockt bei den Sukkulenten auf letzter Stufe; und so kommt es, im Zusammenhang mit der ätherischen Stauung, zur reichlichen Bildung von Pflanzensäuren, insbesondere einer eigenen Form der Apfelsäure, welche direkt «Crassulaceenapfelsäure» benannt wurde. (Auch in den Körpern der Kakteen finden sich solche Säuren; ebenso in den sukkulenten Früchten, im Apfel, den Beerenfrüchten, der Weintraube usw. Hier nennt man sie Fruchtsäuren.) Und zwar bilden sich solche Säuren bei den Crassulaceen vorwiegend bei Nacht. Bei Tag werden sie unter dem Einfluß von Sonnenlicht und -wärme zu Ende, zu Kohlensäure, veratmet. Auch bei den reifenden sauren Saftfrüchten im Pflanzenreich bildet sich erst die Säure, wird aber durch die Reifungskräfte der Sonne veratmet, wodurch die Früchte süß werden. Die Bildung von Pflanzensäuren, wie der Oxalsäure, Citronensäure, Apfelsäure, Weinsäure, Bernsteinsäure, Ascorbinsäure, steht immer mit dem Auftreten von Lebensstockungen und ihrer Überwindung im Zusammenhange. Wir erinnern an die Ausführungen im 1. Bande dieses Werkes über die Eiweißgrundstoffe als Inkarnationsstoffe von Wesenssphären. Dort wurde dargestellt, wie der Sauerstoff dem übersinnlichen Element der Lebensbildekräfte (ätherischen Kräfte) den Zutritt in die physische Welt ermöglicht und wie dies der Grund für die lebenswichtige Rolle des Sauerstoffs in allen Lebensprozessen ist.

Da in der Sukkulenz die Lebensbildekräfte sich stauen, kommt die pflanzliche Metamorphose bei dieser Pflanzenfamilie nicht recht in Gang. Das Urpflanzliche offenbart sich nicht in Blattformumwandlungen, die Blätter bleiben auf dem primitiven Vorstadium der Keimblätter stehen. Dafür aber bleiben auch die starken Lebenskräfte der Keimstufe erhalten, können durch die ganze Pflanze ziehen; am vollkommensten bei den Bryophyllum-Arten, deren Blätter aus jeder Blattkerbe Keimpflanzen auf rein vegetativem Wege aus sich hervorgehen lassen können und dadurch dem sinnigen Betrachter zeigen, daß in jedem Punkte des Pflanzenleibes ideell doch immer die ganze Pflanze drinnen steckt.

Es ist wohl zu begreifen, daß Goethe gerade am Anblick dieser Pflanze zur Idee der Urpflanze erwachte.

Bryophyllum calycinum – die Keimzumpe

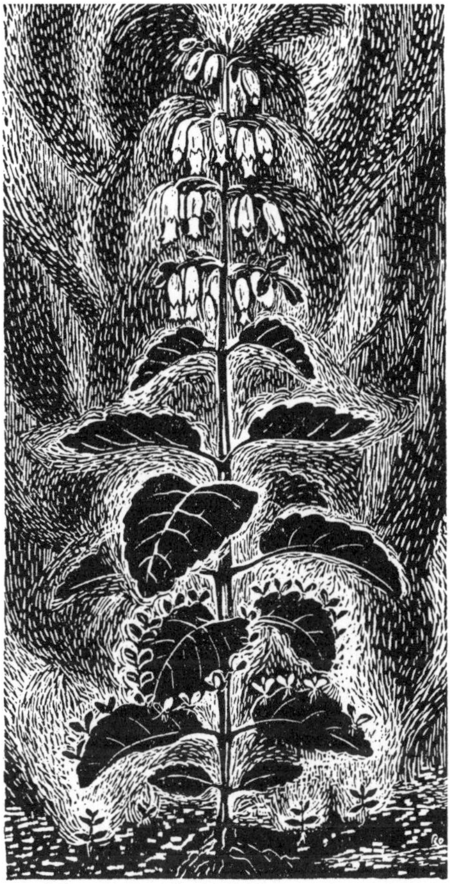

Diese Pflanze – und die drei anderen Verwandten der kleinen Gattung Bryophyllum – fordert, daß man ihr mit Ehrfurcht begegne; hat doch Goethe an ihrer sinnlichen Erscheinung ein Ur- und Grundgesetz alles Lebenden, daß nämlich das Ganze in jedem Teil eines Organismus, daß das überräumlich-überzeitliche geistige Prinzip der «Urpflanze» in jeder ihrer räumlich-zeitlichen Manifestationen anwesend und wirksam ist, unmittelbar abgelesen. Die in der Sukkulenz gestauten (ätherischen) Bildekräfte dieses fettblättrigen Krautes lassen nämlich aus den Kerben der spitzeiförmigen Blätter in Fülle kleine Pflänzchen mit Würzelchen sich entwickeln, die dann abfallen, sich einwurzeln und so eine üppige Vermehrung dieses Tropen-Unkrautes sichern. Was andere, «normale» Pflanzen an die Orte der Blüte- und Fruchtbildung konzentrieren, den Blättern aber entziehen, ist hier als Vermehrungskraft über die ganze Pflanze ergossen. Wie ein großer Wassertropfen in viele kleine, so zerstiebt in jahreszeitlich bedingten, rhythmischen Abständen die Einheit in viele neue Einzelpflanzen. Trotzdem schließt das Wachstum des Blattsprosses mit einer gut ausgebildeten Blütentraube ab, die viele rötlichgelbe langröhrige Blüten trägt. Diese sind duftlos, hängen und sind von langen Kelchhüllen luftig umschlossen. Wie bei den anderen Fetthennengewächsen ist also der starke, in sich gestaute Ätherleib kein Hindernis für einen wohlausgebildeten Blütenprozeß, die Astralsphäre kann genügend in die Bildekräfte-Natur hineinwirken. Allerdings muß eine starke Wärme- und Lichteinwirkung unterstützend eingreifen, wie sie in den Klimaten gegeben ist, denen das Tropenunkraut entstammt, das bei einiger Kühle, schon bei +5 Grad, «erfriert».

Gemäß seiner starken Vitalität wurde Bryophyllum als Wund- und Heilkraut verwendet. Rudolf Steiner gab es als Heilmittel für Zustände an, bei denen Außenweltsprozesse nicht genügend von der unteren menschlichen Organisation abgewehrt werden, die der formenden, gestaltenden oberen Organisation gegenüber mit zu starken, aber ungeordneten Kräften tätig wird; es wird dann in dieser Region der Ätherleib übermächtig, wuchernd, die organisierenden Kräfte des Astralleibes zu schwach. Wir haben eine Krankheits-Urform vor uns, die Rudolf Steiner als «Hysterie» bezeichnete, wobei er etwas viel Umfassenderes meinte, als was bisher mit diesem Namen belegt wird. (Die dazu polare Krankheits-Urform eines pathologischen Überwiegens der Einseitigkeiten der oberen Organisation nannte er «Neurasthenie».) – Da aber auch der gesunde Schlaf von einem harmonischen Zusammenwirken des Ätherleibes mit dem Astralleib abhängt (letzterer löst sich beim Einschlafen aus der bewußtseinstragenden oberen Organisation, verbindet sich aber mit der immer bewußtseinsmäßig in Schlafestiefe getauchten unteren Organisation), so hat Bryophyllum eine gewisse Bedeutung als Schlafmittel, wenn die Schlaflosigkeit ihren Grund in dem oben beschriebenen Zustand hat.

Sedum acre – der scharfe Mauerpfeffer

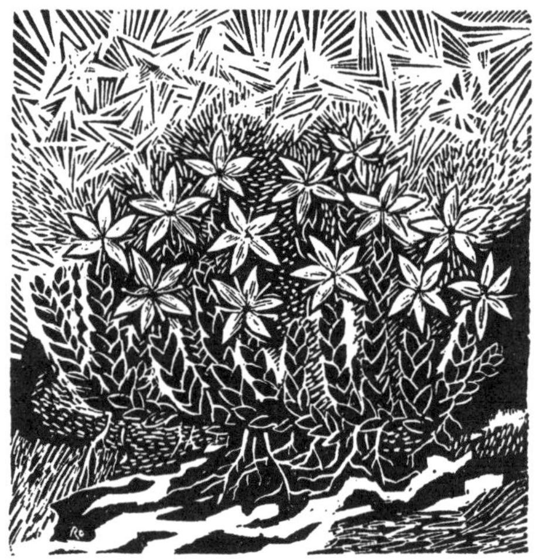

Öde Sandflächen, Geröllhalden, magere, steinige Sandäcker, Felsfluren, kiesige Ufer, Strand und Sanddünen, Ruinengemäuer, Staudämme und kiesbedeckte Flachdächer sind dem Mauerpfeffer als Wachstumsorte gerade recht, seine starke Lebenskraft im Kampf mit der zerfallenden Gesteinswelt zu erproben; sei sie nun kalkiger oder kieseliger Natur. Von den etwa 150 Arten der Gattung Sedum (Fetthenne) ist sie die vitalste. Das starke vegetative Prinzip läßt den kriechenden Sproß sich reich verzweigen, sich rundum weit zu rasigen Nestern ausbreiten; es zieht sich in den fetten, rundlichen kleinen Nadelblättchen dicht um die Stengel zusammen. Jedes abgerissene Sproßstückchen bewurzelt sich schnell, ein steiniges Brachfeld ist rasch von üppigen derbgrünen Lebensinseln überzogen. Leben sich in solchen gestauten, das Blatt im Stengeligen anhaltenden Gestaltungen die Bildekräfte des «unteren» Poles, Lebensäther und chemischer Äther, bevorzugt aus, so kommen doch auch die «oberen» Bildekräfte, Licht- und Wärmeäther, bald und voll zu ihrem Recht. Um Johanni heben sich die reichblütigen Endsprosse mit kraftvollem, sonnengoldenem Leuchten aus den grünen Raseninseln. Trotz aller gestauten Sukkulenz kann sich die Pflanze harmonisch mit einem reichen Blüteprozeß, kann sich das starke Ätherische mit den Astralbereichen intensiv verbinden. Dazu hilft ein kräftiger Kieselprozeß, der sich in einem hohen Kieselsäuregehalt der Asche (36%) verrät.

Das Hereinholen von Licht- und Wärmeprozessen in das Schleimig-Saftige der vegetativen Organisation ist bei dieser Sedum-Art so intensiv, daß es zur Bildung entzündlich-scharfer, blasenziehender Substanzen kommt. Außerdem enthält das Kraut Zucker, Fruchtsäure, Harz, Wachs; sodann Vitamin C sowie sogenanntes «Vitamin P» (Rutin), die ja so häufig zusammen vorkommen. Der Mangel an letzterem zeigt sich in einem Brüchigwerden der Kapillaren der Blutgefäße und Blutungen in die Haut. Man findet die genannten Vitamine besonders häufig in Pflanzen, welche durch die kargen Lebensbedingungen drohende Stockungen des Lebensprozesses kraftvoll überwinden (Kreuzblütler, Rosengewächse, Citrusarten, Sanddorn usw.) und sich dabei durch die einstrahlenden kosmischen Kräfte helfen lassen. Rutin zeigt dies durch seine Farbstoff-Natur, es gehört zu einer Gruppe weit verbreiteter gelber Pflanzenfarbstoffe (Flavone).

Das Kraut wurde äußerlich zu Umschlägen bei Geschwüren, Verbrennungen als Heilkraut verwendet. Die Verbindung des Kieselsäureprozesses mit der zähen, tote Böden bezwingenden Vitalität, dem befeuernden, entzündlichen, in den Blutprozeß eingreifenden Prinzip geben der Pflanze allerdings die Möglichkeit, lebensanregend in das Hautgebiet zu wirken, den ernährenden Blutstrom heranzuziehen, die Stoffwechseltätigkeit in diesem Gebiet anzufeuern. Mangelhafter Haarwuchs kann verbessert werden. Für solche Zwecke hat Rudolf Steiner die Pflanze – zusammen mit anderen – angegeben.

Kürbisgewächse – Cucurbitaceae

Ins Wässerige verlagerte Wärmeprozesse

Wie es dem musikalischen Menschen gegeben ist, den Sinneswahrnehmungen des Ohrs Melodie-Harmonie-Erlebnisse, schließlich die tönende Verkündung eines Geistigen zu entbinden, durch die er das Gehörte «versteht», so gelingt es dem den Formen und dem Formenwandel einer Pflanze innig Lauschenden, ihnen die Wesensaussage abzuhören. Da erlebt man das Motiv; verwandte klingen auf, die man als Variationen des ersteren erkennt. Schließlich stößt man auf das Grundthema.

Man betrachte eine Gurkenpflanze, einen Kürbis das Jahr hindurch. Saftstrotzende, massige Formen gestalten sich in zunehmender Wucht aus dem Samen. Ein Plastiker geht da ans Werk, der am Derben, am Plumpen, selbst am Monströsen sein Wohlgefallen zu haben scheint. Schwerebesessen kriecht der Stengel, so fest und zäh er auch gebildet ist, am Boden hin und her, hebt sich wohl mühselig am Zaun etwas empor, strebt sich rankend mit Blatt und Sproß anzuklammern, da ihm der gerade Aufwuchs versagt ist. Während bei «normalen» Pflanzen der Sproß der Schwere entgegen sich kraftvoll emporträgt und um eine entscheidende Senkrechte den Blattansatz spiralig kreisen läßt, entbehrt bei rankenden, windenden Gewächsen der Sproß der Aufrichtekraft und sondert die Spiraltendenz der Blattbildung nicht nach außen ab; er wird von ihr ergriffen, mitgedreht und dadurch zum windenden oder rankenden Gebilde, je nachdem, ob der Hauptsproß oder auslaufende Abzweigungen davon betroffen sind.

Das auf das Keimen folgende saftige Schwellen spricht davon, wie intensiv das Element alles Sprießens, das Wasser, in die wachsende Pflanze aufgesogen wird. Aber dieses Wasser wird nicht genügend entschwert, staut sich in unteren Bezirken, statt leicht und frei bergauf zu strömen und in obere Regionen verfeinerten Gestaltens zu gelangen. In dieses frühe Lebensstadium greifen nun mächtige Wärmegewalten ein, deren rechte Zeit und deren rechter Ort Blüten- und Fruchtbildung wären. Brütende Wärmekräfte erfassen, zu früh und zu stark, das Flüssig-Plastische unterer Organe, die noch der Erde, dem Wasser zugehören und treiben sie wuchernd auseinander. Überall will es nun zu rundlichen Riesenformen aufdunsen, bei dem einen Kürbisgewächs die Wurzel, bei dem anderen der Stamm, bei den meisten das Blattwerk, bei vielen die Blüte und gar die Früchte. Finden wir doch hier nicht nur die größten Früchte des Pflanzenreichs, kaum mit den Armen zu umspannen, von Zentnerschwere, sondern auch noch Früchte, deren Schale von nicht zu bändigendem Wucherwachstum zu Warzen, Buckeln, Stacheln aufgetrieben wird.

Gierig saugt das Untere Humus und Feuchtigkeit auf, stopft sich derart mit Erdig-Wässerigem aus, daß es einem Oberen nicht gelingt, diese grobe Stofflichkeit verfeinernd zu bewältigen, sie würdig in die Luft- und Wärmeregion hinaufzuführen, um mit veredelten Organen die kosmischen Gaben oberer Bereiche zu empfangen. Das Untere läutert sich nicht genügend für das Obere. Geschähe dies, so entstünde ein zwar immer noch massig-derbes, aber ein aufgerichtetetes, in Luft und Wärme sich emporstreckendes Gewächs – etwa eine Sonnenblume. (Man verwandle sich nur in Gedanken einen Kürbis in eine Sonnenblume und erfühle, was dabei geschehen müßte.) Es wird Licht und Wärme ebenso gierig sich zugeeignet wie Humus und Wasser; Kosmisches vermaterialisiert, statt daß ihm Materie geopfert würde. Der «Stofftrieb» überwiegt bedeutend den «Formtrieb».

So werden zuletzt die Blüten zwar aufstrebend, hell- und sonnenfarbig, und es bilden sich viele Blüten; aber sie würden mit ihren lustig-derben Formen keinen Strauß zieren, und sie können nicht aus dem schattigen Blättermeer auftauchen. Nektar fließt ihnen allerdings reichlich zu. Ein gewaltiges, den größten Komposthaufen überspinnendes Wachstum (aufgerichtet ergäbe es einen hohen Baum!) schwillt zuletzt in die massigen Früchte auf, die in strotzendem Saft die Überfülle der Samen tragen, welche von wärmegeschaffenem Öl angefüllt sind. Zu echter Reife gelangen die monströsen Kugeln nicht, sie bleiben in einem Zwischenzustand zwischen Kraut und Frucht zurück, unfertig, nicht zu Ende gekocht. Mit Zuckern, Säuern, Würzen, Kochen muß man nachhelfen, um etwa einen Kürbis schmackhaft zu machen und künstlich auf die Stufe zu führen, die Apfel, Birne, Orange für und durch sich selbst haben.

In der kugeligen Rundung von Kürbis und Melone schließt sich das Längenwachstum des Sprosses ab; wirkt es noch weiter in die Fruchtbildung fort, so entstehen längliche, gurkenartige Früchte. Solche eignen den tropisch-amerikanischen Kürbisarten, die den Reichtum an Metamorphosekräften, der sich sonst im Pflanzenreich vor allem in der Abwandlung der *Blatt*formen zeigt, in ihren variationsfähigen *Früchten* ausleben, die die Form von Schirmen, Flaschen, Bischofsmützen, Kegeln, Hörnern, Fischen annehmen können. Der «untere» Plastiker des Pflanzenwesens drängt sich mit dem Wässerigen mit in die Wärmeregion der Frucht. Wässeriges und Wärmehaftes sind nicht reinlich getrennt, sondern wuchern ineinander. Dies zeigt sich immer wieder, und man erfaßt darin ein Typisches der Cucurbitaceen. An die amerikanischen Kürbisarten schließen sich die afrikanisch-asiatischen Arten, die Melonen, der Flaschenkürbis, der Wachskürbis (Benincasa), der den bei unserem Kürbis auf der Fruchtaußenseite angedeuteten Wachs-Bildeimpuls sehr verstärkt; die Luffa (die das Fest-Faserige des Kürbisstengels bis in die gurkenartige Frucht trägt), die Koloquinte. Bei letzterer ist das leicht bittere Prinzip, das unserer Gurke innewohnen kann, aufs äußerste gesteigert. Die eichenblattähnliche Blattform dieser «Bittergurke» verrät mit ihren tiefen Blattbuchten, wie ein plastisch Schwellendes mit dem Bitter-Zusammenziehenden im Kampf liegt. Die runde, glatte, gelbe Frucht zieht sich zu Apfelgröße zusammen. Das Fruchtfleisch wird furchtbar bitter und schwammig-trocken, wie von der heißen Luft der Sandwüste ausgetrocknet, die ihr Wuchsort ist (Totes Meer, arabische, nordafrikanische Wüste).

In anderer Art offenbart sich der Kampf zweier Prinzipien in der Esels- oder Spritzgurke (Ecballium Elaterium), die auch sehr scharfen, bitteren Saft führt. Einserseits drängt sich die saftige Schwellung in die Frucht, andererseits preßt das bitter Zusammendrängende von außen. Dies ergibt eine gewaltige Innenspannung, die zuletzt die reife, taubeneigroße Frucht buchstäblich zur Explosion bringt, wobei die Samen aus der am Stielansatz beim Abfallen sich öffnenden Stelle samt dem schleimig-bitteren Saft meterweise herausgespritzt werden. Bei anderen Cucurbitaceen (Momordica, Cyclanthera explodans) springt die Frucht ähnlich unserem Springkraut explosiv auseinander und schleudert die Samen durch die Luft.

Bitterstoffe machen beim Menschen «den Ätherleib geneigt, den Astralleib in sich aufzunehmen». Wiederholt wurde dieser Hinweis Rudolf Steiners zitiert. Ein entsprechender Prozeß muß im Pflanzenreich der Bildung von Bitterstoffen zugrunde liegen; und in der Tat bedarf es bei den Kürbisgewächsen einer besonderen Anstrengung, die ätherischen Wucherkräfte zur Aufnahme der Impulse der Astralsphäre zu bringen, die dann doch zuletzt einen so ansehnlichen Blüteprozeß aus der Pflanze herausholen. Hiezu hilft die Durchbitterung.

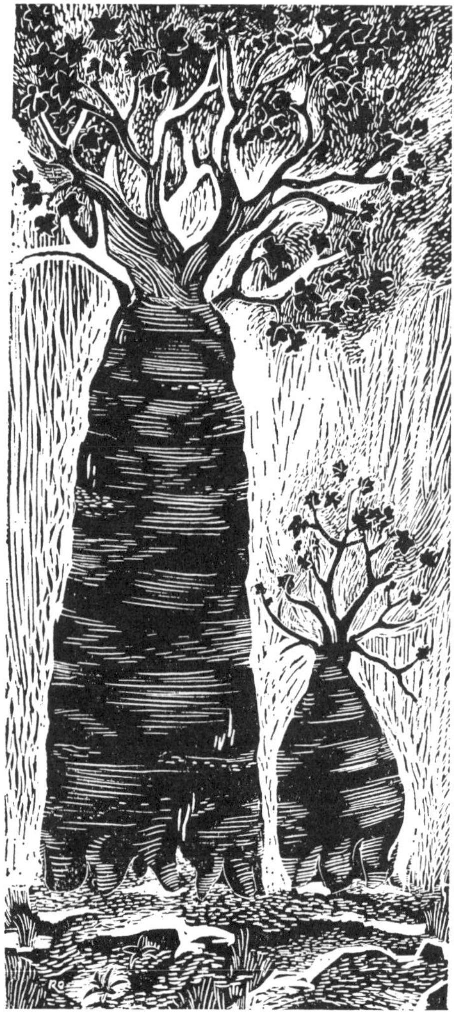

Die zur Kürbisbildung führenden Schwellkräfte können sich bereits auf die Stammbildung werfen; so entsteht als eigenartige Variante des Grundthemas die einzige *baum*artige Cucurbitacee, Dendrosicyos, auf der Insel Sokotra im Roten Meer beheimatet. Etwa vier Meter hoch wuchert, unten breit, oben sich kegelförmig zuspitzend, ein grauweißer, weicher Stamm auf, einer riesigen oberirdischen Rübe, etwa einer kolossalen Burgunderrübe vergleichbar, an dessen Spitze sich erst die graugrünen, schwerfälligen Blatttriebe verzweigen. Da wird – das liegt eben auch in den Möglichkeiten des Typus – das Kürbisgewächs zum Kaktusartigen.

Aber das Kürbishafte kann sich auch auf die Wurzel schlagen, diese monströs aufschwellen lassen; wir kommen zur Zaunrübe. Geschieht dieser Prozeß in wasserarmem Wüstengebiet, so wird eine gewaltig wuchernde, fleischigschwellende Wurzel viele Meter in die Tiefe greifen, während sich oberirdisch ein blattloser, dorniger Strauch ästig aufstreckt: Acanthosycios, die in den südwestafrikanischen Dünengebieten wachsende Naras-Pflanze. Durch das Überwiegen der Wärmekräfte, den schon im Wurzelgebiet abgemachten wässerigen Schwellprozeß, bilden sich begreiflicherweise oberirdisch nur Miniaturkürbisse, apfelgroße hellgraue Früchte, deren melonenartiges Fruchtfleisch besonders aromatisch ist – was der Leser sicher gut begreift.

Eine weitere Metamorphose: Waldpflanzen! Allerdings solche der Tropen; denn, daß der Schwerpunkt der Kürbisgewächse, das Hauptverbreitungsgebiet ihrer gegen 800 Arten, in den Tropen liegt, das wird der Leser nicht anders erwartet haben. In diesen tropischen Waldcucurbitaceen ist der schwache Kletterimpuls unserer Kürbisse ins Riesenhafte gesteigert; kletternd, rankend streben sie lianenhaft bis in die Baumkronen des Urwaldes, um dann doch wieder schwerfällig in der Tropensonne zu brüten, sich auf die Wipfel zu legen, im Grunde nicht viel anders als der Kürbis auf dem Komposthaufen, oder vergleichbar unserer Bryonia, die ja auch die Hecke hinaufrankt, um sich auf ihr in Licht und Luft auszubreiten. Im ganzen sind diese Arten leichter, zierlicher, entwinden sich auf dem langen Weg nach oben allmählich dem Erdenhaften; die malaische Zanonia macrocarpa entläßt sogar aus den kopfgroßen Früchten geflügelte Samen, denen ein wunderbarer Schwebeflug möglich ist. Trichosanthes aus Südost-Asien spinnt die Blumenblätter in ein feines Spitzengewebe aus. Dennoch ist das Grundmotiv, das Kürbisgewächshafte, überall erkennbar.

Die medizinische Wirkung der Cucurbitaceenfrüchte geht ausgesprochen auf die Stoffwechselorganisation; die abnorm tätigwerdende Flüssigkeitsorganisation wird von entzündlichen Wärmeprozessen durchsetzt. Die Bitterharze und Glykoside der Koloquinte, das «Elaterium», der eingetrocknete Saft der Spritzgurke beschleunigen die Peristaltik, wirken drastisch purgierend. Die Harnaussonderung wird gesteigert. Durchfall, Erbrechen, selbst blutige Stühle bei zu starker Anwendung können auftreten. Die Zaunrübe aber, die «ihren Kürbis in der Wurzel auslebt», wirkt in polarer Art auf die obere Organisation. Sie muß, als wichtigste Heilpflanze der Familie, gesondert dargestellt werden. Zwei bisher völlig unbekannte Anwendungen von Cucurbitaceen verdanken wir Rudolf Steiner. Er empfahl, zu dem mineralischen Bestandteil (phosphorsaurem Kalk) eines Grundmittels bei Neigung zu Rachitis und Unterernährung des Kindes, als pflanzliches Beimittel Kürbis*blüten* zuzusetzen. Bei der Rachitis kommt es zu einem pathologischen Ineinanderwirken von Flüssigkeits- und Wärmeorganisation. Die Ich-Organisation kann nicht genügend die «Abkühlungsprozesse» im Knochengebiet durchsetzen, die den gesunden Knochen bilden; der Körper des rachitischen Kindes ist gleichsam zu wässerig, zu warm. Neigung zu Gestalt-Mißbildung ergibt sich, da die harmonische Menschengestalt ja Ausdruck der *normal* wirkenden Ich-Organisation ist. – Aus dem obenstehend Ausgeführten über das abnorme Zusammenwirken von Wärme- und Flüssigkeitsprozessen, verbunden mit Deformation der feinen Formkräfte durch den überwuchernden Stofftrieb bei den Kürbisgewächsen geht hervor, wie bei ihnen Parallelprozesse zur Rachitis im pflanzlichen Wesen vorliegen.

Vermag die Ich-Organisation bei der Rachitis nicht genügend die Wärmeprozesse in Richtung auf eine gesunde Knochenbildung zu beherrschen, so ist sie in entgegengesetzter Art mangelhaft tätig bei der Sklerose. Sie mindert dann die Wärmeentwicklung nicht nur für die Knochen-Organisation, sondern auch für andere Organgebiete, etwa das Adernsystem. Hier empfahl Rudolf Steiner die Verwendung eines Melonenpräparates. Die Melone führt den Zukkerprozeß viel intensiver in ihrer Frucht durch als der Kürbis. Wenn man bei ihrer Zubereitung den wässerigen Prozeß abscheidet, das fein durchstrukturierte Feste zusammen mit den ganzen Kohlehydraten gewinnt, hat man eine Substanz, die Formbildung ohne Verhärtung zeigt. Hält sie doch in ihrem Gewebe den ganzen inneren «Saftteich» der Frucht in Form, ohne daß er zerflösse. Der Zucker gibt diesem Formprozeß die Beziehung zur Ich-Organisation.

Bryonia alba – die Zaunrübe

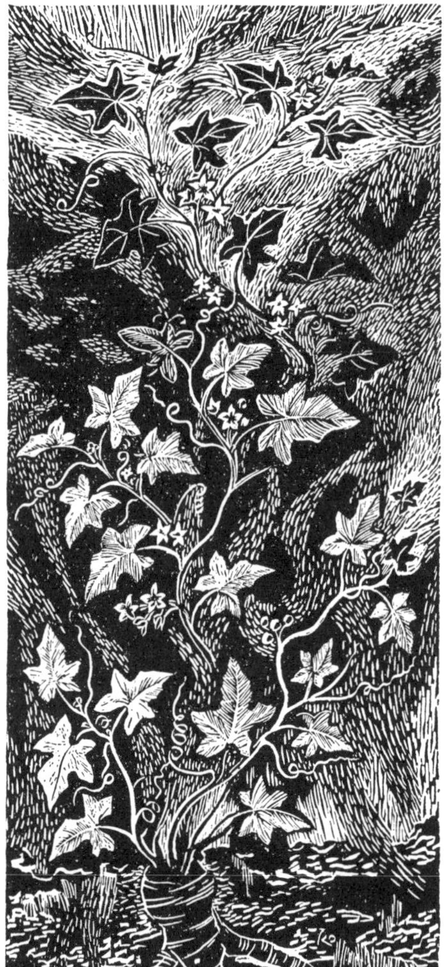

Der staubige, sonnendurchglühte Weg führte, von Weißdornhecken begrenzt, durch die Urgesteins-Verwitterungslandschaft. Dunkelgrün glänzende, weichhaarige, kürbisähnliche, jedoch zierliche Blätter, von Rankenfingern gehalten, erregten die Aufmerksamkeit; kleine gelbgrüne Blüten zeigten sich in Fülle, aus vielen waren bereits kleine grüne Beeren geworden, die sich zu schwärzen anfingen. Hinter die Hecke, in den Nordschatten tretend, konnte man gewahren, daß der Boden, der dieses Gewächs nach oben entließ, locker, schuttartig, von vermoderndem Humus durchdrungen war, wozu der nahe Dorfschuttplatz sein Teil beigetragen haben mochte. Dünne Stengel waren mächtig hinaufgeschossen, licht- und wärmehungrige Blattnebensprosse durch die Hecke treibend; die Hauptmasse des Blattwerkes hatte sich aber auf die Kronen der Weißdornbäumchen gelegt, behäbig ausgebreitet, und genoß nun die volle Sonnenglut.

Die geheimnisvolle Wurzel, in nördlichen Ländern einst wie die Alraune gesucht und verwendet, war schnell unser Ziel. Rasch war der modrige Boden aufgegraben, und nun war zu bestaunen, welch mächtiges Gebilde die Erde da ausgebrütet hatte, einem Menschenrumpf mit starken Schenkeln vergleichbar; es füllte den Schubkarren, mit dem der Fund dann heimgebracht wurde. Nun breitete sich ein scharfer, unerfreulicher Geruch aus, indes die Hände, die mit dem wässerig-strotzenden

Gebilde in zu nahe Berührung gekommen waren, sich röteten und leicht anschwellend entzündeten.

Da lag nun offensichtlich zutage: Bryonia macht die Kürbisbildung schon in der Wurzel ab. Der «Wasserprozeß» bleibt unten, in der Region von Dunkel und Schwere. Das Monströse, Plumpe wird schon da ausgelebt. Die Wurzel saugt dem Oberen diese Bildetendenzen ab. Dadurch wird das obere Wachstum leichter, zierlicher. Blätter, Blüten, Beeren zeigen es – man vergleiche sie nur mit Gurke oder Melone! In diesen «Wasserprozeß» werden nun auf die für die ganze Familie typische Art Wärmeprozesse eingepreßt; nur eben in der Wurzelregion.

Dementsprechend wird auch die Wirkung auf den Menschen vom unteren Pol (Durchziehen der Flüssigkeitsorganisation im Stoffwechselgebiet mit entzündlichen Prozessen) nach dem oberen Pol verlagert, wie es der Wurzelwirkung ja entspricht. Es kommt zu einem pathologischen Zusammenwirken der Bildekräfte und Wesensglieder im Sinne des Bryonia-Prozesses. Der Mensch wird gleichsam zur Zaunrübe gemacht. Während die gesunde Gliederung des menschlichen Ätherleibes in der oberen Organisation die Tätigkeit von Licht- und Wärmeäther, in der unteren Organisation die von chemischem und Lebens-Äther überwiegen läßt, erstere mehr in den Dienst von Ich und Astralleib, letztere in den Dienst des Ätherisch-Physischen stellt, wird nun eine andere Gliederung angestrebt. Licht- und Wärmeäther werden nach oben herausgedrängt, der chemische Äther flutet von unten nach oben nach, überfließende Wässerigkeit mit sich bringend. Schüttelfrost, Kälteschauer offenbaren die Abschwächung der Wärmeorganisation. Das Ich greift nicht mehr beherrschend in sie ein. Die Denktätigkeit, erst übermäßig angeregt, ermattet; Denkschwäche, Vergeßlichkeit verraten, daß das Ich den im Haupt tätigen Teil des Ätherleibes (mit dem es denkt) nicht mehr voll beherrscht. Ein weinerliches oder verdrießliches Wesen, lebhafte Träume zeigen, daß auch der Astralleib «Schwierigkeiten» mit der Physis bekommt. Die vom Haupt ausgehenden Formprozesse schwächen sich ab; Zähne lockern sich, entzündliche Schwellungen treten auf, wie sie sonst Angina, Tonsillitis mit sich bringen. Besonders morgens anfallender Schwindel zeigt, daß den höheren Wesensgliedern, die beim Erwachen den Weg in die niederen finden müssen, daß nämlich Ich und Astralleib die Bewußtseinsmacht über physischen und Äther-Leib entzogen ist. Kongestionen nach dem Kopf zu, pulsierende Kopfschmerzen treten auf. Der Stoffwechsel schießt zu stark in die Peripherie, Hautausschläge entstehen. Fließschnupfen, Augentränen, Ausschwitzungen des Rippenfells verraten die zu stark nach oben drängende Flüssigkeits-Organisation.

Die Zaunrübe ist eine der «großen» Heilpflanzen, ein mächtiges Mittel zur Behandlung verschiedener Erkältungskrankheiten. Wenn äußere Wärme-Kälte-Schwankungen den oberen Pol, die Sinnes-Nerven-Organisation so beanspruchen, daß Ich und Astralleib die Beherrschung der eigenen Wärmeorganisation zum

Teil verlieren, wenn durch das dadurch gestörte harmonische Gleichgewicht der Bildekräfte das Untere nach oben dringt, vom Organismus nicht richtig mit Wärmeprozessen durchzogene Flüssigkeit nach oben abgeschieden wird, wenn Schüttelfrost, Fieber zusammen mit diesen Exsudaten mannigfaltiger Art auftritt, im Zusammenhang damit sich rheumatische Beschwerden ergeben, dann kann der erfahrene Arzt mit zur Bryonia als einem Mittel rascher Hilfe greifen; ihre eigenartige Kräftestruktur verbürgt ihm eine solche.

Irisgewächse – Iridaceae

Der verehrte Leser ist gebeten, das Liliaceen-Kapitel des ersten Bandes durchzulesen, um an ihm anknüpfen zu können. Wie die Liliengewächse sind die Iridaceen Pflanzen ätherischer Stauung in den unteren Organen, die darum mit Knollen, Zwiebeln, angeschwollenen Wurzelstöcken im Erdigen wuchern, pralle Feuchte in sich, manche Arten auch um sich, da sie in Moor und Wasser wachsen. An diesem unteren Pol wird der Sproß, oft aufs äußerste verkürzt, festgehalten; die Blattbildung verharrt bei vielen Arten schopf- oder rosettenartig am Boden. Sproßlinie und Blattfläche werden ineinander geschmolzen. Statt der «normalen» senkrechten Linie des Sprosses, um die sich in spiraligem Umkreisen die waagerechten Blattflächen abgliedern, sprühen die langen grasartigen Blätter, oft alle in eine lotrechte Ebene gepreßt, wie ein Linienfächer heraus. Wird diese Stauung am unteren Pol aber durch den mächtigen Blütenimpuls überwunden, so schießt der Blütenstengel herauf, eine reiche Blütenhaftigkeit zu offenbaren. Er hält den Fruchtknoten unterständig in sich fest, gibt den unteren, röhrig verwachsenen Blütenteilen etwas von seinem Länge-Impuls mit. Kelch und Blüte sind eine farbige Einheit; senkrecht stehende Tulpen, oft aber in die Waagerechte sich neigende Rachen oder Mäuler. Das Verschmelzen von Linien- und Flächenhaftem zeigt sich auch in der Blüte, indem der Griffel zwar linienhaft aufstrebt, sich aber gern dreifach teilt und in blattartige Narben ausläuft, die sich wie Oberlippen über die äußeren Blumenblätter wölben können. Nektar sendet die so intensiv im Flüssigen lebende Pflanze reichlich empor. Die Blütenfarben sind von der Transparenz der Wasserfarben. – Dies alles spricht von dem besonderen Ineinanderweben von Wasser- und Lichtkräften im Pflanzenprozeß; es offenbart sich hier im lebendigen Pflanzensein etwas Ähnliches, wie wenn die Elemente auf dem dunklen Wolkengrund im Silbertropfenschleier das reine Sonnenbild als Regenbogen zurückgeben und Iris mit ihren Farben erscheint, die Göttin des Regenbogens.

Gegenüber den Liliaceen sind die Irisgewächse einen Grad irdischer geworden. Darauf deutet nicht nur der unterständige, in den Stengel gerutschte Fruchtknoten, sondern auch die stärkeren Verfestigungsprozesse in den unterirdischen Organen, in denen sich reichlich Stärke findet, nicht nur Zucker wie bei ersteren.

Doch hält auch hier kräftige Schleimbildung zu starke Verholzungsprozesse im Schach. Strauchige, windende, gar baumartige Formen gibt es nicht.

Krokus, Schwertlilie, Gladiole geben Bilder der drei Entwicklungsrichtungen, in denen der Typus sich mit etwa 1000 Arten auslebt, indem er das Blütenhafte ganz an die Wurzelregion oder nur in ihre Nähe heranbringt. Es sind lichtliebende Pflanzen der gemäßigten, nördlichen und südlichen Zonen; Südafrika, das Mittelmeergebiet sind besonders reich daran. Für die Familie sind zwei Heilpflanzen typisch, die hier dargestellt werden müssen: Crocus sativus, die Safranpflanze, und Iris germanica, die deutsche Schwertlilie.

Crocus sativus – der Safran

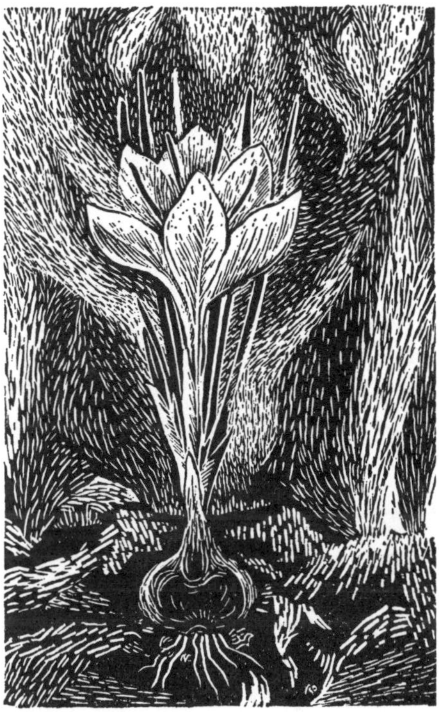

Herbstzeitlosenartig, ebenfalls im Spätherbst die violetten Blütenkelche unmittelbar aus der Erde stoßend, zeigt sich die uralte, mittelmeerische Kulturpflanze des Safran. Wie im Kurzschluß springt auch hier die Knollen- und Wurzelbildung unmittelbar in die Blütenbildung über; wenn die Erde alles tief in ihr Inneres nimmt, was ihr an kosmischen Licht- und Wärmegeschenken der Gestirnswelt im Sommer zugeströmt war, schmückt diese Stunde der Herbstkrokus. In violetter Kelchblüte steht die feuriggelbrötliche tief dreiteilige Narbe, selbst zur Blatt-Tüte blütenartig sich formend. Dienend stehen um dieses würzig-warm duftende Hauptorgan Blüte die feinen grasartigen Blätter. Bei der Ähnlichkeit mit der Herbstzeitlose ist doch der sinnlich-sittliche Eindruck ein ganz anderer; das colchische Zauberkraut gehört dem Feucht-Kühlen, der Safran dem Feurig-Luftigen zu; jenes liebt die feuchten Wiesengründe, dieser sonnige, steinige Berghänge.

Der «Signatur» dieser Pflanze entspricht es, daß Rudolf Steiner auf die Heilmöglichkeiten der Knollen und der Blüte hingewiesen hat. Die Knolle, entsprechend verarbeitet, bekämpft Schwellung der Schilddrüse, ähnlich wie die der Herbstzeitlose und des Cyklamen. (Dort lese man das Nähere nach; beachte, wie der Lebensrhythmus aller dieser Pflanzen sich durch die abnorme Blütezeit usw. gegen die normalen Jahresrhythmen des Pflanzenlebens sperrt.)

Die Halsgegend ist ja im Sinne der Lehre von der Dreigliederung (siehe Kap. I des 1. Bandes) der Ort, an dem ein solches abnormes, gestauchtes Gebilde wirksam werden kann. Von der Blüte ist seit altersher die getrocknete Narbe, als Gewürz und als ein auf die untere, die Stoffwechselregion und die Sexualorgane Wirksames, verwendet worden. In ihre feuriggelbrote Substanz haben Licht- und Wärmeprozesse sich kraftvoll einverwoben. Zucker, Carotine und ätherische Öle, innig miteinander verbunden, finden sich darinnen. Der Leser hat aus vielen Darstellungen vorhergehender Pflanzen die Dynamik dieser Substanzen bereits kennengelernt und wird die Bedeutung einer solchen Natur-Komposition empfinden können. Im Pflanzenreich – dies wurde neuerdings entdeckt – wirken solche Stoffe in außerordentlich hoher, «homöopathischer» Verdünnung als «Determinierungs- und Befruchtungsstoffe» auf Algen, machen deren Gameten (Geschlechtszellen) beweglich. Beim menschlichen Organismus wird das Blut stark in die unteren Organe getrieben; schwere Entzündungen, Blutungen, Abstoßen der Leibesfrucht, andererseits Bewußtseinsdämpfung, rauschartige Betäubungszustände können sich ergeben; mehrere Gramm der Droge können tödlich sein. Die durchwärmende, anregende Wirkung auf den Magen-Darm-Trakt hat man im Safrangewürz genützt, das in früheren Zeiten eine außerordentliche Rolle spielte, so daß Safranfelder sich durch ganz Europa erstreckten.

Rudolf Steiner hat in einer von ihm angegebenen genialen Heilmittelkomposition (in Zusammenfügung mit Antimon und Koralle) gezeigt, wie man die schädlichen «Überschußkräfte» des Blütenprozesses des Crocus bändigen und ein Grundheilmittel gewinnen kann, das ordnend in den ganzen Blutprozeß, bis in die Peripherie, wirken kann.

Iris germanica – die deutsche Schwertlilie

Wie ein Fächer von Schwertklingen sprüht der Blattprozeß der Iris allerdings aus dem prall geschwellten, tief hinab bewurzelten letztjährigen Trieb des Wurzelstockes als eine senkrechte Fläche hinauf; doch bleibt eine solche Wortprägung äußerliches Bild, wenn man nicht empfinden kann, wie die Schwertform Metamorphose einer Lanze ist, indem nämlich Lanzenschaft und Lanzenblatt von Grund auf ineinander verschmelzen. Sproßlinie und Blattstiel, in denen das belebte Flüssige in der Pflanze «bergauf» strömt, und Blattfläche, in der sich dieses Flüssige seen-artig dem Licht, der Luft ausbreitet, beides ist schon von Anfang an bei der Schwertlilie eine Einheit – und noch dazu alle Blätter wie ein einziges senkrechtes Blatt zum Schwertfächer vereinigt.

Solch ein Gebilde gehört sowohl dem Wasser wie dem Lichte zu, doch greifen beide stark am Erden-Wurzel-Pol an, der an sich fest heranzieht, was doch nach oben sprießen, in die Waagrechte sich entfalten, die Senkrechte umkreisen möchte. Erst der Blütenstand, die Lilie, steigt lanzengleich aus dem Schwertfächer frei empor, allerdings als flach zusammengedrückte Knospe noch von ihm formbeeindruckt, und als spiralig zusammengedrehte Lanzenspitze nun heraustretend, dann aber allseitig in den Raum sich öffnend. Jede Blüte scheint im Aufblühen aus vier Blüten zu bestehen, da drei Blumenblätter, mit breiter violetter Fläche, weißem Grund und gelbem Bart längs der Mittelrippe, sich weit nach außen und abwärts schwingen, jedes von einem der drei blumenblattartigen Narbenschenkel überwölbt; dadurch wird je ein Staubgefäß oberlippenartig eingeschlossen. Die drei weiteren, heller violetten Blumenblätter aber beugen sich tulpenförmig nach oben und innen zusammen. Ein seltsames Gebilde, das nicht seinesgleichen hat und jede Schwertlilienart auf den ersten Blick erkennen läßt. Der in drei den Griffel umgebenden Röhren reichlich gespendete Nektar wird von Hummeln aus dem tiefliegenden Versteck geholt. – Die Blüte erschließt sich um Pfingsten. Sie ist sehr kurzlebig, erschlafft, zerweicht und vertrocknet dann rasch, doch öffnet sich im vielblütigen Blütenstand gleich eine Nachfolgerin. Vertrocknete, pergamentartige Hochblätter umhüllen aber bereits die Knospe, die Frucht wird eine trockene Kapsel, und Vertrocknungsprozesse ergreifen schon während des Aufblühens die Spitzen, bald auch die Ränder des Blatt-Schwert-Fächers, so daß der Blüteprozeß durch eine gewisse Über-Intensität den Quell- und Sprießekräften der Pflanze schlecht zu bekommen scheint. Bald welkt und vertrocknet auch die ganze oberirdische Erscheinung. Dafür treibt ein unterirdisches Leben aus dem Wurzelstock ein neues Glied, das sich für sich kräftig bewurzelt und mit der Blatt- und Blütenknospe für das nächste Jahr abschließt.

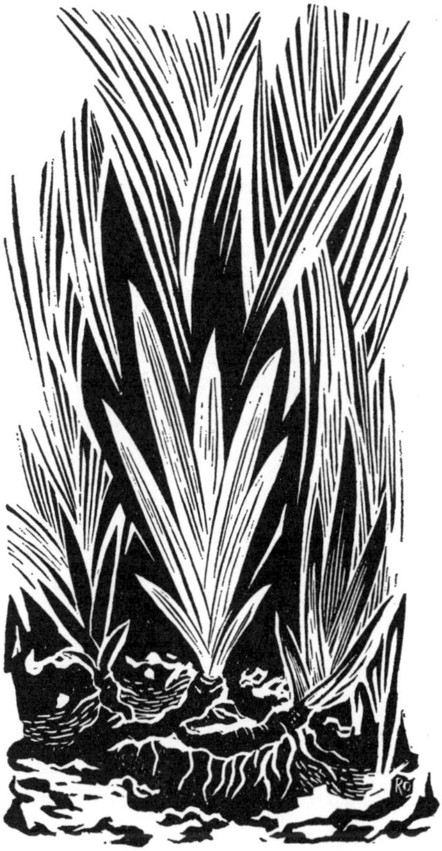

Das Spiel von Aufschießendem, saftig-plastischem Flüssig-Lebendigen mit den Welk- und Austrocknungsvorgängen, die das intensive Blütigwerden begleiten, ist ein wichtiges Motiv des Iris-Prozesses. Ein starker, aber zur Sukkulenz gestauter ätherischer Prozeß kämpft mit einem gleichfalls starken Astralisierungsprozeß. Die kräftige «ätherische Polsterung» verhindert, daß die Iris dadurch zur starken Giftpflanze würde; doch kommt es zu Glykosid- und Gerbstoffbildung, zu hautreizenden, beim Trocknen allerdings schwindenden Stoffen – ein bißchen klingt das Giftmotiv schon an. Auch kommt es zur Bildung veilchenartig riechender Duftstoffe im Rhizom – der Blüteprozeß schlägt doch tief nach unten durch, wie andererseits im Blütenduft sich das Wurzelelement als Dumpfheit und Schwere zeigt.

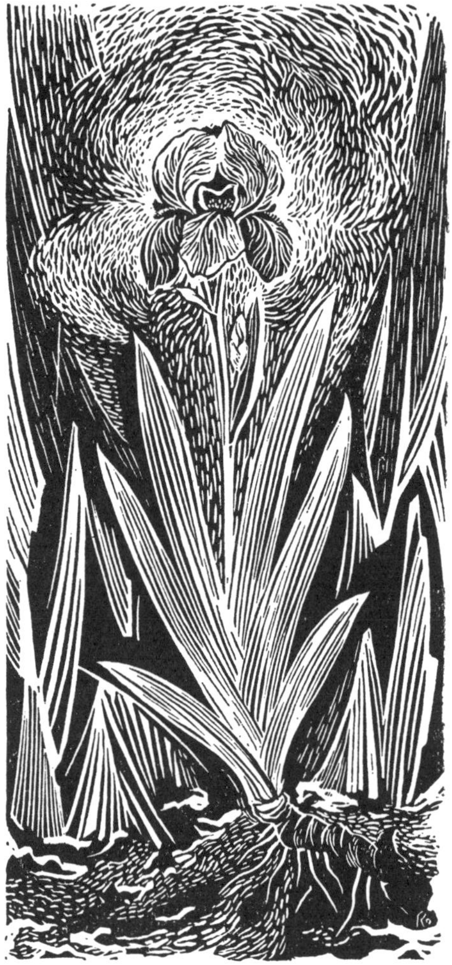

Außerdem hat man in dem Wurzelstock reichlich Stärke (etwa 50%), viel Schleimstoffe (die sich immer finden, wenn ein Flüssig-Lebendiges sich gegen Vertrocknung, Verhärtung, Verholzung wehrt), etwa 6% Zucker und 10% fettes Öl festgestellt.

In solchen Stoffbildungen drücken sich die an der Pflanze bildenden irdisch-kosmischen Tätigkeiten von pflanzlichen Wesensgliedern und Wesensbereichen aus; solche Stoffe können darum die Tätigkeiten der menschlichen Wesensglieder in ganz bestimmter Weise anregen.

«Nun, bei der Schwertlilie haben wir es mit etwas zu tun, was schon durch seine äußere Offenbarung zeigt, daß es stark auf das Ich wirkt; der widerliche Geruch und der bittere Geschmack, die sind etwas, was sogleich verrät, daß wir es da mit etwas zu tun haben, wo das Ich in starke physische Wechselwirkung mit der Außenwelt tritt. Wir haben in der Schwertlilienwurzel nun aber auch etwas, was diese physische Tätigkeit recht sehr anregt, nämlich Gerbsäure. Wir haben wiederum darinnen etwas, was auf die Ichtätigkeit wirkt: Stärkemehl. Und wir haben endlich etwas, was ja durch seine physische Wirkung überall wirkt, wo es hinkommt, wenn es dazu angeregt wird, wir haben Harze in der Schwertlilienwurzel. Durch das alles wird das Ich in besonders rege Tätigkeit versetzt.» – So führt Rudolf Steiner in einer Vortragsreihe vor Ärzten (II. Mediz. Kurs, 7. Vortr.) aus und fügt hinzu, wie das Ich durch solche Anregung besonders in die Flüssigkeitsorganisation eingreifen kann, wenn diese den organisierenden Kräften – in wassersuchtartigen Krankheitszuständen – zu entfallen droht.

Rudolf Steiner weist hiermit auf die Art hin, wie das oberste menschliche

Wesensglied, das Ich, sich mit dem Irisprozeß auseinandersetzt. Auf Geruch und Geschmack wird besonders geachtet. Ordnet man die Fülle der Düfte, der Geschmacksempfindungen je zu einem Spektrum, so werden die sympathischen den widerlichen Gerüchen, das Süß dem Bitter wie entgegengesetzte Pole gegenüberstehen. Was uns gar wohlgefällt, dämpft unser Bewußtsein, im Lustvollen verlieren wir uns, erwachen aber an dem, was uns widersteht, indem wir ablehnen, zu stärkerem Eigensein. Im Schmecken erleben wir nun, wie die Nahrung verflüssigt, in der Verdauung in ihren inneren Qualitäten ergriffen wird. Den Anfang dieses Prozesses erleben wir im Munde, mit Gaumen und Zunge, bewußt; dann, gegen das Innere, verliert sich die Empfindungsbewußtheit. Das Süße, Zucker, und die rasch in Zucker verwandelte Stärke, wird am obersten Ende, an der Zungenspitze, am intensivsten geschmeckt; das Herbe (Gerbstoffe) und Bittere dringt viel tiefer, bis in jene Gebiete, wo die äußere Verdauung – nach Zerstörung aller Eigenkräfte des Nahrungsstoffes – in die innere Verdauung und die damit verbundene Wiederbelebung übergeht. Das derart Verflüssigte muß ja in den eigenen Flüssigkeitsorganismus, der aber ganz und gar *belebte* Flüssigkeit ist, aufgenommen werden – wobei das Leberorgan seine Rolle spielt. (Bitterstoffe regen vielfach die Lebertätigkeit an.)

Läßt uns das Schmecken an alledem teilnehmen, was zwischen Flüssigem und Festem, zwischen Ätherischem und Physischem sich in der Pflanze abspielt, so führt uns das Riechen in die Region, wo aus den Pflanzensäften sich ein Verflüchtigendes abscheidet, wo das Luftige gestaltet, aber nicht festgehalten werden kann. Es ist in dieser «Heilpflanzenkunde» wiederholt dargestellt worden, daß sich in den Duftstoffen ausdrückt, wie der außerleibliche, astralische Wesensbereich die ätherische Pflanzenorganisation ergreift. Das im Menschen die astralische Organisation in das Ätherisch-Flüssige eingliedernde Organ ist das Nierensystem; und auf dieses wirken in der Tat reizend die ätherischen Öle, die ja die Träger der Düfte sind. (In der Harzbildung ist der Ätherisch-Öl-Prozeß einer gewissen Verfestigung verfallen, physischer geworden.)

Heilmittel aus dem Schwertlilienwurzelstock werden also das Ich stärker in die Wahrnehmungstätigkeit des Stoffwechselbereiches ziehen; die Belebungsprozesse werden sich ich-gemäß vollziehen, alles Flüssige wird ätherleibdurchdrungen, aber auch ich-durchkraftet sein. (Bei Wassersucht gelingt es dem Ätherleib nicht, alles Flüssige genügend zu beleben; es fällt dieses zum Teil ins Unbelebte, sackt ab in die Schwere, in den Bereich der Erdenkräfte.) Der Nierenprozeß aber wird durch entsprechende Heilmittel, z. B. aus der Iris, angeregt, das nicht genügend zu belebende Flüssige, das dem Organismus zum Fremdkörper wird, kräftig auszuscheiden.

Das menschliche Wesensglied Ich stellt die Leiblichkeit in die Senkrechte, entschwert, durchlichtet, durchwärmt die Flüssigkeitsorganisation. Die Senkrechte ist auch für die Pflanze die Wirkungslinie, in der zwischen kosmischer Sphäre und Erdmittelpunkt die sonnenhaften Kräfte des Geistig-Ichartigen der

Pflanzenwelt spielen. In diesem Linienbereich steigen und fallen in besonderer Art die Pflanzensäfte der Schwertlilie. Sie stauen sich im Erdbereich, steigen entschwert und durchlichtet in Blattfächer und Blütenstiel auf, fallen aber nach Berührung mit der blütenoffenbarenden Astralzone, nehmen den Duftprozeß in die Wurzel hinab, überlassen das Obere der raschen Austrocknung. Die ganze Pflanzengestaltung gibt sich an dieses Steigen und Fallen – stauend, schießend; schwellend, strahlend – hin. Belebtwerden – physisch Werden – das erlebt das Wasser im Schwertlilienprozeß. Das *physisch* gewordene Wasser wird vom Lebensprozeß nicht mehr festgehalten; es verdunstet, vertrocknet, vertropft... Nicht umsonst kommt das Wort physisch in dem kurzen Hinweis Rudolf Steiners so oft vor; mit dem Physischen im Flüssigen soll das Ich sich in rechter Art mit Hilfe der Schwertlilien-Stoffe auseinandersetzen.

Äußerlich, auf die Haut, angewendet, wirkt – in entsprechender Verarbeitung – das Iris-Rhizom auf den Schwell- und Spannungszustand, die «Saftigkeit» des Hautgewebes. Auch dieser Hinweis ist Rudolf Steiner zu verdanken.

*

Gräser – Gramineae

Stärkebildung im Kraftfeld des Kieselprozesses

Daß die gesamte Erdoberfläche eine Lebensstätte ist, machen die Wälder kund und die Wiesen, «Laub» und «Gras». In beiden Lebensformen hat die Pflanzenwelt die Kraft gewonnen, gleichsam lückenlos ihr Reich über den Erdboden auszubreiten, die Erde zum grünen Lebensstern zu machen.

Den Wiesen und den Ackerfeldern, den grünen Fluren der Erde und den sie bildenden Gewächsen sollen darum einige Seiten dieses Buches gewidmet sein. Aus *einer* großen Pflanzenfamilie stammen die allermeisten Wiesen- und Ackerfeldpflanzen – den Gräsern, und sogar einer allerdings mit etwa 4000 Arten sehr großen Unterfamilie, den *Süß*gräsern. Welche Kraft befähigt diese Pflanzenfamilie, so vollständig und ausschließlich von gewissen Erdgebieten Besitz zu ergreifen, alles andere Pflanzenleben an zweite Stelle zu verweisen, grüne Ozeane über ganze Länder hinfluten zu lassen?

Die Wiese ist eine Stätte des Lichtes, der feuchten Frische des Grundes, der frei darüber hinwehenden Brise. Ihr Boden ist so nach allen Seiten von Wurzeln durchwachsen, daß er ebenso der Pflanzenwelt zugehört wie der mineralischen Erde; er liegt auf dieser als Soden-Schicht auf, wie eine eigene geologische Formation. Sich so innig mit der Erde verbinden zu können ist eine wichtige Eigenschaft der Gräser. Hat ein Gras, ein Getreidesame erst Fuß im Erdboden gefaßt, so durchwurzelt er ihn kräftig; aus den untersten Knoten vervielfacht sich sogleich der Sproß, sendet Nebensprosse empor, «bestockt» sich oder schickt Ausläufer aus, die sich nach allen Seiten bewurzeln und neue Sprosse emporsenden. So wird jeder Halm zum Büschel oder gar zum Rasen, und selbst die schier ins Endlose fortwuchernden, kaum zu bändigenden Unkräuter dieser Familie, etwa die Quecke, leben nur auf einseitige, übermäßige Art diese segensreiche, bodendurchdringende Wurzelkraft aus, die eine Tugend der Gräser ist. Je nach der Art, wie diese Vervielfältigung in sich selbst im erdzugewandten Teil des Grases erfolgt, gliedert sich eine Grasflur, schließt sich lückenlos, stellt sich Zeile an Zeile als Weizenackerbreite oder läßt Büschel neben Büschel aufsprießen – wie die Tussockgras-bewachsenen Triften Neuseelands oder die flußbegleitenden Grasköpfe («Niggerheads») längs neuseeländischer oder südamerikanischer Gewässer oder das aus *einer* Pflanze aufschießende Bambusgebüsch.

Das Oberirdische des Grastypus ist aber verdichteter Lichtstrahl; ganz linienhaftes Gebilde. Zögernd löst sich das schmale Blatt vom knotig gegliederten Stengel, umfaßt ihn scheidig ein ganzes Stück seiner Länge, ehe es abweicht. Auf Blattstielbildung ist verzichtet, diese Rolle dem Stengel gelassen. In die Spitze des Sprosses ist die Blütenbildung hinaufgehoben, hier erst tritt eine gewisse Gliederung ein, Ähren, Rispen, zeigen sich. Ins Linienhafte streben auch gern die häufig zu langen Grannen ausgezogenen Deckblättchen der Blüten.

Die einzelne Grasblüte ist unscheinbar, verkümmert; sie hat die farbige Hülle verloren, Kelch und Blumenkrone suchen wir vergebens. Der Blütenstand umfaßt eine große Fülle dieser einfachen Blüten, die, da sie der Hüllen entbehren, wenn sie in Ährchen zusammengefaßt aus den Deckblättchen treten, dem Winde offen daliegen. Sie sind wirklich «an der Luft für die Luft gebildet». Nicht das luftgetragene Tier, das Insekt bestäubt, trägt die Pollen zu den federig-luftigen Narben, sondern die Luft selbst, der Träger der Astralkräfte (goetheanistische Naturforscher des vorigen Jahrhunderts nannten sie gelegentlich das große Weltentier), nimmt den Blütenstaub als Wolken in ihren Atem auf und haucht ihn aus ihrer durchlichteten, durchwärmten, kosmosdurchdrungenen Sphäre jenen Narben zu.

Scheint die einzelne Blüte auch der Farbe, des Duftes zu entbehren, so sind doch die blühenden Gräser eines ungemähten Rasens, einer Waldwiese in eine wunderbare, zarte Farbigkeit gehüllt. Etwas von der Durchsichtigkeit der Regenbogenfarben, eine farbige Luft eher, als körperhafte Gebilde, überschwebt in orangenen, rötlichen, rosenfarbigen, violetten Tönen den Halmwald. Und die blühenden Getreidefelder haben zwar zarte, aber durchaus charakteristische Düfte. (Trotzdem Farbe und Duft bei solchen *wind*bestäubten Pflanzen zwecklos zu sein scheinen, da ja keine Insekten anzulocken sind.)

Es umwebt also ein Geheimnis die Grasblüten. Denn bei den Gräsern sitzt der Blütenprozeß durchaus wo er soll; er ergreift die Pflanze erst nach gehöriger

Vorbereitung. Wurzel, Sproß, Blätter – alles ist recht und folgerichtig ausgebildet. Vorbereitet tritt die Pflanzenbildung aus der flüssig-plastischen unteren Region in das Gebiet des Luftigen und Wärmehaften, wo ihr die Astralsphäre begegnet. Es kommt zu keiner Überwältigung, keinem Einpressen des Astralischen in das Ätherische, gar Physische. Darum begegnet man unter den 4000 Arten Gramineen keiner Giftpflanze. (Bei den ganz seltenen Ausnahmen, etwa dem Taumellolch, liegen ganz besondere Verhältnisse vor; da ist es nicht das Gramineenhafte, sondern ein durchwuchernder Pilz, der ihn giftig macht.) Die Gräser sind also so «normale» Pflanzen, wie nur irgendwelche. Der Blütenprozeß ist reich und stark; was der Einzelblüte an Vollkommenheit der Bildung fehlt, ist durch die große Zahl im vielgliedrigen Blütenstand mehr als ausgeglichen. Aber auf das Erscheinen gewisser Kräfte und Tugenden ist verzichtet, der schöne Schein, der prangende Prunk geopfert. Man vergleiche die Gräser etwa mit den ähnlich stengelig, mit angezogenem Blatt aufwachsenden Nelkengewächsen mit ihrer Blütenpracht. Die Fülle von Bildekräften, die in solche Ausgestaltung des Blütenhaften hineinfließen, sind bei den Gräsern geopfert, auf ein anderes Ziel gelenkt. Sie sind die große Nährpflanzenfamilie des Erdendaseins. Ihre Äthernatur ist so stark, daß sie zum Teil in höhere Wesensreiche – Tier, Mensch – auf- und eingehen, an deren Leibesaufbau mithelfen darf. Das spezielle Tierhafte ist von den Blüten ferngehalten; aber Gras und Korn ist ihm als Nahrung hingegeben. Die Milch, mit der die tausendbrüstige Demeter Tier und Mensch ernährt, fließt aus der Wesenssubstanz der Gramineen. Hätte das Getreide Blumen wie Nelken oder Gladiolen, so könnte es nicht Brot schenken. (Darauf weist Gerbert Grohmann in einem seiner schönsten Bücher eindrucksvoll hin.)

Vom Gras leben die mannigfaltigen Weidetiere. Jeder Kontinent hat mit den ihm eigenartigen Grasfluren bestimmte Weidetiere hervorgebracht. Man denke an Prärien und Pampas der beiden Amerika, an die Büffelherden, die Nordamerika erfüllten, an die Bergalmen aller Kontinente mit Lamas, Schafen, Ziegen und an die Steppenweiden mit ihren Antilopenarten und Känguruhs, die «rossenährenden» weiten asiatischen Steppen und Auwiesen. Welch intimes Zusammenwirken von Pflanze und Tier! – Die Samen aber locken die körnerfressenden Vögel oder die dem Vogelgeschlecht in mancher Ansicht angenäherten Nagetiere, Mäuse, Hamster usw.

Vor allem aber sind die Getreidearten die Grundlage der menschlichen Nahrung. Wo bliebe ohne sie unser täglich Brot! Brot ist die menschlichste Form aller Nahrungsmittel; in ihm, in seiner ganzen Zubereitungsart, ist gleichsam das menschliche Bildegeheimnis in die Pflanzennatur hineingeimpft. Das Getreide allein ist von allem Pflanzlichen fähig, diese Einimpfung in sich aufzunehmen. Seine Wesensart ist durch die Brotbereitung fähig, in der Menschennatur aufzugehen.

Aus der Verdichtung in Festigkeit und Härte, wie sie das Samenkorn angenommen hat, durch die wässerige Feuchte ins Quellen und Sprießen gebracht, erschließt sich die aufwachsende Pflanze der Luft und dem Licht, verbindet sich im Blühen ganz dem Luftelement und erfährt im Reifen die intensive Durchdringung mit der kosmischen Wärme so sehr, daß sie dabei völlig austrocknet, sich mit ihrem Leben ganz auf die Ähre konzentriert. Diesem vierstufigen Werdegang fügt der Brotbereitungsprozeß eine in gleichem Rhythmus folgende vierstufige Folge von Prozessen hinzu; erst wird das feste Korn durch die Mahlung in Mehl verwandelt, dieses nun mit dem Flüssigen zum Teig verwandelt, welcher den plastizierenden Kräften des Knetens unterworfen wird; darauf folgt die intensive, den Teig porig auflockernde Durchluftung, hierauf die Wärmereifung im Backofen. So entsteht ein Nahrungsmittel, das dem ganzen Menschen mit seinem Wesensgliedergefüge gemäß ist. Denn dieser trägt ja im Festen seiner Leiblichkeit sein Physisches, durchdringt sein Flüssiges mit dem Äther- oder Bildekräfteleib, dem inneren Plastiker seiner Organisation. Er durchatmet sich mit seiner Luftorganisation, in die sein Seelisches, der Astralleib einzog, und lebt mit seinem Ich-Geistigen in seiner Wärmeorganisation. Der Brotbereitungsprozeß hat also «Maß am Menschen» genommen. Und die Beschaffenheit des Getreides ermöglicht einen solchen Prozeß.

Strenge Aufrichtekraft formt die ganze Gestalt der Gramineen. Von Wind, von Regen niedergelegtes Getreide richtet sich alsbald wieder auf. Es wurde an anderer Stelle* in diesem Werk erwähnt, daß die sonnenhafte, kosmische Ich-Natur der Pflanzen durch die senkrechte Wachstums-Achse wirkt. Daß aus einer so extrem die senkrechte Wachstumslinie zum Hauptgestaltungsprinzip erwählenden Pflanzenfamilie, wie es die Gräser sind, die Hauptnahrung für das aufgerichtete Erdenwesen Mensch herstammt, ist eine der «sprechenden Gesten» unseres Erdenseins. Die «Geistigkeit» der Gramineen kommt in solcher Gestik zur Offenbarung. Was sich durch den Verzicht auf äußere Blütenpracht keusch verschweigt, kommt in der Sphäre des höheren Wesensbereiches, im Menschen selbst zur Sprache:

> Das Brot ernährt uns nicht; was uns im Brote speist,
> Ist Gottes ewiges Wort; ist Leben; und ist Geist.
>
> Angelus Silesius

Der Typus der Graminee ist großer Abwandlung fähig; er hat an 4000 Einzelarten aus sich heraus entwickelt, die sich über die ganze Erde angesiedelt haben. Jede dieser Arten verrät in ihrer Gestalt, wie die Eigenart des Bodens, wie die Licht- und Wärmeverhältnisse, die Einstrahlung der kosmischen Welt am Wuchsort sind. Karflur, Nordmeerinsel, Marsch und Geest, trockene und nasse Wiese, magerer Berghang, Flußufer, Ried, Moor, umschilfter Seerand, argentinische Pampa und nordamerikanische Prärie, Kamelgras- und Elefanten-

* Heilpflanzenkunde, Bd. 1, S. 50

grassteppe, salzige Düne und Dorflichtung im Urwald – alle haben sie ihre besonderen Grasarten.

Bei dieser großen Abwandlungsfähigkeit ist doch das Grundmotiv zähe festgehalten. Ein Grasgewächs bleibt auf alle Fälle ein in die Erde eingestoßener, dort Wurzel geschlagen habender Lichtspeer. (Der Leser erlaube dieses Bild, das in knappster Form das Geheimnis dieser Pflanzenfamilie aussprechen möchte.) Das Gestaltungswesen der Gräser bedarf der knappsten Mittel, um sich in aller Fülle zu entfalten. (Zwei Formen zu bilden ist den Gräsern aber unmöglich: Kakteenform und Windengewächs. Die Gründe hierfür aufzufinden, darf dem Leser nun getrost überlassen sein.)

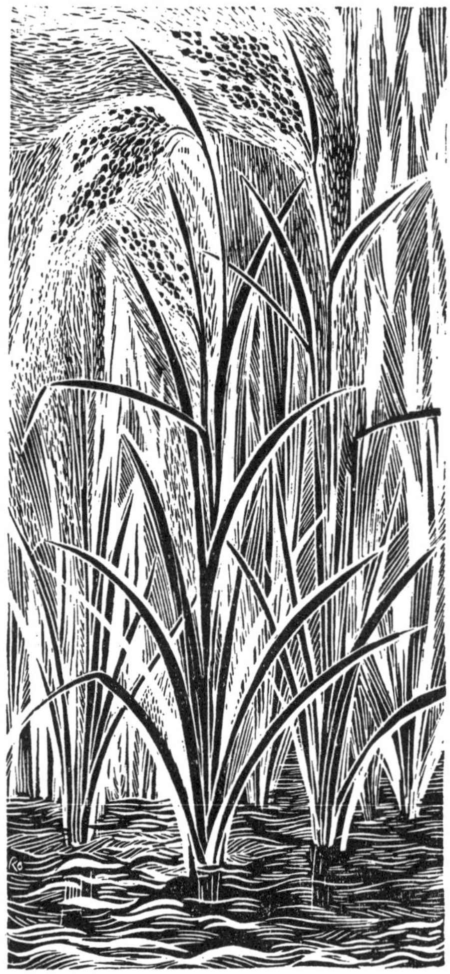

Jeder Kontinent, jede Klimazone, jede Himmelsgegend der Erde hat also ihre besonderen Getreidearten hervorgebracht. Dies bringt zum Ausdruck, wie sehr das Gramineenwesen empfindlich ist für die spezielle Gestaltung der Erdennatur, die Bildekräftebeschaffenheit des Erdenleibes. Locker, leicht und luftig ist die Beschaffenheit des Reises; sie spiegelt die Lichtkraft der Länder des Ostens, denen er die Hauptnahrung schenkt. Die vom Wasser plastisch durchtränkte, vor allzu irdischer Verhärtung künstlich bewahrte Krume muß liebevoll zubereitet sein, die jungen Reispflanzen aufzunehmen; seine Kultur ist in hohem Maße eine Wasserkultur. Hingegen ist die physisch größte Getreideart, der Mais, das am meisten erdenhaft gewordene Getreide, ein Geschenk der westlichen Erde, deren Bildekräftebeschaffenheit er in den nach unten gezogenen weiblichen Ähren, die zu plumpen, massigen Kolben zusammengezogen sind, deutlich macht. Hier ist Schwere, derbe Stofflichkeit. – Von den langen, lichten Sommern mit ihren kosmischen, zu Johanni die Nacht aufhebenden Kräften spricht das Getreide, das am höchsten gegen den Polarkreis, am höchsten ins Gebirge vordringt, am meisten Kälte erträgt: der Hafer. – Hirsearten sind das Hauptgetreide Afrikas, besonders subtropischer Steppenlandschaft. Sie sind derb, hoch, breitblätterig, ihre Blütenformen spielen zwischen Rispe und Kolben. Zur Brotbereitung eignen sich alle diese Getreidearten des Ostens, Westens, Südens, Nordens nicht; man macht Brei und Fladen aus ihnen. Nur die Getreidearten der Kulturvölker der Mitte, Weizen und Roggen, haben die Eigenschaften in sich, welche die Zubereitung der menschlichsten Nahrung, des Brot-Laibes, ermöglichen. Die in der Erdengestaltung abgeprägten Himmelsgegenden, das in sie hineingeschriebene Weltenkreuz, wird vom Gramineen-Typus als Lebensgestaltungsmotiv aufgenommen. Dieser Typus «hört hin» auf die Gespräche, die Sonne und Erde durch ihre Bildekräfte miteinander führen. Darum haben die Mythen aller Kulturvölker die Getreidearten als Göttergeschenke des Himmelsvaters an die Erdenmutter dargestellt. Ihre Aussaat erfolgte als kultische Handlung, die Ernte war ebenfalls von kultischem Brauchtum umgeben. Himmelskräfte im täglichen Brot zu empfinden, es mit Ehrfurcht zu genießen und in seinem Genuß die göttliche Macht zu empfinden, die nicht nur in Sonnenferne am Himmel geblieben, sondern zur Erde abgestiegen, mit ihren Jüngern durch die Weizenfelder Palästinas gewandelt ist und mit dem Erdenbrote sich verbunden hat, die Speise zum Sakrament erhebend, das ist dem Christen gegeben in allen Völkern der Erde – wie die Sonne allen Völkern sich schenkt. Der Weizen ist die Getreideart, die, obwohl aus den östlichen Mittelmeerländern, von Persien herabsteigend, zu allen Völkern, allen Kontinenten sich ausbreiten durfte. Das ist seine Sonnen-Gnade.

*

Die Gramineen leisten ihr Meisterstück in der Organosynthese der Kohlehydrate. Wie in Kommunikation der Erden- und Sonnenkräfte aus Wasser und Luftkohlensäure Stärke, aus dieser Zucker bereitet wird, das liegt bei den Getreidearten in besonderer Großartigkeit zutage. Ist doch ein reifer Weizenhalm fast nichts als Stengel und Ähre, in der das ausgesäte Korn sechzigfältig wiedererscheint. Alle Pflanzenkraft ist auf die Hervorbringung des Brotes gewendet. Der Ähre flutet als Zucker zu, was sie allmählich im Korn zu Stärke verfestigt. Bei Zuckerhirse, vor allem aber dem Zuckerrohr, wird dieser hinaufflutende Zuckerprozeß abgefangen, ehe er in die Verwandlungszone der Blüten- und Fruchtregion gelangt.

Aber der mächtige Kohlehydratprozeß der Gramineen unterdrückt nicht eine kräftige Eiweiß- und Fettbildung, so daß eine Zusammenstimmung aller Ernährungsgrundstoffe sich hier findet, die in gleicher Vollkommenheit sich im Pflanzenreich kaum mehr auslebt. Auch die Vitaminforschung mußte diese Vollkommenheit auf ihre Art bestätigen. Brot läßt sich darum zur Grundlage aller Ernährung, ja zum allein fast schon hinreichenden Hauptternährungsmittel machen, wenn man es richtig zuzubereiten versteht, keine der Qualitäten des Kornes zerstört. Rudolf Steiner gab hierfür weitreichende Anregungen. Er riet außerdem, Brot aus den vier Hauptgetreidearten unserer Landstriche, Weizen, Roggen, Hafer, Gerste, zu backen und etwas Nüsse dem Brotteig hinzuzufügen.

Stärke ist nicht gleich Stärke; die im Gramineenprozeß erzeugte hat ihre besonderen Tugenden. Dies liegt an der Sonnenhaftigkeit des Typus, der sich so liebe- und kraftvoll mit dem Erdenbereich verbunden hat. Die Stärke der Kartoffelknolle muß als etwas viel Einseitigeres, Unvollkommeneres angesehen werden als die des Getreidekornes. Wenn man in der Welt der Bildekräfte zu lesen anfängt, ja nur in ihrem Alphabet buchstabiert, liest man solche Urteile unmittelbar an den Lebenserscheinungen selbst ab. Der Typus des Nachtschattengewächses kann die Tugenden des lichthaften Gramineen-Typus nie erreichen.

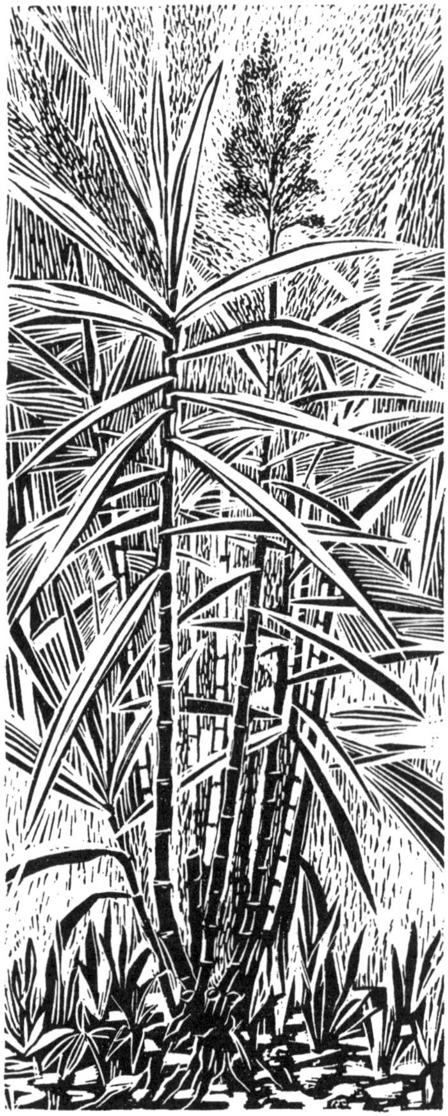

*

Strahlende Lichthaftigkeit drückt dieser Typus der grasartigen Gewächse in besonderer Reinheit aus. Zu ihrer Verkörperung verhilft ihm der liebevoll-intensive Umgang mit einer Erdensubstanz, die zwar mineralischer Natur ist, aber «Mineral gewordenes Licht» genannt werden darf. Der aufmerksame Leser ist ihr in dieser Heilpflanzenkunde wiederholt schon begegnet; hier zeigt sie sich wieder, und auf besonders bedeutungsvolle Art. Denn die Gräser gehören zu den kieselsäurereichsten Pflanzen. Manche enthalten davon bis zu 90% in der Asche – vor allem in den äußeren Hüllteilen der Frucht, den Spelzen. Aber auch das Samenkorn nimmt nicht zu übersehende Mengen in sich auf. Eine begrannte Gersten- oder Roggenähre ist wie zum Bild dieser ausstrahlenden Kieselkräfte gestaltet.

Eine wunderbare Synthese als «Spurenelemente» auftretender Metalle weist auf aus dem Kosmos einströmende Prozesse, welche in die ätherische Organisation, den Bildekräfteleib einstrahlen. Man lese im Kapitel über die Vitamine einiges über diese Spurenelemente nach. In den Getreidearten finden sich als solche Feinststofflichkeiten Eisen, Kobalt, Nickel, Titan, Kupfer, Zink, Barium, Lithium; außerdem Bor, Jod, Fluor... Hirse ist z. B. ein besonders fluorreiches Getreide.

*

Ein besonders wichtiges Kapitel der Technik des Landbaues, der Gärtnerei, der Pflanzenzucht und -pflege ist das richtige Umgehen mit der Kieselsubstanz. Aus dem vielen bisher Angeführten geht ja immer deutlicher hervor, daß es sich bei diesem Kieselprozeß um einen lebenswichtigen Grundprozeß im ganzen Erdensein handelt. Nicht nur, daß der größte Teil unseres Erdballs aus Kieselsäure besteht, die aber auch in feiner Verdünnung in allen Gewässern, als feinster Staub in der Luft allgegenwärtig ist, auch alle Lebensreiche unseres Planeten sind kieselsäuredurchdrungen. Wäre – so führt Rudolf Steiner aus – der Kieselsäureprozeß unserer Erde nicht so intensiv, so würden die Pflanzen ganz anders gestaltet sein. Sie würden ein aufgedunsenes, kakteenartiges, wässerig angeschwelltes Wachstum entwickeln, das der edlen Formkräfte entbehrte. «Die Getreideformen würden ganz komisch ausschauen; die Halme würden nach unten dick, sogar fleischig werden, die Ähren verkümmern.» (Hingegen würde das Zuschwachwerden der Kalkprozesse nur ein Winden- oder Schlingpflanzenartiges an Pflanzengestaltung erlauben, das zwar zur Blütenbildung käme, aber nicht zur Frucht- und Nährstoffbildung; die Blüten würden taub bleiben.) Nun gibt es ja diese zwei Pflanzenformen durchaus in der Pflanzenwelt, wenn auch als starke Abweichungen vom normalen Pflanzlichen und nicht in der extremen Ausbildung, die hier angedeutet ist. Die wüstenbewohnenden Kakteen einerseits, die Lianen der Urwälder andererseits sind ja tatsächlich solche Abartungen. Aber die Gräser, vor allem die Getreidearten halten sich von solchen Extremen fern. Wir finden unter ihnen weder Sukkulenten noch Windengewächse.

Nun wirken, so führt Rudolf Steiner weiter aus, durch den Kieselprozeß ganz bestimmte Kräfte aus dem kosmischen Umkreis in das Erdensein hinein; anders beschaffene durch den Kalk, und zwar durch den Kiesel die sonnenfernen Planeten, Mars, Jupiter, Saturn, durch den Kalk aber die sonnen- und erdennahen, Merkur, Venus sowie der Mond. Die Reproduktionsprozesse aller Art innerhalb der Pflanze werden durch letztere, die kalkvermittelten Wirkungen der erdennahen Planeten gefördert, die Bildung der Nahrungssubstanzen aber durch erstere, die sonnenfernen Planeten. «Das Kieselige schließt auf das Pflanzenwesen, in die Weltenweiten hinaus; und erweckt die Sinne des Pflanzenwesens so, daß aufgenommen wird aus allem Umkreise des Weltenalls dasjenige, was diese erdenfernen Planeten ausgestalten; dann sind daran beteiligt Mars, Jupiter, Saturn. Aus dem Umkreis von Mond, Venus, Merkur hingegen wird dasjenige aufgenommen, was die Pflanze zur Fortpflanzung fähig macht.» Und zwar nimmt das *Wasser* (das in den Erscheinungen der Gezeiten ja die Mondwirkung so deutlich zeigt) die Vermittlung der letzteren Kräfte an die Pflanzenwelt auf sich; die atmosphärische *Wärme* hingegen bringt die Kräfte, die durch den Kiesel vermittelt werden, zu besonderer Wirksamkeit. Vom Wärmezustand der Luft, außer ihrem homöopathisch feinen Kieselgehalt, hängt ab, wie stark die Kräfte ersterer Art an die Pflanzenwelt herangeraten.

Sprieße- und Frühjahrskräfte hängen mit den wassergeragenen, kalkvermittelten Kräften des Mondes und der erden- und sonnennahen Planeten zusammen; Reife- und Sommerkräfte mit den wärmegetragenen, kieselvermittelten Kräften der sonnenfernen Planeten. Die so intensiv mit der Kieselsubstanz sich verbindenden Getreidearten sind besonders befähigt, mit Hilfe der Wärme und der kosmischen Saturn-Jupiter-Marskräfte die *ernährenden* Substanzen zu bilden, welche die Grundlage aller menschlichen Ernährung sind. Der Gräsertypus stellt in der Tat etwas Einzigartiges in der Pflanzenwelt dar.

Der Kieselprozeß in der Pflanze schließt für die kosmische Licht- und Wärmesphäre auf. Er intensiviert daher schon den Lichtverdauungsprozeß der Blätter, steigert aber auch die Reifekräfte, die Qualität der Nährstoffbildung in den Früchten. Die sogenannte «biologisch-dynamische» Landbauweise bedient sich darum mit großem Erfolge, einer Angabe Rudolf Steiners folgend, einer feinstofflichen Kieseldüngung. Dieser kommt die Natur der Gräser in besonderem Maße entgegen.

*

Noch auf einen weiteren Prozeß der Gramineen soll das Auge gelenkt werden. Jedermann erinnert den süßen Duft frisch gemähter Grasschwaden, getrockneten guten Wiesenheues. Obzwar also die Gräser auf schöne, wohlduftende Blüten verzichtet haben, tragen sie die *Anlage* zur Duftstoffbildung durchaus in sich! Der Prozeß des Welkens holt sie heraus. Was hier in zarter Weise auftritt, ist bei tropischen und halbtropischen Bartgräsern bis zu starker Riechstoffbildung gesteigert. Häufig treten hierbei zitronen- und rosenartige Düfte der Stengel und Blätter auf, wie beim Zitronell- und Lemon-Gras, beim Palmarosa-Gras. Streng und schwer ist der Geruch des Vetiver-Öles der Wurzel des Khuskhusgrases. Die *Möglichkeit* Duftstoffe zu entwickeln, liegt also durchaus im Bereich des Typus. Aber er hält sie in sich zurück, läßt sie nicht durch die Blüten in die Außenwelt strömen. Immerhin muß man auch von dieser Seite der Gräser wissen. Sie entwickelt sich allerdings nur in den Tropen, wo das Kosmische so stark in die irdische Sphäre hereingezogen, verirdischt wird, das Irdische andererseits hinaufwuchert in das Kosmische. Das verholzende Riesengras des Bambus offenbart letztere, die Ruchgräser der asiatischen Tropen die erstere Seite des Tropenwesens.

*

Die große Nährfamilie unter den einkeimblättrigen Gewächsen, die Spenderin des Brotes, scheint zunächst nichts mit Krankheit, sondern nur mit der blühenden Gesundheit zu tun zu haben. Und doch hält man eine hartnäckige Krankheit besonders mit den Gräsern verquickt: das Heufieber. Den daran Leidenden ist die Hoch-Zeit des Frühlings, die Zeit der Gras- und Getreideblüte eine Zeit schlimmen, für manche schier unerträglichen Leidens. Daß es nur manche, nicht viele oder gar alle sind, zeigt aber, daß es sich hier um Disposition handelt, um eine besondere Leibesbeschaffenheit. Nur wer sie an sich trägt, ist überempfindlich für die Zeit der Gramineenblüte.

Rudolf Steiner hat das Geheimnis der Disposition zum Heuschnupfen aufgeklärt und auch ein wirksames Heilmittel aus der Einsicht in das Wesen dieser Krankheit entwickelt. Im Heuschnupfen tritt nur der letzte Akt eines Prozesses auf, dessen erster schon in der Kindheit als «exsudative Diathese», als ein Zustarkwerden der flüssigen Organisation und damit des Ätherleibes, sich entwickelt hat. Die formgebenden, die Sinnes- und Bewußtseinsorgane ausbildenden höheren Wesensglieder, Ich und Astralleib, wirken dadurch zu schwach, greifen nicht genügend in den physischen und ätherischen Leib ein. Die Organe der «oberen» (weil vorzugsweise in der Bewußtseinsorgane tragenden oberen Organisation tätigen) höheren Wesensglieder werden überflutet von der zu massiven Flüssigkeitsorganisation. Dies ergibt eine Überempfindlichkeit dieser Organe für äußere Reize und damit die Neigung zu katarrhalischen Erkrankungen. Die Stoffwechselprozesse der zum Heuschnupfen Disponierten wirken zu stark zentrifugal, zu stark vom Inneren an die Peripherie des Organismus. Kommt es nun im Frühjahr zu gleichartigen Prozessen in der Natur, indem alles Wasserleben sich mächtig entfaltet, im sprießenden Wachstum zentrifugal nach außen drängt und nun, im Blüteprozeß der Gräser gleichsam nackt vor Augen liegend, sich ganz nach außen verliert – bekommt also gleichsam die ganze Natur erst eine wässerige Diathese und dann selbst den Heuschnupfen, so kann der entsprechend Disponierte diesen für ihn übermächtigen Naturprozeß sich nicht genügend vom Leibe halten. Er wird überempfindlich für alle dann auf seine Sinnesorgane, besonders die Nase, eindringenden Reize. Seine Sinnesorgane sind, da zu stark von der inneren Organisation ergriffen, nicht imstande, genügend objektiv die Außenweltprozesse, denen sie ja geöffnet sind, zu verarbeiten.

Die Gramineen sind also von der Schuld, mit dem Krankheitswesen verbunden zu sein, freizusprechen. Die krankhafte Beschaffenheit liegt am Menschen.

Doch bringt diese große Pflanzenfamilie einige (eigentlich auffallend wenige) Heilpflanzen hervor. Deren Heiltugenden sind aus der Eigenart des Typus verständlich. Diese Eigenart liegt ja im Zusammenwirken des Kieselprozesses mit dem Kohlehydrat-, besonders dem Stärkebildungsprozeß, die beide so streng in die Senkrechte, die kosmische Ich-Linie der Pflanze hineingeordnet sind. Mit der Kohlehydratverarbeitung hat unter den Wesensgliedern besonders die Ich-Organisation zu tun; der Kieselprozeß unterstützt diese in ihren Form- und Gestaltungskräften, im Bereich aller der Organe, die der Bewußtseins- und Selbstbewußtseinsentfaltung dienen.

Mehr der äußeren Kiesel-Anwendung auf die Haut und durch die Haut dienen die Bäder und Packungen mit Heublumen-, Haferstroh-, Weizenkleie-, Reis-Abkochungen. Mittel zur Erzielung einer reinen, gesunden, zur Heilung einer durch einen mangelhaft durchgeführten Kieselprozeß kranken Haut enthalten solche Pflanzenabsude, deren Kieselgehalt das Wesentliche ist.

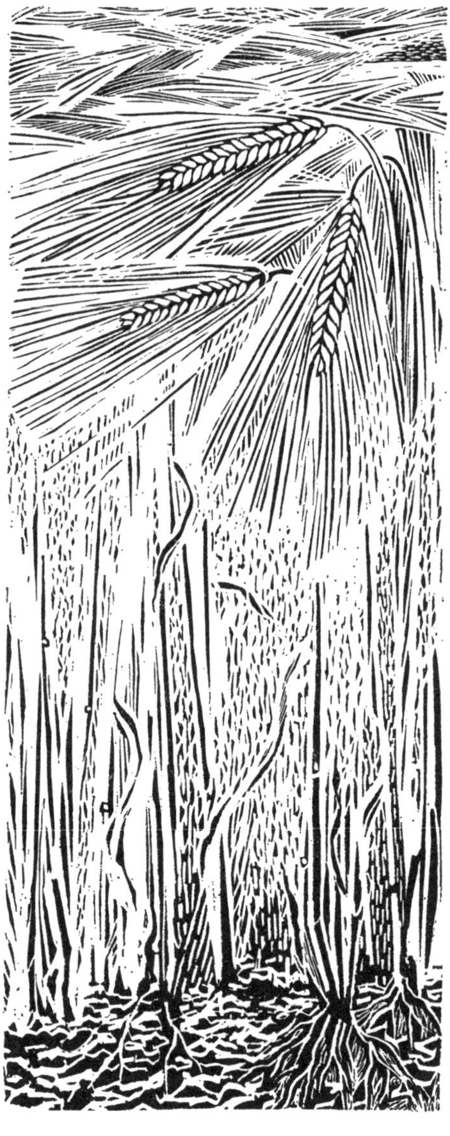

Schwieriger zu verstehen ist ein Hinweis Rudolf Steiners: zur Behandlung der Alterssklerose Potenzen aus einer Verreibung von Gerstengrannen anzuwenden. Man muß, um dies zu begreifen, den ganzen Gerstenprozeß ins Auge fassen. Die Gerste lebt besonders intensiv im Prozeß der Kohlehydratverarbeitung; nicht nur indem sie das Gerstenkorn mit Stärke füllt, sondern auch indem sie beim Keimen diese Stärke besonders vollkommen in die honigartige, dunkle, aromatisch-süße Malzsubstanz umwandelt, die eine so ausgezeichnete Nähr- und Kräftigungssubstanz für Genesende ist. Außerdem lebt die Gerste die Grannenbildung in ihrer Ähre ganz besonders stark aus; in dieser Granne sprüht förmlich der Kieselprozeß nach außen.

Nun hat Kieselsäure als Heilsubstanz die Eigenschaft, nicht nur – wie in vorliegender Heilpflanzenkunde wiederholt ausgeführt – eine zu schwach wirkende Tätigkeit des Nerven-Sinnen-Systems zu unterstützen, die äußere und innere Wahrnehmungsfähigkeit zu steigern, sondern sie wirkt auch umfassend auf das Verhältnis, das zwischen Ich und astralischem Leib herrschen muß, um Gesundheit der menschlichen Gesamtwesenheit zu sichern. (Mit Kalk enthaltenden Heilmitteln kann man das Verhältnis zwischen physischem und Ätherleib regulieren, mit Antimon, überhaupt mit Metallen, das Verhältnis zwischen ätherischem und astralischem Leib.) *

Bei der Sklerose ist das rechte Verhältnis zwischen Ich-Organisation und Astralleib, wie es sich beim gesunden Altern ergeben soll, gestört. Die zu schwach gewordene Ich-Organisation überläßt die Lenkung der Abbauprozesse dem Astralleib, der nun maßlos und nicht im Sinne der Ich-Organisation abbaut. Mineralisierungs- und Verhärtungsprozesse im Übermaß und am falschen Ort ergeben sich. Für die Heilung müssen die Abbauprozesse wieder in die Gewalt der Ich-Organisation gebracht, den Salzbildungen, die sich zu stark entwickelt haben, muß der Weg nach außen gewiesen werden. In der Gerstengranne scheidet die Gerstenpflanze, während sie sich in der Fruchtbildung der Verdichtung von Zucker zu Stärke zuwendet, zugleich das Zuviel an Kieselsäure und damit ein Zuviel an Gestaltungs- und Verhärtungskraft aus.

Die Verwendung der als Teile der «weiblichen» Blüte von der homöopathischen Heilweise gebrauchten Maisnarben als harntreibendes, Nierengrießbildung bekämpfendes, auch bei Wassersucht versuchtes Mittel, ist ebenfalls als Kieselsäurewirkung verständlich, die dadurch, daß sie aus einem Blütenorgan gewonnen ist, die Richtung auf Stoffwechsel und untere Organisation nimmt. Auch ist hierbei zu beachten, daß die Kieselsäure nicht, zum fast Mineralischen erstarrt, ausgeschieden, sondern im Plastisch-Lebendigen gehalten ist.

Von der Ernährung zur Heilkost leiten über Hafer-Präparate. Der Hafer, das «luftigste», lichtliebendste unserer heimischen Getreide, hat das ausstrahlende Element, das sich in der Gerstengranne zeigt, bereits in die Ährchenstiele hineingenommen und dadurch die kompakte Ährenform zur luftigen Rispe aufgelöst. Dieses Ergreifen des Luftraumes wird aber von einer sehr saftigen Pflanze ausgeführt. Denn, wie die Gerste die «trockenste», am wenigsten Wasser bedürfende Getreideart ist, so ist der Hafer die die Feuchtigkeit liebende; er saugt viel Wasser aus dem Boden und veratmet es mit breiten Blättern in die Luft. Seine Saftigkeit macht ihn zum Grünfutter geeignet, er ist gleichsam Gras und Korn zugleich. Die Gerste gehört den trockenen Mittelmeerländern zu, der Hafer den regenreichen, kühleren, aber mit langen Lichttagen gesegneten nordischen Bergländern. – Im Saponingehalt kommt das Ineinanderweben von Luftigem und Wässerigem, das dem Hafer eigen ist, ebenfalls zum Ausdruck. (Man schlage Näheres unter «Saponine» in Band 1 und 2 nach.) – Das schöne Verarbeiten der Licht-Luft-Region durch den Hafer zeigt sich auch in einer besonderen Eigenschaft des Hafermehls: Es enthält Stoffe, die das Ranzigwerden von Ölen und Fetten aufhalten, das sich durch den Angriff des Luftsauerstoffes

* Siehe hierzu: Rudolf Steiner, Richtlinien zum Verständnis für die auf anthroposophischer Geisteswissenschaft aufgebaute Heilmethode. Penmaenmawr, 28. August 1923

ergibt. Der Hafer kann da etwas leisten, was im menschlichen Organismus durch die Tätigkeit des in der Luftorganisation wirkenden Astralleibes geschieht. Dieser bewahrt, nach einer Angabe Rudolf Steiners, die Fette in unserem Leibe vor dem Ranzigwerden. (Ähnlich verhütet der Ätherleib das Faulen der Eiweißstoffe, das Ich das Gären der Kohlehydrate.) – Tinktur aus blühender Haferpflanze wirkt regulierend auf das Verhältnis zwischen ätherischem und astralischem Leib, gerade durch das Ineinanderweben von Luft- und Flüssigkeitswesen; sie beruhigt, bringt Schlaf, fördert dadurch die Aufbauprozesse. Haferschleim lindert mit Durchfällen verbundene Darmstörungen, bei denen die Flüssigkeitsorganisation der führenden Rolle des in den Abbauprozessen der Verdauung tätigen Astralleibes entglitten ist. – Hafer gibt eine Kohlehydratnahrung, die auch vom Zuckerkranken leichter ertragen wird als die anderen Getreidearten. Die Ursache der Zuckerkrankheit liegt in Ich-Schwäche. Diese äußert sich in der Unfähigkeit, den Kohlehydratprozeß zu ergreifen und zu dirigieren. Die am Hafer bauende kosmische Lichtregion bringt einen Kohlehydratprozeß zustande, der sich im menschlichen Organismus leichter den Intentionen der Ich-Organisation fügt als der anderer Getreidearten.

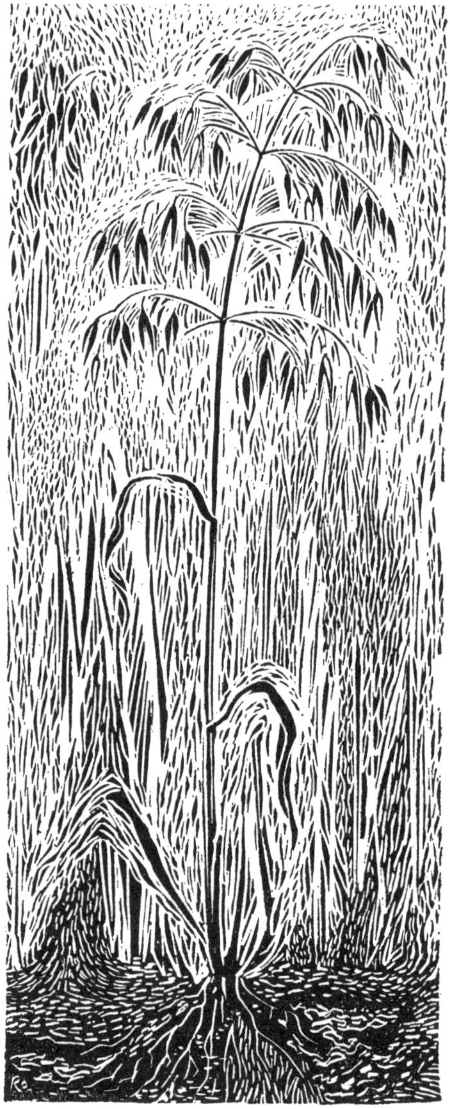

Die *Ackerquecke*, Agropyron repens*, ein dem Weizen verwandtes Gewächs, hat die Hauptkraft ihrer Lebensentwicklung in den Wurzelstock gelegt und übertreibt damit ins Maßlose, was als Bestockungs-, als Bewurzelungs- und Rasenbildungskraft zur Gräsernatur gehört. Die Quecke fruchtet auch gleichsam in diesen Wurzelstock hinein, den sie mit stärke- und zuckerverwandten Stoffen, Triticin, Inulin, Zucker füllt und mit etwas ätherischem Öl und Vanillin

* Triticum repens

durchwürzt. Der Wurzelstock ist außerdem sehr eisen- und kieselsäurereich. Auch Saponine finden sich. – Als Kieseldroge ist die Pflanze von der homöopathischen Heilweise verwendet worden bei entzündlichen Zuständen in Niere und Blase, ferner bei Stoffwechselstockungen. Das Wurzelhafte wurde gelegentlich als Nahrungsmittel, als Diätkost bei Leberstörungen, chronischer Gelbsucht, Gallensteinen, verwendet. Die Wirkung auf das Kohlehydrat-Organ Leber ist offensichtlich, wobei dem Gallenprozeß der Weg nach außen gewiesen wird. – Rudolf Steiner gab einmal ein Rezept an, bei dem Antimon, mit Queckenwurzelsaft verrieben, zur Salbe verarbeitet werden sollte. Hier wird man an die Kombination von Antimon- und Kieselwirkung denken müssen, die auf das Hautorgan gerichtet ist, zu dem beide Stoffe besondere Beziehung haben.

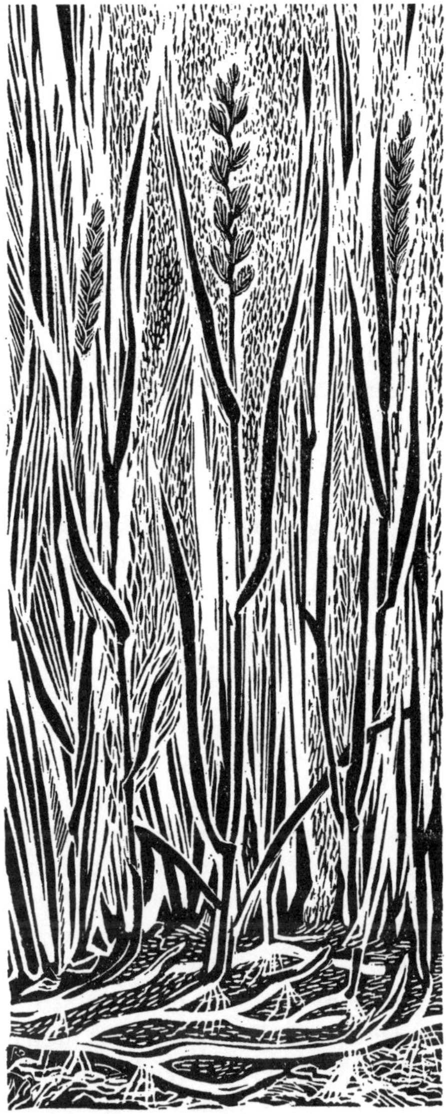

Lolium temulentum, der *Taumellolch*, auch Schwindelhafer, Tollgerste genannt, eine einjährige, steifstengelige Grasart mit schmaler Ähre, zeigt ein bei den Gräsern unvermutetes Gesicht; er ist eine recht giftige Pflanze. Doch legt sich die Befremdung über diese Tatsache, wenn man erfährt, daß der Taumellolch einen sehr verborgenen Pilzprozeß in sich verbirgt, der im Samenkorn, zwischen Schale und Kleberschicht, sein dichtes Mycel ausbreitet. Bei der Keimung des Samens wächst der Pilz* mit der Pflanze mit, bis er im Blüteprozeß der Wirtspflanze wieder seinen Ausbreitungsort findet, im Fruchtknoten sein Mycel mächtig entwickelt. – Nun schließt sich diese Erscheinung an andere Gräserparasiten an, an Pilze, die in den Ähren von Gräserarten sich entwickeln, den Fruchtknoten ergreifen, sogar eine Art Nektar bilden und damit Insekten anlocken können, schließlich zu getreidekornartigen Gebilden auswachsen, die

* Endoconidium temulentum

sich von der Wirtspflanze trennen, um abseits von ihr die eigene Fruchtentwicklung zu durchlaufen, später wieder die Grasblüte zu befallen. Das Mutterkorn ist die bekannteste dieser Pilzbildungen.

Unter dem Einfluß eines Samenauszuges der Lolchkörner tritt Schwindelgefühl, Taumeln ein, Seh- und Hörstörungen, Aufhören des Speichelflusses, Unfähigkeit die Sprachwerkzeuge zu gebrauchen, Kopfschmerz, Betäubungsgefühle, Verwirrungszustände, Gliederzittern, Schwäche, Schlafsucht. Die Körpertemperatur sinkt, der Herzschlag wird langsam. Die bewußtseintragenden Wesensglieder werden aus Auge, Ohr, Gleichgewichtsorgan, aus dem Erleben und Beherrschen der durch die Sinne eindringenden Außenwelt gedrängt. Aber auch die Lenkung der Sprach- und Bewegungswerkzeuge durch das Ich ist gehemmt. Die Zusammenfügung von Gramineen-Kieselprozeß und Pilzprozeß ist das Abnorme, das man in Zusammenhang mit solchen Störungen der normalen menschlichen Organisationsprozesse wird sehen müssen. Die Pilze tragen alte Lebensgesetzlichkeiten in sich, die nicht der heutigen Erdenentwicklung, sondern einer ihrer Vorstufen, der «alten Mondenentwicklung» angehören (worüber man in den Einleitungskapiteln des 1. Bandes Näheres findet). Diese hatte keine mineralische Welt ausgebildet. Die parasitischen Pilze müssen darum auf Lebendigem leben. Beim Menschen hängt die Kopfbildung mit jener alten Mondenentwicklung zusammen. Der Kopf ist in gewissem Sinne als Parasit auf die übrige Organisation darauf gesetzt. Hingegen sind die Gliedmaßen Bildungen der Erdentwicklung; sie sind der festen mineralischen Erde, ihren Schwerekräften usw. entgegengebildet. Und die Sinnesorgane, von feinen Mineralisierungsprozessen durchdrungen, sind ja nach außen aufgetan, zu Wahrnehmung und Erleben der heutigen Erdenwelt und ihrer mineralisch-physischen Seite bestimmt. Der Taumellolch nimmt dem Menschen nach zwei Seiten das erdgemäße Verhalten fort: nach der Seite der Sinnesorgane und nach der Seite der Gliedmaßen. Er vergiftet die Kieselsphäre im Menschen. Diese bildet «die physische Grundlage der Ichorganisation». Diese «braucht den Kieselsäureprozeß bis in diejenigen Teile des Organismus hinein, in denen die Gestaltung, die Formgebung an die äußere und innere (unbewußte) Welt grenzt». (Steiner-Wegman, «Grundlegendes für eine Erweiterung der Heilkunst...», Kap. 14.) Diese Sphäre trübt das Pilzwesen. Es durchdumpft die Sinne und macht den Schritt taumeln.

*

In besonderer Form zeigt sich der Kieselprozeß in den tropischesten Gräsern, den schnellst aufschießenden Bambusgewächsen. Er wird da bei einigen Arten derb, physisch, irdisch, scheidet sich in dichten, walnußgroßen Klumpen als weißrindige, innen graubraune bis schwärzliche Masse in den hohlen, verholzten Stengeln nahe den Knoten aus. Das Tabaschir genannte Produkt, geglüht ein chalzedonartiges Aussehen annehmend, ist ein im Orient von altersher verwendetes Heilmittel. Ein so unmittelbar aus dem Pflanzlichen entstandenes Mineral, eine nicht in eine Gesteinsdruse, sondern in einen pflanzlichen Hohlraum abgeschiedene Kieselsäurebildung, aus dem Formprozeß und der Lebensdynamik dieser hochvitalen Grasarten entlassen, läßt auch ganz besondere, spezifizierte Kieselwirkungen erwarten. Der Bambusprozeß ist ein Pflanzliches, das ein Maximum an Kieselsäure in sich verarbeitet, sich förmlich damit durchtränkt und das Zuviel als Tabaschir nach innen abscheidet.

Aronstabgewächse – Araceae

Blüteprozesse am Wurzelbereich

Das wirkende Kraftwesen Urpflanze mit seinem harmonischen Ausgewogensein der «unteren» und «oberen» Bildekräfte, der irdischen und kosmischen Wesensbereiche, wird charakteristisch verzerrt, wenn es sich stark mit dem Erdenhaften, schwach mit dem Kosmischen verbindet. Es überwuchern dann die unteren, es verkümmern die oberen Organe. Mit Wurzelstöcken, Knollen, staut sich das Wachstum, die Blätter entspringen unmittelbar diesem Unterirdischen; die Blüte bekommt zuviel an Erdensubstanzialität mit. Ist dieses Erdenhafte gar eine Region dunkler Moder- und Verwesungsprozesse, brütender Verwesungswärme, wie wir es in tropischen Wald- und Sumpfgebieten finden, dringen die kosmischen Umkreiskräfte nur gedämpft, abgeschwächt auf den Boden, so wird das Urpflanzliche solchen Gebieten den Typus der Arongewächse einverleiben können. Was bei den lichtliebenden Lilien- oder Irisgewächsen zwar auch schon die Blüte dem in sich gestauten Wurzelhaften nahebrachte, dieser Blüte aber doch klare Farben, edle Form, guten Duft ließ, wird hier zum grotesken, fleckigen, übelriechenden Gebilde, zur «Pilzblume», die oft genug in die Erde, oder bei Wasserpflanzen unter den Wasserspiegel kriecht, nur mit den obersten Teilen hinausragt. Statt der Bienen stellen sich aasliebende Insekten ein; ein Verwesungsgeruch nicht nur, sondern auch Verwesungwärme wird in solchen Blütengehäusen entwickelt. Solche Blüten wirken «vertiert», und niemand wird sich wundern, wenn er die sie hervorbringenden Pflanzen von scharfen Giftstoffen erfüllt findet. Fleckige, trübe Farben spielen über Blätter, Stengel und das den Blütenstand umhüllende oberste Blatt, das zwar blütenartig gefärbt erscheint, auch mit kessel- oder kugelartiger Anschwellung unten, röhriger Tüte oben, die Blütenform im groben nachahmt, aber doch nur ein Blatt ist. Solche fleckige Färbung ergibt sich immer in der Pflanzenwelt, wenn Licht und Finsternis nicht harmonisch sich verbinden, was in idealer Weise im Pflanzengrün sich zeigt, sondern chaotisch durcheinander wirken. – Die eigentlichen Blüten stehen unscheinbar, quirlig oder spiralig angeordnet um den stab- oder keulenartig hinaufstoßenden Sproß, der sich selbst spiralig, wurmartig ringeln kann, oft aber sich pilzartig mit schwarzbraunem Kopf abschließt, so daß man meint, einen in ein grünbraunes Blatt gewickelten Steinpilz vor sich zu haben. Goethe beschreibt («Irrwege eines morphologisierenden Botanikers»), wie ein europäischer Botaniker, dem aus den Tropen ein solches Gebilde zugeschickt worden war, es irrtümlich für eine neue Pilzart hielt.

Da in den Tropen – wie in diesem Werk wiederholt dargestellt – die Erdenkräfte über sich selbst hinaufwuchern (während die kosmischen Kräfte verirdischt werden, eine erdenhafte Tingierung erfahren), kann der dem Erdig-Dunklen verhaftete Typus sich dort auch kletternd an Stämmen etwas hinaufheben, ein Stockwerk höher steigen und als Philodendron oder Monstera z. B. seine außerordentlich wenig Licht bedürfenden Blätter im Dämmerdunkel des Tropenwaldes ausbreiten. Daß man sich hier immer noch im Bereich des Erdigen befindet, bezeugen die zahlreichen Luftwurzeln, die aus den Zweigen hervorbrechen. In den Tropen reicht eben «Erde» ein Stück in die Luftregion hinauf. Darum bilden so manche Pflanzenfamilien in den Tropen Baumarten, die in den gemäßigten Zonen nur mit krautigen, höchstens unter der Erde Wurzelstöcke treibenden Arten auftreten. Auch dringt bei den Aronstabgewächsen die starke Vitalität des Wurzelgebietes hinauf über die Erdoberfläche; es bilden sich bei einigen Arten Brutknollen an den Sprossen, bei anderen mit Fiederblättern fallen diese ab, bilden am Boden sich bewurzelnde Knollen, die zu neuen Pflanzen werden. Etwas von der Vitalität des Farnblattes zeigt sich da auf der Stufe einer höheren Pflanze; eine Synthese von Farn- und Pilzartigem im Bereich der Blütenpflanzen könnte man die Arongewächse nennen. Das Hereinwirken eines alten, tierpflanzlich-mondenhaften Prinzips zeigt sich auch in der Bildung von Milchsäften bei vielen Araceen. (Über Milchsäfte siehe die wiederholten Ausführungen im 1. Band, ebenso über Tierpflanzliches und «alte Mondenstufe» der Erdenentwicklung.)

Mit einigen Arten begibt sich der Typus jedoch ins Hellere, in Waldlichtung, Rodung, verbindet sich stärker mit den Lichtkräften. Da verliert sich das Flekkige, langstielige Blätterschilde wehren die Sonne vom dicht überwucherten Boden ab, nahrhafte Stärke füllt die kopfgroßen Knollen – wie etwa bei Colocasia esculenta, dem Taro, der wichtigen Nahrungspflanze der Polynesier. Doch muß durch Hitze die giftige Schärfe zerstört werden, die dem Arongewächs innewohnt. Bei Alocasia häuft sich diese Stärke im dicklichen Stammstengel.

Dringt der Typus mit Ausläufern in den gemäßigten Zonen gar völlig in die Helle, an See- und Teichrand, Wassergräben, so ähnelt er sich den Gräsern oder Seerosen an. Schlanke, schmale Blätter, schilfartige Kolben schießen empor; ein freilich immer noch dumpfes Aroma durchwürzt Ober- und Unterirdisches beim Kalmus, oder es hellt sich die Blütenhülle zu freundlichen Farben, gar zu edlem Weiß auf wie bei Calla oder Zantedeschia («Zimmerkalla»).

Damit ist das Spektrum der Möglichkeiten erschöpft, in denen der Typus

Arongewächs sich ausleben kann. Seine Nährkraft, seine «Schönheit» bleiben auch in den vornehmsten Vertretern zweifelhaft. In dem Motiv der Verzerrung des Urpflanzlichen nach dem «unteren» Pol ruht auch, was man an Heilwirkungen vom Typus wird erwarten dürfen: solche auf Haupt- und Sinnes-Nerven-Organisation, aber auf deren Stoffwechselprozesse. Zwei Pflanzen der Familie seien in dieser Hinsicht betrachtet: Aronstab und Kalmus.

Arum maculatum – der Aronstab

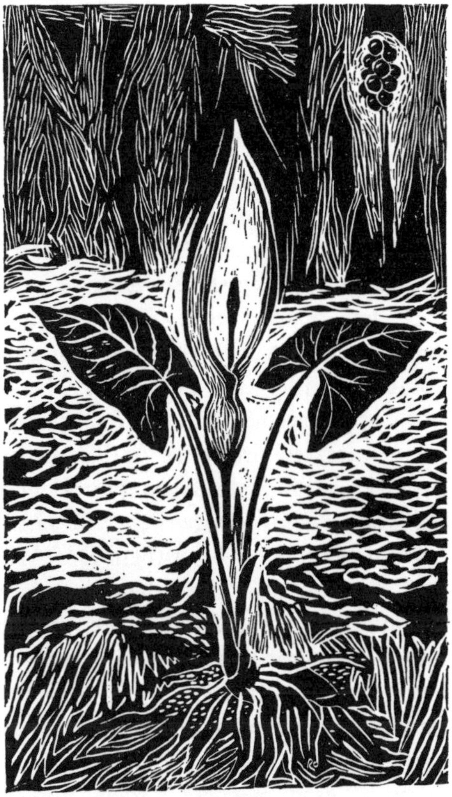

An das Unterirdische gebunden erscheint die ganze Gestalt des Aronstabes, vom Grunde lösen sich die fettigwachsig-grünen Blattspieße, die – oft bräunlich-dunkelviolett gefleckt – ihre Schattenliebe offenbaren. Als wäre einer dieser Blattspieße tütenartig um den Blütenstab gerollt, dadurch gezwungen, sich einigermaßen als Blütenblatt zu benehmen, so erscheint das Blütenhafte. Das Blattgrün verblaßt, ein weißlich-rötlicher Farbton erscheint, oft genug sind die fatalen Flecke wieder da. Der untere Teil der «Spatha» (wie der Botaniker derlei zur Blütenhülle werdende Blätter nennt) umfaßt kugelig den blütetragenden Teil des Blütenstabes, verengt sich hierauf zum durch eine Haarreuse gesperrten Schlund und öffnet sich wieder zur Blattfläche, das nackte Kolbenende des Stabes freigebend. So ist die Blüte in die Blattregion gestoßen, die Blätter in die Wurzelregion, in den zur walnußgroßen Knolle zusammengedrängten Stamm. Im Maianfang entfaltet sich diese Blüte am moderigen Laubgrund der Buchenwälder, überhaupt der Laubwälder. Etwas von der brütenden Verwesungswärme scheint bis in die pilzliche Blume hineinzukraften, die nicht nur Aasgeruch, sondern auch im Blütenkessel eine fiebrige Wärme entwickelt und mit Geruch und Wärme Scharen kleiner Mücken anlockt, die, durch die Reuse eingelassen, dann jedoch gefangen, um die unteren Stempel-, die oberen Staub-Blüten ihr Wesen treiben, bis die Haare der Reuse welken und den Weg wieder öffnen. Blüte, Blätter welken bald ab, im Herbst steht nur der Stab da, mit korallenroten Beeren umdrängt.

Die alten Bauern vieler Gegenden haben den Blütenstand im Mai sorgfältig betrachtet, meinten sie doch an ihm ablesen zu können, was die Erde an Fruchtbarkeit entwickeln, wie die Ernte des kommenden Herbstes an den wichtigsten Feldfrüchten ausfallen würde. Die unteren, in dichten Spiralen den «Stab» umgebenden weiblichen Blüten sollten die Wurzel- und Knollenernte, die darauf folgenden verkümmerten, aber in haarförmige Fäden auslaufenden Blüten (die innere «Reuse» bildend) den ersten Wiesenschnitt, die nun folgenden Staubblüten die Obst- und Weinernte, die sich anschließende äußere Reuse in Haarfäden auslaufender verkümmerter Blüten den zweiten Wiesenschnitt, das keulenförmige Ende nach der Länge die Getreideernte verkünden. Fleckigkeit dieses Kolbenendes sollte auf die Gewitterhäufigkeit deuten. Der Aronstab steht in solchem Glauben nicht allein da, an verschiedenen Pflanzen suchte man früher prophetische Hinweise auf kommende Jahreszeiten und ihre «Taten»; wenn z. B. der Holunder besonders reich blühte, sollte ein strenger Winter bevorstehen. Solche Anschauungen sind nur einem naturfremd gewordenen Zeitalter verwunderlich. Wer aber im Ablauf eines Jahres nicht die zufällige, gesetzlose Aufeinanderfolge von 365 Tagen, sondern einen lebendig sich entwickelnden Organismus, einen «Zeit-Leib» sehen kann, der «nach dem Gesetz, nach dem er angetreten» Tag um Tag entfaltet, wie eine Pflanze Blatt um Blatt, der wird sich nicht darüber wundern, daß im Pflanzenleben «das Künftige voraus lebendig» ist. Der pflanzliche Ätherleib ist ja ebenso ein Zeitorganismus, wie der physische Leib ein Raumorganismus ist. Das Pflanzenleben mit seinem Ineinanderspiel irdischer und kosmischer Kräfte ist ein nach der Pflanzenart abgewandeltes Abbild des Jahreslebens; die Wurzel kann als ein winterliches, die Blüte als ein sommerliches Organ bezeichnet werden, das Blatt als frühlingshaft, die Frucht als herbstlich. Der Aronstab mit seiner besonderen Vermischung von Wurzel- und Blütenhaftem ist empfindlich für die Art, wie Winter- und Sommerkräfte zusammenwirken wollen. In jeder Blüte ist der Fruchtknoten mit dem Stempel der letzte Knoten des von unten nach oben aufsteigenden Stengelhaften; Blumenblätter und Staubgefäße aber sind Ausdruck der kosmisch-umkreisenden Kräfte. Der Aronblütenstand mit den unten einseitig zu Stempelblüten, oben zu Staubblüten umgebildeten Einzelblüten läßt an seiner Form ablesen, wie die Erden- und Wurzelkräfte mit den sommerlichen Umkreiskräften dieses jeweilige Jahr zusammenwirken. Wie die Bauern noch bis vor kurzem ihre «Lostage» kannten und beachteten, an denen das Los für die Witterung eines – längeren oder kürzeren – kommenden Zeitraumes fiel, so sahen sie gewisse Pflanzen als, man könnte sagen, Lospflanzen für die kommende Ernte an. Verfasser hat die Aronblüte durch viele Jahre beobachtet und kann sagen, daß die alten Bauern gut «gelesen» haben im Buche der Natur. Es handelt sich in diesem Falle nicht um Aberglauben, sondern um intime Naturbeobachtung.

Daß eine Pflanze, bei der ein derart starkes Einpressen des Blüteprozesses bis an die Wurzelregion geschieht, giftig ist, wird den aufmerksamen Leser der «Heilpflanzenkunde» nicht wundern. Es handelt sich um ein flüchtiges Gift «Aroin», das sich bei Trocknen oder Kochen empfiehlt und in allen Teilen, besonders aber in der Wurzel vorkommt. Hier greift die Astralregion, ähnlich wie bei den Hahnenfußgewächsen, in das Flüssigkeitswesen und erzeugt ein luftig-flüchtiges Gift. Außerdem findet sich viel Kleesäure im Aronstab wie bei vielen Pflanzen, die Lebensstockungen zu bekämpfen haben. Auch Spuren von Blausäureglykosid kommen vor.

Als Wirkung der Anwendung der frischen Wurzel ergeben sich – wie zu erwarten – Schwellungs- und Entzündungsprozesse und Blutungen in der oberen Organisation. Rudolf Steiner hat Zusatz geringer Mengen der Wurzelasche zu Mundpflegepräparaten empfohlen; aus einer entsprechenden Zubereitung der frischen Wurzel zusammen mit Adlerfarnkraut könne man auch bestimmte Formen der Epilepsie behandeln.

Bei Epilepsie liegt eine Organbeschaffenheit vor, die es den höheren Wesensgliedern unmöglich macht, sie zu durchdringen; Ich und Astralleib stauen sich mit ihrer Tätigkeit gleichsam an den Organoberflächen. Der Versuch der höheren Wesensglieder, das ihnen Entfallende trotzdem zu ergreifen, führt zum epileptischen Krampf. So ergibt es sich der geisteswissenschaftlichen Forschung. (Siehe hierzu: F. Husemann, «Das Bild des Menschen als Grundlage der Heilkunst».) Beim Aronstab staut sich offensichtlich der kosmische Anteil der Pflanzenbildung (mit dem Astralischen und Ichhaften) am irdischen Anteil. Die Pflanze muß ihre Blütenbildung durchführen, ohne sich in die dieser angemessene Region erheben zu können. Der gestaute Luft- und Wärmeraum in der Kugelhülle um den Blütenstand, die in ihn angezogenen und festgehaltenen vielen kleinen Tiere sind ein sprechendes Bild für die abnorme Berührung des Physisch-Ätherischen mit dem astralisch-ichhaften Wesensbereich. Daraus ergibt sich, daß die Aronstabwurzel den epileptischen Prozeß ansprechen kann.

Acorus Calamus – der Kalmus

Treten wir aus dem Waldschatten mit seinem feucht-erdigen Humusboden, der Verrottungswärme abgefallenen Laubes an das freie Licht, an die Grenze von Ufer und Teich, so finden wir einen Ort, an dem der Typus Aronstabgewächs ganz andere Bildekräfteverhältnisse vorfindet. Er antwortet darauf mit einem neuen Gewächs: dem Kalmus. Ein langer, fleischiger Wurzelstock, bis zweifingerstark, verzweigt sich reichlich im wohldurchwässerten Boden; schwertartig fahren die am Rande zart gewellten linealen Blätter übermeterlang empor, purpurn von unten überhaucht; Stiel und Spreite verschmelzen zur Einheit. Dreikantig schießt auch der endständige Blütenstengel empor, der den kolbenförmigen Blütenstand trägt. Aber welche Verwandlung gegenüber der Aronblüte! Keine Umhüllung mehr, als freies Blattschwert setzt die Spatha die

Blütensproßachse nach oben fort, frei tritt der Blütenkolben an Luft und Licht. Man muß sich schon in der Verfolgung der Metamorphosegesetze geübt haben, um in dem grünen Hochblatt die Kesseltüte des Aronstabes wiederzuerkennen, in dem gelbgrünen Blütenzapfen mit der Fülle kleiner, in dichten Spiralen angeordneter Blüten den komplizierten Aronblütenstand. Der wohltätige Einfluß durchlichteter Luft, doppelt gespendeter Lichtwärme (direkt vom Sonnengestirn, indirekt durch den Wasserspiegel) hat die ganze Pflanzenbildung entkrampft, zur Höhe geleitet und, wenn auch dumpf, durcharomatisiert bis in die letzte Wurzelspitze. Die rötlichen Beeren entwickeln sich nur in der viel wärmeren südostasiatischen Heimat.

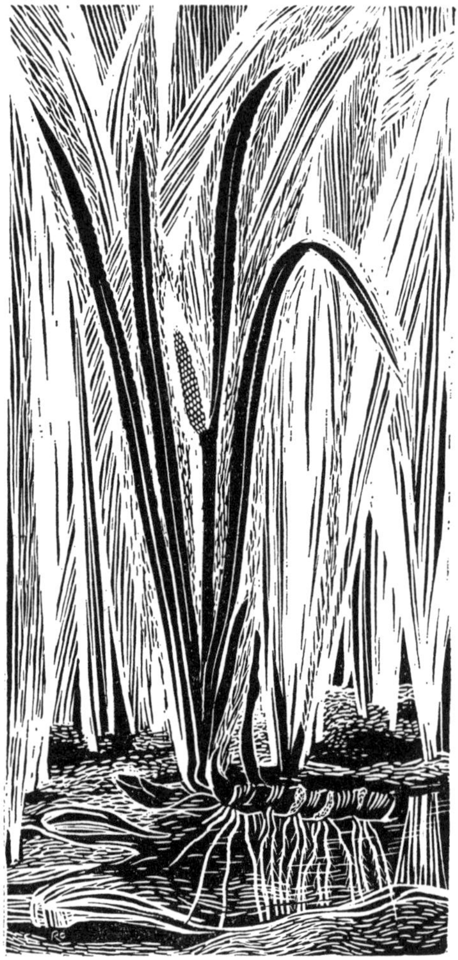

Verfolgen wir die Stoffabdrücke der lebendigen Bildekräfte des Kalmus, so finden wir als Ergebnis der Licht- und Wärmekräfte ätherisches Öl – besonders reichlich in der Wurzel (bis zu 3%) – sowie Kampferartiges, Schleimstoffe, Gerbstoffe und einen mit dem ätherischen Öl fein abgestimmten Bitterstoff. Ich und astralische Organisation werden durch Heilmittel aus der Kalmuswurzel in ihrem Eingreifen in die obere Organisation beeinflußt werden, entzündliche Prozesse der Mund- und Magenregion, Erschlaffung der Verdauungstätigkeit, Appetitlosigkeit, Kolik bekämpft werden können. Kalmusbäder sind auch den rachitischen Kindern wohltätig, ähnlich den Thymianbädern. Das rachitische Kind kann in einer zu «verwässerten» Organisation vom Ich aus seine Wärmetätigkeiten nicht genügend meistern, sie nicht in Richtung einer gesunden Form- und Knochenbildung abdämpfen. Wie im Wässerigen sich Wärmeprozesse verfestigen, das zeigt aber gerade der Kalmus.

Kätzchenträger – Amentiflorae

Es ist in diesem Werk wiederholt von der Überschau über die ganze Welt der Blütenpflanzen die Rede gewesen, die A. Usteri gegeben hat und die einen großartigen Entfaltungs- und Entwicklungsprozeß sichtbar macht. In sieben großen Gruppen stellt sich in diesem Usterischen System die Gesamtheit der Blütenpflanzen dar, geordnet nach der fortschreitenden Vollkommenheit der Blütenformen. Indem das Verwandte, das Ähnliche, neben das Verwandte gestellt wird, ergibt sich nicht ein gradliniges Fortschreiten, sondern rhythmisch ein Zurückkehren auf höherer Stufe, ähnlich wie die fortschreitenden Töne der Tonleiter nach sieben Schritten zum achten führen, der den ersten auf höherer Ebene wiederholt; oder wie die nach ihren Verbindungsgewichten und Wertigkeiten geordneten chemischen Elemente nach einer Anzahl Nebeneinanderstellungen so große Ähnlichkeiten zeigen, daß sich das rhythmisch Wiederholte zu Familien zusammenfassen läßt und als «periodisches System der Elemente» erscheint.

Usteri ist also der Entdecker des «periodischen Systems der Blütenpflanzen». In sieben großen Gruppen stellt sich dieses in seiner Anordnung dar:

Gymnospermae
Proranales
Ranales
Monocotyledoneae
Achlamydeae
Archichlamydeae
Metachlamydeae

Die vielkeimblättrigen, urtümlichen Nacktsamer (Gymnospermae) sind in diesem System der Grundton, die Prim der Entwicklungsskala. Sie weist die anfänglichste, primitivste Blütenbildung auf; der Leser denke an die Zapfenträger, die Nadelbaumgewächse, welche die wichtigste Untergruppe der Nacktsamer darstellen. Blumenblätter suchen wir hier noch vergebens; der Blattspirale ähnlich endet verholzend der Sproß im Zapfen, die schuppenartigen Fruchtblätter umhüllen noch nicht die darum nackten Samen. Farb- und Duftbildung kommen zu kurz. – Zu größerer Vollkommenheit erhebt sich die Blütenform bei den nun folgenden Gruppen, den Proranalen und Ranalen, der Sekund und Terz des Systems; umgibt die Samen mit den Fruchtblättern, wenngleich die einzelnen Fruchtteile noch getrennt nebeneinander liegen. Farbige zarte Blütenblätter erscheinen, zunächst in ungeordneter Fülle; viele Staubgefäße, viele Fruchtknoten, noch nicht in strenge Zahlenverhältnisse gebändigt. Doch eilt die Entwicklung zu immer größerer Vollkommenheit der Einzelblüte, bis in der Quart dieser Skala, bei den Monokotylen (Einkeimblättrigen), der höchste mögliche Gipfel zunächst erreicht ist. Man denke an eine Tulpen-, eine Lilien-, gar an eine Orchideenblüte, deren Vollkommenheit nicht mehr zu steigern ist. Mit den Achlamydeen wird in dieser Entwicklungslinie ein neuer Anfang gesetzt, der nun über die Archichlamydeen zu den Metachlamydeen als einem neuen Gipfel zustrebt. Auf diesem, etwa von den Korbblütlern eingenommenen Gipfel wird nicht die Einzelblüte – da wäre über die Orchideenblüte hinaus eine weitere Steigerung unmöglich! – aber der ganze Blütenstand zur höchsten denkbaren Vollkommenheit der Form gebracht – wie uns etwa das Edelweiß zeigt.

Die Achlamydeae (a chlamys = ohne Hülle) stellen also formhaft einen Neuanfang dar. Sie lassen sich in sieben große Untergruppen ordnen, wenn man das Prinzip von Metamorphose und Steigerung, ein von Goethe entdecktes Grundprinzip aller organischen Bildung, aller Lebensgestaltung, als ordnendes Prinzip zugrunde legt. Diese sieben Untergruppen sind nach A. Usteri:

Untergruppen:	Beispiele:
Piperales	Pfeffer
Urticales	Brennessel
Amentiflorae	Birke
Terebinthineae	Wein-Raute
Centrospermae	Gartennelke
Polygonales	Buchweizen
Celastrales	Wein

Neben der jeweiligen Untergruppe ist, um dem Leser eine konkrete Vorstellung zu geben, jeweils eine typische Pflanze genannt, die dieser Gruppe zugehört.

*

Die nun besonders ins Auge zu fassenden Amentifloren, die Kätzchenträger, lassen sich abermals in sieben Familien gliedern:

Juglandaceae	Walnußgewächse
Myricaceae	Gagelstrauchgewächse
Salicaceae	Weidengewächse
Combretaceae	Combretumgewächse
Hernandiaceae	Eierfruchtbaumgewächse
Fagaceae	Buchengewächse
Betulaceae	Birkengewächse

Das Charakteristische der Amentifloren ist der Blütenstand, das Kätzchen, eine hängende Ähre mit dicht an die Achse gedrängten Blüten, die entweder gar keine Blütenhülle oder nur eine höchst verkümmerte, auf Blattschuppen reduzierte bilden. Die Blütenstände trennen sich nach Staub- und Stempelblüten, die oft genug auf verschiedene («männliche» und «weibliche») Exemplare sich verteilen. Holzgewächse sind die Kätzchenträger durchaus, Sträucher oder Bäume; sie nehmen das verfestigende Erdenelement kräftig in sich auf, emanzipieren sich vom Gebundensein ihres Lebensrhythmus an den Sonnenlauf, indem sie mehr-, ja vieljährig ausdauernde Pflanzen sind. Indem die oberen, äußeren Sprosse in die Kätzchenbildung auslaufen, streben sie nach dem Luftelement, das die Pollen verstäubt und weit verbreitet oder das die Insekten trägt, die als Lufttiere die Staubkörner zu den Narben tragen. Ins Luftreich streben auch oft geflügelte Früchte – man denke an Weide oder Birke. Wenn die Luft mit dem erwachenden Frühjahr in heftige Bewegung kommt, Raphael-Merkurs Atem die österliche Welt durchweht, ist auch die Blütezeit der Kätzchenträger. Wo irgendwo Winter in Frühling kräftig übergeht, haben sie ihre Heimat, ihre Hauptverbreitungsgebiete, in den gemäßigten Zonen. Weit nach Norden greifen Polarbirke, Polarweide. Die nacheiszeitliche Neuentfaltung des Pflanzenlebens hat den Kätzchenträgern weiten Raum gegeben, ihnen vom Schmelzwasser der Gletscher an, längs Moorrändern, an Karfluren, die Bäche hinab, längs der Flüsse, in den Stromauen tausendfältige Standorte gegeben, sie zur Hauptschar unserer Laubwälder werden lassen. So finden sich die Elemente Luft, Wasser, Erde in ihrer Bildung in charakteristischer Art zusammen, nur dem Feuer ist eine geringere Rolle zugestanden. Aromatische Blätter (Walnuß, Gagelstrauch), ölreiche Früchte (Wal-, Haselnuß, Buche) gibt es zwar, doch als etwas Besonderes, nur gelegentlich Auftretendes bei den Kätzchenträgern. In reicher Laubentfaltung ergeht sich ihre Gestaltung, sich mit dem Luftbereich innig zu verbinden. Ein starker Gerbstoffprozeß durchdringt die Blätter und spricht vom kräftigen Ansaugen der Astralsphäre, die ja in Beherrschung und Gestaltung der Luftprozesse im Lebendigen wirksam wird. Doch überwältigt nirgends das Astralische die ätherischen Lebensbildekräfte, es kommt bei den Kätzchenträgern nicht zur Entstehung von Giftpflanzen. Das läßt sich schon an dem unscheinbaren, «bescheidenen» Blütenprozeß ablesen, der das aufschießende Leben der Sprosse in sich hinein ausschwingen läßt, es wohl abdämpft, aber nicht allzu stark verändert, nicht entzündet auflodern läßt, oder gar die Blütekraft allzu früh entwickeln, in das Blatthafte hineinpressen würde. Denn, wenn es sich hier auch überwiegend um Frühjahrsblüher handelt, veranlagt sind die Blütenstände bereits im Spätherbst. Die Kätzchenträger benützen die allgemeine Lebensabdämpfung dieser Jahreszeit, um mit ihrer Sprießekraft in die Wachstumszusammenziehung der Kätzchen zu schlüpfen. Dann wird der Blüteprozeß durch die lautere Winterkühle mit ihrer kristallenen Klarheit getragen. Leidenschaftlich öffnet und ergießt er sich nicht.

Zeigt sich so der Grundplan der Amentifloren als etwas recht Einheitliches, so ist er doch reicher Variation fähig. Das verfestigende Erdenelement kann sich stärker oder schwächer ausleben, hartes Eichen- oder Nußbaumholz oder weiches Pappelholz erzeugen. Dem wässerigen Element mag ein größerer oder geringerer Anteil gegeben sein. In den Luftraum kann sich die Gestalt pappelsteif erheben oder birkenhaft hinein wehen. Aus dieser Fülle seien die nun darzustellenden Arten um ihrer Heilkräfte willen herausgegriffen.

Juglans regia – der Nußbaum

Kraftvoll greift die schöne Gestalt des Nußbaumes in den Luft- und Lichtraum, saugt Licht und Wärme so intensiv in sich hinein, daß andere Gewächse sich schwer neben ihm behaupten können. Durch die laubige, licht-schattige Krone haucht der herbe Duft, die stark-rippigen, breitfiedrigen Blätter behaupten jedes seinen Raum, eine etwas egoistische Gesundheit duldet weder Käfer noch Raupe, Fliege oder Ameise an sich. Derb, meint das Volk, müsse der Baum behandelt, die Nüsse mit Stangen abgeschlagen werden, um recht fruchtbar zu bleiben. Hart, dicht, schwer bildet sich das Holz der Jahrhunderten trotzenden Stämme mit ihrer hellen, glatten Rinde.

An den Enden junger Jahrestriebe zieht sich das Leben in die plumpen kurzen, weiblichen Blütenähren zusammen, aus den Achseln abgefallener Blätter der Vorjahrstriebe hängen dann die langen, grünen Kätzchen-(Staub-)Blüten, die beide, durch den Winter getragen, sich mit der beginnenden Neubelaubung den Frühlingswinden gegen Mai-Anfang öffnen. Frischen, kräftigen Wind liebt der Nußbaum überhaupt sehr, die feuchte, stockende Talluft bekommt ihm nicht. Die Sommerglut läßt den Fruchtknoten zur grünen Nuß erschwellen, mit der knappen, lederigen, jedoch aromatisch-scharfen, brennend-herben Fruchtschale, der holzigen Hülle, den fettstrotzenden, vielfach gefältelten Keimblättern. Da ist die kosmische Wärme zum Ölstoff verdichtet. Das ganze Gebilde ist aus dem Luftigen in die Region der Erdenkräfte, des Harten, Festen, der Schwere ausgeschieden, und es ist ein dramatischer Wachstumsabschluß des Nußbaum-Jahreslebens, wenn die Fülle herabgeschlagener Nüsse mit Prasseln und Poltern die Erntestunde verkündet.

Die jungen Blätter ergeben überbrüht einen herb-aromatischen, wohlschmekkenden Tee, der Absud bekämpft äußerlich und innerlich Geziefer, Parasiten, Würmer. Auch hat die Volksmedizin die tuberkulöse Haut-, Schleimhaut- und Drüsenerkrankung der Kinder (Skrophulose) mit dem Blattabsud innerlich und als Bad behandelt.

Zu den Heilwirkungen von Juglans regia weist den Weg die Betrachtung, wie der Baum sich in Luft, Licht und Wärme hineinstellt, sie mächtig an sich zieht, aber sich nicht von ihnen auflösen läßt oder in ihnen auflodert, sondern mit Erdenfestigkeit verbindet, was er aus dem Kosmos empfängt. Der intensive Gerbstoffprozeß in Blatt, Fruchtschale, Samenhaut spricht von der mit dem Luftbereich heranwirkenden Astralsphäre, ätherisches und fettes Öl von der Eingliederung der kosmischen Licht- und Wärmesphäre. Das fette Samenöl hat einen sehr ungesättigten Charakter, gehört zu den «trocknenden» Ölen; es saugt den Sauerstoff an sich und wird dabei dicht und zähe. Man hat es darum zur

Firnisbereitung verwendet. Ungesättigte Fette sind gerade die biologisch wertvollen, aktiven; ihre Sauerstoffbeziehung zeigt an, daß sie leicht vom Ätherleib ergriffen, in die lebendigen Verbrennungsprozesse übergeführt, zu Wärme-Entwicklern im Organismus werden. Die gesättigten Fette neigen zu träger Ablagerung im Leibe. – Die derbe, schwere Nuß mit ihrer harten Schale, das dichte, feste Holz zeigen, wie erdhaft, erdgebunden trotzdem unser Gewächs bleibt. Man denke sich einen Nußbaum mit den geflügelten Früchten anderer Kätzchenträger, etwa der Weide, Pappel, Birke, um das Eigenartige des ganzen Nußbaumprozesses recht zu erfühlen.

Rudolf Steiner hat aus Juglans regia zu gewinnende Präparate bei zwei Gelegenheiten angegeben. Das eine Mal sollte aus Nußblättern die Gerbsäure gewonnen (und mit Bitterstoffen, etwa des Ackerehrenpreises, abwechselnd gegeben) werden, um gewisse Asthmaformen zu behandeln. Bei Asthma liegt eine unregelmäßige Tätigkeit des astralischen Leibes, vor allem in der Bronchial-Lungen-Gegend, vor. Außerdem eine «Appetitlosigkeit des ganzen Organismus», die dazu führt, daß die Nahrungsstoffe nicht in gesunder Art in das rhythmische System, den Kreislauf aufgenommen werden. Näheres kann hier nicht ausgeführt werden. Doch ist die Gerbstoffunktion im Zusammenhang mit dem Wirksamwerden des astralischen Wesensbereiches im Pflanzenleben so vielfach im vorliegenden Werke dargestellt worden, daß auf die früheren Ausführungen verwiesen werden kann.

Die zweite Angabe ließ die Nußkernhaut gewinnen. Bei der Walnuß habe man «eine richtige Nachahmung des Astralleibes der menschlichen Lunge, und man kann das geradezu benützen, um Deformationen entgegenzuarbeiten». Der Astralleib des Menschen ist zwar als Wesensglied des Seelischen eine Ganzheit, aber nach jedem Organgebiet hin differenziert, so daß jedes Organ auch seinen Anteil an Astralleibtätigkeit erhält. Da der Astralleib vor allem in der luftigen, gasigen Organisation des menschlichen Leibes sich seinen Abdruck schafft (siehe die einleitenden Kapitel des 1. Bandes), ist der Anteil der Astralleibtätigkeit am Atmungsorgan besonders wichtig und interessant.

Die sehr gerbstoffreiche Nußkernhaut umschließt mit dem nun so vielfach charakterisierten Gerbstoffprozeß mit allen seinen Astralbeziehungen die zwei plastischen Blattgebilde der Keimblätter, die angeschwellt sind vom Fettbildeprozeß. Die Schwellkräfte, die sonst der Frucht zugute kommen, etwa einen saftigen Apfel bilden, sind zur grünen Nußschale lederig geschrumpft. Aber sie sind nicht verlorengegangen, sondern in die Samenregion eingezogen und haben jenes erste Blattpaar der Pflanze, die Keimblätter, zum fruchtartigen Schwellen gebracht. In dieser Region aber wird Saft zu Öl. Apfel und Nuß sind, von dieser Seite aus betrachtet, Gegensätze. Das Apfelkernhaus, das die Apfelsamen ebenso umschließt wie die Nußkernhaut den Nußsamen, ahmt nach Rudolf Steiner ebenso in seiner Lebensdynamik einen Teil des menschlichen Astralleibes nach – nicht aber den der Lunge, sondern den des Darmes.

Dem Verstehen der Angabe über die Nußkernhaut kann man sich noch weiter nähern, wenn man das im Kapitel über die Lungenheilpflanzen Ausgeführte zu Rate zieht. Dort ist die Lunge als Erdorgan charakterisiert, der Verfestigung des Kohlenstoffprozesses zugeordnet.

Es handelt sich aber dabei – das darf nicht verschwiegen werden – um eine harte Nuß. Gesunde Zähne werden sie gerne aufbeißen.

Quercus Robur – die Sommer- oder Stiel-Eiche
Kalk und Gerbstoff

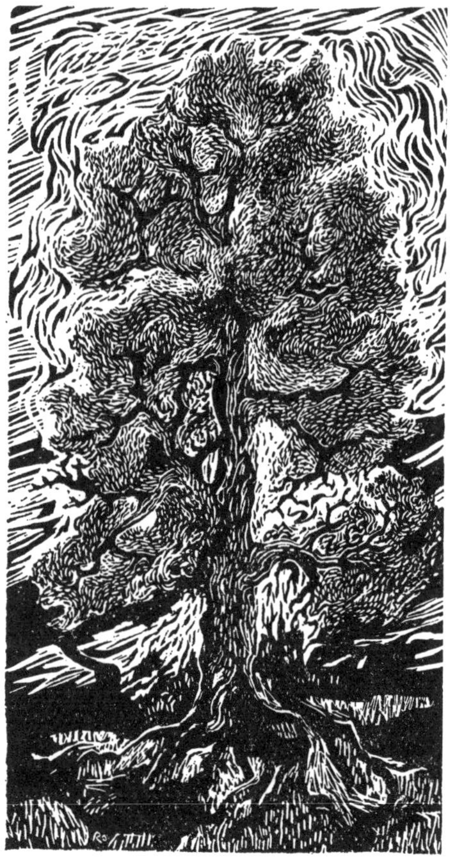

In ihrem mächtigen, gelassen zum Riesenbaum strebenden Wachstum zeigt uns die Eiche ihre starken Lebenskräfte, jedoch auch ein Gegenkräftebereich, das in der Dämpfung jener Lebenskräfte anschaulich wird, so daß sich das Wachsen nicht stürmisch, sondern zwar unaufhaltsam, aber langsam vollzieht. Von dem Spiel polarer Kräftegegensätze kündet auch das Blatt, das in seiner Form Ausdehnung und Zusammenziehung zugleich offenbart. Auch die Eichelfrucht zeigt plastisches Anschwellen und – durch den Becher – knappes Umspannen. Schließlich ist die ganze knorrige Baumgestalt Verkünder des Kräftekampfes des unermüdlich und immer wieder von neuem ansetzenden, aber immer wieder abgedämpften, darum nicht einfach geradlinig fortsprießenden Lebens. Wie würde dieses Eichenleben vielfältig wuchern, wenn ihm nicht diese abdämpfende Gegenmacht einverleibt wäre. Sie überliefert das Wachstum starker Mineralisierung, läßt es sich mit dem Erdigen, Schweren verbinden, läßt hartes,schweres Holz, dicke Borke entstehen. Sechzig, achtzig Jahre dauert es, bis der Baum seine ersten Kätzchen und Fruchtblüten dem Luftreich öffnet, aber nur diese; die schwere Frucht gehört doch gleich wieder der Erde. Und der Blüteprozeß verbirgt sich, verläuft unscheinbar; weder Farbe noch Duft heben ihn aus dem laubigen Grün der Blätterkrone. Jedoch zeigt sich das reichste Tierleben um die Eiche, das den ätherischen Pflanzenprozeß gleichsam ins astrale Daseinsbereich fortsetzen möchte. Kein anderer Baum beherbergt so viele Gallwespen-, Gallmücken-Arten, deren jede eine andere Form von Gallenbildung aus dem Pflanzlichen herauslockt. Der Hirschkäfer findet hier sein Revier, der Eichelhäher sät kunstvoll die Früchte aus.

Im Umgehen mit zwei Stoffen zeigt sich die Eichennatur auf das deutlichste. Aus dem Erdengrund holt sie sich den Kalk, imprägniert sich mit Calciumverbindungen in Sproß und Blatt, Stamm und Rinde. Alte Rinde kann in der Asche über 90% Calciumoxyd enthalten. Rudolf Steiner hat die Rolle des Calciums in den Lebensprozessen als eine sehr bedeutsame geschildert. Es dämpft die Lebenskräfte, das Ätherische ab, wo dieses sich wuchernd entfalten möchte; läßt sich das Leben in regelmäßiger, gesunder Weise in sich zusammenziehen, «ohne Schock», und ermöglicht den dem Ätherischen übergeordneten Bereichen des Astralischen den Zutritt in die Lebensvorgänge. Schon in der mineralischen, metallischen Daseinsform hat das Calcium eine starke Beziehung zu dem «Inkarnationsstoff des Astralisch-Seelenhaften», dem Stickstoff. (Über dessen Bedeutung schlage man die Kapitel über die Leguminosen und Rubiaceen im 1. Bande dieses Werkes nach sowie die zahlreichen anderen Stellen über Stickstoff.) Calcium kann mit dem die normale Verbrennung erstickenden Stickstoff zusammen direkt verbrennen. Das starke Heranziehen der astralischen Wesensbereiche durch das Calcium zeigt sich auch in der Blütenpracht der Kalkflora.

Der Kalkprozeß findet bei der Eiche seine Ergänzung durch den intensiven Gerbstoffprozeß. Dieser ist für die Pflanze direkt ein Organ zur Aufnahme astralischer Kräfte. Auch er dämpft die wuchernden Lebenskräfte, trägt Formkräfte in sie hinein – wofür das Eichenblatt das schönste Bild ist. Auch an der Form der Eichelbecher der verschiedenen Eichenarten (es gibt deren etwa 200; ebenso viele sind bereits ausgestorben) sieht man, welche Wucherkraft eigentlich, wenn auch gebändigt, im Eichenleben steckt. Da bilden sich Fäden, Zungen, Schuppen, weiche Stacheln, Warzen an der Außenwand der Becher, überall will es heraus, wird aber angehalten.

Ein Hauptorgan der Eiche ist aber ihre *Rinde*, in der Kalk- und Gerbstoffprozeß sich in besonders eindrucksvoller Art begegnen. Mit welcher Kraft sich das Eichenhafte auf die Rindenbildung werfen kann, zeigt die Kork-Eiche, deren Rinde sich alle acht Jahre bis auf das Rindenparenchym abernten läßt.

In dem von Rudolf Steiner errichteten ersten Goetheanumbau wurde die große Kuppel von sieben Säulenpaaren getragen, die aus sieben Holzarten gefügt waren. Den Weißbuchensäulen folgten die Eschen-, Kirschen- und nun die Eichensäulen. An diese schlossen sich Ulmen-, Ahorn- und Birkensäulen an. Jede dieser Säulen stellte künstlerisch einen anderen Bilde-Impuls der Erdentwicklung dar und war einem anderen Wandelgestirn zugeordnet; das Eichensäulenpaar dem Mars. Vom Werden der Erde aus dem Geistigen bis zur heutigen physischen Festigkeit kündete die künstlerische Sprache der Säulenformen auf dem Wege bis zur Mars-Eichen-Säule; vom Entwerden der Erde, dem Wiederhinaufstreben ins Geistige die folgenden Säulen, die Merkur-Ulmen-Säule und die folgenden. In zwei Hälften gliedert sich die Erdenentwicklung. Sie stieg aus dem Geistigen marshaft ins Physische ab und hat nun begonnen, merkurhaft aus dem Physischen ins Geistige wieder aufzusteigen. Aus Luft und Licht verdichtet sich die Eiche (die am besten gerät, wenn man sie in aufsteigenden Marsperioden pflanzt) zum eisenharten Baum mit seinen schweren Früchten, so recht ein Baum des angestammten Bodens, der irdischen Heimat. Ein Eichenwald bleibt, wo er einmal ist, breitet sich nicht sonderlich aus. Eine kleine Hügelschwelle setzt eine unüberwindliche Grenze. Hart und fest ist auch das Holz der Ulme, doch löst sie ihre leichten, geflügelten Früchte in den Wind, der diese überall hinträgt. Die Ulme dient dem geflügelten und beflügelnden Boten, Merkur, der zur himmlischen Heimat weist.

Mit Heilmitteln aus der Eiche kann man Ich und Astralleib unterstützen, das Physische formend zu ergreifen und zu durchdringen, das wuchernde, in allem Flüssigen wirksame plastisch-ätherische Prinzip zu dämpfen, wo es sich zu stark erweist. Dies ist für das Kindesalter besonders wichtig, in dem die Menschenwesenheit an die Erdenaufgaben herangeführt werden muß. Bis in die Knochenbildung muß sich das Geistige inkarnieren. Rudolf Steiner gab für ein Grundheilmittel zur Regulierung der kindlichen Kalkprozesse einen Zusatz eines Eichenrindepräparates zu einer Verarbeitung von Austernschalen an, die viel kohlensauren Kalk enthalten. Dies sollte im rhythmischen Wechsel genommen werden mit einem Präparat aus phosphorsaurem Kalk, das einen Zusatz von einer Kürbisblütenverarbeitung erhalten hat. (Siehe unter «Kürbisgewächse».) – Die Rindenbildung ist – das ist zum Verstehen dieser Auswahl wichtig – nicht ein Ergebnis des aufbauenden Lebens, sondern des abgedämpften, in die Formbildung, Formbegrenzung getriebenen Lebens. Sie unterstützt darum die lebendämpfenden, formgebenden Einflüsse, die von den höheren, Bewußtsein und Selbstbewußtsein erschaffenden Wesensgliedern des Menschen, Astralleib und Ich, ausgehen. – Ein weiterer, später sich vollziehender Prozeß des Erdenreif-Werdens, der die Empfängnisrhythmen der Frau regelt und damit dem Abstieg der Kinderseelen in die Erdenleiblichkeit dient, steht ebenfalls unter der Heilwirkung des Kalkprozesses, der ja ein wichtiger Bestandteil der Bluttätigkeit ist, Formprozesse in das flüssige Blut trägt, dessen Gerinnungsfähigkeit unterstützt. Ein von Rudolf Steiner gegebenes Grundheilmittel zur Harmonisierung und Rhythmisierung gestörter weiblicher Menstruationsrhythmen enthält, zusammen mit einer kunstvollen Komposition anderer Heilpflanzen (Hirtentäschel, Brennessel, Majoran, Schafgarbe), eine Eichenrindenzubereitung.

Als ein wichtiges Mittel, nun nicht zur Heilung des Menschen, sondern des erkrankten Ackerbodens und der erkrankten Pflanzenwelt, hat Rudolf Steiner eine weitere kunstvolle Eichenrindenzurichtung angegeben, die über die Düngerzubereitung wirksam gemacht wird, eines der Dünger-Hilfspräparate der «biologisch-dynamischen Wirtschaftsweise» darstellt. Eine große Anzahl der heute in so erschreckendem Maße zugenommen habenden Pflanzenkrankheiten hat ihre Ursache in den seit etwa 80 Jahren aufgekommenen, einer materialistischen Betrachtungsweise entstammenden landwirtschaftlichen Methoden. Diese haben die Lebenskräfte der Pflanzenwelt, die Gesundheit der Ackerkrume untergraben und die Kulturpflanzen anfällig gemacht. Die Kunst, die Ackererde zu beleben, ist verlorengegangen. Die heute so intensiv angewendeten Salzdünger (Kunstdünger) regen nur das Flüssige in der Pflanze an, treiben sie in wucherndes Wachstum, das von den Form- und Gestaltungskräften, dem geistigen Prinzip der Pflanze nicht voll durchdrungen werden kann. Die Konstitution der Pflanze leidet, der Boden für parasitischen Befall entsteht, ein Heer von Pflanzenkrankheiten breitet sich aus. Vergebens versucht man mit den schärfsten Giften der Lage wieder Herr zu werden (deren wahre Natur man schamhaft unter dem Namen «Pflanzenschutzmittel» verbirgt). Sie schädigen nicht nur die Parasiten, sondern alles Leben, auch das zu schützende. Die Konstitution der Kulturpflanzen wird noch weiter geschwächt. Will man durch Einführung der biologisch-dynamischen Wirtschaftsweise von Grund auf heilen, so hat man in dem Eichenrindenpräparat eine mächtige Hilfe. Die Eichenrinde ist, ähnlich wie die Ackererde selbst, etwas zwischen Belebtem und Unbelebtem, Pflanzlichem und Mineralischem Stehendes. Der in ihr enthaltene, noch nicht aus dem Bereich des Lebendigen ganz herausgefallene Kalk ist geeignet, wuchernde Lebenskräfte zu dämpfen, dadurch den astralischen Formgewalten zur Beherrschung und Gestaltung dieses Ätherischen zu verhelfen. «Damit dieses wuchernde Ätherische sich in regelmäßiger Art schön gesund zusammenzieht, keine Schocks erzeugt, muß man das Calcium gerade in der Struktur verwenden, in der es sich in der Eichenrinde findet.» (Rudolf Steiner.)

Corylus Avellana – der Haselnuß-Strauch

Noch ist die Erde feucht und kühl, aber die Luft bereits trocken und durchsonnt, wenn sich die Haselkätzchen strecken, den frühen Märzenwinden den goldenen Blütenstaub überlassen. Zu Hasel und Schneeglöckchen wagt die Biene die ersten Flüge, das allererste Vorfrühlingsleben regt sich. Die enge Knospengrenze ist gesprengt, weit hinaus in das durchhellte Luftreich atmet sich das Haselwesen aus, wie auch das aufgetaute Wasserelement sich ins Luftige erhebt. Wie aber die Wolke sich zum befruchtenden Tropfenfall wieder zusammenzieht, wenn sie sich genug an den kosmischen Kräften gesättigt hat, so sinkt die befruchtende Blütenstaubwolke den purpurfederigen Narben der kleinen «weiblichen» Blüten zu und trägt die Kräfte der Sphäre, die sie durchmessen, Trockenheit, Licht, Wärme, Sonnen- und Sternenqualitäten dem empfänglichen Tropfen auf der Narbe zu, der aus der erdfeuchten Tiefe aufgestiegen ist als aufquellendes Leben.

Der so früh angeschlagene Sext-, Septime- und Oktavenklang des Erblühens und Befruchtetwerdens verhallt aber zunächst, schweigsam und verborgen ist für viele Wochen und Monate die weitere Entwicklung der Frucht. Die Kätzchen fallen ab, im Grundton steht der kahle Strauch, bis sich in fragender Sekunde, webender Terz spät im April die allesamt nach unten, der dunklen Erde zugeneigten Blätterhände öffnen, langsam vom Licht nach oben gehoben werden und sich nun breit und freudig ausbreiten, zugleich die neuen Schosse wie Trompetenstöße hinaufsteigen. Wie in der Quart verfestigt sich das Leben, die Blätter werden derber, für dieses Jahr findet das Leben, das aufsprossende, seine Grenzen, die sommerliche Wachstumsquinte ertönt, Inneres und Äußeres berühren sich mit ihren Grenzen.

Obwohl sich die starken Lebenskräfte der Hasel in ihrer Schnellwüchsigkeit, in der unverwüstlichen Zähigkeit, aus jedem abgeschlagenen Stumpf neu auszutreiben, bekunden, ist das Holz doch fest und elastisch. An die aufschießenden Ruten heften sich breit und behaglich die Blätter, schweifen nicht mit langem Stiel ab, gliedern und fiedern sich nicht. Der Strauch lebt nun ganz in seiner laubigen Grünheit, sogar die langsam sich bildenden Früchte werden in umhüllende, umschließende Deckblätter geborgen. Aber auch in diesem Lebensstadium bleibt die Hasel der Licht- und Wärmesphäre verbunden, sammelt durch die Blätter die Sonnenkräfte des ganzen Sommers und Herbstes und strömt sie der langsam mit holziger Hülle sich abschließenden, trockenölig reifenden Nuß zu, deren mildes, mandelsüßes Öl ja stoffgewordene Wärme ist. Der Wärmekosmos ist im Irdisch-Schweren fruchtbar geworden.

Weisen die abwärts geneigten Blattknospen, die nach unten sich entfaltenden Blätter in die Erdentiefe, so daß man wohl versteht, wieso früher die Wünschelruten aus dem Haselstrauch geschnitten wurden, so hebt sich das ganze Leben des Gewächses doch so entschlossen in die Atmosphäre, in Licht und Wärme hinein, daß man andererseits versteht, wie frühere, naturhellsichtige Zeiten das Freundliche, Wohltätige dieses Gewächses empfunden haben und ihm in der umhegenden Hecke, am Waldsaum und Bachufer gern begegnet sind, ihm noch weiteren Raum bereitet haben. Es scheuchte die Schlange, reiche Nußernte verkündete Fruchtbarkeit durch alle Lebensreiche. Das Erleben des harmonisch Licht- und Feuermacht mit den chthonischen Erdgewalten verbindenden Haselprozesses konnte zu Imaginationen wie der folgenden werden: Die Erdenmutter mit dem Himmelskind ruht wohlgeborgen unter dem gewitterumlohten, aber nie blitzverzehrten Strauch.

Um die Stätte moderner Wissenschaft vom Geiste, um das Goetheanum in Dornach sind Haselsträucher gepflanzt, ein Schutzwall gegen jenes Widergeistige, das die Erde und den Menschen vom Geistkosmos, vom Schöpferwesen der Welt abschnüren möchte. (Und Quitten, um vom Pflanzenleben aus Gegenkräfte zu bieten gegen die Macht falscher Vergeistigung, welche die Stätte der Erdenaufgaben fliehen möchte aus egoistischer Himmelssehnsucht.)

Weidengewächse – Salicaceae

Salicyl- und Gerbstoffprozesse

Haben wir an den Kätzchenträgern bisher Pflanzen kennengelernt, in denen das durchlichtete Luftelement sich mit dem Festen, Erdhaften verbindet (Nußbaum, Eiche, Hasel), so stellen sich die Weidengewächse nun als Pflanzen der *Durchluftung des Kühl-Feuchten* dar. Eine verhältnismäßig junge Pflanzenfamilie steht vor uns, die sich im Tertiär zum ersten Mal auffinden läßt, ihre rechte Entfaltung aber mit dem Abschluß der Eiszeit, dem Ende der atlantischen Entwicklungsepoche der Erdenentwicklung gefunden hat. In jenen gewaltigen Katastrophen, deren Erinnerung der Menschheit in den Sintflutsagen erhalten geblieben ist, reinigte sich die atlantische Dunst- und Nebelluft von dem wässerigen Elemente, klärte sich, wurde durchlässig für die Licht- und Wärmewirkungen der Sonne.* Die Gletscher schmolzen ab, Gletschersee und Moorlandschaften entstanden, die große Stunde der Weidengewächse, auch der Birken, schlug, der Bäume, die niemals dichte Wälder bilden, sondern helle Haine.

So gehört zu den Weiden das Kühl-Feuchte, jedoch stark Durchlichtete als Lebensraum dazu. Sie besiedeln die nördliche gemäßigte Zone, bis hoch in die Gebirge (Gletscherweide) und bis in die Polarzone (Polarweide). Sie folgen den Bachufern, säumen den Waldrand, das Moor, füllen die Flußauen, die feuchten Niederungen mit einer eigenen Pflanzenformation, dem «Weidicht», dem «Salicetum» der Botaniker. Fließendes oder quellendes Wasser, helle Luft ist ihre Wonne. Der feuchten Frische des Grundes, die ihre Wurzeln reichlich tränkt, entsprießen raschwüchsig die Weidenschosse, die ihre strotzende Vitalität in der Fähigkeit, aus jeder abgeschnittenen Rute sich wurzelschlagend vermehren zu können, zeigen.

Diese starken Lebensquellkräfte lieben es nicht, sich in starre Formen festzulegen. Etwas Schwankendes, Variables geht durch die ganze Familie. Die Blattform schwankt vom rundlichen Oval der Salweide bis zur fein gezähnelten Lanzenform der Silberweide – man kann an der Blattgestalt ablesen, ob die rundenden Bildekräfte sich stärker oder schwächer durchgesetzt haben. Zudem ist die Weide nicht sehr stark in feststehenden Arten festgelegt, in endlosen Kreuzungen verfließen diese ineinander, zur Verzweiflung der Systematiker, die es hier schwer haben zu sondern und zu bestimmen. Manchmal tragen die Blätter bereits Honigdrüsen, als wären sie Blüten, und erweisen damit sich bereits berührt von jener höheren Region, der das Blütensein erst ganz zugehört. Im ersten Frühjahr öffnen sich die Blütenknospen, werden zu den Palmzweigen der Osterzeit, schlüpfen die luftigen, windgewiegten Kätzchen aus schimmernden Seidenhaaren. Bald danach, zu Frühjahrsende, lösen sich die Weidenfrüchte,

* Siehe darüber Rudolf Steiner «Geheimwissenschaft», ferner «Unsere atlantischen Vorfahren»

durch flaumige Haarkronen befiedert, von den Zweigen und schweben mit jedem Windstoß davon, gehören für kurze Zeit ganz dem durchlichteten Luftelement an, das vom Lebensanfang an an der Weide bildend tätig war. Aber schon im Wasser liebt die Weide das Luftelement, ihre Wurzeln suchen sauerstoffreiches Grundwasser, oft durch viele Meter, können dabei in undichte Kanäle eindringen und durch üppige Entwicklung von Nebenwurzeln sie verstopfen. Das aufgesogene Wasser aber behält die Weide nicht für sich, sondern veratmet den größten Teil in die Atmosphäre, webt solcherart das Wasserwesen dem Luftelement ein.

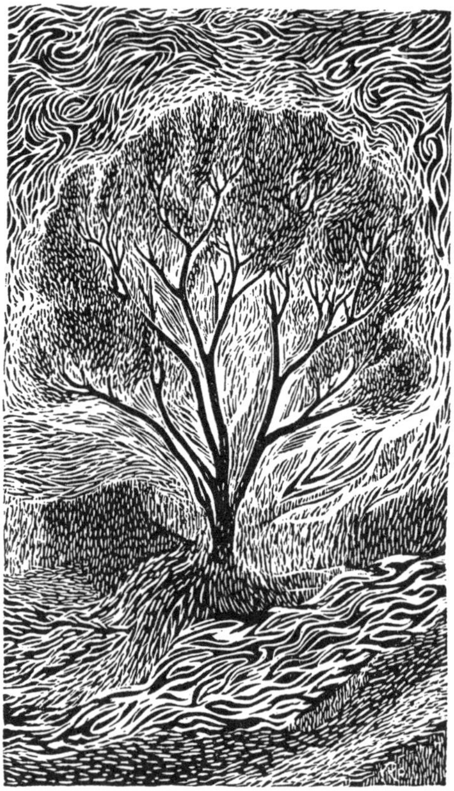

Die der Weide so leicht und reichlich entsprießenden biegsamen Zweige – das Erntegeschenk dieses Gewächses sind seine Ruten – weisen den Weg des Wässerigen in die Luft. Sie bleiben biegsam, weil sie sich die unverhärtete Lebensplastik, das innerliche Flüssigbleiben bewahren – was der Korbflechter sehr zu schätzen weiß. Sie bestimmen sich zugleich für das Spiel im Winde. Eine am Flußufer wurzelnde Silberweide, an einem windigen, sonnigen Tage betrachtet, offenbart auf das schönste, wie ihre Wurzelregion dem strömenden Wasser, ihr schimmerndes Blattbereich der bewegten Luft und dem flutenden Licht zugeordnet sind. So steht der Weidenprozeß an der Grenze zweier Naturbereiche, führt aus der Welt strömenden Wassers in die wehender Luft über.

Aber nicht nur zu dem Luftreich, sondern auch zu den von seiner Eigenart bestimmten und gestalteten Wesen hat die Weide innige Beziehung. Ihr ätherisch-pflanzenhaftes Sein bewegt sich drängend gegen die Welt des Astralischen, das in Luft und Luftgetier webt und seelt. Die erblühten Kätzchen locken die Bienen, bieten ihnen frühe Weide des Jahres. Die verschiedensten Insekten: Hymenopteren, Dipteren, Käfer, Schmetterlinge und natürlich die Bienen, durch den feinen, trockensüßen Duft gerufen, tragen den Blütenstaub durch die Luft. Viele Käfer, der Weidenbohrer, Gallwespen und Gallmücken finden an der Weide Wohnung, manche Vögel nisten in ihr. Hierin zeigt sich abermals das Streben des Weidenprozesses, starke Vitalkräfte mit den aus der Tierheit hereinragenden höheren (astralischen) Kräften zu verbinden.

Für das Erdenleben, für den ganzen Erdprozeß bedeutet das Überführen des Wässerigen in das Luftige, das die Weiden in so hohem Grade bewirken, einen ähnlichen Vorgang, wie es der Übergang des Pflanzenlebens in das Tiersein darstellt: nämlich das Aufschließen niederer Kräfte für einen höheren Zustand.

Im Gebiete der Stoff-Erzeugung drückt sich der Weidenprozeß ebenfalls charakteristisch aus. Er läßt aus sich Gerbstoffe hervorgehen und Salicylverbindungen. Letztere sind sogar nach der Weide (Salix) benannt, da sie in deren Rinde zum ersten Mal entdeckt worden sind.

Das Wesen des Gerbstoffprozesses, nun schon oft und von verschiedenen Seiten dargestellt, bedarf keiner weiteren Schilderung. Es genügt zu erinnern, daß die gerbstofferfüllte Rinde für den Baum das Anziehungsorgan der kosmisch-astralen Kräfte ist, die das Pflanzliche, Sproß- und Blattwesen umhüllen müssen, damit der Ätherleib die Impulse empfängt, aus dem Blattprozeß die höhere Blütennatur hervorgehen zu lassen. Pflanzen, die sich stark mit dem Wässerigen, dem Träger der plastischen ätherischen Bildekräfte verbunden haben und darum von Leben strotzen, haben es nicht leicht, das Astralische, das immer auch mit einem Geltendmachen des Luftelementes verbunden ist und nicht nur das Wässerige, sondern auch die Kraft der Lebensprozesse abdämpfen muß, in sich hineinwirken zu lassen. Sie bilden besonders reichlich Gerbstoffe, etwa die Seerose, die Mangroven (Besiedler tropischer Meeresstrand-Sümpfe), die Blutwurz.

Gerbstoffe kommen in der Pflanze, an Zucker gebunden, als «Glykoside» vor. Sie fluten durch die Flüssigkeitsorganisation der Pflanze, lagern sich gerne in die verfestigenden, wasserärmer werdenden Teile ab, vor allem in Stamm und Rinde, Früchte, ältere Blätter. Niemals aber wandeln sie sich in flüchtige, aromatische, ins Luftige sich verflüchtigende Substanzen, etwa Düfte, um.

In solches Verflüchtigen mündet aber die zweite für die Weiden charakteristische Stoffart, die Salicylbildung, ein. Salicylverbindungen finden sich in solchen Pflanzen, die besonders intensiv aus dem Wässerig-Ätherischen in luftige, duftige Blütenhaftigkeit sich erheben. Außer den Weidenarten ist hier zu nennen: das Mädesüß, das Wintergrün, Stiefmütterchen, Primelarten, die Sumpfbirke. Salicylsäure und ihre Verbindungen haben also ebenfalls mit der Durchdringung des Ätherischen mit dem Astralischen zu tun.

Die Salicylsäure findet sich in der Weide in verschiedener Form. Als Glykosid, also an Zucker gebunden, ist sie eine wasserlösliche Substanz, dic im Flüssigkeitsstrom der Pflanze mitfließt und gegen die Rinde zu abgelagert wird. Dadurch ist eine gewisse Beziehung zum Gerbstoff gegeben. Gegen die Blütenregion hin wandelt sich aber der Salicylprozeß, streift den Zucker ab und verbindet sich mit bestimmten Alkoholen. Jetzt haben wir einen den Blütendüften, den ätherischen Ölen gleichenden Stoff vor uns, etwas Flüchtiges, das in die Luftregion gehört. Auf diese Weise erhebt sich der Salicylprozeß in eine Region, die dem Gerbstoffprozeß unzugänglich bleibt.

Schon die stofflichen Eigenschaften der Salicylsäure rüsten sie zu solch einem Übergang. Sie ist nämlich nicht nur wasserlöslich, sondern auch flüchtig mit dem Wasserdampf, wenn man die Lösung kocht. Während der Gerbstoff sich nach dem Erstarrenden, Formfesten hinzieht, sich in Holz und Rinde ablagert, Eiweiß gerbt und vor dem Faulen bewahrt, so zieht sich die Salicylsäure in die Region der Blüte, des Duftens. Daß ein Wuchernd-Wässeriges sich zuletzt doch dem Wasserbereich entreißt und sich in das Luftige, Blütenhafte erheben kann – das ist den Pflanzen gemeinsam, die intensiv Salicylsäure ausbilden.

Die Weidenrinde ist als Mittel zur Behandlung fieberhafter Erkältungskrankheiten, insbesondere rheumatischer Art, von altersher bekannt. Rudolf Steiner hat ein neuartiges Heilmittel zur Regulierung der Verdauungsprozesse, zur Rhythmisierung des ganzen Magen-Darm-Traktes angegeben, das – außer Farnblättern – Weiden*blätter* enthält. Da wirken die Weidenkräfte im menschlichen Organismus ebenfalls vermittelnd zwischen verschiedenen Bereichen – wie sie dies im Naturprozeß auf die oben geschilderte Art tun. Die Heilwirkung der Weiden*rinde* bei chronischen Durchfällen besagt, daß das Aufsaugen des Flüssigen aus dem Darm wieder normal erfolgt. Der Appetit wird angeregt, d. h. der ganze Organismus schließt sich in Sympathie für den Ernährungsprozeß auf. Die schweißtreibende Wirkung weist auf die Durchwärmung und Beherrschung der Flüssigkeitsorganisation, die bei Erkältung zu stark den Außenwelteinflüssen von Kühle und Schwere sich hingegeben hat, in sich gleichsam versumpft ist. Ferner beziehen sich die Wirkungen auf die Lunge, Haut, die rheumatischen Gelenke, auf Grenzflächen, an denen ein Flüssigkeitsprozeß reguliert wird. Überall wird also das Flüssigkeitsgeschehen den Wirkungen des Astralleibes unterworfen; er bekommt, wenn er sich aus dem Impulsieren der richtigen Durchatmung und Erwärmung der Flüssigkeitsorganisation zurückgezogen hat, den Anstoß, dies wieder kräftiger zu tun. Nimmt man nicht das Blatt, sondern die mineralisierte Weidenrinde, so wird das in den feinen Mineralisierungsprozessen der menschlichen Organisation tätige Ich mit in diesen Prozeß gezogen. Der Astralleib wird empfänglich für die Ich-Wirkung.

Betula pendula – die Weiß- oder Maibirke

Unter den vielen schönen Baumarten der Kätzchenträger ist die Krone der edlen Birke zu reichen; eine Königinnenkrone, denn der Birke gestehen wir weibliche Anmut zu. Sie ist die ewig mädchenhafte, junge Fürstin der hellen nordischen Haine und Wälder. Dem Licht, dem Wind ist sie vermählt, ihre ganze Gestalt löst sie in lichte Luftigkeit auf, selbst das Organ, das sie mit der dunklen Erde verbindet, das «aufgestülpte Erde» ist, der Stamm, er gleicht einer Lichtsäule. Kein anderer Stamm hüllt die dunkle Borke in ähnliches silberiges Weiß. Wo wäre der lichtgrüne Mai schöner als im Birkenlaub, was empfinge die geistdurchhellte Pfingstzeit, das «liebliche» Fest würdiger als «der

Maien», die belaubten Birkenzweige? Selbst die Düsternis des Moores, von Wacholder und Heide gespenstisch oder melancholisch belebt, ist erlöst, wenn die Moorbirke mit ihrem heilsamen Duft sich als Lichtbote einfindet. Birke – bircha, biricha, björk in alten und nordischen Sprachformen – mag mit Berchta, der «Prächtigen» zusammenhängen und würde dann die Schimmernde bedeuten, die Lichtprangende; und in der Tat spricht die Wortfügung, der Sprachklang aus, was das weltempfindende Auge an der Birke erlebt; der dem Bewegungslaut R verbundene Lichtvokal I ist im K verfestigt, vom B liebevoll umhüllt. Die neue Bewegungskunst der Eurythmie, die «sichtbare Sprache» ist, vermag die Sprachgestalt eines solchen Wortes anschaulich zu machen und vor Augen zu bringen, daß unser Baum einen *wesenskennzeichnenden* Namen erhalten hat. Die Birke ist die Eurythmistin unter den Bäumen, die mit wehendem Schleier

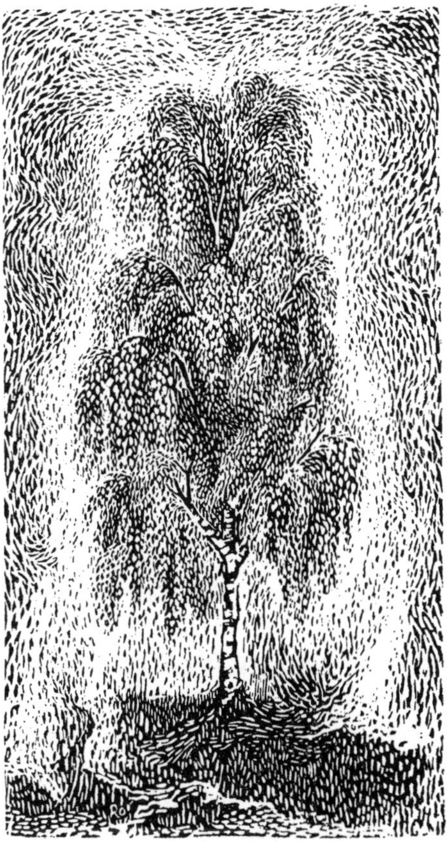

und strömendem Bewegungsfluß der biegsamen Zweigarme den sie durchatmenden Wind in fortwährendem Plastizieren Gestalt gewinnen läßt, ihn zu sichtbarem Sprechen bringt. Und was strebt die Luft als ihre höchste Gestalt an? Sprache.

Den Süden, die Regionen wuchernden, üppigen Lebens unter brütender Wärme liebt unser Baum nicht, aber die Länder des «hyperboräischen Apoll» mit ihrem rhythmischen Wechsel kühler, strenger Formgewalt und langer Lichttage. Böden, die den Lichtstoff Kiesel in sich tragen, Urgesteine, Granit bevorzugt er. Als Strauchbirke, Polarbirke erobert sich das Birkenwesen ebenso die hohen Gebirge wie die Arktis. Das kühle Wasser der Berg- und Gletscherbäche, die Moorfeuchte saugt sie in sich auf und atmet das flüssige Element in die Luft aus, ist wie ein Heilmittel gegen zu starke Wässerigkeit im Boden.

Die Rinde ist – das zeigt schon der erste Blick – ein Hauptorgan der Birke. Sie nimmt in sich viele Kräfte auf, die andere Bäume ihren Zweigen und Blättern, Blüten und Früchten gönnen. Im Gegensatz zu dem weichen, weißen Birkenholz wird die Borke gar bald eisenhart und dunkel, trotz der silberweißen Außenhaut. Schier unverweslich erweist sie sich, wasserundurchdringlich, ein guter Gebrauchsstoff für vieles Gerät der nordischen Naturvölker: Dachdeckmaterial, Stoff zu Schachteln, Messerscheiden, selbst Baustoff für leichte Boote. Aromatische, kampferartige Stoffe (Betulin) finden sich blütenartig in dieser Rinde, aber auch Nährstoffe (so daß in Notzeiten Birkenrinde gemahlen und dem Brot zugesetzt wurde). Betula lenta bildet sogar Zucker in der Rinde.

In die Rinde scheidet also die Birke vieles ab, was in Blütenfarbe und -duft, in Fruchtsüße und -schwere sich entfalten könnte. Nach oben bleibt der Baum dadurch unfertig, immer jung; er verfestigt sich auch nicht in starker Kronenbildung (worauf Gerbert Grohmann nachdrücklich hinwies). Auf den wichtigsten Teil dieses merkwürdigen Absonderungsprozesses hat Rudolf Steiner zum ersten Mal aufmerksam gemacht. Die Birke unterscheidet sich nämlich dadurch von allen anderen Gewächsen, daß sie schon in der Wurzel zwei Prozesse voneinander trennt, die sonst in der Pflanzenwelt ineinanderfließen: den Salz-Aufnahmeprozeß und den Eiweiß-Bildeprozeß. Insbesondere die Kalisalze, welche sich reichlich im Birkensaft finden, werden in die Peripherie, in die Rindenbildung abgeschieden, das vom Salz befreite Eiweiß wird dem Blatthaften überlassen. Das Birkenblatt enthält darum einen besonderen, von Salzartigem befreiten Eiweißprozeß, die Rinde der Zweige aber einen intensiven Salz-, besonders Kaliprozeß. Wären diese zwei getrennten Prozesse schon von der Wurzel an vereinigt, so bildete sich nicht die Birkengestalt, sondern ein «wunderbar blühendes und fruchttragendes Kraut». (Rudolf Steiner.)

Diese Eigenart gibt der Birke auch die besonderen Heiltugenden. Und zwar sind es ganz verschiedene Gebiete der menschlichen Organisation, auf die man einerseits mit dem Blatt und seinem salzfreien Eiweißprozeß, andererseits mit der Rinde und ihrem intensiven Salzprozeß wirken kann. Eine Kennzeichnung der menschlichen Organisation nach zwei Polen hin ist nötig, um diese zweifache Heilrichtung der Birke zu begreifen. Sie ist von Rudolf Steiner im 15. Vortrag der unter dem Titel «Geisteswissenschaft und Medizin» gedruckten, vor Ärzten gehaltenen Vortragsreihe vom März 1920 dargestellt. Eiweißbilde- und Aufbauprozesse, Salzbilde- und Ausscheideprozesse sind ja nicht nur in der Birke, sondern auch im Menschenleibe tätig. Aber es geht ein ganz anderer Teil der menschlichen Gesamtorganisation, es gehen ganz andere Organgebiete und Wesensglieder mit dem Eiweiß- als mit dem Salzbilden um. Man kann auf einen in den Stoffwechselorganen der «unteren Organisation» konzentrierten, in Eiweiß-Verdauung – Umwandlung und Aufbau menschlichen Eiweißes – tätigen «Zentralmenschen» hinschauen, dem gegenüber steht ein «peripherischer Mensch», der vom oberen, vom Sinnes-Nerven-Pol, vom Haupte aus tätig ist. Dieser entfaltet Abbauprozesse, Salzbildeprozesse, er mineralisiert in feinster Art das lebendige, von dem «Zentralmenschen» geschaffene Eiweiß. Kann man den «Zentralmenschen» mehr animalisch orientiert nennen, indem in ihm vor allem physischer Leib, Ätherleib und Astralleib, die das Tier konstituierenden

Wesensprinzipien zusammenwirken, so ist im «peripherischen Menschen» die Tendenz vorhanden, die geistigen Wesensglieder herauszuziehen, in Freiheit zu setzen, sie sich selbst zu geben und nur ihre Ausprägungen, ihre Abdrücke im Leiblichen wirken zu lassen. Dadurch kann das Geistige zu Bewußtsein und Selbstbewußtsein kommen. Das Physische wird aber dabei auf den Weg der Mineralisierung gebracht.

In allen diesen Vorgängen muß aber das Menschengeistige, das Ich als höchstes Wesensglied die Führung behalten. Sonst ergeben sich Krankheitsprozesse nach zwei Seiten hin, Entgleisungen in Richtung des Animalischen oder Mineralischen. «Nehmen Sie die Blätter (der Birke), welche konservieren die eiweißbildenden Kräfte, so bekommen Sie dasjenige aus der Birke heraus, was insbesondere nach dem Zentralmenschen hingeht und als ein gutes Heilmittel sich erweisen kann bei Gicht und Rheumatismus.» (Rudolf Steiner.) Die günstige Wirkung einer salzarmen Ernährungsweise auf die verschiedensten Ablagerungs- und Verhärtungskrankheiten ist in jüngerer Zeit bei der sogenannten Gerson-Diät zutage gekommen. In den Birkenblättern hat man aber ein einzigartiges, schon durch den es bildenden Naturvorgang salzbefreites Eiweiß. Mit der Birkenrinde hingegen wirkt man mehr auf den «peripherischen Menschen». Wirkt dieser nicht mit den ihm wesenseigentümlichen Prozessen in richtiger Weise mit den vom «Zentralmenschen» ausgehenden Prozessen zusammen – das Zusammenwirken *beider* Pole macht ja erst den Gesamtmenschen aus – so kommt es zu Stauungen, Ablagerungen nicht bewältigter Abbau-Mineralisierungs-Verhärtungsstoffe. «Entsalzungen» müssen eingeleitet werden, wozu Präparate aus Birkenrinde hilfreich sind.

Von der Lebensmitte (Mitte der Dreißiger) an ist der Mensch der Gefahr ausgesetzt, daß die Abbautendenzen des «oberen», «peripherischen» Leibespoles über die des «unteren», des «Zentral»-Menschen zu überwiegen beginnen. Durch regelmäßige Kuren mit Birkenblätterpräparaten, etwa im Frühjahr, können die aufbauenden Tätigkeiten des «Zentralmenschen» im wünschenswerten Maße gestärkt werden, um den Einschlägen des «peripherischen Menschen», die nun in erhöhtem Maße erfolgen, standzuhalten. Rudolf Steiner empfahl solche Erfrischungskuren jedem, der das 35. Jahr überschritten hat.

Die Birke, dieser in besonderem Maß jugendlich bleibende Baum, hilft auf diese Art dem Menschen, Jugendlichkeit und gesundes Altern miteinander zu verbinden. Denn der «Zentralmensch» soll Jugendlichkeit bewahren, der «peripherische Mensch» die reifenden Alterskräfte heranführen. Verbinden sich beide in rechter Art, so verwirklicht sich die dem wachsenden Alter gemäße Gesundheit.

Rautengewächse – Rutaceae

Beherrscher tropischer Wärmeprozesse

Wie die Eigenart von Pflanzenfamilien beschaffen ist, die in besonderem Maße von kosmischen Wärmeprozessen sich durchdringen und gestalten lassen, ist am Beispiel der Labiaten (in Band 1 dieses Werkes) versucht worden darzustellen. Solche Pflanzen bilden als Folge dieser Einflüsse besondere «Wärmestoffe», nämlich ätherische Öle, in sich aus. Geraten die bildenden Wärmeprozesse hierbei in die Region des Verfestigenden, in Stamm und Wurzel, so entstehen aromatische Balsame, Harze. – Solche «Wärmestoffe» werden als Heilsubstanzen auf die Wärmeorganisation des Menschen wirken und auf das hierin besonders tätige geistige Wesensglied, das Ich.

Nun differenziert sich dieses kosmische Wärmewirken, je nach der Art, wie es mit den verschiedensten Erdenprozessen, räumlich und zeitlich, zusammen geht. Frühlingswärme ist etwas anderes als Sommer- oder Herbstwärme; Wärme unserer gemäßigten nördlichen Zonen ist etwas anderes als Tropenwärme oder solche der südlich-gemäßigten Zonen. Zwölffach differenziert sich, was z. B. zusammen mit den Sonnenwirkungen uns im Jahr zustrahlt. Sonne aus dem Tierkreisbild des Krebses wirkt anders als solche aus der Waage oder dem Schützen. Fische-Sonne verbindet sich bei uns mit Frühlings-Erdeprozessen; in den Tropen mit dem Sommergeschehen, in Neuseeland oder Argentinien mit Herbstlichem. Außerdem erhält sich das Wärmehafte gegen die Pole zu mehr in kosmischer Reinheit; es verirdischt sich in den Tropen. Kopfwärme ist ja auch etwas anderes als Herzwärme oder Leberwärme. Und so haben wir die Wärme etwa eines norwegischen Sommertages anders zu werten als sizilianische oder indische oder australische Wärme desselben Monats, in dem die Sonne aus dem Sternbild der Zwillinge strahlt, hoch für uns, tief für die südliche Halbkugel.

So findet der kosmische Bildeprozeß ätherischer Öle immer einen anderen Widerpart, je nach den Erdenprozessen, mit denen er sich verbindet. Die Erde atmet in den Düften und Aromen ihrer Pflanzen ein «Abbild» dieses differenzierten Wärmewirkens aus. Jeder Einzelduft ist wie eine Spektrallinie des Wärmespektrums, bildlich gesprochen.

In den Rutaceen sind es vor allem *tropische* Wärmeprozesse, die gestaltet werden; denn die meisten der etwa 900 Arten gedeihen in den Tropen. Nur einige Ausläufer verirren sich in unsere Gegenden. In den Tropen bildet der Typus sich vor allem zum Baum, mit hartem, oft harzigem Holz, bitteren oder aromatischen Rinden, derben, meist ganzrandigen immergrünen, von ätherischen Öl-Drüsen durchscheinend punktierten, sehr aromatischen Blättern und einem sehr reichen Blüteprozeß. Die weiße Blütenfarbe herrscht vor, die Form ist ein symmetrischer Stern, die Düfte sind süß, schwelgerisch, Sehnsucht und Erfüllung zugleich. Flüchtige Anmut weht uns aus der Zitronenblüte entgegen, süße Fülle aus der Orangenblüte, sanfte, etwas herbe Ermunterung atmet das *Blatt* der Agrumenarten, liebliche Erfrischung die *Frucht*schalen. Der Duft des Kölnischen Wassers beruht vor allem auf der Zusammenfassung der Blatt-, Blüten- und Fruchtaromen dieser und verwandter «Wärmepflanzen».

In den Subtropen und den Gebirgen der Tropen wird der Typus zum hartlaubigen Strauch, in der gemäßigten Zone zum Kraut. Raute und Diptam sind die letzten Ausläufer, die unsere Gebiete erreichen. Der Norden, die kalten Zonen, werden geflohen.

Die Rutaceen-Früchte zeigen eine große Mannigfaltigkeit. Saftig-säuerlich-süße Beerenfrüchte liefern die Tropen, wichtige Obstarten wie Sapote, Orange, Mandarine, Zitrone, Pampelmuse finden sich darunter, aber auch feurig-pfefferig schmeckende Beeren. In den Saftfrüchten drängt das Irdische, vor allem das Wässerige, mächtig in die Wärme-Frucht-Region hinauf. Oft bilden diese Früchte lederige, ja holzige Schalen oder sie verholzen ganz und gar. Sie öffnen sich häufig in den Spalten, entlassen manchmal geflügelte Früchte. Die tropischen Baum-Rutaceen sind zum Teil kleine, dornige Bäume; sie setzen den tropischen Wucher- und Schwellkräften zusammenziehende, strenge Formkräfte entgegen; es sind edel geformte Gewächse. Und es bereitet sich in ihnen der heilsame Erfrischungsprozeß gegen die brütende, monotone Tropenschwüle, die feuchtigkeitsgeschwängerte Tropenhitze; sowohl im süßsäuerlichen Fruchtsaft als auch im ermunternd-wachmachenden Duft.

Die allgemeine Tendenz der Heilwirkungen der Rutaceen wird auf das Zusammenspiel von Wärme- und Flüssigkeitsorganismus gehen; sie werden ein ungeformtes Aufwuchern und Überschwellen der unteren Organisation gegen die obere Organisation bekämpfen, die «tropischen» Regionen der Wärmeorganisation, «zentrifugale» Entzündungs- und Auflockerungsprozesse abdämpfen, die Formkräfte der in Luft- und Wärmeorganisation tätigen Wesensglieder (Ich und Astralleib) verstärken helfen. An vier wichtigen Heilpflanzen der Familie sei dies nun näher erläutert. Zum Abschluß diene noch ein Überblick über die einzelnen Unterarten, in die der Typus sich über die Erde auffächert.

Das trockene, steppen- und wüstenartige Südafrika birgt 180 Arten von Diosma, kleinere Sträucher mit einfachen, lederigen Blättern, sehr wohlriechenden Blüten. Das trocken-heiße Australien beherbergt 180 Boroniaceen, schönblütige Sträucher mit kleinen, einfachen lederig-drüsigen Blättern. Kleine stachelige Gelbholzbäume, stark riechende Sträucher der Gattung Agathosma finden sich in den steinigen Gebirgssteppen Mexikos, 140 Fogara-Arten in der mittelamerikanischen Inselwelt, 100 Cusparoideen im tropischen Amerika, hartholzige Bäume, dornige, wohlduftende Sträucher mit harzreichen Hölzern. Der Schwerpunkt der Familie liegt aber in den im heißen Asien beheimateten Aurantoideen, mit würzigen Blättern und saftigen Früchten.

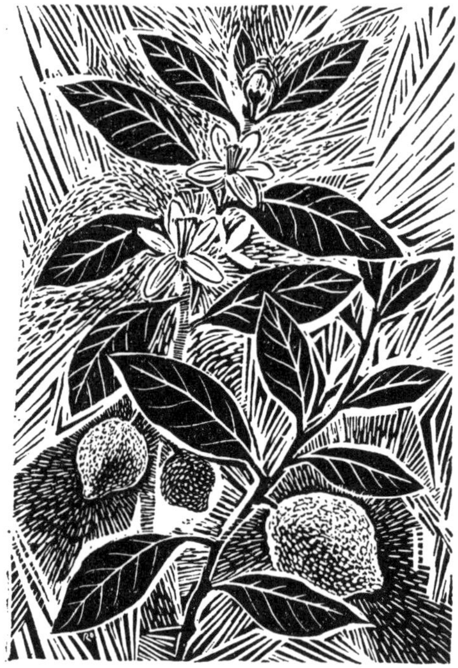

Die Bildekräftewelt Süd- und Südostasiens hat Zitrone, Orange, Mandarine und ihre Verwandten hervorgebracht; die Bergwälder des Südabfalls der asiatischen Hochgebirge gegen Indien und China hegen heute noch die Wildform des Zitronenbaumes, ein zähes, hartholziges, stark dorniges Gewächs.

Mächtiges Aufsaugen aufwuchernder Erdenkräfte, Auf- und Emporschwellen des aufgenommenen, belebten Wässerigen zu tropischer Lebensüppigkeit kennzeichnet den einen Pol dieser Bildekräftewelt; intensives Einatmen und Verirdischen der kosmischen Licht- und Wärmekräfte offenbart den anderen Pol. Die Erdenprozesse werden in dieses tropische Wachstum aufgenommen und zentrifugal nach außen geströmt; die kosmischen Prozesse werden in die Blätter eingesogen und kommen als Verflüchtigungs- und Versprühungstendenz in den schweren Tropenaromen, den schwelgerischen Blütendüften zum Vorschein oder beladen Blätter, Rinden, Hölzer, Früchte mit tausendfältigen Gewürzstoffen.

Mit solchen Lebens-Wucher-Kräften setzt sich der Zitronenbaum auseinander; läßt sich von ihnen mit fruchtbarer Fülle begaben – ein Bäumchen kann bis zu 2000 Früchte im Jahr tragen – jedoch: er bändigt und beherrscht diese Fülle. Ein kleiner Baum steht vor uns, breit verwurzelt, breit verästelt, mit reichem Laubwerk immergrüner Blätter geschmückt. Mächtig ergreift ihn der Blüteprozeß mit vielen weißrötlichen Blüten, die ihn in eine Wolke süßen, flüchtigen, ja betäubenden Duftes hüllen und von der intensiven Durchdringung der (ätherischen) Bildekräfteorganisation mit der (astralen) Hüllensphäre sprechen, die das grüne Pflanzensein über sich hinaus gegen das Tierwesenhafte zu steigert, ohne allerdings diese Hüllensphäre sich eingliedern zu können – was nur der tierischen Organisation gelingt. So stark ist dies Ergreifen, daß bereits die Blätter blütenhafte Duftstoffe, allerdings dumpferer, unvollkommener Art bilden; die Blüten aber in höchster Steigerung dieses Prozesses die zentrifugalen Entfaltungstendenzen als süße Duftschwaden über sich hinaus in die Umwelt entlassen.

Diesem Verschweben tritt jedoch sogleich energisch die Fruchtbildung entgegen. Der im anschwellenden Fruchtknoten nach außen drängende Saft wird von einer derben, festen, lederigen Schalenbildung eingeschlossen; der Tropenhitze wird nicht Kochung, nicht Süßung erlaubt, es kommt nur zu geringer Zuckerbildung, es erhält sich die starke Säurebildung, die ja sonst unreifen Früchten eignet; die Säure wird nicht, wie bei der normalen Reifung, verbrannt, sondern ein gleichsam unreifes Stadium lange festgehalten. Die Zuckerbildung ist in der Zitrone zugunsten der Fruchtsäuren unterdrückt. Der Zuckerprozeß ist in die Bildung der intensivsten (einer dreibasischen) Säure im Pflanzenreich, eben der Citronensäure* – und auch in die Bildung der verwandten Ascorbinsäure («Vitamin C») – gelenkt. In der Fruchtschale ist der in Blatt und Blüte auftretende, unserem Gewächs wesenseigene Aromatisierungsprozeß noch einmal verwandelt; er ist nicht mehr dumpf und brenzelig wie im Blatt, auch nicht mehr süß und betäubend wie in der Blüte, sondern erfrischend, ermunternd, bewußter machend geworden.

So ist die Frucht ein für den Citronenbaum besonders charakteristisches Gebilde. Den zuerst geschilderten, zentrifugalen Entwicklungstendenzen setzen sich in der Fruchtbildung begrenzende, umschließende, zentripetale Bildetendenzen entgegen. Die Citronenfrucht steht zwischen zwei in der Fruchtbildung der Pflanzenwelt uns allgemein entgegentretenden Gegensätzen. Saftige Beeren zeigen ein Überwiegen des Wässerigen, trockene, holzige Kapseln eine Zurückdrängung und Austreibung des Flüssigen und der in ihm sich auslebenden ätherischen Schwellkräfte; die Citrone steht zwischen diesen polaren Gegensätzen genau in der Mitte. Sie läßt in sich das Flüssige quellen, wie bei einer Beerenfrucht, umschließt es aber mit der, von den Bildekräften des Luftigen und Wärmehaften durchdrungenen, eben lederartig halbverhärteten Schale. (Bei nahen Verwandten des Citronenbaumes, z. B. dem Bäl-Baum, wird die Fruchtschale zu hartem Holz, das orangefarbiges, süßes aromatisches Fruchtfleisch umschließt.)

Vier Zonen können wir im Querschnitt einer Citronenfrucht unterscheiden. Sie bringen die vier Bildekräftearten des pflanzlichen Gesamtbildekräfteleibes (Ätherleibes) auf die für die Zitronen charakteristische Art zum Ausdruck. Die äußere gelbe Schale zeigt in den wärmegeborenen, flüchtigen, verbrennlichen ätherischen Ölen das Wirken des Wärmeäthers, außerdem in der leuchtenden Farbe, die von Carotinen herrührt – welch letztere in der Assimilationsdynamik der Pflanze Werkzeuge der Lichtaneignung sind –, das Wirken des Lichtäthers. Carotine werden im tierischen und menschlichen Organismus zu Vitamin A, das alle Organe, die sich aus dem äußeren Keimblatt entwickeln, vor Absterbe- und Vertrocknungsprozessen bewahrt und sich im Lichtorgan Auge, im Sehpurpur, am meisten findet. Außerdem sind diese Carotine dem Citral verwandt, und gerade dieser Stoff ist der Träger des in der Citronenschale gebundenen

* Siehe hierzu die Formeln im Kapitel «Dickblattgewächse»

Duftes. In ihm wird gleichsam Licht Duft. – Auf die gelbe folgt die weiße Schalenschicht, die schwammig-luftig ist, Pektine und Bitterstoffe enthält und sich selbst als licht-luftig Gebildetes ausspricht. Die breiteste, die saftstrotzende Zone folgt sodann, von den zwei ersten Schichten fest umspannt, dem Wässerigen und den darin tätigen lebendig-chemischen Bildekräften zugeordnet, wovon der an verschiedenen Fruchtsäuren, Vitamin C, Zuckerarten, Gummi- und Schleimstoffen und Mineralsubstanzen so reiche Saft kündet. In den Mineralsubstanzen des Saftes – die aber in den Bereich des Lebens hinaufgehoben sind – findet sich Kalium, Calcium, etwas Kieselsäure sowie eine Spur Bor. Bor aber ist ganz allgemein in zuckerhaltigen Früchten und Pflanzenteilen sowie im Blütennektar enthalten und hat mit dem zentrifugalen Prozeß zu tun, der den im Blatt gebildeten Zucker nach außen, in die Blüten- und Fruchtregion führt. – Die vierte, innerste, zusammengezogenste Region der Frucht gehört dem Festen und dem Lebensäther an; in ihr finden wir die zahlreichen, sehr vitalen, leicht ankeimenden Samen, die von einer schleimig-bitteren Schicht umgeben sind. Dieser Schleim jedoch hat etwas stark Keimungshemmendes.

Wenden wir uns noch kurz dem Citronensaft zu. Er enthält etwa 7–7,5% Citronensäure, 0,5% Apfelsäure, 2,5% Zuckerarten, 0,4% Pektin- und Schleimstoffe, 0,2% Asche mit den oben angegebenen mineralischen Bestandteilen. Der Säuregehalt schwankt, je nach der Jahreszeit der Ernte, die sich über einen großen Zeitraum hinzieht, da ja der Baum fast das ganze Jahr hindurch fruchtet. Er ist bei den im November geernteten Früchten am größten; es ist dies die Jahreszeit, in der das Leben sich abschwächt und in sich zusammenzieht, die zentrifugalen Kräfte also sich abschwächen. Nehmen diese – im Frühjahr – wieder zu, im Zusammenhang mit dem ganzen Erdenleben, so nimmt der Säuregehalt des Saftes ab.

Die heilsame Ganzheit, die wir im Citronensaft vor uns haben, gliedert sich also in die mannigfaltigen, aber noch mit dem Zuckerprozeß verbundenen Säuren (die Bedeutung des Citronensäurezyklus im menschlichen Stoffwechselgeschehen ist ein Gebiet neuerer Forschung!), in die vom Schalenprozeß nach innen abklingenden Bildungen aromatischer und Bitterstoffe, in das Mineralische – Kalium und Calcium –, das aber in den Bereich des Pflanzlichen hinaufgehoben ist. Dieses Stoffesgeschehen macht auf das Prozessuale aufmerksam, das hinter ihm steht und es hervorbringt. Es stellt gegenüber den auflösenden, zentrifugalen Prozessen der Tropenwelt einen Gegenprozeß dar, aus dem man die erfrischende, belebende, die menschlichen Wesensglieder zentripetal zusammenhaltende, ermunternde, gewebestraffende Wirkung des Citronensaftes unmittelbar verstehen kann. Was in der menschlichen Organisation zentrifugal ins Formlose strebt, wird zurückgedrängt, gebändigt. Die vorzugsweise durch die obere Organisation des Menschen wirksam werdenden, abbauenden, formenden Tendenzen werden gegenüber der unteren, der vegetativen Stoffwechselorganisation, dem «tropischen», wärmsten Organbereich, das wir in uns tragen, verstärkt. So wird die Wirkung von Citronensaftpräparaten beim Heuschnupfen – von Rudolf Steiner erstmalig angegeben – rationell anschaubar. Aber auch Erkältungen, rheumatische Erkrankungen, sogar Hydrops, präskorbutische Zustände des Frühjahrs, sind Gebiet der Citrusmedikation, kurz: alle Zustände, bei denen die Flüssigkeitsorganisation form- und gesetzlos zu werden droht und man den übergeordnet sein sollenden, formenden, gewebestraffenden Tätigkeiten der oberen Organisation zu Hilfe kommen muß, wo zentripetale Bildetendenzen gegenüber den überhandnehmenden zentrifugalen Tendenzen gestärkt werden sollen.

Ruta graveolens – die Weinraute

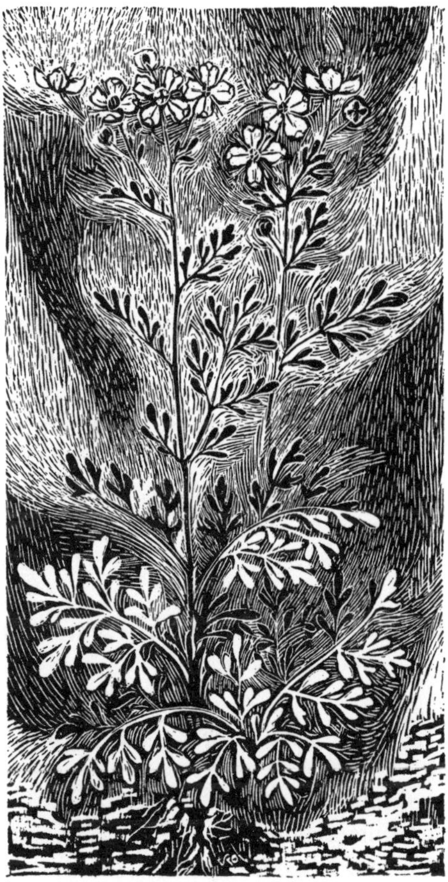

Ins Mittelmeergebiet entsendet der Rutaceentypus seine letzten Ausläufer. Dort lebt, zur unten verholzenden Staude geworden, auf heißen, steinigen Kalkböden die Weinraute. Wohl der Weinbau brachte sie über die Alpen, die Mönche pflegten sie in ihren Klostergärten, und sie faßte an geeigneten Orten in warmen Lagen auch bei uns Fuß. Das üppig aufwuchernde goldgrüne Kraut trägt Blätter, die in ihrer Form verraten, wie ein Schwellendes, Plastisch-Rundendes im Kampf liegt mit einer fiedernden, gliedernden Tendenz. Der reich beblätterte Sproß geht im Hochsommer oben in den (trugdoldigen) Blütenstand mit seinen vierblättrigen, grünlichgelben, flachen Blüten über. Ein dumpfwürziger Duft durchdringt die ganze Pflanze, dem der Mandarinenschale ähnlich, nur eben viel dumpfer, etwas beißend, wie Rauch von nassem Holz. Die Berührung des Krautes kann bei empfindlichen Personen Entzündung, Schwellungen, Brandblasen und ähnliche Verletzungen hervorrufen. Man sieht: Feuer- und Lichtkräfte greifen im Übermaß in die Region des Schwellend-Flüssigen herunter und tragen Blüten- und Fruchtimpulse in das Gebiet des Blatthaften. Das Wärmehafte zeigt sich in der Bildung ätherischer Öle, das Lichthafte in der

Erzeugung gelber Farbstoffe, vor allem des «Rutin». – Die Frucht ist ein ausgetrocknetes Kapselgebilde.

Die Wirkung dieser «Wärmepflanze» mit dem so intensiven Blüteprozeß, an dem schon die Blätter so stark Anteil nehmen, geht auf das Blutorgan, das nach der unteren Organisation hin stärker tätig wird. Mit der zunehmenden Blutfülle verstärkt sich die Stoffwechseltätigkeit; Stockungen der Menstruation werden überwunden, die Muskulatur wird gekräftigt. Die Ich-Tätigkeit wird mehr in den Stoffwechsel gedrängt. Die willentliche Betätigung z. B. der Augenmuskulatur wird erleichtert. Bei trägen Stoffwechselprozessen ist ja die Willensbetätigung gehemmt. Staut sich die Ich-Organisation und der Astralleib an der Oberfläche eines Organs, statt dieses zu durchdringen und durchzuorganisieren, so kann es – so stellt es Rudolf Steiner dar – zu Krämpfen kommen, insbesondere die epileptischen Krämpfe hätten solche Ursache. Ruta gehört zu den vielen Heilpflanzen, die früher auch in dieser Richtung verwendet wurden; doch sei dies nur angeführt, um unsere Pflanze zu charakterisieren. Zur Behandlung der Epilepsie hat Rudolf Steiner ganz andere Heilpflanzen empfohlen (Hyoscyamus, Belladonna z. B.). Auch ist in den alten Kräuterbüchern immer wieder angegeben, die Raute bekämpfe Gifte und verleihe Widerstandskraft bei ansteckenden Krankheiten. In den Pflanzengiften wirken – wie nun schon oft dargestellt – abnorme Astralkräfte. Die Raute verarbeitet aber diese astralischen Kräfte, wird nicht zur Giftpflanze; sie gibt sich in ihrer Bildung ätherischer Öle den kosmischen Wärmeprozessen ichartiger Natur hin (siehe hierzu das für die Labiaten im 1. Band Ausgeführte). Pflanzen mit intensiver Ätherisch-Öl-Bildung sind im wesentlichen *nicht* Giftpflanzen; die kosmischen Ich-Kräfte bleiben in ihnen Meister über die astralen Einwirkungen. Sind die *menschlichen* Ich-Impulse stark genug, so ist allerdings eine mächtige Hilfe gegen Einwirkungen von außen gegeben, wie sie «ansteckende» Krankheiten bedeuten. Wir haben dies bereits bei Archangelica (im 1. Band) ausgeführt, die wie die Raute zu den pestabwehrenden Pflanzen gezählt hat. – Daß eine Pflanze, die den Lichtprozeß so intensiv in sich verarbeitet, daß sie es zur reichlichen Bildung gelben Farbstoffes (des Rutin) bringt, auch auf das Lichtorgan, das Auge, wirkt, wird man weiter nicht verwunderlich finden.

Dictamnus albus – die Aesch-(Eschen-)wurz

Auch diese stattliche, bis zu Hüfthöhe aufwachsende Pflanze ist ein Ausläufer des Rutaceentypus in die nördlich gemäßigte Zone. Aus weißlichem, im Boden sich verzweigenden Wurzelstock steigt der gerade, mit eschenartigen, festen, glänzenden Blättern umstandene Sproß im Frühjahr auf, geht an der Spitze in die üppige Blütendoldenpyramide über; im Frühsommer öffnen sich in die Waagrechte die in Form und Farbe der Roßkastanie ähnlichen, jedoch spitzblättrigeren Blüten, weißrötlich, stark und schwül – nach Citronen und Zimt –

duftend. Die Schwere deformiert die fünfstrahlige Blütenform; vier Blumenblätter heben sich, das unterste neigt sich der Schwere, Staubfäden und Narbe biegen sich erst steil auf, werden weit ins Freie vorgestreckt, sinken aber im Abblühen. Die Frucht ist eine Balgkapsel, die im reifenden Austrocknen aufreißt und mit cholerischer Geste die schwarzen Samen ausschleudert.

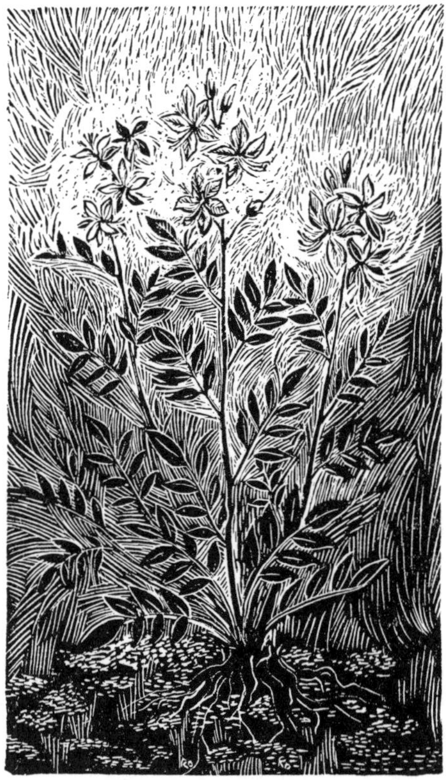

Ein innerer Feuerprozeß durchtränkt die trockene, kalksteinige, lichte Wachstumsorte – Weinberge, steinige Halden, sonnengeneigte Trockenwiesen – liebende Pflanze. Die Blätter, die Stengel, die Früchte strotzen vor Drüsen voller ätherischen Öles, an der darüberstreifenden Hand haftet ein starker citronen- und leicht kümmelartiger dumpf-derb-erfrischender Duft. Wahrlich, eine «hitzige» Pflanze, die in ihrer eigenen Wärmedunst-Aura steht, ein Flüchtiges, Verbrennliches aushaucht.

Die Heilwirkungen sind der Raute ähnlich; Befeuerung der Stoffwechselprozesse, Anregung der Menstruation, Hilfe bei Erkrankungen des weiblichen Genitalapparates. Auch diese Pflanze wurde früher als Antiepileptikum verwendet. Ebenso schrieb auch ihr das Mittelalter gift- und ansteckungswidrige Eigenschaften zu.

Barosma betulinum – Buccostrauch

Wie in den Mittelmeergegenden nach Norden, so entsendet die Familie der Rautengewächse Ausläufer in die klimatisch entsprechenden Gebiete der südlichen Halbkugel, die Südspitze Afrikas. Der birkenblättrige, mannshohe Buccostrauch ist ein echtes Rautengewächs mit seinen kleinen, glänzendgrünen, mit ätherisches Öl enthaltenden Drüsen punktierten, stark aromatischen Blättern, die gegenständig den Sproß umdrängen, und den schwer und süß duftenden achselständigen weißen Blüten. Die Frucht ist eine fünfteilige Kapsel.

Die stark gewürzhaften, teils nach Minze, teils nach Rosmarin duftenden Blätter wirken, als Tee oder in Auszügen verwendet, durchwärmend, anregend auf das Gebiet um Niere, Blase, Sexualorgane, auch chronische Entzündungen in dieser Region bekämpfend.

*

Nelkengewächse – Caryophyllaceae

Die Stengelbildung zum Hauptorgan zu machen, scheint sich der Typus der Nelkengewächse besonders vorgenommen zu haben und hiermit vor allem im Linienhaften zu leben. Aufgerichtet ist dieser Stengel bei den edlen, schön- und großblütigen Arten, der Garten-, der Felsen-, der Pech-, der Licht-, der Feder-, der Bart-, der Pfingstnelke, der Kornrade, den Leimkräutern, dem Taubenkropf, dem Seifenkraut; er geht in reiche Verzweigung über bei den Gipskräutern und verliert dann an Größe der Einzelblüte, ersetzt aber diesen Mangel durch reiche Fülle. Über den Boden zu kriechen beginnt die Stengelbildung bei den Mieren, dem Mastkraut, rasenartig sich zu verzweigen, Polster zu bilden bei Hornkräutern, Spelle, Sandkraut, Spark, Knorpelblume, Nagelkraut, Tausendkorn (Bruchkraut), Knauel, Strandling; hier werden die Blüten klein, unscheinbar, verlieren an Farbe und Duft, während die Pflanze an zäher Lebenskraft gewinnt, zum Unkraut, zur Strand-, Steppen-, Hochgebirgspflanze wird. Letztere kommen allerdings durch die kosmische Einwirkung der Höhe wieder zu sehr schöner, wenn auch zierlicher Blütenbildung. Jeder Bergwanderer kennt die Bergnelken, die Alpenleimkräuter usw.

Ganz aus dem Linienelement des Stengels scheinen auch die Blätter gebildet, die schmal, ungeteilt, grasartig, oft ohne Stiel aus den Knoten schießen. Sie können nadelig fein werden, sich schuppig ganz an den Stengel ziehen, bei Arten, die Feuchte und Schatten lieben, etwas in die Breite gehen; die Ähnlichkeit mit den Gräsern ist groß, die ja auch in lange Halme schießen, andererseits rasenbildend sich bestocken, Polster, Büschel bilden.

Rhythmisch setzt sich bei solchem Stengelgewächs Knoten und Blattpaar auf Knoten und Blattpaar, die gleichförmige Wiederholung läßt es zunächst nicht zu irgendeiner Metamorphose, zur Höherwandlung des Grundmotivs kommen. Auf dieses stark Rhythmische, auf das intensive Ausleben des Blatt-Stengeligen muß man als auf ein Wesentliches bei den Nelkengewächsen hinsehen. Aber, es bleibt dies im Krauthaften, steigert sich nicht zur Baumbildung.

Denn, nachdem sich dieses Stengelrhythmische lange genug gegen den wandelnden Eingriff eines höheren Bildeprinzips gewehrt hat, geht doch zuletzt die Pflanze in einen intensiven Blüteprozeß auf, der die Nelken zu blühenden Flammen macht, die Lebenskraft im Blütenfeuer verzehrt. Dies ist ein starker Gegensatz zu den Gräsern, deren Blüteprozeß unscheinbar bleibt, sich wohl mit dem Luftigen verbindet, nicht aber entflammt. Der Pionier einer durch Geisteswissenschaft erweiterten Pflanzenkunde, Gerbert Grohmann, hat darauf hingewiesen, daß durch einen solchen Verzicht die Gräser sich die Möglichkeit eröffnet haben, Nähr-(Brot-)Pflanzen zu werden; die Nelkengewächse aber können das nicht. Zierpflanzen finden sich viele, unter ihnen auch Heilpflanzen. Durch den zwar hinaufgeschobenen, dann aber doch stark einbrechenden Blüteprozeß durchzieht sie eine leise Giftigkeit; sie würde das Brot vergiften, das man etwa aus ihren Samen bereiten wollte. Die Kornrade muß darum, bzw. ihr Same, vom Getreide sorgfältig beim Drusch abgesondert werden, um nicht in Mehl und Brot zu geraten.

Damit ist auf einen wichtigen Prozeß hingewiesen, der durch die Eigenart des Ineinanderwirkens astralischen Wesensbereiches mit dem ätherischen Prinzip sich als Giftbildung bei den Nelkengewächsen ergibt. Der intensive Blüteprozeß offenbart ein starkes Hereinwirken des Astralbereiches; doch wird dies von einem wohlausgebildeten rhythmischen System abgefangen, die Giftbildung ist dadurch nur eine mäßige. Nicht Alkaloide treten darum auf, sondern nur Saponine. Da die Eigenart des Saponinprozesses in dieser «Heilpflanzenkunde» vielfach dargestellt wurde (es darf auf das Stichwortverzeichnis und insbesondere auf das Primulaceen-Kapitel hingewiesen werden), so habe es damit sein Bewenden; es genüge, erwähnt zu haben, daß die Caryophyllaceen eine der Saponin-Familien des Pflanzenreiches sind.

Als altbekannte Heilpflanzen der Familie sind zu erwähnen: die Kornrade, das Seifenkraut, das Bruchkraut.

Die Pflanzenfamilie ist mit etwa 1800 Arten in den «rhythmischen» Klimazonen*, vor allem der nördlich gemäßigten Zone, heimisch, dringt in die Gebirgshöhen hinauf, flieht nicht kalte Gebiete, wohl aber die Tropen. Sie liebt vor allem Licht, freie Luft, eher Trockenheit als Feuchte; solche Umgebung entspricht ihrem Gestaltungswesen am besten. Die Blüten oft langröhrig, in den Kelchblättern manchmal zum Vertrocknen neigend, einige sich flammig zerfiedernd, zeigen die hellen, aktiven Farben des Spektrums: weiß, gelb, rot; Fröhliches, sogar Leidenschaftliches. Die aufgeblasenen Kelche einiger Arten (Taubenkropf, Seifenkraut) bringen die Neigung, das Luftige zu ergreifen, zum Ausdruck – das ja auch eine Seite des Saponinprozesses ist. In manchem wird man, überschaut man die Nelkengewächse, an die Primelgewächse erinnert; doch gehören letztere dem Frühling zu, erstere mehr dem Sommer und Frühsommer; sie sind «feuriger» als jene.

Am Leitfaden des im Primulaceenkapitel über Saponine Ausgeführten wird man auch verstehen, in welcher Richtung die als Heilpflanzen verwendeten Nelkengewächse den menschlichen Organismus anregen können. Die expektorierende, die diuretische Wirkung, die Wirkung auf Atem- und Blutorgan werden begreiflich, die man von Seifenwurzel und Bruchkraut genützt hat.

Rudolf Steiner empfahl das – entsprechend verarbeitete – Harz der Pechnelke zur Zusatzbehandlung bei Phthise in einem besonderen Falle (älterer Astheniker). Man wird hier wohl auf den in der intensiven Stengelbildung verdichteten Kohlenstoffprozeß einerseits, auf den in diesem Stengeligen sich abspielenden ver-

* Man kann den Erdorganismus mit dem dreigliedrigen menschlichen Organismus vergleichen, und dann die Tropen der Stoffwechselregion, die Pole dem Kopf- und dem Sinnes-Nerven-System, die ausgleichenden mittleren gemäßigten Zonen dem rhythmischen System zuordnen

dichteten «sulfurischen» Prozeß der Harz- und Balsambildung andererseits hinschauen müssen, um dies zu verstehen. Die erwähnte «Pech»-Bildung geschieht nämlich immer am oberen Ende jedes Stengelstückes. In diesem Stengelstück kann man die ganze dreigliedrige Pflanze wiederfinden; der Knoten, aus dem es entspringt, ist ein Wurzelhaftes, mit dem ja das Stengelstück auf der unterhalb gelegenen Pflanze wurzelt; das Mittelstück spiegelt die mittlere, rhythmische Region; nach oben zieht sich der Stengel in Vorahnung der Blütenbildung wieder zusammen. Und gerade in diesem oberen Teil sondert die Pechnelke das klebrige, schwärzlich-violette Harz aus. Seine Wirkungskraft wird übermäßige sulfurische (entzündliche Stoffwechsel-) Prozesse im rhythmischen Gebiet der menschlichen Organisation, im «Kohlenstoff-Organ» Lunge, treffen können.

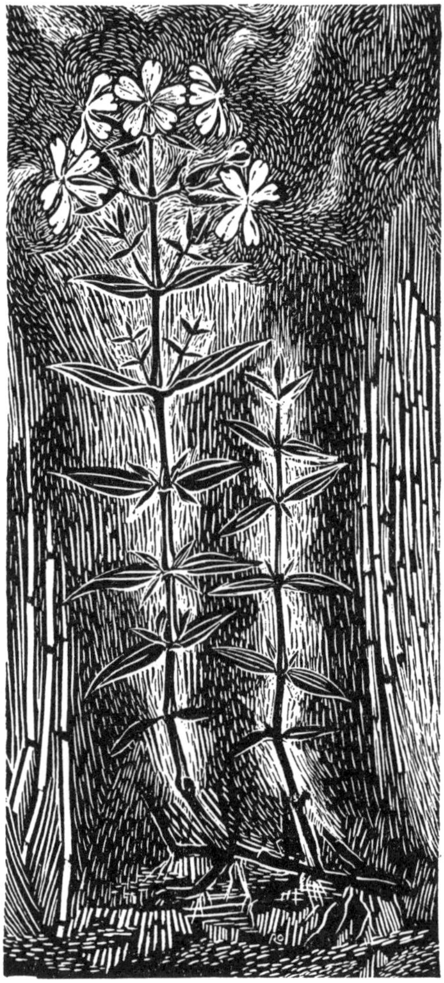

Hierzu tritt noch ein Prozessuales, das sich in einem nicht unbeträchtlichen Kieselgehalt mancher Arten, in einem stärkeren Eisengehalt bei anderen, ausdrückt. Dadurch bekommt, was sich im Saponinprozeß der Nelkengewächse ausdrückt, bei den kieselhaltigen mehr die Beziehung zu Haut und Sinnesorganen, bei den eisenhaltigen zu Blut und Atemprozeß.

Weinrebengewächse – Vitaceae

Die Weinrebengewächse sind ein Geschenk des Kosmos an die Erde, das dieser in besonderer Art gespendet, jene in besonderer Art entgegengenommen hat. Und nicht nur die Erde, auch das Geschöpf der Erde, der Mensch, hat dieses Geschenk als eine Gabe empfangen, die ihm eine besondere Phase seiner Entwicklung durchzumachen erleichterte, Hilfe wurde, aber auch Gefahr. Brot und Rebensaft, Weizen und Rebe stehen als Symbole der menschlichen Ernährung und als die sie spendenden Glieder der Pflanzenwelt vor uns, ersterer apollinischer, letztere dionysischer Natur. Aus dem Urprozeß der Pflanzenbildung – dem im grünen Blatt den kosmischen Licht- und Wärmestrom mit dem von der Erde aufströmenden Wasserstrom, dem sie umlagernden Luftmeer verbindenden Assimilationsprozeß – entstehen beide Substanzen, Stärke und Zucker. In der Fruchtregion entscheiden sich die Brotfrüchte nach der Stärke-, die Obstfrüchte nach der Zuckerseite.

Es läßt sich kaum ein größerer Gegensatz denken als der zwischen einem Getreidefeld und einem Rebgarten. Strengste Senkrechte, linienhaftes knappes Blattwerk, hinaufgetragene Ähre da, willkürliches Schweifen, spielerisches Winden und Greifen, waagrecht sich breitende Blätterhände, üppiges Schwellen, lastende, hängende Trauben dort. Das Irdische trägt sich in der Getreidepflanze empor ins Licht; ein Kosmisches verliert sich hinab ins Irdische in der Weinrebe. Die «Konstruktion» der Getreidepflanze verrät heilige Nüchternheit, die des Weinstockes spielerische Phantasie. Wies Goethe auf die zwei Bewegungstendenzen der Pflanze, den Vertikal- und den Spiraltrieb, so gehören die Getreidearten auf die Seite der Vertikaltendenz, die Weinrebe zur Spiraltendenz.

Doch werfen wir erst einen Blick auf die gesamte Familie, um eine Überschau über das Bildemotiv dieser besonderen Ausprägung des Pflanzenwesens zu gewinnen. In etwa 600 Arten legt es sich auseinander, meist Lianen der wärmeren und tropischen Gegenden, die ihre Stützen umwinden oder sich mit Ranken anheften oder mit Haftscheiben anleimen. Bei der großen tropischen Gattung Cissus kommt es zur Bildung dicker fleischiger, kakteenartiger, an die Königin der Nacht oder ähnliche Gliederkaktusse erinnernder Stengel oder angeschwollener Blätter, Stämme, Wurzeln, knolliger Stammanstauungen, oder es verkümmern die Blätter, treten verwandelt, im Trieb zurückgehalten, als dicke, grüne, geflügelte Stengel auf. Vielsagend ist diese Tendenz zur wässerigen Schwellung, die bei der Fruchtung als üppige saftige Beerenbildung zutage tritt. Der Blüteprozeß ist reich zu nennen, jedoch die einzelnen Blüten unscheinbar, klein, grünlich-weißlich-gelblich, sich eher durch herrlichen süß-trockenen Duft als durch Farbe verratend. Im Aufblühen werden die Blumenblättchen häufig mützenartig abgehoben, da sie an der Spitze verwachsen sind.

Uns interessiert hier die Gattung Vitis, die sich mit 40 Arten durch die ganze nördlich-gemäßigte Zone in ihren wärmeren Teilen ausgebreitet hat, von Nordamerika über Europa, Asien bis nach China, Korea und Japan und dort überall mit eigenen Arten auftritt. Vitis vinifera, die echte Weinrebe, ist durch Anbau über alle warm-gemäßigten Gebiete der Erde verbreitet.

Die echte Weinrebe, Vitis vinifera, obwohl eine uralte Kulturpflanze, deren Darstellung man schon auf frühen ägyptischen Kulturdenkmälern, Pflege, Ernte, Kelterung abbildend, begegnet, ist in ihrer Wildform heute noch in Auenwäldern der großen Ströme des wärmeren Europa und in Vorderasien anzutreffen:

im Mittelmeergebiet, ums Schwarze Meer, im Kaukasus, in der Krim, in Nordpersien, im Donau- und Rheintal. Diese Vitis vinifera var. sylvestris greift mit kräftigen Wurzeln tief in den Boden, klettert bis in die höchsten Baumkronen – man hat über 30 m hohe Exemplare gefunden – und kann halbmeterdicke Stämme bilden. Die Beeren bleiben klein, bohnengroß, werden gleichwohl süß – je nach der Wärme, die ihnen gegönnt ist. Von dieser gewaltigen Wachstumskraft verraten die kaum mannshoch gezogenen Reben unserer Weinberge wenig, mehr schon die an den Ulmen und Maulbeerbäumen Oberitaliens hochgezogenen Stöcke oder die ganze Hauswände deckenden Pflanzen unserer Weinorte. Jedoch ist viel dieser Triebkraft der üppigen Beerenbildung geopfert. Aus dieser Auenliane hat der Mensch die schier unzähligen Kulturvarianten herausgezüchtet, die Ausdruck von Klima und Landschaft geworden sind, mit denen sie sich verbanden. Die Lage jedes Hügels zur Sonne, die größere oder geringere Nähe spiegelnder und die Tageswärme speichernder Gewässer ändert schon Süße und Würze der Beeren, gibt dem gekelterten Beerensaft einen anderen Geschmack. Nördlich der Alpen ist es heutzutage dem Weinstock im Grunde genommen etwas zu kalt, nur die unermüdliche Mühe und Fürsorge des Menschen hält ihn in seinen gegenüber dem offenbar wärmeren Mittelalter stark abgenommenen Anbaugebieten. Wie vielen aufgelassenen alten Weinberganlagen begegnet man in den Oberläufen süddeutscher Flußtäler! Und wo Wein noch wächst, muß der Wingerter ein Heer von pflanzlichen und tierischen Schädlingen abwehren, die das nicht mehr ganz Lebensfähige immer überfallen. Gesund könne man nördlich der Alpen Weinreben nur im Gewächshaus ziehen, äußerte sich einmal Rudolf Steiner.

Aber auch die gesunde Rebe ist mit niederem Leben verbunden, das gleichsam fortwährend darauf wartet, sich entfalten, das von ihr Gebildete zerstören zu können, niederem pilzlichem Leben. Wir meinen die Hefesporen, die der Beerenhaut aufsitzen. Jede Rebenart hat ihre eigene Hefeart, die latent auf der Haut verharrt, sich aber sofort stürmisch entwickelt, wenn die Beere zerquetscht, der Fruchtsaft abgepreßt wird. Man kann diese Heferassen für sich züchten und zuckerhaltigen Lösungen Gärungen aufzwingen, die ähnlich den Gärungen der Traubenarten verlaufen, denen diese Hefen entstammen, damit also künstlich etwas den aus solchen Trauben bereiteten Weinen entfernt Ähnliches zustande bringen.

Um die Weinbeere herum wartet also schon, was sie zur Gärung bringen will. Aber nicht nur im Äußeren liegt diese Gärbereitschaft; es kommt ihr ein *innerlicher* Prozeß entgegen, in einem Grade, wie dies bei keiner anderen Pflanze der Fall ist. Rudolf Steiner hat einen Schlüssel zum Verständnis des Wesens der Weinrebe gegeben, das in der Tat ihr Geheimnis ausspricht und ihre Rolle in der Menschheitsentwicklung begreifen läßt. Er hat in einer im März 1913 in Holland gehaltenen Vortragsreihe darüber folgendes ausgeführt: «Wenn wir die Pflanze betrachten, so bringt sie es in ihrer Organisation bis zu einem gewissen Punkt, mit Ausnahme der Weinrebe, die es über diesen Punkt hinausbringt. Was die übrigen Pflanzen sich einzig und allein aufsparen für den jungen Keim, alle die Triebkraft, die sonst nur für den jungen Keim aufgespart wird und nicht in das Übrige der Pflanze sich ergießt, das ergießt sich bei der Weintraube auch in einer gewissen Weise in das Fruchtfleisch.»

Wir werden also auf das Verhältnis von Same und Frucht hingewiesen, das bei der Weinrebe anders geartet ist als bei den anderen Pflanzen. Ausdehnung und Zusammenziehung, die räumlichen Äußerungen des lebendigen Bildekräftewesens der Pflanze, sind auf jeder Stufe ihres Wachstums anschaulich; aus der Samenenge schießt der Sproß, sammelt sich im Knoten, weitet sich im Blatt, zieht sich zum Kelch zusammen, öffnet sich in der Blüte, verdichtet sich zum Samen, erschwillt in der Frucht. Im Samen sind die Wachstums- und Entfaltungskräfte wie in einen einzigen Punkt *zusammengezogen*, für die Sinne unoffenbar geworden. Sie sind in ein überräumliches, überzeitliches Bereich, in das Wesenhafte zurückgetreten und haben nur einen Abdruck ihrer selbst zurückgelassen, in den sie beim Keimen wieder eintreten werden. Dieses überräumliche Bereich ist aber das Meer der Lebensbildekräfte selbst, das als ätherische Hülle die Erde umgibt und mit dem Ätherkosmos wesenseins ist. Die Frucht hingegen ist eine letzte stofflich-räumliche *Ausbreitung* der Pflanze. Die in ihr abgelagerte Stofflichkeit ist aus dem Pflanzenleben ausgesondert, um nicht mehr in es aufgenommen zu werden. Hingegen wird die Samenstofflichkeit von dem austreibenden Keim ergriffen, zunächst abgebaut, dann aber in das Leben der Keimpflanze aufgenommen. Die Hefepilze gehen nun mit dem Stofflichen der Weinbeere so um, wie der Keimling mit der Stofflichkeit des Samens; sie bauen es ab und entfalten daran die ungeheure Sproßkraft, die den Saft der Beere in das stürmische Gären bringt. In der Beere liegt alles bereit, um diese gewaltige Triebkraft sich entladen zu lassen. Diese Entladung läßt aber ein niederes, formloses, ungestaltetes, pilzliches Leben sich entfalten, nicht das der Weinrebe selbst.

Im Zusammenhang damit entsteht aus dem durch die kosmischen Sonnenkräfte gebildeten Zucker der Alkohol. Diese giftige Substanz lähmt aber das Leben, das sie bildete, tötet es schließlich ab. Die Hefe entfaltet also einen sehr paradoxen Lebensprozeß; einen solchen, der sich selbst zu Ende bringt, sich aufhebt. Dadurch aber konserviert sich das Gärprodukt, mumifiziert sich, wird zu haltbarem Wein.

Für den Menschen ist alles Zuckerhaltige, wie es der unvergorene Traubensaft darstellt, ein wichtiges Nahrungsmittel; so wichtig, daß er aus den stärkehaltigen Nahrungsmitteln, den Brotfrüchten, sich diesen Zucker durch den Verdauungsvorgang selbst zubereitet. Aus diesem Zucker bildet er den körpereigenen Zucker, der im Blute kreist, in Muskel- und Nervengewebe eintritt, kurz: überall im menschlichen Organismus anwesend ist, anwesend sein muß. Der Organismus ist ebenso peinlich darauf bedacht, seinen Blutzuckergehalt aufrechtzuerhalten wie etwa seine Blutwärme. Das ist deshalb so, weil das höchste menschliche Wesensglied, das Ich, der Geistkern, diesen Zucker als ein Werkzeug gebraucht, um seine Impulse im Leibe entfalten zu können. «Traubenzucker ist eine Substanz, die im Bereich der Ich-Organisation wirken kann.» «Wo Zucker ist, da ist Ich-Organisation; wo Zucker entsteht, da tritt die Ich-Organisation auf, um die untermenschliche (vegetative, animalische) Körperlichkeit zum Menschlichen hin zu orientieren.» «Indem das Blut Zucker enthaltend durch den ganzen Körper zirkuliert, trägt es die Ich-Organisation durch dieselbe.» (Dr. Rudolf Steiner/Dr. Ita Wegman, Grundlegendes für eine Erweiterung der Heilkunst, Kapitel 8.)

Die Zuckerbildung in der Pflanze erfolgt durch kosmische Kräfte, welche die Ich-Region für die Pflanzenwelt bedeuten. Diese wirken, wie in der «Heilpflanzenkunde» wiederholt dargestellt, von der Sonne dem Erdmittelpunkt zu. Was durch kosmische Ich-Kräfte gebildet ist, hat natürlich zum menschlichen Ich eine besondere Verwandtschaft.

Warum gärt denn der Zucker nicht innerhalb der menschlichen Organisation, wenn er dies außerhalb derselben überall erleiden muß? Warum entsteht nicht im Menschenleibe Alkohol? Das sind doch Fragen, die man sich stellen muß. Auch diese Fragen hat Rudolf Steiner durch geisteswissenschaftliche Forschung beantwortet. Es ist die Wirksamkeit und organisierende Kraft der höheren Wesensglieder, vorzüglich des Ich, welches den Gärungsprozeß, vor allem von der oberen Organisation fernhält. In der unteren Organisation allerdings wird, aber in sehr geringem, streng geregeltem Maße, eine Spur Alkohol gebildet. Letzterer Prozeß dient dem Zusammenhalten der physischen Organisation, einer gewissen Mineralisation und Konservierung der organischen Eiweißprozesse, die ja auch vor dem bewahrt werden müssen, was außerhalb der Leibesorganisation mit Eiweiß sofort auftritt, wenn es von dieser abgetrennt wird: Fäulnis und Formzerfall.

Führt sich der Mensch von außen Alkohol zu, so stört er diese feinen Organisationsprozesse auf das empfindlichste. Alkohol nimmt seinem Ich, also dem, was er mit Recht als sein Selbst bezeichnet, die Kraft der Beherrschung der Kohlehydratprozesse, schlägt ihm das wichtigste Werkzeug aus der Hand, setzt sich als eine Art «Gegen-Ich» an dessen Stelle. Die Kräfte der Gärung usurpieren den Herrscherplatz des Ich in dem Ort, von dem aus es Bewußtsein entfaltend, Willen lenkend tätig ist. Denn Alkohol geht ja, unter Umgehung der anderen Substanzen vorgeschriebenen Verdauungswege, gleichsam unter dem Freipaß des Zuckerabkömmlings, unmittelbar ins Blut, dringt in das Gebiet der Sinnes- und Bewußtseinsorgane, der ganzen oberen Organisation, trübt sie, lähmt sie ab und schnürt dadurch den Menschen von der äußeren Welt ab, indem er das Ich aus dem oberen Menschen austreibt. Er lenkt das Ich nach der unteren Organisation ab, die physischer, derber, zusammenhaltender gemacht wird. Der geistige Wesenskern verbindet sich dadurch viel stärker mit der physischen Erdenleiblichkeit, als ihm von Natur zugedacht ist. Der Trunkene ist vor allem trunken von seiner eigenen Leiblichkeit, die er kraftvoller, großartiger erlebt als der Nüchterne. Er hat sein geistiges Wesensglied ganz in die Leiblichkeit hineingezwungen. Dadurch schnürt sich der Mensch von seinen geistigen Ursprüngen ab. Er berauscht sich an der irdisch-physischen Seite seiner Existenz. Das verstärkt die Egoismuskräfte. Der Trunkene genießt sich selbst, bezieht alles auf sich selbst, versinkt zuletzt im Rausch in seiner Leiblichkeit.

Es ist diese Abschnürung von der geistigen Welt, das Sich-Erleben an der eigenen physischen Leiblichkeit, die Entwicklung der Egoismuskräfte, einst, vor vielen Jahrtausenden, ein für die Entwicklung der Menschheit zur Selbständigkeit hin weltennotwendiger Prozeß gewesen. Er wurde durch den Genuß alkoholischer Getränke gefördert. Der Weinstock hat in diesem Sinne für die Kultur eine Mission gehabt, der Wein wurde geradezu von gewissen Mysterienstätten, in denen Dionysos als ein göttlicher Menschheitslehrer verkündet und gefeiert wurde, als Kultgetränk geboten. Er brachte die alten Hellseherkräfte zum Erlöschen und berauschte den Menschen zu dem Mut, sich in die Welt des durch die Leibessinne gegebenen physisch-materiellen Seins zu wagen, in der er als höchstes Geschöpf, als Gott der Erde – sich selbst und seinesgleichen begegnet. Noch heute findet man einen besonders intensiven Alkoholgenuß bei Volksstämmen, die noch lange gewisse atavistisch-hellseherische Gaben, «zweites Gesicht» und dgl. bewahrt hatten, die sie los sein wollten.

Heute aber hat sich der Egoismus, haben sich die Kräfte des niederen, leibgebundenen Ich genügend entwickelt, das Abgeschnittensein von der Wirklichkeit der geistigen Welt ist vollkommen geworden, der Mensch hat das Wissen um sein höheres, sich als Geistwesen in einer Geistwelt erlebendes Ich ganz verloren. Ein weiteres Fortschreiten auf diesem Weg bedeutet nicht mehr Fortschritt, wäre vom Unheil. Heute muß der Mensch, der sein wahres Wesen sucht, sich die Tore zur geistigen Welt wieder öffnen, die Sinne zu ihrer Wahrnehmung entwickeln wollen. Er muß sich als Geistwesen begreifen, und zwar schon hier, im Erdenleben, nicht erst nach dem Tode. Die Mission des Weinstocks ist zu Ende, soweit er Weinspender ist.

Und seltsam: Die Lebenskräfte der Weinrebe lassen seit etwa 80 Jahren immer mehr nach. Ein Heer von Schädlingen wirft sich infolgedessen auf sie, und der Zahl der Spritzungen im Weinberg ist schier kein Ende, der Winzer betritt immer häufiger die Rebpflanzung in einer Ausrüstung wie der Soldat im Giftgaskrieg. Trotzdem wird die Weinrebe immer anfälliger und kränker. Es ist die Zeit abzusehen, wo sie als Kulturgewächs keine Rolle mehr spielen wird.

Ein technisches Zeitalter fordert eine viel wachere Sinnesschärfe und nüchtern klares Bewußtsein, Tatsächlichkeitssinn, Objektivität entwickelnde und pflegende Seelenhaltung. Alle diese Eigenschaften vertragen sich nicht mit Alkoholgenuß. Ein Zeitalter, das die Nebel materialistischen Wahnes durchdringen, in die klare Helle geistiger Wirklichkeit eintreten, die Welt des höheren Ich ergreifen will, wird Alkohol meiden, der ja die geistige Schaukraft zerstört. Ein

Zeitalter schließlich, das sich neue, echte soziale Ziele setzt, die nur erreicht werden können, wenn der Weg aus dem Gefangen- und Befangensein des egoistischen, eigensüchtigen niederen Ich zum wahren Wesen der anderen Menschen gefunden wird, so daß echte Nächstenliebe entsteht, Selbstliebe überwunden wird – ein solches Zeitalter muß die Alkoholliebe ablegen.

Dies fordert die dreifache Beschaffenheit unserer Zeit.

*

Der Dionysos-Kult ist zu Ende. An seine Stelle ist das Wesen getreten, das von sich gesagt hat: Ich bin der Weinstock, ihr die Reben. Es ist der Führer, der uns das niedere Ich überwinden, das höhere Ich finden läßt. Dieses bedarf nicht mehr der Entfaltung der Egoismuskräfte, es erfährt die Stärkung seines Wesens in der Verbindung mit dem Christuswesen, in der das Selbst die Kraft empfängt, selbstlos zu werden, ohne sich zu verlieren. Das die Kräfte der Natur in seinen Dienst stellende, das geistsuchende, das neue soziale Formen bauenwollende Zeitalter wird aus diesem seinem dreifachen Aspekt ein christliches Zeitalter werden müssen.

*

Wasser-, Wärme-, Kohlehydratprozeß leben in besonderer Weise in der Weinrebe. Sie zeigen aber auch in besonderem Maße die Eigenart eines menschlichen Organprozesses, den der Leber. Es zeichnet sich hiermit das Gebiet ab, in dem die Heilmöglichkeiten von Vitis vinifera gesucht werden können. Rudolf Steiner hat ein neuartiges Grundheilmittel für den gestörten Leberprozeß angegeben, das aus den Blättern der Erdbeere und der Weinrebe zubereitet wird. Eine Darstellung der Erdbeere und ihrer pharmazeutischen Möglichkeiten findet der Leser im 1. Band der «Heilpflanzenkunde». Das Weinblatt ist der Entstehungsort der Kohlehydrate, die verwandelt die Beeren füllen. Es enthält selbst, für ein Blatt merkwürdig viel, an die 2%, Zucker; außerdem einen eigenartigen «Ringzucker», den Inosit (einen zuckerähnlich aufgebauten Abkömmling des Hexahydrobenzols von gleicher Bruttoformel wie Traubenzucker, $C_6H_{12}O_6$). Dieser Inosit verbindet sich leicht mit Phosphorsäure (zu Phytinsäure) und spielt eine wichtige Rolle im Leber- und Muskelstoffwechsel, ist also eine bedeutungsvolle Substanz nicht nur für das Pflanzenleben (die u. a. mit Phosphor zusammen in den Samen auftritt), sondern auch für den Menschen. Inosit regt die Lebertätigkeit energisch an, bringt u. a. den Phosphor an den Fettprozeß heran. – Die im Weinblatt sich findenden Pflanzensäuren weisen auf gewisse Lebensstauungen, die das Pflanzliche in seiner Auseinandersetzung mit den Erdenstoffen überwinden muß; eine nähere Darstellung findet der Leser unter dem Stichwort Pflanzensäuren, wo auf entsprechende Ausführungen, z. B. bei den Familien der Kaktus-, Fetthennen-, Sauerklee-, Rautengewächse hingewiesen ist. Träge Unterleibstätigkeit, Hemmungen des gesunden Stoffwechselablaufs, Neigung zu Verhärtung und Mineralisierung im Leber-Gallen-Gebiet werden darum auch durch die erwähnte Zubereitung aus Weinblättern bekämpft. – Außerdem enthalten die Weinblätter Wachse, Cholin (eine ebenfalls die Lebertätigkeit stark anregende Substanz), 5–7% Mineralsalze (worunter auffällig viel Natriumsalze sind) und eine für pflanzliche Verhältnisse erhebliche Menge von Borverbindungen. Bor aber, eine in ihren Eigenschaften zwischen Kiesel und Schwefel stehende Substanz, findet sich überall in Pflanzen mit starker Zuckerbildung; es kommt in gehäufter Menge im Blütennektar vor, hat also offensichtlich mit dem Prozeß zu tun, der den in der Pflanze gebildeten Zucker aus der Blatt- in die Blütenregion, zentrifugal von innen nach außen treibt.

Weitere Ausführungen finden sich im Kapitel über Leberheilpflanzen («Typische Erscheinungsformen von Leber-, Nieren-, Lungen- und Herzheilpflanzen»).

Geißblattgewächse – Caprifoliaceae

Die botanisch den Krappgewächsen nahestehende kleinere Pflanzenfamilie der Geißblattgewächse hat sich für ihre etwa 350 Arten im wesentlichen die gemäßigten Zonen erwählt. Sträucher, kleine Bäume bildet sie mit manchmal knochenhartem Holz, aber oft mit weichem luftig-trockenem Mark in den Zweigen und jungen Ästen. Sie erfüllt diese Gewächse mit zähem, kraftvoll auftreibendem Leben, wodurch sie raschwüchsig auch magere, steinige Böden besiedeln. Das Blattwerk ist üppig, die meist gegenständigen Blätter sind überwiegend ungeteilt, manche gelappt, einige ahornartig, nur die Holunderarten gefiedert. Nektarausscheidende Drüsen finden sich häufig an den Blättern, wohl aus umgebildeten Nebenblättern entstanden; der Zuckerprozeß träuft also schon aus der Blattregion. Blattläuse, Ameisen stellen sich daher reichlich ein, man findet auch häufig Gallen an den Blättern; aber sogar in den (dann geschlossen bleibenden) Blüten behausen sich Gallmücken, Schmetterlingslarven.

Damit wären wir beim Blütenprozeß angelangt, der sich reich, ja überreich entwickelt, mit hellen, weißen, gelblichen, rötlichen Farbtönen, süßen, selbst betäubenden Düften – an schönen Zierpflanzen (Geißblatt, Schneeball, Heckenkirsche, Weigelie) ist kein Mangel; doch zieht auch ein gewisser Gifteinschlag durch die ganze Familie. Die aus den unterständigen Fruchtknoten hervorgehenden saftigen rotgelben, roten, schwarzen, blauen Beeren oder kirschenartigen Steinfrüchte erregen Erbrechen und Durchfall. Wir gewahren also einen kräftigen astralischen Einschlag. Die Blüten bilden sich auf zweierlei Art: die stämmig aufgerichteten baumartigen Gewächse bringen an den Sproß-Enden breite doldenartige Schirme hervor, mit vielen kleinen, allseits symmetrischen, weitgeöffneten flachen Blüten (z. B. Holunder, Schneeball); die schwanken, zum Winden neigenden Gesträuche aber haben schöne große, einseitig symmetrische, sogar Unterlippen abgliedernde Blüten (Geißblatt).

Von 21 *Holunderarten* wachsen in unseren Gegenden der schwarzfrüchtige, rotfrüchtige und der Zwergholunder (Sambucus nigra, racemosa, Ebulus). *Viburnum*, der Schneeball, breitet sich mit 125 Arten über Europa, Asien, Nordamerika aus; es sind Holzgewächse mit biegsamen Ruten (daher der deutsche Name Schlinge), einige winden. Sie schmücken sich mit breiten, reichblütigen, endständigen Schirmdolden. Viburnum lantana, der wollige Schneeball, mit schwarzen Steinbeeren, bewächst steinige Kalkböden, Viburnum opulus, mit einem Kranz großer Randblüten um die weißen Blütenschirme und roten Früchten, buschig-waldige Feuchte. Bei Viburnumarten (V. Opulus und V. prunifolium) werden Beere und Rinde, die beide nach Baldrian riechen und purgierend und brechenerregend wirken, bei drohender Fehlgeburt und Dysmenorrhoe verwendet. Von etwa 10 *Linnaea-Arten* wagt sich das zierliche Moosglöckchen, Linnaea borealis, in den hohen Norden; aus weitkriechenden kleinblättrigen Stengeln heben sich je zwei nickende, vanilleduftende Glöckchen aus den Blattachseln, die außen weiß, innen kräftig rot gestreift sind. Das kleine Pflänzchen ist zwar ein winziges, aber durch und durch ein Geißblattgewächs, was es durch Lebenszähigkeit und Blütemacht zeigt. *Symphoricarpos racemosus,* die Schneebeere, aus dem pazifischen Nordamerika stammend, aber bei uns längst heimisch (wie gerne «knacken» die Kinder im Herbst die glasig-luftigen weißen Beeren!), mit seinen langen Ruten und den kurzen rosa Blütentrauben an deren Spitze ist hier noch zu nennen; seine Wurzel und die Beeren wirken ebenfalls purgierend, harntreibend; man verwendet daraus bereitete Auszüge bei Brechreiz, Schwangerschaftserbrechen. – *Lonicera*, die Heckenkirsche oder das eigentliche Geißblatt, bringt 120 Arten hervor, darunter viele kletternde, mit kopfigen Blütenständen; die aufrechten zieren sich mit Blütenpaaren auf gemeinsamem Stiel. Die langröhrigen Blüten hauchen beim Jelänger-Jelieber und anderen Arten betörende Düfte aus.

Es handelt sich, im ganzen gesehen, bei den Caprifoliaceen um zwar vitale, aber doch kräftig «astralisierte» Gewächse. Ihre Wirkung ist – bei der intensiven Blütenhaftigkeit – auf die Tätigkeit des Astralleibs im Stoffwechselgebiet gerichtet. Näheres soll die Betrachtung der wichtigsten Heilpflanze der Familie, des Holunders, zeigen.

Sambucus nigra – der schwarze Holunder

Unverwüstliches Leben zeigt sich in der Kraft, mit welcher der Holunder auf den steinigsten Böden, Schuttplätzen, in Felsspalten und Mauerritzen, auf Ruinengemäuer und wo nicht sonst überall Fuß faßt und immer wieder ausschlägt, wie oft seine Ruten auch bis auf die Wurzel abgeschnitten oder sonstwie beschädigt wurden. Er macht lange, sehr grüne und saftige Jahrestriebe, die erst langsam verholzen, jedoch im Inneren sich nur zum luftigen weißen Mark verdichten – was für die Geißblattgewächse so charakteristisch ist. Plastisch, weich, krautig bilden sich die breit gefiederten Blätter; ihre Erscheinungsform spricht von der Wasserliebe unseres Gewächses, das Waldränder, Halbschattiges sucht, um üppig zu gedeihen, die Bodenfeuchte energisch an sich saugt, um sie durch sich hindurch in die Luft hinaus zu atmen. Ein abgerissenes Blatt welkt darum schnell. Der Saft ist zuckerreich und ruft oft Legionen schwarzer Blattläuse herbei, die vom Überflusse saugen und ihrerseits die Ameisen anziehen, die übrigens an der Pflanze selbst Nektar finden, und zwar nicht in der Blütenregion, sondern ein Stockwerk tiefer; die fadenförmigen Nebenblätter sind nämlich zu «extranuptialen» (außerblütigen) Nektarien geworden.

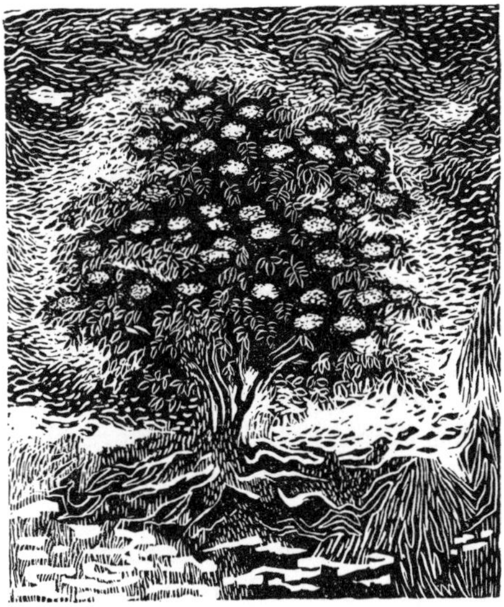

Wenn man die starke Aufsprießekraft der «Hollerstaude» so recht gewahr geworden ist, muß man sich fragen: Warum bringt sie nicht einen hohen Baum hervor, sondern doch nur ein holziges Gesträuch, ein mäßiges Bäumchen? Dies liegt offensichtlich an den Kräften, die nach raschem erstem Wachstum den Sproß in Verzweigungen aufspalten, die alsbald in die breiten Schirmdolden auslaufen, in denen das Wachstum in unzählige weiße Blütensternchen zersplittert. Wie der Kreisumfang den Radius senkrecht durchkreuzt, so begrenzt die Blütenschirmfläche, ein Abbild des Sphären-Umkreises, die radiäre Sprießekraft des Sprosses.

Aber schon die Blätter bereiten vor, was sich in solcher Blütenfülle offenbart. Sie nehmen in ihr Schattig-Feuchtes, Krautig-Saftiges, abnorm stark Wärmewirkungen auf. Zerreibt man ein Blatt, so riecht man einen brenzeligen, brandigen Geruch, wie etwa schwelendes nasses Holz, wässerig gedämpftes Feuer riecht. Auch schweißartig kann man den Geruch empfinden. Was da abnorm eingreift, erzeugt auch Gift – wie übrigens auch in manchen anderen Caprifolien – und zwar Blausäure abspaltende Glykoside. Wir stoßen also auf den Cyanprozeß – der bei der *Bittermandel* in der wärmehaften Reifung des Samens sich durch eine «innere Verbrennung» bildet. (Man lese darüber im 1. Bande nach.) Man kann diesen Prozeß künstlich durch Erhitzen von Eiweißstoffen bei Luftabschluß nachahmen. Was bei der Bittermandel im Samenprozeß geschieht, hat beim Holunder einen Ansatz, eine Vorstufe bereits im Blatt.

Hat sich unsere Pflanze derart bereits im Blatt «erhitzt», so dampft im Sommer aus dem Feucht-Durchwärmten des längst belaubten Gewächses der überstarke Blüteprozeß endlich heraus. Er wird förmlich herausgeschwitzt. Der Duft, im ersten Aufgehen der Blüten von ätherischer Frische, gewinnt rasch seine charakteristische, schweißig-schwefelige, trotzdem aromatische Note. Besonders reiches Blühen gilt mancherorts als Hinweis auf einen strengen kommenden Winter. Getrocknet – oder in Teig gehüllt und gebacken – von allem Wässerigen befreit, reift erst rein der bekannte sympathisch-heilsame Duft aus. Die Blüten bringen eine Überfülle schwefelig-gelben Blütenstaubes hervor.

Aus den Blüten gehen dann die saftigen violettschwarzen Beeren hervor. Die Flüssigkeitsorganisation hat also an ihrer Bildung Anteil, es kommt nicht zur Austrocknung im Fruchtbereich. So süß sie sind, haben doch diese Beeren etwas Wässerig-Kaltes, Unangenehmes in ihrem Geschmack, man ahnt das Brechen- und Durchfall-Erregende der Geißblattgewächse; sie müssen mit Zucker tüchtig gekocht, mit Zimt und Gewürznelken versetzt werden, um Gaumen und Magen zu behagen.

Es geht etwas Dunkles durch die ganze Pflanze, die schwärzlich welkenden Blätter, die schwarzen Früchte sprechen davon. Ist nicht der Holunder wie ein Bild heilender Naturgewalten, die Dunkel-Kaltes aus der Bodenfeuchte herausholen, es bewältigen, durchwärmen und im Blüteprozeß ausschwitzen?

Rudolf Steiner hat in einer Vortragsreihe vor Ärzten (Vortrag vom 17. April 1921, 2. Ärztekurs) den Holunder so geschildert: «Betrachten wir... wo die *Blüten*wirkung... sich ganz besonders zeigt... wo viele kleine Blüten sich zu einem Blütenstand entfalten, wie beim Holunder oder Flieder, Sambucus nigra. Und seien wir uns klar, daß da gerade diejenigen Kräfte in die Pflanze schießen, welche mit der Umgebung der Erde viel zu tun haben, welche in sich enthalten die kosmischen Einflüsse, die kosmischen Strömungen. Wir merken das daran, daß die Holunderblüte ja auch ätherische Öle enthält. Aber wir merken es namentlich daran, daß die Holunderblüten Schwefel enthalten.» Dieser von Blüteprozessen getragene Schwefel regt den in der Flüssigkeitsorganisation sich betätigenden menschlichen Ätherleib stark an; er strebt aber zur Durchatmung, zum Ergriffenwerden von den Durchluftungs-Atmungsprozessen und damit von der Tätigkeit des Astralleibes. Es wird «auf dem Umwege durch die Äthertätigkeit die Tätigkeit des astralischen Leibes angeregt» und «die Atmung in den oberen, hinteren Organen, nicht so sehr aber in den Kopforganen, als in denjenigen, die zu der eigentlichen Atmung gehören». Durch die Atmungsanregung ergibt sich eine Anregung der Blutzirkulation, als Reaktion mannigfaltige Stoffwechselwirkungen, Abführen, Schweißtreiben, Wirkung gegen Husten, aber auch gegen rheumatische Prozesse. (Siehe auch das in Band I über die Schwefelprozesse bei den Kreuzblütlern und Liliengewächsen Ausgeführte.)

Deckt sich das hier beschriebene Wirkungsgebiet im wesentlichen mit den bisher bekannten ärztlichen Erfahrungen (es wird aber die Ratio dieser Erfahrungen aufgedeckt), so ist die medizinische Verwendung des Holunder*markes* etwas Neues. Rudolf Steiner hat seine Anwendung, zusammen mit einem Blütenaufguß, empfohlen bei einem ungenügenden Zusammenstimmen der Tätigkeit von Äther- und Astralleib, das sich äußert in gestörtem Einschlaf- und Aufwacheprozeß, abnormem Schwitzen – hier könne helfen die sanft treibende Kraft der Holunderblüte, kombiniert mit dem sehr Poröswerden des Holundermarkes.

In der Holundermarkbildung greift ja das Luftige besonders tief in das Pflanzliche ein, nicht nur in das Blattartige und in die Flüssigkeitsprozesse, die Region des «chemischen Äthers», sondern bis in das Gebiet der Holzbildung, des Festen, des ««Lebensäthers». Der Leser ist nach vielen Beispielen schon gewohnt, den Wegen des «Durchluftens» in der Pflanzenorganisation im Zusammenhang mit Astralisierungsprozessen zu folgen. Es ist etwas Eigenartiges, daß der Holunder dort eine Art festen Schaumes hervorbringt, wo andere Pflanzen Holz entstehen lassen.

*

Der Sanddorn – Hippophaë rhamnoides

Pflanzenwesensbilder und therapeutische Phantasie

Wenn heute durch die analytische Arbeit des Chemikers bekannt wird, daß eine Pflanze diesen oder jenen Wirkstoff enthält, so kann man sicher sein, daß ärztliches Interesse an ihr erwacht. Eine solche Pflanze beginnt plötzlich Eindruck zu machen, und in diesem Sinne ist der Sanddorn mit seinem alle anderen bisher untersuchten Pflanzen übertreffenden Höchstgehalt an Vitamin C sicherlich eine «imponierende» Pflanze.

Jedoch: mit einer solchen ausschließlich an die Wirkstoffe sich bindenden Betrachtungsart wird die Erkenntnis der Zusammenhänge zwischen Heilpflanze und Mensch von deren lebendiger Anschauung weg und in das chemische Laboratorium gerückt. Sicher wird Wertvolles dabei gefunden. Der Arzt aber wird, über solche analytischen Ergebnisse hinaus, eine Anschauungsweise üben wollen, die ihm selbst und direkt den Einblick in jene Naturprozesse eröffnet, die Heilprozesse im Menschen anregen können. Es soll darum hier versucht werden, zu skizzieren, wie der Sanddorn sein Wesen selbst ausspricht, wie er etwas viel Umfassenderes zum Ausdruck bringt als bloß die Tatsache, der reichste C-Vitaminspender zu sein. In diesem Umfassenden muß ja auch die Ursache liegen, wieso es in dieser Pflanze zur Produktion so hoher Mengen von C-Vitamin kommt, übrigens nicht nur dieses, sondern auch des Provitamins A, des Carotins.

Tritt die Pflanzenwelt dem Arzt in echten «Wesensbildern» entgegen, so können diese unmittelbar seine therapeutische Phantasie entzünden. Sie haben eine ganz andere Kraft als abstrakte Gedanken über die Natur. In solchen Bildern, die vom Pflanzenkenner erarbeitet werden sollen, kann der am Bilde des kranken Menschen entzündete Heilwille des Therapeuten gleichsam anfassen, um aus der Natur herauszuholen, was Heilmittel werden kann. *Solche Wesensbilder werden also dem Arzt am Herzen liegen, in ihnen wird er die Form der Botanik sehen, die seinem Beruf gemäß ist.*

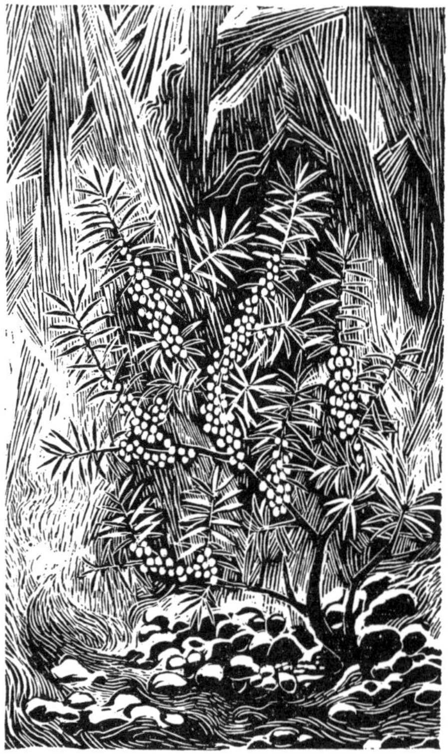

*

Wie viel spricht sich schon in der Tatsache aus, daß der Sanddorn sterilste Böden: die Sanddünen europäischer Meeresküsten bis hoch in den Norden, die Schotterfluten und Geröllhalden der Alpenflußtäler, die Kiesstreifen der Stromauen, steinigstes Ödland besiedelt, als ein erster Pionier des Lebens! Er bildet den Humus, den andere, anspruchsvollere Gewächse brauchen, und weicht sofort, wenn das dem Leben durch ihn gewonnene Land sich üppiger besiedelt, bebuscht und beschattet. Denn so unempfindlich der Sanddorn für äußerste Armut im Wurzelgebiet ist, so anspruchsvoll ist er gegenüber dem Licht, es muß ihm ungemindert, in ganzer Fülle zur Verfügung stehen. Zertrümmertes, ja bis zum Sand zerriebenes Gestein, locker, durchluftet, von ziehendem Wasser durchfeuchtet (nicht aber stauende Nässe!), behagen ihm am meisten, kurz, ein beweglicher, luftiger, frisch sich durchtränkender Boden. Die Beziehungen zum Wasser kommen auch in den Namen: Audorn, Rheindorn, Seedorn zum Ausdruck, die zum Boden in Sanddorn, Griesdorn – wohl vom Steingries, auf dem er gerne wächst.

In solchem Wurzelgrund breitet sich der Sanddorn durch ein nach allen Seiten ausgreifendes Wurzel-Leben weithin aus, entsendet Ausläufer überall in den Umkreis, treibt aus ihnen mit neuen Schossen empor und äußert so eine unbändige Lebenskraft in seinen unterirdischen Organen. Tritt er jedoch aufwärts sprossend ans Tageslicht, so geht mit dem im Gebiet des Mineralisch-Festen und Flüssigen nach allen Seiten fortfließenden Pflanzenleben sofort eine große Änderung vor sich, sobald es in den Bereich von Luft, Licht, Wärme kommt und dem kosmischen Einstrahlen entgegentritt. Da «äußern» sich die Lebenskräfte nicht mehr, sondern sie «innern» sich. Es kommt dies in der vollständigen Verdornung aller Sprosse, Äste, Zweige und Seitentriebe zum Ausdruck. Der Sanddorn sprüht spießig nach allen Seiten auseinander, ist aus nichts als langen, kurzen und kürzesten Dornen zusammengesetzt. In der Dornbildung werden die Impulse des Bildekräfteleibes, jenes überphysischen Wesensgliedes, das die physische Stofflichkeit mit Leben durchdringt, zurückgenommen, zurückgestaut, sie leben sich nicht weiter in der ursprünglichen Richtung aus und halten sich in sich selbst zurück. Sie stehen nun den endständigen Seitenknospen zur Verfügung, die kräftig austreiben und die Aufgabe des Hauptsprosses übernehmen. Es ist, wie wenn man den Hauptsproß eines Baumes, z. B. einer Fichte, entgipfelt; seine Kraft schießt dann auch in die Seitensprosse.

Auf diese Art kommt die seltsame, sparrige Verzweigung des Sanddorns zustande, jeder Hauptsproß gabelt sich unterhalb des Enddorns in vier, fünf Seitensprosse – deren jedem aber nach einer gewissen Wachstumsstrecke ein gleiches Los widerfährt. Was so jährlich zuwächst, beblättert sich mit den feinen, schmalen, unterseits silbrig glänzenden Blättern. Zweijährige Sprosse aber bilden keine Seitenzweige mehr, nur mehr Kurztriebe, und sie wachsen in die Dicke, bis sie Äste sind. Derart treibt der Sanddorn sein Leben strahlig in die Peripherie und erstarrt unterhalb ihr dornig-spießig; ein Schirmpinien ähnliches Wachstumsbild kann derart im Alter zustandekommen.

Diese schirmförmige Peripherie ist aber die Zone stärkster Belichtung, und in diese Zone treibt unser Gewächs sein ganzes Leben hinein, läßt unter sich verdorrtes Holz zurück. In dieser Zone breitet sich luftig der grünsilbrige Blätterschirm, der aber niemals so dicht wird, daß nicht Luft und Licht den ganzen Strauch, bis auf den Boden hinab, durchlichten und umspielen könnten. Weiterwachsend zieht der Sanddorn sein Leben in immer weitere Licht-Umkreise hinein. Er begehrt eine Überfülle von Licht, will förmlich darin baden, und er empfängt es an seinen Wachstumsorten von zwei Seiten: einmal direkt und einmal aus der Widerspiegelung an den Wasserflächen, deren Nachbarschaft ihm so zukommt. Schatten aber nimmt der Sanddorn sehr übel, verschwindet bald, wenn etwa Weiden die von ihm erschlossenen Standorte besiedeln. Sehr aber liebt er den Wind, und so ist sein Oberirdisches in besonderem Maße in Luft und Licht hineingebildet.

Dies kommt auch in seinem Blütenprozeß zum Ausdruck. Dieser, auf «männliche» und «weibliche» Büsche verteilt, übergibt sich ganz dem Wind als dem zwischen beiden vermittelnden Wesen. Die an den Jahrestrieben entwickelten Blütenanlagen werden durch den Winter getragen und entfalten sich im April, von windig-trockenem Wetter begünstigt. Sie sind unscheinbar, primitiv gebildet, ganz der Windbestäubung angepaßt, «am Wind für den Wind» gebildet, auch hier dem licht-luftigen Element innig verbunden. Die weibliche Blüte verliert ihre Hülle nicht, sondern diese umwächst das Fruchtnüßchen, wird fleischig und bildet so die rotgelbe Scheinfrucht, die Sanddornbeere, also eine Scheinbeere. In ihr genießen wir eigentlich die umgewandelte Blüte.

Die Frucht wird meistens von Elstern, Krähen, Dohlen verschleppt, der abgesetzte Same keimt in den warmen Spätfrühlingstagen rasch und bildet im ersten Jahr einen halbmeterlangen Trieb mit spannenlangen Seitentrieben. Doch verlangsamt sich dann das Wachstum, und das Gewächs wird bestenfalls ein kleines, allerdings sehr hartholziges Dornbäumchen. Mit etwa 5 Jahren beginnt der Sanddorn zu fruchten. Was aber nicht zu Höhe gelangt, gedeiht um so mehr in die Breite, ringsum schießen aus den Wurzelausläufern die Triebe auf, und nach einiger Zeit ist gleichsam ein kleiner Hain aus einer Wurzel da, der sich in drei Teile gliedert: alte, verdorrende weidenartige Bäumchen, kräftige, reich fruchttragende Sträucher vor ihnen bzw. um sie und frisch auftreibende Schößlinge im äußersten Kreis.

*

Im Oberirdischen offenbart also der Sanddorn starke Lichtbeziehungen. Aber diese Beziehungen werden bereits in seiner Wurzel angeregt: und zwar durch die Kieselsubstanz, die er im Boden so reichlich antrifft. Die besondere Beziehung der Kieselsäure zum Licht ist den Lesern der «Heilpflanzenkunde» schon öfters, und von manchen Seiten her, dargestellt worden. Feinst aufgeschlossene, sodann potenzierte Kieselmineralien finden sich ja mannigfaltig im Heilmittelschatz der durch Geisteswissenschaft erweiterten Medizin. Sie wirken u. a. belebend, durchformend auf die Sinnessphäre, deren repräsentativstes Organ das Lichtorgan, das Auge, ist. Feinst zerkleinerte Kieselsäure, durch eine Art «Naturpotenzierung» aus den durch das strömende Gewässer fortwährend miteinander verriebenen Gesteinstrümmern dem Wasser übergeben, steht den Sanddornwurzeln immer zur Verfügung. Solche Kieselsäure belebt sich zur Sanddorngestalt, diese macht etwas von den Beziehungen zwischen Kieselsubstanz (die gleichsam mineralisierte Lichthaftigkeit ist) und Licht auf pflanzliche Art sichtbar. Kristalline Starre und ganz ins Licht spielendes Leben ist gleichermaßen ihre Lebensdynamik; den dunklen Gegenspieler des Kieseligen im Boden, den Humus, flieht sie, der den Pflanzen stoffliche Mastigkeit verleiht. Sie will lieber ganz auf der Seite der Formkräfte stehen als auf der der Stoffkräfte.

Hat man das feine Wechselspiel zwischen Mineralisch-Gesteinigem, Wasser, Luft, Licht etwas begriffen, das den Sanddorn aufbaut und gestaltet, so wird klar, daß die Gebirgswelt am vollkommensten dieses Wechselspiel ermöglicht und daß die besten Qualitäten von Sanddornbeeren z. B. von den südlichen Schweizer Alpentälern hervorgebracht werden. (Sie haben auch die analytisch festgestellten Vitaminhöchstgehalte.)

Nun ist der Ort, auf die Stofflichkeiten einzugehen, die sich in der Frucht finden. Sie sind schon als solche interessant, noch mehr aber, weil sie auf die Bildeprozesse hindeuten, die sie hervorgebracht haben. Denn aus dem Zusammenhang zwischen *Bilde*prozeß und von ihm gebildetem *Stoff* wird eine echte rationelle Einsicht möglich, wie ein *Stoff*, als Heilstoff, in den lebendigen *Kräfte*zusammenhang der Menschenwesenheit eingreifen und Genesungsprozesse auslösen kann.

Da ist zunächst das Carotin zu nennen, dem die Beeren die kräftige orangerote Farbe verdanken. Carotin findet sich in vielen Pflanzen, verdeckt im *Blatt* neben dem Chlorophyll, sichtbar in den gelben, gelbroten *Blüten*farben vieler Pflanzen, in einigen *Wurzeln*, wie der Karotte, die diesem Stoff den Namen gab, in den Farbstoffen vieler roter und gelber *Früchte*, wie der Tomate. Der verborgene Blattanteil an Carotin tritt bei der herbstlichen Laubfärbung deutlich hervor, wenn das Blattgrün verschwindet. – Das Carotin ist ein richtiger «Lichtstoff»; es hat in der Pflanze die Aufgabe, die Lichtenergien aufzunehmen und auf das Chlorophyll zu übertragen. Bei der reifenden Frucht wird es sichtbar, wenn sie aus der grünen Unreife heraustritt. Sein reichliches Entstehen ist der Ausdruck für das starke Eingreifen des Lichtes in die Pflanzenbildung. Carotin ist das Provitamin A, es geht im menschlichen Organismus in das A-Vitamin über. Dessen Mangel zeigt sich aber in einer Entvitalisierung und Vertrocknung des Ektoderms und aller Organe, die aus diesem hervorgehend sich nach außen wenden. Es ist dies aber ein Hauptgebiet des Wirkens der Kieselsäure. Ein Ort stärkster Anhäufung von A-Vitamin ist darum der Augenhintergrund, es konstituiert den Sehpurpur mit, sein Mangel führt zur Nachtblindheit. – Der Carotingehalt der Sanddornbeere ist ein Ausdruck für den intensiven Anteil von Kieselsäureprozessen und Lichtdynamik am Leben der sie tragenden Pflanze.

Ferner enthält der Sanddornbeerensaft fettes Öl, zu 2%; der Same noch erheblich mehr, 12%. Das Fruchtfleisch – nicht bloß den Samen – mit fettem Öl zu durchsetzen, gelingt nur wenigen Pflanzenarten, z. B. der Olive, Ölpalme. In unseren Breiten ist dies eine ganz ungewöhnliche Leistung. Auch sie spricht von dem besonders starken Einsaugen kosmischer Licht-Wärmekräfte, das unsere Pflanze auszeichnet. In diesem Öl finden sich die biologisch so wertvollen, Vitamincharakter tragenden ungesättigten Fettsäuren, Linol-Linolen-Isolinolsäure. Auch dies weist auf die besondere Art an Lebensbildekräften hin, die unserer Pflanze eignen. Solche «ungesättigten» Fettsäuren finden sich besonders reichlich bei in nördlichen Gegenden wachsenden Pflanzen (Mohn, Lein, Raps), ihre Bildung hängt mit einem Überwiegen kosmischer Kräfte gegenüber den Erdenkräften zusammen. (Hingegen überwiegen in den tropischen Fetten die gesättigten, inaktiven, abgebundenen Säuren.) Die besondere Eigenart des Sanddorns kommt also auch in seinem Fettstoffwechsel zum Ausdruck.

Sodann ist die Sanddornbeere reich an Fruchtsäuren, vor allem Apfelsäure. Fruchtsäuren entstehen auf dem Wege der Veratmung des Zuckers, sie gehören zu den Verzweigungen des oxydativen Zuckerstoffwechsels. Kann der Sauerstoff seine Tätigkeit (die immer mit dem Eingreifen der Lebensbildekräfte in das Physische zu tun hat; je intensiveres Leben, desto energischere Durchatmung) ungehemmt entfalten, so wird der Zucker zu Ende verbrannt, zu Kohlensäure und Wasser. Kommt es zu Lebensstockungen, so stockt auch die Durchatmung, bleibt auf halben Stufen stehen. Besonders bei sukkulenten Stadien zeigt sich dies, bei den Blättern der Fetthennengewächse, den Körpern der Kakteen usw. Saftige Früchte sind ja auch wässerig-sukkulent. Wir schmecken in der Fruchtsäure gleichsam den Kampf gegen das Leben zum Stocken bringende Einflüsse – die ja durch die sterilen Wachstumsorte des Sanddorns gegeben sind.

Auch die l-Ascorbinsäure, der Citronensäure sehr verwandt, das sogenannte Vitamin C, ist als solche Pflanzensäure anzusehen. Wir finden sie viel in Pflanzen, die mit Lebensstockungen sich stark auseinandersetzen müssen, z. B. dem Löffelkraut. Rudolf Steiner hat als das Wesentliche dieser Pflanze des salzhaltigen Sandstrandes insbesondere nördlicherer Meeresküsten dargestellt: sie heile sich durch den ihr eigenen Schwefelprozeß von dem träge und langsam verlaufenden Eiweißstoffwechsel, der durch die Ungunst des Standortes bedingt ist (toter Sandboden, Salzgehalt, Kälte), sie befeuere ihn gleichsam durch den Schwefel *. Der Sanddorn hat sich mit ähnlicher Ungunst auseinanderzusetzen, seine Hilfe ist die intensive Durchlichtung und Durchluftung und die Kieselsäure im Untergrund, deren Dynamik er in seine Gestaltung hineinnimmt. (Es ist interessant, daß ein anderer vitaler Dornstrauch, der auch sehr lichtliebend ist und intensiv Kieselsäureprozesse – in seine Samenbildung – aufnimmt, karge Berghöhen liebt, der zweitstärkste Vitamin-C-Träger ist, den wir kennen: die Heckenrose. Allerdings erreicht der Gehalt der Hagebutte an diesem Stoff kaum die Hälfte der Sanddornfrucht. Auch die Heckenrose nimmt starke Licht- und Formkräfte in ihre Lebensprozesse auf.)

*

Jede Pflanze ernährt sich auf zweierlei Art: aus dem dunklen Erdbereich und aus der von kosmischen Kräften durchstrahlten, durchhellten Atmosphäre. Die verschiedenen Pflanzenarten unterscheiden sich darin, ob sie mehr die irdische oder mehr die kosmische Ernährung durchführen. «Stark zehrende», viel Humus fordernde Gewächse stehen anderen entgegen, die sehr wenig vom Boden verlangen, um so mehr aber vom Kosmos. Zu letzteren gehört in extremem Maße der Sanddorn, der ein Nichts vom Boden, ein Maximum aus der Welt des Lichtes beansprucht.

Auch der Mensch bedarf zu seinem Leibesaufbau sowohl der irdischen als auch der kosmischen Natur und ihrer Kräfte. Man hat bisher auf die erstere

* Rudolf Steiner: «Geisteswissenschaft und Medizin», 20 Vorträge, Dornach 1920, XV. Vortrag

Seite der Ernährung das Hauptgewicht gelegt, sie vor allem erforscht. Daß aber die Ernährung nicht nur die stoffliche, sondern eine ebenso wichtige bildekräftemäßige, ja kosmische Seite hat, wird der Forschung nun allmählich auch zugänglich. Vielfache Hinweise der durch geisteswissenschaftliche Erkenntnismethoden sich erweiternden Medizin liegen seit langem vor*. Lichtmangel ist dem menschlichen Organismus ja ebenso verhängnisvoll wie etwa Fettmangel. Nimmt, wie dies z. B. durch die winterliche Jahreszeit, aber auch durch Krankheitssituationen usw. bedingt ist, diese kosmische Ernährung ab, zeigen sich dann die heute als C-Vitaminmangel angesprochenen Folgeerscheinungen, so stehen dem Arzt zur Bekämpfung der umfassenden Ursachen Sanddorn-Präparate zur Verfügung. Aber auch, wenn die «kosmischen Qualitäten» in den Nahrungsmitteln abnehmen, sei es, daß die Jahreszeit sie nicht oder nicht mehr genügend in den Nahrungspflanzen bildet, sei es, daß diese extrem auf Ertrag und Quantität, nicht aber Qualität gezogen wurden, wird der Sanddorn und aus ihm gewonnene Präparate als ein Diätetikum ersten Ranges willkommen sein: zur Vorbeugung, zur Begleitung der therapeutischen Maßnahmen, als Mittel der Rekonvaleszenz.

Bereits im Jahre 1943 schrieb E. O. Eckstein über die Sanddornbeere im Sinne obiger Ausführungen und schloß: «All dies sind Beobachtungen und Erwägungen, die uns veranlaßt haben, die Hippophaë rhamnoides in den Bereich der vielen von uns verarbeiteten Pflanzen... aufzunehmen. Es zeigte sich, daß sie tatsächlich hält, was sie ihrem ganzen Wesensbilde nach verspricht. Der Saft bewahrt bei sorgfältiger Verarbeitung seine Kräftewirkung durch lange Zeit, weit länger als jedes ähnliche natürliche Produkt. Und diese Kräftewirkung äußert sich darin, daß ein... in seiner Spannkraft geminderter Organismus von ihr neu belebt wird. Ermüdungserscheinungen, Schwächezustände, alles, was man heute unter dem Namen Mangelkrankheiten (bei denen oft gar kein äußerer Mangel vorliegt) zusammenfaßt, vermag sie zu bessern und oft zu beheben.»

Von den Vitaminen

Das lebendige Pflanzenwesen will stufenweise von uns erfaßt werden. Eine erste Stufe ergreifen wir durch die Sinne, erleben Duft, Farbe, Geschmack, Weichheit, Festigkeit. Auf zweiter Stufe verarbeiten wir die Sinneseindrücke durch das Denken und gewahren dadurch Gestalt, Stofflichkeit. Hierbei können wir nicht stehenbleiben, steigen eine weitere Stufe hinan, indem wir Gestaltwandel und Stoffverwandlung gewahr werden, die sich in Wachstum und

* Friedr. Husemann: «Das Bild des Menschen als Grundlage der Heilkunst», Bd. 1, Stuttgart 1951

Zerfall, Beleben und Absterben offenbaren. Hierbei scheint ein Höchstes, ein Wesenhaftes durch die Erscheinungsformen hindurch; es zu gewahren erfordert die Erreichung einer höchsten Stufe, welche die Kraft der Wesensanschauung verlangt. Die dazugehörigen und benötigten «höheren Sinne» entwickeln sich im Aufsteigen von Stufe zu Stufe. Übend bilden sich innere, geistige Anschauungsorgane, wenn man in fortwährender Bemühung, in innerem Miterleben die Phänomene des werdenden und vergehenden Lebens, der sich offenbarenden und sich verbergenden Wesenhaftigkeit mit starker Seelenkraft verfolgt.*

Innere und äußere Wahrnehmung müssen zusammengenommen werden, physische und geistige Anschauung zusammenwirken, wenn man das Pflanzenleben und seine Prozesse verstehen will. Dies gilt besonders dann, wenn man die Stoffnatur, die Stoffesseite des Pflanzenhaften verfolgt. Man muß da außerordentlich auf der Hut sein. Denn die heutigen, im Umgang mit der toten Stoffeswelt gewonnenen Methoden der Chemiker müssen ja erst den Pflanzenleib zerstören, zerteilen, abtöten, damit er in die Tausende Stoffesarten zerfalle, die sich chemisch bestimmen lassen. Allenfalls läßt sich an der lebendigen Pflanze das fassen und chemisch ergründen, was sie aus ihrem Lebensstrom ausscheidet. Was aber aus dem Lebensozean an den Todesstrand geworfen oder an ihn herausgezogen wird, ist nicht mehr Leben, ist ebenso Leichnam wie die Fische, welche die Ebbe am Strande zurückgelassen hat. Dies darf man nie vergessen; sonst wird man sich ein sehr trugvolles Bild von der Pflanzenwelt machen. Die Pflanze «besteht» keinesfalls aus den Stoffen, die aus ihrem Lebensstrom herausgezogen sind. Dieser Strom nimmt zwar Stoffe auf, wirft Stoffe aus; was aber zwischen Aufnehmen und Auswerfen in den Lebensfluß gerät, hat die Stoffeseigenschaften abgestreift, die es aus seinen Erdenzusammenhängen hat, ist von höheren Kräftebereichen aufgenommen und ganz und gar verwandelt. Dies ist in der Einleitung des 1. Bandes dieser Heilpflanzenkunde dargestellt worden.

So gewarnt, mag man von Eiweißstoffen, Kohlehydraten, Fetten, ätherischen Ölen, Glykosiden, Alkaloiden usw. als von Pflanzenstoffen reden, Stoffen, die uns die Pflanzenwelt in reichem Maße, grob wägbar und handgreiflich, als Nahrungs-, Genuß- und Heilmittel zur Verfügung stellt, deren Qualität aber um so besser ist, je weniger Zeit verflossen ist, seit sie aus dem Lebensstrom «herausgefischt» sind. Alle diese Stoffe denaturieren nämlich, verderben; die einen schneller, die anderen langsamer – je nachdem, ob sie im Zentralgeschehen oder mehr «am Rande» des Lebensstromes die Stätte ihrer Bildung hatten. Im Denaturieren nähern sich diese Stoffe dann dem Zustande, den der heutige Chemiker erfassen, formelhaft begreifen und synthetisch darstellen kann.

Versucht man aber, von der Schein-Erkenntnis verführt, die Nahrung «bestehe» aus Polypeptiden, Fettsäuretriglyceriden, Kohlehydraten, mit der künst-

* Siehe Rudolf Steiner: «Wie erlangt man Erkenntnisse der höheren Welten»

lichen Mischung solcher Stoffe Tier oder Mensch zu ernähren, so erleidet man Schiffbruch; schwere Gesundheitsstörungen ergeben sich. Man hat durch solche freiwilligen oder unfreiwilligen Experimente erleben müssen, daß der Mensch sich eben bisher nie von Eiweiß, Fetten, Kohlehydraten ernährt hat, sondern von Früchten, Gemüse, Milch, Käse, Honig, Brot, Fisch, Fleisch. Das wies eindringlich darauf hin, daß den Lebensstofflichkeiten eine verborgene Wirksamkeit innewohne, die sich grobstofflich nicht fassen lasse. Da man aber die gewohnte Forschungsrichtung nicht ändern wollte, entdeckte man bloß eine neue Klasse von Stofflichkeiten, nicht mehr Grob-, aber Feinstoffliches: Vitamine, Wuchsstoffe, Biokatalysatoren – alles Stofflichkeiten, die um viele Zehnerpotenzen verdünnter, verteilter als Eiweiß, Fette, Kohlehydrate sich aus dem Pflanzenleibe gewinnen ließen und mit denen man durch minimale Gaben in erstaunlicher Art in Lebens- und Wachstumsprozesse steuernd eingreifen konnte. War also das Lebensgeheimnis doch nur stofflicher Natur und war man nun in die Schicht hinabgelangt, in der das Hebel- und Steuerwerk sitzt, durch das man Leben «anlaufen» läßt und lenkt? Von Vitaminen usw. sprach man zunächst, von Vitamin A, B, C, D, E, F, H, K usw. – Heute, da der Chemiker ihre Formeln weitgehend aufgestellt hat, spricht man von Ascorbinsäure, Aneurin usw. Seltsam ist nur, daß diese Stoffe in so ungeheuren Verdünnungen in den Organismen gebraucht werden, und daß sie dies gemein haben mit den dem Organismus ebenso notwendigen *Spurenelementen* Bor, Mangan, Molybdän, Zink, Vanadium – um nur einige zu nennen. Große Wirkung verbindet sich bei all diesen Stofflichkeiten mit verschwindender Menge, man möchte sie in dieser Hinsicht mit den Potenzen der Homöopathen vergleichen. Ist das Kilogramm die Gewichtseinheit, mit der man Eiweiß, Fett, Kohlehydrate abmißt, so tritt in diesem feinstofflichen Bereich an seine Stelle das Gamma, der millionste Teil eines Gramms.

Wir haben also in der Organismenwelt Stofflichkeiten, die aus dem Kräfteweben des Organismus sich als Derb-Greifbares, Materielles bilden, und andere, die, ebenfalls mit wichtigen Lebensfunktionen verknüpft, aus diesem Kräfteweben sich nur in zarter Weise stofflich verdichten, gerade eben Fuß fassen in der Welt des materiellen Seins. Grobstoffliches, Feinstoffliches tritt uns entgegen. Das Grobstoffliche bringt die Pflanze als physische Körperlichkeit für unsere Sinne zur Erscheinung, das Feinstoffliche ist mit Steuerfunktionen der Lebensprozesse, mit der Bildekräftewesenheit, dem ätherischen Leib verknüpft. Durch das Werkzeug des Feinstofflichen dirigiert der Ätherleib gewisse Prozesse des Grobstofflichen.

Es ist nötig, doch kurz die «Grobstofflichkeit» der Pflanze zu betrachten. Im Grund ist das lebendige Eiweiß die Ur- und Grundsubstanz, das Lebenswasser und der plastische Urstoff, in dessen Schoß alle anderen Stofflichkeiten, sowohl grob- als feinstofflicher Art, entstehen. Aus ihm formt sich das Blattorgan in seinen Chloroplasten, den Farbstoffen, die, von der Lichtdynamik «am Licht für das Licht gebildet», im zweidimensionalen Flächenbereich tätig werden: Chlorophyll, aus dessen Aktivität Stärke und Zucker, die Kohlehydrate, ihren Ursprung nehmen und Carotine, aus denen im menschlichen Organismus das Vitamin A sich ergibt, die in der Pflanze mit dem Aufnehmen der Licht-Energien zu tun haben. – Die Kohlehydrate, die sich hier im Blattbereich bilden, werden aber nicht grobstofflich greifbar, sie werden sogleich wieder mannigfaltig im Lebensstrom umgebildet. Erst was aus diesem Lebensstrom ausgeschieden wird oder wo er stockt, sich staut, erscheint dann derb-stofflich: wo die Pflanze verhärtet, der Holzstoff; wo das Wachstum in der Blütenbildung sich abschließt, der Nektar; im Zuendekommen und Sichverschließen der Wachstumskräfte in den Früchten, Zucker (in den Obst- und Beerenfrüchten) und Stärke (in den Brotfrüchten) sowie Fette und Öle (in den Keimlingen und Samen). Im volltätigen Lebensprozeß, im grünenden Sprossen, sind diese Stoffe viel eher fein- als grobstofflich da. Der Zucker-Stärke-Fettgehalt der grünen Blätter ist gering. Erst wo die ätherischen Prozesse erlahmen, fällt die Pflanzennatur gleichsam ins Physische herunter und «zerbirst» zu Stoff.

Wo nun die Pflanzennatur Stärke, Zucker anhäuft, wird ein bestimmtes Vitamin, B_1, greifbar. Es hilft dem Organismus, diese Kohlehydratanhäufung wieder richtig abzubauen, und wenn der Lebensprozeß sich wieder bei Keimen und Sprießen entfachen will, sie wieder zu ergreifen. In den den mehligen Kern des Getreidekorns umgebenden eiweißhaltigen Hüllenschichten ist das Vitamin B_1 angehäuft, dessen Entfernung durch einen ungeeigneten Ausmahlprozeß zu schweren Ernährungsstörungen (Beriberi usw.) führt. Im menschlichen Organismus koppelt sich dieser Vitamin-B_1-Prozeß mit dem Phosphorprozeß zur Phosphorylase und hilft den Abbau der Kohlehydrate in Gehirn und Muskel richtig vollziehen. Gelingt diese Verbrennung nicht, so kommt es zu Anhäufung saurer Halbprodukte dieser Verbrennung, zu Überladung des Gehirn- und Nervengebietes mit Bernsteinsäure, des Muskelgebietes, besonders des Herzens, mit Milchsäure, in Zusammenhang damit zu Gehirnkrämpfen und Muskellähmungen – die höheren Wesensglieder werden von den säureüberladenen Organen zurückgestoßen. – Lebewesen, die in besonders hohem Maße von Kohlehydraten leben müssen, z. B. die Gärung erregenden Hefepilze, produzieren in besonders hohem Grade Vitamin B_1.

Hier ist nun der Platz, um einiges Grundsätzliche über das Verhältnis der groben und der Fein-Stofflichkeiten zum Lebensprozeß der Pflanze auszuführen. Beide Gruppen von Stoffen sind ja nichts Primäres, sie entstehen beide aus dem Lebensprozeß, aus dem Wesen der Bildekräftewelt, die sich mit der Erdenmaterie auseinandersetzt. Die überphysische Bildekräftetätigkeit ist ja durchaus das Primäre, aus ihrer nichtstofflichen (übersinnlichen) Sphäre entsteht alles, was an der Pflanze dann im sinnlich-stofflichen Gewande erscheint. Erst ist also die übersinnliche Lebenstätigkeit, die Kraft-Form; aus ihr entquillt das Stoffanordnende, Stoffbildende. Alles dies wäre aber nicht möglich, wenn das

Material, die irdische Stoffeswelt, nicht in sich durch ihre Eigenschaften die Angriffsmöglichkeiten für solches Bestreben böte.

Die unbelebte Welt der Erdenstoffe gehört zwar dem irdischen Kräftewesen, der Welt der Schwere-, Kohäsions- usw. -Kräfte an, Kräften, die an die Stofflichkeit als Mittelpunkt gebunden, von ihr als Zentralkräfte ausstrahlen, Kraftfelder um die stofflichen Mittelpunkte gestalten, die sich in die Umgebung rasch abschwächen, zuletzt verlieren. Aber die Erdenstoffe gehören nicht nur diesem «Zentralkräftebereich» an; sie können die Beziehungen zu ihm gradweise abstreifen und sich dem ganz entgegengesetzten Kräftebereich der aus der Weltenperipherie einströmenden «*Universalkräfte*» öffnen. Das dreidimensionale Grobstoffliche gehört überwiegend dem ersteren Kräftebereich an. Wird eine Dimension dieser grobstofflichen Daseinsform geopfert, geht die Erdenmaterie in ein oberflächenhaftes, zweidimensionales, kolloidales Dasein über, und wird sie damit feinstofflich, so streift sie zugleich einen Teil der Beziehungen zu den «Zentralkräften» irdischer Natur ab und ergibt sich Beziehungen zu den Universalkräften kosmischer Natur, öffnet ihnen die Türe. Die «organischen» Kräfte der Lebenswelt, die «Ganzheitskräfte» der Bildekräfteleiber der Lebewesen sind Zusammenwebungen aus dem Ozean dieser Universalkräfte, die aus dem kosmischen Umkreis heranwirken.

Die Pflanze, die ihre Wurzeln in den derbstofflichen Erdenkörper streckt, ihre Blätter aber der kosmischen Umwelt öffnet, hat an beiden Kräftewelten Anteil. Sie neigt sich in ihrer derb-angreiflichen Stofflichkeit den Erdenkräften zu und ist dadurch ein körperliches Erdenwesen. Sie hat aber in ihrem «Feinstofflichen» Materie in den Zustand des Geöffnetseins für die eigentlichen Lebenskräfte gebracht und sich damit Werkzeuge geschaffen, mit denen sie dirigierend in das grobstoffliche Substanzgeschehen eingreifen kann.

Holt man «Vitamine» aus dem feinstofflichen Zustand heraus und konzentriert sie in den normalen dreidimensional grobstofflichen Zustand, so verlieren sie alles Geheimnisvolle, und aus etwa dem Vitamin C ist ein weißer, salzartig aussehender Stoff, ist eben Ascorbinsäure geworden, gleichwertig allen anderen Säuren, die der Chemiker in seinem Laboratorium hat. Ein Vitamin ist eben nicht ein Vitamin durch sich selbst, durch seine Stofflichkeit, sondern nur im Zusammenhang mit den Lebenstätigkeiten eines Organismus, wie etwa auch ein Uhrpendel für sich nur ein Stab mit einer schweren Scheibe am Ende ist, ein Pendel aber erst innerhalb des Ganzen einer Uhr. Die ganzen «feinstofflichen Substanzen», deren eine so große Fülle seit Anfang dieses Jahrhunderts entdeckt worden ist, *stellen Stofflichkeit an der Grenze zwischen Stoff und Bildekraft dar*, zwischen physischer und ätherischer Welt, die darum geeignet sind, die Impulse des Ätherleibes eines lebenden Organismus auf die Physis zu übertragen.

Die Grundfunktionen des Ätherleibes – nämlich Wachstum, Heilung, Vermehrung usw. zu bewirken – sie spiegeln sich darum in den entsprechenden

Feinstofflichkeiten, den Wachstums-, Wund-, Fortpflanzungs- usw. -Hormonen, Biosstoffen usw. getreulich wider. An derselben Stelle wie alle diese «Biotika» stehen die oft ähnlich gebauten «Antibiotika», die jene ausschalten, paralysieren können.

Im Versuch, die Wirkungsweise der «Biotika» zu begreifen, hat man ihnen die Eigenschaft zugeschrieben, als sogenannte Redoxsysteme in das Spiel von Oxydationen und Reduktionen (Hydrierungen) einzugreifen. Sicher ist die Wechselwirkung des Sauerstoffprozesses mit den Lebenstätigkeiten der Organismen etwas außerordentlich Wichtiges. Rudolf Steiner hat die urphänomenale Rolle des Sauerstoffes gegenüber den Lebensfunktionen derart beschrieben: Er zöge die ätherische Organisation eines Lebewesens herab ins Physische. Sauerstoff ist also «Inkarnationsstoff» für das Ätherische überhaupt. Im menschlichen Organismus hilft er die verdaute und ins Blut aufgenommene Nahrung beleben. Dies geschieht jedoch nicht automatisch, sondern durch die Tätigkeit des Herz-Lungen-Systems. (Rudolf Steiner, Medizin. Woche Stuttgart, Vortrag vom 27. Oktober 1922. Erschienen unter dem Titel: «Anthroposophische Grundlagen für die Arzneikunst».)

Insofern mag mit der Bezeichnung mancher «Biotika» als Redoxsysteme etwas Richtiges berührt sein. Doch ist ein solcher Begriff noch zu einseitig-chemisch gefaßt.

Rudolf Steiner hat an anderem Ort (2. Med. Kurs) darauf hingewiesen, daß die Chemie des Lebendigen anders, ja gegensätzlich beschaffen sei wie die Chemie des Unbelebten; man müsse geradezu von einer «Antichemie» sprechen. Dies deutet darauf hin, daß die «Lebenschemie» von einer ganz anderen Sphäre her bewirkt ist wie die gewöhnliche Chemie. Das Spiel von Universalkräften und Zentralkräften drückt sich im Gebiet der Stoffumwandlungen des Organismus als Kampf zwischen Antichemie und Chemie aus.

In der Tat muß der Chemiker völlig umdenken lernen, wenn er das Gebiet der physiologischen Prozesse betritt. Alles verläuft hier anders, als er es im Laboratorium gewohnt ist. Und dieses Anderssein gilt es scharf ins Auge zu fassen. Wenn ein Vorgang A in einen Vorgang B übergeführt wird, so setzt sich sogleich etwas Entgegengesetztes in Bewegung, eine Gegenwelle, die den Vorgang B in den Vorgang A wieder zurückführen möchte. Und im Spiel zwischen Prozeß und Gegenprozeß, in einem in die Balance gebrachten Geschehen trifft der Organismus seine Entscheidungen. Die Wege einer Stoffumwandlung werden nach Art einer Echternacher Springprozession beschritten; z. B. geht die Zuckerverbrennung, vielmehr der Zuckerzerfall im Muskel zu Milchsäure (unter Mitwirkung des Vitamin B_1 und des Phosphors), zwar vor sich, aber gleichzeitig bildet sich aus Milchsäure wieder Zucker zurück; es kommen nur auf 3 Schritte in der Abbaurichtung 2 in der Gegenrichtung. Vom Standpunkt der Chemie unbegreiflich, sinnlos, unpraktisch. Es kommt dem Organismus aber nicht auf die Stoffe an, sondern daß an ihrer Verwandlung Wesensglieder Kräfte ausüben können. Dazu muß ein *ausbalanciertes* Physisches zur Verfügung stehen, das immer sich durch das Zusammentreffen von Prozeß und Gegenprozeß ergibt.

*

Von der Ganzheit der Nahrungspflanzen

Ursprünglich ernährt der Mensch sich aus einem Einheitlichen, das fähig ist, den Organismus in allen seinen Differenziertheiten aus sich hervorgehen zu lassen: vor der Geburt aus dem mütterlichen Blut, nach der Geburt aus der ebenfalls aus dem mütterlichen Blut hervorgehenden Milch. Diese sowie alle anderen Nahrungsstoffe müssen wieder zu einem Einheitlichen werden, dem eigenen Blute, ehe der differenzierte Organismus sich daraus aufbauen kann.

Die spätere menschliche Nahrung nach der Säuglingszeit ist eine kunstvoll komponierte Ganzheit, ist Speise, Mahl. In ihrer Zubereitung werden Pflanzen und Pflanzenteile von einem ordnenden Prinzip zusammengefügt. Dieses Prinzip ist die «Idee der menschlichen Organisation» als solche, bewußt oder (meist) instinktiv erfaßt. Nahrungswurzeln, Blätter, Blüten und Früchte, die ganze dreigliedrige Pflanze gehört dazu, weil ein dreigliedriger Organismus, eben der menschliche, ernährt werden muß. Die dem Leser aus dem ersten Band dieser Heilpflanzenkunde wohlbekannten Urbeziehungen zwischen Pflanze und Mensch spielen hier wieder ihre wichtige Rolle; der Kopf wird stärker ernährt durch Wurzelspeise (Kartoffeln, Rüben, Karotten usw.), der Stoffwechselorganismus durch Blüten und Früchte, das rhythmische System durch Blätter.

In der Diät wird diese Speise-Ganzheit einseitig abgeändert – entsprechend der durch die Erkrankung gegebenen Abänderung des Urbildlich-Gesunden. Diät ist schon etwas dem Heilmittel sich Annäherndes.

Eine Urform der menschlichen Speise ist das Brot. In ihm ist das Geheimnis der menschlichen Gesamtorganisation vielseitig aufgenommen und wirksam. Das richtige Brot muß aus dem ganzen Korn zubereitet sein, also Vollkornbrot sein. Es ernährt den ganzen dreigliedrigen Menschen, da im Vollkorn die ganze dreigliedrige Pflanze verborgen ruht, aus ihm jederzeit hervorgehen kann. Die einzelnen Vorgänge der Brotbereitung wiederholen auf höherer Stufe den Lebensprozeß des Getreides in seiner Auseinandersetzung mit den Elementen, den Lebensbildekräften des Ätherischen der Erde, der «Natura naturans»*. Wie das Korn im Erdboden keimend das Flüssige aufnimmt, dabei zerfällt, sein Leben an den Sproß opfernd aufgibt, dieser dann im Blattprozeß dem Luftigen sich öffnet, zuletzt im Reifevorgang der kosmischen Wärme sich hingibt, so

* Mit diesem Ausdruck bezeichnete man im Mittelalter das Schöpferische, Werdende der Natur, also ein Übersinnliches, Geistiges. «Natura naturata» nannte man die den Sinnen zugängliche Seite der Natur, ihr Gewordenes

wird bei der Brotbereitung das Korn erst zerstört, aber seine Bildekräfte werden im entstehenden Mehl oder Schrot aufgefangen; dann wird mit Hilfe des Flüssigen der Teig plastiziert, hierauf im «Gehen» des Teiges dieser durchluftet, zuletzt im Backofen wärmegereift. Dem viergliedrigen Lebensprozeß der Erdenpflanze schließt sich der viergliedrige Brotbereitungsprozeß an, um dem viergliedrigen Menschenwesen mit seiner festen, flüssigen, Luft- und Wärmeorganisation, den Gehäusen des Physischen, Ätherischen, Astralischen, Ichhaften als wesensgemäße Speise zu dienen. Ist in ein solches Brot die Lebensganzheit des Korns eingegangen, so enthält es nicht nur Eiweiß, Kohlehydrate, Fette, sondern auch alle die nötigen Vitamine, Spurenelemente, Biokatalysatoren, Entdecktes und noch nicht Entdecktes. Es ist eben eine Ganzheit.

Nur wenn der Mensch in bezug auf seine Ernährung in eine Einseitigkeit getrieben wird, kann Mangel auftreten. Beraubt man eine Frucht der Hüllen-Schichten, so fehlen eben alle Prozesse, durch die ein Inneres mit dem es aufbauenden und in künftigem Wachstum wieder zur Entfaltung antreibenden Äußeren in Wechselwirkung tritt; es fehlen die «Hüllen- und Schalenvitamine», das heute A- und B-Komplex Genannte. Trennt man das «Innerste» der Frucht, den Keimling, mit seinen fetten Ölen ab, so nimmt man der Frucht den inneren Mittelpunkt, in den das Leben sich zusammengezogen hat, um sich später wieder in die äußere Erscheinungswelt entfalten zu können. Dann ist Mangel an «Kern- und Keimvitaminen», D- und E-Vitamin usw. Zwischen beiden Polen walten die in die Flüssigkeit gebannten «Saftvitamine», z. B. Vitamin C. Die «Hüllen- und Schalen-Vitamine» entfalten dementsprechend ihre gute Wirkung mehr auf das Haut-Sinnes- und Nervengebiet, die «Kern- und Keimvitamine» mehr auf das Stoffwechselgebiet, die Fortpflanzungsprozesse usw. Eine zur richtigen Speise-*Ganzheit* aufgebaute Nahrung, aus gesunden Pflanzen gewonnen, bedarf aber gar nicht der künstlichen Vitaminergänzung, enthält alle notwendigen «Biotika» in sich und durch sich selbst. Erst die einseitige oder geschädigte oder die aus ungesund gewachsenen Pflanzen bereitete Speise bedarf der Ergänzung durch besondere Zusätze, aus Pflanzen gewonnen, die Hüllen- und Schalenprozesse oder Kern- und Keimprozesse oder Saftprozesse in abnorm intensiver Art durchführen, gewisse Wildfrüchte usw. – Leider ist diese Notwendigkeit heutzutage häufig gegeben. Nicht lebensgemäße Anbaumethoden unserer Kulturpflanzen, das dadurch gegebene Überhandnehmen von «Schädlingen», deren Bekämpfung durch starke chemische Gifte, die mit dem harmlosen Namen «Pflanzenschutzmittel» getarnt, ja nicht nur das Leben der tierischen und pflanzlichen Parasiten töten, sondern dem Leben überhaupt feindlich sind – alle diese Praktiken einer «lebensblinden» Zeit haben unsere Hauptnahrungsmittel geschädigt und ergänzungsbedürftig gemacht. Man muß der Natur tief dankbar sein, daß sie nicht nur im Allseitigen, sondern auch im Einseitigen schöpferisch tätig ist und hervorgebracht hat, was aus dem Einseitigen heilen kann, wenn mangelnde menschliche Einsicht das Allseitige zerstört hat. Man muß ihr dankbar sein, daß sie in gewissen Lebewesen einseitig besonders viel Vitamine erzeugt, etwa im Sanddorn, der Citrone, Hagebutte, Karotte, in Nüssen und Samen usw., womit sich der Mangel ausgleichen läßt.

Zusammenfassung

Die in unseren Hauptnahrungsmitteln zu Anfang dieses Jahrhunderts entdeckten «Vitamine» weisen auf ein wichtiges Lebensgeschehen, durch das Substanzen in einen «feinstofflichen» Zustand gebracht werden, in dem sie dem Einfluß der toten Erdenkräfte entzogen und dem belebenden Einfluß der Umkreiskräfte des Ätherkosmos geöffnet werden. Die Ätherleiber der Organismen können solche Substanzen, die an der Grenze zwischen drei- und zweidimensionalem Sein, zwischen physischer und ätherischer Welt stehen, als Mittler und Werkzeuge benutzen, um in die dreidimensionale Stoffeswelt einzugreifen. Es muß darum im Grunde so viele Vitamine geben, wie es Arten gibt, wie die ätherischen Prozesse ins Physische stoffdirigierend eingreifen. Vitamine sind Spuren, die das Ätherische im Physischen macht. Nimmt man einer durch das Abdämpfen ätherischer Prozesse aus dem Lebensstrom sich absetzenden physischen Substanz, wie sie die Lebensmittel darstellen, die eingewobenen «Feinstofflichkeiten», z. B. die Vitamine, so kann ein sich von solchen Lebensmitteln nährender Organismus mit diesen nicht mehr voll zurechtkommen. Es kommt zu «Stoffwechsel-Verirrungen» im Umgang mit solchen Substanzen im Organismus.

*

Der Autor hat noch die angenehme Pflicht, Herrn Dr. Klaus Jensen herzlich zu danken, der durch eine Arbeit, in den «Beiträgen für eine Erweiterung der Heilkunst nach geisteswissenschaftlichen Erkenntnissen» veröffentlicht, entscheidende Anregungen zu Vorliegendem gegeben hat.

*

Von den außerleiblichen «Organen» des Pflanzenwesens

Im ersten Band dieser «Heilpflanzenkunde» wurde auf Urbeziehungen zwischen Pflanze und Mensch hingewiesen, aus denen man verstehen kann, wieso überhaupt Heilpflanzen imstande sind, menschliche Krankheiten zu heilen. Es wurde die Dreigliederung des pflanzlichen Wesens der Dreigliederung der menschlichen Leiblichkeit gegenübergestellt; daraus ging die Wirkung des Blattartigen auf die rhythmische Organisation, des Wurzeligen auf die Sinnes-Nerven-Organisation, des Blüten- und Fruchthaften auf das Stoffwechselgebiet zusammen mit der Gliedmaßentätigkeit hervor.

Weitere Einblicke wurden gewonnen, als die Wesensglieder und Wesensbereiche der Pflanze zusammen mit den menschlichen Wesensgliedern ins Auge gefaßt wurden. Die Pflanze ergab sich der Betrachtung ihres Gesamtwesens als aus physischem und Äther-Leib bestehend; der Mensch trägt um seinen Geistkern, sein Ich, drei «Hüllen», den Seelenleib (Astralleib), Lebensleib (Ätherleib) und physischen Leib. Er ist also mit vier Wesensgliedern begabt, die Pflanze nur mit zweien.

Jedoch gehört zur Pflanze noch hinzu sowohl Seelenhaftes als auch Geistiges, aber nicht als ihr eingekörperte Wesensglieder, sondern als außerleibliche seelische und geistige Wesensbereiche, die, ewig ungeboren, um die Pflanze weben, sie höchstens berühren, niemals in sie einziehen. Sie machen dadurch die Pflanze zum weltoffenen, kosmischen Wesen, geben ihr Aufrichtekraft wie dem Menschen, aber von außen her, nicht von innen. Äußere Berührung, Verwundung, schmerzen den Pflanzenleib nicht, erzeugen nicht Lust. Wohl aber freut sich die Pflanzenseele*, wenn sie, die Pflanze umwebend, die herrliche Harmonie des Zusammenspiels aller irdischen und kosmischen Kräfte ihres Leibes erfährt; und der äußere Abdruck dieser kosmisch-seelischen Freude ist die Blütenoffenbarung. Dies ist auch der Grund, warum die Blüten so reich differenziert zu unserer Seele sprechen und warum man mit einem Blumenstrauß die feinsten Seelenempfindungen ausdrücken kann; ja, warum östliche Völker eine eigene Kunst des Blumenstellens gebildet haben mit eigenen Meistern dieser Kunst, deren vergängliche Werke der Maler mit dem Pinsel für die Nachwelt festhielt.

So ist die Pflanze ebenso ein viergliedriges Wesen wie der Mensch – mit den oben ausgesprochenen Einschränkungen; und daraus ergeben sich weitere Urbeziehungen beider Wesen zueinander. Diese finden ihre fortschreitende Erhellung, wenn weiter verfolgt wird, wie die übersinnlichen Wesensglieder bzw. Wesensbereiche die Stoffesnatur des ihnen zugeordneten physischen Leibes ergreifen bzw. durchdringen. Wir erinnern daran, daß das Flüssige sich mit dem Ätherischen, der Bildekräftewelt verbindet, das Luftförmige vom Astralisch-Seelenhaften zur Luft-Organisation gestaltet wird und daß dadurch Seelenwesenhaftes sich verleiblichen kann, daß schließlich das Wärmehafte Inkarnationsmöglichkeit für das Geistige, die Ich-Natur bietet. Dementsprechend hat die Pflanze eine fest-flüssige Organisation, aber nur Ansätze zu einer wesenseigenen Luft- und Wärme-Organisation, im Gegensatz zum Menschen, der in seinem Leibe nicht nur alle vier Wesensglieder, sondern auch alle vier Substanzzustände trägt.

Aber, immerhin: *Ansätze* zu einer Luft- und Wärme-Organisation trägt das Pflanzenreich an sich, in denen die außerleiblichen Wesensbereiche, die astralische und die Ich-Sphäre, von außen her wirksam sind. Dadurch kann mit pflanzlichen Heilmitteln eine *Wesensgliedertherapie* getrieben werden. In vorlie-

* Nach Hinweisen Rudolf Steiners

gendem Werke ist dies für manche Pflanzen, ja ganze Pflanzenfamilien ausgeführt worden, z. B. für die Lippenblütler, Doldenblütler, Kaktusgewächse, Chenopodiaceen, als Pflanzen feuriger, luftiger Natur, Pflanzen wässeriger Schwellung, Salzpflanzen – um nur an einiges zu erinnern.

Aber es gibt ja ausgesprochene *Herz-*, *Lungen-*, *Leber-*, *Nieren*heilpflanzen; für jedes menschliche Organ finden sich Pflanzen, die ganz besonders auf dieses wirken. Dies ist zunächst sehr rätselhaft, da die Pflanze gar keine Innenorgane im menschlichen Sinne besitzt. Wie kann man begreifen, daß trotzdem die eine Pflanze ausgesprochen auf das menschliche kranke Herz heilend wirkt, die andere auf die Niere usw.? Was für geheimnisvolle Beziehungen bestehen zwischen dem Pflanzenreich und der Welt menschlicher Innenorgane? Diese Innenwelt ist ein wahrer Organkosmos auf das wunderbarste aufeinander abgestimmter Beziehungen. Dieser «innere Organkosmos» ermöglicht dem Menschen, seine Leiblichkeit von innen her, aus seinem Wesenszentrum, impulsieren zu können. Freie Entschlüsse vermögen diesen Leib zu betätigen. Wie ist es aber bei der Pflanze? Auch in ihrer Leiblichkeit vollziehen sich fortwährend die mannigfaltigsten Tätigkeiten. Jedoch werden diese weitgehend von außen, durch Witterung, Tages- und Jahreszeiten, Gestirnstand usw. gesteuert. Der Entschluß, meinen Arm zu heben, greift tief in den Kohlehydratstoffwechsel meines Organismus ein. Bei der Pflanze ist in ähnlicher Weise nur ein Äußeres wirksam, die durch den Sonnenstand gegebene Tages- und Jahreszeit. Aus der von der Fläche des Pflanzenblattes ideell umschlossenen kosmischen Sphäre, aus diesem riesenhaften außerleiblichen Bereich kommen der Pflanze die Impulse zu, die ihre Säfte bewegen, ihren Stoffwechsel steuern. Was ein leiblich faßbares menschliches Organ von innen tut, das wird durch ein außerleibliches Einwirken an der Pflanze von außen her vollzogen.

*

Hier gilt es, einen kühnen Gedanken zu fassen, die Pflanze recht als das anzusehen, was sie ist, als was sie schon Goethe erkannte: als ein «sinnlich-übersinnliches» Wesen. Es gilt, «außerleibliche Pflanzenorgane» zu denken, Organe, die reine Kräftefunktion, aber noch keine physische Leiblichkeit und darum keine räumliche Gestaltung und Fixierung an einen bestimmten Raumesort haben, wie dies einem leiblich-physischen Organ zukommt. Die gesuchten «außerleiblichen Pflanzenorgane» sind noch nicht physisch verwirklichte, wohl aber überphysische, wirkende Gebilde. Wir haben an ihnen nicht «Wirklichkeiten» im üblichen Sinn, sondern «Wirksamkeiten».

Es ist der große Schritt des weltschöpferischen Prozesses über die Pflanze hinaus, daß äußere Wirksamkeitssphären verinnerlicht werden und bei Tier und Mensch als Innenorgane erscheinen. Dieser Prozeß ist stufenweise verwirklicht, wie man an dem «niederen» Tierreich sehen kann, das gegenüber den höheren Tieren weniger und primitiver gebildete Organe aufweist, aber viel intensiver mit dem kosmischen Geschehen, mit den Erdenprozessen seiner Umwelt zusammenhängt, mit ihnen irgendwie «verwachsen» ist. Erst recht gilt dieses «Verwachsensein» für die Pflanze.

*

Auch der Mensch geht in einem frühen, embryonalen Zustand seiner Leibeswerdung durch eine pflanzenartig zu nennende Seinsform hindurch, bei welcher noch keine Innenorgane gebildet sind und alle Wirksamkeiten von außen durch die embryonalen Hüllen dem Keime zufließen. Aber auch das ganze Erdensein hat seine embryonale Frühzeit gehabt, es ist als durch und durch lebendig zu denken; es ist ein Werden aus den mütterlichen Hüllen des kosmischen Alls. Die vorliegende Darstellung stützt sich für ihren weiteren Fortgang auf umfassende Ergebnisse der Geistesforschung Rudolf Steiners.*

Aus diesem Hüllenwesen durchkraftet und mit Aufbauimpulsen gespeist bildeten sich die Frühformen der heutigen Erdenwesen, schwebend, schwimmend in einer Ur-Atmosphäre von feiner, flüssig-flüchtiger Beschaffenheit, einer Lebens-Stofflichkeit, mit der man von heutigen Stofflichkeiten nur das Eiweiß vergleichen könnte, da es sich eben um lebendurchdrungene Substanz handelte. Diese lebendige Uratmosphäre oder Urbiosphäre ist dann später, als das Erdenwesen sich verdichtete, verhärtete, mineralisierte, auch verändert worden und zerfallen. Aber noch heute enthält unsere Atmosphäre alle die Elemente in sich, die man bei Zerstörung des Eiweißes findet: Sauerstoff, Stickstoff, Kohlenstoff, Wasserstoff, Schwefel...

Aus einer organisch-belebten Urwelt hat sich die mineralisch-tote Erdenwelt mit ihren Gesteinen, Gewässern und dem Luftmeer erst allmählich herausgesondert, etwa so, wie sich aus dem weichen vitalen Embryonalgebilde das tote, mineralisierte Knochensystem ausgliedert und nach dem Tode als Skelett bestehen bleibt. Nicht ist also aus totem Wasserstoff, Stickstoff usw. durch eine gigantische «Ursynthese» lebendiges Ur-Protoplasma entstanden, nicht der Tod war zuerst, sondern das Leben. Aus belebter Ursubstanz, in der Stoffe und Bildekräfte noch völlig eine Einheit waren, ist der heutige Sauerstoff, Stickstoff usw. «herausgestorben».

*

Eine große kosmische Gliederung von Riesen-Ausmaßen war aber den erwähnten Zuständen der Erd-Bildung bereits vorausgegangen, als sich aus dem undifferenzierten Ur-Welten-Körper die Sonne, die Planeten, zuletzt der Mond herausgesondert hatten und eine organische Gliederung des ganzen Sonnen-

* Rudolf Steiner: «Die Geheimwissenschaft»; «Mysteriengestaltungen»

systems zustandegekommen war. Was zuerst ein allgemeines In- und Mit- und Durcheinander aller Bildekräfte, Wesensreiche, Bilde-Wesen und ihrer Gestaltungsimpulse gewesen war, gleichsam ein makrokosmischer Ei-Zustand, das wurde nun zum wohlgegliederten System, dessen jeder Einzelkörper seine individuelle Wesenhaftigkeit für sich, aber auch seine besondere Funktion gegenüber dem Ganzen gewann. Eine ungeheure kosmische Organbildung war hiermit vollzogen. Auf das sich fortentwickelnde Erdenwesen strömten nun von außen mit ihren besonderen, gestaltenden Kräften die Wirksamkeiten der Sonne, der Planeten, des Mondes wie Organtätigkeiten ein und durchdrangen die oben erwähnte Eiweißatmosphäre.

Der menschliche innere Organkosmos der Leibeshöhle ist ein mikrokosmischer Abdruck dieser makrokosmischen Welt-Organik. Es ist der makrokosmische Gestaltungsbereich, nach innen genommen und aufs äußerste zusammengezogen, dem Menschenleibe verliehen worden, so daß der Mensch seitdem das Herz als eine innere Sonne, die Milz als einen inneren Saturn, die Leber als inneren Jupiter, das Gallenorgan als Mars, die Lunge als Merkur, die Niere als Venus, die Fortpflanzungsorgane als inneren Mond in sich trägt. Dies alles kann hier nur angedeutet werden; die umfassende Darstellung ist von Rudolf Steiner 1911 in Prag in der unter dem Titel «Eine okkulte Physiologie» veröffentlichten Vortragsreihe erstmals mitgeteilt worden.

In diesem vollkommenen inneren Organkosmos konnte sich das menschliche Seelenwesen vollkommen einverkörpern. (So vollkommen, daß es für eine Zeit der Täuschung unterliegen konnte: seine eigene Wesenheit sei ganz und gar nur körperlicher Natur.)

Die Pflanze hat diese Entwicklung nicht mitmachen können. Sowohl ihr Seelenhaftes als auch ihre organbildenden Kräfte sind ihr ein Äußeres geblieben. Es hat sich dieses Äußere nicht verinnerlichen, nicht verkörpern können. Aber vorhanden ist es trotzdem. Von den Gestirnen unseres Planetensystems strahlen der Pflanze, zusammen mit ihrem Seelisch-Wesenhaften, ihrer «Astralität», die Impulse zu, die in den Erdenhüllen als «Organbildung» des Pflanzenreiches sich mit der allgemeinen Bildekräftewelt der Erde, im Umkreis der Erdenatmosphäre, verbinden. Noch heute ist die Atmosphäre von Organbildekräften erfüllt, nicht nur in jener längst vergangenen «embryonalen» Urzeit der Erdenentwicklung, die in der geisteswissenschaftlichen Literatur als die «lemurische» Erdepoche bezeichnet wird. Darüber ist nun einiges auszuführen.

*

Von Organfunktionen der Erdenhüllen gegenüber dem Erdenleben

Guenther Wachsmuth hat, wesentliche Anregungen Rudolf Steiners aufnehmend, zum ersten Mal die physische und ätherische Gliederung der Erdenhüllen, der Erdatmosphäre so dargestellt, daß ihre Organ-Natur, ihre *organismischen* Funktionen gegenüber dem ganzen Erdenleben sichtbar wurden. (Guenther Wachsmuth: «Die ätherischen Bildekräfte in Kosmos, Erde, Mensch».)

Diesen atmosphärischen Umkreis hat Rudolf Steiner gelegentlich als den «Bauch der Erde» bezeichnet, dessen «Zwerchfell» die Erdoberfläche darstelle. Das «Kopfmäßige» der Erde habe man im Erdinneren zu suchen. (Koberwitzer Vortragsreihe vor Landwirten, 1924.)

Wenn wir, obigen Darstellungen folgend, diesen «Bauchraum» näher betrachten, so weist er zwei Hauptzonen auf, die, jede in sich, wiederum reich gegliedert sind. Doch handelt es sich nicht um starr abgegrenzte Gebiete, sondern um rhythmisch-lebendig ineinander Flutendes. Die erwähnten zwei Hauptzonen ergeben sich dadurch, daß zunächst an die Erdoberfläche anschließend das *Stoffliche* der Atmosphäre bedeutsam ist. Das Feste erhebt sich als Staubbildung, viel höher das Flüssige, als Wolke steigend, als Regen fallend. Das eigentliche Luftartige breitet sich, nach oben immer mehr Dichte verlierend, mit den leichtesten Luftbestandteilen in die oberen Höhen dringend, flüchtig aus. Die Erdenwärme schließlich, zunächst am Boden am höchsten, nimmt mit der Höhe zu eisigen Kältegraden ab, um jedoch in bedeutender Höhe wieder anzusteigen und schließlich mit einem Wärmemantel die ganze Erde zu umschließen (dessen Existenz von oben erwähnten Autoren bereits Jahrzehnte vor ihrer Entdeckung durch die offizielle Wissenschaft dargestellt worden ist). – Sodann sind in außerordentlich feiner, «überhomöopathischer» Verdünnung, bis in die größten Höhen, die Erdenstofflichkeiten, z. B. die Metalle, vorhanden. Diese reichen aber bereits in die zweite Sphäre.

Diese zweite Zone ist durch das Zurücktreten und Verschwinden des Stofflichen, durch das Überwiegen und schließlich die alleinige Herrschaft der Bildekräftewelt charakterisiert. Diese Bildekräftewelt, gegliedert in vier Ätherarten, durchdringt aber auch die erste Zone, das stofferfüllte Gebiet: «Lebensäther» das Feste, «Chemischer Äther» das Flüssige, «Lichtäther» das Luftförmige, «Wärmeäther» das Wärmehafte. Die «Ätherarten» haben zu den Stoffzuständen (den sogenannten «Aggregatzuständen») tiefe Entwicklungsbeziehungen; während die Werdeprozesse der Erdenentwicklung durch Verdichtungsvorgänge aus einem wärmehaften Urzustand schrittweise zur Bildung des Luftförmigen, dann des Flüssigen, zuletzt des Festen führten, wurde nach «oben» in fortschreitenden Verfeinerungsvorgängen Wärmeäther, dann Lichtäther, chemischer Äther, Lebensäther gebildet. In gewisser Weise ist also das Luftelement ein «Haus» für den Lichtäther; das Wässerig-Flüssige ein Haus für den chemischen Äther usw. Materie-durchkraftend sind also die Ätherarten in der unteren Zone; für sich, in ihrer reinen Äthernatur, sind sie in der oberen Zone anwesend.

Die zonale Gliederung und Schichtung ist aber nichts Starres, sondern unterliegt dem Tag-Nacht-Rhythmus des Lebens, des Erdenwesen-Lebens. Im Phänomen der «Erd-Atmung» durchströmen, durchdringen sich diese Zonen, verbinden, trennen sich. Im Tagwerden dringt von der festen Erde zentrifugal nach außen in einem großen Ausatmungsprozeß Lebensäther und chemischer Äther; von außen nach innen dringen zentripetal Licht- und Wärmeäther. Jene lassen los, diese dringen zu. Die tägliche Variation der Witterungsfaktoren, des Luftdrucks, der Temperatur, Helligkeit, Tau- und Nebelbildung, Ionisation usw. sind Ausdruck dieses ätherischen Atmungsgeschehens. Parallel zu diesen organismisch zu nennenden Rhythmen der Erdenhülle gehen aber Rhythmen der Organe der menschlichen Leibeshülle: Leber-, Gallen-, Nierenrhythmen usw. Der Erdenätherleib und der menschliche Ätherleib weisen «synchrone» und «synphasische» Rhythmen auf (G. Wachsmuth).

*

Rudolf Steiner hat in der vor Ärzten gehaltenen, unter dem Titel «Geisteswissenschaft und Medizin» veröffentlichten Vortragsreihe von 1920 im 2. Kapitel Grundlegendes über die noch heute gegebenen Beziehungen menschlicher Organe zu dem in der Witterung, dem ganzen meteorologischen Geschehen zum Ausdruck kommenden atmosphärischen Leben gesagt; er hat dargestellt, wie die Luftbeschaffenheit eines Ortes auf das Nieren-Blasen-Leben, die Wärmebeschaffenheit auf die Herztätigkeit, die Wasserbeschaffenheit auf das Lebergeschehen usw. wirken. Er hat aber bei dieser Gelegenheit auf eine Funktion des Zusammenspiels dieser «meteorologischen Organe» hingewiesen, die von fundamentalem Charakter ist, eine völlige Neu-Entdeckung von weitreichendster Bedeutung darstellt. «Diese vier Organsysteme bedeuten nämlich nichts anderes, als daß sie die Schöpfer der Struktur des menschlichen Eiweißes sind.» Wir müssen die innere Konstitution des Eiweißes «als eine Resultierende desjenigen auffassen, was von diesen vier Organsystemen ausgeht. Es ist das Eiweiß geradezu das Ergebnis des Zusammenwirkens dieser vier Organsysteme. *Damit ist auch etwas ausgesprochen über die Verinnerlichung äußerer Wirkungen beim Menschen.*»

Es ist also mit der menschlichen Organbildung, gerade auch in Zusammenhang mit dem Eiweißbilden, eine Verinnerlichung vollzogen eines sonst in der Natur äußeren Geschehens. Welches dieses ist, wird sofort anschließend geschildert.

«Anders ist das beim pflanzlichen Eiweiß. Das pflanzliche Eiweiß steht nicht unter dem Einfluß von solchen vier Organsystemen, *wenigstens scheinbar nicht;* (Hervorhebung vom Ref.); aber es steht unter einem anderen Einflusse. Es steht unter dem Einfluß von *Sauerstoff*, *Stickstoff*, *Wasserstoff*, *Kohlenstoff* und unter dem Einfluß des ... die Funktionen dieser vier vermittelnden *Schwefels*. Und beim pflanzlichen Eiweiß wirken die vier *sich in der Atmosphäre zerstreuenden* Stoffe dasselbe, was im Menschen Herz, Lunge, Leber usw. bewirken. *Es ist in der außermenschlichen Natur an Bildekräften in diesen vier Stoffen vorhanden, was in der innermenschlichen Natur individualisiert in den vier Organsystemen vorhanden ist.*»

Die Urbeziehung von Organtätigkeit und den Elementen der Luft, die ja durch Zerfall der Ureiweißatmosphäre entstanden sind, die *verinnerlicht* in den menschlichen Organen gegeben ist, besteht also für die Pflanzenwelt als ein ihr Äußeres. Diese alte Ur-Eiweiß-Atmosphäre ist also, gemäß dieser Anschauung, von Bildetendenzen, Lebensbildekräften durchdrungen gewesen, die *verinnerlicht* zur menschlichen *Organbildung* mit ihrer eiweißgestaltenden Kraft geworden ist; die *äußerlich* geblieben aber – in dem Sauerstoff-, Stickstoff- usw. -Weben der Atmosphäre – die außerleibliche, eiweißschaffende *Organsphäre* der Pflanze darstellt. Man muß aber, um dies zu verstehen, nicht bloß an die tote Stoffseite dieser Elemente denken, wie sie der anorganische Chemiker im Laboratorium sichtbar macht, sondern es ist auf diese Stoffe durchdringende Bildekräfte hinzusehen. Jeder Stoff ist mit dem Kraftfelde einer Bildekraft zusammen zu schauen. So daß, «wenn wir den Namen Sauerstoff, Wasserstoff usw. aussprechen, wir nicht bloß an dasjenige als innere Kräfte denken sollen in diesen so genannten Stoffen, wovon die heutige Chemie spricht, sondern *wir müssen uns diese Stoffe mit Gestaltungskräften, mit Wirkungskräften denken*, die auch ein Verhältnis zueinander immer haben, indem diese Stoffe zu dem Inventar des Irdischen mit in ihren Wirkungen beitragen.» (Alle Zitate aus Vorträgen Rudolf Steiners.)

Und jetzt spricht Rudolf Steiner am angeführten Ort ganz präzise aus: «Wir müssen, wenn wir ins einzelne gehen *und identifizieren würden mit inneren Organen* dasjenige, was der Sauerstoff, *wenn er sich außen aufhält*, wirkt, innerlich identifizieren mit dem Nieren-Harn-System. Dasjenige, was der Kohlenstoff, wenn er außen seine Bildekräfte entfaltet, wirkt, das müssen wir innerlich identifizieren mit dem Lungensystem, aber jetzt nicht das Lungensystem als Atmungssystem aufgefaßt, sondern die Lunge, insofern sie ihre Eigenbildekräfte hat. Wir müssen identifizieren den Stickstoff mit dem Lebersystem, den Wasserstoff mit dem Herzsystem. *Der Wasserstoff draußen ist in der Tat das Herz der äußeren Welt; der Stickstoff ist die Leber der äußeren Welt usw.*»

*

Noch konkreter spricht Rudolf Steiner von Organbildekräften, die – auch heute noch – die Atmosphäre durchsetzen. Er hat darüber (im 3. Vortrag der unter dem Buchtitel «Die Grundimpulse des weltgeschichtlichen Werdens der Menschheit» veröffentlichten Vortragsreihe) etwa folgendes ausgeführt:

Außer den bekannten Hauptbestandteilen (Sauerstoff, Stickstoff, Kohlensäure, den Edelgasen, Schwefelverbindungen, Wasserstoff – Aufzählung vom Referenten) enthält die Luft in außerordentlich feiner Verdünnung viele andere Stofflichkeiten; z. B. solche, die man im mineralisch-festen Zustand kennt. In letzterem «Normalzustand» haben diese Stoffe ihre ganz bestimmte Formtendenz, die ihre Materie durchsetzt, nämlich die, Kristalle zu bilden. Aber auch die außerordentlich verdünnten «Feinstofflichkeiten», die in einem ätherischen, bildekräftemäßigen Zustand sich befinden («überhomöopathisch» nennt ihn Rudolf Steiner an anderer Stelle), haben die Tendenz, Formen zu bilden; aber nicht mineralische, sondern organische: menschliche Organformen. Feine, ätherische Gebilde enthält die Luft, welche Lungen-, Leber- usw. -Formen entsprechen, riesig große, mächtige ätherische Gebilde, welche den Raum, der uns im Kosmos umgibt, durchsetzen. «Wir können, wenn wir in ätherischer Betrachtung geschult sind, alle menschlichen Formen im Weltenäther betrachten.»

Dadurch stehen dem Menschen aus der Luft heilende Kräfte in besonderem Maße zur Verfügung, wenn die Bildekräfte seiner inneren Organe etwa zu erlahmen beginnen. Das Zusammenwirken von physischer Substanz, ätherischen Bildekräften und Organbildeimpulsen, das für alte Erdenzeiten mit ihrer Eiweißatmosphäre geschildert worden ist, erfüllt auch noch die heutige Atmosphäre. Aus ihr baut die Pflanze weitgehend ihre Leiblichkeit auf. Sie enthält die «außerleiblichen Pflanzenorgane».

Betrachten wir ein menschliches Organ, so müssen wir an ihm unterscheiden: das physische Organ mit seiner spezifischen Eiweiß-Stofflichkeit, das ätherische Organ mit seiner charakteristischen Bildekräftekonstitution, der Art, wie die vier Ätherarten in ihm zusammenwirken, sodann den astralischen Anteil, den der Gesamt-Astralleib in das Organ schickt; endlich den Anteil, den die Ichwesenheit dem Organ zukommen läßt. Es ist ja der *ganze* Mensch, der in jedem Teil seiner Leibesorganisation tätig ist, der mit seiner viergliedrigen Gesamtwesenheit sich in jedem Einzelnen, jedem Organ ausdrückt. Es ist darum wichtig, nicht nur die physische und die ätherisch-bildekräftemäßige Beschaffenheit eines jeden Organs sich deutlich zu machen, sondern auch die Art, wie Astralleib und Ich ihre Impulse in es hineinschicken. Bei der *Leber* z. B. ist physisch auf das Plastisch-Flüssige, dabei stark Wärmehafte zu achten; Wärme- und chemischer Äther überwiegen, wenn man ihre ätherische Konstitution ins Auge faßt (ihre chemischen Leistungen sind ja besonders bedeutsam). Der Astralleib macht sie zum Galle absondernden Organ. In der Zucker-, Stärkebildung, als einem Hauptorgan des Kohlehydratstoffwechsels, dient sie in besonderer Weise dem Ich-Wesen.

Suchen wir das der Leber entsprechende außerleibliche Pflanzenorgan, so müssen wir ihm ebenfalls ein Physisches, sodann ein Ätherisches, ihm zugehörige Astraleinflüsse und Ich-Impulse zuschreiben. Wie nun ausgeführt, trägt der atmosphärische Stickstoff das Physische dieser «Pflanzenleberregion». Ätherische Bildetendenzen durchsetzen ihn, und zwar müssen wir besonders auf chemischen und Wärme-Äther achten. An riesigen ätherischen Leberformen ist, wie vorstehend erwähnt, kein Mangel. Die astralischen Einflüsse, die Astralleiber der Pflanzen, strömen aus dem kosmischen Umkreis, und zwar von den Planeten in die Erdenatmosphäre ein; wie in den einleitenden Kapiteln des 1. Bandes gezeigt. Insbesondere wird man für die «Leberbereiche» an den Jupiter denken. (Die Leber ist der innere Jupiter des menschlichen Organkosmos.) Die Pflanzen-Iche strahlen in die nun physisch-ätherisch-astralisch gekennzeichneten Gebilde von der Sonne her ihre Kräfte ein; sie weben in der Linie Sonne-Erdmittelpunkt, in welche die physische Pflanze sich mit ihren Aufrichteimpulsen hineinstellt.

Die menschliche Niere hat ihr physisches Teil in besonderer Weise als Organ des Flüssigkeit Aus- und Einscheidens ausgebildet. Aber sie ist auch das sauerstoffreichste Organ. Außerdem hat sie auf eine noch wenig erforschte Weise mit der Entwicklung innerer Lichtprozesse zu tun. In ihrem ätherischen Teil ist chemischer Äther und Lichtäther wesentlich und bestimmend tätig. Das astralische Wesensteil der Niere ist besonders bedeutsam, gliedert doch der Nierenprozeß den ganzen menschlichen Astralleib in die Stoffwechselorganisation ein.

Den der Niere entsprechenden äußeren, atmosphärischen Nierenbezirk der Pflanze müssen wir seiner Physis nach im Sauerstoff der Atmosphäre suchen, die dazugehörigen ätherischen Bildekräfte im Zusammenwirken von Licht- und chemischem Äther. Aus dem Kosmos strahlen die astralischen Impulse ein, aus der Planetenregion der Venus; die Ich-Impulse aus der Sonne.

Ebenso ist das Lungenorgan des Pflanzenwesens physisch in den Kohlenstoffprozessen der Atmosphäre zu sehen; sein Ätherisches im Zusammenwirken von Lebens- und Lichtäther, die ihre besonderen Beziehungen zur Kohlenstoffnatur haben. Die Planetensphäre von Merkur strahlt das Astrale hinzu.

Der Wasserstoff der Atmosphäre stellt im Sinne dieser Ausführungen das Physische des «Pflanzenherzens» dar; dessen Ätherisches entsteht im Zusammenweben von Lebens- und Wärmeäther; sein Astralisches kommt von der Sonne.

*

Von noch anderer Seite schildert Rudolf Steiner die Beziehungen der Pflanzenwelt zu der die Erde umgebenden Astralhülle, welche die Erde seelisch ebenso umgibt wie die Lufthülle physisch. In diese «Seelenhülle» der Erde streckt die Pflanze ihre Blüten hinein, geht durch die Blütennatur Beziehungen zu ihr ein. Die Erden-Astralität spezifiziert sich aber jeder Pflanzenart gegenüber in einer für diese wesensgemäßen Weise. Ein anderes Äußeres seelischer Art senkt sich herunter zur Lilienblüte als zur Kleeblüte usw. «Diese Verwandtschaft, die da besteht zwischen der ganzen irdischen Astralität und dem ganzen ausgebreiteten Pflanzenteppich der Erde, diese Beziehung besteht auch innerlich zwischen dem menschlichen Astralleib und seinen einzelnen Organen.» Diese Verwandtschaft zwischen Pflanzenwelt und der inneren menschlichen Organwelt drückt sich in noch etwas Weiterem aus: einem spezifischen «Geschmacksempfinden» jedes einzelnen Organs, gegenüber den ihm zugehörigen Pflanzen. «Es ist wirklich wahr, und kein bloßes Symbol, das ich ausspreche, wenn ich sage: Irgendeine Pflanze, die draußen wächst, schmeckt nur einem bestimmten Organ des Menschen, anderen Organen schmeckt sie nicht; ein *bestimmtes* Organ läßt sich anregen durch die Kräfte *dieser* Pflanze. Wird man einmal diese Beziehungen studieren, dann wird man etwas sehr Gewichtiges haben.» * Mit Heilmitteln aus bestimmten Pflanzen bringt man ihre spezifische Verwandtschaft zur Astralsphäre der Erde in den Menschen hinein, eine Verwandtschaft, deren Wesen Gesundheit ist. Wenn nun ein ungesundes Verhältnis zwischen dem menschlichen Astralleib und einem Organ besteht und dadurch dieses Organ in seiner «Schmeckfähigkeit» abgestumpft ist, dann werden die Kräfte der betreffenden Pflanze diesen astralen Mangel zurechtbringen.

Auf eine Erforschung dieser Beziehungen wird sich – so schließt Rudolf Steiner – sogar ein neues, rationelles Heilpflanzensystem aufstellen lassen, indem man parallelisiert: die menschlichen Organkräfte mit den Kräften der Pflanzenwelt. Die Grund- und Fundamentsteine zu solcher Pflanzenkunde hat er mit den zitierten Hinweisen selbst gelegt.

*

Das Stickstoff-, Sauerstoff-, Kohlenstoff-, Wasserstofforgan in der Atmosphäre

Stickstoff

Wir erwähnten bereits, daß Rudolf Steiner für gewisse Zusammenhänge den Stickstoff die «Leber der äußeren Welt» genannt hat. Um sich den Zugang zu solcher Aussage zu bahnen, besinne man sich auf das Wesentliche der erwähnten Organfunktion. Die menschliche Leber empfängt unmittelbar die von der äußeren Verdauung ergriffenen Außenweltstoffe der Nahrung und führt sie als «Chemikator» der Leiblichkeit, Chemiker und Chemielaboratorium zugleich, in den Körperaufbau über. Dieses Walten der körpereigenen Vitalchemie vollzieht sich in einer besonderen Wärmesphäre; das am intensivsten chemisch tätige Organ ist zugleich das wärmste. Chemischer Äther und Wärmeäther sind die Hauptwirkkräfte des Ätherleibes der Leber. – Ferner sondert die Leber aus sich den Gallenprozeß aus, wobei aus dem Blut, bei Bildung der Gallenfarbstoffe, das Eisen ausgestoßen wird.

In der Erdenhülle, der Atmosphäre befindet sich in großer Höhe, etwa 70 bis 100 km hoch, eine Zone, die wir nun ins Auge fassen wollen. In sie dringen von außen die Kraftwirkungen und Einstrahlungen des ganzen kosmischen Umkreises. Diese dürfen aber nicht unverwandelt herabdringen, sie müssen verdaut, assimiliert werden. Wie ein richtiges, obzwar riesiges Lebewesen steht die Erde in einem Kraft- und Stoffwechsel, mit dem sie «ernährenden», d. h.

* Rudolf Steiner: «Wie bekommt man das Sein in die Ideenwelt hinein?» 2. Vortrag

Kraft-Impulse, Feinstoffliches usw. zuführenden All. Die in dieser Höhe aufleuchtenden Nordlichter zeigen in ihrem Spektrum besonders deutlich die grüne Stickstofflinie, es ist also dort Stickstoff in besonderer Art anwesend. Mit wachsender Höhe ändert sich bekanntlich die Zusammensetzung der Atmosphäre; die leichteren Elemente nehmen zu, und der Stickstoff, schon in den unteren Höhen mit 80% der mengenmäßig bedeutendste Anteil der Atmosphäre, dominiert in jenen Höhen absolut. Zugleich wirken dort starke Wärmeprozesse, die von den Physikern erst erschlossen, auf etwa 100 Grad errechnet, später durch die amerikanischen und russischen Raketen-Meßstationen direkt festgestellt, aber von Rudolf Steiner als «Wärmemantel» der Erde Jahrzehnte früher geschildert wurden. Wir haben in diesen Regionen, die bereits die früher besprochene zweite, überwiegend ätherische Zone der Erdenhülle darstellen, das Gebiet des chemischen Äthers zu sehen. Noch auf ein wichtiges Geschehen in dieser Region ist hinzuweisen. Hier leuchten nämlich die meisten Sternschnuppen und Meteore auf – der Eisenprozeß scheidet sich aus. Auch dieser ist ganz fein, mehr funktionell als stofflich; ein feinster Meteoreisenstaub, der langsam herabsinkt. In sehr seltenen Fällen wird ein handgreifliches Stück Stein oder Eisen aus jener Sphäre nach unten durchgelassen. Das aus dem Kosmos einstrahlende Licht aber ist dort noch im ungetrübten Besitz seiner stärkst chemisch wirksamen ultravioletten Strahlung. So haben wir ein mächtiges Organ vor uns von Stickstoffphysis, in dem Wärmehaftigkeit, chemische Kräfte zusammenwirken, aus dem fortwährend ein Eisenprozeß sich ausscheidet, das also Grundzüge der Leberdynamik in sich trägt.

Sauerstoff

Ein weiteres atmosphärisches Erdorgan gestaltet sich aus dem *Sauerstoffprozeß* der Luft. Aus dem Lebensbrunnen der grünen Pflanzenwelt – durch die kosmischen Lichtkräfte erzeugt – aufsteigend, ist der Sauerstoff in Erdnähe das allgemeine Atmungselement. Jedoch verändert er seine Form in den höheren Schichten des Luftmeeres. Zunächst verdünnt er sich immer mehr; aber in etwa 25–30 km Höhe formt er sich, unter dem Einfluß der immer kosmischer werdenden Lichtnatur, zu etwas gänzlich anderem. Der Sauerstoff der Tiefe verdichtet sich zu Ozon, legt sich als eine Ozonschicht um die ganze Erde. Er verarbeitet dabei einen Anteil von Lichtkräften, der für die belebten Erdenwesen viel zu stark, ja tödlich wirken würde. Dieses Ozonorgan der Erde bestimmt durch seine Tätigkeit, mit welchen Lichtarten aus der oberen Region der Erdenhüllen in die biologische Schicht auf dem Grund des Luftozeans, in Pflanzen-, Tier- und Menschenwelt eingegriffen wird. Der ungehemmten Wirksamkeit der dem «chemischen Äther» zuzuordnenden ultravioletten Strahlen, die in ihrer unverwandelten Kraft alles Erdenleben zerstören würden, wird Halt geboten, nur der dem Leben heilsame Anteil durchgelassen. Von diesem Regulierungsprozeß hängt aber vieles im Erdenleben ab; so z. B. der Pigmentierungsprozeß von

Mensch und Tier, die Vitamin-D-Bildung, damit im Zusammenhang die gesunde Knochenbildung. Zwischen Lichtäther und chemischem Äther liegt also die Wirksamkeit des Sauerstofforgans der Erde. Das «Tiefenlicht», vornehmlich die gelben Strahlen, *bildet* Sauerstoff durch das Blattgrün. Das «Höhenlicht» mit seinen ultravioletten Strahlen *wandelt* ihn zu Ozon *um*. Je stärker es einstrahlt, desto mehr Ozon bildet es, das ihm den weiteren Weg zur Erde hinab sperrt. Lichtgeboren, lichtverwandelt, lichtgeformt erweist sich der Sauerstoff. Diese Region umfaßt auch die Sphäre des Wettergeschehens, der Wolkenbildung, der Regenentstehung, des Absonderns des Wässerigen in die Schwerekraft und der nach jedem Regenfall wieder einsetzenden Rückaufsaugung des Wassers zurück in die Atmosphäre. – Betrachten wir den Nieren- (und Nebennieren-) Prozeß im Menschen; die Niere ist das Organ mit dem größten Sauerstoffverbrauch. Durch sie gliedert sich die astralische Organisation in den Menschen ein, die alle Luftprozesse im Menschen durchseelt. Nierenerkrankungen zeigen sich in Atemnot. Vom Luftraum der Blase angesogen scheidet sich das Wässerige aus dem Organismus durch die Nierentätigkeit ab, die aber im Abscheiden einen großen Teil dieses ausgeschiedenen Wassers sofort wieder rückresorbiert. Von dem Nebennierenprozeß hängt die gesunde Hautfärbung ab. Der Nierenprozeß hat aber eine noch recht unbekannte, von Rudolf Steiner erstmals ausgesprochene Innenaufgabe im Organismus. Er dient einer inneren Licht-Entwicklung, der Erzeugung «originären Lichtes». Es ist wichtig, daß unsere Organisation sich genügend innerlich durchlichtet. (Näheres siehe: Rudolf Steiner: «Geisteswissenschaft und Medizin», Kap. 11.) – Das Ineinanderweben von Licht- und Chemischem Äther, Luft- und Wassertätigkeit ist also sowohl für den Nieren- als auch für den Sauerstoffprozeß charakteristisch.

Kohlenstoff

Der Kohlenstoff ist im Sinne dieser Ausführungen die «Lunge der äußeren Welt». Was ist für sein Tätigkeitswesen, seine «Funktionalität» im ganzen Erdgeschehen charakteristisch? Hat er auch eine Organfunktion im Leben der ganzen Erde? Wie der Sauerstoff seine Natur im Ineinanderweben von Luftigem und Wässerigem, Licht- und chemischem Äther zeigt, so der Kohlenstoff im Spiel zwischen *luft*förmig und *fest*, zwischen *Licht-* und *Lebensäther*. Durch die Verbindung mit dem Sauerstoff wird er ein atmosphärisches Element; wird – unter Lichtwirkung – im rhythmischen Pflanzenorgan zu Kohlehydrat, zu Holz verfestigt, kann von da her Kohle werden. Vom Kalkartigen der Erde angesogen, wird er sogar festes Gestein, Kalk, Dolomit, Spat. Von den rhythmischen Atemorganen von Mensch und Tier wird er wieder hinausbefördert, aus der festen Leiblichkeit in die Atmosphäre. Denn Tier und Mensch lassen den Kohlenstoff in sich nicht so fest, so steif werden wie die Pflanze. Im gewaltigen Kohlengürtel, der parallel dem mächtigen Eisengürtel durch die mittleren Breiten der nördlich-gemäßigten Zone rund um die ganze Erde geht, wo sie am meisten feste Landbildung darstellt, lagert sich der Kohlenstoff zugleich mit dem Atmungsmetall, dem Eisen, als Festgewordenes ab. Im Wasser gelöst, macht er den Flüssigkeitskreislauf der Erde mit. Der Kohlenstoffprozeß wirkt an der Regulierung des Sauerstoffprozesses der ganzen Erde mit. Er *fesselt* diesen, indem er dem Luftförmigen sich verbindet, oder *gibt* Sauerstoff *frei*, indem er sich als fester Kohlenstoff abscheidet. Für die Pflanze ist der sie umgebende Kohlenstoffprozeß das, was dem ihr fehlenden physischen Lungenorgan entspricht. Dächte man sich die luftige Umgebung eines Baumes mit entsprechend strukturiertem, von den Luftkräften her gestaltetem lebendigem Eiweiß ausgefüllt, das dem Baum die Kohlensäure zu-, den von der Pflanze erzeugten Sauerstoff einatmete, und machte man nun die Pflanze unsichtbar, die Umgebung sichtbar, so hätte man ein lungenartiges Gebilde vor sich, mit Bronchiolen-Oberfläche und Luftröhre, den ganzen «Bronchialbaum». Diese «äußere Lunge» der Pflanze bleibt aber ein rein ätherisches, kräftemäßiges Gebilde.

Wasserstoff

Der Wasserstoff strebt als das leichteste Erdenstoffliche den obersten Bereichen der Erdenhülle zu. Was er ergreift, möchte er ebenso mit Leichtigkeitskräften verbinden, der Schwere entziehen. Im Verbinden mit dem Sauerstoff jedoch fügt er sich der Schwere wieder ein, wird zum dichten Wasser. Zwischen Leichte und Schwere schwingen derart die Wesensäußerungen des Wasserstoffes hin und her.

Vor allem ist aber der Wasserstoff wärmeverwandt; wie eine Projektion des Wärmewesens in die Stoffeswelt kann man ihn ansehen. Das Wärmehafte hat ja diese zwei Seiten in seinem Wesen: sich wie ein Stoff mit den Erdenstoffen verbinden zu können, als leitende Wärme von Körper zu Körper weiterzufließen, in Form und Festigkeit der Stofflichkeiten bestimmend mit einzugehen – und andererseits als strahlende Wärme, lichtartig, schwerelos, körperfrei durch den Raum zu weben. Sonnen- und Erdengeschehen, die Welt der kosmischen Leichte und der irdischen Schwere treffen sich im Wärmewesen. Zu seiner Eigenart erhebt sich von allen irdischen Stoffen am nächsten der Wasserstoff. Das kann man aus allen seinen Eigenschaften ablesen. Wasserstoff ist gleichsam der Statthalter der Wärme im Gebiet der Stoffe. Er ist «Wärme, mit einem Minimum von Materie dran». Indem er sich mit den anderen Erdenstoffen verbindet, will er sie entfestigen, entschweren, zum Kosmos zurücktragen, dem Wärmewesen entgegen. Er will sie damit dem schöpferischen Chaos zurückgeben, das – als Wärmekosmos des «alten Saturn» – der Ur- und Ausgangszustand, der Samenzustand und Anfang der Erdenentwicklung war*. Im Pflanzenleben findet man immer wasserstoffreichere Verbindungen, je mehr es gegen die Blüten-

* Siehe Rudolf Steiner: «Geheimwissenschaft im Umriß», Kapitel über Weltentwicklung

und Samenbildung zu geht; sie werden unter Aufnahme starker kosmischer Wärmekräfte gebildet. Hier sind die ätherischen und die fetten Öle zu nennen. Der «Wasserstoffprozeß» der Pflanze treibt sie der Samenbildung zu, in das Stoffchaos, wo das Sameneiweiß alle Erdenkräfte abstreift und sich ganz dem Kosmos öffnet, der nicht nur reifende Wärme, sondern von ihr getragen die formenden wesenhaften Urbilder einsenkt, welche die Samenzelle erst zum Keim machen und ein neues Werden, ein nächstjähriges Leben ermöglichen. Wie aber der Wärmestrahl, sie erwärmend, sich mit der Stoffeswelt verbindet, so wendet der vom Kosmos gezeugte Same sich sogleich aus dem Wärmebereich wieder in den Bereich der Schwere, der Erdenkräfte. Der Same fällt und gehört wieder der Erde.

Was sich so in der Pflanze in – scheinbar – kleinen Dimensionen als Wasserstoffprozeß zwischen Schwere und Leichte, irdischen und kosmischen Bereichen abspielt, das kann man, ins Riesengroße abgewandelt, an dem Wasserleben der ganzen Erde wiederfinden. Wie eine riesenhafte Weltenpflanze erhebt sich das wärmeergriffene, verdunstende Wasser, von Leichtekräften in die Senkrechte hinaufgetragen, von der Erde in die kosmische Höhe, zeigt in der Wolkenbildung mit ihrer plastischen Formenwelt im Aufsteigen einen Gestaltenwandel, der sich auf seine Art auch in der Blattmetamorphose findet. Den plastisch, rundlich schwellenden unteren Blättern entsprechen Stratus- und Kumuluswolkenbildungen der unteren Atmosphäre; wie an der Pflanze die oberen Blätter immer feiner werden, sich aufgliedern, fiedern, so bilden sich in größeren Höhen die Cirrusse, die Federwolken. So steigt das Wolkenwesen in die kosmischen Regionen als seine Blütensphäre, erblüht im Gewitter, sättigt sich an den befruchtenden kosmischen Kräften. Doch hier ist der dramatische Wendepunkt. Der Regen wird gezeugt und stürzt als ein befruchtender Samenfall dieser gigantischen Wasserpflanze in Millionen Tropfen zur Erde. Ein Urgeschehen, in dem das als Lebenselement die unzähligen Pflanzen durchdringende Wasser selbst einmal Pflanze sein, aus dem Mikrokosmischen in den Makrokosmos aufsteigen darf. So hat dies Rudolf Steiner vor Arbeitern des Goetheanumbaues einmal ausgeführt.

Das menschliche Herzorgan ist in vielfacher Hinsicht ein im Gleichgewicht zwischen «Licht und Schwere» lebendes Organ. Schon der Ort, den es im Körper einnimmt, weist darauf hin. Die über ihm stehende Hauptesorganisation, dem Licht sich durch die Sinne öffnend, der Erde mit ihrer Schwere am fernsten gerückt, das Gehirn durch die Auftriebskräfte des Gehirnwassers der Schwere fast ganz entziehend, in seiner Wölbung und Rundung die kosmische Sphäre abbildend; und die unter dem Herzen liegende Stoffwechsel-Gliedmaßenorganisation mit dem in die Schwerelinien geordneten Säulenpaar der Beine, dem die irdischen Stofflichkeiten in sich aufnehmenden Stoffwechsel – sie sind die beiden Pole, zwischen denen das Herzgeschehen rhythmisch sich bewegt. Dem Wärmewesen ist es durch die Blutwärme verbunden, ist auch hier ein Gleichgewichtsorgan; denn im Herzen wird zwischen dem heißeren arteriellen und dem kühleren venösen Blut die Mitteltemperatur von 37 Grad genau eingehalten. Das Blutgeschehen zieht sich aus dem Körper in das Herz wie in sein Inneres, wie in einen Samenzustand zusammen, kommt dort für einen Augenblick zur Ruhe, erstirbt in seiner Bewegung – und ersprießt wieder hinaus in die Peripherie, geht durch ein fortwährendes Stirb und Werde – mit jedem Herzschlag. Im Herzprozeß kann man so das Wirken sowohl des Wärmeäthers als auch des Lebensäthers gewahren. Organische Ausdehnungs- und Verdichtungsprozesse werden durch die polaren Kraftentfaltungen dieser beiden Bildekräftearten impulsiert *.

Die Pflanze hat kein dem Herzen entsprechendes *inneres* Organ. Doch auch sie entfaltet ihr ganzes Wesen zwischen kosmischer Leichte und irdischer Schwere. Sie strömt ihre Gestaltungskraft hinaus in die Peripherie, zieht sie wieder in die Samenbildung zusammen; dies ist ein echtes Pulsieren – das aber von außen, vom Sonnenhaften der Welt gelenkt und angeregt wird. Daß aber die Pflanzenstofflichkeit, ihre Physis, diesem Lebenspulsrhythmus folgen kann – das ist doch nur durch die Beschaffenheit der Wasserstoffnatur möglich, die Leichte in die Schwere, Kosmisches in das Erdenhafte trägt.

Man meint heute, einen wesentlichen Sonnenprozeß in der ungeheure Strahlungsenergien freisetzenden Umwandlung von Wasserstoff entdeckt zu haben. Sicher sind unsere heutigen Vorstellungen über das Sonnenleben noch viel zu irdisch, zu materialistisch. (Man meint ja sogar, durch Wasserstoffverwandlung in Helium den Sonnenprozeß auf Erden nachahmen zu können.) Jedenfalls ist aber der uns auf der Erde überall umgebende Wasserstoffprozeß ein mächtiger Verbindungsprozeß zwischen irdischem und kosmischem Wesen, nicht nur den Erden-, sondern auch den Sonnenkräften zugewendet. Durch den Wasserstoff ist die Erdenmaterie zum Sonnenhaften geweitet, ist dem Sonnenhaften ein Weg in die Erdennatur geöffnet.

Weil die Pflanze den Wasserstoff hat, besitzt sie zwar kein inneres Herz – aber das Angeschlossensein an äußere Weltprozesse, die ihr Herzgeschehen darstellen.

*

Die nun folgenden acht Bilder, der Arbeit H. Krügers an den empfindlichen Kupferchloridkristallisationen nach Ehrenfried Pfeiffer entnommen und von diesem freundlichst zur Verfügung gestellt, mögen auf ihre Art von der inneren Verwandtschaft gewisser Heilpflanzen zu organbildenden Kräften sprechen. Der Leser findet vier Bilder von Kupferchloridkristallisationen, die durch ganz geringe Zusätze eines Preßsaftes aus einem tierischen Herzen, einer Lunge,

* Siehe hierzu: Guenther Wachsmuth, «Die ätherischen Bildekräfte in Kosmos, Erde, Mensch»

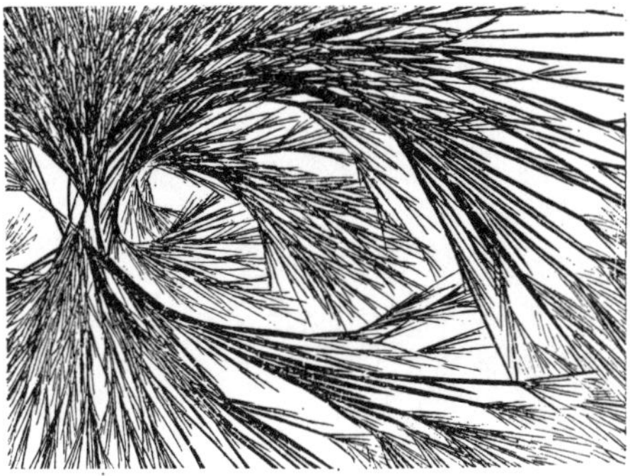

Leber, Rind

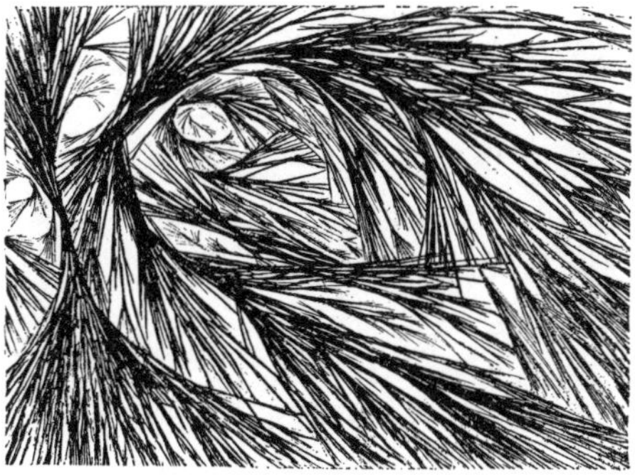

Mariendistel, Samenauszug

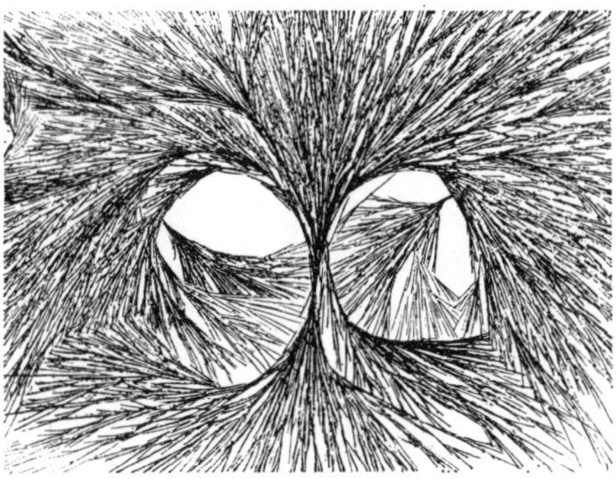

Niere, Schwein

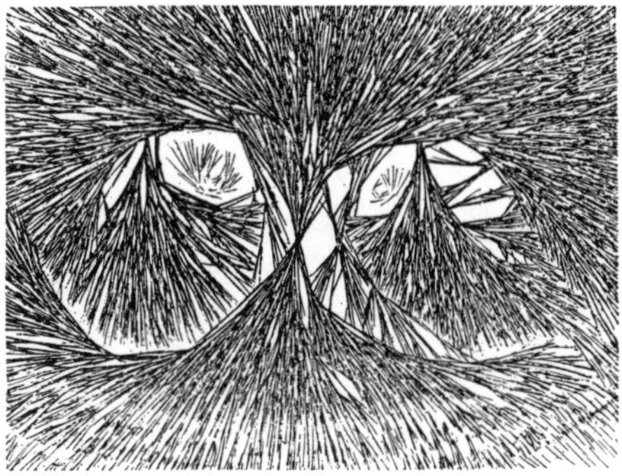

Hirtentäschel, Krautauszug

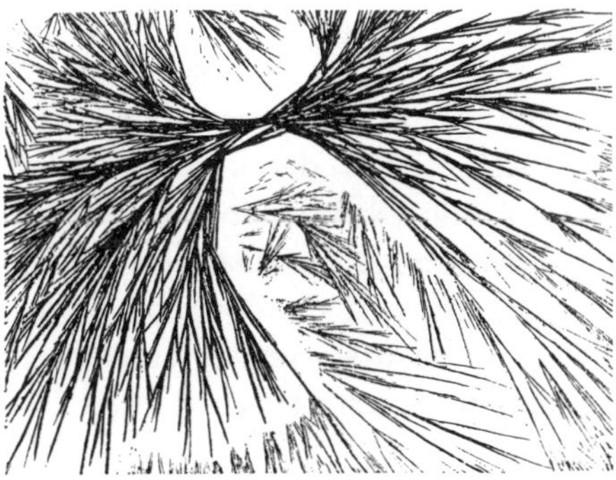

Lunge, Katze

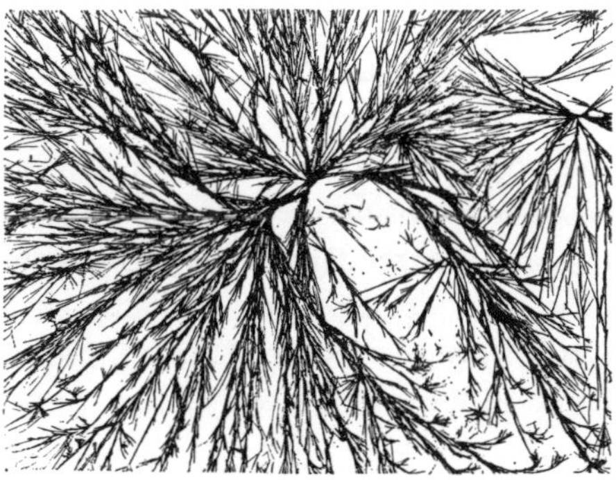

Kiefer, Nadelauszug

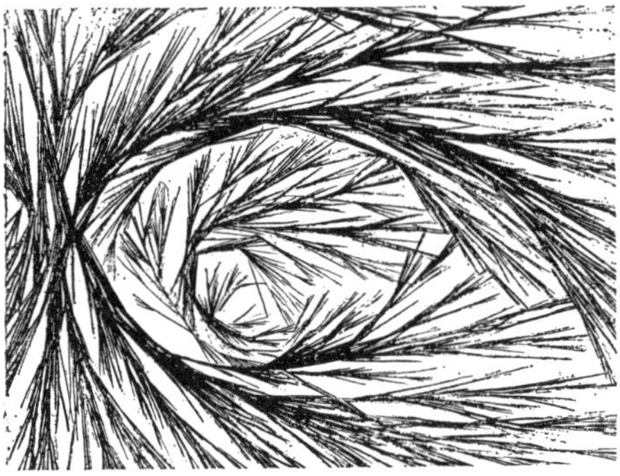

Herz, Kaninchen

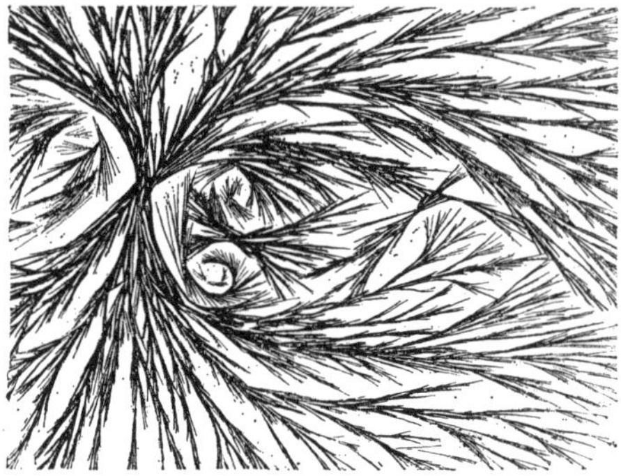

Fingerhut, Blattauszug

Leber, Niere zu der zum Auskristallisieren bestimmten Kupfersalzlösung und anschließende langsame Auskristallisation gewonnen sind. Jedes dieser Bilder zeigt bestimmte, für das zugesetzte Organ charakteristische Formen. – Neben diese vier Bilder sind vier andere gestellt, die auf die gleiche Art gewonnen sind, nur, daß nicht tierischer Organsaft, sondern Preßsaft aus Pflanzen zugesetzt ist, die als wichtige Heilpflanzen für Erkrankungen der betreffenden Organe wohlbekannt sind. Die Bilder sprechen für sich selbst und bedürfen keines weiteren Kommentares.

*

Myrtengewächse – Myrtaceae

Obst- und Gewürzgewächse

Die Myrtengewächse – mit etwa 2800 Arten eine der großen Familien des Pflanzenreiches – können in mancher Hinsicht den Rosengewächsen verglichen werden, zwar nicht im Sinne der botanischen Systematik, aber vor einer die *Prozesse* ins Auge fassenden Betrachtungsweise. Denn ein übermäßig starker Zuckerprozeß ist für sie ebenso charakteristisch wie für die Rosengewächse, und dadurch sind sie neben diesen die zweite große Obstfamilie des Pflanzenreiches. Während aber die Rosengewächse, besonders ihre Obstarten, typisch Bewohner der nördlich gemäßigten Zone sind, gehören die Myrtengewächse den *Tropen* aller Kontinente an. Sie verlieren sich mit nur wenigen strauchigen Arten in die gemäßigten Zonen. Sonst sind sie Bäume mit oft sehr harten Hölzern.

Den mächtigen Aufwucherkräften von Erde und Wasser, den gewaltigen Wärme-Einflüssen der Tropen setzen die Myrtengewächse knappe, streng geordnete Form entgegen; sie bändigen die tropische Wuchergewalt. Immergrün, lederig, ganzrandig sind die Blätter; manchmal bis zum Nadeligen zusammengezogen. Mit starken Blütenprozessen, intensiven Düften öffnen sich die Myrtaceen der überpflanzlichen Region, dem Tierwesen. Insekten und Vögel sind die Bestäuber. Die Blumenblätter können fleischig, sogar zu einem süßen Konfekt werden. Sie umhüllen – wie bei den Rosengewächsen – eine Fülle von Staubgefäßen; die Frucht bildet sich, wie bei letzteren *unter* dem Blütenboden, als lederhäutige Beere oder Kapsel zumeist. Die tropischen Wärmeprozesse reifen aber nicht nur süße Früchte (Rosenäpfel, Guayavearten, Jambusen, Viereckskirschen, indische Bergstachelbeere, die moosbeerenartigen Früchte der Myrteolasträucher der Anden, die Jaboticapflaumen, die schlehenartigen Jambulfrüchte, die erdbeerartigen von Psidium Cattleyanum und viele andere). Sie durchdringen Blatt, Blüte, Holz, Rinde und erzeugen dort ätherische Öle, aromatische Harze. Viele Gewürzpflanzen gehören darum dieser Familie an. Die aromatische Rinde des Nelkenzimtbaumes ist hier zu nennen, die aus den Blütenknospen von Eugenia caryophyllata bestehenden «Gewürznelken», der Duftstoff der Myrtenblüte, die «Nelkenpfeffer» genannten Früchte des Pimentbäumchens; sodann die ätherischen Blätteröle des Bay-Ölbaumes, die nach Eucalyptus, Citrone, Pfefferminze duftenden Blattöle der verschiedenen Eucalyptusarten, das heilsame Cajeputöl. Diese starken Wärmeprozesse haben die Myrtengewächse vor den Rosaceen voraus, die sich ja von der *gemäßigten* Wärme der mittleren Erdzonen zeitigen lassen.

Daß eine das astralische Wesensbereich durch den reichen Blüteprozeß so intensiv aufnehmende Pflanzenfamilie auch zu starker Gerbstoffbildung neigt, wird nach allem bisher über Gerbstoffpflanzen, insbesondere auch bei den Rosengewächsen Ausgeführten, wohl begreiflich erscheinen. Die Malletrinde von Eucalyptus occidentalis sei hier genannt. Niemals überwältigt aber die Astralsphäre die ätherischen Bildekräfte, es bleibt immer ein schönes Gleichgewicht zwischen beiden Kraftbereichen erhalten. Dies gibt auch den Myrtengewächsen das Edle, Harmonische der Erscheinung. Manche Zierpflanzen finden sich darum unter ihnen. Und es wird mit Recht der Brautkranz mit der Myrtenblüte geschmückt. Aus dem harmonischen Ausgleich der Kräftepolaritäten geht auch hervor, daß diese Familie keine Giftpflanzen bildet. Die «gesunden» Beziehungen zum Erd-Element kommen in der Bildung vorzüglicher Hölzer zum Ausdruck.

Daß bei den starken Beziehungen dieser Pflanzenfamilie zu Zucker- und Wärmeprozessen sich auch eine Art findet (Syzygium Jambolana), deren Samen gegen Zuckerkrankheit empfohlen wurden, erinnert ebenfalls an ähnliche Prozesse bei den Rosengewächsen.

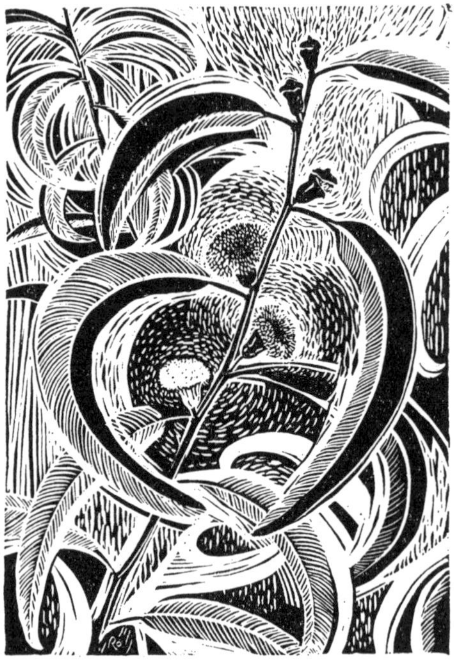

Unter den eigentümlichen klimatischen und erdbildekräftemäßigen Bedingungen des australischen Kontinents bringt der Myrtaceentypus als Abwandlung die etwa 160 Eucalyptusarten hervor, die das Landschaftsbild dieses trockenen uralten Erdteils stark bestimmen. Die hohen melancholischen Eucalyptuswälder des feuchteren Südostens, die Parkbäume der Graslandschaft, der macchienartige, undurchdringliche Dornbusch des dürren Inneren, strauchige Krüppelbäume der Berge zeigen die starke Wandelfähigkeit dieser Gattung. A. Usteri, der Altmeister der anthroposophischen Botaniker, schreibt über den Eucalyptus in seiner «Pflanzensammlung»: «Er fügt sich gut in die einförmige Vegetation Australiens ein. Er gehört zusammen mit den düstergrünen Casuarinen. Er paßt zu den blaugrünen Akazienwäldern, die sich, als Shrubs, zur Verzweiflung der Reisenden, oft meilenweit hinziehen, und zu dem Stachelschweingras, das mit viele Meter langen Ausläufern dahinkriecht, während die stacheligen Fruchtkugeln als Spielball des Windes über den Boden rollen. Von dieser trübseligen Gesellschaft ist der Eucalyptus der schwermütigste. Er ist der Melancholiker unter den Bäumen.»

Eucalyptus Globulus wird ein sehr hoher Baum, der mit seinen Wurzeln außerordentlich tief in die Erde greift, die verborgenen, unterirdischen Wasseradern seiner Heimat sich aufzuschließen weiß und mit großer Kraft alles Wasser an sich saugt. In sumpfiger Gegend senkt er darum rasch, wenn genügend dicht angebaut, den Grundwasserspiegel, bewirkt eine Trockenlegung, die den fieberübertragenden Mücken die Bruttümpel entzieht. Er wächst erstaunlich rasch, bildet aber dabei trotzdem ein sehr hartes, gerbstoffreiches, darum schwer verwesliches Holz aus. Der reiche Kohlehydratprozeß der Myrtengewächse, der in den feuchten Tropen zur üppigen Obstfruchtbildung führt, metamorphosiert sich hier zur Holzerzeugung. In australischer Dürre und Hitze verholzt das Myrtengewächs ganz und gar – sogar bis in die Blüte, deren Knospen wie kleine gedrechselte Holzbüchsen, weißlichblau gewachst, aussehen und deren Blütenblätter als verwachsene Hülle schon gleich beim Aufblühen abgestoßen werden, als holziger Deckel durch die Überfülle hervorquellender Staubgefäße vom büchsenförmigen Gehäuse mit tief in die Sproßachse eingestülptem Fruchtknoten abgehoben. Holzige Blüten, eine paradoxe Erscheinung! Trotzdem wird wenigstens ein Teil des zuckerbildenden Kohlehydratprozesses als reiche Nektarquelle am Saum des unterständigen Fruchtknotens sichtbar, kann auch als reichliche Manna-Bildung aus Stammwunden ausfließen. Das Myrtenwesen ist also schon da; aber eben sehr verhärtet und verholzt. Eigenartig ist auch das Verhalten des Blattprozesses zum Licht. Der junge Baum hat gegenständige, waagrecht gestellte, sitzende Blätter; beim älteren Baum aber werden die nun wechselständigen Blätter sehr viel länger, schmal, bilden einen kurzen Stiel, der sich und die Spreite um 90 Grad dreht, so daß dann die Blattfläche senkrecht steht! Eine ungewöhnliche Lage, sonst nur Pflanzen eigen, die sich nicht zu stark dem Licht aussetzen wollen. Daß für ein so gestelltes Blatt oben und unten, rechts und links etwas ganz anderes bedeuten, zeigt sich sogleich im weiteren Wuchs; er krümmt sich sichelartig, da die nun obere Spreitenhälfte schneller wächst, breiter wird als die untere. Außerdem sind die beiden Seiten der Blattfläche gleichartig, anatomisch gebaut – während sonst die schattenzugewendete Unterfläche sich von der Lichtseite sehr unterscheidet. Bäume mit solchem Blattwerk lassen das Licht ungehindert bis auf den Boden fluten; in einem Eucalyptuswald fehlt darum die erquickende Schattenfrische. Die trockene Wärme fügt aber den lederigen Blättern einen mächtigen Ätherisch-Öl-Bildeprozeß ein, aromatisiert den ganzen Baum.

Eucalyptus trägt die verfestigenden Erdenkräfte und das in der Tiefe verborgene Wässerige energisch hinauf in eine heiß-trockene Licht-Luft-Region, zieht durch kräftige Ausbildung des Gerbstoffprozesses den astralen Wesensbereich an sich heran, läßt durch die mächtige Senkrechte die ätherische Öle bildende kosmische Sonnen-Ich-Gewalt gründlich wirksam werden, geht aber vorsichtig mit dem Lichtprozeß im Blattwerk um, der dadurch in die schattenlose Tiefe, bis an die Wurzelregion, herabdringt. Die eine Tendenz, die des Verholzens des Kohlehydratprozesses durch die Erdenkräfte bis in die Blütenregion, des Durchstoßens der Wurzelkräfte bis in die Blüte, begegnet der anderen des Entflammens, Ätherische-Öle-Bildens, die mit den kosmischen Lichtprozessen zusammenhängt, die – normal der Blütenregion vorbehalten – hier in das Blattgebiet heruntergedrängt ist, ja das Licht bis zum Wurzelhals hinab ungebrochen durchläßt. Beides schiebt sich durcheinander durch. In dieser Abnormität, dem Zusammenwirken von Lebens- und Lichtäther, müssen wir die Tauglichkeit, Heilmittel sein zu können, suchen.

Gibt sich die Lunge, das Kohlenstofforgan, das mit Kräften der Erdkonfiguration, der Bodenbeschaffenheit zusammenhängt *, zu stark, wie ein Sinnesorgan,

* Rudolf Steiner hat auf solche Zusammenhänge, z. B. in den Ostern 1921 für Ärzte gehaltenen 8 Vorträgen, hingewiesen. Man weiß auch, wie gewisse Landschaften besonderer Bodenbeschaffenheit heilsam, andere krankheitsbegünstigend bei Lungenerkrankungen sind; dies wird noch gesteigert, wenn besondere Lichtverhältnisse hinzutreten

den Einflüssen der Außenwelt hin, so können Prozesse der Außenwelt, z. B. äußere Kälte, sich wie Fremdkörper hineindrängen. Dagegen antwortet der Organismus mit Entzündung, Verschleimung. Eucalyptusblatt-Auszüge, Eucalyptusöl sind hier heilsam. Ferner hat man die ätherischen Ölen überhaupt eigene kräftigende Wirkung auf die Ich-Organisation ins Auge zu fassen – worüber in Band 1 bei den Labiaten das Wesentliche ausgeführt ist.

Eugenia caryophyllata – der Gewürznelkenbaum

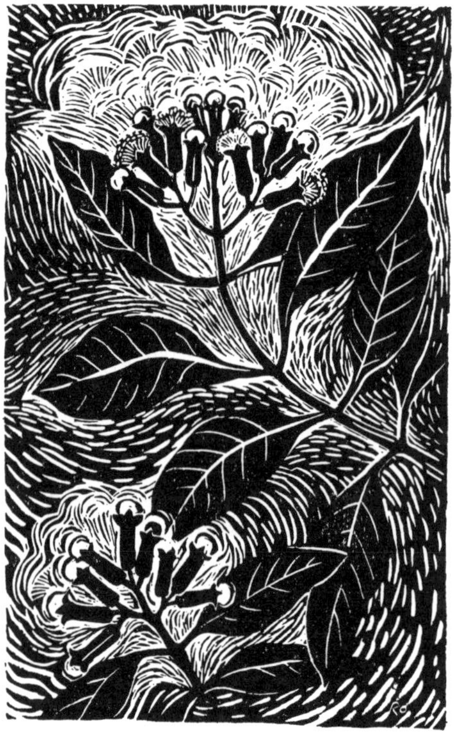

Ein echtes Kind der asiatischen Inseltropen ist der an Wuchs und Größe etwa unseren Birnbäumen vergleichbare Gewürznelkenbaum. Es haben nur die Äste mehr die Tendenz, sich zu neigen, und die Blätter sind derb, lederig, immergrün, gegenständig. Die dreifach dreiteiligen Blütenstände tragen die nagelförmigen, fleischig-knorpeligen roten Blüten, die auf dem verdickten Stiel, der am oberen Ende den unterständigen Fruchtknoten in sich aufgenommen hat, die vier kleinen Kelchblätter und darüber als flache Kapuze die haubenartig verwachsenen Blumenblätter über der Fülle der Staubgefäße hervorbringen. Beim Aufblühen wird diese Haube abgeworfen. Vor diesem Augenblick werden aber die Blütenknospen abgepflückt oder heruntergeschlagen, im Schatten getrocknet und als die bekannten Gewürznelken in den Handel gebracht. Der Baum bringt deren eine große Fülle hervor. Die Blütenteile strotzen von in sie eingebetteten Drüsen voll ätherischen Öles, das, dichter als Wasser, schwer flüchtig, von brennendem Aroma, verrät, daß die es erzeugenden kosmischen Feuerkräfte mächtig in den Erdenbereich hineingezogen, verirdischt worden sind. Die Wurzel-Erden-Kräfte stoßen in diesem Baum bis in die Blütenregion hinein. Im nelkenartigen Geruch verbindet sich Schwere mit Flüchtigkeit. Dieser eigenartige «Erden-Feuer-Prozeß» ist in der Gewürznelkenbildung aber noch mit etwas Zweitem verbunden: einer kräftigen Gerbstoffbildung. Wird mit der Ätherisch-Öl-Bildung die kosmische Ich-Sphäre in der Pflanze stoffbildend wirksam, so in der Gerbstoffbildung die astralische Wesenssphäre. Beide verbinden sich in dieser Pflanze in besonderer Weise stoffbildend in der Blütenregion.

Man hat in den Gewürznelken eine reine Blütendroge vor sich, von der man – gemäß den einleitenden Kapiteln im 1. Band über die menschliche und pflanzliche Dreigliederung – starke Wirkungen auf die Stoffwechselregion hat. Als Gewürz stärkt sie die Verdauungskraft gegenüber zu schwerer, zu erdenhafter Speise in den Gebieten, wo der Nahrungsabbau von den höheren menschlichen Wesensgliedern, Ich und Astralleib, richtig so geführt werden muß, daß er in den individuellen Körperaufbau übergehen kann. Gewürznelken helfen die Verdauung ordnen. Neigt diese zu sehr zur Verhärtung, muß durch Abführmittel künstlich Durchfall herbeigeführt werden, so wird ein Zusatz von Gewürznelken helfen, daß dieser Prozeß im Sinne der Ich- und der astralischen Organisation verläuft. In der anthroposophisch orientierten Therapie werden entsprechende Drogenmischungen, Anregungen Rudolf Steiners folgend, verwendet.

*

Storchschnabelgewächse – Geraniaceae

Den Zugang zur Wesensart dieser Pflanzenfamilie bahne man sich durch Betrachtung unserer Balkonpelargonie, Pelargonium zonale, jener unverwüstlichen Zierde des Großstadtsommers, die trotz Gluthitze der künstlichen Steinwüste und spärlicher Bewässerung die braunviolett gebänderten fleischigen Blatthände der Sonne entgegenstreckt und die sattroten Blüten in Fülle mit dickem, schleimreichem Stengel emporhält. Im Grunde ist es doch ein plumpes, in sich gestautes Kraut, das sein Wässeriges fast sukkulent in sich zusammenhält, die starke Kochung der Sommersonne mit der Bildung derb und streng riechender Duftstoffe bereits im Blatt beantwortet und im üppigen Blüteprozeß zuletzt «überkocht». Die Pelargonie kann sich in der Steinwüste der Großstädte wohlfühlen, da sie ein Kind der steinig-trockenen Landschaft Südafrikas, des Kaplandes, ist. Die verwandte Buschmannskerze (Sarcocaulon) nimmt sogar mit kriechenden, gedunsenen Stengeln, verdornenden Blättchen ein kaktusartiges Aussehen an; die Duftbildung geht dabei in Harzbildung über, die mantelartig die geschwollenen Stengel überzieht. Ein feuchteres warmes Klima bringt Arten mit dünneren Blättern hervor, die durch tiefe Schlitzung und Zerfiederung sich mehr dem Luftelement öffnen, den derben Duft veredeln, citronen-, sogar rosenartige Düfte hervorbringen, um deretwillen auf den Inseln Réunion und Bourbon, aber auch in Algier und Spanien Pelargonium-Arten in großer Menge angebaut werden. – Die Neigung, das Blütenhafte in eine untere Region hinabzutragen, zeigt sich schon an den Blüten; ihre Nektarröhre ist in den Blütenstiel hineingewachsen.

Leben die über 200 Pelargoniumarten vor allem im heißtrockenen Südafrika, so bevorzugen die gleichfalls Trockenheit liebenden 70 Reiherschnabelarten die Mittelmeerländer. Der feuchteren gemäßigten Zone gehören schließlich die 260 Geraniumarten an, reich und schön blühende breitblättrige Kräuter, die, empfindlich für die Verteilung des Feuchten in der Flur, ihre verschiedenen Arten der Wiese, Trockenflur, steinigen Hügeln, Schuttplätzen, Waldrändern, Bachufern, dem Gebüschschatten schenken. Da kommt es nicht mehr zur Bildung ätherischer Öle in den Blättern; jedoch zeigt sich die Heftigkeit des Blüteprozesses in der Kurzlebigkeit der Einzelblüte, die bald nach dem Aufblühen die Blumenblätter fallen läßt. Bei diesen «feuchteren» Geraniaceen überwiegen die bläulichen, rotblauen Farbtöne in den Blüten. Sie sind durch Gerbstoffgehalt ausgezeichnet.

Für den Grad der Durchfeuchtung der Luft sind empfindlich die trockenen, kapselartigen, lang geschnäbelten Früchte (was der Familie den Namen gab). Dieser Schnabelteil rollt sich je nach dem Grad der Luftfeuchte spiralig ein und aus und bohrt dadurch, abgefallen, die Früchte mit den Samen in die Erde. Man hat diese Eigenschaft zur Konstruktion einfacher Feuchtigkeitsmesser benützt. Andere Arten schleudern bei entsprechender Reife und Austrocknung die Samen ähnlich aus den Früchten wie unser Rührmichnichtan.

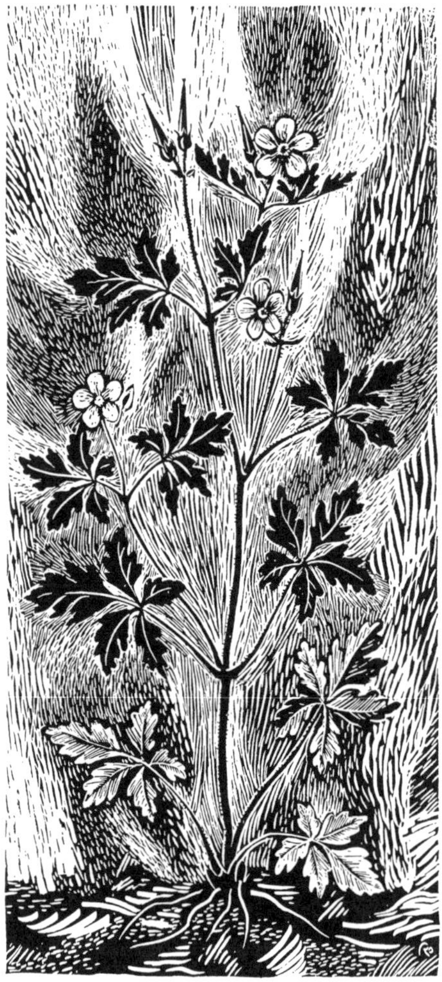

Die Baumbildung wird in unserer Familie nicht zugelassen, sie ergeht sich im Krautigen, das sich zu üppig entfaltet, um die stark herangezogenen Wärmekräfte sich so feurig ausleben zu lassen, wie dies etwa den Lippenblütlern möglich ist. Das Aromatische, Erfrischende, citronen-, sogar rosenartig Duftende kann gebildet werden (wenngleich ein Erdendumpfes nicht überwunden ist), nicht aber das edle Feuer von Lavendel, Rosmarin. Auch der nach der Blütenentflammung ausgetrockenet zurückbleibende Fruchtprozeß ist noch empfindlich für die webende Feuchte.

Rudolf Steiner empfahl in einem Falle von peripherischen Entzündungserscheinungen mit Ermüdungserscheinungen der Glieder, Storchschnabel zu rösten und daraus eine ziemlich konzentrierte Milchzuckerverreibung zu bereiten, die einzunehmen war. Es wäre da wohl an das Ruprechtskraut zu denken, Geranium Robertianum, das in lichten Waldschlägen, an Waldrändern, Lesesteinhaufen, heißen schuttigen Plätzen gerne wächst, durch seine rot überlaufenen Stengel, knotigen Glieder, doppelt gefiederten, tief eingespaltenen drüsig behaarten Blätter, rotweiß gestreiften Blüten und den weit aus dem aufgeblasenen Kelch vorstoßenden «Storchschnabel» der Früchte auffällt. Die alte Heilpflanze gibt wahrlich die Impression einer aufflammenden Entzündung; der brenzelige Geruch der zerriebenen Blätter bekräftigt noch diese Impression. In die Blatt- und Stengelregion tief eingreifende Wärmekräfte sind da am Werke – die noch verstärkt werden durch den Zubereitungsprozeß der Röstung, der das Flüssige aus der Pflanze austreibt und das zurückbleibende Feste auf den Weg der Aromatisierung, Verflüchtigung treibt. Der Organismus wird durch ein solches Präparat angeregt, seine Wärmeprozesse zentral, am richtigen Ort zu entfalten – sie nicht in die Peripherie schießen zu lassen.

*

Sauerkleegewächse – Oxalidaceae

Vom Klee-(Oxal-)Säureprozeß in Pflanze und Mensch

Die normale Pflanzengestalt ersteht im rhythmischen Wechsel des Wirkens *polarer*, nämlich zusammenziehender und ausdehnender Bildekräfte. Im Samen verdichtet, dehnt sich die Pflanze keimend zum Sproß, zieht sich im Knoten zusammen, weitet sich zum Blatt, verengt sich zum Kelch, öffnet sich als Blüte, sammelt sich wiederum zum Samen, erschwillt als Frucht.

Die normale Aufeinanderfolge dieses Rhythmus nannte Goethe, der wahre Entdecker der pflanzlichen Lebensgesetzlichkeit, die «regelmäßige», auch «fortschreitende» Metamorphose, die dem «Urpflanzlichen» wesenseigen ist. Daneben entdeckte er, am Studium der sogenannten «Mißbildungen» im Pflanzenreich, die «unregelmäßige», auch «rückschreitende» Metamorphose. Sein genialer Naturblick ließ ihn in solchen Abnormitäten den Punkt finden, wo die Naturkräfte keineswegs irrsinnig geworden sind, sondern wo ein sonst normal *verhüllt* Wirkendes, weil mit anderen Kräften Vermischtes, sich unvermittelt, gleichsam nackt vor Augen stellt. Eine durchwachsene Rose oder Nelke ist nicht ein Stück Natur-Tollheit, sondern die in der Blüte erfolgende Offenbarung von durch das Gegenwirken einer bestimmten Sphäre sonst abgelähmten Gestaltungskräften, die an ihrem normalen Ort, in der Region von Sproß und Blatt, unabgedämpft walten. In solcher «Mißbildung» weist sich das zu schwache Wirken jener, den Vital-Wuchskräften, den ätherischen Bildekräften gegenwirkenden

Sphäre, die sonst bei normaler Wirkensstärke den richtigen Blüteprozeß hervorruft: des Bereiches astralischen Wesens. Auf dieses wird man durch die Mißbildung erst recht aufmerksam.

Aber nicht nur an einzelnen Pflanzenexemplaren zeigt sich eine solche «unregelmäßige» Metamorphose, die übrigens nicht nur rückschreitend, sondern auch überschnell fortschreitend sein kann; auch ganze Pflanzenfamilien werden dadurch geprägt, lassen sich an solchem Prinzip charakterisieren. So ist die Gestalt eines Kaktus so zu begreifen, daß ein solcher es wohl bis zur Sproßbildung bringt, dann aber alle weitere Ausdehnung zu Zweig- und Blattwerk im Sproß, im Stamm zurückhält, nur die *Ansätze* zur Auseinandergliederung auslebt. Ein Gleiches zeigen alle «Sukkulenten», in den allerverschiedensten Pflanzenfamilien, z. B. Wolfsmilch-, Fetthennen-, Liliengewächsen, Mesembryanthemumarten, Stapelien. Die zurückgestaute, dadurch besonders starke Vitalität solcher Pflanzen ermöglicht ihnen das Dasein in Dürregebieten, Wüsten. Andererseits setzt sich der Blüteprozeß bei solchen Pflanzen oft nur sehr unvollkommen oder zögernd durch. Es können viele Jahre vergehen, bis ein Kaktus, eine Aloe blühen.

Die «zufällige» Metamorphose zeigt auf andere Art das Einwirken eines der Pflanze gegenüber höheren Wesensbereiches. Wieder kann das Studium gewisser «Mißbildungen», diesmal der sogenannten Pflanzengallen, auf die normalen, aber tief verborgenen Beziehungen dieses höheren, «überpflanzlichen» Wesensbereiches zur Pflanze führen. Durch Eingriff von *außen* (daher «zufällige» Metamorphose), durch Einstich, Eierablage, Giftabsonderung verschiedener Insekten (Gallwespen, Gallmücken) in die verschiedensten Pflanzenteile werden die pflanzlichen Bildekräfte in Bahnen gelenkt, die zwar in ihrer Möglichkeit liegen, die sie aber durch sich selbst nicht einschlagen; und es entstehen die seltsamen Farben und Formen der Pflanzengallen, fruchtähnlicher Gebilde, die aber nicht einen pflanzlichen, sondern tierischen Keim in sich tragen. So erwachsen an der Eiche, an Salbeiarten (um aus Tausenden von Beispielen zwei herauszugreifen) kirschähnliche Früchte, an letzteren sogar eßbare, zu denen es Eiche und Salbei niemals brächten. Der Stich der Feigengallwespe bringt die süße Eßfeige hervor. Hier hilft sichtbarlich das höhere tierische Wesensbereich dem Pflanzlich-Vegetativen zur höheren Metamorphose empor. Es wird anschaulich, was es mit dem oberen Pol der Pflanzenmetamorphose, mit Blüte und Frucht, überhaupt für eine Bewandtnis hat. Es findet hier die Wesensberührung des niedrigeren Pflanzenreiches mit dem höheren Tierreich statt. Dies zeigen ja schon die unendlich mannigfaltigen Beziehungen der Pflanzenblüten zu «ihren» Tieren, Bienen, Hummeln, Schmetterlingen, Fliegen, Mücken, Käfern, aber auch Schnecken, Vögeln, Fledermäusen. Wodurch ist aber das Tierreich das höhere? Durch das Innewohnen eines höheren Wesensprinzips, der Seelenhaftigkeit, des Astralleibes, den das Tier über die pflanzlichen Wesensglieder hinaus hat. Pflanzengallen, Blüteanpassungen an Tiergestalt sind nur Sonderfälle einer viel allgemeineren, umfassenderen Grundbeziehung zwischen der Welt der ätherischen Bildekräfte und dem Weltbereich des Seelenhaften (Astralischen). Diese Beziehungen bringen den normalen Blüte- und Fruchtprozeß der Pflanze zustande. Nicht nur von einzelnen beseelten Wesen (Tieren), sondern von dem ganzen Wesensbereich des Seelisch-Astralischen läßt sich die ätherische Pflanzennatur bestimmen, wenn auch nur von außen, wenn sie zu ihren oberen Metamorphosen eilt.

Für diese Art Metamorphose, die vom Astralischen her bestimmt ist, gibt es ebenso einseitige Ausprägungen, wie die Sukkulenten einseitig Eigenheiten des Ätherischen ausleben. Überastralisierte Pflanzenarten können ätherisch gestauten Pflanzenarten gegenübergestellt werden, z. B. die Leguminosen. Diese sind – man lese das ausführliche Kapitel im ersten Band nach – im ganzen sehr feingliedrige Gewächse, mit in Fieder und Fiederchen zerteiltem Blattwerk, zahlreichen stark und schön gefärbten, süß, ja schwelgerisch duftenden, oft schmetterlingsähnlichen Blüten. Der Blüteprozeß kann mit Farb- und Duftbildung die Blätter, Holz und Wurzel ergreifen; Bienen, Ameisen werden angelockt, oder es wird ihnen sogar Wohnung geboten. Eine starke Empfindlichkeit für irdisch-kosmische Rhythmen ergreift nicht nur die Blüte, sondern auch das Blatt, zeigt sich in Tag-Nacht-Bewegungen, Licht-Dunkel-Stellungen, rhythmischem Schwingen der Blätter gemäß dem Wärmegrad der Umgebung, sogar Berührungsreaktionen. Der überätherisierten Sukkulente steht die überastralisierte Leguminose als Polarität gegenüber.

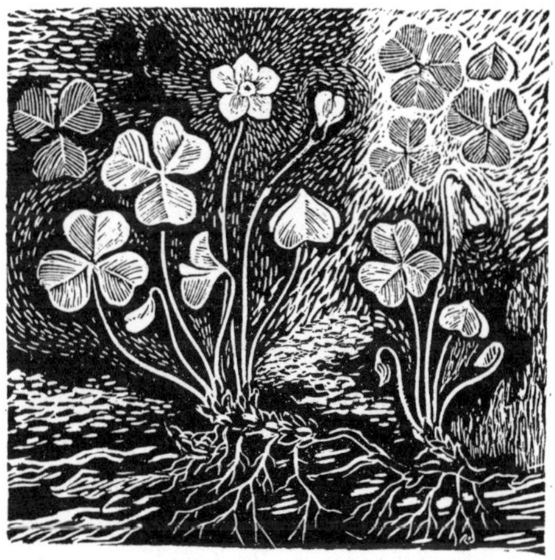

Nun gibt es eine Familie von Pflanzen, die in wunderbarer Weise zwischen diese zwei Pole sich stellt, von einem Pol ausgleichend zum anderen führt, an der wir sowohl die Tendenz zur sukkulenten Stauung als auch zur intensiven Astralisierung am Werke sehen. Es wird gleichsam als Fetthenne angefangen, als Klee aufgehört. Unser Sauerklee z. B., Oxalis Acetosella, entwickelt zunächst einen Wurzelstock, der sich mit fleischig verdickten Blättchen umschuppt und etwa wie ein Sproß des Mauerpfeffers, Sedum acre, aussieht. Dieser Wurzelstock hält aber auch Stamm- und Sproßbildung in sich fest; ihm entspringen unmittelbar vom Boden weg die langgestielten Blätter und Blüten. Ausländische Oxalisarten werden da noch deutlicher; sie lassen die Wurzel knollig oder rübig anschwellen, fleischig werden, oder bilden richtige Zwiebeln aus. (Oxalis deppei, crassicaulis, esculenta.) Die sukkulente Stauung kann aber auch die Blattstiele fleischig auftreiben, die Blattstielbasis anschwellen (Oxalis rusciformis). Die

Zwiebelbildung kann, in die Blattregion hinaufgestoßen, als Brutzwiebelchen auftreten, ja bis in die Blütenregion hinaufdringen (Oxalis brasiliensis). Bei solchen Pflanzen spielt die Fortpflanzung durch Ausläufer, Brutzwiebeln usw. eine größere Rolle als die durch die blüteerzeugten Samen. Auch unser Sauerklee pflanzt sich gerne durch Ausläufer fort. Selbst in seiner Blüte ersetzt eine pflanzlich-vegetative Tätigkeit die normale astralbedingte; er bringt nickende, zeitlebens geschlossen bleibende Blüten (neben den normalen) hervor, deren Pollen in den Staubbeuteln auswachsen und weiterwachsend die Narbe aufsuchen. Hier tritt also ein ätherischer Prozeß, eine pflanzliche Tätigkeit anstelle der Tätigkeit des astralbedingten Tieres, des Insekts, das normal den Pollen zur Narbe bringt.

In den unteren Organen der Sauerkleegewächse lebt also die Tendenz, zur sukkulenten, ätherisch gestauten, fetthennenartigen Pflanze werden zu wollen; und diese Tendenz will durchaus nach oben, bis zur Blüte greifen. Nun aber entziehen sich zarte grüne, drei- bis zehnzählig gefingerte oder gar gefiederte Blätter dieser Stauung; es offenbart sich nach oben hin ein entgegengesetztes Bildeprinzip. Was als Fetthennenartiges begann, scheint nun Leguminose werden zu wollen. Die Blättchen unserer kleeartig dreiteiligen Sauerkleeblätter breiten sich bei schönem Wetter waagrecht aus, klappen bei trübem, feuchtem senkrecht abwärts. Die Blätter anderer, ausländischer Arten machen «Tag-Nacht-Bewegungen», ähnlich denen der Bohne oder Robinie. Biophytum sensitivum ist berührungsempfindlich, wie die berühmte Sinnpflanze Mimosa pudica. Oxalis hedysaroides bewegt sogar seine Blätter ständig in langsamen, ruckartig schwingenden, mit der Spitze kreisenden Rhythmen, wie die Leguminose Desmodium gyrans. Es zeigt sich also eine Ähnlichkeit des Blattprozesses der Sauerkleegewächse mit denen der Hülsenfrüchtler, der von keiner anderen Pflanze erreicht wird.

Die fünfteiligen Blüten hingegen haben nichts Leguminosenähnliches. Sie sind strahlig gebaut, hellfarbig (weiß, gelb; selten rötlich), zart. Die Früchte sind entweder trockene fünfspaltige Kapseln oder saure, gurkenähnliche Beeren. Ersteres ist beim einheimischen Sauerklee der Fall, der die reifen Samen wie bei Impatiens, dem «Rührmichnichtan», explosiv ausschleudert.

Die Familie breitet etwa 350 Arten über die Erde aus, mit Vermeidung der kalten Zone, Bevorzugung der Tropen und Subtropen; Kräuter sind es zumeist, selten Sträucher oder gar Bäumchen. Der Löwenanteil kommt mit 300 Arten der Hauptunterfamilie Oxalis zu, ausdauernden Kräutern mit Wurzelstöcken, Knollenwurzeln oder Zwiebeln, gefingerten drei- bis zehnzähligen Blättern, weißen, gelblichen, rötlichen Blüten. Es sind von saurem Saft erfüllte, freudiggrüne, das Schattig-Feuchte, Wald, Busch liebende Pflanzen, Oxalis natans (Südafrika) ist sogar eine Wasserpflanze. 30 Arten Biophytum bewohnen die Tropen, Blattschirme lang- und dünnstengeliger Fiederblätter, die bei Berührung mimosenhaft zusammenfallen. Berührungsempfindlich sind auch die langen

Fiederblätter von Averrhoa, kleinen Bäumen, deren Blütenstände unmittelbar aus dem Stamm brechen – eine tropische Metamorphose der Sproßlosigkeit unseres Sauerklees, dessen Blüten ja auch unvermittelt aus dem Wurzelstock aufsteigen. Aus diesen Stammblüten kommen die fingerlangen, sauren, gurkenähnlichen Früchte, Zukost der südasiatischen Speisezettel.

*

Der Leser hat bemerkt, daß im Zusammenhang mit dem Lebens-Typischen dieser interessanten kleinen Familie von einer besonderen Substanz immer wieder die Rede sein mußte: von der Klee- oder Oxalsäure, die sich, frei und an Kalium gebunden, überreichlich in ihren Säften findet. Es hat diese Säure ja davon sogar ihren Namen bekommen; sie kommt aber reichlich in vielen Pflanzen vor, etwa dem Rhabarber, Sauerampfer; in gewisser Menge in allen Pflanzen. Nur wird sie bei letzteren im Entstehen sogleich wieder veratmet, mit Hilfe eines besonderen Enzyms. Es handelt sich also um einen universalen pflanzlichen Grundprozeß, der sich in der Oxalsäurebildung anzeigt, dem es aber mehr auf den Prozeß, die Kleesäure erzeugende Tätigkeit, als den Stoff, die Kleesäure selbst ankommt. Kleesäure erzeugen müssen *alle* Pflanzen; anhäufen können sie jedoch nur ganz bestimmte, typische – wozu unsere Oxalidaceen gehören.

Diese Säurebildung geschieht durch eine Oxydation, eine innere Verbrennung der Kohlehydrate, welche bei *vollständigem* Ablauf bis zu den Endstufen Kohlensäure und Wasser erfolgt, wenn sie aber nicht zu Ende verläuft, dann auf den Vorstufen der Pflanzensäuren – in unserem Fall Oxalsäure – stockt, steckenbleibt. Das verbrennende Agens ist der Luftsauerstoff. Alle Lebensprozesse sind von Atmungsprozessen, Verbindung mit dem Sauerstoff, begleitet; Leben ist lebendige Flamme. Wo starke Entfachung der Lebenskräfte, dort viel Sauerstofftätigkeit. Junge Gewebe atmen stärker als alte. Leben und Sauerstoff sind auf geheimnisvolle Art miteinander verknüpft. In welche Richtung der Blick zu lenken ist, dieses Geheimnis zu ergründen ist in vorliegendem Werk, in Darstellung wichtiger Forschungsergebnisse Rudolf Steiners bereits geschildert. Der Sauerstoff ist der Vermittlerstoff, das Eingangstor der Welt der ätherischen Bildekräfte, des Lebens überhaupt. Die Welt der Lebensbildekräfte und die Welt des Stofflich-Toten würden gegeneinander teilnahmslos bleiben, nebeneinander verbindungslos existieren, wenn nicht der Sauerstoff der große Vermittler wäre. Der übersinnliche Wesensbereich der aus dem Kosmos einstrahlenden universalen Lebenskräfte dringt durch das Tor des Sauerstoffs in den Bereich der Erdenkräfte und Erdenstoffe.

Stockungen, Stauungen der Lebensprozesse sind darum von Stockungen der Sauerstofftätigkeit * begleitet. Mangelhafte innere Verbrennung ergibt sich

* Siehe auch die Ausführungen im Kapitel «Dickblattgewächse – Crassulaceae»

hierdurch, Pflanzensäurebildung. Alle sukkulenten Pflanzen häufen solche Säuren an, besonders bei Nacht, wo die Einstrahlung der kosmischen Sonnenwirkungen ja nachläßt, das Leben sich abdämpft. Unter allen Pflanzensäuren * ist aber die Oxalsäure das ausgeprägteste Produkt solcher Stockung. Die Veratmung zu Kohlendioxyd ist im letzten möglichen Schritt zum Stillstand gekommen. Man vergleiche ihre Formel (COOH.COOH) mit dem Kohlendioxyd, CO_2. Versagen vor Torschluß!

Wir haben also einerseits die Stockung der Sauerstoffwirksamkeit, andererseits die Zurückstauung des normalen Ablaufs der Gestaltmetamorphose in der unförmig aufgedunsenen Sukkulentengestalt. Die Sauerkleegewächse stellen aber Pflanzen dar, *die zuerst solchen Lebensstauungen unterworfen sind, diese aber überwinden und sich die normale Pflanzengestaltung erkämpfen.*

Wie Oxalis Acetosella zwischen den beiden Polen des Ätherisch-Gestauten und des Astralisierten – Fetthenne und Schmetterlingsblütler – angeschaut werden muß, so erscheint auch die Kleesäurebildung als ein Stoffgeschehen zwischen ätherisch-pflanzlichen und astralisch-animalischen Prozessen. Die Oxalsäure läßt sich leicht in Ameisensäure überführen. Der tierische Organismus braucht diesen Erzeugungsprozeß, nicht aber die dabei entstehende Substanz; er scheidet sie darum aus. Da gewinnt sie aber eine große Bedeutung im ganzen Naturhaushalt. Die Ameise ist in dieser Beziehung ein wichtiges Organ des Erdenwesens, das sich durch sie die für das Erdenleben nötige Menge Ameisensäure erzeugen läßt. Rudolf Steiner hat (in einer Vortragsreihe über das Wesen der Bienen) auf wahrhaft großartige Zusammenhänge zwischen Kleesäure- und Ameisensäureprozeß im gesamten Erdenleben hingewiesen. Die Todesseite alles Lebens

* Zur Bequemlichkeit des Lesers seien die chemischen Formeln einiger Pflanzensäuren angegeben:

Oxalsäure: COOH
|
COOH

Weinsäure: COOH
|
CHOH
|
CHOH
|
COOH

Citronensäure: CH_2COOH
|
C(OH)COOH
|
CH_2COOH

Aconitsäure: CH.COOH
||
C.COOH
|
CH_2.COOH

Apfelsäure: COOH
|
CH_2
|
CH.OH
|
COOH

Bernsteinsäure: COOH
|
CH_2
|
CH_2
|
COOH

Essigsäure: CH_3
|
COOH

fordert nämlich, daß alles Leichnam Gewordene vom Erdenprozeß so umgewandelt werden könne, daß es dem Leben wieder dienen kann. Sonst würde das Erdendasein allmählich mumifizieren, und die Natur hätte umsonst «den Tod erfunden, um viel Leben zu haben» (Goethe). Die Ameisen nun sind wie Organe des ganzen Erdenlebens dafür tätig, daß Abgestorbenes dem Leben wieder dienstbar werden kann. Durch ihre Tätigkeit gesundet die Erde von ihren Vermoderungsprozessen. Dies geschieht nicht nur durch die «handgreifliche» Seite ihrer Tätigkeit – man hat die Ameisen mit Recht die Gesundheitsbehörde des Waldes genannt – sondern noch viel umfassender durch die Durchsetzung der Atmosphäre mit einem feinsten Dunst homöopathisch verdünnter Ameisensäure, von der etwas außerordentlich Lebensanregendes ausgeht, auch auf die Pflanzenwelt. Diese entfaltet sich dort gesünder, wo ein reiches Ameisenleben ist, und führt im Zusammenhang mit dieser Lebensentfaltung wiederum ihren Kleesäureprozeß durch.

Wenn aber die erzeugte Ameisensäure für das Tier wenig bedeutet und darum reichlich abgesondert wird – warum bedarf es der ameisensäureerzeugenden *Tätigkeit?* Man stößt mit dieser Frage auf das Geheimnis der tierischen Gifte überhaupt. Auf diese Frage gibt die moderne Geistesforschung eine überraschende, aber tief befriedigende Antwort. Ihr sind Gifte «Geistsammler». Der Giftprozeß im Tierreich hängt mit dem Eingreifen der «Tiergeistigkeit» in das Leibliche gewisser Tiergattungen zusammen. In vorliegender Heilpflanzenkunde wurde wiederholt dargestellt, wie der Giftprozeß im Pflanzenreich mit dem Eingreifen des «seelischen Prinzips der Pflanze», ihres Astralbereiches, zusammenhängt. Gifttiere sind abnorme Tiere, wie Giftpflanzen abnorme Pflanzen sind. Nun fällt es einem genaueren Zusehen unmittelbar auf, daß es gerade die *niederen* Tiere sind, die giftig werden können. Oberhalb der Reptilien gibt es keine Gifttiere mehr. Gift ist also der Weg, den sich geistige Gestaltungskräfte wählen müssen, wenn sie einen Organismus durchdringen wollen, der auf einer zu niedrigen Organisationsstufe steht, um sich durch einen Kosmos vollkommener Organe zu einem «Wohnhaus» für dieses Geistige gebildet zu haben. «Nur weil die Ameisen so beschaffen sind, daß sie Ameisensäure erzeugen können, nur dadurch erscheint alles, was sie tun, so vernünftig. Dadurch ist – zwar nicht die einzelne Ameise, aber der Stock als Ganzes – so weise!» (R. Steiner, Vom Wesen der Bienen.)

Die menschliche Organisation birgt in sich Pflanzenverwandtes, vegetativvitale Prozesse; und Tierverwandtes, animalische Prozesse. Sie hat dadurch ihre kleesäureerzeugenden Prozesse und auf diese aufbauend ihre ameisensäureerzeugenden Prozesse. Darüber hinaus wohnt in ihr das Menschengeistige, das Ich. Sie trägt dadurch als ein koordiniertes Geschehen *in sich*, was sich außerhalb ihrer als vegetativer Kleesäurebildungsprozeß, als an die Ameisen gebundener Ameisensäureerzeugungsprozeß, als ein Eindringen geistiger Weltenwesenhaftigkeit in das Naturgeschehen und als ein weisheitsvolles Zusammenweben dieser drei Wesensbereiche abspielt. Auch im Menschen wird fortwährend lebendige Substanz ins Leblose übergeführt, wie in der Natur. Dieses Geschehen braucht die Ich-Organisation, um die nötigen Bewußtseinsprozesse erzeugen zu können. Könnte am Leibe nichts sterben, so könnte das Ich auch nicht an diesem Leibe Selbstbewußtsein entwickeln. Das um solcher Zwecke willen sich fortwährend bildende Leblose muß aber vom Astralleibe in gesunder Art abgeschieden werden. Zur gesunden Bewältigung dieser Abscheidung braucht der Organismus die Ameisensäureerzeugung. Erfolgt sie nicht genügend, so ergeben sich gichtische, rheumatische Zustände. Ursache ist eine gewisse Kräftestockung im Astralischen. Hier wird eine Therapie mit Ameisengift hilfreich sein können. Ist es aber die Schwäche der ätherischen Organisation, die den Kleesäureprozeß nicht richtig leitet, ergibt sich dadurch ein träges Funktionieren unterer Organe, Leber, Milz, Galle, die Neigung zu Steinablagerungen und dgl., so ist eine Kleesäuretherapie am Platze.

Der Sauerklee, der eindrucksvollste Kleesäure-Erzeuger, ist also ein wichtiges Grundheilmittel aus dem Pflanzenreich.

*

Malvengewächse – Malvaceae

Schleim- und Faserbildung

Eine der mittelgroßen Pflanzenfamilien steht in den Malvengewächsen mit ihren etwa 900 Arten vor uns, meist in den Tropen heimisch, doch mit manchen Gliedern in die gemäßigten Zonen vorstoßend. Mit fröhlicher, farbiger Anmut sich dem Erdenhaften zu verbinden scheint ihr Streben zu sein; sie wehren sich dabei gegen Verhärten und Verholzen durch reichliche Schleimbildung. Der Baumbildung geben sie nicht allzu viel Raum, überlassen dies den verwandten Familien der Bombacaceen, Sterculiaceen, Tiliaceen, bei denen weiches Holz oder kurze, tonnenförmig angeschwollene Stämme von dem plastisch-flüssigen Prinzip künden, das auch bei ihnen mit dem verhärtenden Verholzen kämpft. Die Malvengewächse bleiben aber weitgehend krautig, strauchig. Die großen, meist hellfarbigen Blüten haben etwas Prächtiges, aber zugleich Mildes in sich, sie leuchten wohl, lodern aber nicht, duften auch meist nicht. Sie bergen meist eine große Fülle von zu einer Röhre verwachsenen Staubgefäßen in den fünfblättrigen Kronen, welche Staubgefäße aus den fünf Grundstaubfäden durch wachsende Teilung reichlich und üppig vordrängend sich bilden, bei manchen Arten weit aus der Blüte vorhängen. Das Blatthafte drängt sich in die Blütenbildung herein, erscheint als den eigentlichen Kelch umgebender zweiter, als Hüllkelch. Der Blütenbildeprozeß zeigt überhaupt eine gewisse Neigung, sich mit der Blattregion zu verbinden, in sie hinabzugleiten. Die Blüten stehen nämlich gern einzeln in den Blattwinkeln. Die Blätter selbst haften auf gewisse Art am Stengel; denn sie bleiben einfach oder teilen sich höchstens handförmig, fiedern sich aber nicht. Während aber einerseits die Schleimbildung die ganze Pflanze durchzieht, so bilden andererseits Rinde, Bast, Stengel, Frucht der Malvengewächse in besonders vollkommener Weise feste Fasern aus. Es gehören die Erzeuger vieler spinnbarer Fasern zu ihnen, als wichtigste die Baumwollpflanze.

Es ist auffallend, wie viele gute Faserpflanzen einen Schleimbildeprozeß in sich tragen. Gute Fasern sind unverholzte Fasern; Holzigkeit macht brüchig. Dies deutet darauf hin, daß der Schleimbildeprozeß mit dem Beherrschen des Verholzens zu tun haben muß. In der Holzbildung wird der Zelluloseprozeß, eine nach dem Festen, Unlöslichen verschobene Metamorphose der Kohlehydratbildung, mit Lignin verbunden und mineralischen Einschlägen von der Wurzel her ausgeliefert. Pflanzenschleime aber sind umgewandelte Zellulosen. In der Zellulosebildung wird dem Kohlehydrat Wasser entzogen, damit zugleich aber Vitalität; denn das Wasser ist ja der Träger der Lebensbildekräfte. Im Holz bleibt die *erstarrte* Lebensform zurück; das Leben selbst zieht sich zurück. In der Schleimbildung aber lebt der entgegengesetzte Prozeß, das Streben, das Lebenselement Wasser zäh festzuhalten. Die Polarität Verholzung-Schleimbildung kann man als Metamorphose der ursprünglicheren Polarität Stärke-Zucker-Bildung ansehen, nur ist erstere eine Stufe tiefer gerutscht. Der stoffschöpferische Urprozeß der Assimilation verdichtet ja Kohlensäure und Wasser unter dem Einfluß der Lichtkräfte bei Tage zu Stärke; bei Nacht wird diese in den Chlorophyllkörnern abgelagerte Stärke vom lebendigen Flüssigkeitswesen ergriffen, mit Wasser verbunden, dadurch in Zucker verwandelt und löslich gemacht und dem flutenden Säftebereich übergeben. Im Ein- und Austreten von Wasser, zugleich im Ein- und Austreten von Lebenskräften (beides geht parallel) pendelt der Kohlehydratprozeß zwischen Zucker- und Stärkebildung hin und her; pendelt in der Fruchtbildung schließlich aus, indem im einen Pendelausschlag süße Saftfrüchte entstehen (Prototyp: Weintraube), im anderen Pendelausschlag stärkemehlhaltige Brotfrüchte (Prototyp: der Weizen). Wein und Brot stehen vor uns.

In so vollkommener Art schwingt das Pendel eine Ebene tiefer nicht mehr hin und her; es gerät zu sehr in die Region verhärtender Stoffvorgänge. Was einmal Holz geworden ist, und damit dem Bereich der Lebenskräfte bis zu einem gewissen Grade entsank, muß Holz bleiben. Nur die allerstärksten Lebenskräfte, die des neu aufkeimenden Lebens, können das Holz etwa des Dattelkerns wieder verflüssigen; oder die durch eine Verwundung des Stammes freigesetzten Ätherkräfte können Gummifluß erzeugen. Damit taucht die Schleimbildung als der Gegenpol der Holzbildung auf, durch welche die Pflanze im Zusammenziehen ihrer Lebensbildekräfte sich gegen eine zu starke Verholzung wehrt. Wer die etwas holzig-steife Pracht der «Stangenrose» oder «Pappelrose» mit ihren großen Blüten sieht, die den Eindruck erwecken, als seien sie von den Händen einer geschickten Putzmacherin aus Seidenpapier gemacht und nicht aus lebendigem Stoff, der mag hinzudenken, daß ein feiner Schleimprozeß die Pflanze von unten bis oben durchzieht und sie vor dem Schlimmsten, der völligen Verholzung, bewahrt.

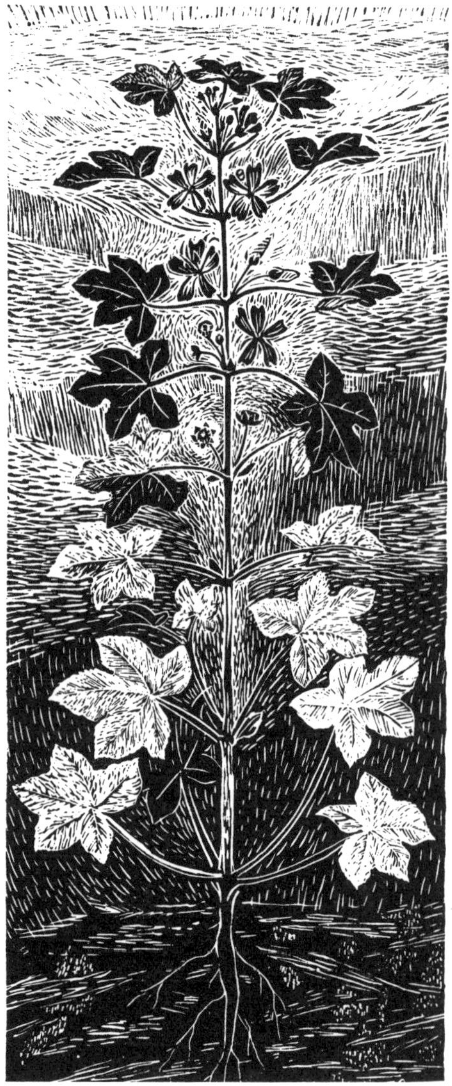

Die Früchte der Malvengewächse sind meist trockene Kapseln, auch sie von Schleimprozessen durchdrungen, die bei einigen Eibischarten sich derart mit Zucker- und Fruchtsäurebildung paaren, daß die fleischig werdenden Kelche oder ganzen Früchte als schleimige Gemüse oder gar eingelegt in Essig in tropischen Ländern genossen werden; unsere Kinder schätzen die «Käsepappeln», die käselaibähnlichen Fruchtscheiben unserer Malvenarten.

Der *den Kohlenstoffprozeß vor der Versteifung bewahrende Schleimbildeprozeß* ist es auch, der die Malvengewächse, vor allem die Hibiscus-(Eibisch-)Arten, zu Heilpflanzen macht. Blätter und Wurzeln, aber auch Blüten werden um dieses heilsamen Schleimes willen verwendet, innerlich und äußerlich, um Entzündungen zu lindern. Bekannt ist insbesondere die Eibischwurzel, ein wichtiger Bestandteil vieler Hustensirupe, ob ihrer lösenden, beruhigenden, Schleimabsonderung regulierenden Wirkung auf den ganzen Atmungstrakt. Der Leser ist gebeten, im Kapitel über die Heilpflanzen der eiweißbildenden Organe *, insbesondere im Unterabschnitt über die Lungenheilpflanzen, nachzulesen, inwiefern Pflanzen, die mit dem Kohlenstoffprozeß in besonderer Weise umgehen, besondere Beziehungen zum Lungenorgan haben. Man vergleiche auch das über die Königskerze Ausgeführte.

* Siehe «Typische Erscheinungsformen von Leber-, Nieren-, Lungen- und Herzheilpflanzen.» (S. 237)

Der in einer so milden Art die Pflanze anfassende Blüteprozeß läßt es bei den Malvengewächsen nicht zur Ausbildung von Giftpflanzen kommen. Auch keine Schmarotzerpflanzen, ebenso keine Lianen finden sich. Das Ineinanderkraften von Blüte- und Blattprozessen läßt, gemäß dem Schlüssel der Dreigliederung, der dem Leser nun schon vertraut ist, Heilwirkungen auf menschliche *Stoffwechsel*prozesse im *rhythmischen* System und auf die Art, wie der Astralleib in diesem Gebiet tätig ist, erwarten. In Entzündung und Hustenreaktion zeigt dieser sich verkrampft; er wird durch das Heilmittel wieder befreit.

Auch die schlaffördernde Wirkung der Malvenblüte läßt sich durch die erwähnte Wirkung des Blütenprozesses (der ja durch die Einwirkung der Astralbereiche auf das vegetative Prinzip der Pflanze entsteht) begreifen. Bei Schlaflosigkeit liegt eine mangelhafte Fähigkeit vor, den Astralleib von der physisch-ätherischen Organisation zu lösen.

In der obenstehenden Abbildung ist die Malva silvestris, subsp. mauritanica, eine nordafrikanische Spielart unserer wilden Malve, dargestellt, deren Blüten im eben erwähnten Sinne verwendet werden.

*

Rachenblütler – Scrophulariaceae

Typus und einige Heilpflanzen

Die Rachenblütler erinnern in ihrer äußeren Erscheinung an die Lippenblütler, doch haben sie nicht deren starke Wärmenatur, sie bilden keine ätherischen Öle. Botanisch stehen sie den Nachtschattengewächsen nahe. Usteri ordnet alle drei Pflanzenfamilien in die dem Saturn zugewiesene Untergruppe der höchststehenden Hauptgruppe (der Metachlamydeen, die als Ganze der Venus zugehören), nämlich den Tubifloren.

♄ Tubiflorae	♀ Boraginaceae
	♃ Labiatae
	☿ Verbenaceae
	♂ Scrophulariaceae
	☽ Hydrophyllaceae
	☉ Solanaceae
	♄ Globulariaceae.

Der Typus lebt sich im Krautartigen aus, bringt wenig Sträucher, selten Bäume hervor, dafür aber viele Halbparasiten, die auf den Wurzeln anderer Gewächse Fuß fassen (z. B. Klappertopf, Wachtelweizen, Augentrost). Schwäche gegenüber dem Mineralisch-Erdhaften drückt sich darin aus. Überwiegt das

Element des Wassers gegenüber dem der Erde, so stellen sich die Scrophulariaceen schon lieber ein, mit Moor-, Sumpf-, Wasser- und Uferpflanzen; feuchte, mindestens saftige Wiesenauen, gut gewässerte Almwiesen schätzen sie. Durchlichtete Luft ist ihnen aber eine weitere Lebensbedingung, sie suchen sie bis in die hohen Gebirge hin auf, wo Alpenbartschie, Gebirgsläusekräuter mit purpurnen, violetten, gelben, rötlichen Tönen heiter-bunt ihre Blütekraft entfalten. Heiße, trockene, steinige, sandige Stätten besiedeln einzig die Verbascumarten, die Königskerzen; sie betonen im Stengel die Senkrechte mit steifer, trockener Pracht.

Ist das Wurzelhafte und damit die Beziehung zum Erdig-Festen etwas schwach entwickelt, wird dafür das Wasserelement mit saftigen, meist einfach geformten, vielleicht gezähnten, aber nicht weiter gegliederten Blättern freudig bejaht und damit dem Vegetativ-Pflanzlichen sein volles Recht gegeben, so sind die Beziehungen zu dem über der Pflanze stehenden Tierwesenhaften *stark* entwickelt; sie leben sich in reicher, vielfaltiger, sogar seltsamer Blütenbildung aus, allerdings vor allem in Form und Farbe, wenig im Duft. Zur Blütenrichtung wird die Horizontale gewählt; die Blüte selbst verliert dadurch die allseitig strahlige Grundform, wird zweiseitig symmetrisch, nimmt ein Bildeprinzip der tierischen Leiblichkeit in sich auf. Bei den Königskerzen noch einigermaßen schalig geöffnet (die mächtige Senkrechte der ganzen Gestalt ließe keine andere Bildung zu), werden sie bei Fünffaden, Braunwurz, Fingerhut zu tief eingestülpten Rachen, bei den Ehrenpreisarten zur kurzröhrigen Schale. Die Rachen bauchen sich, es kommt bei den Pantoffelblumen zu aufgeblasenen, monströsen Unterlippen, es wird die Tendenz, Luftblasen zu umschließen und in die Blütenbildung hineinzunehmen, immer stärker, bis zuletzt bei Gnadenkräutern, Löwenmäulern, Leinkräutern, Wachtelweizen, sich der Schlund ganz (bei Augentrostarten halb) schließt. Auch die Oberlippe kann monströs zum Rüssel ausgezogen werden.

Zum Tierpflanzlichen strebt also die Familie und erinnert wie so manche bisher betrachtete Pflanzenfamilie, wenn auch auf besondere Art, an die Tierpflanzen des alten Mondes. Das Luftige als Inkarnationselement des Astralischen hat es den Rachenblütlern besonders angetan, *vor allem in der Blüte*. Weniger zeigt sich dies Streben zum Luftigen in der Blattregion, nur die Hochgebirgsarten bekommen fein gefiederte Blätter.

Bei aller Intensität des Blütenprozesses wird jedoch nie das Blütenhafte so stark ins Vegetative hineingepreßt, daß es zur Ablähmung und Überwältigung dieses Vegetativen kommt. Die ätherische Sphäre fängt den astralischen Ansturm auf, bewältigt, verarbeitet ihn. Niemals setzt sich die Blüte an das Ende einer primären Achse und nimmt dabei dem Hauptsproß die Sprießekraft – wie dies bei den Nachtschattengewächsen so charakteristisch ist; niemals kommt es zu einem verkrampften Zusammenwuchern von Blatt-, Sproß- und Blütenwachstum wie bei diesen. Zur Giftbildung neigt eine so merkwürdige Pflanzenfamilie wie die Rachenblütler schon, aber nicht zur Bildung alkaloidischer, stickstoffhaltiger Gifte, vor allem solcher mit bewußtseinsverändernden Eigenschaften. Rausch- und Genußgifte suchen wir hier vergebens. Aber *glykosidische* Gifte finden sich, Saponine. Ferner treten Bitterstoffe auf. Die Astralwirksamkeit ist eben nicht bis ins Physische hineingepreßt, sie beeinflußt nur das Ätherische. Solche Gifte wirken weniger ins Nerven-Sinnes-Gebiet wie die salzartigen Alkaloide, sondern viel mehr ins rhythmische Gebiet, das ja im rhythmischen Ineinanderweben von ätherischen und astralischen Prozessen sein Wesen auslebt. Was zwischen Flüssigem und Luftförmigem liegt und webt, bildet an den Scrophulariaceen, und es bestimmt auch die Wirkungsrichtung, in der Heilmittel aus Scrophulariaceen angreifen.

Die Früchte sind meist Kapseln, selten Beeren; mit oft winzigen, sehr leichten, manchmal geflügelten Früchten, dem Winde angepaßt.

Die Scrophulariaceen gehören den gemäßigten, «rhythmischen» Zonen der Erde vor allem an, gehen dort hoch in die Gebirge, weit nach dem Norden, fliehen Tropen und Wüsten. Sie sind dem Menschen vor allem als Heilpflanzen wichtig geworden – wir nennen Wollblume, Augentrost, Fingerhut, Gottesgnadenkraut, Braunwurz, Ehrenpreis – aber auch als Zierpflanzen, die allerdings etwas gauklerisch, bizarr, leicht monströs wirken. Der Unbefangene merkt gleich: so ganz stimmt es nicht mit der Pantoffelblume, der Gauklerblume, dem Löwenmaul. Durch die starke Astralisierung sind auch die Blumen etwas hinfällig, manchmal wenig beständig, zu kurzlebig – was aber durch die Fülle der Hervorbringung zum Teil ausgeglichen wird. Die Farben sind zu wenig klar und lauter, der Duft mangelt. Immerhin, sie sind auf intensive Art da, erzwingen sich Beachtung.

Es möge nun die Schilderung einiger wichtiger Heilpflanzen folgen.

Digitalis purpurea – der rote Fingerhut

Aus dem winzigen Samen erwächst dieser Pflanze im ersten Jahr die Rosette großer lanzenförmiger, langgestielter Blätter; die ganze Pflanzenbildung ist zunächst am Boden festgehalten, das Wachstum wendet sich hierbei mit kräftiger Wurzelbildung erd- und abwärts, der sonnenwärts bestimmte Sprießeimpuls verharrt zurückgehalten in sich. Das zweite Jahr bringt jedoch den Gegenschlag; schnell und steil fährt der Sproß empor. Aus dem Rosettenblattkreis wird eine rasch mit dem Sproß aufsteigende, unter Blattverkürzung sich verengende Spirale, die sich zuletzt als Zipfel, als Deckblättchen in die mächtige Blütenähre verflüchtigt. An dieser zeigen sich nun, spiralig angeordnet, nach oben gerichtet, die Blütenknospen. Im Aufblühen verändert sich aber diese Grundanordnung. Die Blüten wenden sich aus der gleichmäßig nach allen Raumrichtungen verteilten Umkreisung des Sprosses nach einer einzigen Richtung, die nicht im inneren Bauplan gegeben, sondern von außen her bestimmt wird; sie wenden sich nach der Seite des *stärksten Lichteinfalls*. Dabei sinken sie aber aus der aufgerichteten Haltung in die Waagrechte, ja noch tiefer, und weisen schräg nach unten und außen. Es öffnet sich der Purpurrachen mit zarterer Ober-, massigerer Unterlippe; jene wölbt sich etwas ein; dies gibt der ganzen Erscheinung etwas plump Aufgeblasenes. Überhaupt zeigt sich ein Übermaß von Blütenbildung, die Pflanze ist wie überdrängt, überwältigt von der schweren Fülle der Blüten.

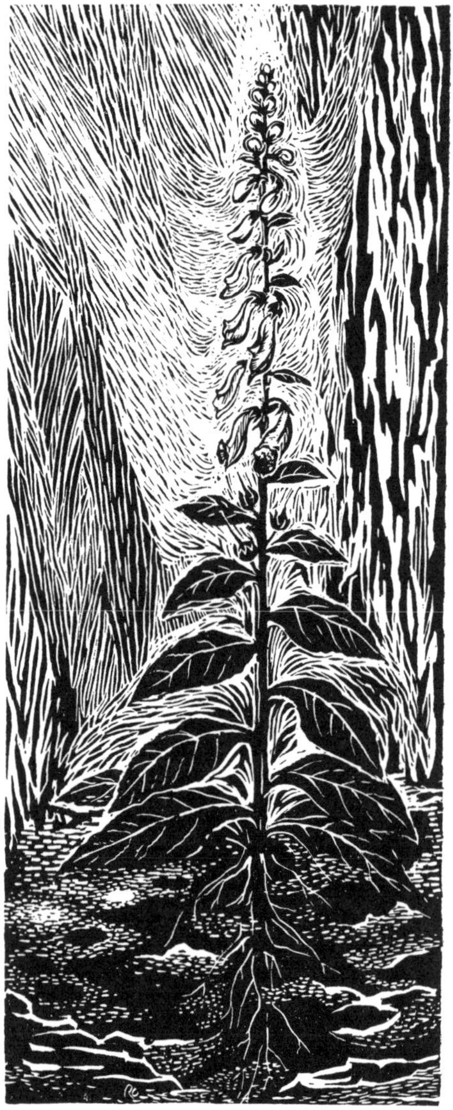

In der Oberlippe ist die Purpurfarbe gleichmäßig verteilt, in der Unterlippe jedoch wie geronnen zu kräftig roten Flecken, um die sich, farblos geworden, ein weißlicher Hof ausbreitet. Der verengte Grund dieser Hüllform birgt den von Hummeln und Bienen gesuchten Nektar. Kurzlebig ist die Blüte, wie mit dem Messer abgeschnitten fällt die aufgeblähte Hülle herab. Nun richtet sich aber mit dem bleibenden Kelch die herzförmige Samenkapsel wieder auf. Der Blütensturm ist über die Pflanze hinweggezogen; doch hat er so stark in ihre Vitalität eingegriffen, daß sie nachher abstirbt.

So steigt der Fingerhut, nachdem er im ersten Jahr in systolischer Zusammenziehung dem unter ihm liegenden Erdig-Mineralischen zugewendet war, im zweiten Jahr in diastolischer Ausatmung seiner Kräfte dem über seiner Pflanzennatur gelegenen Tierbereich entgegen, senkt die Blüte selbst in die Waagerechte, in die ja das Tier Leiblichkeit und Körperachse hinein orientiert hat. Ihr neigt ohnehin die ganze Familie der Rachenblütler zu. Steigt der Sproß erst, von den ätherischen Leichtekräften getragen, kräftig empor, so verdrängt das überstark eingreifende astralische Bereich dieses Ätherische, die Schwere ergreift die Blüte, während sie sich dem Licht zuwendet, aber auch der Tierheit übermäßig den Schlund öffnet. So steht der Lebensprozeß des Fingerhutes in starkem Kampf zwischen den Polaritäten Licht und Schwere.

Seinen stofflichen Ausdruck findet der Fingerhutprozeß in der Bildung der sogenannten Digitalis-Glykoside, einer Stoffgruppe, von der Verwandte auch in anderen, stark auf das Herz wirkenden Heilpflanzen gefunden werden, z. B. in Strophanthus, Oleander, Maiglöckchen, Meerzwiebel, Goldlack, Adonisröschen. Es sind dies alles Pflanzen, die in ihrer Lebensdynamik mit starker Spannung zwischen ihrer ätherischen Konstitution (dem Vitalprinzip) und den zu ihnen gehörigen Astralbereichen sich in die Polarität von Licht und Schwere stellen. (Man lese über die angeführten Pflanzen das Entsprechende in früheren Kapiteln des Buches, insbesondere Band 1, nach; ferner im Kapitel über Herzheilpflanzen in diesem Bande.)

Es ist sehr charakteristisch für diese Stoffgruppe, daß sie zwar im Pflanzenreiche vorkommt, ihre mannigfaltigste Metamorphose und reichste Ausgestaltung aber im Tier- und im Menschenorganismus findet. Da ist zunächst das Krötengift (Bufotoxin) zu nennen. Verwandt sind aber im Aufbau auch das Vitamin D (das antirachitische genannt), das Cholesterin, die Gallensäuren, das Sexualhormon. Ein unheimlicher Abkömmling findet sich allerdings im unorganischen Bereich, im Steinkohlenteer, als krebserzeugender Stoff (Benzpyren). Jedoch sind ja auch die Steinkohlen aus einem Pflanzlichen hervorgegangen.

Dies alles weist auf Prozesse, die mit dem Ineinanderwirken der für Pflanze und Tier charakteristischen Wesensglieder, des Ätherischen mit dem Astralischen, zu tun haben. Insbesondere stellen sich Fingerhutgift und Krötengift einander gegenüber. Die Kröte ist als Amphibium ein Wesen, das – im Jugendstadium ein Wassertier mit Kiemenatmung, das sich zum Lufttier mit Lungenatmung wandelt – dabei Gliedmaßen nach außen stülpt, während das Luftorgan nach innen gestülpt wird. Mit Luftigem förmlich aufgeblasen, versucht das Tier, ins Luftbereich aufzustreben, doch gelingt nur ein plumper Sprung, mit dem es immerhin ein Fliegendes erhaschen mag. Die Lurche erhalten als erstes Glied der tierischen Entwicklungsreihe Stimmhaftigkeit, sie vermögen ihr Wesen nach außen zu tönen, wenngleich mit dumpfem, im Stoffwechsel gefangenem Laut, der der plumpen Bewegungsform «entspricht». Die Lurche erringen damit verfrüht eine Fähigkeit, die den höherstehenden Reptilien noch völlig mangelt, erst den warmblütigen Tieren zukommt. Die Lurche sind ja sonst noch recht pflanzenhaft, mit ihrer Haut der Umwelt ganz geöffnet, dem atmosphärischen Leben hingegeben (was sie zu «Wetterpropheten» macht); Innen- und Außenwelt strömen durch ihre Haut ineinander. In diese Haut bildet die Kröte das warzig-drüsige Giftorgan und setzt damit dem Ineinanderfluten von innen und außen eine Grenze. Das bei den niederen Tieren noch pflanzenartig von außen wirkende Gruppenseelenhafte, das im noch unvollkommen ausgebildeten Lurchleib keine wegbereitenden Organe zu tiefgreifender Inkarnation findet, bedarf des Giftprozesses, um am Physisch-Ätherischen haften zu können. (Dies ist der Grund, warum es Gifttiere nur im niederen Tierreich gibt. Das Säugetier, welches das Seelische «weltgerecht» mit seinem Kosmos vollkommener Innenorgane aufsaugt, bedarf dergleichen Hilfsmittel, die eine Notlösung darstellen, nicht.) An der Kröte wird sichtbar, daß das niedere Tier das Gift in erster Linie für sich selbst braucht, nicht um damit Schaden zu stiften.

Einpressen des Astralischen in das Ätherische, das ist der Prozeß, der im Pflanzenreich das Fingerhutgift, im Tierreich das Krötengift hervorbringt. (Die Kröte ist darum, im Unterschied zum Frosch, für Fingerhutgift unempfindlich.)

*

Das sogenannte natürliche Vitamin D (auch D_3 genannt) und das in den niedrigeren Gliedern der Tierreihe (Fische) gebildete verwandte Vitamin D_2 werden im Wärmeorgan Leber der Fische, in Butter, Milch, Eigelb in verhältnismäßig hoher Konzentration gefunden, was auf den Zusammenhang mit organischen Wärmeprozessen deutet; sie wirken stark in den Kalk- und Phosphorstoffwechsel, auf den Knochenbau; ihre Anwesenheit im Übermaß verschiebt den Kalkprozeß vom Knochen in Gefäßwände und innere Organe, möchte gleichsam den Blutmenschen verknöchern. In der gesunden Knochenbildung formt das Geistigste, das Ich des Menschen, sich das Physischste der fast mineralischen Knochenbildung, schafft sich in ihr ein Abbild und stellt sich hiermit, obwohl ein Geistwesen, ganz in den stofflich-irdischen Bereich, in das Reich des Toten. Zu diesem Zweck dämpft es lebendige Wärmeprozesse, führt organische «Kälte» für den Bereich herbei, in dem sich die Knochen bilden sollen, verbindet sich mit mineralischen Gesetzmäßigkeiten und ihren Formgewalten und bildet so, fast am Rande des mineralisch-toten Reiches, den Wunderbau des Skelettes, das als totes Abbild des Ich die «gottgewirkte Spur» (Goethe) noch lange nach dem Tode festhält. Das Vitamin D ist also Werkzeug eines Prozesses, der Geistiges ins Physische inkarniert, ja hineinpreßt. (Darin liegt auch die Gefahr der Anwendung dieses Stoffes als Rachitis-Heilmittel, das eine übereifrige Gesundheitspflege allen Säuglingen aufzwingen möchte; diesen feinen Prozeß auszuführen, die Werkzeuge dazu zu bilden, sollte man dem sich inkarnierenden Ich soweit als möglich überlassen, höchstens dort nachhelfen, wo es sich als zu schwach erweist, ihm aber nicht dieses Bestreben, das Werkzeug selbst zu bilden, brutal aus der Hand schlagen. Sonst wird der sich verkörpernde Mensch zu früh «entkindlicht», von seinem himmlisch-geistigen Ursprung abgeschnitten, zu früh und zu stark verirdischt.)

Die *Gallensäuren*, von der Leber, dem Wärmeorgan erzeugt, in den Darm abgeschieden, schließen Fette und Cholesterin der Nahrung für die Verdauung auf. (Nur die pflanzlichen Sterine bleiben unverdaulich.) Dabei werden sie im Dünndarm selbst (in Cholsäure und Glykokoll bzw. Taurin) gespalten, dann aber mit den anverdauten Fetten vom Körper aufgesogen. In der Leber finden sie sich wieder, werden mit Glykokoll bzw. Taurin aufs neue gebunden und der Galle übergeben. Der Flüssigkeitsorganismus atmet also gleichsam die Gallensäure aus, um im Darm die wärmetragenden Fette zu ergreifen, und atmet sie wieder mit den verwandelten Fetten ein. Diese tragen von der Fremdorganisation, der sie entstammen, nichts in den menschlichen Organismus als die Fähigkeit, Wärme zu erzeugen *. Die Pflanze hat sie durch kosmische Wärmeprozesse, unter stärkster Entwicklung der Wasserstoffkräfte, vor allem in der Samenbildung erzeugt und diese von den Erden-Schwere-Prozessen abgetrennt, hat das schöpferische Chaos im Sameneiweiß den formenden kosmischen Regionen allein ausgesetzt. In der Wärme sind ja die Ursprünge alles materiellen, aus dem Geistigen ins Stoffliche absteigenden Seins. Fette sind also in gewissem Sinne stoffgewordene Wärme. (Näheres siehe Band 1, S. 47.) Sie isolieren von der «Schwerewelt» physischer Kräfte, lassen die «Leichtewelt» der ätherischen Kräfte, vor allem des Wärmeäthers, ein. Ich und Astralleib greifen mit dem Werkzeug der Gallensäuren nach dem Nahrungsfett, um es in den Dienst der Wärmeorganisation zu stellen, die den ganzen Körper im Spiel von Erwärmungs- und Abkühlungsprozessen zwischen Auflösung und Verhärtung gestaltet.

Das *Cholesterin*, ein in Wasser unlöslicher, in Fetten löslicher, kristallisierfähiger (rhombische Tafeln) wachsartiger Stoff, findet sich frei im Blut, Hirn, der Galle, im Eidotter; als Ester (da es ein Alkohol, kann es solche mit Fettsäuren bilden) in Wachs, in Blut, Lymphe, Gehirn, Nebenniere, im Corpus luteum, in der Epidermis, im Hautfett (Wollfett), der Vernix caseosa der Neugeborenen, in allen hornartigen Stoffen, Haaren, Federn, Hufen – wo der Schwefelprozeß, in die Kieselsphäre stoßend, verhornt (wo im Horn aber der Wasserstoffprozeß, nach Rudolf Steiner, das wichtigste ist). Cholesterin ist ja auch fast reiner Kohlenwasserstoff, $C_{22}H_{46}O$, mit nur einem Sauerstoffanteil nach der Bruttoformel.

Im Cholesterin nimmt der Fett-Wachs-Wärme-Wasserstoff-Prozeß Kälte- und Form-Einschläge aus der Sphäre der Sinnes-Nerven-Organisation auf. In Ablagerungs-Verhärtungskrankheiten kommt es darum zu Ablagerungen, steinartigen Bildungen von Cholesterin (bei Sklerose in den Gefäßwänden, bei Gallensteinen in der Gallenblase).

Die sogenannten *Sexualhormone* (Androsteron, Testosteron, Follikel-Hormon, Corpus-luteum-Hormon) treten mit den Prozessen verknüpft auf, die mit der Funktion der Sexualorgane und ihrer Rhythmen zusammenhängen. Es wird das Eiweiß der Eizelle – bei erfolgter Befruchtung – chaotisiert, innerlich zerklüftet, dabei aus den Erdenprozessen herausgehoben und dem Kosmos exponiert. Von der kosmischen Peripherie strahlen die durch die geistigen Wesensglieder des aus der geistigen Welt in die physische Erdenwelt herabsteigenden Menschenwesens spezifizierten ätherischen Kräfte ein. Sie vermitteln die Leibes-Bilde-Impulse diesem chaotisierten und darum grenzenlos bestimmungs- und

* Rudolf Steiner – Ita Wegman: «Grundlegendes für eine Erweiterung der Heilkunst»

bildefähigen Keimeiweiß. Auch hier haben wir also einen «Wasserstoffprozeß» am Werke, durch den die Materie sich den Erdenkräften entzieht und dem Kosmos öffnet. Im übrigen hat Rudolf Steiner dargestellt, inwiefern der weibliche Uterus ein metamorphosiertes Herz ist, dessen Sonnenrhythmik nur an die Mondenregion der Sexualsphäre angepaßt, das daher entsprechend umgewandelt ist.

*

In solcher Art eröffnet sich dem Verständnis eine Tür, die Zusammenhänge solcher Substanzen wie der Herzglykoside, des Krötengiftes, der Gallensäuren, des Cholesterin, der Sexualhormone, des Vitamin D_3 zu begreifen. Der «gemeinsame Nenner» wird sichtbar. Die im «Wasserstoffprozeß» dem irdischen Kräftebereich sich entziehende Substanz wird dem kosmischen Bildekräftebereich geöffnet, und die höheren Wesensbereiche oder Wesensglieder (je nachdem ob Pflanze oder Tier oder Mensch) werden zum Eingreifen oder zur Inkarnation gebracht, ja gezwungen. Das gibt solchen Substanzen eine starke, leicht auch zu starke, gefährliche Wirksamkeit, die in zu starker Inkarnation, in Fesselung und Verhärtung nach dieser oder jener Richtung enden kann.

Man wird nun auch die Eigenart des Fingerhutgiftes als herzwirksame Substanz besser begreifen. Es läßt den Astralleib intensiver in den Flüssigkeitsorganismus, besonders den venösen Kreislauf, eingreifen, entschwert, tonisiert diesen. Die Diurese wird dadurch gesteigert. Ödeme werden ausgeschwemmt; der Blutdruck steigt, die Systole der Herztätigkeit wird verstärkt. Es zeigt sich eine Verstärkung jener zusammenziehenden Kraft, die das Blut auf das Herz durch seinen Calciumgehalt ausübt (während das Kalium den entgegengesetzten, diastolischen Prozeß fördert). Wir kommen hiermit wieder in die Region des Kalkprozesses, nun im Blut, die bei Betrachtung des D-Vitamins, der Cholesterinwirkung hervortrat. Zuviel Fingerhutgift bringt das Herz in Zusammenziehung zum Stillstand. – Digitalis hat Rudolf Steiner nicht als Herzheilmittel empfohlen, vielmehr ganz anders geartete Heilmittel für Herzerkrankungen angegeben, worüber an verschiedenen Stellen (bei Primula, Onopordon, Carduus benedictus, Paeonia officinalis usw.) dieses Buches nachgelesen werde.

*

*Euphrasia officinalis * – der Augentrost*

In die Wachstumsgemeinschaft unserer Wiesen fügt sich das treuherzige Pflänzchen auf eigene Art ein. Das üppige, reiche Wiesenleben verdankt der Natur der Gräser seine Grundnote. Diese entfaltet in der Bestockung eine starke

* Sammelbezeichnung für Euphrasia stricta und Euphrasia Rostkowiana

Vitalität gegen die Erde zu, saugt in ihrer Sprieße-Frische das Wasserelement kräftig in sich auf und treibt die Blattspeere der schmalen langen Grasblätter strahlenartig in das Lichtmeer, als Vorahnung des Halmes, der die ganz an das Luftelement angepaßten windbestäubten Blütenstände trägt. Die Pflanze strebt in den Gräsern mit Macht in den Licht-, den Luftbereich, bringt es aber nicht zu Farbe und Duft. Der starke Kiesel-, der hohe Carotingehalt hängen mit der Lichtliebe der Gräser zusammen.

Diesen starken Lebensprozeß im Erdbereich wählt sich der Augentrost als Wurzelgrund, wurzelt halbparasitisch auf den Graswurzeln, dämpft dadurch das Grasleben, leitet es in seine eigenen Wachstumsprozesse, die in einem Jahr zu Blüte und Frucht treiben. Dies mindert den Graswuchs, weshalb man den Augentrost Heuschelm, Milchdieb schalt. Der niedrige Sproß mit den paarigen, eiförmigen, schwach gezähnten Blättchen geht rasch in den reichen Blütenstand über. Die nacheinander erscheinenden, waagrecht sich abstreckenden Blüten sitzen in den Winkeln der Tragblätter rings um den Sproß; rhythmisches Blattsystem und Blüteprozeß drängen sich ineinander. Der Blütenstand streckt sich langsam; entfaltet, von Ende Mai bis Oktober, Paar nach Paar seine Blüten. Er wächst immerzu und blüht schon. Mitten in die Wachstumsentfaltung setzt sich also der Blüteprozeß. Die Blüte wölbt die violette Oberlippe, streckt die weiße, dunkel gestrichelte, mit kräftig gelbem Schlundfleck gezierte Unterlippe vor – eine gemäßigte, gedämpfte Entflammung; sie offenbart sich in Farbe und Gegenfarbe, wie das Auge beim Anblick einer gelben Farbe in sich sofort violett als Gegen- und Ausgleichsfarbe erzeugt, um sich gegenüber dem Zwang des Sinnesreizes in Gleichgewicht und Freiheit zu setzen. Sieht es von der Außenwelt Farbe und Gegenfarbe zugleich geboten, so fühlt es sich von einem Harmonischen sympathisch berührt, und darin mag ein Grund liegen, warum der Anblick der bescheidenen Pflanze dem Auge gar so lieb ist.

Das Auge sitzt wie ein Halbparasit in die obere Organisation eingewurzelt (es kann darum auch – bei Krankheiten schwerer Art – operativ entfernt werden); Rudolf Steiner hat auf eine merkwürdige Ähnlichkeit der Augenbildung mit den organischen Prozessen, die sich bei einer Verbrennung abspielen, hingewiesen. Als, nach Goethes Ausführungen in der Farbenlehre, das Licht sich einst «aus gleichgiltigen Organen» das Organ herausholte, das ihm angemessen sei, griff es mit Entzündungsgewalt in den Organismus, der mit Prozessen antwortete, wie sie in Anklängen sich bei Verbrennungen finden. In schöpferischer Synthese von Aktion und Reaktion schuf der Organismus die Aug-Bildung, der man ihre Gestaltung von zwei Seiten her deutlich anmerken kann: von außen her (Linse, Iris, Glaskörper) und von innen her (Netzhaut, Adern, Nervenanteil). Das Auge ist gleichsam ausgeheilte Entzündung, der subjektiven Empfindungswelt entzogen (es ist über Lust und Schmerz hinaus), objektiv die Licht- und Farbenwelt empfindend, sachlich geworden in seinen Empfindungen. Bei den katarrhalischen Entzündungen fällt es gleichsam in seinen alten

Zustand zurück; Stoffwechselprozesse dringen im Übermaß an es heran, der Astralleib vermittelt zu wenig objektive Form-Licht-Kräfte und lebt sich in der subjektiven Schmerzsphäre aus. Euphrasia, welche die Ätherkräfte ihrer Umgebung, auf der sie parasitisch lebt, abdämpft und durch ihren Blüteprozeß ihre Rachenblütlernatur verrät – nämlich wie sie von Astralkräften durchdrungen ist – kann dem Organismus die abnorme Wesensgliedertätigkeit abnehmen, die sich in den katarrhalischen Entzündungen offenbart, bei denen einem Zuviel an quellender Stoffwechseltätigkeit ein Zuwenig an Formkraft entgegentritt. So wirkt Euphrasia auf Schleimhautentzündungen des Magens, reguliert das Eingreifen des Astralleibes in dieser Region, aber es bekämpft auch Dermatitiden, Ekzeme – bei denen ein ungeordneter Stoffwechsel zu stark in die Sinnessphäre der Haut eindringt. Da aber der ganze Euphrasia-Prozeß sich parasitisch an die *Wurzel*region der Gräser ansetzt, so ist doch eine besondere Beziehung zur oberen Organisation gegeben, durch die starken Kieselprozesse eine solche zu den Organen der Lichtvermittlung. Man kann die gute Wirkung bei Entzündungen, Katarrhen der das Auge umgebenden Hüllen, bei Bindehautentzündung mit starkem Tränen, Konjunktivitis, Blepharitis, Iritis wohl begreifen.

Die analysierenden Chemiker haben als stoffliche Abdrücke der Lebensvorgänge beim Augentrost Gerbstoffe (welche mit dem Heranziehen der Astralsphäre zusammenhängen), ätherische Öle und aromatisch duftendes Harz (Abdrücke der sanften Wärmeprozesse dieser sommerlichen Pflanze), sodann ein besonderes Glykosid Aucubin gefunden, das auch in einigen anderen licht- und wiesenliebenden Rachenblütlern vorkommt. Dieses ist ein stofflicher Ausdruck des doch bei den Rachenblütlern abnorm starken Eingreifens der Astralsphäre in die mittlere, rhythmische Region bei Abschwächung des erdverbindenden Wurzelhaften. Dieses glykosidische Gift erzeugt dementsprechend Kopfschmerz, Schwindel, sogar Gehirnblutungen, Entzündung des Magen-Darm-Gebietes; Stoffwechselprozesse (die ja von Blütigem besonders angeregt werden) überwältigen das (dem Wurzelhaften zugeordnete) Sinnes-Nerven-Gebiet.

Verbascum thapsiforme – große Königskerze

Dieser stattlichste unserer Rachenblütler ist Glied einer mit über 200 Arten hauptsächlich in den lichten, heißen, trockenen Regionen der Länder des östlichen Mittelmeeres heimischen Gattung. Auch unsere Königskerze liebt steinige, trockene, warme Wuchsorte, steinige Südhänge, Flußschotter und dergleichen Böden. Die zweijährige Pflanze entfaltet im ersten Jahr nur eine kräftige Bodenrosette mit ungeteilten wolligen, langen und breiten gestielten Blättern; sie bohrt sich mit mächtiger Pfahlwurzel in die Tiefe. In diesem Stadium könnte man ihr ein kraft des Wurzelartigen auf den Kopf wirkendes Heilmittel abgewinnen. Im zweiten Jahr schießt das am Boden Gehaltene stürmisch in die Senkrechte, fährt so energisch empor, daß die Blattbildung in diese Senkrechte hineingerissen wird, je höher, desto stärker, und geflügelt den Stengel entlang mitläuft, sich nur mit den Blattenden von ihm ablöst und nun in der mannshohen Blütenkerze als Tragblätter untergeht. Diese Blütenkerze ist das imponierende «königliche» Hauptorgan, das im heißesten Sommer, Juli-August, die orangegeaderten, großen hellgelben Blüten in Fülle entfaltet. Diese, waagrecht angeordnet, infolgedessen unsymmetrisch, die nach unten gehenden drei Blätter größer ausgebildet, kleben kurzröhrig am dicken, graufilzigen Mittelstabe, eine sonnengelb und festlich leuchtende Opferkerze zu Ehren des Sommertags auf steinigem Altar. Nun ist dieser, das Blättrige in sich schluckende rhythmische Blütenstengel das Hauptorgan, man müßte von ihm Stoffwechselwirkungen im rhythmischen System erwarten. – Die trokkene Pflanze strömt sich nicht mit Nektar in den Blüten aus; aber sie treibt Zuckerstoffe in die Blütenblätter, vor allem aber die Staubfäden, die Insekten sich zur Speise bieten; sie bewahrt sich vor dem holzigen Erstarren durch reichliche Schleimbildung, welche die ganze Pflanze bis in die Blütenblattsubstanz durchdringt. Der Kohlehydratprozeß, im schleimigen Gegenprozeß vor übermäßiger Verholzung

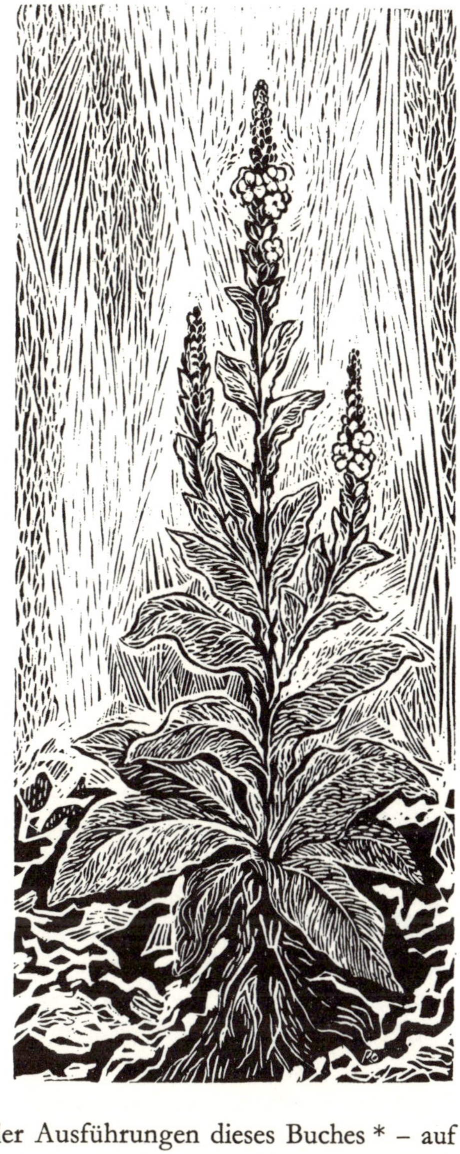

bewahrt, weist aber – im Sinne folgender Ausführungen dieses Buches * – auf die Lunge als Gebiet der Heilwirkungen. Die getrockneten, schleimig-süßlichen Blüten sind ein wichtiger Bestandteil der «Brusttees». Bei Erkältungsentzündungen zu stark in das rhythmische System, eben das Lungengebiet, vordringende Stoffwechselprozesse werden von der Dynamik des Königskerzenprozesses getroffen; die Abschleimung wird erleichtert. Dazu hilft auch der Sa-

* Siehe Kapitel «Typische Erscheinungsformen von Leber-Nieren-Lungen-Herz-Heilpflanzen»

poningehalt der Pflanze; warum, lese man an zahlreichen früheren Stellen des Buches nach.

Veronica officinalis – der echte Ehrenpreis

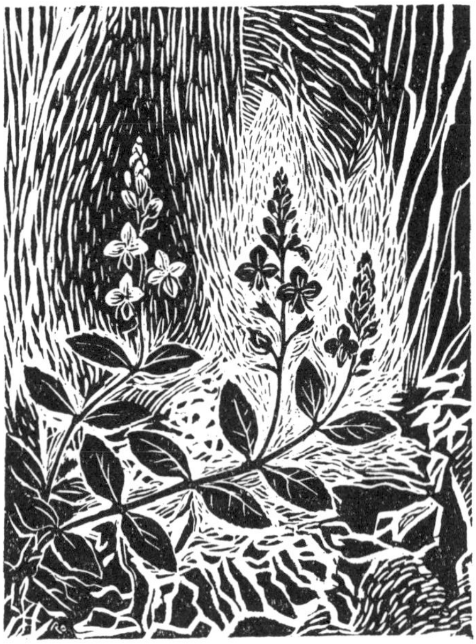

In den etwa 200 Ehrenpreis-Arten, Pflanzen der gemäßigten, ja kühlen Klimate, erhebt sich die Rachenblütlerfamilie zu ihren edelsten Gestalten. Insbesondere Neuseeland ist reich an eigenartigen Formen, z. B. Gesträuchen mit immergrünen Blättern. Das parasitische Element ist überwunden, als zarte Kräuter, zierliche Stauden besiedeln die vielgestaltigen Ehrenpreisarten Wald, Wiese, Acker, Rain, Ufer, Alm der kühleren Teile der gemäßigten Zone. Die zarten kurzlebigen, meist bläulichen Blüten, in Fülle hervorgebracht, sind nur leicht asymmetrische, flache Schalen; der Bildeimpuls zu Rachen, Mäulern, tiefen Schlunden im satten Gelb, vordringlichen Orange, gestreiften Rot oder Purpur, ist verlorengegangen. Es kriechen die Sprosse am Boden hin, mit mannigfaltiger Verzweigung; in dieses fortfließende Wachstum sind die achselständigen Blüten hineingenommen; oder es richten sich aus den Blattachseln kurze Ähren auf; bei den edelsten Formen steht der ganze Sproß auf, die Blätter wandeln sich in kleine Tragblätter, die blaue Blütenähre tritt klar abgegliedert, bedeutend hervor; so zeigt sich der ährige, der langblättrige Ehrenpreis.

Der echte oder Wald-Ehrenpreis ist nicht ganz so vollkommen geworden. Aus dem ausdauernden, kriechenden Wurzelstock schleicht spannenlang der Sproß am Boden hin, aus den Knoten Würzelchen aussendend, wo sie ihn berühren. Die paarigen, etwas dicklichen Blättchen sind elliptisch, schwach gekerbt. Wenn es gegen die Blüte zugeht, heben sich aus den Blattachseln die Seitensprosse, noch ein, zwei Blattpaare, dann geht es in die steif aufrechte Blütentraube mit ihren vierblättrigen, flachen, flüchtig-violetten kurzlebigen Blütchen, die von Juni bis in den August blühen. Die dreieckigen kleinen Samenkapseln bergen die vielen winzigen Samen. Wir finden unsere Pflanze an Waldwegen, an Waldrändern. Das gedämpfte Waldlicht um hohe Stämme sagt ihr zu.

In Veronica officinalis spielt das vegetative Blatt-Stengelhafte mit dem sie doch am Ende stark anfassenden, entvitalisierenden Blüteprinzip, das nur winzige Deckblättchen hervorläßt, der Einzelblüte nur kurzes Leben läßt. Was tut's, es quellen immer neue hervor. Die ätherische Natur der Pflanze zieht also den starken Astralimpuls des Rachenblütlers herbei, er ergreift, entvitalisiert, durchgiftet die Pflanze; aber das Ätherische gleicht dies aus, und so bleibt es bei einer *schwachen* Durchgiftung, die nur Glykoside, aber kein Alkaloid hervorbringt. Aus solcher Dynamik ergibt sich die Bildung von Bitterstoffen, die – wie in Band I bei den Enziangewächsen geschildert – den Ätherleib geneigt machen, das Astralische mit sich zu verbinden. Das richtige rhythmische Sichverbinden und Sichwiederlösen von Astralleib und Ätherleib ist aber die Grundbedingung eines gesunden Atemprozesses. Gelingt dem Astralleib nicht das rechte «Loslassen» beim Ausatmen, so zeigt sich dies nach Rudolf Steiner in asthmatischen Erscheinungen. Er lehrte, wie man solche bekämpfen kann durch rhythmisch wechselnde Gaben von Veronica-Bitterstoff und Gerbstoffen. Diese greifen am anderen Ende an, sie machen – wie ebenfalls in Band 1 und 2 an zahlreichen Stellen ausgeführt * – den Astralleib geneigt, sich mit dem Ätherleib zu verbinden. An der gesunden Verbindung aber fehlt es beim Asthmatiker; sein Organismus entwickelt nicht die nötigen «Appetite»; es ist die rechte Verbindung zwischen ätherischem Organismus und astralischem Organismus unterbrochen, «denn das heißt appetitlos sein» (Rudolf Steiner, Vortrag vom 2. Januar 1924). Beim Asthmatiker tritt eine Appetitlosigkeit des ganzen Organismus ein. «Er hat keine Lust, die ... Nahrungsstoffe gerade nach den Teilen hin aufzunehmen, die in den ganzen Kreislauf übergehen.»

Bei den Rachenblütlern liegt, wie versucht wurde zu zeigen, eine besondere Astralisierung ihres rhythmischen Systems unter Verkümmerung der Beziehungen zur Erde vor. Dies wird sowohl nach der Blüten- als auch der Wurzelseite von den *Ehrenpreisarten* überwunden. Wer mit einer gewissen Beklemmung das gierig aufgesogene, geblähte Luftgebilde etwa einer Pantoffelblume betrachtet hat, fühlt mit innerer Erleichterung, ja Befreiung, die erlöste Offenheit der Ehrenpreisblüte; sie kann Bild werden für die geheilte Pathologie des Zusammenwirkens ätherischer und astralischer Impulse, wie sie bei den Scrophulariaceen vorliegt.

Gratiola officinalis – das Gottesgnadenkraut

Hier taucht das Urbild der Rachenblütler ins feuchte Element, sofern es dem Licht hingebreitet ist. Das fleischige, bleistiftstarke Rhizom des Gnadenkrauts durchdringt sumpfige Wiesen, Torfmoore, feuchte Ufergelände. Senkrecht steigt bis zu Kniehöhe der Sproß auf, an dem die gegenständigen, grasartig langgezogenen schmalen Blätter halb umfassend haften. Aus den Blattachseln reichen

* Siehe Stichwortverzeichnis

auf langem Stiel die langröhrigen, undeutlich zweilippigen Blüten ins Waagrechte heraus, freundlich anzusehen mit ihrem schimmernden, längs der Röhre mit feinen rötlichen Streifen tingierten Weiß; fünf feine Kelchzipfel umflattern ihren Grund. So setzt sich rhythmisch Knoten auf Knoten, Blüten- und Blatthaftes ineinander gemischt, stengelhaft fortfließend, vom flüssigen Element des nassen Grundes her bestimmt, jedoch dem luftigen Lichtbereich sein volles Recht lassend. – Die zugespitzte kleine Samenkapsel birgt winzige Samen. Die Sommermonate sind Blütezeit.

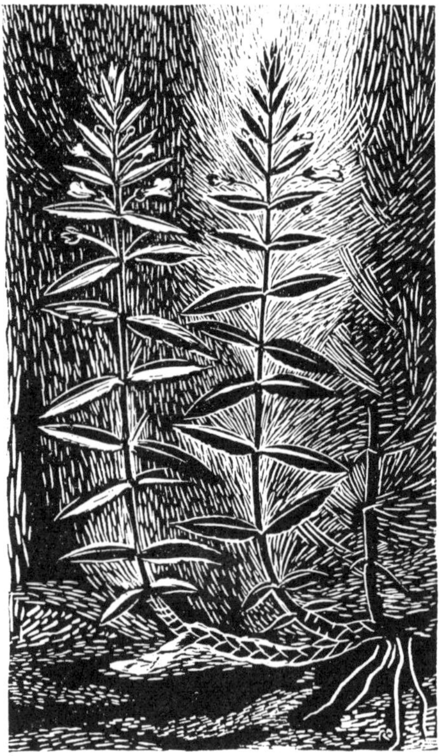

Wenn man das rhythmische Stengelgebilde mit den von unten nach oben sich kaum metamorphosierenden Blättern, denen die Blütenanordnung sich unterwerfen muß, einfühlsam betrachtet hat, wundert einen die mit langem Stiel so weit wegstrebende Blüte. In ihr drückt sich ein zweites Bildemotiv aus. Man denke sich einmal vom senkrecht aufsteigenden Blattstengel alle Blüten, das andere Mal alle Blätter fort und nur den Stengel mit den weit hinaustastenden Blütenpaaren, Knoten für Knoten stockwerkartig aufeinandergestellt. Man wird ein Organ für die umwandelnde Gewalt bekommen, die von einem Bildemotiv zum anderen führt.

Die Pflanze wirkt, ihrer «Signatur» gemäß, stark in die Stoffwechselrhythmik, da ihr Sproß ja diese Vermischung rhythmisch-ätherischer Blattprozesse mit dem astralbedingten Blütenhaften zeigt. Erkältungsdurchfälle, Darmkatarrhe, Koliken, schmerzhafte Diarrhöen sprechen auf sie an, der Astralleib wird zur besseren Beherrschung einer atonisch gewordenen Verdauungsorganisation angeregt. Da ein ungeordneter Stoffwechsel sich bis in die Gebiete der Sinnes-Nerven-Organisation, hier der Haut, auswirkt, was in Hautausschlägen sichtbar wird, ist auch hier Gratiola verwendet worden. Stauungen der höheren Wesensglieder an Stoffwechselorganen – besonders der Leber – zeigen sich oft in psychischen Symptomen; auch hier erwies sich unsere Pflanze hilfreich. Ein eigenartiges Phänomen ist die durch Genuß einiger Tropfen Urtinktur verstärkte, bei stärkerer Gabe aber ausgelöschte Grünwahrnehmung des Auges. Grün ist ja die Farbe des Gleichgewichtes, in dem die Aktivitäten von Licht und Dunkelheit ausgeglichen erscheinen. Dem Gratiolavergifteten verschwindet dieser farbschöpferische Ausgleich; ein passives Grau tritt an Stelle des Grün, die Aktivitäten von Licht und Finsternis gehen unschöpferisch nebeneinander her, kraften nicht ineinander.

Selbstverständlich haben die spezifischen Lebensprozesse einer solchen Pflanze ihre stofflichen Abdrücke; der Chemiker findet in Gratiola das Glykosid Gratiolin (= Gratiosid), in geringer Menge Gratiotoxin (das digitalisähnlich wirkt) und starken Bitterstoff. An das Gratiolin heften sich im groben manche Wirkungen, die man von der ganzen Pflanze in umfassenderer Weise haben kann.

Scrophularia nodosa – die Braunwurz

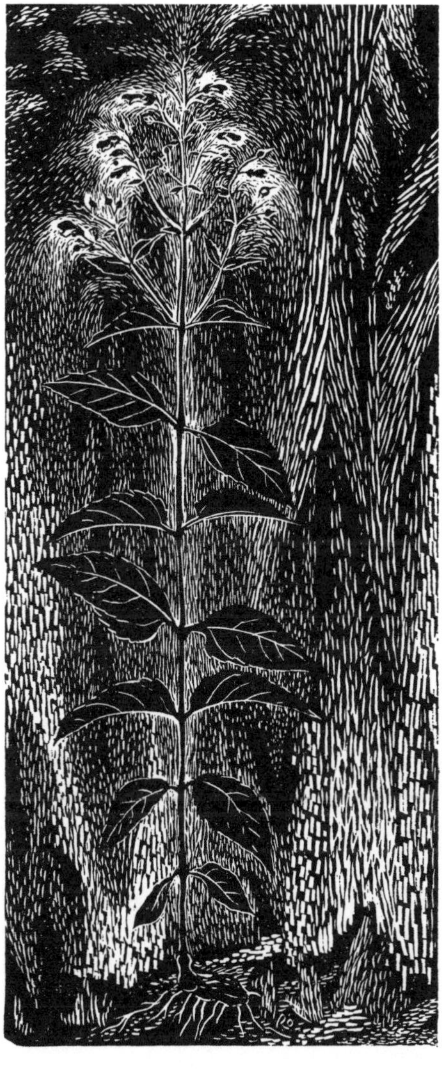

Hier werden wir ins Feucht-Dunkle gewiesen, an schattige Bach- und Flußufer, Gebüsche, Waldgräben. Aus kurzem, kräftigem, an den Knoten zu eiförmigen Knollen angeschwollenem Wurzelstock steigt, nesselartig anzusehen, der bis meterhohe Blattsproß, der oben in die endständige Blütenrispe übergeht. Diese trennt sich resolut von dem Nesselblattartigen, läßt die Knoten auf Knoten getürmten Blattpaare unter sich. Doch führt alles Abstreifen eines Unteren zwar zur Höhe, aber nicht ins Licht; die mit aufgeschwollenem Blütenhals und trüb dunkelbraunolivgrünem Schlund nachtschattendüster sich offenbarenden Blüten sprechen von den in sie hinein wirkenden Dunkelheitskräften. Das zerriebene Kraut hat einen feucht-brandigen Geruch. Die eiförmige Kapsel birgt viele winzige Samen. Wie die meisten Rachenblütler blüht die Braunwurz im Sommer.

Im Kraut hat man Saponine, Flavone, etwas Digitalisglykoside gefunden. Der Name unserer Heilpflanze weist auf die Heilwirkung bei Skrophulose, tuberkulösen Haut- und Drüsenerkrankungen des Kindes. Ferner hat man die Pflanze zur Behandlung von Geschwüren, Ekzemen im Kopfgebiet, sogar von Kropf verwendet – wie so manche andere Pflanze mit gestauter Vitalität im Wurzelgebiet, wie sie in knolligen Anschwellungen sich verrät. (Man denke an Herbstzeitlose, Zyklamen, Crocus.) Die Meisterung der quellenden Feuchte, der Kampf mit der Lichtarmut, die gelingende Durchastralisierung und Umwandlung des Blattsprosses in den restlos sich durchsetzenden Blütenstand gibt die Heilbeziehung zu den skrophulösen Prozessen, bei denen ein ätherisch zu wenig geformter, verquollener Organismus sich zu wenig durchlichtet und durchastralisiert.

Windengewächse – Convolvulaceae

Wenn man Lebensablauf und Lebensäußerungen unserer Ackerwinde oder der Zaunwinde miterlebt, bekommt man einen guten Zugang zum Typus der Windengewächse, da beide Pflanzen diesen charakteristisch ausdrücken. Starke Vitalität im Unterirdischen läßt mit viel verteilten Wurzelstöcken und das Erdreich aussaugenden Wurzeln den Boden durchwuchern, sich zu Nestern sammeln, in langen Schnüren fortschlängeln, aus jedem Stückchen bereit, die Pflanze wieder hervorzubringen; dies macht die Winden zu schlimmen Unkräutern. Ist von den aufsteigenden Sprossen der Boden erreicht, so wird mit eng umgreifenden Windungen an anderen Pflanzen die Senkrechte, die den Windengewächsen selbst versagt ist, gesucht und aufwärtsstrebend umschlungen. An dieser schlängelnden Linie bleiben kurzstielig, ganzrandig und unverzweigt die länglichen, spießförmigen, oft nach abwärts weisenden Blätter haften; aus den Achseln der höheren Blätter entspringen wohlbestielt die schönen großen, zartfarbigen, oft wohlduftenden Trichterblüten, am Grunde nicht nur vom verwachsen-fünfteiligen Kelch, sondern auch von Hochblättern umhüllt; das Blattleben drängt in die Blütenregion hinauf, kann sogar im Kelch weiterwachsend die Frucht umgeben. Die Blüten selbst sind kurzlebig, vergehen rasch, doch werden sie ebenso rasch durch neue ersetzt. Die starke Vitalität der Wurzelregion flutet also durch den weitläufig verteilten Sproß hinauf bis in die Blütenregion; da ist aber eine Schwelle, mächtig offenbart sich die Astralsphäre, die das Opfer des Niederen verlangt, um das Höhere, den schönen Blütenschein, hervorzubringen. Merkur, im aufwindenden Schlangenstab vielfach wirksam, öffnet die Lebenspforten Venus, der die Blütenbecher gelten.

Etwa 1100 Arten bringt der Typus hervor, breitet sie über die Erde aus, mit starker Bevorzugung der Tropen; viele sind Unkräuter, viele Zierpflanzen durch die Schönblütigkeit, die zum Wesen der Convolvulaceen gehört. Bei manchen Arten bringt das in die obere Region wuchernde Untere süße, fleischige Fruchtstiele hervor, Beerenfrüchte bei anderen, doch bei den meisten trockene Kapseln. Dreißig, vierzig Meter lang durchwühlen die Wurzelstengel der Ziegenfußwinde die Sanddünen tropischer Inseln; meterhoch schlingen sich andere in die Bäume, schönblütig, farbig, duftreich und im ganzen zierlich. Die Batate, die «Süßkartoffel» der Tropen, hat die Fruchtkräfte in die Wurzelregion herabgeholt; hier schwellen Seitenwurzeln zu faustgroßen, stärkereichen Knollen an. Die 100 Arten Cuscuta, in unseren Breiten durch die Klee- und Nesselseide vertreten, zeigen eine andere, einseitige Ausprägung des Typus. Sammeln sich bei der Batate, der Ziegenfußwinde alle Kräfte im Wurzelgebiet, so bei den Cuscuta-Arten im Gebiet des Windestengels. Nicht die Erde selbst wird hier ausgesogen, sondern der schlingende Sproß sendet Saugwurzeln in die tragende Senkrechte der Wirtspflanze, um dort den umgewandelten Erdsaft zu finden. Wurzel und Blätter verkümmern, die winzigen, fleischrötlichen, dicklichen Blüten häufen sich zu kleinen Knäueln – die Pflanze ist überwiegend Blüte geworden, die sich Wurzel, Sproß, Blatt von der anderen, «normalen» Pflanze geben läßt, auf der sie schmarotzt.

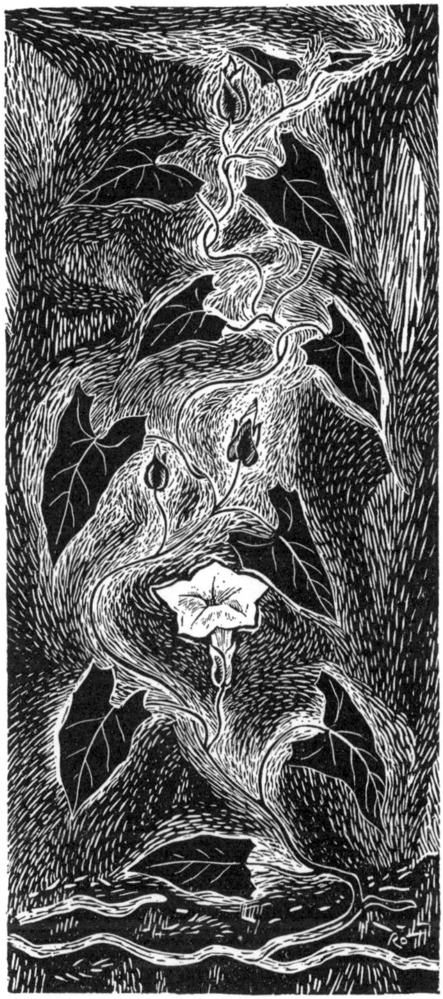

Die Convolvulaceen bilden, ihr Wesen dadurch im Substanzbilden charakterisierend, drastisch wirkende Harze, die als «Scammonium» durch Einschnitte in den Wurzelstock der orientalischen Purgierwinde gewonnen werden, aber auch in unseren Windenarten, selbst in den Cuscuta-Arten enthalten sind. Die «Jalapenwurzel», das «Jalapenharz» der mexikanischen Purgierwinde, das vorhin erwähnte Scammoniumharz, aber auch die in Acker- und Zaunwinde enthaltenen Harzglykoside (Scammonium germanicum genannt) sind als Abführmittel im Gebrauch. Das Ineinander von Blüte- und rhythmischem Stengelprozeß läßt ja auch Wirkungen in die Stoffwechselrhythmik erwarten. Die bis in Stengel und Wurzel hinabstoßenden, dort als Harze erstarrenden «sulfurischen» Blüteprozesse vermögen die Darmperistaltik zu beschleunigen, Flüssigkeit wird aus dem Körperinneren in den Darm abgeschieden, dessen Inhalt dadurch wässeriger gemacht. Dem Resorptionsprozeß setzt sich ein Sezernierungsprozeß entgegen, ein etwas zum Vertrocknen Neigendes im Stoffwechselgebiet wird vitalisiert; andererseits wird am Harzigen, das ja ein zu physisch gewordenes Sulfurisches darstellt, das ganz und gar unverdaulich ist, die unterbewußte Wahrnehmung *auszuscheidender* Produkte der Verdauung verstärkt.

Auf das merkurielle Wesen wies den Betrachter der weitläufig in schier endlosen Blatt- und Knotenwiederholung sich in spiraligem Umwinden auslebende Sproß hin; auf das Gebiet, wo Quecksilber-Merkur im viel verschlungenen Darmorgan im Übergang des verflüssigten Nahrungsbreies in das Leibes-Innere als Prozeß wirksam ist, wo Quecksilber auch als Heilmittel wirkt, geht ebenfalls der Einfluß der Winden-Harze. Sulfurisches im Merkur-Gebiet entfaltet sich da heilsam.

*

Ölbaumgewächse – Oleaceae

Vom ölbildenden Prozeß im Pflanzenreich

Die Ölbaumgewächse zeigen eine solche Verschiedenheit und Mannigfaltigkeit, daß der Typus dieser Familie zunächst hintergründig hinter dem Reichtum der äußeren Erscheinungsformen verborgen zu bleiben scheint. Man suche nur den «gemeinsamen Nenner» für Esche – Flieder, Liguster, Forsythie, Jasmin – und den Ölbaum! Mächtige Baumbildung – Aufgehen in Blüte und Duft – und friedevolles Insichgesammeltsein des köstlichen Ölspenders sollen aus *einem* geistigen Prinzip verstanden werden; da hat es der forschende Blick nicht leicht.

*

Die edle, hochstrebende durchlichtete Esche mit ihren feingeformten Fiederblättern, dem weißen elastischen Holz, den windbeschwingten Flügelfrüchten zeigt uns Erdensubstanz, die sich durch die Verwandlungskräfte der kosmischen Lichtregionen hat ergreifen und hinaufheben lassen. Die Esche ist ebenso ein Licht- und Sonnenbaum, wie die Eiche ein Mars- und Erdenbaum. Man solle im Frühjahr darauf achten, meint eine alte Wetterregel, welcher Baum zuerst ausschlage: Esche oder Eiche. Ein mit ergrünenden Eschenzweigen begrüßtes Jahr werde ein Sonnenjahr, heiß und trocken; ein mit Eichengrün zuerst bewillkommnetes Jahr aber lasse das in die Luft aufgenommene Wasser in unendlichen Güssen immer wieder zur Erde stürzen. Unsere Altvorderen sahen durch die Esche einen alten Weltenzustand der Erde leuchten, in dem diese mit der Sonne und dem ganzen Kosmos noch eine Einheit war; sie sprachen von der Weltenesche, die noch alle Geschöpfe in ihrer Lebensfülle barg. Aus diesem sonnenkraftdurchdrungenen Vitalkosmos wurde auch, noch ganz pflanzenhaft, der Mensch herausgeboren, das Menschenpaar Ask und Embla – wobei Ask, das alte Wort für Esche, den Adam dieses Mythos meinte. – In dem von Rudolf Steiner erbauten ersten «Goetheanum» war unter den die große Hauptkuppel tragenden sieben Säulenpaaren das zweite Paar aus Eschenholz gebildet. Es stand für den Zustand der Erdenentwicklung, den Rudolf Steiner in seinen Werken die «alte Sonnenentwicklung» genannt hat. – Aber nicht nur treffliches Holz schenkt uns die Eschengattung, sondern auch Honig- und Wachsartiges. Unter ihren 40 Arten findet sich nämlich die Manna-Esche, die auf den Stich der Manna-Zikade, aber auch beim Anschneiden, aus der Wunde das süße Manna austreten läßt (einen sechswertigen Zuckeralkohol), welches ein mildes Abführmittel ist. Die chinesische Esche aber ernährt die Wachsschildlaus, die das «chinesische Wachs» als Schutzhülle ihrer Brut bildet.

Das Empfinden für das Lichte, Sonnenhafte der Esche kam in Zeiten, die tiefe Einsichten in Märchenbildern auszusprechen wußten, darin zur Aussage, daß man der Esche die Tugend zuschrieb, Schlangen zu vertreiben und vor dem Blitz zu behüten. Auch das Vertrauen, daß die Esche Heilkräfte spende, kam aus solchem Erleben. Das Holz der Zweige sollte als «Wundholz», am Leibe getragen, die eigenen Lebenskräfte zu rascherer Heilung bei Verwundungen anregen. Mit der Rinde suchte man Wechselfieber, mit den Blättern Gicht und Rheumatismus zu bekämpfen.

*

Die mit etwa 30 Arten von Japan bis Osteuropa sich ausbreitende Gattung Syringa, das Fliederbäumchen, ist auch ein hartholziges, lichtsuchendes Gewächs, doch löst es seine Blütenstände nicht so unter Aufopferung der Blütenkronen, unter Verzicht auf Farbe und Duft in Luft und Wind auf wie die Esche, sondern strebt mit jedem Ast, jedem Zweig in die üppigste Blütenfülle. Zwar ist es eine etwas steife Pracht, die sich einer heftigen Blütenentzündung mit etwas melancholischer Fröhlichkeit überläßt – ein Freudenausbruch, der durch eine stille Trauer etwas gedämpft ist, doch eine duftende Entflammung von großer Intensität. Tief sind die Blüten eingestülpt, reichlich quillt in deren Grunde der Nektar den honigsuchenden Insekten. Nach dem Blütenbrand bleibt die Asche bräunlicher ausgetrockneter Kapseln, gegen das frische Grün der Laubkrone ein dürrer Gegensatz. – Rudolf Steiner hat die Blüten gelegentlich ähnlich denen des Holunders bei Erkältungen der Atmungsorgane anwenden lassen. Auch bei Syringa dienten Rinde und Blätter früher als Fiebermittel, ähnlich wie bei der Esche.

*

Die artenreichste Gattung der Familie, die etwa 200 Jasminarten, leben den Prozeß des Aufgehens in süß duftender Blütigkeit, der beim Flieder schon so auffällig ist, am intensivsten dar. Es sind im wesentlichen strauchartige Gewächse der warmen Zonen aller Kontinente, zur Parfümgewinnung, zum Würzen gewisser Teesorten, zu Blütenschmuck und als Weihegabe je nach Volksart und Kulturgebiet gebraucht. Hier sind sie nur erwähnt, um einen charakteristischen Wesenszug der Oleaceen deutlich zu machen. – Diese Duftsträucher fruchten in Beeren mit ölhaltigen Samen.

*

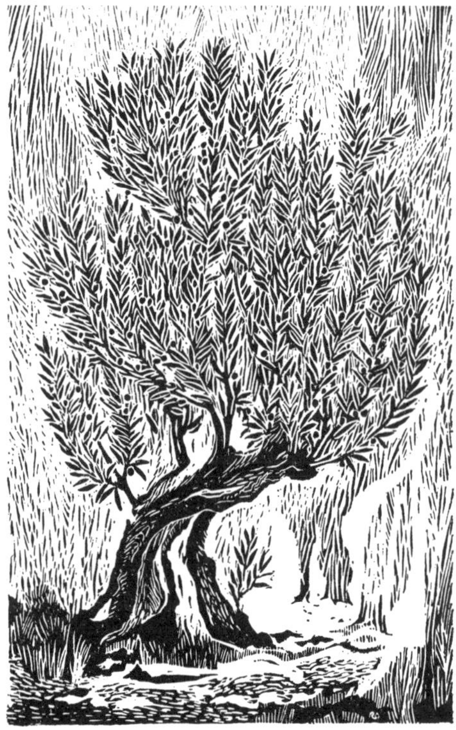

Dem Ölbaum muß man sich mit Ehrfurcht nähern, ist er doch nicht nur als Nahrungsspender eines der ältesten Kulturgewächse, sondern auch als Helfer der Heilung, Gewährer der Substanzen kultischer Handlungen, der Königs- und Priesterweihe, des Sterbesakramentes. Er ist selbst der priesterliche Patriarch unter den Bäumen; in den durchlichteten Schatten eines Olivenbaum-Haines, die mit bald silberig, bald goldig aufblitzender Helle sanft durchwoben sind, lebt die Feierlichkeit und der große Frieden eines Natur-Heiligtums. Die Völker des östlichen Mittelmeeres, seines ursprünglichen Lebensraumes, empfanden ihn als unmittelbares Göttergeschenk, insbesondere die Griechen, die Athene für die Gabe des ersten Ölbaumes dankten, und es galt einst als unausdenkbarer Frevel, etwa Ölbäume umzuhauen.

Die feste, harte Erde ergreift der Ölbaum mit unbändiger Lebenskraft; steiniger, sonnenzugeneigter Hügel- und Berghang sagt ihm vor allem zu. An Wurzel, Stamm strotzt er von schlafenden Augen, aus denen er ausschlagen, sich verjüngen kann; aus herab an die Erde gebogenen Zweigen kann er ebenfalls vermehrt werden. Mag der Stamm im Alter zerfallen, in Teilstücke wie alte Weidenstrünke sich zertrennen, ruinengleich einem geborstenen Felsen ähnlicher sehen als einem pflanzlichen Gebilde: jung und frisch treiben aus ihm grünende Zweige, auch das uralte Geäst gehorcht dem Anruf des Frühlings immer wieder von neuem. Daß ein Baum eigentlich aufgestülpte Erde – hier schier felsenharte Erde – sei, am Olivenbaum wird es besonders deutlich. Doch ist dieses Erdige dem Licht- und Wärmewesen des Kosmos ganz besonders offen.

Nicht nur, daß der Ölbaum die große Helligkeit und «helle» Wärme, die durch das Meer ausgeglichene Klimazone der Mittelmeerländer zur Heimat erwählt hat, auch durch die Art seiner Verzweigung und Kronenbildung, durch die weidenähnlich schmalen, lanzettlichen, oben graugrün, unten silbrig glänzenden immergrünen Blätter schafft er sich eine von Licht und Wärme ständig durchspielte Lebenssphäre. Das Schattig-Feuchte, Dunkle hält er sich fern. Das zeigt sich bis in die Stammfarbe, ein grünliches Silbergrau.

Die ligusterähnlichen kleinen, zarten, weißgelblichen Blüten brechen im April, Mai – für das Mittelmeer ist dies Spätfrühling – in kurzen Trauben aus den Achseln der Blätter. Ein zarter, «bescheidener» (resedaartiger) Duft ist ihnen eigen. Die Frucht reift langsam, ähnlich der Schlehe, heran; der Baum gibt seine ganzen Lebenskräfte an ihre Bildung und Reifung hin, denn er wächst während dieser Zeit doch nur recht langsam weiter, um während der Erntezeit, die vom Spätherbst bis Winterende andauert, Sprießen und Wachstum fast völlig einzustellen. Was die Esche an hochstrebendem Wachstum, der Jasmin an betäubender Duftausatmung nach außen wenden – beim Ölbaum ist es im Inneren festgehalten und in andere Richtung gewendet. Darum kann der Ölbaum so uralt werden. Im Garten Gethsemane stehen wahrscheinlich heute noch einige von den Bäumen, unter denen Christus gewandelt ist und in der Stunde geweilt hat, welche die Passion einleitete.

*

Es ist der Prozeß der Ölbildung, den der Olivenbaum mit einer Vollkommenheit darlebt, wie kaum ein anderes Gewächs. Die Ölbildung ist im Pflanzenreich ein wesentlicher Grundprozeß, der zum Pflanzensein einfach dazugehört, gleichwohl in jeder Pflanzenart etwas anders verläuft, also zugleich etwas Universelles und trotzdem Art-Spezifisches darstellt. Mohnöl ist etwas anderes als Haselnußöl oder Sesamöl; Leinöl, Kürbisöl, Sonnenblumenöl, Erdnußöl, Palmkernöl, Kokosöl haben jedes seine besondere Qualität.

Wie das Wasser die Substanz ist, mit der sich das Pflanzenwesen im Keimvorgang verbinden muß, um aus dem übersinnlichen Wesensbereich in die Sinneswelt hineinzutreten, in ihr zu «erscheinen», so ist das Öl die Substanz, mit deren Bildung während der Samenreifung die Pflanze ihren Lebenszyklus wieder abschließt und damit aus der Welt der Sinneserscheinung in die Welt des Wesenhaften wieder zurücktritt. Alle samenbildenden Pflanzen enthalten im *Keimling* Öl; das Maiskeim-, Weizenkeim-Öl haben in neuerer Zeit besondere Bedeutung gewonnen. Viele Pflanzen gehen darüber hinaus, erfüllen nicht nur den Keim, sondern auch den ganzen *Samen* mit Öl; wir erinnern an Mandel-,

Pfirsich- und Kirschkern. Einige Pflanzen aber gehen bis zum Gipfel des Möglichen, machen nicht nur Keimling und Samen, sondern die *ganze Frucht*, das Fruchtfleisch, ölig, z. B. der Sanddorn, die Aguacate, ein subtropischer Baum mit birnförmiger, großkerniger Frucht, die Ölpalme und die Königin der ölbildenden Fruchtbäume, eben unser Olivenbaum.

Eine eigenartige Metamorphose dieses Fettbildeprozesses in der Samen- und Fruchtregion zeigen einige weichholzige Laubbäume unserer Gegenden. Wenn sie mit dem herannahenden Winter ihren Lebenszyklus abgeschlossen, Blüte, Frucht hervorgebracht und abgestoßen, das Laub abgeworfen und sich in die Knospenbildung zurückgezogen haben und nun in die Winterruhe treten, erfüllen sie ihr Holz mit einer zarten Fettbildung, die sie beim Austreiben im Frühjahr wieder verschwinden lassen – wie denn auch beim Keimen ölhaltiger Samen deren Öl sofort verwandelt wird, als Öl verschwindet. Solche «Fettbäume» sind Birke, Linde. Hartholzige, also unter dem Einfluß der Erdenkräfte verhärtete Gewächse sind dazu nicht imstande. – Ebenso bilden manche ausdauernden Kräuter in ihren Wurzeln gegen den Winter fettes Öl, z. B. der Enzian.

Der Wachstumsbeginn steht also, ganz allgemein gesprochen, unter dem Zeichen des Wassers, das Wachstumsende steht unter dem Zeichen des Öles.

*

Damit hat man das Geheimnis der Ölbildung an einem Zipfel gefaßt. Ein weiteres an Einsicht ergibt sich, wenn man den Wegen des *Wärmewirkens* im Pflanzenleben folgt. Wärmewirksamkeit durchdringt zwar alle Phasen pflanzlicher Lebensentfaltung, immer von außen her – denn eine eigene *innere* Wärmeorganisation ist der Pflanze versagt, erst der Mensch hat sie erhalten. Aber dieses Ergriffenwerden des pflanzlichen Lebens durch die kosmischen Wärmekräfte geschieht stufenweise. Schon der Keimvorgang bedarf einer gewissen Wärme, die Boden und Wasser sich mitgeteilt haben muß, aber noch auf diesem Umwege die Lebensprozesse anregt und beschleunigt. Saugt die Pflanzenart – z. B. die Kürbisgewächse – in diesem Stadium des Vorwiegens des wässerigen Elementes die Wärmekräfte im Übermaß an, so wird die Gestalt schwellend auseinandergetrieben, das Wachstum wird gedunsen, ja monströs. Scharfe, entzündliche Säfte können sich bilden, eine «feurige Wässerigkeit» zu nennen. In der höheren Region des Blattlebens, wo das Luftige dem Wässerigen unter dem Kräftewalten des kosmischen Lichtes einverwoben wird, tritt das Wärmehafte zusammen mit Licht und Luft an die Pflanzenlebensprozesse heran; es fördert, beschleunigt die Assimilation. In der feineren, den Schwerekräften weitgehend entzogenen Stofflichkeit des Luftartigen, das von außen in die Pflanzenorganisation einströmt, leben aber, im Gegensatz zu Erde und Wasser, bereits zentrifugale Tendenzen. Werden diese im Substanzbilden vom Wärmewirken aufgegriffen, so kommt es zur Bildung flüchtiger, verbrennlicher «feurig-luftiger» aromatischer Substanzen, der *ätherischen Öle*. An ihrer Bildung hat die feurigste Luftart, das wärmeverwandteste Element, das wir kennen, nämlich der *Wasserstoff*, besonderen Anteil. Es ist naturgemäß, daß es um so stärker zur Bildung solcher ätherischer Öle kommt, je heißer ein Klima ist. – Im Fruchten und Reifen, im Samenbilden, haben wir die oberste Stufe des Pflanzenlebens; hier ist die Wärme das wichtigste Element. Sie regt nicht mehr nur an, fördert nicht bloß, hebt nicht allein die Stofflichkeiten immer mehr ins Wärmehafte empor, sondern schafft sich nun selbst stoffliche Abdrücke, eben in den fetten Ölen. Aphoristisch könnte man die ätherischen Öle wärmegewordenen Stoff nennen; die fetten Öle aber: stoffgewordene Wärme.

Die Samenbildung hat Rudolf Steiner wiederholt in dem Sinne dargestellt; in ihr schaffe sich die Pflanze einen Raum, der sich ganz dem Kosmos öffnen könne, und zwar nach jenen Richtungen hin, aus denen das Geistig-Urbildhafte der betreffenden Pflanzenart wirke. Dies geschehe dadurch, daß das Eiweiß in der Samenzelle – durch ihre «Befruchtung» (hier liegt aber etwas ganz anderes vor als bei der tierischen Befruchtung) – *chaotisiert* werde. In diesen chaotischen, bestimmungslos gewordenen Zustand könne nun der Kosmos formend und bestimmend eingreifen. Die Pflanze, die ein irdisch-kosmisches Wesen ist und durch ihren Lebensablauf zu irdisch geworden war, verjüngt sich in der Samenbildung wieder, indem sie in ihr die irdischen Gebundenheiten möglichst abstreift und sich ganz dem Kosmischen hingibt. Der Same ist eine «kosmische Enklave» innerhalb der Pflanze. So vom Kosmos gereinigt und verjüngt, kann sie nach der Samenruhe im nächsten Jahr eine neue Verbindung mit dem Irdischen eingehen.

In diesem Sich-Abschließen von den Erdenkräften und Schaffen einer kosmischen Enklave geschieht auch die Bildung der fetten Öle. Auch an ihr hat der Wasserstoffprozeß stärksten Anteil. (Ein Beispiel: die Stearinsäure, eine der wichtigsten Fettsäuren, hat die Bruttoformel: $C_{17}H_{35}COOH$, enthält also auf 18 Teile Kohlenstoff und 2 Teile Sauerstoff 36 Teile Wasserstoff!) Da der Wasserstoff die wärmeverwandteste Substanz der Erde ist, haben die fetten Öle die Fähigkeit der Wärmeentwicklung in besonders hohem Grade in sich. (1 kg Öl entwickelt im Verbrennen 9000 Kalorien, man kann also mit ihm 9 Tonnen Wasser um 1 Grad erwärmen!)

Das Pflanzenleben muß immer zwischen den beiden Polen: der Werdung und der Entwerdung schwingen. Wie für das Wasser gelten auch für es Goethes Worte: Vom Himmel kommt es, zum Himmel steigt es, und wieder nieder zur Erde muß es, ewig wechselnd. – Die Elemente Kohlenstoff und Sauerstoff helfen zu seinem Herabsteigen, Sich-Verkörpern, Irdisch-Werden; der Wasserstoff dient dem Entwerden, Kosmischwerden, ins Chaos Zurückgeführtwerden.

Warum sind aber die ätherischen Öle so flüchtig, die fetten Öle jedoch gar nicht? Erstere streben dem Kosmischen erst entgegen, letztere finden bereits die kosmische Enklave in der Pflanze vor. Ihr Streben ist «am Ziel». Im rhythmischen Spiel zwischen Ausdehnung und Zusammenziehung, in dem die einzelnen Glieder der Pflanzengestalt entstehen, gehört die Substanzbildung der ätherischen Öle auf die Seite der Ausdehnung der Blüte, die der fetten Öle auf die Seite der Zusammenziehung des Samens und Keimes. Mit der Wärme sich zu verflüchtigen ist ersterer Streben, die Wärme mit sich zu verdichten letzterer Ziel.

Ihrer stofflich-chemischen Beschaffenheit nach kann man die fetten Öle als etwas zwischen den Kohlehydraten und Kohlenwasserstoffen Stehendes begreifen. Erstere entstehen in der Pflanze als der Ur- und Grundprozeß pflanzlicher Stoffbildung, indem unter dem Lichtwirken des Kosmos im grünen Blatt Wasser aus der Erde und Kohlensäure aus der Luft in wunderbarem Ausgewogensein irdisch-kosmischer Kräfte sich zu Stärke verdichten, aus der in fortwährender Stoffumbildung schließlich das gestalttragende Kohlenstoffgrundgerüst der Pflanze sich bildet, in dem das Kohlehydrat Zellulose die Hauptrolle spielt, während in dem es umspülenden und durchflutenden Saft die Kohlehydrate der Zuckerarten sich finden. In den Kohlehydraten sind Wasserstoff und Sauerstoff im gleichen Zahlenverhältnis verbunden (2:1), wie es sich im Wasser findet, und das hat etwas zu sagen. Es handelt sich um Stoffbildungen, die dem Wasser als allgemeinem Lebenselement nahe bleiben, das ja dem Kosmischen ebenso geöffnet ist wie dem Irdischen. Die Kohlenwasserstoffe hingegen, die den Sauerstoff aus sich ausgestoßen haben, entziehen sich den irdischen Verhältnissen. In ihnen setzt sich der Kohlenstoff allein mit dem Wasserstoff auseinander. Im Naturprozeß der *Erdölbildung* steht uns das ganze Spektrum der Zusammenwirkungs-Möglichkeiten von Wasserstoff und Kohlenstoff unmittelbar vor Augen. Seine wasserstoffreichsten Glieder, Methan, Äthan, Äthylen usw., sind dem Wasserstoff selbst sehr ähnliche Gase; die etwas kohlenstoffreicheren, aber immer noch überwiegend Wasserstoff enthaltenden sind flüchtige, aromatische Flüssigkeiten, die das Benzin zusammensetzen. Je kohlenstoffreicher aber die Kohlenwasserstoffe des Erdöls sind, desto schwerer und weniger flüchtige Flüssigkeiten werden sie, bis sie schließlich in den festen Paraffinen zu wachsartigen, chemisch trägen, fast chemisch unangreifbaren Stoffen verdichtet erscheinen.

Zwischen diesen zwei Polen stehen die Fette in der Mitte drinnen, indem sie durch ihre innere chemische Beschaffenheit jedem dieser Pole gleichsam ein Glied entgegenstrecken; denn jedes Fett besteht einerseits aus Glycerin, andererseits aus Fettsäuren, ist also selbst in sich polar aufgebaut. Durch den Prozeß der *Verseifung* kann man diese zwei Pole auseinander spalten.

Das Glycerin, die allen Fetten, also auch allen fetten Ölen gemeinsame Substanz, ist, chemisch gesprochen, ein «dreiwertiger Alkohol». Alkohole sind die erste Verbrennungsstufe, die sich ergibt, wenn ein Kohlenwasserstoff vom Sauerstoff ergriffen wird. Sie stellen etwas im chemischen Aufbau dem Wasser

Ähnliches, ein «Halbwasser» dar; denn Wasser ist H–O–H, Methylalkohol z. B. CH_3–O–H. An Stelle des einen Wasserstoffes ist ein «Kohlenwasserstoffrest», Methyl, CH_3, getreten. Glycerin hat chemisch die Strukturformel:

$$\begin{array}{lll} CH_2\text{–}OH & & CH_3 \\ | & & | \\ CH\text{–}OH; & \text{aus} & CH_2\text{, dem Kohlenwasserstoff Propan, abzuleiten.} \\ | & & | \\ CH_2\text{–}OH & & CH_3 \end{array}$$

Es enthält also dreifach in sich den Vorgang der Alkoholbildung, aus dem dreiwertigen Kohlenwasserstoff Propan gebildet. Halb sind solche Alkohole also Wasser, halb den Kohlenwasserstoffen zugehörig. Beim Glycerin ist dies auf dreifache Art der Fall, es ist ein dreiwertiger Alkohol. Jeder Alkohol kann sich mit Säuren zu «Estern» verbinden; das Glycerin kann dies dreifach. Und solche Ester, Verbindungen des Glycerins mit drei verschiedenen Fettsäuren, stellen eben die natürlichen Fette dar.

Durch seine chemische Beschaffenheit steht Glycerin den Zuckerarten nahe, bildet sich auch bei deren Gärung, schmeckt auch intensiv süß. Es ist eine dicke, ölige Flüssigkeit, einem Zuckersirup ähnlich, die ebenso schwer gefriert wie verdampft (bei 290 Grad), also im Flüssigsein ihr Charakteristisches hat. Glycerin löst sich sehr leicht in Wasser, zieht es gierig an und hält es fest, wird darum plastischen Massen und Crèmes zum Feuchthalten zugesetzt. Leicht löst es allerlei Salze, Kochsalz z. B., und offenbart damit die «Wasserseite» seiner Konstitution; andererseits aber, indem es Jod, Schwefel, Phosphor löst, zeigt es seine Alkoholnatur. Es ermangeln ihm aber berauschende Kräfte, es besitzt eine phlegmatisch-merkurielle Wesensart, eine gelassene Beweglichkeit. Durch den Glycerin-Anteil tragen die Fette noch etwas vom Wesen des Wassers in sich, das ja für die Kohlehydratbildung im Assimilationsprozeß so grundlegend wichtig ist.

Die Fettsäuren aber sind den Kohlenwasserstoffen recht nahe, nur von etwas Sauerstoff ergriffene Körper; außer den niedrigsten Gliedern (Buttersäure z. B.) stellen sie feste, wachsartige Stoffe dar. Ölsäure ist eine dickliche Flüssigkeit. In Wasser sind sie unlöslich, dafür aber in «sulfurischen», feuerverwandten Stoffen wie Äther, Benzin leicht löslich. Wie schon erwähnt unterscheiden sich die verschiedenen Fett- und Ölarten chemisch durch die verschiedenen Fettsäuren, die sie enthalten. In der Beschaffenheit der Fettsäuren drückt sich also die spezifische Art aus, wie eine Pflanze vom Wärmewesen und damit vom Wasserstoffprozeß ergriffen und in Samenbildung und Reifung hineingetrieben wird. Dies vollzieht sich bei einem Wolfsmilchgewächs anders als bei einem Lippenblütler, einem Korbblütler oder einer Palme; und dementsprechend unterscheidet sich etwa Ricinusöl von Majoransamen-, Sonnenblumen- und Kokosöl.

Stets aber wird man zur Beurteilung des Wertes eines Pflanzenfettes den ganzen Pflanzenprozeß hinzunehmen müssen, nicht etwa nur die chemische

Analyse. Das unverfälschte Olivenöl ist durch die Eigenart des ganzen Ölbaumprozesses ein besonders edles Öl. In ihm ist die harte Erdnatur hinaufgeläutert in die Gnade und den Frieden des Sonnenlebens. Man besänftigte mit ihm bei Sturmnot die Wogen, man erleuchtete die Abende mit dem milden Licht der Öllampe, man hütete sich allerdings, «Öl ins Feuer zu gießen». Es gab den Speisen Kraft und eine die Gegensätze von scharf, sauer, salzig ausgleichende «Sänftigkeit», es half bei täglicher Einreibung mit feiner Hülle die Wärmeorganisation zusammenhalten; da ja der Mensch sein Geistwesen – das Ich – bis ins Wärmehafte hinunterträgt, ist ihm eine solche bewahrende Hülle wichtig. Es wurde zur Grundlage heilender Salben, indem man es mit Bienenwachs verband und Heilkräuter hineinarbeitete bzw. mit ihm auszog, deren Kraft man auf diese Art von außen her durch das Hautorgan nach dem Leibesinneren lenkte. Und so ist es heute noch im Gebrauch, und so wird der Ölbaum, der Vielspendende, ein gütiger Begleiter des Menschenlebens bleiben, weit in die Zukunft hinein.

*

Hundsgiftgewächse – Apocynaceae

In den Tropenwäldern tritt eine Form des Pflanzendaseins in Fülle auf, die in unserer gemäßigten Zone selten ist: das schier ins Grenzenlose fortwindende, rankende Gewächs, die Liane. Wir kennen in unseren Wäldern derlei kaum; allenfalls Efeu, Waldrebe, wilde Rebe. Winde, Bohne, Zaunrübe sind nur Andeutungen der bis zu 100 m langen, in wuchernd schlangenartigem Gewirr sich schlingenden, schwingenden und hängenden, den Raum der Kronen erklimmenden bis armdicken Seil-Stämme der Tropen, die den allerverschiedensten Pflanzenfamilien angehören. Goethe hat auf die zwei Prinzipien hingewiesen, die das Pflanzenwachstum beherrschen: die *Vertikal*tendenz, die in der Senkrechten des Sprosses, im aufrechten Wuchs eines Baumes zum Ausdruck kommt, und die *Spiral*tendenz, die sich im spiraligen Ansatz der Blätter zeigt und schlangenartig jene Senkrechte umwindet. Nun gibt es Gewächse, denen die Fähigkeit, sich jenen festen Stab der Mitte zu geben, ermangelt, denen aber dafür ein Überschuß an Spiraltendenz eignet, der den Sproß oder Teile des Sprosses (Seitensprosse, Blätter, Blütenstände) ergreift und umwandelt, so daß an einem fremden Aufgerichteten der ganze Sproß sich emporwindet oder in Ranken verwandelte Blätter, Nebensprosse oder gar Blütenstände die Pflanze hinaufheben helfen. Es handelt sich da nicht um schlau ausgedachte Anpassungen, Einrichtungen im «Kampf ums Dasein», sondern um das Einseitig- und darum Auffallend-Sichtbarwerden eines Bildeprinzips, das allen Pflanzen innewohnt, auch den Nicht-Windenden. Den windenden Pflanzen ermangelt nur die Sonnenachse, die Kraftlinie Sonne-Erdmittelpunkt, längs der das kosmische Pflanzen-Ich wirkt, wie im 1. Band ausgeführt wurde. Die um den Sonnenweg in spiraligen Schleifen sich windenden Planeten geben dem Bildekräfteleib der Pflanze die Impulse, das Blattwachstum spiralig anzuordnen. Merkur, bei den Alten sowohl ein physischer Planet als auch das in ihm wohnende geistig-göttliche Wesenhafte, offenbart sich besonders im windenden Blattumgang; er führt – bildlich, pflanzenbildlich gesprochen – auch hier den Schlangenstab als sein Zeichen.

In den Tropen werden viele Gewächse, deren Geschwister wir nur als Kräuter kennen, zu Bäumen. Die Vertikaltendenz zeigt sich mächtiger, die Erde stülpt sich in Riesenstämmen in die Senkrechte empor. Aber auch die einseitige Spiraltendenz offenbart sich mächtig in den ins Endlose fort- und emporwindenden Lianengewächsen. Die *rechte* Erdenpflanze lebt in der Senkrechten; nach abwärts der Schwere, nach aufwärts der «Anti-Schwere», der kosmischen Leichte hingegeben. Die Schlingpflanze kann aus eigener Kraft die Schwere nicht überwinden; sie müßte tiergleich in der Richtung des tierischen Rückgrats über die Erde fortkriechen, fände sie nicht eine andere, aufgerichtete Pflanze, die ihr die fehlende Senkrechte ersetzt. Wie im Tierreich die Schlange einen übermäßigen Rückgratprozeß, unter Verkümmerung der vom Boden abstemmenden Gliedmaßen, darlebt und darum schweregebundener ist als die anderen Tiere, so ist im Pflanzenreich die Liane, die ebenso in fortwährender Wiederholung Knoten und Blatt an Knoten und Blatt setzt, wie die Schlange Wirbel an Wirbel, durch sich unfähig, sich der Schwere zu entziehen.

Die unteren Elemente, Waldhumus, Bodenfeuchte, liegen der Liane offen genug da; kräftig wird das Wasser angesogen, manche Lianen vermögen, mit dem Haumesser angeschlagen, reichlich reines trinkbares Wasser zu spenden: pflanzliche Quellen. Viele Arten strotzen von Milchsäften, die wichtigsten Kautschukpflanzen finden sich darunter; von einigen sind die Milchsäfte sogar genießbar. Die brütende, feuchte Tropenwärme steht gleichfalls wachstumstreibend der Liane zur Verfügung. Nur das Licht dringt, durch viele grüne Blätter der Waldbäume filtriert und abgeschwächt, in geringem Maß auf den Grund. Ist aber die Region der oberen Äste, der Blätterkronen erreicht, so begegnet die Liane ihrem Astralbereich, kommt zu ihrem Blühprozeß – der sie oft mächtig ergreift, ihr große Blütentrichter, reiche Blütentrauben, schöne Farben, starke Düfte schenkt, oft auch das im endlosen Hervorbringen des rhythmischen Stengel-Blatt-Prozesses erschöpfte Ätherische überwältigt, so daß sich starke Gifte bilden können.

Ein großer Teil der etwa 1000 Arten Apocynaceen sind nun Schlinggewächse. Die Milchsaftbildung ist den Apocynaceen gleichfalls in reichem Maße eigen. Ihr Plastisch-Flüssiges neigt aber sehr zur Stauung. Verdickte Zweige können sich bilden, die kakteenartig aufschwellen. Bei Arten, die nicht klettern und sich, in freierem Licht wachsend, selbständig zu mäßigen Bäumen aufrichten können, bilden sich dicke, weiche, knollige oder zuckerhutförmige Stämme. In den

Blattachseln finden sich manchmal Flüssigkeit ausscheidende Drüsen. Reichliche Nektarbildung träuft in die Blüten, viele Arten fruchten in saftigen Beeren, manche sind sogar genießbar. Ein kleiner Baum in Kolumbien, Lacmellia edulis, hat sowohl trinkbaren Milchsaft (lac = Milch), als auch süße Kirschen (mel = Honig) zu bieten. – Die Blätter der Apocynaceen sind plastisch-rundlich, jedenfalls ungeteilt und ungefiedert, mehr vom Wässerigen als vom Luftigen geformt.

Aber die Früchte sind nur zum kleineren Teil beerenartig; bei weitaus den meisten Arten entwickelt sich aus dem immer oberständigen Fruchtknoten eine zweiteilige Balg-Kapsel, die reif aufspringt und viele mit feinfederigen Haarschöpfen gekrönte, manchmal auch geflügelte Samen dem Wind zum Fluge überläßt, sich also zuletzt doch Luft und Leichte erobert.

In Milchsaft, Holz, Rinde bilden viele Arten sehr giftige Glykoside (Acocanthera-Arten das Oubain, Rauwolfia das Serpentin, Strophanthus das Strophanthin, Oleander das Neriin), seltener Alkaloide. Dies läßt sich verstehen, wenn man bedenkt, wie stark die vitalen Kräfte sind, die das Kosmisch-Astralische wohl ergreifen, nicht aber durchbrechen kann. Da diese Gifte sehr schnell, meist herzlähmend wirken, haben die Eingeborenen des tropischen Asiens, Afrikas, Südamerikas sich der Apocynaceengifte seit eh und je bedient, um ihren Pfeilen raschtötende Kraft mitzuteilen.

Entsprechend der Einpressung des Astralbereichs mit seiner starken Blütenoffenbarung in ein hypertrophisches rhythmisches System wird die Heilwirkung der Apocynaceen vor allem dort zu erwarten sein, wo der Astralleib sich zu stark, über das gesunde Maß, in das Ätherische der menschlichen rhythmischen Organisation gedrängt hat. Das Ringen des Pflanzenprozesses mit der Schweremacht, insbesondere in der Flüssigkeitsorganisation, wird dieser Wirkung hinzufügen Entschwerung, Belebung, wenn die menschliche Flüssigkeitsorganisation zu schwach «durchätherisiert» ist. Wichtige Herzheilpflanzen finden sich darum in dieser Familie, die in manchem an die Kakteen, an die Wolfsmilchgewächse anklingt, in der Neigung zur Lianenbildung aber doch eine weitere Note hinzufügt.

In unsere Breiten verliert sich nur Apocynum, der Oleander und Vinca, das Singrün, ein bescheidenes Kräutchen steiniger Waldböden, das mit seinen kriechenden, immergrün beblätterten Zweigen wenig davon erraten läßt, welch einer wachstumgewaltigen Familie es angehört. Nachfolgend sollen kurz dargestellt werden als wichtige Heilpflanzen: Rauwolfia, Strophanthus, Nerium Oleander, Apocynum cannabinum.

Apocynum cannabinum – Kanadischer Hanf

Die aus einem den Boden wild durchwuchernden, kräftigen Wurzelstock jedes Jahr strauchartig, schlank und meterhoch mit vielen Trieben aufsteigende Pflanze teilt sich feingliedrig im Luft- und Lichtbereich auf. Sie betont ein

Linienhaft-Strebendes bis in die deutlich gezogenen Rippen der langgestreckten schmalen, spitz auslaufenden ganzrandigen Blätter und deutet damit das Lianenhafte ihrer Familie nicht nur in dem den Boden durchwindenden Wurzelstock, sondern auch oberirdisch an, wenngleich sie keine windende, sondern eine durchaus aufgerichtete Pflanze ist. Dieses linienhafte Streben hat auch einen besonderen Abdruck in der starken Faserbildung in Wurzelstock und Stengel – was der Pflanze den Hanf-Namen eintrug. Sproß und Seitensprosse schließen ihr Linienstreben in den weißleuchtenden, zierlichen Blütenständen ab, die fliederartig die langröhrigen kleinen, verwachsenblättrigen fünfgliedrigen Blüten tragen. Die Fruchtkapseln entlassen die seidenschopfigen Samen.

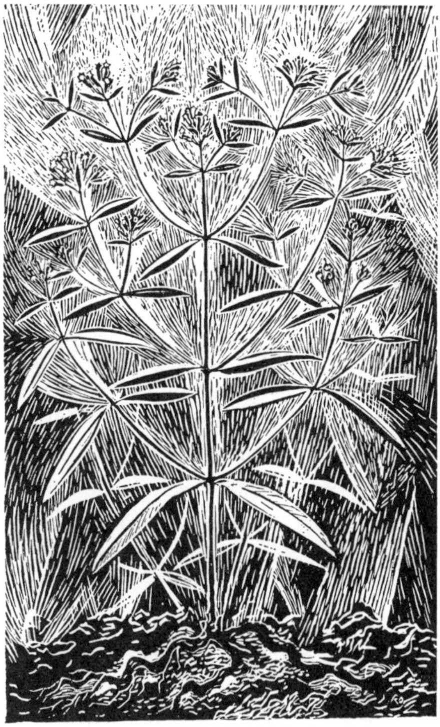

Aus dem Plastisch-Flüssigen, Milchsaft-Erfüllten der Wurzel in das Licht- und Luftreich durch eine vom Wachstum entschlossen gezogene Strebelinie hinein: so zeichnet sich die Devise des Kanadischen Hanfes in die Welt des Sichtbaren. Auf diesem Weg läßt er sich durch reiche Blattbildung rhythmisch emportragen.

Die Pflanze führt ihr wucherndes, milchsaftstrotzendes Wurzelstockleben in Formung und Durchlichtung empor; sie wird formende, entschwerende Wirkungen auf den menschlichen Flüssigkeitsorganismus ausüben können, die formenden, ausscheidenden Wirkungen von der oberen Organisation aus anregen können – besonders wenn dieser Flüssigkeitsorganismus, zu wenig vom Ätherleib durchdrungen, zu physisch geworden ist und in die Erdenschwere absackt. Apocynum wird darum bei Wassersucht Herzleidender angewendet. Man hat in ihm digitalisartige «Herzglykoside» gefunden, wie in manchen Apocynaceen, vor allem im Oleander und Strophanthus. (Der Leser möge das über Digitalis, den Fingerhut, Ausgeführte in diesem Band nachschlagen.)

Nerium Oleander – Oleander

Wie die Weiden unsere Bäche, unsere Flußläufe begleiten, so verbreitet sich der «Rosenlorbeer», der Oleander, als Strauch oder kleiner Baum längs der Wasseradern der Mittelmeerländer und Vorderasiens. Er schickt die Wurzeln

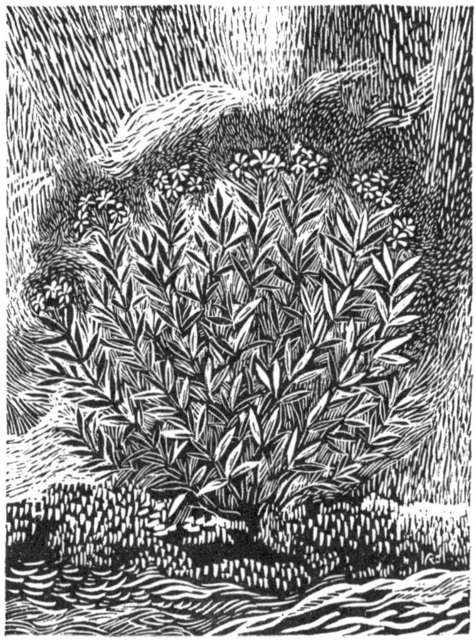

in die Feuchte, die schlanken Ruten mit der reichen Fülle zu dritt stehender, schmaler, lorbeerartiger, immergrüner Blätter ins Doppel-Licht, das von oben gespendete und das von der Wasserfläche gespiegelte. Das Wässerige verwandelt sich zu Milchsaft, der den ganzen Strauch durchschwellt; die «Wasserliebe» steigert sich zur «Licht- und Wärmeliebe», indem das Gewächs aus dem Unterirdischen in die Region der oberen Bildekräfte, in das Luftreich aufsteigt. Und wenn der Oleander in den Monaten höchster Sonnenkraft in rosenfarbener und rosenreicher Fülle aufblüht, die abendliche Luft mit betäubendem, flüchtigsüßem Duft erfüllt, gesteht man ihm gerne zu, die Strenge des Lorbeers mit der Anmut der Rose verbunden zu haben, und nennt ihn mit den schönsten Gewächsen seiner Zone.

Jedoch das Rot ist zu entzündlich, die Fülle zu üppig, die Keuschheit der Rosenknospe mangelt, die «Oleander-Seelen-Sphäre» (sein Astralbereich) greift zu heftig in die Lebensprozesse ein, man sieht förmlich das giftbildende Übermaß, jedoch nicht so intensiv, daß sich, etwa wie bei den Mohngewächsen, stickstoffhaltige Alkaloide bilden würden, sondern stickstoff-freie, dem Fingerhutgift ähnliche «Herzglykoside». Der übermäßige astralische Einschlag drückt sich in das Ätherische, die Flüssigkeitsorganisation hinein, vermag es aber nicht, diese zu durchstoßen und bis in das Physische einzubrechen, das Eiweiß zu zerschlagen und seine Trümmer in Alkaloidbildungen erscheinen zu lassen. Trotzdem ist der Oleander sehr giftig, angeblich sogar der Honig, den die Bienen aus seinem Nektar bereiten.

Auf das Familien-Typische weist die starke Vitalität – jedes in den Boden gesteckte Zweigstück bewurzelt sich rasch – und der kurze Haarschopf der Samen. Das lianenhafte Winden ist überwunden, Aufrichtekraft erreicht.

Die Heilwirkung – Blatt und Blüte werden verwendet – spielt zwischen rhythmischem und Stoffwechsel-System, reguliert in diesem Bereich das Eingreifen des Astralleibes in den Ätherleib. Die (bei Strophanthus näher zu besprechende) Herzwirkung ist bekannt genug geworden.

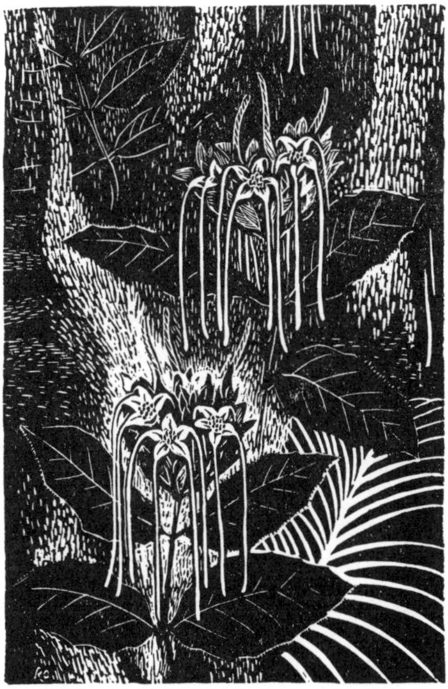

Ganz unter den Lianengewächsen befinden wir uns bei der Gattung Strophanthus, die sich mit 43 Arten von Westafrika bis Ostasien ausbreitet. Den Namen hat die Gattung ob der in Knospenlage seilartig zusammengedrehten langen Blütenzipfel; aber die ganze Familie der Apocynaceen läßt gleichsam die Spiraltendenz ihres schlingenden, windenden Wachstums in der spiraligen Drehung der Blütenzipfel in der Knospe ausklingen. Darüber hinaus zeigt die entfaltete Blume mancher Apocynacee durch die asymmetrischen, einseitig stärker geschwungenen Blütenblätter eine sonnenradartige Form, die nach einer sanften Drehung zu streben scheint. Man kann dies besonders schön am Singrün unserer Wälder, aber auch an der Oleanderblüte sehen.

Die drei therapeutisch genützten Strophanthusarten sind Lianen oder Schlingsträucher West- und Ostafrikas. Im Kampf zwischen Schwere und Leichte trägt sich Strophanthus Kombé, Strophanthus gratus und Strophanthus hispidus in mittlere, in hohe Baumkronen hinauf. Die Blätter sind derb, breit elliptisch, ungeteilt, behaart, immergrün, gegenständig. Wenn sich das Längenwachstum genügend ausgelebt zu haben scheint, bilden sich als Abschluß des Sprosses die Blütentrugdolden mit den wie Kerzen aufgesteckten, spiralig zusammengedrehten Blütenknospen, die sich trotz der spannenlangen Blütenblattzipfel frei nach oben tragen, wie von einem wirbelnden Luftstrom in die Höhe gesogen, wie eine sich drehende Pirouettentänzerin der Schwere spottend. Öffnet sich aber die hellfarbige Blüte, sinken diese fädigen Zipfel schlaff in die Schwere hinab. Das durch den Blütenimpuls vorübergehend abgelähmte Längenwachstum schießt nun mächtig in die Fruchtknoten, treibt zwei durch den Narbenring zunächst zusammengehaltene, sonst aber freie Fruchtblätter in die Höhe, zwanzig, dreißig Zentimeter lang. Beim Absterben der Narbe «entzweien» sich aber die Fruchtblätter, sinken entgegengesetzt sich abspreizend in die Waagrechte. Es platzen schließlich die langen Kapseln auf, entlassen zum Schwebeflug die vielen an Haarschirmen hängenden Samen. Zum Schluß löst sich nach mannigfachem Hin und Her doch alles in Luft, Licht und Leichte hinein auf.

Das Ringen von Schwere- mit Leichtekräften hat seinen vollkommensten Abdruck gefunden im Wasserstoff, es ist darum erlaubt, es mit dem Namen *Wasserstoffprozeß* zu benennen. In den Ausführungen über die «Heilpflanzen der meteorologischen Organe»*, besonders denen über Herzheilpflanzen, lese man Näheres darüber nach. Rudolf Steiner hat über die Beziehungen zwischen Wasserstoffprozeß und Herzprozeß wichtige Andeutungen gegeben. Strophanthussamen hat er als den Ausgangspunkt für Heilmittel bezeichnet, mit denen besonders die Rhythmusstörungen unserer Zeit behandelt werden könnten. Jedoch empfahl er, das *fette Samenöl* dafür zu verwenden. Die offizielle Medizin verwendet bisher vor allem die isolierten und kristallisierten Rein-Glykoside aus dem Strophanthussamen.

Die starke Giftnatur der Liane, besonders des ausgetrockneten Milchsaftes, wurde von den afrikanischen Jagdvölkern zur Zubereitung blitzschnell tötenden Pfeilgiftes genützt.

Rauwolfia serpentina

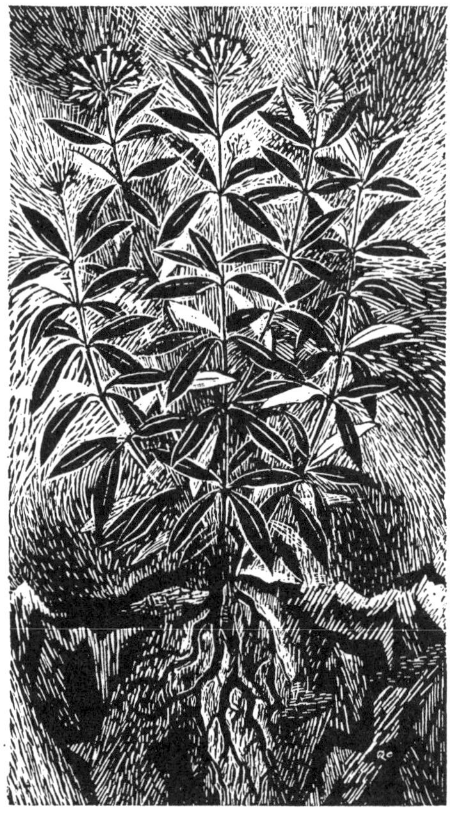

Von den über 130 Rauwolfia-Arten sind zwei, R. serpentina und R. canescens, der abendländischen Medizin seit kurzem interessant geworden, doch sind diese dem indischen Heilwissen seit langem bekannt.

Rauwolfia ist ein etwa auf Meterhöhe zusammengezogenes strauchartiges Gewächs der Mittelhöhe indischer Bergländer. Quirlartig, zu dritt meist, stehen die spannenlangen, oben hellgrünen, ganzrandigen Blätter um den weißrindigen Stengel, der am Ende gekrönt ist von dem trugdoldigen Blütenstand. Dieser läßt nach und nach eine Fülle feingliedriger, langröhriger, in der Mitte etwas aufgeblasener, fünfzipfeliger weißer oder rötlicher Blüten sich entfalten. Nach dem Abblühen trägt der fortwachsende Blütenstiel die kleine schwarze Steinfrucht weit empor.

* Siehe Kapitel «Typische Erscheinungsformen von Leber-, Nieren-, Lungen- und Herzheilpflanzen»

Die tief eingestülpte Blüte, die gegenüber den anderen Apocynaceen zusammengedrängte Form der milchsaftreichen Pflanze, läßt auf ein intensives Eingreifen des Astralischen in die Lebensprozesse hinblicken, die Ausbildung *alkaloidischer* Gifte zu den bei den bisher betrachteten Apocynaceen vorwaltenden Glykosiden hinzu ist eine andere Seite davon. Der menschliche Astralleib erfährt eine gewisse Lockerung als Giftwirkung der Pflanze, die normale Verbindung mit der physischen Welt wird abgedämpft, dafür treten abnorme, halluzinatorische Bewußtseinsinhalte auf. In Indien hat man darum gewisse Formen von «Geisteskrankheiten» damit behandelt. Für die europäische Medizin ist die stark blutdrucksenkende Wirkung der sehr bitteren Wurzel wichtig geworden. Im Blutdruck kommt die Intensität des Eingreifens des Astralleibes in die rhythmische Organisation, und zwar in das Kreislaufgeschehen, zum Ausdruck. Doch ist damit mehr einer vorübergehenden Symptombeseitigung als einer echten Heilung gedient, wenn etwa der abnorm hohe Blutdruck eines Sklerotikers mit einem Rauwolfiapräparat drastisch gesenkt wird. So sieht man auch in Europa mehr auf die sedative (beruhigende) Wirkung der Wurzeldroge hin und hofft in ihr ein «Psychotherapeutikum» gefunden zu haben.

*

Heidegewächse – Ericaceae

«*Nordfrüchte*»

Vom Typus

Licht, Feuchte, Kühle in ihrem Zusammenwirken liebt das Ericaceenwesen, seien es Torf- oder Moorgebiete, hohe Gebirge oder die den Pol umlagernden Gebiete Europas, Asiens, Amerikas; es hat sich mit 1350 Arten in sie hineingebreitet. In solchen Bereichen überwiegen kosmische Kräfte gegenüber den abgeschwächten Erdenkräften. Lichtverwandtes im Boden, wie es bei kieseligen Gesteinen, Urgesteinen, vorliegt, wird bevorzugt. (Kiesel ist in gewisser Art mineralisiertes Licht.) Es sind stark geformte, gut durchgestaltete, aber oft niedere Gewächse von *langsamem* Wachstum, zäh, verholzend, ausdauernd, nur mit Ausläufern in wärmere Gebiete die Baumgestalt hervorbringend (Erdbeerbaum). Die immergrünen, ungeteilten, oft bis zum Nadeligen zusammengezogenen Blätter erinnern an Koniferen. Manche Arten finden sich auch gern als Unterwuchs in lichten Nadelwäldern.

Inmitten üppiger Feuchte, sogar in Sumpf und Ried, halten sie die eigene Flüssigkeitsorganisation streng in sich zusammen, verlieren sich nicht in krautiges Wuchern. Mannigfache Einrichtungen wachen darüber, daß dies Flüssige sparsam nur in die Luft verdunste. Die Wurzeln leben mit Pilzigem zusammen, das sie umspinnt, durchdringt und mit dem mineralstoffarmen, aber durchwässerten Boden zusammen ein Halblebendiges als Wurzelgrund hervorbringen möchte. Dies erinnert an die bei mancher Gelegenheit in dieser «Heilpflanzenkunde» geschilderte «alte Mondenwelt» mit ihren drei Naturreichen, vor allem dem halblebendigen untersten «Pflanzen-Mineral-Reich», das es nicht zur Mineralisierung, sondern nur zur Verholzung brachte.

Wie ein Miniaturbaum wächst das Erikagewächs in solcher Umgebung empor, wandelt die um den Sproß spiralig kreisenden oder gegenständigen Blätter nicht besonders um, läßt sie als dichte Rosette sich am Sproß-Ende stauen und nun in einen reichen, duftig-farbigen Blüteprozeß mit weit geöffneten, strahligen Blütentrichtern übergehen, in den ein starker Zuckerprozeß als Nektarbildung hinausfließt, den Bienen zu wichtiger Weide. Oder das Blütige sinkt tief in die Blatt- und Stengelregion; dann bilden sich nickende Blütenkrüge, unterständige Fruchtknoten, die den plastischen Quellkräften des Wurzel-Blatt-Stengel-Gebietes hingegeben, zu saftig-süßen Beerenfrüchten erschwellen. (Die Früchte der ersteren Art sind trocken, die Samen leicht, manchmal geflügelt – hier waren Licht, Luft, Wärme als Bildekräfte stärker.) Ein reicher Zuckerprozeß ist also den Ericaceen eigen, der aber von starken Formkräften durchwoben bleibt, was man im etwas strengen, herb-säuerlichen Geschmack der Früchte erlebt. Wir haben in dieser Familie die Obstpflanzen des hohen Nordens, der Hochgebirge vor uns, die Heidelbeere, Preiselbeere, Krannbeere, Moosbeere, Bärentraube, Rauschbeere.

Die Erdenentwicklung wiederholte in der «lemurischen» Epoche* die alte Mondenentwicklung, um in der darauf folgenden «atlantischen» Epoche die wesentlichen neuen Schöpfungsimpulse des Erdendaseins zutage zu bringen. Auf diesem Entwicklungswege wurde aus den alten *Monden*gewächsen die höhere *Erden*pflanzenwelt. Der halbbelebte, moorig-plastische Boden wurde Erdengrund, die Bildetendenzen von Wurzel und Stamm setzten sich durch, die Nebelluft lichtete sich, mit echten Blütenbildungen antwortete die Vegetation auf immer tiefer eindringende kosmische Kräfte. (Die lemurischen Pflanzen waren noch schwebend-schwimmende, Riesenalgen zu vergleichende Gebilde einer dichten Ur-Atmosphäre – siehe Band 1 und das Kapitel über die niederen Pflanzen in Band 2.) Die letzte Eiszeit schließlich beendete die atlantische Epoche, sie und das darauf folgende Abschmelzen der riesenhaften Vergletscherungsgebiete begleitete den Untergang des atlantischen Kontinents («Sintflut»). Die Ericaceen tragen in ihrer Wesensart die Züge dieser Entwicklung. Die feuchtkühlen Riesenmoore, welche die abschmelzenden Gletschergebiete hinterließen, ent-

* Vgl. Rudolf Steiner: «Geheimwissenschaft im Umriß», Kap. «Die Weltentwicklung und der Mensch»

sprachen dem langsamen, gehemmten Wachstum niedriger Holzgewächse; die nun klar und durchsichtig gewordene Luft mit starker Lichtfülle ließ dieses Wachstum in die schöne, reiche Farbigkeit üppiger Blütenbildung übergehen; die rhododendronartigen Ericaceen entstanden, an Artenfülle nach dem Osten immer mehr zunehmend; von unseren Alpenrosen bis zu den Azaleen der ostasiatischen Gebirge. In den beerentragenden Vaccinioideen, den Heidelbeerartigen, ist der kosmische Blütenimpuls mehr vom Erden-Sproß, vom Blatt-Stammhaften aufgesogen, die Blüten sinken nickend in die Schwere, verteilen sich längs der Sproßachse, setzen sich nicht zu prächtigem Strauß gesammelt als das Oberste auf den Sproß darauf. Die Fruchtknoten werden unterständig, die Beere schwillt aus den Kräften des Erdigen und Wässerigen. Die Heidekrautartigen schließlich, die dritte große Unterfamilie, betont ins Stengelige, Linienhafte strebend, nadelbaumartig, Blatt und Blüten an den Sproß gezogen, sind die Pflanzen der kieseligen, sandigen trockenen Heideböden; in ihnen vermag der Ericaceentypus das Gesicht ganzer Landschaften zu prägen, ihnen Ernst und Sehnsucht als Grundstimmung aufzudrücken.

Die Eigenart unserer Pflanzenfamilie drückt sich nicht nur im Gestalthaften, sondern auch in den Stoffen aus, die ihr Stoffwechsel bildet. Da finden sich reichlich Gerbstoffe, für Pflanzen charakteristisch, die in ihre ätherische Organisation besonders stark die Kräfte der Astralsphäre hineintragen und dadurch einen intensiven Blüteprozeß entfalten. Von den starken Zuckerbildeprozessen war bereits die Rede; hinzu kommen Glykokinine, die als Heilmittel regelnd in den Zuckerstoffwechsel, z. B. bei Zuckerkranken, eingreifen können. Die brütende feuchte Wärme über mooriger Landschaft regt die Bildung dumpf-aromatischer ätherischer Öle an (z. B. beim Sumpfporst, dem Wintergrün). Pflanzen, die in kühler Feuchte leben und sich als Gegenpol, zusammen mit Astralisierungsprozessen das Luftig-Lichte des atmosphärischen Lebens intensiv einverleiben, bilden Salicylsäureverbindungen (siehe z. B. Band 1, Mädesüß; Band 2, Weidengewächse). Der sehr starke Blüteprozeß gibt eine gewisse Tendenz zur Giftpflanze, etwas leicht Narkotisches, sogar in der Nektarbildung gewisser Rhododendronarten.

Dementsprechend ruht die «Heiltugend» der Ericaceen in der Fähigkeit, Erkältungsentzündungen, gichtisch-rheumatische Zustände, Durchkältungen der Flüssigkeitsorganisation zu bekämpfen. Darüber wird Weiteres in der Schilderung der wichtigsten Ericaceen-Heilpflanzen nun ausgeführt.

Ledum palustre – der Sumpfporst

Rosmarinähnlich, als kleiner, holzig-ästiger Strauch mit tannennadelähnlichen ledrigen Blättern tritt uns dieses Moorgewächs entgegen, mit nach unten am Rand eingerollten Blättern, die oberseits glänzend grün, unterseits rostfarben sind. Im Mai, Juni öffnen sich an den Sproßenden die doldenartigen reichen, weißen, betäubend duftenden Blütenstände, in denen die Pflanze zu vergehen scheint. Aber schon Blätter und Zweige duften harzig-schwül, würzigbetäubend, süßlich und herb zugleich. Das wässerige Element ist in die schwüle, feuchte Sommer-Moor-Wärme hinein entzündet, es dampft und lodert zugleich. Reichlich fließt Nektar aus dem Fruchtknotengrund. – Der Sumpfporst besiedelt die Moore des nördlichen Europa, Asien, Amerika, bis über den 70. Breitegrad. Die nördliche Winterkälte gehört ihm ebenso zu wie die langen Sommertage mit ihrer Lichtfülle und der Moor-Schwüle.

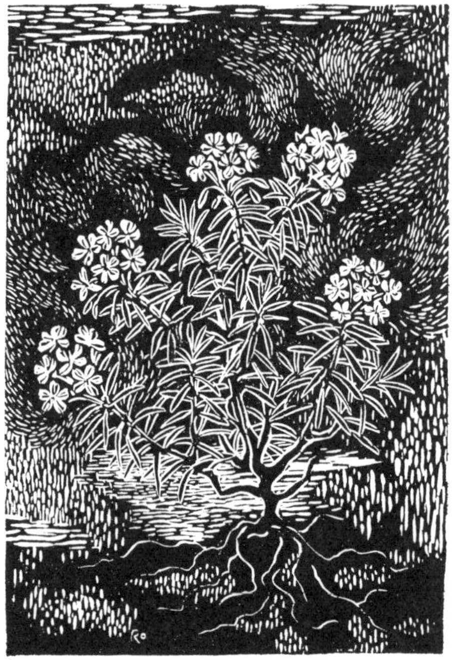

Dem in der ganzen Pflanze, besonders in Blatt und Blüte reichlich vorhandenen ätherischen Porst-Öl sind erregende, berauschende Wirkungen eigen. Außerdem hat man Arbutin, ein Flavonglykosid, Gerbstoff gefunden. (Darüber Näheres unter Bärentraube.)

Daß von einer so stark blütenhaften Pflanze vor allem Wirkungen auf die Stoffwechselorganisation zu erwarten sind, wird dem Leser durch viele Darstellungen dieses Buches bereits klargeworden sein. Eine für chronische Erkältungen anfällige, geschwächte Wärme- und Ichorganisation vollzieht die Stoffwechselprozesse ungenügend, gibt ihrer Aufbauleistung zu wenig die Richtung auf das Voll-Menschliche. Das von der Nahrung Herkommende wird seiner Fremdnatur nicht ganz entkleidet. Da die Ichorganisation zu schwach eingreift, wird die astralische Organisation ihr gegenüber übermächtig. Sie bewirkt Abbau, Abscheidung in ungeordneter Weise im Organismus an Stellen, wo keine Organe zur Aufnahme und Absonderung des Abgeschiedenen bereitliegen. Der Organismus antwortet mit Entzündungsprozessen auf solches Geschehen. Um Moore wachsende Pflanzen und besonders solche von der Eigenart von Ledum können die derartigen pathologischen «rheumatischen» Zuständen zugrunde liegende abnorme Wesensgliederbeziehung «ansprechen».

Kalmia latifolia – der breitblättrige Berglorbeer

Kalmia ist ein lorbeerblättriger, etwa kniehoch wachsender immergrüner Strauch mooriger, saurer Böden des östlichen Nordamerika. Mit dem Sumpfporst verglichen fehlt ihm das Aromatische. Die rötlichen Blüten, in Fülle erscheinend, sind stärker in die Blatt- und Stengelregion hineingezogen, dadurch auch geschlossener, geformter als der Blütenrausch von Ledum palustre. Die Pflanze lebt viel stärker im Blattprozeß als der Porst.

Dementsprechend ist die Heilwirkung, die sich auch auf entzündlich-rheumatische Prozesse erstreckt, mehr nach dem rhythmischen System verschoben. Insbesondere bei Beteiligung des Herzens an solchen Erkrankungen wird der Berglorbeer als Heilmittel verwendet.

Rhododendron ferrugineum – die rostblättrige Alpenrose

Von der Waldgrenze unserer Urgesteinsalpen aufwärts überzieht der «Almrausch» die steinigen Halden, Geröllfluren, Gehängeschutt mit dichten Beständen, in Felsnischen bis 3000 m aufsteigend. Die kräftigen, federnden bräunlichen Zweige, die lorbeerglänzenden, dunkelgrün ausdauernden, unten edelrostfarbenen Blätter lassen den kniehohen Strauch in den ernsten Felseinöden der Zentralalpen, vor allem dem schwermütigen Urschiefergebirge zur herzerfreuenden Augenweide werden, besonders im Frühsommer, wenn weite Hänge, ganze Hochtäler im rosenfarbenen Rausch der herrlichen Blütenfülle aufleuchten als ein pflanzliches Alpenglühen.

Der Zweig geht erst in die gehäuften, harzig-drüsigen, länglich-eiförmigen Blätter, dann in die üppige Doldentraube der nektarreichen Blütenglocken über. Aus Kapseln werden winzige Samen dem Wind überlassen. Schneefeuchte, Nebelluft sorgen für die den Ericaceen nötige Feuchte, um die Wurzeln bildet sich feuchthumoser torfartiger Boden.

Rudolf Steiner hat angegeben, diese Pflanze, die eine charakteristische «Hauptpflanze» ihrer Wachstums-Orte ist, als ein Grundheilmittel für die Bewohner jener Landstriche zu verwenden, um die schwermütige Konstitution zu bekämpfen, der die Lebenskräfteorganisation dort leicht unterliegt.

Sonst wurde die Pflanze, wie viele Ericaceen, bei Rheumatismus, Gicht verwendet; auch bei entzündlichen Erkrankungen des männlichen Genitaltrakts.

Arctostaphylos Uva-ursi – immergrüne Bärentraube

Als Unterwuchs lichter Föhrenwälder hoch in den Norden gehend, im Gebirge strauchige Beschattung liebend, überzicht dic Bärentraube mit viel verästeltem Wuchs teppichartig trockene, lockere, warme Böden. Unsere Pflanze weicht hiermit von der Vorliebe der bisher betrachteten Erikagewächse für moorige Böden ab. Die kurzen Zweige mit den Büscheln derber, immergrüner, verkehrteiförmiger Blätter biegen sich aufwärts, tragen am Sproßende die kurzen Blütentrauben; die kleinen, dem Frühjahr zugeordneten Blüten sind nektarreiche, rötlichweiße, hängende Krüglein, die sich in den Zipfeln etwas öffnen. Die rote Beere ist – gegenüber Heidel-, Preisel-, Kronbeere – nicht saftig, sondern mehlig-trocken und birgt meist fünf kräftige Steinkerne. Der Fruchtknoten ist – gegenüber den bisher betrachteten Arten – oberständig.

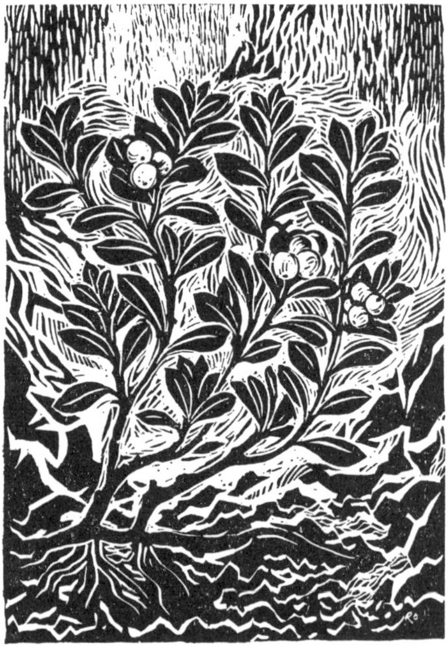

Heilkräftig sind die im Frühherbst gesammelten, dann getrockneten Blätter. In ihnen finden sich – außer den für Ericaceen normalen Gerbstoffen und etwas ätherischem Öl – in besonders hohem Maße zwei charakteristische Stoffe: Arbutin und Methyl-Arbutin, glykosidisch an Zucker gebundenes Hydrochinon und Methylhydrochinon. (Sie finden sich auch in anderen Ericaceenblättern, ferner in Birnblättern und denen des Steinbrechgewächses Bergenia crassifolia, beides sehr gerbstoffreiche Pflanzen.)

Dieses begierig nach Sauerstoff durstende zweiwertige Phenol weist auf einen Prozeß, durch den die Pflanze den Luftbereich in sich hineinziehen möchte. Die stark desinfizierenden Eigenschaften dieses Phenols – und aller Phenole – weisen auf lebendämpfende, niederem, parasitärem Leben keinen Raum lassende Prozesse. Dies und die Nachbarschaft zu den Gerbstoffen weisen auf Prozesse zwischen Astralischem und Ätherischem, Luft- und Flüssigkeitsorganisation hin. Phenol wirkt, nach einer mündlichen Mitteilung Rudolf Steiners, lähmend auf den Astralleib. Ein Organgebiet, in dem in besonderer Art der Astralleib organisierend in die Flüssigkeitsorganisation eingreift, aufbauend nach innen, absondernd nach außen, ist der Nieren-Blasen-Trakt. Auf diesen wirken Präparate aus Bärentraubenblättern, wenn in den Ausscheidungsvorgang zu früh und zu stark sich die Gesetzmäßigkeiten der unorganischen Welt einschieben, denen der Harn erst außerhalb des Körpers unterliegen sollte, was sich in Steinbildungen, Zersetzungs-, Fäulnisprozessen aussprechen kann.

Vaccinium Myrtillus – die Heidelbeere

Wieder den feuchten, humusreichen, ja moorigen, mäßig von Baum oder Strauch beschatteten Böden zugetan ist die Heidelbeere, jedermann bekannt, so daß eine ausführliche Beschreibung sich wohl erübrigt. Sie schafft sich einen sauren Humusboden, in dem sich kaum mehr Kalk, wohl aber viel Kiesel findet. Der starke Zuckerbildungs-, Säure-, Gerbstoffprozeß ist für die blauschwarze Beere charakteristisch, die wohltätig auf den Magen-Darm-Trakt wirkt. Von den Glykokininen, die auf den Blutzuckergehalt wirken, war bereits die Rede; der Tee aus den Blättern (die ja den Zucker bilden) ist darum zur Unterstützung der Behandlung bei Zuckerkrankheit im Gebrauch. Da sie auch etwas Arbutin enthalten, werden sie ähnlich bei Blasenleiden verwendet wie Bärentraubenblätter.

*

Vaccinium Vitis-idaea – die Preiselbeere

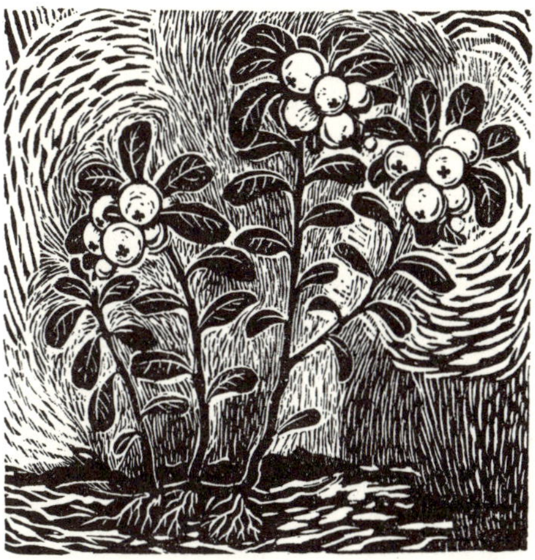

An ähnlichen Orten Nord-Europas, -Asiens, -Amerikas, außerdem in den Gebirgslandschaften Mitteleuropas, wie die Heidelbeere, wächst die Preiselbeere. Moorige Böden, Heidelandschaft, kieselreichen Untergrund liebt sie sehr und wendet sich viel stärker dem Licht zu als die Heidelbeere. Ihre glänzenden, derben, immergrünen Blättlein sind auch geformter, zierlicher als die ihrer schattenliebenderen Schwester. Finnland mit seinen Granitkuppen, der lichtfeuchten Seenlandschaft dazwischen, der Lichtfülle der langen Sommertage bringt die edle Nordfrucht in besonderer Güte und Fülle hervor. (Man hat bisher die Südfrüchte als besonders schätzenswert gefunden; es wird Zeit, die zwar andersgearteten, aber gleichfalls hohen Vorzüge der Beerenfrüchte aus dem Norden durch das entsprechende Wort, eben «Nordfrüchte», hervorzuheben.)

Die Preiselbeerblätter enthalten, ebenso wie die Bärentraube, das Fäulnis und Gärung hemmende Arbutin, die so edelherb und würzig schmeckenden roten Beeren viel Fruchtsäuren, viel Vitamin C und A, Zucker und Benzoesäure, jene Substanz, die unseren Hausfrauen als «Einmachhilfe» von der chemischen Industrie zur Verfügung gestellt wird, hier aber von der Natur zubereitet ist und gerade in der feinen Dosierung, die unschädlich wirkt.

Die Preiselbeere stellt in gewisser Weise den stärksten Gegensatz zur Weinbeere dar; ist diese die am meisten zur Gärung neigende Frucht, so jene die gärungsfeindlichste. Finnische Preiselbeeren werden in Fässer gestampft und im eigenen Saft schwimmend gehandelt; das Mus zeichnet sich durch seine Haltbarkeit aus. Es liefert ein vorzügliches Nachtisch-Kompott, das schwer verdauliche Speisen bekömmlicher macht, z. B. Wildbret, Gänsebraten, Käsegerichte. Es wirkt anregend und ordnend auf den Verdauungsprozeß, regt durch die Komposition süßer, saurer und herbaromatischer Stoffe die am richtigen Nahrungsabbau als Vorstufe des folgenden Aufbaus in den Verdauungsorganen tätigen Wesensglieder, Ich und Astralleib, zu kräftigem Eingreifen an. Die Zuckergärung dämpfende Kraft der Preiselbeere kommt der Aufgabe entgegen, die das *Ich* den Zuckerprozessen des Leibesinneren gegenüber, besonders in der Kopf-Organisation, durchführen muß. Der Zucker ist in gewisser Beziehung der ich-tragende Stoff im Menschen. Er darf, besonders in der Sinnes-Nerven-Organisation, nicht im geringsten gären*. Der Preiselbeerzucker ist von Natur so verarbeitet, daß er diesem Bestreben entgegenkommt. Daraus kann man verstehen, warum Rudolf Steiner ein aus der Preiselbeere bereitetes Heilmittel bei kindlichem Kopfschmerz empfahl.

*

Primelgewächse – Primulaceae

Pflanzen ätherischer Frühlingsrhythmen

Saponine, Salicylsäure

Das übersinnliche Kraftgebilde, das als der Primulaceen-Typus angeschaut werden kann, spricht sein Wesen in Raum und Zeit derart aus, daß es im rhythmischen Übergang und Ausgleich zweier Prinzipien – der kosmischen Gewalten mit den sich aus Verfestigung und Erstarrung lösenden Erdenprozessen – sich auslebt. Denn die räumlichen und zeitlichen Gegebenheiten für das Gedeihen der verschiedenen Primelgewächse sind: der Norden oder die Gebirge der gemäßigten Zonen sowie der Übergang von winterlichen zu frühlinghaften Erdenprozessen. Zwischen «Kopf- und Brustprozessen» des Erdorganismus ** entfalten sich ihre 600 Arten.

Mit Wurzelstöcken, kriechenden Stengeln, Ausläufern sich mit dem Boden fest zu verbinden, durch ihn zu kriechen oder an seiner Oberfläche sich hinzutasten, lieben manche Glieder dieser Familie. Die meist einjährigen Blätter bleiben gerne am Grunde als Rosettenkreis haften, wenn sie auch linienhaft in die Länge streben oder mit kreisförmigem Schwung die ausstrahlende Gerade eines langen Blattstieles abschließen. Aus dem Grund schießt auch der schlanke Blütenstiel, trägt die schönblütigen Dolden oder Trauben zur Höhe. Mit klaren Farben, zarten erfrischenden Düften offenbaren sich die langröhrigen oder trichterigen Blüten, die sich oben radförmig ausbreiten. Die Kelche umhüllen

* Siehe hierzu auch das Kapitel über die Weinrebengewächse

** Wie schon verschiedentlich ausgeführt, kann man die Erde dreigliedrig betrachten; als einen riesigen Organismus, der seinen Stoffwechselteil in den Tropen, seinen Kopfteil in den Polen, seine rhythmische Organisation in den gemäßigten Zonen hat häufig diese Blüten, blasen sich manchmal luftig auf, begleiten langlebig das Blumensein. Der Fruchtknoten hebt sich meist oberständig über den Ansatz der Blumenblätter, senkt sich nicht in den Stiel hinein, womit er ausdrückt, daß er mehr dem kosmischen als dem irdischen Wirken hingegeben ist. Die Frucht trocknet zur luftigen Kapsel aus.

Dies ist die Grundgestalt dieser Familie; sie ist eine den *Hochgebirgspflanzen* wesenseigene. Starke Ausbildung der Pole und schwaches Sichtbarmachen der rhythmischen Mitte ist die Signatur sowohl der Frühlingspflanzen als auch der Hochgebirgspflanzen. Sie holen fast unmittelbar aus der Wurzel die Blüte. Was als Blattleben sich im Vorjahr entfaltete, krönte sich nicht im Sommer oder Herbst mit der Blüte, sondern stieg mit deren Anlage erst in die Wurzel ab, um durch die winterlich-kosmische Welt getragen zu werden. In solchen polaren Spannungen inkarniert sich das Primelwesen.

Unmittelbar durch den Schnee bohren sich die zarten nickenden, rötlichvioletten oder bläulichen Blütenhauche der Soldanellen. Ist der Grund später schneefrei, so entfalten sich die winzigen dunkelgrünen, alpenveilchenähnlichen Blätter. Primula mit über 200 Arten folgt dann im Jahreslauf, als der Schwerpunkt der Familie, sowie die nahestehenden Mannsschilder (Androsaceae) mit 90 Arten. Sie kommen mit dem ersten Frühjahr, im Tiefland früher, im Gebirge später, wenn der Schnee weggegangen ist. Alpen, Kaukasus, Himalaya, die chinesischen, japanischen Gebirge sind reich an ihnen, einzelne Arten gehen bis 4000 m in die Höhe. In den Tropen findet man auch einzelne Arten, aber nur auf den höchsten Bergspitzen; in Java z. B. die Etagenprimel, Primula imperialis, auch auf dem Sinai eine eigene Art. Gegen die tropischen Länder dringt das bei uns in den Wurzelstock gestaute Wachstum aufwuchernd über den Boden nach aufwärts und bewirkt die «Etagenbildung» des Blütenstandes, d. h. die Durchwachsung der Dolde und Aufeinanderstockung mit mehrfacher Wiederholung der Doldenbildung.

Ist das Frühjahr dahingezogen, so suchen die dann folgenden Arten Primelgewächse mindestens frühjahrsähnliche Situationen; kühl-feuchte Teich- oder Seeufer, Flußläufe, feuchte, schattige Gräben, Waldwiesen; und sie erscheinen als Lysimachia-Arten (Gilbweiderich, Pfennigkraut), Siebenstern; die Wasserfeder schwimmt wurzellos in toten Flußarmen und hebt sich aus unterseeischen Blattquirlen mit hohen Blütenstielen und gelbschlundigen weißrötlichen Blüten über das Wasser. In den feuchten Schatten der Getreideäcker, der Gemüsebeete siedelt der Gauchheil, der mit der Morgensonne erblüht; an den Meeresstrand zieht sich das fettblättrige Meerstrand-Milchkraut (Glaux) und die Salzbunge (Samolus). Diese gegen den Sommer sich entfaltenden Arten treiben endlich einen beblätterten Sproß zur Höhe, streben hiermit zur Strauchgestalt. So erscheinen die Lysimachien, die mittelmeerischen thymianähnlichen Stacheltraübchen. Doch nimmt der Typus nicht so viel Erdenkräfte in sich auf, daß er wirklich zum Strauch, gar zum Baume würde.

Wenn die Sonne im Jahr absteigt, kommt als Herbstblüher das Alpenveilchen aus der rötlichen Knolle, neigt die Blüten über die sich in sich verschließende Erde und beendet mit ähnlicher Gebärde, mit der die Soldanelle im Frühjahr begann, nun den Primulaceenreigen.

Im Lebensprozeß die Elemente zu mischen, die im bewegten Atem der Frühlingsluft, in dem aus der Region des Widders strahlenden Sonnenlichte wirken, die im aus dem Eisesbanne befreiten Wasser, in der von Auferstehungskräften durchdrungenen Erde leben: dies ist die ätherische Signatur der Himmelschlüssel. Durch solches Zusammenweben entstehen auch ganz bestimmte Stofflichkeiten – die in so gut wie allen Primulaceen gefunden werden: Saponine. Sie haben stoffliche Eigenschaften, die wie die erstarrte Abprägung der Dynamik der Kräfte und Prozesse sind, die wir eben geschildert haben. Schüttelt man Wasser, das etwas Saponin gelöst enthält, so bilden sich dichte Schäume. Das Luftelement wird in der Schaumbildung innig mit dem Wasser verbunden. Lauter kleine Hohlkugeln bildet das Wasser, die die Luft in sich als Inhalt aufnehmen. Das Wässerige eratmet sich das Luftige mit Hilfe der Saponine. Setzt man einem Blutpräparat eine Spuren von Saponinen enthaltende Lösung zu, so löst diese die Blutkörperchen sogleich auf, Hämolyse tritt ein, d. h. der rote Blutfarbstoff löst sich aus dem Bluteiweiß heraus. Durch den Blutfarbstoff verbindet sich aber der Sauerstoff der Luft – in den Lungenbläschen – mit der Blutflüssigkeit. – Eine weitere charakteristische Eigenschaft der Saponine: Sie sind starke Fischgifte, lähmen und schädigen das Kiemenorgan, mit dessen Hilfe der Fisch das im Wasser gelöste Luftige, den Sauerstoff, dem Wasser für sein Blut abgewinnt. Mit Hilfe zerstampfter, saponinhaltiger Pflanzen betreiben viele Naturvölker auf eine höchst erfolgreiche, wenn auch nicht gerade waidmännische Art Fischfang. – Als Heilmittel wirken die Saponine vornehmlich auf zwei Organgebiete: den Darm und die Lunge. Im Darm fördern sie den Übergang des Nahrungsbreies in die Lymphgefäße, in die er in feinster Tröpfchenform eintritt. Dies ist im Organismus ein Wirkungsgebiet, in dem sich vor allem Merkur, das so gerne in Tröpfchen zerstiebende Quecksilber, als Prozeß und Heilmittel betätigt. Hier wird die abgebaute Nahrung in den Bereich der Körperflüssigkeiten, des Ätherleibes, aufgenommen, um dem Herz-Lungen-Prozeß und damit der Durchatmung und Belebung entgegengeführt zu werden. Hier ist das zweite Gebiet, in dem Saponine ihre Wirkung ausbreiten können. Auch dieses ist ein merkurielles Gebiet. Sie fördern die Expektorierung, wenn bei Erkältung die Lunge verschleimt, verquillt, erleichtern wieder den Zutritt der Luft zur Blutflüssigkeit. – Noch eine dritte Eigenschaft der Saponine ist zu erwähnen: Sie sind vielfach bei den Naturvölkern als Gegenmittel gegen Schlangenbiß bekannt. Das Schlangengift lähmt die Atmung, zersetzt das Blut. Im chemischen Aufbau haben die Schlangengifte sogar eine gewisse Ähnlichkeit mit den Saponinen; man könnte sie tierische Sapotoxine nennen. Impfen mit saponinhaltigen Pflanzen kann ebenso eine gewisse Immunisierung gegen Giftschlangenbisse bewirken, wie Impfen mit Schlangengift selbst. – Ein weiteres Wirkensgebiet der Saponine sind die Drüsen; sie werden zu starker Absonderung angeregt. Es wird also über die Drüsen in den Flüssigkeitsorganismus eingegriffen. Speichelfluß tritt ein, die Verdauungsdrüsen sondern lebhafter ab, Harnflut ergibt sich. Die Drüsen sind vor allem vom Ätherleib gebildete Organe, sie haben dadurch etwas Pflanzenhaftes. In sie greift der Astralleib von außen ein, ähnlich wie bei der Pflanze, wo der die Blütenbildung durch Berührung des Pflanzenätherischen von außen hervorrufende Astralleib etwa in der Nektarausscheidung den Flüssigkeitsorganismus auspreßt.

Eines aber kennzeichnet noch die Saponine: Sie wirken nicht auf die Organe, welche Empfindung, Wahrnehmung, Bewußtsein vermitteln, nicht auf die Sinnes-, nicht auf die Nervenorgane. Dies sind Organe, durch die der Astralleib *dauernd* mit der Leiblichkeit verbunden ist. Die Saponine wirken auf die Gebiete, in denen sich das Astralische *rhythmisch* mit dem Ätherischen *verbindet* und sich wieder *löst*. Dies geschieht auf pflanzenhaft unbewußte Weise. Die Saponine produzieren keine Bewußtseinsphänomene. Sie liefern darum keine Rauschgifte. Ihnen sind alle Rhythmen zugänglich, in denen der Astralleib in die Flüssigkeitsorganisation eingreift; vom Stoffwechselgebiet (Drüsen) bis in die rhythmische Organisation (Atem- und Blutorgan). Es sind dies merkurielle Prozesse; *Saponine sind ein pflanzlicher Merkur*. Das medizinische Wirkungsbild des Merkur-Metalles, des Quecksilbers, hat merkwürdige Ähnlichkeit mit dem dieser Pflanzenstoffe.

Im menschlichen Organismus sind die Kräfte, die in den Jahreszeiten *aufeinander* folgen, in *Gleichzeitigkeit* da. In den Jahreszeiten bringt ja die Erde das Zusammenwirken ihrer Wesenheit mit dem Kosmos zum Ausdruck. Der Winter bringt das Überwiegen kosmischer Gewalten, das Abdämpfen des sich ihnen verschließenden Erdenlebens; der Sommer zeigt die allem Kosmischen geöffnete, mit ihm verbundene Erde; Frühling und Herbst sind rhythmische Zwischenzustände. Aber die Erde trägt die Jahreszeiten auch in Gleichzeitigkeit in sich, ist immer winterlich an den Polen, sommerlich in den Tropen, lebt die rhythmischen Zwischenzustände so recht in den gemäßigten Zwischenzonen aus. So kann man, da der Mensch das Wesen ist, das kosmische und irdische Welt in seiner Leiblichkeit harmonisch umfaßt, in ihm ein mehr Kosmisch-Winterliches finden, nämlich das Haupt mit seinen abgedämpften Lebensprozessen, seiner Tendenz zur Verfestigung, und ein Sommerlich-Tropisches im Stoffwechselsystem mit seinen Auflösungs- und Erwärmungsprozessen. Frühling- und herbstartig im rhythmischen Wechsel äußert sich aber das mittlere, das rhythmische System: im Einatmen sich frühlingshaft belebend, im Ausatmen herbstlich sich abdämpfend. Die Primelgewächse verbinden sich den Erdenorten (gemäßigte Zonen) und Erdenzeiten (Frühling, in einigen Arten – Zyklamen – auch Herbst), an denen dies rhythmische Zusammenspiel von Kosmischem und Irdischem sich auslebt, das mit ihrem Wesen zusammenklingt. Sie wirken heilend auf die rhythmischen Prozesse, in denen die vom Astralleib ergriffene Luftorganisation den vom Ätherleib durchdrungenen Flüssigkeitsorganismus frühlingshaft, belebend, durchrhythmisiert.

Die Betrachtung der fünf wichtigsten Heilpflanzen dieser Familie soll dies im einzelnen darstellen.

*

Primula veris – echter Himmelschlüssel*

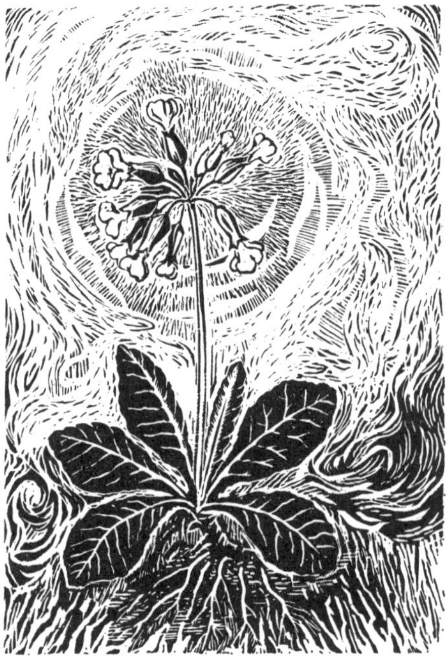

Die Primelarten – etwa 300 – sind der Schwerpunkt der ganzen Familie, und Primula veris ist die repräsentativste Primel, die dem Urmotiv am nächsten kommende Art, gleichsam das Urphänomen des Primelwesens. In der nördlich gemäßigten Zone, aber in deren kühlerem Teil überall von China bis an den Atlantik zu Hause, leitet ihre Blüte den Frühling, die österliche Zeit, so richtig ein. Die helle, lichtoffene Au gehört ihr zu, von Winterfeuchte noch getränkt, aber von der Widdersonne bereits erwärmt, von der stürmisch bewegten Atmosphäre angehaucht:

«Erstehe, o Lichtesschein,
Erfasse das Werdewesen,
Ergreife das Kräfteweben,
Erstrahle dich Sein-erweckend.»

So hat Rudolf Steiner einmal in einer Dichtung, welche die Wirkungen der zwölf Sternbilder des Tierkreises durch das Jahr hindurch ausspricht, das Wesen der Widder-Wirkungen charakterisiert. Der Himmelschlüssel ist ein Bote dieses Erstehens, ein Abbild des stürmischen Sich-Mischens der Elemente, der Wieder-Begegnung von Kosmos und Erde. Heilende Kräfte greifen überall in das Erdgeschehen ein, die Winterstarre, die Stockungen der Lebenskräfte werden überwunden, Raphael-Merkur, der Erzengel des Heilens, regiert die Stunde; Blut und Atem werden erneuert. Beim Menschen ist seit alter Zeit der Brauch der Frühjahrskuren im Schwange, bei dem auch der Himmelschlüssel seine Rolle spielt; aber auch die Erde wird in Flüssigkeitsumlauf und Luftbereich erneuert und belebt. Aus der ergrünenden Pflanzenwelt steigt wieder der Sauerstoff, der Pfleger der Lebensflamme auf, die fruchtbaren Regen ergießen sich. Dies alles

* P. officinalis (ältere Bezeichnungsweise)

gehört zum Himmelschlüssel, aus solchen Bereichen und solchem Geschehen bildet er seinen Leib.

Mit kräftigem kurzem Wurzelstock verbindet er sich dauerhaft der Erde, breitet am Boden den Rosettenkreis der langstieligen aufstrebenden Blätter aus, aus deren Mitte so schnell der lange blattlose Schaft sich erhebt, der die goldleuchtende Dolde prangend ausbreitet. Die vom aufgeblasenen schlanken Kelch luftig umhüllten langröhrigen Blüten mit zierlichem Saum und goldroten Schlundtupfen suchen tastend das Gleichgewicht zwischen Licht-Leichte und Erdenschwere, wenden sich fühlsam der Sonne zu, die ganze Dolde sonnenzugeneigt, halb sich hebend, halb sich der Schwere beugend. Von der Sonne her gesehen leuchtet darum eine Primelwiese am schönsten. Ein zarter und doch kräftig erfrischender Duft kündet von den belebenden Kräften, die sich in dieser Pflanze mit dem Blüteprozeß verbinden. Streng richtet sich die Frucht, eine luftige trockene Kapsel, nach oben, in die Senkrechte. Das durch solche Formen sich offenbarende Kräfteweben schafft sich auch seine mannigfaltigen *stofflichen* Abdrücke. Von den Saponinen war bereits die Rede. Die im grünen Blatt verborgenen, in der goldfarbenen Blüte aber sichtbar hervortretenden Carotinfarbstoffe – die im menschlichen Organismus zu Vitamin A werden, das alle Organe, die vom äußeren Keimblatt abstammen (Haut, Sinnesorgane), an die Ernährungs- und Belebungskräfte anschließt – sind hier weiterhin als wichtig zu erwähnen. Den Abbau- und Verhärtungskräften, die durch die starke Lichteinwirkung als ein Übermaß von Formkräften, als verfestigende Kieselwirkung sich in diesen Organgebieten ergeben, werden die ausgleichenden Belebungskräfte entgegengestellt. Die Carotine vermitteln in der Pflanze dem Chlorophyll die Lichtkräfte, sie helfen dem Licht sich zu inkarnieren. Der Sehpurpur, der im Augenhintergrund die Bildeindrücke des Lichtes als zerstörende Einprägung in sich aufnimmt und vom Blute her sich immer wieder regeneriert, ist eine Carotin-Metamorphose. Vitamin-A-Mangel läßt alle Organe vertrocknen, die vom Ektoderm abstammen. Die Sphäre der Kieselwirkung zu beleben, die formenden, aber abtötenden Lichtwirkungen im Lebensprozeß abzufangen: darin ist der Carotinprozeß tätig.

Aber auch «Vitamin C» wird reichlich in der Primel gebildet, das sich immer in solchen Pflanzen findet, die von lebenhemmenden Wirkungen, wie sie durch Klima, Jahreszeit, Kargheit des Bodens usw. sich ergeben, bedroht sind. Kosmische Belebung kämpft mit stockenden, den Erdenkräften zu stark ausgesetzten Eiweißprozessen; dies findet seinen Abdruck in der C-Vitamin-Bildung.

Ferner enthält die kräftig nach Anis und Stiefmütterchenblättern duftende Wurzel Salicylsäure-Ester. Salicylsäureartiges findet sich vor allem in solchen Pflanzen, die einem kühl-feuchten Boden entsprießen, aber sich besonders intensiv mit reichem Blütenprozeß ins Reich des Licht-Luftigen auflösen wollen; die im Blütenprozeß herankommende Astralsphäre, die aus dem Luftbereich herankraftet und das Pflanzlich-Vegetative zur Blütenbildung umstimmt, greift bei solchen Pflanzen besonders tief in das Kühl-Wässerige, kämpft ihm diese Blütenbildung ab. Weide, Birke, Wintergrün, Pirola, Stiefmütterchen, Mädesüß seien hier genannt; alles an Bächen, Ufern, in Mooren, nassen Wiesen, Waldgründen, kühleren Gegenden lebende, gleichwohl stark blühende Pflanzen. Salicylsäure ist in Wasser löslich, aber mit seinem Dampf flüchtig. Sie hemmt das Sprossen parasitären Lebens, z. B. der Hefezellen, verhindert dadurch Gärung*.

Heilmittel aus der Primelblüte werden auf die Stoffwechselorganisation so wirken, daß diese den aufbauenden, ernährenden, belebenden Prozessen in der «Frühlingsregion» des Organismus, der rhythmischen Organisation beispringt, den verhärtenden, ablähmenden «winterlichen» Prozessen der oberen Organisation sich ausgleichend entgegensetzt. Wenn Blüten ganz allgemein auf die Stoffwechselprozesse wirken, so Sommerblüten mehr auf solche der unteren, Frühlingsblüten auf solche der mittleren, Winterblüten auf solche der oberen Organisation. Die Begegnung des Blutes mit der Atmung, die belebende Durchdringung der zu Blut werdenden Nahrung mit dem die Kräfte der ätherischen Welt herantragenden Sauerstoff wird gefördert. Aufbau- und Belebungsprozesse werden im rhythmischen System angeregt, Lunge und Herz besser ernährt. Pflanzen, die in ihrer Organisation den Kampf zwischen Leichte-Licht und Schwere-Dunkel intensiv durchführen, wie dies die Primel in ihrer Blüte so sichtbar tut, sind sehr oft Herzheilpflanzen.

Die Wurzel – die Saponingehalt mit Salicylestern verbindet – hilft bei Erkältungserkrankungen der Lunge – wenn diese zu sehr die Kälteeinwirkungen unverarbeitet in sich aufgenommen hat, zu sehr Sinnesorgan-ähnlich geworden und dadurch von den Kräften der oberen Organisation ergriffen worden ist.

Anagallis arvensis – der Gauchheil

Die Jahreszeit ist weiter fortgeschritten, der Typus bildet nun nicht mehr Rosettenpflanzen aus, sondern läßt den Sproß sich stengelig strecken; wohl verrät sich die Neigung am Boden hinzukriechen, doch hebt sich das rhythmisch mit einfachen spitzeiförmigen Blättchen versehene Gewächs spannenhoch empor, entläßt auf dünnen Stielen aus den Blattachseln die tellerflachen mennigroten (seltener blauen) Blütchen. Blattrhythmik und Blütenstandbildung verschmelzen also ineinander. Vom Juni bis Ende September blüht das einjährige Kraut; die Blüten öffnen sich nur bei klarem, sonnigem Wetter, von ungefähr 9 Uhr morgens bis 2, 3 Uhr nachmittags; dies ist die Zeit, die sich im Tagesgang der Witterungsfaktoren (Luftdruck, Temperatur usw.) bedeutungsvoll hervorhebt. – Aus der Blüte geht als Frucht eine kleine, trockene Kugelkapsel hervor, die sich ab- und erdwärts bewegt durch entsprechende Krümmung des Tragestieles.

* Siehe auch die Ausführungen bei den Weidenarten

Unsere Pflanze liebt Äcker, wo sie im Schutz der Halme feuchtschattig aufwächst, nach der Mahd erblüht; ferner Gärten, noch nicht bewachsenen Schutt, Boden, der durch Hacken usw. etwas nackt daliegt. Überzieht sich der Boden mit Kräutern und Rasen, so verschwindet sie bald.

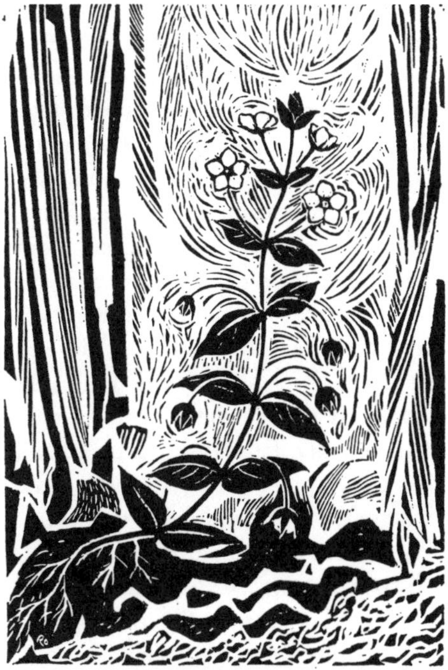

In der Blüte hat man Anthocyanfarbstoffe gefunden, im Saft eiweißverdauendes, peptonisierendes Ferment, Bitter- und Gerbstoff, viel Saponin. Die Pflanze hat darum einen bitterscharfen Geschmack.

Der Mensch ist «krankheitsfähig» durch die Kräfte, mit denen sein Geistig-Seelisches sich das Physisch-Leibliche zur Grundlage der Bewußtseinsprozesse zubereitet. Er bewirkt dies durch Abbau- und Zerfallsvorgänge, vor allem im Nervensystem. Diesen muß sich fortwährend ein Heilendes entgegenstellen: die aufbauende Blutwirkung, und, als ihr Träger, insbesondere das im Blut befindliche Eisen. Dieses befindet sich im Blutfarbstoff in einem fast mineralischen (kristallisierfähigen), aber ganz von der Ich-Organisation beherrschten Zustand. Mit ihm stellt sich die Ich-Organisation dem durch den Astralleib bewirkten Eiweißzerfall im Nerv entgegen, bändigt ihn, hält ihn in gesunden Grenzen.

Greift der Astralleib mit seinen Abbautendenzen über das Nervengebiet hinaus, etwa in das Darmgebiet, so entstehen Stockungen, Schmerzen; seiner Übertätigkeit muß die entsprechende ausgleichende Ichtätigkeit entgegengestellt werden. Zu diesem Zweck muß eine nach dem Mineralischen hinstrebende Substanz ihr zur Verfügung gestellt werden, wie sie das Eisen im Blut darstellt, die aber Beziehung zum Darmgebiet hat. Eine solche Substanz sind die Alkalimetalle; sind sie mit Schwefelprozessen verbunden, so tragen sie in sich eine das Eiweiß in die Lebensprozesse des Organismus einordnende Kraft*.

Solche Prozesse trägt aber Anagallis in sich. Im Stengeligen offenbart es den Kali-, in seiner Blütennatur den Schwefelprozeß – beide sind sichtbar ineinandergedrängt. Seine peptonisierenden Enzyme weisen auf den Eiweißabbau, die Saponine sind, wie vorher erwähnt, auch resorptionsfördernd im Verdauungs-

* Wir folgen hier der Darstellung in «Grundlegendes für eine Erweiterung der Heilkunst...» von R. Steiner/I. Wegman, Kap. 7

gebiet tätig. Bitterstoffe fördern ebenfalls den gesunden Verdauungsprozeß. Der menschliche Verdauungsprozeß trägt in sich die gleiche 9–3-Uhr-Rhythmik, die Anagallis im Blütenprozeß offenbart – und aus der er bei «Unterleibsstokkungen» herausfällt. Der Erdorganismus atmet in dieser Zeit in die Atmosphäre Kräfte aus, die den Luftdruck (der täglichen doppelten Luftdruckwelle) vom Maximum (9 Uhr) bis zum Minimum (15 Uhr) absinken lassen. Er geht in seine «Ausatmungs»-Phase. Der Mensch trägt in den Organen seiner unteren Organisation gleichsinnige Rhythmen in sich; insbesondere in ihrer ätherischen Grundlage. (Der Ätherleib trägt kosmisch-ätherische Rhythmik in sich, besonders in seinem unteren Teil, der viel mehr mit den Strömen und Rhythmen der ätherischen Welt, des Ätherleibes der Erde, verbunden ist als der obere, viel selbständigere Teil.) Diese Organe der unteren Organisation schwingen im gleichen Rhythmus des Ausatmens, der Ausscheidung, wie der Ätherleib der Erde von 9–15 Uhr. Dann folgt die resorbierende, einatmende Phase, die von 15 Uhr etwa bis 3, 4 Uhr früh verläuft. Verlaufen diese Rhythmen zu langsam (indem die langsameren Rhythmen der oberen Organisation – die Art, wie der Astralleib im Nervensystem mit dem Ätherleib zusammen arbeitet – sich in die untere Organisation, z. B. das Darmgebiet verlagern), so kommt es zu «Stockungen», zu Hemmungen der gesunden Rhythmik.

Anagallis wird für solche Krankheitszustände ein wichtiges Heilmittel. Es ist wohl kein Zufall, daß dieses bisher als Heilpflanze so gut wie nicht verwendete Primelgewächs die erste im Buche «Grundlegendes für eine Erweiterung der Heilkunst...» von R. Steiner/I. Wegman aufgeführte Heilpflanze ist.

Lysimachia Nummularia – das Pfennigkraut

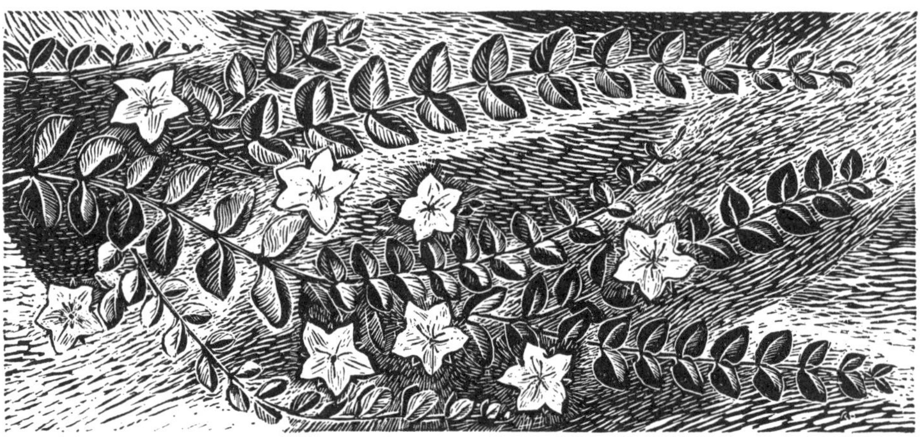

Dieses freundliche Primelgewächs ist eine Frühsommerpflanze feuchter, etwas beschatteter Plätze; Wassergräben, Uferböschungen, feuchte Rasen, kurzgrasige Wiesen sucht sie. Flach am Boden hin entfaltet sie ihr ganzes Leben. Seicht wurzelnd, purpurfarbig ans Licht treibend, tastet sich der vierkantige, geflügelte Stengelprozeß über den moorigen Grund, hält kleine rundliche, goldgrüne Blattpaare ganz an sich gezogen. Die Internodien werden länger, die Blättchen größer; schließlich heben sich aus den Blattachseln, meist je zwei, die Blütenknospen, die sich zu den breiten, saftig gelben, primelartig duftenden Blüten öffnen. Die ersten Blätter welken bald, bräunliches Absterben ergreift die nächsten; aber frisch schieben sich immer neue Internodien vor, bis das immer reicher gewordene Blühen das Sproßwachstum zunächst abschließt. Die Blüten wenden sich gern zum Licht – übrigens auch die Blätter. Früchte bringt dies Blühen aber kaum. Die abgeblühte Blume wendet sich zur Erde. Nun setzt aber der Sproß sein nicht mehr durch den Blüteprozeß gestautes Wachstum fort; die nicht in Samenbildung ausgelebte Kraft setzt sich als sich verzweigendes Wachstum des Endsprosses fort. Kurze Internodien bilden sich, beblättern, bewurzeln sich, vervielfältigende Zerteilung ergreift die Pflanze, waagrecht Kreisbögen schlagend; ein goldgrüner Kranz webt sich am Boden, kann ihn schließlich als eine lebendige Hautschicht überziehen. In all diesen Stadien behalten die Blätter ihre einfache, rundliche Form; man sieht keine entschiedene Metamorphose gegen die Blüte hin. Der Vitalpol von Wurzel und Sproß zeigt dadurch sein Übergewicht gegenüber dem Blütenpol mit seinen Astralimpulsen.

Unsere Pflanze hat einen hohen Kieselsäuregehalt (etwa 30% in der Asche) und drückt auch damit ihre Lichtbeziehungen aus. Dazu tritt der – für alle Primulaceen charakteristische – Saponingehalt, dessen Wirkung auf Haut und Blut uns schon so vielfach begegnet ist. Der immer zentrifugal, in die Peripherie, die Sinnessphäre treibende Kieselsäureprozeß dirigiert die Saponin- und auch die Gerbstoffwirkung, die ebenfalls Lysimachia eigen ist, bis in die Haut. Im Pfeiffer'schen Kupferchlorid-Kristallbild zeigt unsere Pflanze sich als typische Kieselpflanze, mit Punktzentrum und starker Randstrahlung; ein «Sinnes-Nerven-Bild», wie es sich ähnlich bei tierischen Organen des Sinnes-Nerven-Systems ergibt. Man kann aus dieser Stoffdynamik des Pfennigkrautes verstehen, daß Heilmittel aus ihm helfen, den Blutprozeß bis in die Hautperipherie zu beherrschen, Ernährung und Formung, Stoffwechsel- und Gestaltungskräfte ins richtige Verhalten zueinander zu stellen. Da ferner Lysimachia eine Pflanze mit saftig gelber Blüte ist, gilt für sie auch, was Rudolf Steiner gelegentlich für die Primelblüte und andere Blüten ausgeführt hat: daß solche, saftig gelb aufschießende Blüten schon auf den Übergang des Verdauungssaftes ins Blut wirken, namentlich aber den Übergang des Ernährungsstromes in die Organe fördern; in unserem Falle, dank der Kieselsäuremitwirkung, in das Hautorgan – besonders, wenn die Wirkung einer anderen Pflanze hinzutritt. Ein solches Heilmittel – aus Pfennigkraut und Bittersüß (Solanum Dulcamara) – hat Rudolf Steiner angegeben.

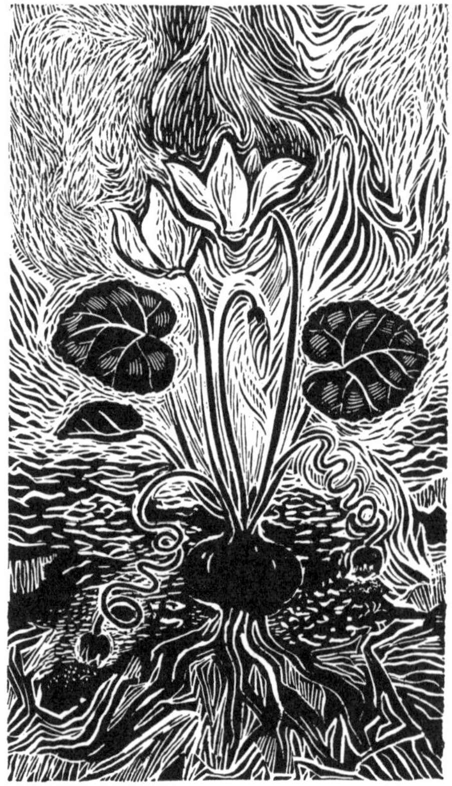

In den 30 Alpenveilchenarten – Pflanzen des östlichen Mittelmeergebietes, wovon nur Cyclamen purpurascens nach Mitteleuropa, den Alpengebieten und etwas nördlich darüber vordringt – ergreift das Primelwesen in besonderem Maße das *erdige* Element. Dies gibt ihm besondere Beziehung zu Dauer und Dunkel, Schwere, gehemmtem Wachstum, die es doch alle auf primelhafte Weise überwindet.

Zur unterirdischen Knolle wird das Hypokotyl (das Zwischenglied zwischen Wurzelhals und erstem Blattpaar). Langsam entwickelt sich das erste, viel später das zweite kleine Blatt, dann einige folgende Blätter; sie sind herz-nieren-förmig, sanft gekerbt, auf langem Stiel, unten karminrot, oben glänzend dunkelgrün mit weißsilbrigen Flecken und Streifen, die im Einklang mit der Blattform zierlich über die Spreite spielen, wie die Sonnenflecken über den schattigen Boden. Schatten sucht das Cyclamen, Wald oder Gebüsch, Erdfeuchte und Wärme zugleich – wie steinige humose Kalkböden sie am besten gewähren. Die Blätter sind immergrün. Der eigentliche Sproß bleibt unter der Erde, entsendet nur in seinem jeweiligen Ende das Blatt – und nach mehrjährigem Wachstum zum ersten Mal die schönen, herrlich duftenden Purpurblüten empor. Diese steigen auf langem, spiralig sich aufrollendem Stiel frei aus dem Grund halbspannenlang empor, die Knospe neigt sich zur Erde und verharrt in dieser abwärts weisenden Gebärde; die sich entfaltenden Blumenblätter aber werden nach oben emporgehoben, so daß eine ganz einzigartige Blütengestalt entsteht, die gleichwohl, als Ausdruck des Kampfes zwischen Leichte und Schwere, ganz primelhaft ist. Der helle Purpurschein – den die Blattunterseite schon vorverkündete – ist die Farbe, mit der das Dunkle ins Licht hinein aufersteht **. Sie entsteht ja, wenn man mit dem Prisma einen dunklen Streifen auf weißem

* Cyclamen europaeum

** Siehe Goethe, Farbenlehre

Grund betrachtet, sobald das Prisma stark genug wirkt, so daß es die farbigen Ränder zur Einheit verschmilzt. Der Duft ist süß, trocken, gar nicht dem Feucht-Modrigen des Wachstumsgrundes verwandt, stark und lieblich zugleich, flüchtig und beständig. So ist das erdige Pflänzchen doch von starker Blütenkraft durchdrungen und hat am luftig-astralischen Element seinen vollen Anteil. Die Frucht, eine trockene Kapsel, wird durch eine spiralige Einrollbewegung des Stieles herab an die Erde gezogen, dem Boden angepreßt; sie springt auf und überläßt die Samen der Ameisenwelt, die sie weit in Klüfte und Spalten verschleppt.

Die ganze Pflanze, besonders die Knolle, ist stark saponinhaltig, dadurch giftig. Die Heilwirkung geht, entsprechend der Knollenbildung, in das Kopfgebiet, gegen Schilddrüsenschwellungen, migräneartige Kopfschmerzen; andererseits aber, dem intensiven Blütenprozeß entsprechend, auf die untere Organisation, Rhythmusanomalien, Menstruationsstockungen.

Typische Erscheinungsformen von Leber-, Nieren-, Lungen- und Herzheilpflanzen

In einem vorangehenden Kapitel ist versucht worden, sich den Begriff außerleiblicher «Organe» der Pflanze zu erarbeiten, irdisch-kosmischer Kraftbereiche, die das Pflanzenleben steuern und für dieses von gleicher Bedeutung sind wie für unsere Leibesprozesse der innere Organ-Kosmos.

Nun soll noch von einer anderen Seite versucht werden, sich dem Wesen der Heilpflanzen bestimmter Organe zu nähern, indem der suchende Blick trachtet, aus einer Überschau über viele derartige Pflanzen auf ein Typisches vorzudringen.

Von Leberheilpflanzen

Versuchen wir von Begriffen, die sich bei Betrachtung des Leberorgans und seiner Tätigkeiten ergeben, den Weg zu den Eigenarten der Leberheilpflanzen zu bahnen. Insbesondere sei folgende Dreiheit ins Auge gefaßt:

1. Die Leber ist die größte Drüse unseres Leibes und nimmt als solche eine besondere Stelle in unserem *Flüssigkeitsorganismus* und dem diesen durchorganisierenden Bildekräfte- oder Ätherleib ein. Dem Flüssigen ist aber von den vier Bildekräftearten der «chemische Äther» zugeordnet; und in der Tat ist die Leber ein *Zentrum* biochemischer Prozesse im Organismus; Rudolf Steiner hat sie aus tiefem Grund den «Chemikator» unter den Organen genannt.

2. Die Leber nimmt aber auch eine besondere Stelle in unserer *Wärmeorganisation* ein; sie ist das wärmste Organ unseres Leibes, mit etwa 42 Grad Celsius von einer Temperatur andauernd erfüllt, wie sie der ganze Organismus im höchsten Fieber annimmt.
3. Der Leberprozeß lebt in einem ständigen Gleichgewichthalten seiner «fieberhaften» Tätigkeiten. Verdichtung und Auflösung, Stoffgestaltung und Stoffumgestaltung brodeln fortwährend in der organischen Retorte dieses geheimnisvollen, mächtigen Organs. An dem Umgang mit den Kohlehydraten zeigt sich dies besonders deutlich, die bald aus gelösten, zuckerartigen Stoffen zu Leberstärke (Glykogen) verdichtet, bald wieder zu Zucker aufgelöst und dem Blutstrom übergeben werden.

Diese Dreiheit von Eigenschaften in *eine* Stofflichkeit zusammengefaßt, begegnet uns im Bereich des *unorganischen* Seins, im Bezirk der *Metalle*, auf einzigartige Weise im *Zinn**. Innere Flüssigkeit (Geschmeidigkeit) und innere Festigkeit und Formkraft (Kristallinität) sind im Zinnmetall zu einem wunderbaren Gleichgewicht gebracht. Von allen Metallen hält das Zinn den flüssigen Zustand am hartnäckigsten, über eine Temperaturspanne von mehr als 2000 Graden, fest. (Es schmilzt bei 232 Grad C, verdampft aber erst bei 2300 Grad C.) Dem Wärmewesen gegenüber entwickelt Zinn eine besondere Eigenwilligkeit. Es wehrt sich gegen Erwärmen, sobald dies einen gewissen Grad überschreitet, mit Verstärkung seiner Formkraft; es wird hart und spröde. Gegen zu weitgehende Abkühlung wehrt es sich durch innere Ausdehnung und Auflockerung, es wird leicht und pulverig.

Sieht man in solchen Eigenschaften ein Charakteristikum des Zinnprozesses, so kann man den Leberprozeß in gewisser Hinsicht einen Zinnprozeß auf organisch-menschlicher Stufe nennen und begreiflich finden, daß Zinn ein grundwichtiges Leberheilmittel darstellt, mit dem man einer zu überquellenden Vitalität, einem Zustark-Werden der ätherischen Organisation entgegentreten, überhaupt das Gleichgewicht zwischen Physischem und Ätherischem aufrecht erhalten kann, auch zwischen Verhärtung und Schwellung.

Aber auch im Pflanzenwesen kann dieser Zinnprozeß ** walten. Er wird sich in besonderen Beziehungen des Flüssigen zum Festen, in Eigenarten des Kräftespieles zwischen Verdichtung und Auflösung, insbesondere im Kohlehydratprozeß, ferner in einem auffälligen Sichverbinden mit Wärmeprozessen zeigen. Das sind aber Wesenszüge, die man bei wichtigen Leberheilpflanzen immer wieder findet.

Plastische Formen, schwellendes Wachstum sprechen vom Walten des Ätherisch-Flüssigen; ihm setzt sich starke Formgewalt entgegen, die bis zu peri-

* Siehe auch hierzu des Verfassers «Sieben Metalle». Philos.-Anthropos. Verlag, Dornach

** Er ist dann als reine Tätigkeit vorhanden, nicht als Stofflichkeit; grobstoffliche Mengen Zinn brauchen dabei gar nicht nachweisbar zu sein

pherischer Verhärtung, ja Verdornung führen kann. Oft wird in die äußere feste eine eigene innere flüssige Pflanze abgeschieden, indem nämlich eine Milchsaftpflanze sich bildet. Man denke an manche Mohngewächse (Bocconia, Schöllkraut, Erdrauch), an viele Korbblütler, insbesondere aus der Unterfamilie der milchsaftführenden Zungenblütler (Löwenzahn, Wegwarte) und an die «Leberdisteln» (Mariendistel, Artischocke).

Ein in besonderer Weise durchgeführter Kohlehydratprozeß ist ebenfalls für viele Leberheilpflanzen charakteristisch. Der Leberstärke näherstehende, gegenüber der normalen Pflanzenstärke löslichere Stärkearten bilden sich bei ihnen: Inulin bei den meisten Korbblütlern, Galaktan bei Lippenblütlern, die diesen Prozeß noch mit den ihnen wesenseigentümlichen Wärmeprozessen durchdringen. In anderen wichtigen Leberheilpflanzen findet sich Inosit, ein eigenartiger «Ringzucker», der auch in Leber und Muskel auftritt. Korbblütler, aber auch das Weinblatt hegen ihn.

Besondere Wärmewirkungen charakterisieren die Lebensprozesse weiterer Gruppen von Leberheilpflanzen; besonders interessant sind solche, die mit solchem Leben in Wärmetätigkeiten ihre Kohlehydratbildeprozesse verbinden. Dies trifft bei der Weinrebe, bei gewissen Rosengewächsen zu. Erdbeere und Weinstock sind hier zu nennen, aus denen ein Basismittel für alle Lebertherapie bereitet werden kann, wie Rudolf Steiner im einzelnen angegeben hat. – Die Verbindung von Wärme- und Kohlehydratprozeß regt insbesondere als Wesensglied die Ichorganisation an, in die Lebertätigkeit richtig einzugreifen; denn das Ich durchdringt vor allem die Wärmeprozesse des Körpers.

Die Entwicklung starker Bitterstoffe ist auch etwas für viele Leberheilpflanzen Auffälliges. Bitterstoffe aber «machen den Ätherleib geneigt, den Astralleib in sich aufzunehmen» – so charakterisiert Rudolf Steiner ihr Wesen. (Der Leser ziehe die unter «Bitterstoffe» im Sachregister beider Bände angeführten Stellen zu Rate.) Bitterstoffe regen das so stark im Flüssig-Ätherischen lebende Leberorgan an, sich genügend mit den Wirksamkeiten des Astralleibes zu verbinden, der in den Abbau- und Aussonderungsprozessen sich betätigen muß, die u. a. zur Gallebildung führen (deren Substanzialität Rudolf Steiner gelegentlich als physisch gewordene Astralwirksamkeit bezeichnete). Die «Leberappetite» werden durch Bitterstoffe gestärkt; das Organ schließt sein Interesse für die Welt der äußeren Nahrungsstoffe auf, was eine Vorbedingung für gesundes Verdauen ist. – Bitterstoffbildende Pflanzen weisen durch ihre schönen, oft sogar auffälligen Blüteprozesse auf das intensive Eingreifen astralischer Bereiche in das Physisch-Ätherische hin. Man denke an die Enziangewächse, das bittere Kreuzkraut, die Koloquinte und andere Kürbisgewächse, die luftig gelösten Wermutarten, die Disteln, den Chinarindenbaum. Doch sind diese Blüteprozesse nicht so stark, daß das sie hervorrufende Astralische das Ätherische überwältigen, durchstoßen und zerstörend in das Physische eindringen, zerstörenden Abbau ins Eiweiß tragen, alkaloidische Gifte erzeugen können. Das Astralische wird eben von dem ihm «geneigten» Ätherleibe aufgenommen und völlig verarbeitet.

*

Es folge nun ein kleines Brevier der wichtigsten Leberheilpflanzen, nach Pflanzenfamilien geordnet. Eine kurze Charakteristik des Typischen jeder aufgeführten Familie möge dem Leser ihre größere oder geringere «Lebernähe» erläutern. Sucht er Eingehenderes, so schlage er die betreffenden Kapitel nach.

I. Korbblütler – Compositae

Eine große Anzahl von Leberheilpflanzen findet sich in der Familie der Korbblütler. Dies liegt in ihrer ganzen Ätherkonfiguration, in der Eigenart des Ineinandergreifens der Ätherarten. Was für den Zinnprozeß als charakteristisch aufgefunden wurde, zeigt sich besonders in dieser Pflanzenfamilie: das Gleichgewicht zwischen Flüssigem und Festem, Plastisch-Weichem und fast kristallin Geformtem, das Sich-Stemmen gegen zu große Hitze und zu große Kälte. Starke Milchsaftbildung findet sich und trotzdem Verdornen – der Disteltypus lebt dies besonders deutlich dar. Besondere Stärkearten, Inulin, werden gebildet. Im einzelnen seien genannt:

1. *Die Artischocke, Cynara Scolymus:* Ein plastisch-vitales, wuchsstrotzendes Wesen wird gestaut und läuft in distelige Formung aus, erobert sich, indem es sich durchbittert, aus der Astralsphäre den prachtvollen Blütenprozeß. Die oft erwähnte Kompositenstärke, Inulin, findet sich in der Pflanze, ferner Inosit, ein Ringzucker; außerdem finden sich im Saft Verdauungsenzyme. Eine kräftige Anregung der Aufbauprozesse der Leber geht von Artischockenpräparaten aus; sie treiben auch den Gallenfluß.
2. *Die Cardobenediktendistel, Cnicus benedictus:* Auch diese typische Distel mit ihrem gestauten Wuchs, den tief in die plastische Region der Blätter hineingepreßten Blütenköpfchen, mit dem Gehalt an Schleim-, Gerb- und Bitterstoff, bekämpft Leberstauungen, Gelbsucht, Hämorrhoiden; Rudolf Steiner hat sie, zusammen mit Päonienwurzel, in einem neuartigen Wassersuchtmittel angegeben.
3. *Der Löwenzahn, Taraxacum officinale:* Das Plastisch-Flüssige ist an diesem milchsaftstrotzenden Gewächs leicht zu entdecken; ebenso die starke Formkraft in der Blattgestalt: welch wunderbares Spiel zwischen Fließen und Zusammenpressen. Der starke Kieselprozeß öffnet die Pflanze für die einstrahlenden kosmischen Kräfte Licht, Wärme und die von ihnen getragenen Wirkungen der «obersonnigen» Planeten, wobei Jupiter besonderer Vorzug gegeben ist; dies zeigt die gelbe Blütenfarbe. Licht, Wärme greifen tief ein in den Lebenschemismus, der im Milchsaft eine reiche Fülle von Stoffschöpfungen vollbringt: Fette, Wachse, Inosit, Inulin usw. hervorbringt. – Löwen-

zahn wird bei leberbedingten Wasserstauungen, Icterus, Pfortaderstauung, Gallensteinbildung verwendet.

4. *Die Mariendistel, Silybum Marianum:* Von dieser Leberheildistel mit dem mächtigen gestauten halbkugeligen Blattwerk, aus dem die langgestielten Blütenköpfe hinauffahren, werden die schleimig-bitteren Samen verwendet, um Leber-Gallen-Stauungen, Stockungen im Pfortadergebiet, Hämorrhoiden zu bekämpfen.
5. *Die Schafgarbe, Achillea Millefolium:* Starke Vitalität, die sich doch die reiche Blütenhaftigkeit abringen läßt; die ins Feste geprägte Formung mit dem zähen Stengel, den kräftigen Blattrippen, die doch die luftige Zerfiederung der Blätter zuläßt; die herbe Saftigkeit, milde Bitterkeit und sanfte Durchwürzung; Sprießekraft im Krautigen, Dauerhaftigkeit im Blütenschirm – sie sprechen von den mit großer Kunst zur harmonischen Einheit gefügten Gegensätzlichkeiten dieser edlen Pflanze. Auf die großartige Zusammenbringung von Kali- mit Schwefelprozessen käme es besonders bei ihr an, lehrte Rudolf Steiner. Sie fördert die an der Blutbildung mitwirkende Aufbautätigkeit der Leber.
6. *Der Wasserdost, Eupatorium cannabinum:* (Eupatorium, Hepatorium deutet bereits im Namen auf Hepar, die Leber). Zwischen Fest und Flüssig sich im Gleichgewicht zu halten liegt ihr als Ufer- und Strandpflanze nahe; nach oben hin löst sich die Gestalt ins Luftig-Gefiederte auf. Bitterstoffe ziehen die Astralsphäre in den Ätherbereich hinein. Ascites, Ödeme gehören zu den Heilanzeigen der Pflanze, das ins Unbelebte absinkende Flüssige wird durch den intensiver eingreifenden Astralleib ausgeschieden.
7. *Die Wegewarte, Cichorium intybus:* Auch diese wichtige Leberheilpflanze spielt in ihren Lebensprozessen zinnhaft zwischen Flüssig und Fest, Weich und Hart, Alkalischem und Kieselsäurehaftem. Die Milchsaft-Plastik wird in zähe Stengeligkeit übergeführt. Der eigenartige Blütenprozeß entfaltet sich mit der Morgensonne, vergeht mit der Nachmittagssonne, um wieder neu, mit neu sich öffnenden Blüten, am nächsten Morgen zu erstehen, im Einklang mit kosmischen Sechs-Fünfzehn-Uhr-Rhythmen, die sich gerade in den Leberrhythmen spiegeln. (Siehe hierzu Guenther Wachsmuth, Erde und Mensch.) Die bittere Pflanze führt, nach einem Hinweis Rudolf Steiners, den Kohlenstoffprozeß ähnlich durch wie die Leber. (Der hohe Inulingehalt der Wurzel ist wohl ein Hinweis darauf.) – Besonders zinngedüngt unterstützt die Wegewarte die Lebertätigkeit, treibt den Gallenfluß, bekämpft alle Entzündungsprozesse im Bauchraum.

II. Kreuzblütler – Cruciferae

Sulfurisch-Wärmehaftes ergreift durch starke «Durchschwefelung» ein wucherndes, plastisch schwellendes Vegetatives. Reifewärme bildet reichlich fettes

Samenöl. – Rettich, Brunnenkresse sind darum bei Leberträgheit, Gallenstauung im Gebrauch.

III. Liliengewächse – Liliaceae

Auch diese Pflanzenfamilie ist durch plastisch-flüssiges Anschwellen, ferner durch einen unverhärtet erhaltenen Kohlehydratprozeß (der zu Zucker-, nicht zu Stärkebildung führt) gekennzeichnet. Auf die schwellende Stauung folgt vehementes Schießen in den Blütenstand. Liliaceen sind: durch intensiven Schwefelprozeß beschleunigte wässerige Entzündung. Wasser, Wärme, Kohlehydrat: dieser Leber-Dreiklang gibt die Organbeziehung.

1. *Aloe:* Das mächtigste Liliengewächs, von jupiter- und marshaftem Einschlag. Mit wuchtiger, angeschwollener, schleimsafterfüllter, jedoch an der Peripherie verhärteter Blattbildung lebt diese sukkulente Pflanze in trockenheißer Landschaft, lange Zeit ätherisch-gestaut, bis die Entspannung in die feurige Blütenrakete erfolgt. Starke Bitterstoffbildung bereitet das in sich abgeschlossene Ätherische vor, schließlich doch das Astralische in sich aufzunehmen. – Aloe entwässert, regt die Leber kräftig an, durchwärmt das Flüssig-Ätherische, treibt den Gallenfluß.
2. *Yucca filamentosa:* Auch dieses Liliengewächs hält sein Plastisch-Flüssiges zunächst, im frühen Kampf mit Verhärtungstendenzen, am Boden fest, entspannt sich aber schließlich fast explosiv in den gewaltigen Blütenstand, wobei große Mengen Zuckers mit hinaufströmen. Als halbtropische Pflanze nimmt sie auch starke Wärmewirkungen in sich hinein. – Durch diese Prozesse kann sie bei Leberschwellung, Gallenstauung, Icterus, Steinbildung einiges leisten.
3. Die *Küchenzwiebel*, Allium Cepa, fördert den Gallenfluß.

IV. Lippenblütler – Labiatae

Charakteristisch für die ganze Familie sind die tief eingreifenden Wärmeprozesse, die sich in der Bildung entsprechender «Wärmestoffe», ätherischer Öle im Kraut, fetter Öle im Samen ausleben. Blütenprozesse, Aromabildung sind ins Blatt-Stengel-Gebiet gedrängt. Labiaten haben aber auch einen intensiven Zucker-Stärke-Bildungsprozeß, der sich einerseits in reicher Nektarbildung (sie sind wichtigste Bienenpflanzen), andererseits in der Ablagerung einer besonderen, leicht verdaulichen Stärkeart, Galaktan (bei Stachys-Arten) anzeigt.

1. *Majoran:* bekämpft Pfortaderstauung, Leberstockung.
2. *Marrubium vulgare:* regt die Leberfunktion an.
3. *Pfefferminze:* steigert Lebertätigkeit, Gallenfluß.
4. *Rosmarin:* wirkt bei Leberstauung, Gelbsucht, Zuckerkrankheit.
5. *Teucrium Marum:* befeuert den Leberprozeß, fördert Gallenfluß.

V. Mohngewächse – Papaveraceae

Schwellkräftige Gewächse mit plastisch-rundlichen Formen sind sie, die von Milchsaft strotzen. In diesen finden sich dem menschlichen Stoffwechsel vertraute Verdauungs-Enzyme. – In diese üppige Vitalität greifen überstark Astralisierungsprozesse bis zur Giftbildung ein, stauen die Lebensfunktionen, werden wieder zurückgedrängt; Enthemmung des Wachstums kämpft mit Stauung. Zuletzt überwinden die Wärmeprozesse in der Reifung den Giftprozeß und prägen sich mit der Bildung fetter Öle in den Samen.

1. Die *Kanadische Blutwurz* – Sanguinaria canadensis, regt die Leber-Galle-Tätigkeit kräftig an, entlastet dadurch die obere Organisation von migräneerzeugendem, übermäßigem Stoffwechsel-Andrang.
2. *Erdrauch:* hilft bei Leber-Anschoppung, Pfortader-Stockung, Gallenstauung.
3. *Schöllkraut:* regelt das Eingreifen des Astralleibes in die Leberfunktion, fördert den Gallenfluß, bekämpft Verhärtungsneigung, löst Verkrampfung des Astralleibes in diesem Gebiete.

VI. Nachtschattengewächse – Solanaceae

Durch abnorm eingepreßte Astralität kennzeichnet sich dieser Pflanzentypus, der in schwellkräftige Lebenssäfte sich mit starker Giftbildung hineindrängt. Zwischen saftig wuchernder Beerenform (Tollkirsche, Tomate) und ausgetrockneter Kapsel (Tabak, Bilsenkraut) bis zum dürren Stachelhaupt des Stechapfels schwankt die Fruchtbildung. Der Kampf zwischen Schwellkraft und Verhärtung spricht das Leberorgan an; Verhärtungstendenzen werden bekämpft, ein zu intensiv ins Leber-Gallen-Gebiet eingreifendes, in Verkrampfungen, etwa bei Gallenkolik, sich äußerndes Astralisches wird freigesetzt.

VII. Rosengewächse – Rosaceae

Das Zusammenwirken von Kohlehydrat- mit Wärmeprozessen, verbunden mit starker Blütenhaftigkeit, die von vorneherein auf das Stoffwechselgebiet weist, gibt dieser Familie eine Leberbeziehung. Fragaria vesca, die Erdbeere ist hier zu nennen, deren Blätter zusammen mit Weinblättern von Rudolf Steiner als Ausgangsstoffe *für ein Grundmittel zur Regulierung und Rhythmisierung des ganzen Leberprozesses* angegeben worden sind. – Der Odermennig, Agrimonia Eupatoria, war als Hepatorium schon den Alten und durch das ganze Mittelalter eine wichtige Leberheilpflanze. Aus zwei aus Rosengewächsen gewonnenen Stoffen: Mandelöl und ätherischem Rosenblütenöl, empfahl Rudolf Steiner, ein Heilmittel für Lebercirrhose zu bereiten.

Es sind dies vielfach Pflanzen, die eine gestaute, scharfe Milchsäfte führende plastische Flüssigkeitsorganisation mit starken Wärmeprozessen durchdringen und in starker Spannung zwischen Ätherischem und Astralischem, zwischen Sukkulenz und blütiger Entzündung ihr Leben entfalten. Bingelkraut und die in den Tropen an seine Stelle tretende Stillingia sind hier als Heilmittel bei Leberleiden und leberbedingten Hautleiden zu nennen.

*

Von Nierenheilpflanzen

Die Niere (und Nebenniere) macht sich zunächst als Stoffwechselorgan deutlich, tätig vor allem innerhalb der Flüssigkeitsorganisation, verbunden mit den Tätigkeiten des «chemischen Äthers», der biochemischen Aktivität des Äther- oder Bildekräfteleibes. Ausscheiden des Flüssigen, Rückeinscheiden eines erheblichen Teils dieses Ausgeschiedenen ist ein Wesentliches der Nierenfunktion. Doch besteht eine zwar verborgenere, aber ebenso bedeutsame Beziehung zur Luftorganisation und den dem Gaszustand zugeordneten Tätigkeiten des Licht-Ätherischen. Die Niere ist intensiv mit Sauerstofftätigkeit durchdrungen, hat z. B. den siebenfachen Sauerstoffverbrauch gegenüber der Skelettmuskulatur. Nierendysfunktion äußert sich in Atemstörungen, auch Blähungen. Eine noch viel intimere Beziehung der Niere zur ganzen Luftorganisation und dem sie durchdringenden, ihr einwohnenden seelischen Wesensglied des Menschen, dem Astralleibe, hat Rudolf Steiner dargestellt. Durch den Nierenprozeß wird nämlich der Astralleib und damit die Luftorganisation in die Aufbautätigkeiten des Stoffwechselsystems eingeschaltet. – Die Beziehungen zum Lichtäther werden durch die Nebennierenfunktion deutlich, die sich in der Pigmentierung der Haut ausdrückt.

Aber die Niere ist nicht nur ein Stoffwechsel-, sondern auch ein, wenn auch unterbewußtes, Sinnesorgan. Sie muß ja die innere Beschaffenheit des sie durchflutenden Blutstromes wahrnehmen, um in richtiger Art aus ihm herauszusondern, was sie abscheidet. Und tiefe Beziehungen zum Licht-Sinnesorgan, dem Auge, bestehen, von denen manche der Medizin längst bekannt sind, die durch Entdeckung der Metamorphosegesetze innerhalb der menschlichen Organwelt eine weitere Erhellung erfahren haben. (Hier ist auf Goethe, dann aber auf Arbeiten Rudolf Steiners zu weisen.)

Diese zwei im Nierenprozeß zusammenwirkenden Funktionen, die im *aufbauenden Stoffwechsel* sich auslebende und die eine unterbewußte *Sinnesfunktion* ausübende, finden ihre Stütze in der Dynamik zweier Stofflichkeiten, die von den Lebensprozessen sowohl in Pflanze als auch in Tier und Mensch in ihrer einander polaren Kraft gehandhabt werden. Der Leser ist diesen zwei Stofflichkeiten in der «Heilpflanzenkunde» immer wieder begegnet: dem Schwefel und der Kieselsäure. Ohne hier oft Ausgesprochenes zu wiederholen, darf daran erinnert werden, daß der Schwefel *die Vitalisierung der Eiweißprozesse* anregt und diese den Atmungsprozessen entgegenträgt, die Kieselsäure aber die *Formkräfte* verstärkt, die *Sinnesfunktionen anregt*, dadurch die Durchlichtung fördert. Der Schwefel verteilt die Kieselwirkungen über die ganze Organisation, verhindert eine zu starke Anhäufung um ein Organ – die dieses zu stark von den anderen Organen des Leibes isolieren würde.

*

Alle die nun angeführten Wesenszüge des Nierenprozesses spiegeln sich auf ihre Art in den verschiedenen Nierenheilpflanzen. Wenn man deren ganze Fülle zu überschauen sich bemüht, so stellt sich ein Gemeinsames als Typus vor das innere Auge, das sich sehr stark vom Typus der Leberheilpflanzen unterscheidet. Ganz andere Pflanzenfamilien treten dabei hervor. Im großen und ganzen genommen: Die «Ich-verwandten» Pflanzenfamilien, die mit den starken Wärme- und Kohlehydrat-Prozessen, enthalten vorwiegend Leberheilpflanzen; aber die stark «astralisierten» Pflanzenfamilien mit ihren Durchluftungs-, Aromatisierungs-, ihren dem Tierwesen sich annähernden Eiweißbilde-Prozessen weisen viele Nierenheilpflanzen auf. Leguminosen, Umbelliferen, Rubiaceen (Hülsenfrüchtler, Doldenblütler, Krappgewächse) sind hier zu nennen.

Ein weiterer charakteristischer Zug der Nierenheilpflanzen ist die Art, wie ihre Bildekräfteorganisation mit dem Wässerigen umgeht. Dieses wird kräftig angesogen, aber *niemals sukkulent gestaut*, vielmehr häufig intensiv *ins Luftbereich ausgeatmet*. Das dem Ätherischen, Bildekräftemäßigen zugeordnete Wasser wird dem Luftbereich, der Astralsphäre übergeben. Vielfach trachtet dieser Pflanzentypus noch darüber hinaus zu gehen, sich das Luftige selbst einzugliedern, indem er dieses mit Hohlraumbildungen umfaßt.

Ferner ist vielen Nierenheilpflanzen ein intensiver *Kiesel*prozeß eigen und einigen noch dazu ein kräftiger *Schwefel*prozeß. Was das für den Nierenprozeß bedeutet, ist vorstehend angedeutet worden. Einige Nierenheilpflanzen fügen zum Kiesel- noch einen mit diesem besonders abgewogenen *Kalk*prozeß hinzu, z. B. die Steinbrechgewächse. Solche Pflanzen sind von altersher zur Bekämpfung von *Nierengrieß*- und -*Stein*bildungen verwendet worden.

Ein Prototyp von Nierenheilpflanze, der Ackerschachtelhalm, sei mit einer ausführlicheren Darstellung an die Spitze der folgenden Überschau über Nierenheilpflanzen führende Pflanzenfamilien gestellt.

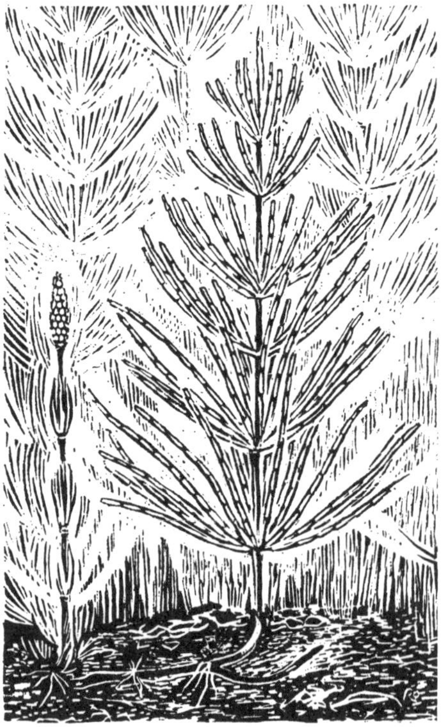

Ein Stück Erd-Altertum ragt im Schachtelhalm in die Gegenwart herein, eine Natur-Erinnerung an ein Pflanzenhaftes ferner Vergangenheit, das noch nicht die Fähigkeit zur Blütenbildung besessen hat, aus einem mehr Tierpflanzlichen den ersten großen Schritt hin auf die grüne Pflanzenwelt von heute getan hat, aber zur Mineralwelt, zu Wasser und Licht noch heute in einem urtümlicheren Verhältnis steht als die Welt der Blütenpflanzen. Die Darstellung der Erdvergangenheit, die Rudolf Steiner zu verdanken ist, schildert als *lemurische Epoche* einen Abschnitt der Kindheit des lebendigen Erdenwesens, der *die* Pflanzenformen zuerst und in beherrschender Fülle hervorgebracht hat, von denen unsere *Farne*, *Schachtelhalme*, *Bärlapp*gewächse, letzte Reste sind. Diese Kindheitsepoche wiederholte, entsprechend dem biogenetischen Grundgesetz, viel ältere Daseinsformen der Schöpfung, vor allem die des «alten Mondes», der als Naturreiche unter dem Menschen nur ein Mineralpflanzliches und ein Pflanzentierhaftes aufwies. In der lemurischen Epoche werden diese alten Lebensformen wiederholt, aber dem neuen Schöpfungs-Einschlag angepaßt, der das typisch Erdenhafte bringt. Das Mineralreich wird aus diesem Urpflanzlichen nach unten abgeschieden, das Tierverwandte ebenfalls abgestoßen, die *inneren* Beziehungen der Pflanzenheit zu Mineral und Tier durch *äußere* ersetzt; Wurzel und Blüte im heutigen Sinne entstehen. Die lemurische Epoche hat noch keinen festen Erdkern; in einer Vital-Atmosphäre sehr feinen flüssig-flüchtigen Eiweißes entfaltete sich das damalige Erdenleben. Riesige algenartige Pflanzengebilde schwammen in dieser schwefelreichen Atmosphäre, die außerdem von Kieselprozessen durchdrungen war, welche diesen Pflanzen die kosmischen Formkräfte vermittelten. In dramatischer Weise wurde dann das Mineralische entvegetabilisiert, das Kieselige, gegen den Erdkern abgeschieden, erstarrte zur Gesteinswelt, das Schwefelige wurde durch die aus dem Kosmos einstrahlenden Metallprozesse niedergeschlagen und der Gesteinswelt eingegliedert. Das Atmosphären-Eiweiß zerfiel; als seine Trümmer fanden sich Sauerstoff, Stickstoff, Wasserstoff, Kohlensäure, die heutigen Bestandteile der Luft. – Der Schachtelhalm trägt in seinen Lebensprozessen Reminiszenzen an jene lemurischen Prozesse an sich, er ist mit seinem kristallinen feinen Kieselgehäuse, seinem von schwefelsaurem Alkali durchdrungenen Flüssigen etwas wie ein lebendiges Denkmal an jene Zeit, die eine gewaltige Reinigung und Absonderung, ein Abstreifen eines abgelebten Alten, eine Befreiung zu neuem Werden vollzog.

Mit vielverzweigtem Wurzelstock «fließt» der Ackerschachtelhalm durch lehmig-sandige Böden, deren Feuchtigkeit er kräftig aufsaugt und an die Luft abgibt. Aus ihm schießen im Frühjahr die parasitisch-pilzlich anmutenden, an Fichtenspargel erinnernden bleichen, unverzweigten «Blüten», die keulenförmigen Sporenträger. Erst wenn sie die Sporen ausgestaubt haben, sprießen die starken grau-grünen Stengelwedel auf. Der Schachtelhalm ist ganz Stengel. Das Blatthafte, durch das die Pflanze sich dem Luftbereich öffnet, ist bei ihm fast ganz, bis auf die Zähnelung an den Knoten, verschwunden. Aber dieser Luftbereich ist beim Schachtelhalm ins *Innere* hineingenommen. Wo außen Blattansätze kümmerlich angedeutet sind, ziehen sich innen, um einen zentralen Luftraum angeordnet, Luftkanäle durch die ganze Pflanze bis in alle Verzweigungen des Wurzelstockes hinab. Der Schachtelhalm ist also stark durchluftet und hat ein Mark aus Luft. Wässeriges und Luftiges stehen in ihm also in besonderer Beziehung. Dem gibt auch Ausdruck der intensive Saponinbildeprozeß, der ja Wässeriges und Luftiges schaumartig zu vermischen erlaubt und auch physiologisch überall dort wirkt, wo Flüssigkeits- und Luftorganisation aufeinander treffen. Der Saponinprozeß tritt zum starken Kieselprozeß hinzu, welch letzterer unsere Pflanze fast zum mineralischen Gebilde machen möchte. Die kieselige Mineralität erscheint in der pflanzlichen Natur gerade noch gehalten; peripher scheidet sie sich bereits aus.

Die merkwürdige Gestalt des Schachtelhalms spricht aber noch ein Weiteres aus. Sie erinnert an extreme Alkalipflanzen, wie sie auf alkalisalzreichen Böden, am Meer, um Salzlagerstätten, alkalische Quellen, auf alkalischen Steppeböden gerne wachsen. Wie ähnlich ist ihm z. B. der Queller, Salicornia europaea *. Jedoch ist ein bedeutsamer Unterschied. Die richtigen Salzpflanzen sehen gedunsen, wässerig aufgeschwollen aus, der schwefelsaure Alkalien führende Schachtelhalm bleibt aber schlank und straff. Sein Flüssigkeitsorganismus ist, bei aller Saftigkeit der Pflanze, voll von Formkräften beherrscht. Salicornia wirkt ödematös; der Schachtelhalm aber wie eine von ihrem Ödem geheilte Salicornia.

Der Schachtelhalm trage im Naturprozeß Kräfte in sich, die den aufbauenden Kräften im Nierenprozeß entsprechen; so hat Rudolf Steiner verschiedentlich die Heilfähigkeiten dieser Pflanze charakterisiert. Er hat ihr im Rahmen einer umfassenden Kieseltherapie die Rolle zugewiesen, die sich aus dem Zusammenspiel vegetabilisierter Kieselprozesse mit aus dem Lebendigen in den minerali-

* Siehe auch Bd. 1, S. 201

schen Salzzustand strebenden Schwefelprozessen ergibt. Innerlich und äußerlich hat er Schachtelhalm vielfach anwenden lassen.

II. Boretschgewächse – Boraginaceae

Innerhalb dieser besonders durch hohe Kieselsäuregehalte auffallenden Familie findet sich der Steinsame, Lithospermum officinale, der seit dem Mittelalter gegen Nierensteine verwendet wurde. Er sucht feuchten, kieseligen Boden, sandige Flußtäler. Seine steinharten Samen sind nicht nur sehr kieselsäure-, sondern auch sehr kalkreich. Was die Verbindung dieser zwei einander polaren Prozesse bedeutet, findet der Leser im Kapitel über die Steinbrechgewächse näher ausgeführt.

III. Doldenblütler – Umbelliferae

Diese ihr Wässeriges aromatisch durchluftende, die wurzelgestaute Lebenskraft in Dolden und Döldchen in den Krafttendenzen des Kiesels auseinanderstrahlende Pflanzenfamilie, die sich mit dem Luftbereich vielfältig verbindet, worüber im 1. Band vieles nachzulesen ist, enthält viele auf die Niere wirksame Heilpflanzen – was den aufmerksamen Leser nun nicht mehr wundern wird.

1. Der *Liebstöckel*, Levisticum officinale, ist ein kräftiges Diuretikum; bei Hydrops, ödematösen Schwellungen, Steinleiden im Gebrauch.
2. *Mannstreu*, Eryngium-Arten, mit denen der Typus sich ins Felsige wagt und nach dem Disteligen umwandelt, hat man bei Nieren- und Blasenkatarrh, Nierenkolik, Steinbildung benützt.
3. Die *Petersilie*, Petroselinum hortense, hat sich bei Harnverhaltung, Steinleiden bewährt.
4. Die *Sellerie*, Apium graveolens, eine Pflanze des salzigen Meeresstrandes in ihrer Wildform, lebt den Kampf des Luftig-Lichten mit der Salzfeuchte dar. Man hat sie bei Nieren- und Blasenleiden, Steinbildung, Wassersucht versucht.
5. Der *Wassernabel*, Hydrocotyle umbellata, in dem das luftige Umbelliferenprinzip selbst «ins Wasser geht», wirkt stark harntreibend.

IV. Hülsenfrüchtler – Leguminosae

Diese Pflanzenfamilie mit ihrem luftig-sanguinischen, intensiv das astralische Bereich an sich ziehenden Wesen, ihrer besonderen Art Eiweiß zu bilden, der Neigung zur Bildung entzündlicher Gifte, bringt eine Fülle nierenwirksamer Heilpflanzen hervor, von denen drei charakteristische herausgegriffen seien.

1. Der *Besenginster*, Sarothamnus scoparius: Durch Zurückhaltung des Blattprozesses in den grünen Ruten zeigt auch diese Pflanze schachtelhalmähnlichen Wuchs. Sie ist kieselsäurereich wie dieser, veratmet auch viel des kräftig auf-

gesogenen Wassers in die Luft, führt also den Trägerstoff der Bildekräftewirkungen, das Wasser, intensiv in den Trägerstoff des Astralischen, die Luft, über. Die starke Blütigkeit der ganzen Pflanze kündet auch von der mächtigen Wirksamkeit des Astralbereiches. Der Besenginster steigert die Harnabsonderung, hilft bei Stauungen der Flüssigkeitsorganisation und wirkt auch steinlösend.

2. Der *Färberginster*, Genista tinctoria: Diese Pflanze von schachtelhalmartigem Wuchs ist bei Nieren- und Blasenkranheiten, Schrumpfniere, Grieß- und Steinbildung, auch bei nierenbedingter Wasserstauung im Gebrauch.
3. Die *Hauhechel*, Ononis spinosa: Die kleine, in Dornbildung zusammengezogene Pflanze mit ihrem starken Blütigsein gibt die Impression eines Wässerig-Entzündlichen. Sie ist bei ungenügender Harnabsonderung, Harnsäureüberladung des Organismus, Neigung zu Steinbildung in Verwendung.

V. Korbblütler – Compositae

Es ist auffällig, wie wenig Nierenheilpflanzen diese so große Pflanzenfamilie enthält. Wir nennen nur Solidago virgaurea, die Goldrute, die u. a. gegen Schrumpfniere, urämisches Asthma, Albuminurie, Steinbildung verwendet wird. Sie hat einen auffälligen Saponingehalt.

VI. Krappgewächse – Rubiaceae

Diese gleich den Leguminosen stark «astralisierte», wie diese den Stickstoff – den «Inkarnationsstoff des Astralischen» – direkt aus der Luft aufnehmende Pflanzenfamilie, die auch durch ihre vielen Ameisenpflanzen, durch die Bildung harnsäureverwandter Stoffe vielfältig auf den Astralbereich deutet, hat den stengelig-rhythmischen Sproßaufbau nicht unähnlich dem Schachtelhalm. Die kieselsäurereichen Arten enthalten manche Nierenheilpflanze.

1. Die *Färberröte*, Rubia tinctorum, verarbeitet ihren hohen Kieselsäuregehalt zusammen mit Kali und Kalk. Astralimpulse des Blütenbereichs dringen bei dieser Pflanze bis ins mineralische Wurzelgebiet, das sich durch die Bildung roter Farbstoffe gegen dieses Astralisieren wehrt. Dieser Farbstoff dringt bei Einnahme der Droge bis in das Kalkige der Knochen, färbt diese – und den Harn – rot. – Die Pflanze wird bei Nieren- und Blasenerkrankungen, Nierensteinen benützt.
2. Der *Kaffeestrauch*, Coffea arabica: steigert den Astralisierungsprozeß der Rubiaceen bis zur Alkaloidbildung, zum harnsäureverwandten Coffein.
3. Das *Klebkraut*, Galium Aparine, das hohen Kieselsäuregehalt mit Saponinbildung verbindet, die im Zusammenweben von Wasser- und Luftprozessen entsteht, ist bei Harnverhaltung, Steinbildung, Hydrops, nierenbedingten Hautleiden verwendet worden.

4. Der *Waldmeister*, Asperula odorata, wird auch als wirksam bei Grieß- und Steinbildung genannt.

VII. Kreuzblütler – Cruciferae

In manchen Angehörigen dieser Familie ist der für die Cruciferen so charakteristische Schwefelprozeß mit einem ihm polaren Salzprozeß ins Gleichgewicht gebracht, z. B. im Hirtentäschelkraut, Capsella Bursa-pastoris und dem Löffelkraut, Cochlearia officinalis. Über beide Pflanzen schlage man im 1. Band Näheres nach. Der Salzprozeß dringt in beiden Pflanzen von der Wurzel bis in die Blütenbildung hinein nach oben durch. Erstere Pflanze ist heilsam bei Nierengrieß- und -Steinbildung, Nierenblutungen; letztere ebenfalls bei Tendenz zur Nierengrießbildung, ferner bei Harnverhaltung.

VIII. Liliengewächse – Liliaceae

In dieser Pflanzenfamilie, die schleimig-wässerige Stauung in den nach oben und außen schießenden intensiven Blütenprozeß ausleitet, dabei Luftiges in hohle Blätter einfaßt oder sich ins Luftbereich auflöst, finden sich viele Nierenheilpflanzen. Kiesel- und Schwefelprozesse werden auch hier mannigfaltig ineinandergefügt.

1. Die *Herbstzeitlose*, Colchicum autumnale, wurde bei Harnsäureüberladung, ferner bei Scharlachnephritis verwendet.
2. Die *Meerzwiebel*, Scilla maritima: Aus gedunsener, mächtiger Zwiebel wird der hochaufschießende feingliedrige Blütenstand herausgetrieben. Die starke Diurese erzeugende Pflanze ist bei Blasen- und Nierenentzündung in Anwendung.
3. Der *Spargel*, Asparagus officinalis, ist wiederum eine schachtelhalmähnliche Pflanze, die aus der vielverzweigten und doch zusammengehaltenen Wurzelbildung stengelig aufschießt und sich aufs feinste zerluftet. Auch ist ihr ein hoher Kieselsäuregehalt eigen. Man hat sie bei Harnsäureüberladung, Nieren-Blasen-Leiden, Neigung zu Steinbildung verwendet.
4. Die *Stechwinde*, Smilax, eine Pflanze tropischer Flußufer, windet sich aus gestauter Grundachse merkuriell-sulfurisch aus dem Wässerigen ins luftige Bereich hoch empor. Man verwendet sie bei Nieren- und Blasenentzündung und Steinleiden.

IX. Lippenblütler – Labiatae

In dieser «Wärmepflanzenfamilie» (siehe 1. Band), die mehr die kosmischen Ich-Sonnen-Kräfte verarbeitet als die Impulse der Astralsphäre, sind die Heilpflanzen des Organs, das den Astralleib in die Stoffwechselsphäre einschaltet – eben der Niere – selten. Wir wissen nur zwei anzuführen.

1. *Orthosiphon stamineus*, die Pflanze, welche den «indischen Nierentee» liefert, hält in ihrer Erscheinungsform das Gleichgewicht zwischen Verfestigung und blütiger Entflammung. Sie ist bei chronischer Nierenentzündung, aber auch bei Schrumpfniere, Neigung zu Grieß- und Steinbildung in Gebrauch.
2. Die *Weiße Taubnessel*, Lamium album, ist eine durch Kühl-Feuchtes gedämpfte Labiate. Man hat sie bei Harnverhaltung alter Männer angewendet.

X. Nachtschattengewächse – Solanaceae

Die einzige hier genannte Pflanze wird deshalb angeführt, weil sie eine Bildegeste zeigt, die bei manchen Heilpflanzen zu sehen ist. Die Judenkirsche nämlich, Physalis Alkekengi, umschließt ihre Frucht, die bekannte rote Beere, mit dem aufgeblasenen «Luftkelch». Wie manche ähnlich luftumhüllte Bildung anderer Pflanzen, etwa des Taubenkropfes, der Blasenschote, ist auch diese Form der Ausdruck innerer Kräfte, die über das der Pflanze hingegebene Flüssige nach dem Luftartigen greifen. Wie manche solche Pflanzen wirkt die Judenkirsche gegen Entzündungen im Nieren-Blasen-Gebiet.

XI. Rosengewächse – Rosaceae

Die hohen Gehalt an Kieselsäure aufweisenden Hagebutten, der Scheinfrucht entnommen, die sich durch ihre Rötung gegen die astralisierenden Kräfte wehrt (die Rötung der Rosenblüte charakterisierte Rudolf Steiner auf solche Art), steigert, als Tee zubereitet, die Diurese, bekämpft Steinbildung.

*

Von Lungenheilpflanzen

Die Lunge ist in gewisser Hinsicht das Erden-Inkarnations-Organ. Es wird von den atmenden Erdenwesen erst auf der Stufe einer gewissen Entwicklungshöhe erworben. Wenn es im Übergang der Kiemen- zur Lungenatmung zur Einstülpung des Atmungsorgans in das Leibesinnere kommt, geht zugleich der Ausstülpungsprozeß der Gliedmaßen vor sich, der zur Tätigkeit und Bewegung auf dem *Festen*, dem eigentlich Erdenhaften, befähigt. Mit dem ersten Atemzug ist der Übergang aus dem Leben im Flüssigen der Embryonalsphäre in die Welt des Festen, Schweren verbunden. Die Zahl der täglichen Atemzüge ist auf das Maß der mittleren Lebensdauer des Menschen abgestimmt: soviel Atemzüge in 24 Stunden – 18x60x24 = 25 920 – soviel Lebenstage bei einer mittleren Lebensdauer von etwa 72 Jahren. Rudolf Steiner wies auf diesen bedeutsamen Zusammenhang oftmals hin. Man kann aus dem Angeführten begreifen, warum er die Lungenbeschaffenheit mit der Bodenbeschaffenheit des Lebensortes in Zusammenhang gebracht und Gegenden mit besonderem Gestein, z. B. das Gebiet des Vogelsberges, als besonders heilsam für die Lunge bezeichnet hat.

Mit dem Festen sind wir auf den Lebensäther gewiesen, mit der Luft, dem Atmungselement, auf den Lichtäther. Diese Bildekräftearten haben aber für das Lungenleben die größte Bedeutung.

An Erdenstoffen ist der Kohlenstoff die Substanz mit den stärksten Beziehungen zu Licht- und Lebensäther. Durch die Assimilationsprozesse der Pflanzenwelt ist er an die kosmischen Lichtprozesse gebunden, wird aber in die Verfestigungsprozesse des Lebensäthers hineingeführt, die in der festen Pflanzengestalt enden. Aber schon im mineralischen Bereich zeigt der Kohlenstoff die intimen Beziehungen zu Licht- und Lebensäther, wenn auch nur im toten Abdruck. Im Diamant offenbart er das feurigste Licht-Farben-Spiel und die größte Härte unter den Erdenelementen. Seiner Beschaffenheit nach sollte er eigentlich ein flüchtiges, durchsichtiges Gas sein, etwa wie Sauerstoff und Stickstoff; und viele seiner einfachen Verbindungen sind es auch – jedes Leuchtgaswerk legt davon Probe ab. Aber durch Verbindung mit sich selbst verdichtet er sich zum Allerfestesten.

Als chemisches Individuum hat er nicht seinesgleichen. Die Zahl aller bisher bekannten Kohlenstoffverbindungen überwiegt die aller übrigen chemischen Elemente zusammengenommen in überwältigender Weise. Seine Willigkeit, sich anderem zu verbinden und als Verbundenes nochmals zu verbinden, scheint keine Grenzen zu kennen. Er ist so innerlich plastisch und wandlungsfähig, so jederzeit bereit, alte Form abzustreifen und neue anzunehmen, daß er nicht nur eine Hauptrolle in der Chemie der unbelebten Substanzen spielt, sondern auch der Grundstoff der «Lebenschemie» geworden ist. Der «chemische Äther» ist in ihm dem Wirken des «Lebensäthers» unterworfen. Wie das Wesen des Dauerform tragen könnenden Festen das Flüssige umfassen und – als Gefäß – in seiner Form bestimmen kann, so formt und bestimmt der Lebensäther den im Fluß der Stoffverwandlungen wirkenden chemischen Äther. Rudolf Steiner hat darum diese geheimnisvollste Bildekräfteart, eben den Lebensäther, auch den «Sinn-Äther» genannt, weil er den Sinn, das geistig-wesenhafte Prinzip einer Lebensform, in deren Chemismus einprägt. Chemismus ist gleichsam Akkord, Klanggefüge (der chemische Äther ist nicht umsonst auch Klangäther genannt); Lebensäther aber ist das dem Klanggefüge übergeordnete, das viele Klänge und Akkorde zum Motiv Zusammenfassende, der musikalische Satz.

Dieses Sinngebende, die geistige Form, kann sich auf Erden verleiblichen, weil es den Kohlenstoff mit seiner intimen Beziehung zum Sinn- oder Lebensäther gibt.

Der Lungenprozeß hat also ebenso wie sein Gegenprozeß, der pflanzliche Assimilationsprozeß, die tiefsten Beziehungen zu Kohlenstoff, Licht- und Lebensäther.

*

Nach dem nun Ausgeführten werden wir von Lungenheilpflanzen eine besondere Art erwarten dürfen, mit Licht-, Lebens-Äther und Kohlenstoffprozeß umzugehen. Die Beziehung zu den Lichtprozessen ergibt sich bei manchen dieser Pflanzen durch ihren Kieselsäuregehalt. Oft fällt eine reiche Blattentfaltung auf, in fortlaufender rhythmischer Aufeinanderfolge, Knoten auf Knoten sich entfaltend, von unten nach oben wenig Gestaltwandel zeigend. Ein merkurielles Prinzip weist sich hierin im Pflanzlichen aus, unter Umständen noch durch ein mineralisches Merkurielles, nämlich Metall-Spuren, verstärkt. Das besondere Umgehen mit dem Kohlenstoff aber tritt in der Schleimbildung mancher Lungenheilpflanzen hervor. Pflanzenschleime sind abgewandelte Kohlehydrate, Zellulose-verwandte Stoffe, die sich aber nicht der Verfestigung und Verhärtung in die Holzbildung hinein unterwerfen. Sie halten das Wasser hartnäckig in sich fest, bleiben weich und plastisch. Pflanzen mit reicher Schleimbildung beherrschen ihren Kohlenstoff- bzw. Verholzungsprozeß, sind darum auch oft gute Faserpflanzen. So ergibt sich eine besondere Beziehung zu Lebensäther und Kohlenstoffprozeß.

Wie das menschliche Lungenorgan zwischen den formenden Prinzipien der oberen, der Sinnes-Nerven-Organisation und den auflösenden Prinzipien der unteren, der Stoffwechselorganisation sich im Gleichgewicht halten muß, weder verhärtenden noch erweichenden Impulsen nachgeben darf, so halten sich die typischen Lungenheilpflanzen in besonderer Art im Gleichgewicht zwischen Licht-, Form-, Kieselprozessen und auflösenden Schleim- usw. -prozessen.

*

Man betrachte z. B. eine Heilpflanze, auf die wohl Rudolf Steiner in diesem Jahrhundert zuerst als eine wichtige Lungenheilpflanze hingewiesen hat: *Teucrium Scorodonia*, den *Waldgamander*, einen etwas absonderlichen Lippenblütler. Wenn man ihn auf den Buntsandsteinhöhen des Schwarzwaldes – Gebiete, deren günstiger Einfluß auf Lungenleidende bekannt ist – besonders reich und üppig sich entwickeln sieht, so daß er wie eine Hauptpflanze der dortigen Wälder erlebt werden kann, so zeigt sich darin ein Zusammenklang besonderer Art zwischen der Landschaft und «ihrer» Pflanze. Im roten, sandig-felsigen Boden drücken sich als Grundkräfte aus: Eisen- und Kieselprozesse, beides lichttragende Elemente besonderer Art. Diese sind durch die Gebirgsbildung den kosmischen Lichtprozessen noch in erhöhtem Grade dargeboten. Die Erdenfeste hebt sich in die Lufthülle empor, ragt verstärkt in die Lichtätherzone. *Lebens*äther und *Licht*äther wirken also in besonderer Weise ineinander.

Auf diesen Höhen entfaltet sich der Waldgamander an Waldrändern, in Lichtungen, auf steinigen und doch bodenfeuchten Stellen zu seiner vollen Kraft. Nesselartig, schmal und hoch schießt er auf, türmt Knoten auf Knoten, Blatt auf Blatt und zeigt dadurch, daß ihm die Ausbildung der rhythmischen Mitte, des Stengelig-Blatthaften ein besonderes Anliegen ist. Auf diese Art antwortet er auf den Eisengehalt des Bodens – wie dies ja auch die Brennessel tut. Der hohe Kieselsäuregehalt aber verhilft zu einer besonderen Lichtbeziehung. Teucrium flieht nämlich die volle Sonnenwirkung, er wächst im Halbschatten, liebt das gedämpfte Licht (das auch dem Lungenkranken viel bekömmlicher ist als die starke Sonnenhelle). An solchem Wuchsort müßte unsere Pflanze als bleicher Kümmerling aufschießen, heilte sie sich nicht selbst mit Kiesel und Eisen. Doch als eine blasse, gelblich-weiße Ähre hebt sich der Blütenstand empor, dreht die Einzelblüten aus ihrer allseitswendigen Stellung nach der Richtung der größten Helligkeit, die sich im Wald-Dämmern ergibt. Das derbe, fast dunkle Nesselgrün der Blätter, das ja unter Mithilfe von Eisen am Licht und aus dem Licht entstand, spricht aber von der Kraft, *auch aus Dämmerung sich das Licht zu holen.*

Der Waldgamander duftet harzig-dumpf, fast schweißartig; so sehr ist der feurige Aromatisierungsprozeß der normalen, typischen Lippenblütler (Lavendel, Rosmarin, Thymian usw.) abgedämpft durch das Schattig-Feuchte, den Waldhumus des Wuchsortes. Außerdem durchzieht starke Bitterkeit die ganze Pflanze. Sie erregt die beim Lungenkranken darniederliegenden «Organappetite», von denen in der Einleitung dieser Betrachtungen über Organheilpflanzen die Rede war. Auch wird durch die besondere Art, wie Wärmeprozesse bei dieser Pflanze in das Dunkel-Feuchte eingreifen und hier ihre Abdämpfung erfahren, eine Heilwirkung auf die abnorme Schweißbildung der Phthisiker erzeugt.

Kieseldrogen, bei denen der Kieselsäureprozeß sich mit einem stark betonten rhythmisch-stengeligen Wuchs verbindet, sind überhaupt schon seit langem als Lungenheilpflanzen bekannt. Eine viel gebrauchte Teemischung z. B. besteht aus getrocknetem Kraut von Schachtelhalm, Vogelknöterich und gelbem Hohlzahn, die alle drei den soeben charakterisierten Wuchs aufweisen. In dem zusammengezogenen, verfestigten, verholzten Stengelorgan, das aus jedem Knoten neues Leben auskeimen läßt, drückt sich der Lebensäther aus; aber auch der verdichtete Kohlenstoffprozeß. – Eine bisher unbekannte Teemischung zur Förderung einer besseren Ernährung des Lungenorgans gab Rudolf Steiner an: eine Mischung der getrockneten Blüten von Pflanzen, die primär in Blütenbildung leben, aber diese Blüten saftig gelb bilden: Johanniskraut, Himmelschlüssel, Hornklee. Blüten befeuern ganz allgemein den Stoffwechsel. Die in den genannten Blüten enthaltenen gelben Farbstoffe sind Carotine. Über diese ist in der «Heilpflanzenkunde» schon oftmals und ausführlich die Rede gewesen. (Man ziehe das Stichwortregister zu Rate.) Sie haben eine besondere Beziehung zum Lichtstoffwechsel, zur Tätigkeit des Lichtäthers, aber auch zu den Kieselsäurewirkungsbereichen. Sie fangen gleichsam Licht- und Kieselsäureprozesse im Kohlenstofflichen auf. Sie übertragen die Lichtenergie auf das Blattgrün, das Chlorophyll; denn sie finden sich im grünen Pflanzenblatt um den Chlorophyllprozeß herum gelagert. Für das Auge wird ihr Anblick allerdings vom Blattgrün übertönt. In den erwähnten gelben Blüten treten diese Carotine nun aus der Grünheit frei hervor. Als Heilmittel werden solche Blüten dem Stoffwechsel die Richtung zum Rhythmisch-Lichthaften geben. (Man vergleiche die ausführlichen Darstellungen bei Primel- und Johanniskrautgewächsen.) Im menschlichen Organismus wird aus Carotin Vitamin A, das mit der Belebung des ganzen Ektoderms und der aus ihm hervorgehenden Sinnes-Organ-Sphäre zu tun hat. Am stärksten angereichert findet sich dieses im Sehfarbstoff, dem Sehpurpur.

Zu den Kieseldrogen ist auch das Lungenkraut, Pulmonaria officinalis, zu rechnen, das in den im ersten Frühling noch hellen Laubwäldern blüht. Es handelt sich bei ihm um ein Boretschgewächs, um das Angehörige einer Pflanzenfamilie, das Kieselsäure- mit Schleimbildungsprozessen verbindet. Damit kommen wir auf einen weiteren wichtigen Wesenszug bei Lungenheilpflanzen. Sie bilden oft Pflanzenschleime, die wegen ihres expektorierenden, die stark verschleimte Lunge befreienden Effektes von altersher geschätzt sind. Wir fügen der Aufzählung der bisher Genannten noch als Beispiele hinzu: Pestwurz, Alant, Eibisch, Isländisches Moos. Es wurde bereits erwähnt, daß es sich bei der Pflanzenschleimbildung um ein «flüssiges Holz», um Zellulose-Verwandte, um einen vor Verhärtung bewahrten, aber ihr nahestehenden Kohlenstoffprozeß handelt.

Lungen- und Kohlenstoffprozeß in einem gewissen Zusammenhang zu sehen ist dem Leser nun vertraut geworden. Er wird einer weiteren Angabe Rudolf Steiners Verständnis entgegenbringen können, daß nämlich der gesunde Lungenprozeß im richtigen Ausmaß Schleim erzeugen muß, nicht nur für das Lungenorgan. Ist diese Schleimproduktion nämlich zu schwach, so wird der Kopf zu bestimmten Erkrankungen neigen. Dies kann hier aber nicht weiter ausgeführt werden. Kieselsaures Eisen kann da als Heilmittel helfen. Muß aber der Mensch in einem Klima mit feucht-kalter Luft leben, so wird die Schleimproduktion der Lunge zu stark. Hier seien als Heilmittel die Blätter gewisser Kohlarten günstig. Bei diesen ringt der Kohlenstoffprozeß, der immer zur Formung, zum Gestalttragen drängt, mit dem auflösenden, entzündlichen Schwefelprozeß, der ja immer das Ätherisch-Belebte zur Durchatmung treibt. Feuchtkühles Klima sagt diesen Kohlarten besonders zu. Außerdem sind sie eisenreich. – Ähnlich lassen sich Huflattich, Pestwurz, Alant charakterisieren. Bei allen derartigen Pflanzen tritt die mächtige Blattbildung hervor, die in rhythmischer Aufeinanderfolge mit einem kräftigen ober- oder unterirdischen Stengel verbunden ist.

*

In solcher Art stellen sich vor den eindringlichen Blick Pflanzenprozesse als Gegenbilder zu den menschlichen Organbildeprozessen. Das zunächst rätselhafte Ergebnis übersinnlicher Forschung, der Kohlenstoff sei für die Pflanze die äußere Lunge und die Bildekräfte des menschlichen Lungenorgans etwas wie die höchste organische Manifestation des Kohlenstoffs, erhellt sich mit weitgehenden Zusammenhängen. Ein Typus von Lungenheilpflanze wird anschaulich, der sich dem Typus der Leber-, der Nierenheilpflanze an die Seite stellt. Natürlich handelt es sich hierbei um Heilwirkungen, die den Bilde- und Aufbaukräften der Lunge usw. beispringen. Es ergeben sich aber Krankheiten, die nicht in mangelhaftem Aufbau, sondern gestörter Funktion, als Folge von Gesamterkrankungen des ganzen Organismus usw. auftreten. Anders geartete Heilpflanzen wären zu schildern, mit denen etwa Asthma bronchiale, Lungencarcinom, Emphysem usw. zu behandeln sind.

*

Von Herzheilpflanzen

Die intime Betrachtung vieler Herzheilpflanzen läßt einen Pflanzentypus besonderer Art hervortreten, der im Spiel – man könnte auch sagen Kampf – zwischen Leichte und Schwere, zwischen Kosmischem und Irdischem, zwischen starkem Bildekräfteleben und mächtig andringendem Astralbereich, zwischen den ausdehnenden (diastolischen) Impulsen von Licht- und Wärmeäther, den zusammenziehenden (systolischen) Tendenzen von chemischem und Lebensäther rhythmisch webt und lebt. Die folgende Darstellung wichtiger Herzheilpflanzen versucht dies darzulegen, ihre deutenden Gesten zu lesen.

Der rote *Fingerhut*, Digitalis purpurea, staut sein ganzes Wachstum im ersten Jahr in kräftiger Rosettenbildung am Boden, schießt, im Gegenschlag, im nächsten Jahr in einen übermächtigen Blüteprozeß hinein und empor, der die Blattbildung mit sich hinaufreißt. Die sichtlich nun das Hauptorgan der Pflanze darstellende mächtige Blütenähre, rundum mit aufrechten Blütenknospen besetzt, entfaltet diese im Aufblühen nach *einer* Richtung, der größter Helligkeit. Zugleich sinken aber die tiefeingestülpten, bauchigen Blütenglocken schwer hinab, bis unter die Waagrechte, fallen zuletzt, wie mit dem Messer abgeschnitten, herunter. Dann aber richtet sich die reifende Fruchtkapsel steil auf und entläßt die fast schwerelosen winzigen Samen.

Der echte *Himmelschlüssel*, Primula veris, eine ganz besonders der rhythmischen Frühjahrszeit, der Ostersonne zugehörige Pflanze, ist so recht ein Bild der Wiederbegegnung der kosmischen und der Erden-Kräfte. Diesen gehört der kurze, kräftige Wurzelstock, der die Blätter als Rosette an sich fesselt; jenen, die knospenhaft durch den Winter getragenen, nun stracks in die Leichte gehobenen, hochstengeligen Blütendolden. Deren Strahlen wenden sich nach den Richtungen des stärksten Lichteinfalls, neigen sich aber zugleich, wobei jede Blüte, im Aufblühen sich senkend, im Abblühen sich wieder hebend, ihre Gleichgewichtslage zwischen Leichte und Schwere individuell ertastet. Streng, fast steif in die Senkrechte richtet sich der Fruchtstand wieder auf. – Die frühlingssonnengold-gelbe Blüte enthält den Lichtstoff Carotin. Der hohe Saponingehalt der Pflanze ist Ausdruck der Dynamik, mit der die Bildekräfte des Wässerigen und des Luftigen sich kräftig durchmischen, mit der gleichsam der Frühlingswind in ihren Saftstrom fährt. Der zarte Citronenduft der Blüte haucht innere Leichte und Helle aus; der süßlich dumpfe Methylsalicylatgeruch der Wurzel kündet vom Kampf mit Winterkühle und Feuchte in der Schwereregion.

Die *Königin der Nacht*, Cereus grandiflorus, ist die starke Herzheilpflanze innerhalb der Kakteen. Mühsam stemmt sie die gedunsenen, aber langen grünen Stengelglieder längs der Kalkfelsen der Inselküsten der karibischen See empor, mit Luftwurzeln unablässig Halt suchend. Mächtig schwellen die massigen Blütenknospen seitlich hinaus, für *eine* Nacht öffnet sich die lange Trichterröhre, etwas über die Waagrechte gehoben, gleich aber sinkend, verwelkend. Welcher Gegensatz zwischen dem so dauernd dahinfließenden grünen Wuchern in heißer Tages-Licht-Gewalt und dem kurzen Auflohen der flüchtigen nächtlichen Blütenstunde! Sonnenkraft und Schweremacht ringen in dieser Pflanze einen besonderen Kampf, aber auch das ätherisch-vegetative Prinzip mit dem heftig und sehr stark im Blütenprozeß eingreifenden astralischen Prinzip.

Die Hauptesorganisation des Menschen gestaltet sich stark in der dynamischen Spannung zwischen Physischem und Ätherischem. Das Verknöchernde, Mineralisierende tritt hervor, die Lebenskräfte werden dem Physischen zum Teil entzogen, die Sinnesorgane dem Physikalisch-Apparathaften angenähert. Mit diesen *freigewordenen* ätherischen Bildekräften *denkt* aber der Menschengeist im Erdenleibe. – Das rhythmische System lebt im hin- und herwebenden Ausgleich der Impulse des Äther- und Astralleibes. Es bietet die leibliche Grundlage für das *Fühlen* der Seele. Herzheilpflanzen tragen – außer dem Licht-Schwere-Motiv – noch das weitere Motiv der starken Spannung zwischen Ätherischem und Astralischem an sich. Die Königin der Nacht zeigt dies besonders deutlich.

Das *Maiglöckchen*, Convallaria majalis: Licht und Schwere kämpfen auch in dieser Pflanze sanfter Buchenschatten um ein Gleichgewicht; und die starke Spannung zwischen Ätherischem und Astralischem formt auch ihren Lebensablauf. Jahrelang heben sich aus dem fortwachsenden Wurzelstock immer nur zwei Blätter aus dem Boden, bis endlich der blattlose, schmale Blütenstengel emporfährt. Sein Ende ist mit den aufgerichteten Blütenknospen spiralig umstellt. Doch nun neigt er sich mit gefälliger Beugung. Die sich entfaltenden Blüten streben alle in *eine* Richtung, die der größten Helligkeit – was ganz vom Stand der Bäume abhängt, also auch Norden sein kann. Zugleich aber kippen die atlasweißen Glöckchen in die Schwere, hängen allesamt zuletzt abwärts.

Strophanthus hispidus: Auch diese tropische Herzheilpflanze zeigt die uns nun schon bekannten charakteristischen Wesenszüge. Als üppige krautartige Waldpflanze treibt sie mit derben großen Blättern empor, entwickelt oben die großen, auf den letzten Blattpaaren der Sprosse stehenden, gedrehten Kerzen ähnelnden Blütenknospen, deren lange Blumenblattzipfel, zu spitzem Kegel spiralig zusammengedreht und senkrecht nach oben gerichtet, aller Schwere zu spotten scheinen, aufblühend aber als lange schmale Bänder herabfallen, zur seltsamen Zierde des Kelches. Federleicht werden wieder die mit seidigen Haaren langgeschwänzten Flugsamen.

*

Wie das Herzorgan selbst stehen die Herzheilpflanzen in einem Spiel polarer gestaltender Kräfte in besonderer Weise darinnen. Systolisches, Diastolisches, zusammenziehende Bildekräftegewalt von chemischem und Lebensäther, ausdehnende von Licht- und Wärmeäther prägen sie in besonderer Weise. Sie leben die Rhythmen von Stauung und Entspannung deutlich dar. Lebenserregung und Lebensabdämpfung, Vitalisieren und Astralisieren durchpulsen diese Pflanzen besonders kräftig. Erden- und Sonnenkräfte bekämpfen, harmonisieren sich in ihnen. Der Wasserstoffprozeß wird in all diesen Wesenszügen sichtbar. Man vergleiche das im vorhergehenden Kapitel über den Wasserstoffprozeß im Zusammenhang mit dem Herzgeschehen Ausgeführte mit dem nun als Typus von Herzheilpflanzen Dargestellten. (Die in vorstehender Zusammenstellung skizzierten Pflanzenbilder sind übrigens in der «Heilpflanzenkunde» an ihren Stellen ausführlich geschildert zu finden; man ziehe das Register zu Rate. Dort findet man weitere Herzheilpflanzen, die hier nicht genannt sind, um nicht in zu große Breite zu geraten: Adonis vernalis, Crataegus Oxyacantha usw.)

Zum Schluß noch ein Wort über die sogenannten «Herzglykoside», Stoffe sehr ähnlichen Aufbaus, die man in vielen herzwirksamen Heilpflanzen gefunden hat. Der Chemiker nennt sie Pflanzen-«Sterane», weil sie eine komplizierte Kohlenwasserstoffring-Anordnung, eben den Steranring, für seine Untersuchung zeigen. Einen ähnlichen Aufbau hat man zur großen Verwunderung der Forscher im Cholesterin, den Gallensäuren, im Vitamin D, in den Sexualhormonen – und in den im Steinkohlenteer sich findenden Benzpyrenen, höchst krebserzeugenden Stoffen – gefunden.

Der Steranring läßt sich durch Verdichtungsprozesse aus der Ölsäure entstanden denken, und dies weist für das Pflanzenleben auf Wasserstoffprozeß und Wärmeäther, auf Prozesse, die zuletzt in der Fettbildung, im Samenwerden gipfeln. Von hier aus fällt der Blick auf das Cholesterin, die Gallensäuren, die Fettverdauung. – Die Verfestigungs-, Verkalkungs-, Knochenbildungsprozesse, die das Vitamin D so energisch auslöst, deuten hingegen auf den Lebensäther mit seinen Verdichtungstendenzen. Auch die Gallensteinbildungen, an denen das Cholesterin beteiligt ist, sind hier zu nennen. Die beiden Pole, zwischen denen der Wasserstoffprozeß hin- und herschwingt, Wärme- und Lebensäther, werden sichtbar. Verzerrt erscheinen sie in dem Carcinomprozeß; Geschwulstbildung und Metastasierung kann man – unter vielen anderen Betrachtungsmöglichkeiten – als die pathologisch verzerrten Bilder einer systolischen Sammlungs- und einer diastolischen Zerstreuungstendenz betrachten.

Ins einzelne gehende weitere Ausführungen über dieses interessante Kapitel der Vitalchemie finden sich bei Behandlung der Familie der Rachenblütler (Scrophulariaceen), in der Darstellung des roten Fingerhuts. Der Leser erlaube den Hinweis auf das entsprechende Kapitel.

*

LITERATURHINWEISE

in der Reihenfolge, wie die Autoren im Buch erwähnt werden

Seite

9 Rudolf Steiner, Die Geheimwissenschaft im Umriß. GA 13, 29. Aufl. Dornach 1977.

9 Gerbert Grohmann, Die Pflanze. Ein Weg zum Verständnis ihres Wesens. Bd. I, 6. Aufl. Stuttgart 1981; Bd. II, 3. Aufl. Stuttgart 1981.

15 Werner Christian Simonis, Die unbekannte Heilpflanze. 2. Aufl. Frankfurt 1980.

16 Guenther Wachsmuth, Die ätherischen Bildekräfte in Kosmos, Erde und Mensch. Dornach 1926. Neu herausgegeben als: Erde und Mensch – ihre Bildekräfte, Rhythmen und Lebensprozesse, Bd. I., 4. Aufl. Dornach 1980.

17 Rudolf Steiner, Geisteswissenschaft und Medizin. GA 312, 4. Aufl. Dornach 1976.

20 Rudolf Steiner, Unsere atlantischen Vorfahren, in: Aus der Akashachronik, GA 11, 5. Aufl. Dornach 1973.

23 Lili Kolisko, Milzfunktion und Plättchenfrage. Stuttgart 1922.

26 Johann Wolfgang von Goethe, Über den Granit.

26 Hegi, Flora in Mitteleuropa.

30 Alfred Usteri, Versuch eines Systems der Phanerogamen im Einklang mit anthroposophischer Weltanschauung. Stuttgart 1922.

32 Rudolf Steiner, Mensch und Welt. Das Wirken des Geistes in der Natur. Über die Bienen. Vortrag v. 31. 10. 1923. GA 351, 2. Aufl. Dornach 1978.

32 Walther Cloos, Die Erde – ein Lebewesen. Stuttgart 1952.

35 Weihnachtsspiele aus altem Volkstum. Die Oberuferer Spiele (Der »Baumsinger«). Karl Julius Schröer/Rudolf Steiner. 5. Aufl. Dornach 1976.

41 J. Klosa, Die »Heilkunst«, H. 4, 1951.

62 Rudolf Steiner, Geisteswissenschaftliche Gesichtspunkte zur Therapie. GA 313 (2. Ärzte-Kurs Dornach 11.–18. 4. 1921). 3. Aufl. Dornach 1963.

71 Rudolf Steiner, Geisteswissenschaftliche Grundlagen zum Gedeihen der Landwirtschaft (Koberwitz 7.–16. 6. 1924). GA 327, 6. Aufl. 1979.

75 Rudolf Steiner, Anthroposophische Menschenerkenntnis und Medizin. GA 319, 2. Aufl. Dornach 1981.

78 Rudolf Steiner/Ita Wegman, Grundlegendes für eine Erweiterung der Heilkunst nach geisteswissenschaftlichen Erkenntnissen. GA 27, 5. Aufl. Dornach 1977.

83 Friedrich Husemann, Das Bild des Menschen als Grundlage der Heilkunst, Bd. I. 8. Aufl. Stuttgart 1979.

129 E. O. Eckstein, Über die Sanddornbeere. Arlesheim 1943.

130 Rudolf Steiner, Wie erlangt man Erkenntnisse der höheren Welten? GA 10, 22. Aufl. Dornach 1975.

134 Rudolf Steiner, Anthroposophische Grundlagen für die Arzneikunst, in: Physiologisch-Therapeutisches auf Grundlage der Geisteswissenschaft. Zur Therapie und Hygiene. GA 314, 2. Aufl. Dornach 1975.

140 Rudolf Steiner, Mysteriengestaltungen. GA 232, 3. Aufl. Dornach 1974.

141 Rudolf Steiner, Eine okkulte Physiologie. GA 128, 3. Aufl. Dornach 1978.

144 Rudolf Steiner, Die Grundimpulse des weltgeschichtlichen Werdens der Menschheit. GA 216, 2. Aufl. Dornach 1965.

147 Rudolf Steiner, Okkultes Lesen und okkultes Hören. Wie bekommt man das Sein in die Ideenwelt hinein? GA 156, Dornach 1967.

156 Alfred Usteri, Die Pflanzensammlung. 2. Aufl. Basel 1926.

167 Rudolf Steiner, Vom Wesen der Bienen, in: Mensch und Welt. Über die Bienen. GA 351 (Anm. zu S. 32).

222 Wilhelm Pelikan, Sieben Metalle. 4. Aufl. Dornach 1981.

VERZEICHNIS DER ABBILDUNGEN

nach laufender Seitenzahl geordnet

(Zum Aufsuchen der Abbildung einer *bestimmten* Pflanze bediene man sich des Sachregisters, wo die Seite, welche eine Abbildung enthält, mit einem Sternchen versehen ist.)

SACHREGISTER

INHALT

WILHELM PELIKAN

Heilpflanzenkunde

Der Mensch und die Heilpflanze

Eingehende Darstellung der therapeutischen Wirkensbereiche von rund vierhundert Heilpflanzen mit zahlreichen Pflanzenzeichnungen von Walther Roggenkamp

Aus dem Inhalt von Band I

Urbeziehung zwischen Pflanze und Mensch
Die «Idee» des Krankheitsprozesses und die «Idee» der Heilpflanze
Wesensglieder und Wesensbereiche – Pflanzen des Wärmehaften und des Luftigen – Von den Pflanzendüften und wovon sie Ausdruck sind – Milchsaftbildung in der Pflanzenwelt – Vom Wesen der Pflanzengifte – Pflanzen wäßriger Stauung – Pflanzen übermäßiger Salzprozesse – Edles Maß innerhalb großer Fülle – Heilsame Bitterkräuter – Ein im Plastischen gehaltener Kieselsäureprozeß – Stickstoff und Pflanzenastralität – Ameisensäure und Harnsäureprozesse, Sulfurische Sukkulenz, Stauen und Schießen

Aus dem Inhalt von Band II

Heilpflanzen aus dem niederen Pflanzenreich – Heilpflanzen aus dem höheren Pflanzenreich – Von den Vitaminen – Von der Ganzheit der Nahrungspflanzen – Von den außerleiblichen «Organen» des Pflanzenwesens – Das Stickstoff-, Sauerstoff-, Kohlenstoff-, Wasserstofforgan in der Atmosphäre – Obst- und Gewürzgewächse – Vom Klee-Säureprozeß in Pflanze und Mensch – Schleim- und Faserbildung – Vom ölbildenden Prozeß im Pflanzenreich – Nordfrüchte – Pflanzen ätherischer Frühlingsrhythmen – Leber-, Nieren-, Lungen- und Herzheilpflanzen

Aus dem Inhalt von Band III

Wie erlebt man Elementarwesen? – Seelenübungen zum Erleben der Elementarwesen – Die Mistel-Gewächse in der modernen Botanik – Mistel – Orchideen – Baldrian – Ananas – Ingwer – Lilienartige Gewächse – Nessel-Gewächse – Hanf – Mohnartige Gewächse – Würzpflanzen – Roßkastanie – Ulme

Sieben Metalle

Vom Wirken des Metallwesens in Kosmos, Erde und Mensch

317 S., ISBN 3-7235-0955-X

Eingehende Darstellung der therapeutischen Wirkensbereiche von Blei – Zinn – Eisen – Gold – Kupfer – Quecksilber – Silber – Zink – Nickel, Kobalt – Antimon – Schwefel – Magnesium – Fluor – Uran

WILHELM PELIKAN / HEILPFLANZENKUNDE

Band III

HEILPFLANZENKUNDE

DER MENSCH UND DIE HEILPFLANZEN

Band III

WILHELM PELIKAN

MIT PFLANZENZEICHNUNGEN VON WALTHER ROGGENKAMP

HERAUSGEGEBEN VON DER MEDIZINISCHEN SEKTION
DER FREIEN HOCHSCHULE FÜR GEISTESWISSENSCHAFT
GOETHEANUM

VERLAG AM GOETHEANUM

1. Auflage 1978
2. Auflage 1984
3. Auflage 1999
4. Auflage 2005
5. Auflage 2012

Einbandgestaltung mit Verwendung von Motiven Walther Roggenkamps
von Gabriela de Carvalho

Gesamtherstellung: Freiburger Graphische Betriebe
ISBN 978-3-7235-1066-7 (Bd. I–III Sonderausgabe)

INHALT

GELEITWORT DES HERAUSGEBERS

Aller guten Dinge sind drei. Wilhelm Pelikan übergibt mit diesem Buch den dritten Band seiner Heilpflanzenkunde der Öffentlichkeit. Die drei Bände sind nicht nur eine kontinuierliche, zahlenmässige Bereicherung im Gesamtumfang der Heilpflanzenbilder, es ist in ihrer Folge eine Steigerung und in diesem dritten Band eine bedeutsame Wandlung zum Wesenhaften der Pflanzenwelt zu erkennen. Es wird die Pflanze nicht nur nach dem beschrieben, was die Sinne vermitteln, hier wird sie so dargestellt, dass erlebt werden kann, was sie selber zwischen Keim und Same im Zeitenlaufe tut. Die Entwicklung der Pflanze durch das Jahr hindurch spiegelt den Lebensprozess selbst.

Die Pflanze wird in der Vielfalt ihrer Formen dargestellt: als physische Erscheinung im Bereich der vier Elemente, Erde, Wasser, Luft und Feuer. Diese Elemente stützen sich auf der einen Seite auf Substanzen, auf der anderen Seite sind sie die Brücke zu den vier Ätherarten: Lebensäther, chemischer Äther, Licht- und Wärmeäther. Damit ist die Darstellung bereits im Bereich des Lebendigen angekommen. Aber Pelikan geht noch einen Schritt weiter und schildert die Elementarwesen in ihrer Tätigkeit an den verschiedenen Pflanzengliedern. Er lässt dabei viele Beschreibungen durch Rudolf Steiner aussprechen. An ihren Taten sie zu erkennen, ist der erste Schritt, sich diesen Wesen schauend zu nähern. So gibt Pelikan den suchenden Lesern nicht nur eine bis in alle Einzelheiten und bis in die Substanzprozesse gehende Beschreibung der Heilpflanzen, er zeigt zugleich einen Schulungsweg, der es möglich macht, die Lebensvorgänge in einer Heilpflanze mit zu vollziehen und die an ihnen schaffenden Wesen zu erahnen. An Form und lebendiger Entfaltung einer Heilpflanze lernt er die besondere Eigenart der Varianten der Ätherarten, damit zugleich der Elemente und Stoffe zu verfolgen und sie entsprechend in Beziehung zu bringen zu den Wesensgliedern des kranken Menschen. Das ergibt die Ratio einer Therapie.

Wie Rudolf Steiner verschiedenste Heilpflanzen zu einem Wirkensprinzip vereinte, wird an mehreren Beispielen verständlich gemacht. In grosser Anzahl werden die Pflanzen als ein Geschehen dargestellt. Hier liegt die wirkliche Erweiterung der Heilpflanzenkunde nach geisteswissenschaftlichen Erkenntnissen vor uns.

Die besten Wünsche begleiten dieses Buch. Möge es vielen vergönnt sein, der Früchte eines reichen und geisterfüllten Lebens teilhaftig zu werden.

Für die medizinische Sektion am Goetheanum
Dr. med. Friedrich Lorenz

VORWORT

Als der zweite Band der «Heilpflanzenkunde» erschienen war, wurde der Autor bald schon zu einem dritten Band angeregt. Er musste sich aber fragen, was er einem solchen für einen Inhalt geben sollte. Hatte der erste Band als impulsierendes Element im wesentlichen die Erkenntnis der Dreigliederung der Naturreiche und des Menschen gehabt, so wurde im zweiten Band ein weiterer Schritt getan. Ihm liegen die Erkenntnisse der Welt der ätherischen Bildekräfte zugrunde, die Rudolf Steiner zu verdanken sind. Sollte es noch darüber hinausgehen, so musste dies ein echter Schritt nach vorwärts sein. Der dritte Band durfte also, wenn er überhaupt gewagt werden konnte, nicht etwa nur eine Erweiterung von Band II sein, sondern musste einen durchaus neuen Ansatz enthalten.

Inzwischen schoben sich neue Arbeiten vor, Übersetzungen in andere Sprachen wollten betreut werden, und so traten die erwähnten Wünsche und Forderungen nach einem dritten Band in den Hintergrund. Immerhin erschienen in der Goetheanum-Zeitschrift Vorstudien zu einer möglichen künftigen Darstellung – bis einige Sätze aus einem Notizbuch Rudolf Steiners schlagartig und schicksalhaft die ganze Situation änderten.

Wir reproduzieren die Notiz nicht im Wortlaut, da dies Probleme aufwerfen würde, zu deren Behandlung ein weiteres Buch geschrieben werden müsste. Auch Rudolf Steiner hätte das – unserer Überzeugung nach – in dieser nur für ihn bestimmten Formulierung niemals getan. Doch sei das als Ausgangspunkt für dieses Buch Wesentliche in jener Notiz – unter möglichst wortgetreuer Anlehnung an das Original – mit Folgendem gegeben:

Die *Mistel* hat Verwandtschaft zu den Undinen; sie meidet die Gnomen – sie vertreibt sie – ihr Saft dringt zum Wurzelwesen so, dass er die Gnomen vertreibt und zum Blütenwesen so, dass er die Feuergeister vertreibt – er wirkt als lichtdurchdrungenes chemisches Element – er senkt Astralisches in Ätherisches und trennt das Ich von einer Verbindung mit dem Physischen[1].

Ein solcher Satz – so hat man die Empfindung – könnte in einer Botanik des 21. Jahrhunderts stehen. Eine solche hier schon geben zu wollen, masst sich der Autor nicht an. Sich einer derartigen Aufgabe in Stufenschritten zu nähern, dazu scheint eine solche Notiz aber geradezu aufzufordern, seit sie in weiteren Kreisen bekannt geworden ist. Dieses geschah erstmalig während einer Arbeitstagung der *Hiscia,* des Krebsforschungs-Institutes in Arlesheim, Schweiz.

Doch bereits die Vortragszyklen Rudolf Steiners über die Elementarwesen verlangen dringend nach einer solchen Arbeit. Derartige Zyklen gibt es eine bedeutende Anzahl. So erscheint das Wagnis dieses dritten Bandes zwar kühn, aber nicht verwegen. Eine *Elementarwesenskunde,* von Rudolf Steiner vielfältig in den Grundzügen skizziert, «entschuldigt nicht nur das Unternehmen» (Goethe, Zur Morphologie), sondern fordert es.

Ein solches Unternehmen möchte eigentlich eine Bewegung auslösen: die Elementarwesen bei ihrer Tätigkeit im Pflanzensein überall zu verfolgen. Die Situation, in der sich der Forscher hierbei befindet, ist ähnlich wie die der anthroposophischen Ärzte, denen es obliegt, die Tätigkeit der übersinnlichen Wesensglieder der Patienten sich zum Bewusstsein zu bringen, wenngleich sie auch noch nicht immer die Kraft der geistigen Anschauung besitzen, sondern vielleicht nur für dieses oder jenes Teilgebiet.

Würde hier eingewendet, solche Aufgaben seien nur dem *Geistes-Lehrer* vorbehalten, so dürften einschlägige Bücher nur von diesen geschrieben werden. Ein Blick auf die ständig wachsende anthroposophische Literatur zeigt, dass dies jedenfalls nicht allgemeine Ansicht ist: Abgesehen davon ist die Begegnung mit Elementarwesen eine normale Phase der Geistesschülerschaft.

Nur als einen Versuch kann also der Autor diesen vorliegenden Band ansehen. Das Problematische darin ist ihm durchaus bewusst. Trotzdem musste er – früher oder später – unternommen werden. Das Leben selbst hat ihn gefordert.

Arlesheim, Michaeli 1977 *Wilhelm Pelikan*

ZU DEN BILDERN DIESES BUCHES

Das Bildwerk des dritten Bandes der *Heilpflanzenkunde* umfasst zwei farbige und 72 in Schwarz-Weiss-Technik ausgeführte Illustrationen. Die farbigen Bilder sind Wiedergaben von Aquarellen, welche die Malerin Henni Geck, Dornach, in den zwanziger Jahren schuf. Sie hatte zum Aufbau eines Lehrganges für Maler von Rudolf Steiner 23 Pastellskizzen erhalten, die sie in aus der flüssigen Farbe gemalte Darstellungen umsetzen sollte. Sie bediente sich dabei der von ihm bevorzugten Schichttechnik, die in besonderem Grade ein gegenseitiges Sichdurchleuchten der Farben bewirkt. Unter diesen Skizzen befindet sich ein grossformatiges Pastell mit dem Thema: Elementarwesen. Es hat zwar im Laufe der Jahre entsprechend der Vergänglichkeit derartiger Schöpfungen viel an Farbigkeit und Deutlichkeit eingebüsst, doch steht glücklicherweise Henni Gecks Bild aus jener Zeit zur Verfügung, und der Autor ist dankbar, mit seiner Wiedergabe – einer Erstveröffentlichung – den Leser in das Buch hineinzugeleiten. Für dessen Inhalt bedeutet es ebensoviel wie die im Vorwort mitgeteilte Stelle aus Rudolf Steiners Notizbuch über das Elementarwesen-Wirken im Mistelsaft.

Die weiteren, den Text begleitenden Bilder in Schwarz-Weiss-Technik sind, wie die der zwei vorangehenden Bände, Walther Roggenkamp zu verdanken. Sie versuchen, durch das Zusammenwirken von Weiss und Schwarz das Pflanzenwesen aus Hell und Dunkel auf dem Papier erstehen zu lassen. Schafft doch auch die Natur die lebendige Pflanze aus kosmischer Lichtgewalt und kraftendem Erdentiefen-Dunkel. Das aus ihrem Bildekräftebereich sich gebärende Gebilde ist ein fortwährend sich Verwandelndes, von dem nur das «Augen-blickliche» den Sinnen sich stellt und sich bereits zum Vergehen anschickt, während das herankommende Künftige noch jenseits des Erblickbaren wartend verharrt. Dieses Ganze soll nun der Künstler auf die weisse Fläche zaubern. Damit nicht genug; sein Bild möchte den Beschauer zu solcher Aktivität aufrufen, dass es in dessen Augen Leben gewinne und sich gleichsam weiter male. Dabei können seelische Sinne erwachen, die über das Sehbare hinaus und durch es hindurch das in der Verwandlung Beständige, das wesenhaft Geistige erfühlen. In diesem Kunstbemühen handelt es sich also nicht um Naturalismus, um ein Kopieren des Sinnenfälligen, das, wie vorstehend versucht wurde anzudeuten, immer nur eine halbe Wirklichkeit ist. Es soll vielmehr die ganze Wirklichkeit sich ausdrücken, die sinnlich-übersinnlicher Art ist.

Darum ist in den hier gebotenen Darstellungen jedes zum Bild Geformte von einer bildlosen Sphäre umgeben, aus der heraus gleichwohl fortwährend Bilder entstehen möchten. Ein gegenständlicher und ein ungegenständlicher Teil wirken zusammen. Im bildlosen Bereich will sich die elementare Welt, die der ätherischen Bildekräfte ankündigen. Mit dieser Aufgabe ringen die Darstellungen der ersten zwei Bände; im dritten gilt es, zusätzlich im Weben des Elementaren, da in Andeutung, dort sich deutlicher zeigend, wie der Text es verlangt, die *Elementarwesen* erscheinen zu lassen.

Diese, Gnomen, Undinen, Sylphen und Salamander können zwar nur durch geistige Anschauungskraft erlebt werden. Jedoch kann das im geistigen Erfahren erstehende Wahrbild, die Imagination, mit künstlerischen Mitteln in das sinnlich Wahrnehmbare gleichsam übersetzt werden. Ist doch auch, um ein Beispiel zu nennen, verzehrende Sehnsucht, ein an sich rein seelischer Tatbestand, dennoch durch den Maler, Plastiker, Musiker mit sinnlichen Mitteln so darstellbar, dass in dem das Kunstwerk Geniessenden ein gleiches Seelenerlebnis erwachen kann. Wer das bekannte Bild von Feuerbach betrachtet, das Iphigenie darstellt, «das Land der Griechen mit der Seele suchend», dem fällt es nicht schwer, ihre Sehnsucht nachzufühlen. Man wird sich aber davor zu hüten haben, den Boten mit der Botschaft zu verwechseln und – um zu unseren Elementarwesen zurückzukehren – etwa zu meinen, dass ein Gnom einem Zwerg mit übergrossem Kopf, spitzer Mütze und schwächlichen Beinen gleichsehe, und einer Undine die nach dem Fischhaften verzerrte Menschenform eigne. Es ist nur das Menschenbild als Mikrokosmos und Kompendium des Weltalls ein besonders geeignetes Mittel, Geistiges physisch darzustellen. Durch seine Gestalt lässt darum die Bühnenkunst seit eh und je nicht nur Menschen jeder Art, Könige wie Bettler, Weise und Narren auf den Brettern auftreten, welche die Welt bedeuten, sondern auch Gottvater, die himmlischen Heerscharen und den Teufel. Und so kann der Zuschauer in Rudolf Steiners Mysteriendrama *Der Seelen Erwachen* in dessen zweitem Bilde durchaus auch Gnomen auf der Bühne sehen und Sylphen, obwohl erstere nach des Dichters Worten «Leibesgeister aus Verstandesstoff» sind und letztere «Seelenleiber, erfliessend aus Empfindungsstrahlen».

Nicht symbolisch oder allegorisch wollen somit die Bilder genommen werden, die den Text dieses Buches begleiten. Sie möchten helfen, dass dieser, der zunächst nur als Wortgefüge in Gedankenform sich darbietet, im Leser zu einem Lebendigen erwachse, zu einem echten Wesensbild.

KAPITEL I

WIE ERLEBT MAN ELEMENTARWESEN?

I. ALLGEMEINES

Da das Gewahrwerden des Wirkens von Elementarwesen in der Pflanzenwelt ein Hauptthema dieses Buches ist, wird es der berechtigte Wunsch jedes Lesers sein, sich ein selbständiges Urteil über diese Wesen bilden zu können. Wir beginnen daher mit Ausführungen, wie man zum Erleben dieser Elementarwesen kommt, und stützen uns dabei ganz auf Rudolf Steiners Schrift *Die Schwelle der geistigen Welt*[2], welche zu Meditationen anregt, durch die man von Stufe zu Stufe zum Erleben der geistigen Wesenswelt, nach der Überwindung gewisser Hindernisse, gelangen kann. Das Haupthindernis ist die Angst, die der Mensch vor der geistigen Welt hat. Man begreift diese Scheu vor dem Geistigen, «wenn man zur Anerkennung der Wahrheit sich hindurchgerungen hat, *dass die Vorgänge und Wesenheiten der Sinnenwelt der äussere Ausdruck übersinnlicher, geistiger Vorgänge und Wesenheiten sind.* Dies Begreifen tritt schon dann ein, wenn man durchschaut, dass der Leib, der am Menschen sinnlich wahrnehmbar ist,... der Ausdruck ist für einen feinen, übersinnlichen (ätherischen) Leib, in dem der sinnliche (oder physische) wie in einer Wolke als dichterer Kern enthalten ist. – Dieser ätherische Leib ist ein *zweites Glied* der menschlichen Wesenheit... Nun ist in bezug auf diesen ätherischen Leib der Mensch von der Aussenwelt *nicht in demselben Grade abgesondert,* wie er in seinem physischen Leib abgesondert von der physischen Aussenwelt ist... Der Mensch steht als ätherisches Wesen in einer ätherischen (elementarischen) Welt... Nun sagt der Mensch im gewöhnlichen Bewusstsein zu sich ‚Ich', indem er auf das Wesen deutet, welches in seinem physischen Leibe sich darbietet... Insofern der Mensch sich als ätherisches Wesen in der elementarischen Welt erlebt, ist dies anders. Da verschwimmt das eigene (Ich-)Wesen mit gewissen Vorgängen und Wesenheiten der Umgebung... Es gibt in der elementarischen Welt Kräfte, Vorgänge und Wesenheiten, welche man, trotzdem sie in gewisser Beziehung ‚Aussenwelt' sind, doch so ansprechen muss, als ob sie zu dem eigenen ‚Ich' gehörten. Man ist als ätherisches Menschen-Wesen in die elementarische Weltwesenheit eingesponnen... Die übersinnliche Erkenntnis bedarf daher einer stärkeren inneren Kraft, als diejenige ist, welche die Seele hat, um sich gegenüber ihren *Gedanken* als selbständig behaupten zu können. Und die Vorbereitung zur wahren Geist-Anschauung besteht im wesentlichen auch darin, die Seele so innerlich zu verstärken, zu erkraften, *dass sie sich als Eigenwesen nicht nur erfühlen kann, wenn Gedanken in ihr sind, sondern auch, wenn die Kräfte und Wesenheiten der elementarischen Welt in ihrem Bewusstseinsfelde wie ein Teil ihres eigenen Wesens auftreten...* Das Einleben in diese elementarische Welt führt dann dazu, die teilweise selbständigen Wesenheiten in einem grösseren Zusammenhange zu sehen. Wie wenn man erst die Glieder eines physischen Menschenleibes in ihrer teilweisen Selbständigkeit betrachtete, und dann erkannte, dass sie innerhalb des Gesamtleibes als Teile vorhanden sind, so fassen sich für das übersinnliche Bewusstsein die Einzelwesen der elementarischen Welt *als Lebensglieder eines grossen Geistleibes zusammen,* welcher dann im weiteren Verlaufe des übersinnlichen Erlebens als der elementarische (übersinnliche) Lebensleib der Erde erkannt wird. Innerhalb dieses Lebensleibes der Erde erfühlt sich das ätherische Menschenwesen selbst als ein Glied. Es ist dieses Fortschreiten in der Geist-Anschauung ein Einleben in das Wesen einer elementarischen Welt. *Diese Welt ist belebt von Wesenheiten der mannigfaltigsten Art.* Will man das Treiben dieser wesenhaften Kräfte zum Ausdruck bringen, so kann man das nur, indem man ihre mannigfaltigen Eigenarten in Bildern zeichnet. *Es gibt da Wesenheiten, die man verwandt findet mit allem, was nach Dauer, nach Festigkeit, nach Schwere drängt. Man kann sie als Erdenseelen bezeichnen.* (Und wenn man nicht überklug sich dünkt, und sich nicht fürchtet vor dem Bilde, das doch auch nur auf die Wirklichkeit deuten, sie nicht selber sein soll, so kann man von *‚Gnomen‘* sprechen.) Man findet Wesen, *die man wegen ihrer Beschaffenheiten als Luft-, Wasser-, Feuerseelen bezeichnen kann»* (Hervorhebungen vom Verfasser)[2].

Der Leser, der diese Stellen innerlich verarbeitet, wird wohl den Schritt vom Miterleben der Dauer, Festigkeit, Schwere etwa einer mächtigen Felswand zu den «Wesenheiten, die man verwandt findet mit allem, was nach Dauer, nach Festigkeit, nach Schwere drängt» (Gnome), deutlich vorgezeichnet finden. So wird es ihm aber nicht mit den «Luft-, Wasser-, Feuer-Seelen» gehen, die ja nur mit Namen genannt sind. Er wird das Bedürfnis haben, von Undinen, Sylphen, Salamandern mehr zu erfahren, als in dem zitierten Buch zu finden ist. Hier bieten die Ausführungen Rudolf Steiners in anderen Vortragszyklen die weitere Wegleitung. Auf sie wird nun einzugehen sein.

Man kann in den einleitenden Kapiteln dieses Buches gar nicht genug dafür tun, dass die Begriffe der Elementarwesen nicht blosse Begriffe bleiben, sondern sich in innere Anschauung verwandeln. Dies gelingt viel leichter bei Gnomen und Undinen als bei Sylphen und Salamandern. Kein Wunder, neigt doch das erdige und flüssige Element (hinter denen Gnomen und Undinen stehen) viel mehr zur Gestaltung, das luftige Element aber, und gar das feurige (die Bereiche von Sylphen und Salamandern) zur Gestalt-Auflösung und sogar Gestalt-Vernichtung.

Im Jahre 1912 hat Rudolf Steiner in Helsinki einen Zyklus von 10 Vorträgen gehalten mit dem Titel *Die geistigen Wesenheiten in den Himmelskörpern und Naturreichen*[3]. Er befasst sich in seinen ersten zwei Vorträgen vor allem mit den Elementarwesen und *gibt vorher die Seelenübungen an,* welche die Wahrnehmungsfähigkeit für die Elementarwesen, ihre Welt und ihre Tätigkeiten heranreifen lassen. Da handelt es sich vor allem darum, durch hingebungsvolle Versenkung bestimmte Sinneseindrücke in *moralische* Eindrücke zu verwandeln.

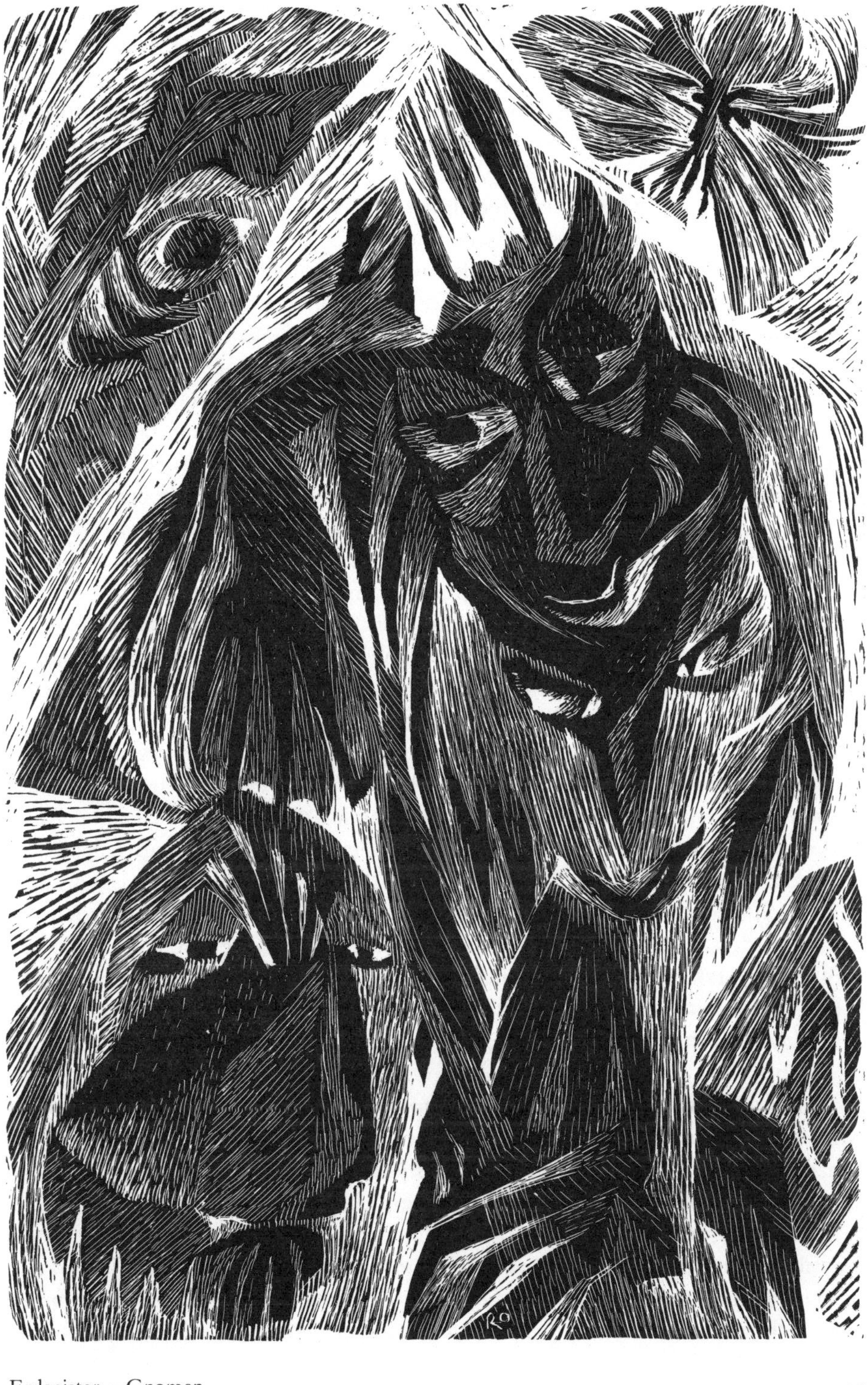

Erdgeister – Gnomen

«Derjenige, der mit einem okkult geschulten Blick hinter die physischen Tatsachen zu schauen vermag, der findet hinter all dem, was sich ausbreitet als Farbe, als Töne, als Wärme, als Kälte, was sich ausbreitet an Naturgesetzen, sogleich Wesenheiten, die sich für die äusseren Sinne und für den äusseren Verstand nicht offenbaren, die hinter der physischen Welt liegen. Dann dringt er immer tiefer und tiefer, und er entdeckt sozusagen Welten mit Wesenheiten von immer höherer Gattung. Wenn wir uns ein Verständnis für all das aneignen wollen, was da hinter unserer Sinneswelt liegt, dann müssen wir, gemäss der besonderen Aufgabe, die mir hier gestellt worden ist, eigentlich ausgehen von dem allernächsten, was wir antreffen hinter unserer sinnlichen Welt; von dem, was wir gleichsam antreffen, wenn wir nur den allerersten Schleier heben, den uns die sinnliche Wahrnehmung ausbreitet über das geistige Geschehen. Im Grunde genommen überrascht eigentlich die Welt, die sich dem okkult geschulten Blick als die nächste darstellt, am allermeisten den heutigen Verstand, die gegenwärtige Fassungsgabe. Nun, ich spreche ja zu solchen, welche schon Geisteswissenschaftliches in sich aufgenommen haben, ich darf daher voraussetzen, Sie wissen, dass hinter dem, was uns zunächst äusserlich am Menschen entgegentritt, was wir am Menschen mit unseren Augen sehen, mit unseren Händen greifen, mit unserem Verstande in der gewöhnlichen Anatomie oder Physiologie begreifen können, dass hinter dem, was wir den physischen Menschenleib nennen, wir im geisteswissenschaftlichen Sinne gleich ein nächstes übersinnliches Glied erkennen. Wir nennen dieses nächste übersinnliche Glied des Menschen den Äther- oder auch wohl Lebensleib, den ätherischen Leib.

Wir wollen heute nicht von noch höheren Gliedern der Menschennatur sprechen, sondern wollen nur uns klarlegen, dass der okkulte Blick, der da imstande ist, hinter den physischen Körper zu schauen, zunächst den Äther- oder Lebensleib findet. Ein Ähnliches kann nun der okkulte Blick auch tun gegenüber der Natur draussen. Wie wir den Menschen okkult daraufhin anschauen können, ob er hinter seinem physischen Leib noch etwas anderes hat und wie wir dann finden den Ätherleib, den Lebenskörper, so können wir auch die Natur draussen in ihren Farben, in ihren Formen, in ihren Tönen, in ihren Reichen, im mineralischen, pflanzlichen, tierischen, menschlichen Reich, sofern sie uns physisch entgegentreten, anschauen mit dem okkulten Blick, und wir finden dann: So wie wir hinter dem physischen Leib des Menschen den Äther- oder Lebenskörper haben, so finden wir auch eine Art von Äther- oder Lebenskörper hinter der ganzen physischen Natur. Nur ist ein gewaltiger Unterschied zwischen diesem Äther- oder Lebenskörper der ganzen physischen Natur und dem des Menschen. Wenn der okkulte Blick sich auf den Äther- oder Lebenskörper des Menschen richtet, dann sieht er ihn als eine Einheit, als ein zusammenhängendes Gebilde, als eine zusammenhängende Form oder Gestalt. Wenn der okkulte Blick durchdringt, was sich in der Natur draussen darstellt als Farbe, als Form, als mineralische, pflanzliche, tierische Gebilde, wenn der okkulte Blick das alles durchdringt, dann findet er den Äther- oder Lebenskörper

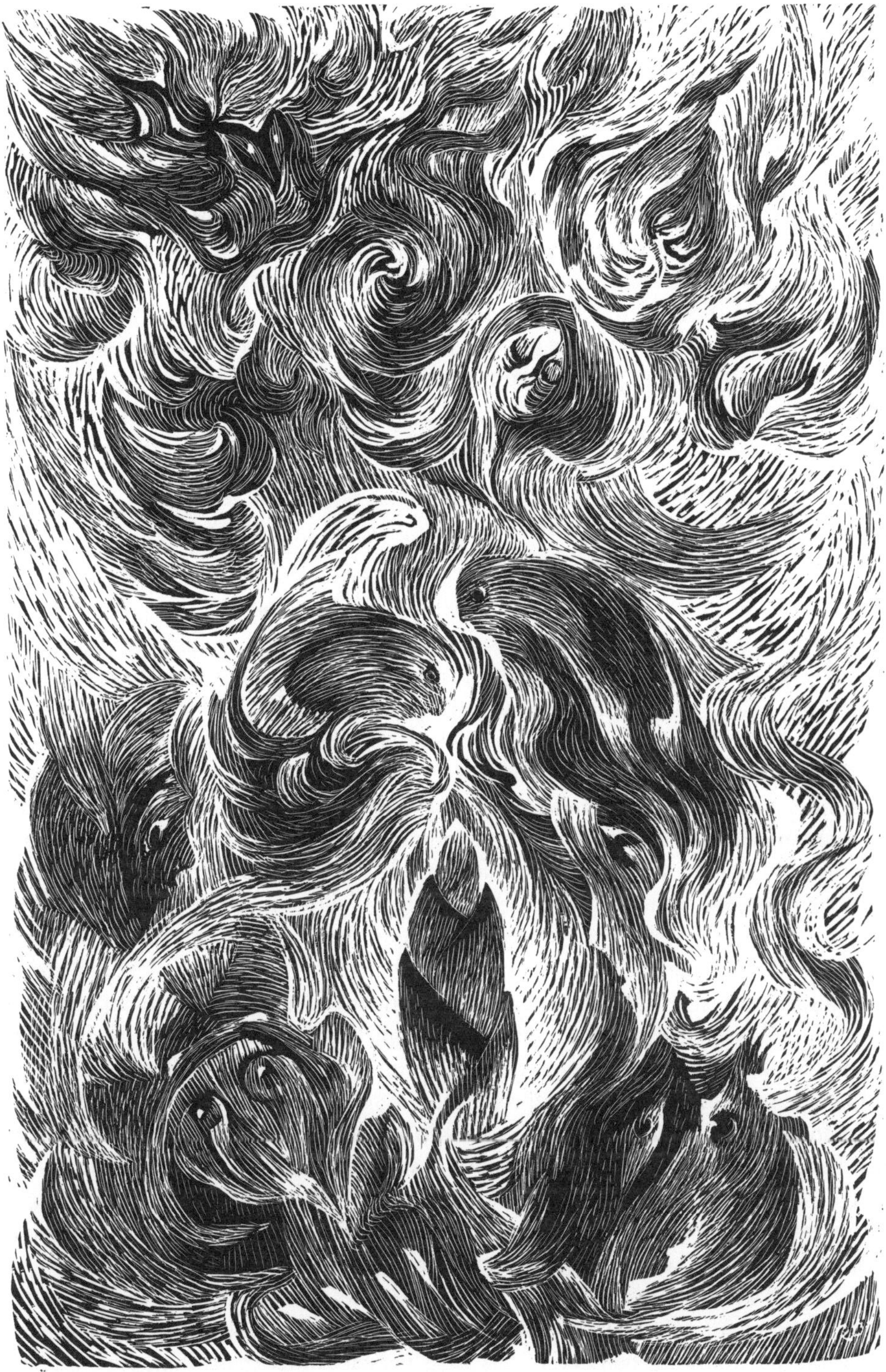

Wassergeister – Undinen

der physischen Natur als eine Vielheit, als eine unendliche Mannigfaltigkeit. Das ist der grosse Unterschied: ein einziges einheitliches Wesen als Äther- oder Lebenskörper beim Menschen, viele verschiedene, differenzierte Wesen hinter der physischen Natur.

Nun muss ich Ihnen den Weg zeigen, durch den man zu einer solchen Behauptung, wie sie eben getan worden ist, kommen kann; zu der Behauptung, dass sich ein Äther- oder Lebensleib – eigentlich eine *Äther-* oder *Lebenswelt* –, eine Vielheit, eine Mannigfaltigkeit differenzierter Wesen hinter unserer physischen Natur findet. Wenn ich sagen will, wie man dazu kommen kann, dann kann ich das in die einfachen Worte kleiden: Man gelangt immer mehr zu der Anerkennung dieser Äther- oder Lebenswelt hinter der physischen Natur dadurch, dass man beginnt, die ganze Welt, die um einen herum ist, moralisch zu empfinden [3].»

II. SEELENÜBUNGEN ZUM ERLEBEN DER ELEMENTARWESEN: GNOMEN – UNDINEN – SYLPHEN – SALAMANDER

Es werden nun vier entsprechende Übungen angegeben:

«Wir richten zunächst einmal unseren Blick, von der Erde aufschauend, in die Weiten des Weltenraums, aus denen uns entgegenkommt das Blau des Himmels. Wir nehmen an, wir tun das an einem Tag, an dem kein Wölkchen, nicht das leiseste weisse Silberwölkchen die Himmelsbläue unterbricht. Wir nehmen an, wir blicken überall hin in das sich über uns ausspannende Blau des Himmels. Ob wir das im physischen Sinne anerkennen als etwas Reales oder nicht, darauf kommt es nicht an, auf den Eindruck kommt es zunächst an, den dieses sich ausspannende Blau des Himmels auf uns macht. Nehmen wir an, wir können dieses Sich-Hingeben an das Blaue des Himmels intensiv, lange, lange machen, und wir können es so machen, dass wir vergessen alles dasjenige, was uns sonst aus dem Leben bekannt ist oder was sonst im Leben um uns herum ist. Nehmen wir an, wir könnten alle äusseren Eindrücke, alle Erinnerungen, alle Sorgen des Lebens, alle Bekümmernisse des Lebens für einen Augenblick vergessen und ganz hingegeben sein dem einzigen Eindrucke des blauen Himmels. Ja, das, was ich Ihnen jetzt sage, kann jede menschliche Seele erfahren, wenn sie nur die entsprechenden Veranstaltungen unternimmt; eine allgemein menschliche Erfahrung kann das werden, was ich Ihnen jetzt sage. Nehmen Sie an, eine menschliche Seele blickt so auf nichts als auf das Blau des Himmels schauend: Dann tritt ein gewisser Moment ein, ein Moment, wo aufhört das Blau des Himmels, wo wir nicht mehr Blau sehen, nicht mehr etwas sehen, was wir in irgendeiner menschlichen Sprache mit Blau bezeichnen. Wenn wir aber uns auf unsere eigene Seele besinnen in dem Moment, wo das Blau aufhört für uns blau zu sein, dann werden wir in unserer Seele eine ganz bestimmte Stimmung bemerken: das Blau verschwindet gleichsam, eine Unend-

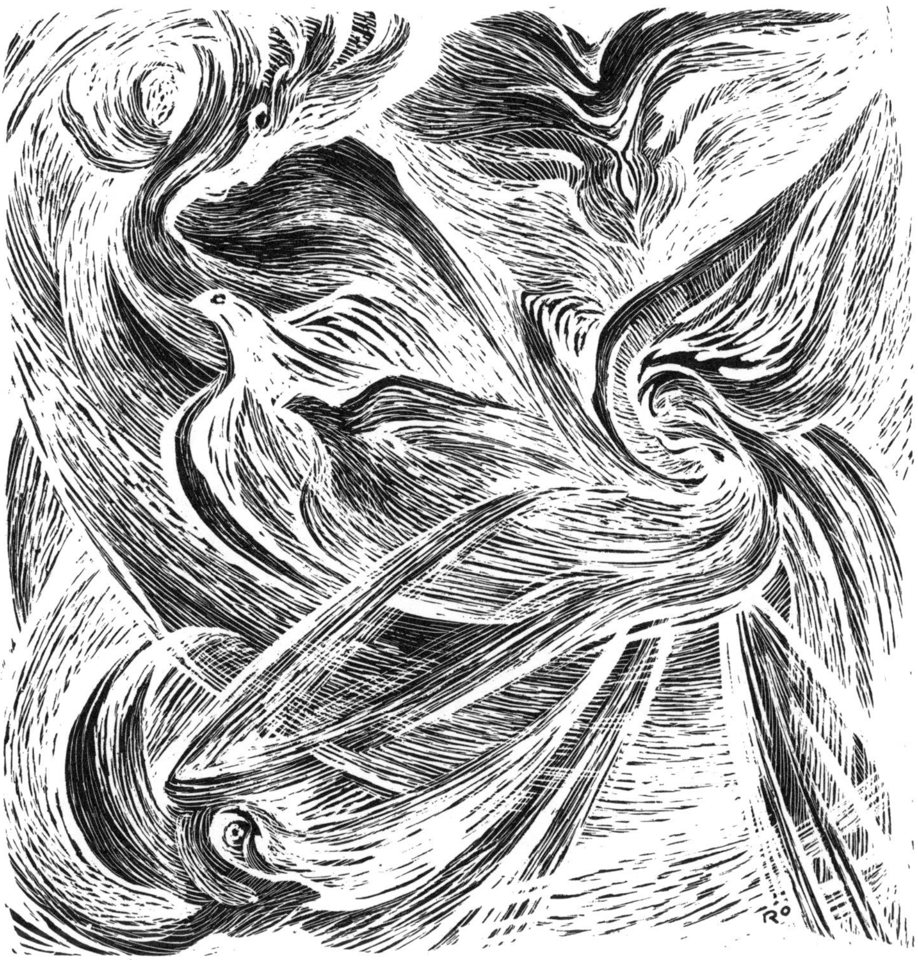

Luftgeister – Sylphen

lichkeit tut sich vor uns auf, und in diese Unendlichkeit hinein will eine ganz bestimmte Stimmung unserer Seele, ein ganz bestimmtes Gefühl, eine ganz bestimmte Empfindung unserer Seele sich ergiessen in die Leerheit, die da entsteht, wo vorher Blau war. Und wollen wir diese Seelenempfindung, wollen wir das, was da hinaus will in alle unendlichen Fernen, wollen wir das benennen, dann haben wir dafür ein Wort: fromm fühlt unsere Seele, fromm gegenüber einer Unendlichkeit, hingegeben fromm. . . Eine moralische Empfindung hat das Blau, das weithin sich dehnt, in unserer Seele hervorgerufen [3].»

Ebenso kann man sich dem spriessenden Grün der äusseren Natur gegenüber verhalten. Man kann es soweit treiben, dass das Grün als Grünes für uns verschwindet, wie früher das Blau als Blaues verschwunden ist.

«Dafür aber – ich bemerke ausdrücklich, ich erzähle Dinge, die jeder an sich erfahren kann, der die betreffenden Veranstaltungen macht –, dafür fühlt die Seele eigenartig. Sie fühlt: Jetzt verstehe ich das, was ich erlebe, wenn ich in mir vorstelle, wenn ich in mir denke, schaffe, wenn ein Gedanke in mir aufschiesst, wenn eine Vorstellung in mir erklingt! Das verstehe ich erst jetzt, das lehrt mich erst das Hervorspriessen des Grünen überall um mich herum. Ich fange an, das Innerste meiner Seele zu verstehen an der äusseren Natur, wenn sie als äusserer Natureindruck verschwunden ist und mir ein moralischer Eindruck dafür geblieben ist. Das Grün der Pflanzen sagt es mir, wie ich fühlen sollte in mir selbst, wenn meine Seele begnadet ist, Gedanken zu denken, Vorstellungen zu hegen [3].»

Eine weitere Übung, die man sich vornehmen kann, ist die Betrachtung weiter Flächen frisch gefallenen Schnees. Sie ergibt – bei genügend langer Fortsetzung – das Erlebnis der Erscheinung des *Stoffes in der Welt.* Materie wird. Man bekommt Verständnis für das, was die Welt als Stoff erfüllt.

Übt man sich, den Zweiklang Grundton–Oktave so lange zu hören, bis der sinnliche Eindruck sich auslöscht, in einen moralischen sich verwandelt (wie vorher bei Himmelsbläue und Schneeweisse), so fangen wir an, «ein geistiges Verständnis zu empfangen für das, was wir erleben, wenn in uns ein Wunsch lebt, der uns zu irgend etwas hinführen will, und dann unsere Vernunft auf diesen Wunsch wirkt. Das Zusammenklingen von Wunsch und Vernunft, von Gedanke und Begierde, wie sie in der menschlichen Seele leben, dies empfindet sie an einem Ton und seiner Oktave [3].»

Wenn wir auf diese Weise die ganze Welt, die wir durch unsere Sinne ergreifen, und an der unser gewöhnlicher Verstand sich betätigt, in moralische Erlebnisse verwandeln, dann steht ein tieferes Wesen in uns der Aussenwelt gegenüber.

«Da ist gleichsam hinweggezogen der äussere Schleier der Natur, und wir kommen in eine Welt, die hinter diesem äusseren Schleier liegt.

Geradeso wie wir, wenn wir hinter den physischen Leib des Menschen blicken, in den Äther- oder Lebensleib gelangen, so kommen wir auf diese Weise in ein Gebiet, auf dem sich uns nach und nach mannigfaltige Wesenheiten enthüllen, jene Wesenheiten, welche hinter dem mineralischen Reich, hinter dem pflanzlichen und tierischen Reich wesen und kraften. Die ätherische Welt geht uns nach und nach differenziert in ihren Einzelheiten auf. Man hat in der okkulten Wissenschaft immer das, was auf die geschilderte Weise dem Menschen nach und nach aufgeht, die *elementarische Welt* genannt, und diejenigen geistigen Wesenheiten, zu denen wir kommen, wenn der Weg beschritten wird, von dem wir gesprochen haben, diese geistigen Wesenheiten sind die *elementarischen Geister,* die hinter allem Physisch-Sinnlichen verborgen liegen.

Ich sagte schon, während der ätherische Leib des Menschen ein Einheitliches ist, ist das, was wir als die ätherische Welt der ganzen Natur wahrnehmen, eine Vielheit, eine Mannigfaltigkeit. Wie können wir denn, da das etwas ganz Neues ist, was wir da wahrnehmen, uns in die Möglichkeit versetzen, etwas zu beschreiben

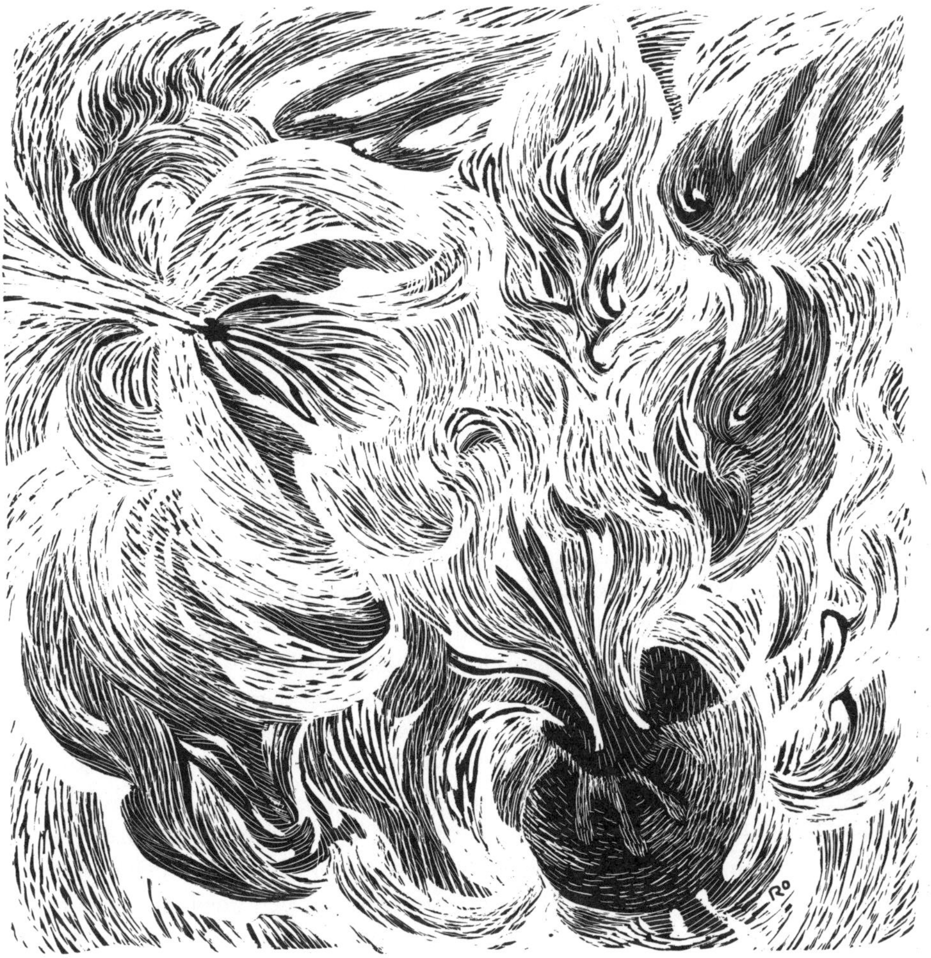

Feuergeister – Salamander

von dem, was da hinter der äusseren Natur allmählich auf uns eindringt? Nun, wir können es, wenn wir vergleichsweise an das anknüpfen, was bekannt ist. Wir finden in der ganzen Mannigfaltigkeit, die da hinter der physischen Welt liegt, zunächst Wesenheiten, welche abgeschlossene Bilder geben für den okkulten Blick. Ja, ich muss schon an Bekanntes anknüpfen, um das zu charakterisieren, was wir da zunächst finden. Abgeschlossene Bilder, Wesenheiten von *bestimmter Begrenzung* nehmen wir wahr, von denen wir sagen können, dass sie sich ihrer Form oder Gestalt nach beschreiben lassen. Diese Wesenheiten sind die eine Klasse dessen, was wir zunächst finden hinter der physisch-sinnlichen Welt. Eine zweite Klasse von Wesenheiten, die wir da finden, können wir nur beschreiben, wenn wir absehen von dem, was sich in festen Formen zeigt, was feste Gestalten hat, wenn wir aussprechen das Wort Metamorphose, *Gestaltenwandlung.* Das ist das Zweite, was sich dem okkulten Blick darbietet. Wesen, die bestimmte Formen haben, gehören zur einen Klasse, Wesen, die eigentlich in jedem Augenblick ihre Gestalt wandeln, die, indem sie uns entgegentreten und wir glauben, sie zu fassen, schon wieder anders sind, so dass wir ihnen nur folgen können, wenn wir selber unsere Seele beweglich und empfänglich machen, gehören zu dieser zweiten Klasse.

Der okkulte Blick findet die erste Klasse von Wesenheiten, die eine ganz bestimmte Form haben, eigentlich nur dann, wenn er von solchen Voraussetzungen aus, wie sie Ihnen geschildert worden sind, in die Tiefen der Erde hineindringt. Ich habe Ihnen gesagt, man soll alles das, was in der Aussenwelt auf uns wirkt, zu moralischer Wirkung erheben, wie es geschildert worden ist. Wir haben als Beispiel angeführt, wie man zu moralischen Eindrücken erheben kann das Blau des Himmels, das Grün der Pflanzen, das Weiss des Schnees. Nehmen wir an, wir dringen in das Innere der Erde ein. Wenn wir uns zu Genossen, sagen wir, von Bergarbeitern machen, dann kommen wir, in das Innere der Erde dringend, allerdings in Gebiete, in denen wir nicht unser Auge zunächst so schulen können, dass es einen Blick in einen moralischen Eindruck verwandelt. Aber wir merken da in unserem Gefühl Wärme, differenzierte Wärmeunterschiede. Diese müssen wir erst empfinden, das muss der physische Eindruck, der physische Natureindruck sein, wenn wir in das Reich des Irdischen eintauchen. Wenn wir diese Wärmedifferenzen, diese Wärmeverschiebungen ins Auge fassen und das, was sonst auf unsere Sinne wirkt, indem wir da hinuntergehen, ausser acht lassen, dann bekommen wir gerade durch dieses Eindringen in das Innere der Erde, durch dieses Uns-verbunden-Fühlen mit dem Wirksamen des Inneren der Erde, ein bestimmtes Erlebnis: Wenn wir nämlich dann alles ausser acht lassen, was da Eindrücke macht, wenn wir uns bemühen, da unten nichts zu empfinden, auch nicht die Wärmedifferenzen, durch die wir uns nur vorbereitet haben, wenn wir uns bemühen, nichts zu hören und zu sehen, sondern den Eindruck nachwirken zu lassen so, dass das als ein Moralisches aus unserer Seele herauftaucht, dann ersteht vor unserem okkulten Blick diejenige Klasse von *schaffenden Naturwesenheiten,* die eigentlich in allem Irdischen, namentlich in allem Metallischen, für den Okkultisten real wirksam ist und die sich seiner Imagination, seiner imaginativen Erkenntnis in scharfumrissenen Gestalten der verschiedensten Art zum Ausdruck bringt. Derjenige, der mit einer okkulten Erziehung und zu gleicher Zeit mit einer gewissen Liebe zur Sache – die gehört ganz besonders dazu auf diesem Gebiete – sich zum Genossen von Bergleuten macht, der in Bergwerke eindringt und da unten vergessen kann alle äusseren Eindrücke, der fühlt aufgehen vor seiner Imagination die nächste Klasse sozusagen von Wesenheiten, die hinter allem Irdischen, allem Metallischen namentlich, schaffend und webend sind. Ich spreche heute noch nicht davon, wie Volksmärchen und Volkssagen sich dessen, was in solcher Weise real ist, bemächtigt haben, ich möchte Ihnen zuerst einmal gleichsam trocken die Tatsachen, die sich dem okkulten Blick darbieten, erzählen. Denn nach der Aufgabe, die mir gestellt ist, muss ich empirisch vorgehen, muss ich zunächst erzählen, was man da findet in den verschiedenen Naturreichen. So habe ich es verstanden, als das Thema mir gestellt worden ist.

Ebenso, wie man mit dem okkulten Blick so in seiner Imagination festbegrenzte Naturwesenheiten wahrnimmt, wie man auf diese Weise festgeformte Wesenheiten vor sich haben kann, für die man Grenzen sieht, die man aufzeichnen könnte, so ergibt sich eine andere Möglichkeit für den okkulten Blick, einen Eindruck zu haben von Wesenheiten, die unmittelbar hinter dem Schleier der Natur stehen. Wenn man, sagen wir, an einem Tag, wo die Witterungsverhältnisse sich jeden Augenblick ändern, wo beispielsweise Wolken sich bilden, aus den Wolken der Regen herunterfällt, wo vielleicht auch, von der Erdoberfläche ausgehend, wiederum Nebel sich aufwärts heben – wenn man an einem solchen Tag sich diesen Erscheinungen in derselben Weise hingibt, wie vorhin geschildert, so dass man einen moralischen Eindruck an die Stelle des physischen treten lässt, dann kann man wieder ein bestimmtes Erlebnis haben. Besonders geeignet ist es, wenn man sich dem eigentümlichen Spiel hingibt, sagen wir, einer in einem Wasserfall sich zerstäubenden, sich überschlagenden Wassermasse; wenn man sich hingibt den sich bildenden, sich auflösenden Nebeln und dem Wasserdunst, der die Luft erfüllt und rauchförmig nach oben geht, oder wenn man einen feinen Regen nach unten strömen sieht oder auch ein leises Rieseln durch die Luft gehen fühlt. Wenn man all dem gegenüber moralisch empfindet, so ergibt das die zweite Klasse von Wesenheiten, denen gegenüber wir anwenden möchten das Wort Metamorphose, Verwandlung. Diese zweite Gruppe von Wesenheiten könnten wir nicht zeichnen, so wenig wie man eigentlich den Blitz malen kann. Man kann eine bestimmte Gestalt, die nur einen Augenblick vorhanden ist, festhalten, im nächsten ist das alles schon verwandelt. Also solche *sich immer verwandelnde Wesenheiten,* deren Symbol wir für die Imagination höchstens finden können in den sich verwandelnden Wolkengebilden, sie erscheinen uns als die zweite Klasse von Wesenheiten.

Aber wir machen noch auf eine andere Weise als Okkultisten Bekanntschaft gerade mit diesen Wesenheiten. Wenn wir Pflanzen betrachten, wie sie zur Frühlingszeit aus der Erde herauskommen – wohlgemerkt, wenn sie die ersten grünen Sprossen heraustreiben, nicht später, wenn sie sich schon anschicken, Früchte zu tragen –, dann fühlt der okkulte Blick, dass dieselben Wesenheiten, die er entdeckt hat in den zerstäubenden und sich wiederum überschlagenden Wassermassen und in den sich sammelnden Nebeln, umspülen die Pflanzenknospen. So dass wir sagen können, dass, wenn wir hier aus der Erde die Pflanze heraussprossen sehen, wir sie überall umspült sehen von solchen sich metamorphosierenden Wesenheiten. Und der okkulte Blick fühlt dann, als wenn das, was da oben unsichtbar über der Pflanzenknospe webt und west, etwas zu tun hätte mit dem, was die Pflanze aus dem Boden herausstreben macht, herausholt aus dem Boden. Ja sehen Sie, meine lieben Freunde, die gewöhnliche physische Wissenschaft erkennt nur das Wachstum der Pflanzen, weiss nur, dass die Pflanze eine Triebkraft hat, die von unten nach oben spriesst. Der Okkultist aber erkennt: Bei der Blüte ist das anders. Nehmen wir an, da wäre ein junger Pflanzenspross. Der Okkultist erkennt um den jungen Pflanzenspross herum sich metamorphosierende Wesenheiten, die gleichsam entlassen sind aus der Umgebung und herunterdringen; die nicht bloss, wie es das physische Wachstumsprinzip tut, von unten nach oben gehen, sondern die von oben nach unten wirkend die Pflanzen herausholen aus dem Boden. So dass der okkulte Blick im Frühling, wenn die Erde sich mit Grün überdeckt, etwas fühlt wie aus dem Weltall herniedersteigende Naturkräfte, die herausholen das, was in dem Erdenboden ist, damit das Erdeninnere ansichtig werden kann des Himmels, der äusseren Umwelt. Ein immer Bewegliches ist über der Pflanze, und das ist das Charakteristische, dass der okkulte Blick sich eben eine Empfindung dafür aneignet, dass das, was da die Pflanze umwebt, dasselbe ist, was in dem verdunstenden und sich zu Regen ballenden Wasser auch vorhanden ist. Das ist die zweite Klasse von, sagen wir, Naturkräften und Naturwesenheiten[3].»

Mit Gnomen und Undinen, ihrer Wesensart, und wie sie erlebbar werden, befasste sich die bisherige Darstellung. Nun sollen zwei andere Arten, Kategorien von Naturgeistern besprochen werden. Die eine Art, also eine besondere Kategorie, ergibt sich für den okkult geschulten Blick dann, wenn man beobachtet das allmähliche Hinwelken und Absterben, sagen wir, der Pflanzenwelt im Spätsommer oder im Herbst, überhaupt das Absterben der natürlichen Wesenheiten. Schon wenn die Pflanzen beginnen, Früchte zu entwickeln in ihren Blüten, kann man dieses Entwickeln der Früchte so auf die Seele wirken lassen, wie wir es gestern geschildert haben. Und auf dieselbe Weise, wie das gestern geschildert worden ist, erhält man dann für seine Imagination den Eindruck von geistigen Wesenheiten, welche etwas zu tun haben mit dem Absterben, mit dem Hinwelken der natürlichen Wesenheiten. So wie wir gestern schildern konnten, dass die Pflanzen im Frühling gleichsam herausgezogen werden aus der Erde von gewissen Wesenheiten, die einer fortwährenden Metamorphose unterliegen, so können wir sagen: Wenn die Pflanzen zum Beispiel sich allmählich heranentwickelt haben und wiederum die Notwendigkeit beginnt, dass sie welken, dann greifen andere Wesenheiten ein, Wesenheiten, von denen wir nicht einmal sagen können, dass sie ihre Gestalten fortwährend verwandeln, denn wir können eigentlich von ihnen nur sagen, dass sie keine rechte Gestalt haben. Blitzartig aufleuchtend, wie kleine Meteore aufleuchtend und wieder verschwindend, so erscheinen sie uns, wieder aufblitzend und wieder verschwindend, so dass sie eigentlich gar keine bestimmte Gestalt haben, sondern wie über unsere Erde hinhuschend, meteor- oder irrlichtartig aufleuchtend und verglimmend sind. Diese Wesenheiten hängen zunächst zusammen mit dem Heranreifen alles dessen, was in den Reichen der Natur vorhanden ist. Damit Wesenheiten in den Naturreichen reif werden können, sind diese Kräfte oder Wesenheiten vorhanden. Für den okkulten Blick sind diese Wesenhei-

Elementarwesen – Aquarell von Henni Geck, nach einer Pastellskizze von Rudolf Steiner. ▶

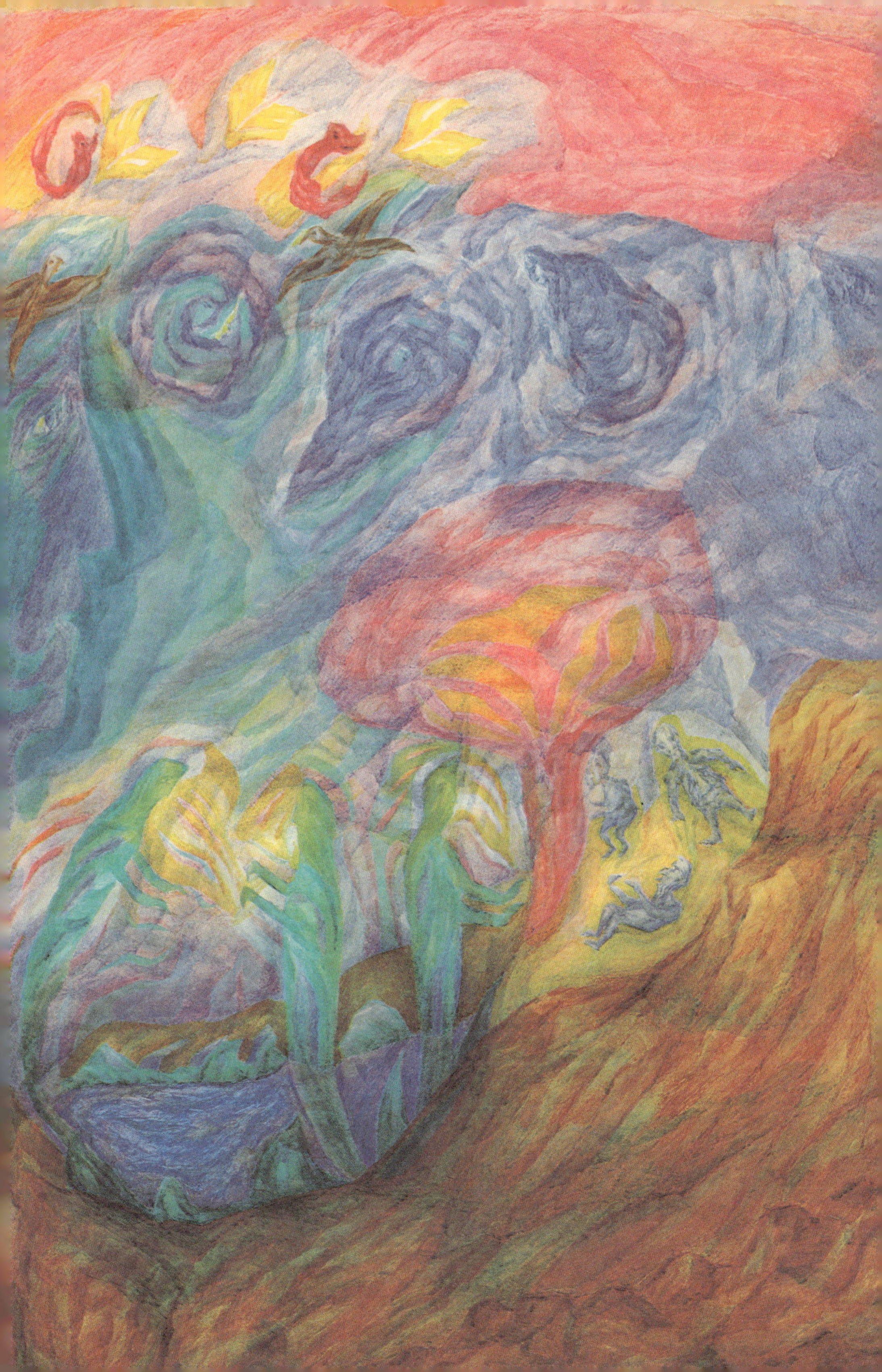

ten eigentlich nur dann wahrnehmbar, wenn er sich einzig und allein auf die Luft selber richtet, und zwar auf eine möglichst reine Luft. Wir haben die zweite Art von Naturwesenheiten gestern so schildern müssen, dass wir das versprühende oder sich wieder sammelnde Wasser auf uns wirken lassen, das in den Wolkengebilden oder sonstwie unserer Betrachtung sich darbietet. Möglichst wasserreine Luft, die vom Sonnenlicht und von der Sonnenwärme durchspielt wird, muss auf die Seele wirken, wenn man die Imagination von diesen meteorisch aufleuchtenden und wieder verglimmenden Wesenheiten erhalten will, welche gleichsam unsichtbar in der wasserreinen Luft leben und gierig einsaugen das Licht, von dem die Luft durchdrungen ist und das sie aufglänzen und aufleuchten lässt. Diese Wesenheiten sind es, die sich dann niedersenken zum Beispiel auf die Pflanzenwelt oder auch auf die tierische Welt und das Reifen besorgen.

Wir sehen schon aus der Art, wie wir zu diesen Wesenheiten kommen, dass sie in einer gewissen Beziehung stehen zu dem, was man im Okkultismus von altersher die Elemente nennt. Was wir gestern als die erste Art solcher Wesenheiten geschildert haben, findet man ja, wenn man in die Tiefen der Erde hinuntersteigt, wenn man in das Feste unseres Planeten eindringt; da ergeben sich für unsere Imagination Wesenheiten von einer bestimmten Form, so dass wir diese Wesenheiten auch nennen können die Naturgeister des Festen oder die Naturgeister der Erde. Die zweite Kategorie, die wir gestern schilderten, fanden wir im sich zusammenziehenden und auseinanderstiebenden Wasser; daher können wir diese geistigen Wesenheiten in Zusammenhang bringen mit dem, was der Okkultismus von altersher das flüssige oder Wasserelement nennt. Darinnen metamorphosieren sie sich, übernehmen gleichzeitig die Rolle, alles das, was wächst, was hervorspriesst, aus dem Erdboden herauszuziehen. Und mit dem Element der möglichst wasserfreien Luft stehen diejenigen Wesenheiten in Zusammenhang, von denen wir heute sprechen konnten. So dass wir reden können von Naturgeistern der Erde, des Wassers und der Luft.

Noch eine vierte Kategorie von solchen geistigen Wesenheiten können wir ins Auge fassen. Der okkulte Blick kann sich bekannt machen mit dieser vierten Kategorie, wenn er wartet, bis eine Blüte es zur Frucht und zum Keim gebracht hat, und dann beobachtet, wie der Keim allmählich heranwächst zu einer neuen Pflanze. Nur bei dieser Gelegenheit kann man leicht – sonst ist es schwierig – die vierte Art dieser Wesenheiten beobachten, denn die vierte Art, das sind die Bewahrer aller Keime, aller Samen innerhalb unserer Naturreiche. Sie tragen als die Hüter den Samen von einer Generation von Pflanzen oder auch anderen Naturwesen hinüber zu der nächsten Generation. Und beobachten können wir, dass diese Wesenheiten, welche die Bewahrer der Samen oder der Keime sind und es dadurch möglich machen, dass immer wieder dieselben Wesen auf unserer Erde auftauchen, dass diese Wesenheiten zusammenleben mit der Wärme unseres Planeten, mit dem, was man von altersher genannt hat das Element des Feuers oder das Element der Wärme. Deshalb sind auch die Samenkräfte verbunden mit einem bestimmten Wärmegrad, mit einer bestimmten Temperatur. Und wenn der okkulte Blick ganz genau beobachtet, dann findet er eben, dass die nötige Umwandlung der Wärme der Umgebung in eine solche Wärme, wie sie der Same oder der Keim braucht, um heranzureifen, dass diese Umwandlung der leblosen Wärme in die lebendige Wärme besorgt wird von solchen Wesenheiten. Daher kann man diese Wesenheiten auch als die Naturgeister der Wärme oder des Feuers bezeichnen. So dass wir nun zunächst – das Genauere werden wir schon in den nächsten Vorträgen hören – vier Kategorien von Naturgeistern kennengelernt haben, welche eine gewisse Beziehung haben zu dem, was man die Elemente Erde, Wasser, Luft und Feuer nennt, gleichsam als ob diese geistigen Wesenheiten ihren Bezirk, ihr Territorium hätten in diesen Elementen, wie der Mensch selber seinen Bezirk, sein Territorium auf dem ganzen Planeten hat. Wie er da heimisch ist gegenüber dem Weltenall, so haben diese Wesenheiten ihr Territorium je in einem der genannten Elemente.

Wir haben schon gestern darauf aufmerksam gemacht, dass diese verschiedenen Wesenheiten für unsere gesamte Erde mit ihren Naturreichen, also für unsere irdische, physische Welt, dasjenige bedeuten, was für den einzelnen Menschen der ätherische Körper oder Lebenskörper oder Lebensleib bedeutet. Nur, haben wir gesagt, ist dieser Lebensleib eine Einheit, während der Ätherkörper der Erde aus vielen, vielen solchen Naturgeistern besteht, die noch dazu in vier Kategorien zerfallen. In dem lebendigen Zusammenwirken dieser Naturgeister besteht der ätherische oder Lebensleib der Erde. Der ist also keine Einheit, sondern der ist eine Vielheit, eine Mannigfaltigkeit[4].»

III. ELEMENTARWESEN – BILDEKRÄFTE-ARTEN – ELEMENTE

Eine wichtige und unbedingt notwendige Aufgabe, die nun an uns herantritt, ist die, das Verhältnis der Elementarwesen zu den ihnen zugeordneten Bildekräftegebieten begrifflich zu erfassen. In welchen Beziehungen stehen zueinander: Gnome und Lebensäther, Undinen und chemischer Äther, Sylphen und Lichtäther, Salamander und Wärmeäther? Wie verhalten sich ferner dazu die Elemente jener Wesen: Das Feste, Flüssige, Luftige, Feurige? Manches wurde darüber – unter Zuhilfenahme des Vortragszyklus *Die geistigen Wesenheiten in den Himmelskörpern und Naturreichen*[3] (Helsinki 1912) bereits ausgeführt. Jetzt soll versucht werden, sich dem Problem noch von einer anderen, besonderen Seite zu nähern. Diese ergibt sich beim Studium des ersten grossen Vortragszyklus über *Geistige Hierarchien und ihre Widerspiegelung in der physischen Welt*[5], den Rudolf Steiner bereits 1909 in Düsseldorf gehalten hat. Ganz besonders der zweite Vortrag betrifft unser Thema. Er zeigt, wie der Weltwerdeprozess einen stufenweise fortschreitenden Materialisierungsprozess aus dem Geistigen herab ins Physische bedeutet. Was erst geistig war, muss sich in Stoffliches verwandeln, gleichsam in dieses «verzaubert» werden. Wenn es auf solche Art eine Zeit lang tätig gewesen ist, und die ihm dadurch möglich gewordene Entwicklung erfahren hat, kann sich das Geistige aus dem Materiellen wieder befreien, kann die Materie wieder vergeistigt («entzaubert») werden.

Ein Begriffspaar ist damit gewonnen (verzaubern-entzaubern), das behilflich sein kann, die Wandlung und Verwandlung von Elementar*wesen* in Elementar*kräfte* und Elementar*zustände* zu erfassen. Zur Verdeutlichung möge ein Bild dienen, das nicht dem spekulierenden Verstande, sondern der schaffenden Natur selbst entnommen ist, und zwar dem Leben der Ameisen, der Wanderameisen im speziellen (Aezitonini, Dorylini, Treiberameisen der neuweltlichen Tropen). Das sind Ameisenarten, deren Lebensweise, soweit sie bisher erforscht ist, ausserordentlich interessante Tatsachen aufweist. Sie leben nicht, wie alle anderen Ameisen, in festen Bauten (Nestern), sondern führen ein Nomadenleben als gefürchtete Raubinsekten, die alles angreifen, was ihnen irgend in den Weg kommt, so dass ihnen auch die grössten Tiere «respektvoll» ausweichen – soweit sie können. In der Verdauungsruhe befindliche Riesenschlangen bleiben zum Beispiel auf der Wanderstrasse der Insekten als Skelette zurück. Ein überfallenes Dorf, in kürzester Frist von allen Bewohnern verlassen, wird so gründlich «gesäubert», dass auch nicht das geringste Ungeziefer übrig bleibt; ebenso werden zufällig am Wege liegende Pflanzungen von allen Schädlingen befreit. Insofern sind diese Ameisen als gelegentlicher Besuch sogar nützlich und gerne gesehen.

Das Leben dieser Tiere läuft in zwei sich rhythmisch ablösenden Phasen ab. Während einer etwa 3 Wochen dauernden Ruhezeit leben sie wie normale Ameisen mit festem Wohnsitz; während dieser Zeit legt die befruchtete, flügellose Königin Eier; junge Larven schlüpfen aus diesen, Arbeiterinnen aus den Puppen. Wenn diese drei Wochen aber um sind, geht es für zwei Wochen auf Wanderschaft und Jagd. Während dieses Jagdzuges wird nachts Ruhe gehalten und «genestet», wo sich der Zug gerade befindet. Dabei tragen die Arbeiterinnen die Larven mit; die Königin hat mit Eierlegen aufgehört und ist dadurch beweglich geworden und in der Lage mitzuwandern.

Nun aber – und mit dieser Frage ist der Punkt erreicht, auf den es bei unserer ganzen Schilderung ankommt – aus was für Stoff bestehen die Nester dieser unstet dahinziehenden Ameisen? Nicht etwa aus dürren Nadeln oder Erde, wie wir dies von unseren Ameisen gewohnt sind, sondern aus den *Ameisen* selbst! Hat der Zug, der ja aus bis zu 100000 Einzeltieren besteht, einen geeigneten, natürlich geschützten Rastplatz gefunden, etwa einen hohlen Baum, ein überhängendes Felsstück, so klumpt sich die Schar zu einem Haufen zusammen, wobei sich die Einzeltiere in- und miteinander so verzangen und verklammern, dass Hohlräume und dazwischen Gänge entstehen, in denen die Königin sich aufhalten kann, Eier und Puppen ver-

Elementarwesen – Detail aus Aquarell von Henni Geck (Seite 25) ▶

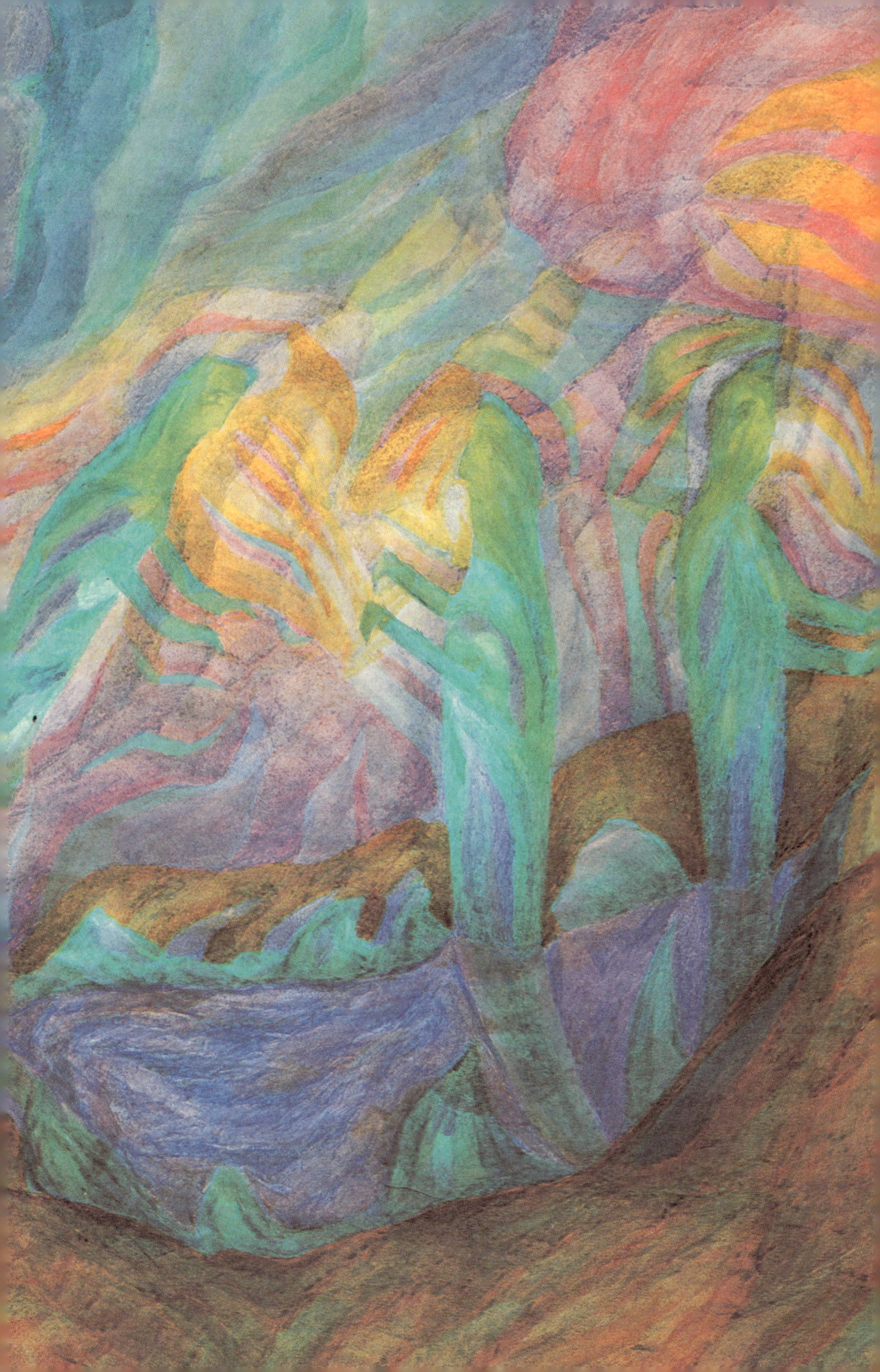

wahrt werden, die Arbeiterinnen der Brutpflege nachgehen können. Ist die Ruhezeit vorbei, so löst sich die Verklammerung, und der Bau mitsamt seinen Bewohnern wird wieder zum Heerzuge. Was vorübergehend zum Baustein «verzaubert» war, ist nun zum freien Einzeltier wieder entzaubert[6].

In ähnlicher Art werden kleine Wasserläufe, die sich in den Weg stellen, überwunden. Für unsere Augen sind es zwar bloss Rinnsale, für Ameisen aber beachtliche Ströme. Eine Schar Einzeltiere verzangt sich zur Kette, die sich ins Wasser treiben lässt, bis die Spitze von der Strömung zum andern Ufer getragen worden ist. Nun wird die Kette zur Brücke gespannt, und über diese vorübergehend «Brücke» gewordene Ameisenkette überquert die Hauptschar das Gewässer, worauf die Brücke, vom erreichten anderen Ufer her eingezogen, sich wieder in Einzelameisen auflöst und als Nachhut dem Zuge folgt. Auch hier «Verzauberung» des zum Werke werdenden Wesens mit darauffolgender «Entzauberung».

In einem vorwiegend christologischen Erörterungen gewidmeten Zyklus *Christus und die menschliche Seele*[7] (Norrköping 1914) wendet sich Rudolf Steiner höchst überraschend und doch tief motiviert ebenfalls einer solchen Frage zu, die für den Fortgang unserer Darstellung wichtig ist, nämlich in welchem Verhältnis Elementargeister, Bildekräfte, Elemente, Stoffzustände zueinander stehen. Im vierten Vortrag dieses Zyklus führt Rudolf Steiner aus: Derjenige, der mit hellsichtigem Blick die Pflanzen ansehe, der sehe aus den Pflanzen lebendige Geistes-Elemente aufsteigen. Das Licht taucht da in die Pflanzen unter und steigt wiederum auf als lebendiges Geistes-Element. Das Licht steigt in die Pflanzen hinein, um sich in ihnen zu verwandeln, um in ihnen wiedergeboren zu werden als lebendiges Geistes-Element. In die Tiere steigt der chemische Äther hinein, den der Mensch nicht wahrnehmen kann; er tönt geistig, wenn der Mensch ihn zu erleben vermag. Und die Tiere verwandeln diesen Äther in Wassergeister. Die Pflanzen verwandeln das Licht in Luftgeister, die Tiere verwandeln den Geist, der im chemischen Äther wirkt, in Wassergeister. Der Mensch aber verwandelt das, was im kosmischen Äther, im Lebensäther liegt, das, wodurch er überhaupt leben kann, das verwandelt er in Erdgeister.

Es gibt noch viele Darstellungen Rudolf Steiners der Elementarwesen, der elementarischen Welt, und des Verhältnisses der Elementarwesen zu den Ätherarten. Man findet eine weitgehend vollständige Zusammenstellung solcher Stellen in der Schrift von Ernst Hagemann *Vom Wesen des Lebendigen*[8], dessen sehr prägnanten Formulierungen man sich mit Vorteil bedienen wird. Sie sollen ebenfalls hier kurz erwähnt und nachdrücklich auf sie hingewiesen werden.

Alle irdischen Erscheinungsformen sind nach Hagemann das Ergebnis von «Verzauberungen» und «Entzauberungen» geistiger Wesenheiten, wie Rudolf Steiner diesen Prozess mehrfach bezeichnet hat[9]. Hagemann weist weiter hin auf Ausführungen Rudolf Steiners, in denen er die verschiedenen Äther- oder Bildekräfte-Arten in Verbindung bringt mit den vier entsprechenden Arten von Elementarwesen: «Die Gnomen tragen heran den Lebensäther an die Wurzel; jenen

Lebensäther, in dem sie selber leben, den tragen sie an die Wurzel heran. Weiter pflegen in der Pflanze die Undinen den chemischen Äther, die Sylphen den Lichtäther, die Feuergeister den Wärmeäther. Dann verbindet sich wiederum die Frucht des Wärmeäthers mit dem, was unten Leben ist[10].» Vorher, im selben Vortrag, bemerkt Rudolf Steiner: «Undinen tragen die Wirkung des chemischen Äthers in die Pflanzen hinein, Sylphen tragen die Wirkungen des Lichtäthers in die Pflanzen hinein, die Feuergeister tragen die Wirkungen des Wärmeäthers in die Blüten der Pflanzen hinein.» Hierbei ist zu beachten, führt Hagemann aus, dass die Elementarwesen auf diese Weise ihre geistige Eigensubstanz, ihren einseitig-spezifisch aus der betreffenden Ätherart gebildeten Ätherleib als «Wirkungen» zu den Organismen heruntertragen aus kosmischen Höhen. Wie später näher ausgeführt wird, verzaubern sich die Elementarwesen mit ihrem ganzen Wesen in die irdischen Formen aller Art. Sie opfern sich in ihr Werk hinein, bis sie daraus wieder entzaubert werden, sobald die so geschaffenen irdischen Formen aus irgendwelchen Gründen wieder aufgelöst werden und vergehen.

Damit ist der Begriff eingeführt, wie durch Verzauberung von Geistigem Materielles stufenweise entsteht und wieder zu Wesenhaftem entwird («entzaubert» wird). Im weiteren Gang der Ausführungen wird sich die Fruchtbarkeit dieses Begriffes erweisen.

IV. ELEMENTARWESENTÄTIGKEIT IM PFLANZENLEBEN

Zum Abschluss des ersten Kapitels werden Darstellungen Rudolf Steiners herangezogen, die der letzten Zeit seines Erdenwirkens entstammen. Sie sind der Vortragsreihe entnommen, die unter dem Titel: *Der Mensch als Zusammenklang des schaffenden, bildenden und gestaltenden Weltenwortes*[10] erschienen ist. Deren dritter Teil «Die Pflanzenwelt und die Natur-Elementargeister» ist für den Fortgang der Darstellungen dieses Bandes der «Heilpflanzenkunde» besonders wichtig.

Wer die Pflanzenwurzel mit dem geistigen Blick betrachtet, der kann verfolgen, wie sie überall von Wurzelgeistern tätig umwoben wird. Mit der geistigen Erkenntnis-Kraft der Imagination und Inspiration kann man in das Seelenhafte dieser Wurzelgeisterwelt hineinschauen. Sie vermittelt zwischen Wurzel- und Erdreich und fühlt sich hier am wohlsten. Die Gnomen sind in ihrer Geisthaftigkeit ganz *Sinn;* ein Sinn, der zugleich ganz Verstand ist, der das sinnenhaft Erlebte sofort versteht, von überall her nicht nur Eindrücke, sondern gleich Ideen empfängt. Insbesondere was die Pflanze im Lauf des Jahres an Licht und Wärme durch Blüten und Samen aus dem Kosmos aufgenommen hat und zur Wurzel hinleitet, fliesst den Gnomen zu, die dann vom Herbst an durch den Winter die Ideen des Weltenalls lichtvoll und bewusst durch Gestein und Erz tragen. Weltenverstand lebt dadurch lichtvoll im Erdinneren.

Infolgedessen fühlen die Gnomen ihr Denken dem mühsamen menschlichen Denken weit überlegen, es fordert ihren Spott heraus; und dass die Menschen gar so etwas wie Logik, Denklehre brauchen, lässt das Gnomenvolk ironisch werden bis zur Ungezogenheit – da sie freilich jedes Ding nur das Hingucken kostet, um es zu verstehen.

Was nun über diese Erd- und Wurzelgeister weiter zu sagen ist, mag manchen Leser zunächst befremden; doch handelt es sich hier um ein Wirken, das nicht moralisch beurteilt werden darf. Die Gnomen entwickeln nämlich der Erde gegenüber starke Antipathiekräfte. Dadurch gewinnen sie aber die Macht, das Pflanzenwachstum aus der Wurzel nach oben zu treiben, es senkrecht, entgegen den Erdanziehungskräften (der Gravitation), in die Höhe zu stossen, «so dass also eigentlich die Gnomen aus ihrer ureigenen Gestalt die Pflanze der Erde entreissen und nach oben wachsen machen [10]».

Diese Antipathie in bezug auf das Erdig-Feuchte drückt sich auch in dem Abscheu aus, den die Gnomen der darin lebenden Tierwelt, den Fröschen und Kröten gegenüber empfinden.

Die Gnomen leiten die Pflanzengestaltung in den Bereich der Undinen. Im Feucht-Luftigen der Blattregion werden diese tätig. Da webt und waltet der ganze Kosmos im Blattschaffen, und die Undinen träumen dieses Geschehen mit, ihr Traum ist zugleich ihre Gestalt. Rudolf Steiner schildert das so:

«Diese Undinenwesen sind anders ihrer inneren Natur nach als die Gnomen. Sie können sich nicht wie ein Sinnesorgan hinauswenden an das Weltenall. Sie können sich eigentlich nur hineinergeben in das Weben und Walten des ganzen Kosmos im luftig-feuchten Elemente, und dadurch sind sie nicht solche helle Geister wie die Gnomen. Sie träumen eigentlich fortwährend, diese Undinen, aber ihr Träumen ist zu gleicher Zeit ihre eigene Gestalt. Sie hassen nicht so stark die Erde wie die Gnomen, aber sie sind sensitiv gegen das Irdische. Sie leben im ätherischen Elemente des Wassers, durchschwimmen und durchschweben es. Und sie sind sehr sensitiv gegen alles, was Fisch ist, denn es droht ihnen die Fischgestalt, die sie auch zuweilen annehmen, aber gleich wieder verlassen, um in eine andere Metamorphose überzugehen. Sie träumen ihr eigenes Dasein. Und im Träumen ihres eigenen Daseins binden sie und lösen sie, binden sie und trennen sie die Stoffe der Luft, die sie auf geheimnisvolle Art in die Blätter hineinbringen und herantragen an dasjenige, was die Gnomen nach aufwärts gestossen haben. Die Gnomen stossen das Pflanzenwesen nach aufwärts. Es würde hier verdorren, wenn nicht die Undinenwesen von allen Seiten gewissermassen herankämen und nun in dieser traumhaften Bewusstheit, in der sie die Pflanzen umschwirren, sich erwiesen, man kann nicht anders sagen, als der Weltenchemiker. Die Undinen träumen das Verbinden und Lösen der Stoffe. Und dieser Traum, in dem die Pflanzen leben, in den die Pflanze hineinwächst, wenn sie nach aufwärts den Boden verlässt, dieser Undinentraum ist der Weltchemiker, der die geheimnisvolle Verbindung und Lösung der Stoffe, vom Blatte ausgehend, in der Pflanze bewirkt. So dass wir sagen können, die Undinen sind die Chemiker des Pflanzenlebens. Sie träumen von Chemie. Es ist in ihnen eine ungemein zarte Geistigkeit, eine Geistigkeit, die eigentlich ihr Element da hat, wo Wasser und Luft sich berühren. Die Undinen leben ganz im feuchten Elemente; aber ihr eigentliches inneres Wohlgefallen haben sie, wenn sie irgendwo an eine Oberfläche, wenn auch nur an die Oberfläche eines Tropfens oder sonst irgendeines Wässrigen kommen. Denn ihr ganzes Streben besteht darin, sich davor zu bewahren, ganz die Gestalt, die bleibende Gestalt der Fische zu bekommen. Sie wollen in der Metamorphose bleiben, in der ewigen, der immerwährenden Verwandelbarkeit. Aber in dieser Verwandelbarkeit, in der sie von Sternen und von der Sonne, vom Lichte und von der Wärme träumen, werden sie die Chemiker, die vom Blatte aus nun die Pflanze weiterbringen in ihrer Gestaltung, die Pflanze, die von der Gnomenkraft nach oben geschoben worden ist. Und so entwickelt denn die Pflanze das Blattwachstum, und das Geheimnisvolle enthüllt sich als Undinentraum, in den die Pflanze hineinwächst [10].»

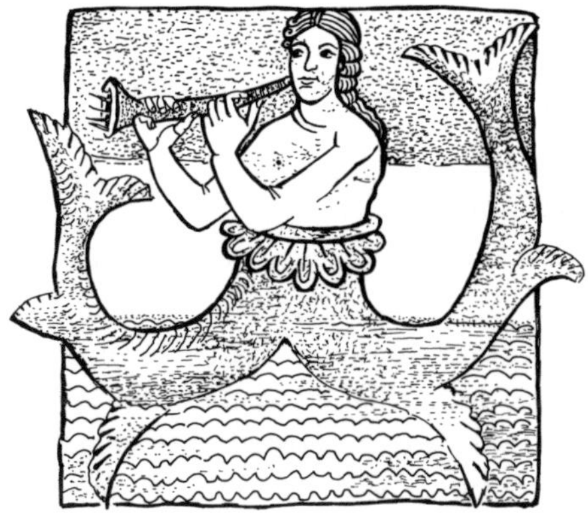

Undine mit Musikinstrument. Motiv aus dem Bildwerk der romanischen Langhausdecke von St. Martin, Zillis/Graubünden

Die Undinen haben im Menschenbewusstsein lange, bis an unser Jahrhundert heran, in Märchen, Sage, Legende, in Kunstwerken mannigfacher Art, Dichtungen, Liedern, musikalischen Kunstwerken gelebt – am intensivsten von allen Elementarwesen. Der Mensch empfand sie sich näher als Gnomen, Sylphen, Salamander. Die Flussnamen sprachen von ihnen: Von dem Nöck, dem männlichen Wassergeist (Nekker, Neckar), dem weiblichen: Frau Done (Donau). Man erlebte die Lau aus dem Blautopf tauchen. Auf Stadt- und Dorfbrunnen findet man sie dargestellt, etwa am Münsterbrunnen in Schwäbisch-Gmünd im Osten des Baues, der Wasser nach Ost, West, Nord, Süd spendet, zur Erinnerung an die vier Ströme des Paradieses. Auf der Brunnensäule erblickt man, nordwärts gewendet, den männlichen Wassergeist (Nöck), südwärts aber die Nixe; beide schuppig und fischschwänzig.

Südlich Chur, den jungen Rhein hinauf, liegt ein uraltes kleines Dorf, Valendas. Es wendet seine schönen altersgrauen Holzhäuser alle dem Dorfplatz zu, der zum grössten Teil vom zweiteiligen Holzbrunnen eingenommen wird. Die Brunnensäule speit in den grösseren, flacheren Teil der Brunnenschale kräftige Strahlen. Der kleinere anschliessende Teil ist mit einem Schindeldach auf Holzsäulen geschützt. – Dieser Brunnen übte jahrhundertelang eine Reihe wichtiger Funktionen aus. Er vereinigte in regelmässigen Zeitabschnitten das Dorf, denn das Trinkwasser für Mensch und Tier, für die Speisebereitung, die Reinigung floss aus seinen Rohren. Um den ganzen Brunnenrand liefen aussen Bänke, damit die Frauen darauf knien konnten, um, je nach Bedarf, im grossen oder im kleinen Becken die Wäsche zu waschen. Da erfuhr Eines vom Anderen von den Ereignissen und Nöten der Nachbarn, von dem, was in Nähe und Ferne sich zugetragen hatte. Auf der Säule stand aber die wunderschöne Undine, fischschwänzig, mit breitem Hut vor zuviel Sonne sich schützend – und da steht sie heute noch, damit der Mensch, der Wasser so tausendfältig braucht, auch des Wassergeistes gedenke, der mit dem glitzernden, rieselnden, klaren Element verbunden ist.

*

Der Schreiber dieser Zeilen hat noch Anfang dieses Jahrhunderts in Wien, als er eben lesen gelernt hatte, aus der Schulbücherei ein Buch zu lesen bekommen, das nur mit dem Wasservolke, seinen Eigentümlichkeiten, seinem Tun und Streben sich befasste. Man wurde ermahnt, auf Brücken nicht zu verweilen, weil einen sonst der Wassermann herabzöge. Die Erlösungssehnsucht die-

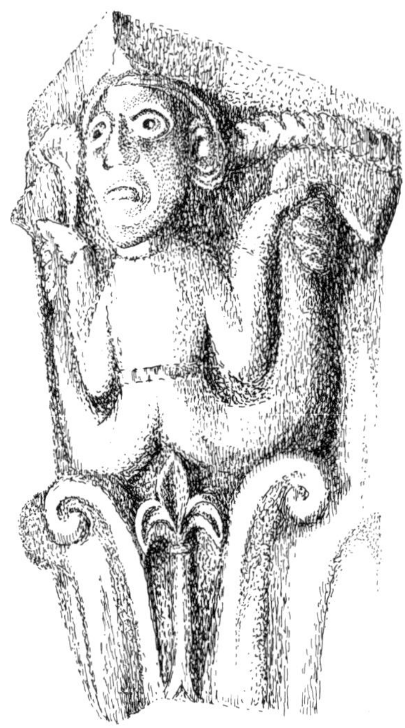

Undinenbild. Säulenplastik in der Kathedrale von Chur/Graubünden, am Eck der nördlichen Seitenkapelle vor dem Chor. Am Säulenfuss Öffnung, in die das bei der Taufe verbrauchte Wasser aus der Taufkapelle gegossen wurde, um in der Tiefe zu versickern. Nachdem es die höchste Aufgabe erfüllt hat, die Erdenwasser zuerteilt werden kann – die Erbsünde abzuwaschen –, zeigt sich das aufsteigende Wasserwesen.

ser Wassergeister wurde durch den Drang, in die Kirche zur Sonntagsmesse zu gelangen, deutlich gemacht – wo sie als Heidenvolk doch fehl am Orte seien. Doch könne man sie leicht erkennen: den Wassermännern tropfe nämlich ständig Wasser aus den Taschen des Sonntagsrockes.

Zu den Darstellungen der plastischen Kunst kommen poetische Hervorbringungen unserer bedeutendsten Dichter, und es ist auffällig, wie viele dieser Schöpfungen vertont worden sind. Da ist der Fischer von Goethe zu nennen, den Schubert komponierte; die Lorelei (Heine, Volksweise); die Oper Undine (de la Motte-Fouqué, Lortzing). Wenn man weiss, dass der chemische Äther, die dem Flüssigen (und damit den Undinen) zugeordnete Ätherart zum Klang-Äther wird, sobald sie im Luftbereich wirksam wird, so wird einem diese zur Offenbarung durch Musik neigende Wesensseite der Undinen verständlich. Neben einem Gewässer wandernd, kann man dann durch dessen Melodie und Klangwesen zur Empfindung kommen, wie Undinenscharen mit einem ziehen.

Man wird aber auch beim Anhören solcher musikalischer Kunstwerke wie der Hebriden-Ouverture (Mendelssohn) oder der symphonischen Dichtung «Die Moldau» von Smetana deutlich erleben können, wo in die musizierenden Elemente sich die Stimmen der Elementarwesen, der Undinen selbst, hineinmischen. Die Erlösungssehnsucht der Wassergeister kommt auch in der bekannten, von Löwe vertonten Ballade vom am Wasserfall zur Harfe singenden Nöck zum Ausdruck, der betrübt mit seinem Singen aufhört, als ihn die Knaben höhnen: er könne doch nie in den Himmel eingehen. Wer aber so schön zu singen vermag, ihm stehen die Tore der himmlischen Welt weit offen.

Es sei auch Richard Wagners Rheingoldmusik erwähnt, die aus dem tönenden Wassergewoge die Stimmen der das Gold hütenden Wasserwesen selbst hörbar entbindet.

Zum Abschluss sei auf einen oben schon erwähnten Ort hingewiesen, an den Menschen heute noch in Scharen pilgern; nicht um im Kunstwerk dem Abbild, sondern der leibhaftigen Undine zu begegnen. Es ist ein Ort, an dem die Natur selbst poetisch geworden zu sein scheint, dessen stillem Zauber sich niemand zu entziehen vermag, der ihn aufsucht. Es ist der Blautopf, ein Quelltopf in der Schwäbischen Alb bei Blaubeuren. Sein Dichter ist Mörike mit dem Märchen vom Stuttgarter Hutzelmännchen und der schönen Lau. Wer den Ort besucht, kann erleben, dass jenes Märchen dort «in der Luft liegt», im ganzen Umkreis lebt, aus dem der feinsinnige Dichter es buchstäblich «verdichtet» hat. Und nun speien den ganzen Tag hindurch Autobusse ihre Passagiere am Parkplatz an der Mauer des alten Klosters aus. Mit eiligen Schritten und lebhaftem Gespräch werden die paar hundert Meter durchmessen, die uns vom Eingang zu dem lieblichen Naturheiligtum trennen, das ein grüner Buchenhain an steiler Felswand zunächst noch verbirgt. Plötzlich hemmen sich die eiligen Schritte, das Geschwätz verstummt. Durch die schlanken Buchenstämme hindurch ist der ansehnliche Quellweiher sichtbar geworden. Er schimmert wie ein Juwel in unwahrscheinlichem sanftem und doch tiefen, etwas milchigen «Märchenblau» – es gibt keinen besseren Ausdruck dafür. Wie aus unergründlicher Tiefe quillt er auf, strömt so reichlich über, dass er gleich die alte Mühle treibt und als Fluss ins Freie tritt. Nun ist sein Wasser klar wie Kristall, nicht mehr blau. Und die Besucher? Sie sind an dem Geländer stehengeblieben, lehnen sich darüber und versinken in den Anblick. Sie scheinen mit offenen Augen zu träumen. Es steigt in ihnen ein Etwas auf, das wie ein Traum ist, den die Wassertiefe selbst träumt. Man fliesst mit diesem Traum zusammen, man erlebt die Undine.

Dann kehren die Träumer ins vollwache Tagesbewusstsein zurück. Langsam, besinnlich, verlassen sie den Ort, streifen das Ungewöhnliche ab, das ihnen begegnet ist. Die Verzauberung weicht. Aber was war es, das den Zauber bewirkte?

Es werden solche Orte wie der Quell bei Blaubeuren besuchte Stätten sein und bleiben – bis eine Zeit gekommen ist, in der die Naturgeistigkeit überall erlebt werden wird.

*

Wenn der Leser durch die Betrachtung des Pflanzenlebens sich den Weg zu den Elementarwesen nun weiter bahnen lässt, nachdem er durch den erdig-feuchten Wurzelprozess mit dem Gnomenwirken, durch den feucht-luftigen Blattprozess mit dem Undinenwirken bekannt geworden ist, wird er dem Sylphenschaffen entgegen geführt. Die Sylphen leben im Luftig-Warmen, Licht-Durchdrungenen. Sie gehören dem Lichtäther an. Das bewegungs-erregte Luftelement, insbesondere durch den Vogelflug, etwa einer Schwalbenschar, innerlich vibrierende Luftelement, ist für die Sylphen wie eine Weltenmusik, die sie in sich hineinlockt. Ebenso ist es mit dem, was durch den Möwenflug um ein fahrendes Schiff sich entfaltet. Der Anblick eines Vogels in der Luft ist darum für die Sylphe etwas, was sie wie aus tiefem Schlaf zur Ich-Empfindung erweckt. Sie findet ihr Ich selbstlos in der Vogelwelt, mit der sie tiefe Sympathie verbindet. Sie wird selbst Wunschsubstanz, selbstloser Liebeswunsch; wird zum Inspirator des Vogelliedes.

Aber Vogel darf sie nicht werden. Sie hat nämlich die Aufgabe, die Pflanze mit Licht zu durchsetzen. Dadurch kommt es zu einem Zusammenwirken zwischen Undinen und Sylphen, das grundlegend wichtig ist für den Pflanzenaufbau, und zu einem Zusammenweben von Sylphenlicht und Undinenchemie. Rudolf Steiner nennt dies «eine merkwürdige plastische Tätigkeit», die eine ideelle Pflanzengestalt schafft, ein urpflanzliches Gebilde, das im Herbst, wenn die Pflanze verwelkt, und ihre physische Erscheinungsform aufhört zu existieren, hinunterträufelt in den Gnomen-Wurzelbereich, von ihm in Empfang genommen wird und den Gnomen das Wissen schenkt von dem, was in der «oberen» Welt vor sich geht. Da wird die Erde zum Mutterschoss dessen, was sich da in sie hineinsenkt. Die Gnomen, die ja ganz Sinn und Verstand zugleich sind, begreifen dieses plastische Gebilde sogleich bis in den Kern.

Aber nicht nur das Ergebnis des Schaffens der Sylphen träufelt da hinab in die Gnomenregion, sondern zugleich das der Salamander. Deren Region ist das «Wärmeartig-Lichtartige». Die Salamander tragen die Wärme in die Blüte, wobei ihnen der Blütenstaub in seiner sulfurischen Beschaffenheit als Träger dient. Diese Feuersaat des Kosmos senkt sich in den Fruchtknoten, der den Samen aus sich hervorbringt. Dieser ist das wahre männliche Prinzip der Pflanze, das dann die Befruchtung dessen vollzieht, was der mütterliche Erdenschoss als ideelles Pflanzen-Urbild sich eingeprägt hatte. Doch mögen an dieser Stelle Rudolf Steiners Darstellungen selbst zu Worte kommen:

«Nicht der Fruchtknoten ist das Weibliche, und die Antheren des Staubfadens wären das Männliche! Da geschieht überhaupt in der Blüte keine Befruchtung, sondern da wird nur der männliche Same vorgebildet. Was als Befruchtung wirkt, das ist nun dasjenige, was von den Feuergeistern in der Blüte als der der Wärme des Weltenalls entnommene weltenmännliche Same ist, der zusammengebracht wird mit dem Weiblichen, das aus der Formung der Pflanze, wie ich Ihnen gesagt habe, schon früher als Ideelles hinuntergeträufelt ist in den Erdboden, da drinnen ruht. Für die Pflanzen ist die Erde Mutter, der Himmel Vater. Und alles das, was ausserhalb des Irdischen geschieht, ist für die Pflanze nicht Mutterschoss. Es ist ein kolossaler Irrtum, zu glauben, dass das mütterliche Prinzip der Pflanze im Fruchtknoten ist. Da ist gerade das mit Hilfe der Feuergeister aus dem Universum herausgeholte Männliche. Das Mütterliche wird aus dem Kambium der Pflanze, welches sich sowohl gegen die Rinde wie gegen das Holz hin verbreitet, hinuntergetragen als Idealgestalt in der Pflanze. Und dasjenige, was nun entsteht aus dem Zusammenwirken von Gnomenwirkung und Feuergeisterwirkung, das ist Befruchtung. Im Grunde genommen sind die Gnomen die geistigen Hebammen der Pflanzen-Fortpflanzung. Und die Befruchtung findet statt während des Winters drunten in der Erde, wenn der Samen in die Erde hineinkommt und auftrifft auf die Gestalten, die die Gnomen empfangen haben von den Sylphen- und Undinenwirkungen und hintragen, wo diese Gestalten auftreffen können auf den befruchtenden Samen.

Sie sehen: Dadurch, dass man das Geistige nicht kennt, dass man nicht weiss, wie mitweben und mitleben mit dem Pflanzenwachstum Gnomen, Undinen, Sylphen und Feuergeister – was früher Salamander genannt worden ist –, dadurch ist man sich sogar ganz unklar über den Vorgang der Befruchtung in der Pflanzenwelt. Da, ausserhalb der Erde geschieht eben gar keine Befruchtung, sondern die Erde ist Mutter der Pflanzenwelt, der Himmel ist Vater der Pflanzenwelt. Das ist im ganz wörtlichen Sinne der Fall. Und die Befruchtung der Pflanzen geschieht dadurch, dass die Gnomen von den Feuergeistern dasjenige entnehmen, was die Feuergeister in den Fruchtknoten hineingetragen haben auf dem kleinen Luftschiffchen des Antherenstaubes als konzentrierte kosmische Wärme. So sind die Feuergeister Wärmeträger.

Jetzt werden Sie natürlich leicht einsehen, wie eigentlich das ganze Pflanzenwachstum zustande kommt. Erst beleben unten mit Hilfe dessen, was ihnen von den Feuergeistern wird, die Gnomen die Pflanze und stossen sie nach aufwärts. Sie sind die Lebenspfleger. Sie tragen heran den Lebensäther an die Wurzel; jenen Lebensäther, in dem sie selber leben, den tragen sie an die Wurzel heran. Weiter pflegen in der Pflanze die Undinen den chemischen Äther, die Sylphen den Lichtäther, die Feuergeister den Wärmeäther. Dann verbindet sich wiederum die Frucht des Wärmeäthers mit dem, was unten Leben ist. Und so kann man die Pflanze nur verstehen, wenn man sie im Zusammenhange betrachtet mit alledem, was sie umschwirrt, umwebt und umlebt. Und sogar auf die richtige Interpretation des bei der Pflanze wichtigsten Vorganges kommt man erst dann, wenn man in diese Dinge eindringt, auf geistige Art eindringt[10].»

Wie die Sylphen ihr Selbst empfinden, wenn sie fliegenden Vögeln begegnen, so geht es den Feuergeistern gegenüber der Insektenwelt, besonders gegenüber den Schmetterlingen und Bienen. Die Aura, in der die fliegende Biene erlebt werden kann, ist eigentlich der sie begleitende Feuergeist. Er will sich ganz mit dem Insekt verbinden. Dieses Durchgiessen der Bienennatur mit Feuerkräften prägt ihre Leiblichkeit in besonderer Art, so dass sie mit den aromatischen Pflanzenblüten, vor allem der Lippenblütler, schier zusammenwächst im Moment des Blütenbesuches, wo Wärmepflanze und Wärmetier einander besonders innig finden. Aus dieser Wärmedurchdrungenheit gewinnt die Biene überhaupt die Kraft, solche wärmenahe Stoffe bilden zu können wie Honig, Wachs, und auch das heilsame Gift, dessen Einflössung durch einen Bienenstich jedermann von der Entzündungskraft sofort überzeugt, die diesem Stoff mitgegeben ist. Und die Gesamtheit dieser Wärmetiere, das Bienenvolk nämlich, behaust sich in der Wärmeburg des Bienenstockes, der ungefähr die menschliche Blutwärme festhält. Das Bienenvolk lebt auf, oder sein Leben dämpft sich ab, je nach dem Grade der Durchwärmung der Atmosphäre. Die feuerwesen-getragene Biene empfängt dadurch die Kraft, die Materie zu vergeistigen, die ihr zugehört. Dieses Durchgeistigte strahlt in den Weltenraum, fliesst zu einer wärmend-leuchtenden Hülle um die Erde zusammen, die für die Menschenseelen etwas ungemein Anziehendes hat, die sich der Erde nähern, um auf ihr wiedergeboren zu werden. So hat das feurige Element zu tun mit der Befruchtung der Erde, mit geistig-seelischem Menschentum, aber auch mit der Befruchtung der gnomen-empfangenen, undinen-sylphen-gewobenen Urbilder der Pflanzen. Rudolf Steiner nennt die Gnomen in diesem Zusammenhang direkt «die geistigen Hebammen der Pflanzen-Fortpflanzung» und den «Himmel den Vater, die Erde die Mutter der Pflanzenwelt». Das ist die wahre Befruchtung in der Pflanzenwelt; nicht schon das, was sich zwischen Staubfaden und Fruchtknoten in der Blüte abspielt und das man in Verkennung der kosmisch-irdischen «Zwienatur» der Pflanze in eine Linie gestellt hat mit der tierischen Fortpflanzung.

Die Grundkräfte der Seelenwelt sind Sympathie und Antipathie – so wie innerhalb der Naturkräfte Elektrizität, Magnetismus in Polaritäten auftreten, anziehend, abstossend. Gnomen leben starke Antipathiekräfte dar, sind sehr selbständig; ein Gnom kümmert sich um den andern wenig. Ähnlich, wenn auch in viel schwächerem Grade, verhalten sich die Undinen. Bei Sylphen und Feuergeistern liegt aber das Übergewicht auf Seite der Sympathiekräfte; es sind zusammenwirkende Wesen. Abbilder dieser Wesensnaturen sind die Grundeigenschaften der ihnen zugeordneten Elemente, des Festen, Flüssigen, Luftförmigen, Wärmehaften. Jeder feste Körper besteht für sich selbst, duldet keinen zweiten an seiner Stelle. Er hat auch die eigene Gestalt (Kristallform). Hingegen eignet allen Flüssigkeiten die gleiche, die Tropfengestalt. Individuelle Gestaltbildung ist aufgegeben. Auch lösen sich viele Flüssigkeiten ineinander, so dass im gleichen Raum die eine und die andere sein kann, z.B. Wasser und Alkohol – nicht aber Wasser und Quecksilber, Öl und dergleichen. Es sind aber alle Gase ineinander löslich und sie bejahen keine Gestaltbildung mehr, dehnen sich in die Sphäre aus, drücken sie begrenzende Wände fort – was im Phänomen das Gasdruckes zur Erscheinung kommt.

Die Wärme schliesslich verbindet sich mit allem, ergiesst sich in Sympathie, in alles stofflich Seiende, zerschmilzt, verdampft das Flüssige, flutet lichtgleich als strahlende Wärme in den Umkreis. «Feuer ist obenan.»

Wie wunderbar hat Goethe die Eigenart der Elementarwesen verstanden, wenn er Faust in der Studierzimmer-Szene «den Spruch der Viere» sprechen lässt:

Salamander soll glühen,
Undene sich winden,
Sylphe verschwinden,
Kobold sich mühen.

Wer sie nicht kennte,
Die Elemente,
Ihre Kraft
Und Eigenschaft,
Wäre kein Meister
Über die Geister.

Verschwind in Flammen,
Salamander!
Rauschend fliesse zusammen,
Undene!
Leucht' in Meteorenschöne,
Sylphe!
Bring' häusliche Hilfe,
Incubus! Incubus![11]
Tritt hervor und mache den Schluss!

KAPITEL II

DIE MISTEL-GEWÄCHSE – VISCACEAE

Das vorangehende erste Kapitel hat den Leser mit Wegen vertraut gemacht, die zum Erleben der Elementarwesen führen können. Dadurch ist des Lesers Freiheit gewahrt; denn er kann sich jederzeit zur Prüfung des über diese Wesen Mitgeteilten anschicken. Und wenn er fürs erste nichts anderes erreichte, als diese Wesen und ihr Tun denken zu können, also sich zureichende Begriffe von ihnen bilden zu können, so wäre das schon viel. Das würde ihn die weiteren Schritte sicher gehen lassen. Es ist damit wie etwa mit dem Studium einer Wissenschaft an einer Universität, wo zum Beispiel der Student der Botanik einen Überblick über die ganze Pflanzenwelt erfährt, von der an diesem Studienort doch nur ein sehr kleiner Teil ihm unmittelbar zugänglich ist. Trotzdem kann er sich kraft des hier Begriffenen zutreffende Vorstellungen über die Pflanzenwelt eines anderen Erdteiles bilden; der Europäer z.B. über dic Proteaceen Südafrikas und Australiens; obwohl nicht eine einzige davon an seinem Studienort heimisch ist.

Hat man nun das Ziel, eine Anschauung davon zu bekommen, wie die Elementargeister in der Pflanzenwelt tätig sind, ist es sinnvoll, sich so in diese einzuleben, dass man dabei von den Mistelgewächsen ausgeht. Und so war ja auch der Ausgangspunkt dieses Buches die im Vorwort zitierte Tagebuch-Notiz[1] Rudolf Steiners über diese Pflanze. Sie zeigt die *weisse Mistel, Viscum album (Bild),* in einem neuen Lichte. Es sei versucht, dies zu skizzieren.

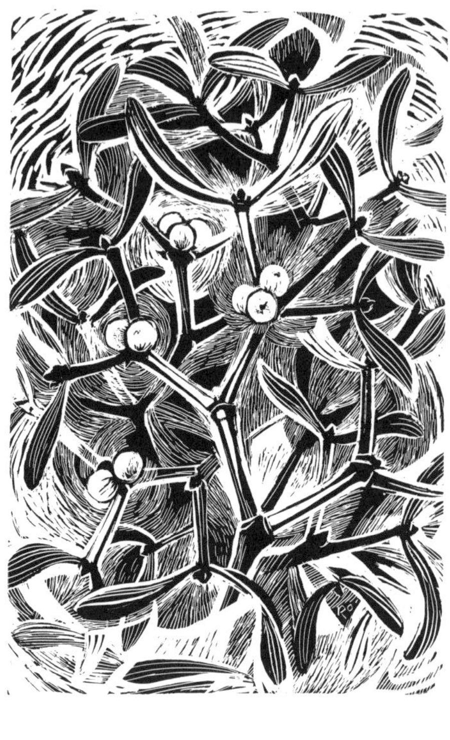

Der Mistelsaft, so ist in dieser Tagebuchnotiz vermerkt, dringt zum Wurzelwesen so, dass er die Gnomen vertreibt. Die Mistel meidet überhaupt die Gnomen. Dadurch kann sie gar nicht im Erdboden, dem Wirkungsbereich der Gnomen, Wurzel fassen, muss dies ihren Wirtsbäumen überlassen, in die sie dann ihre Senker treibt, aber nur an das Holz heran (*Bild:* auf Baumast aufsitzende Jungmistel mit Senker, Schnitt); – vor ihm machen diese Senker halt. Die Antipathiekräfte der Gnomen können darum auch nicht die Mistel senkrecht aus dem Boden nach oben stossen, wie sie dies bei normalen Pflanzen tun. Der Mistelbusch zeigt infolgedessen in seiner kugeligen Wachstumsform diese Beziehungslosigkeit zur Senkrechten und zur Erdenschwere. Seine Äste wachsen nach unten ebensogut wie nach rechts, links, allen Seiten und oben. Er kommt auch nur verzögert und nur an der Basis zur normalen Holzbildung. An Stelle der vertriebenen Gnomen sind aber die Undinen zur Stelle. Das macht die starke Schleimbildung möglich, die man eine Art verquollene Holzigkeit nennen könnte. Sie gipfelt in dem zähen Beerenschleim. – Mit den Undinen verbinden sich aber die Lichtwesen, die luftbeheimateten Sylphen – die beim normalen Pflanzenwachstum im Blattprozess sich ausleben – und es durchgrünt sich die Mistel bis in das Innerste, an das so zögernd sich bildende Holz und die Beeren und Samen[12].

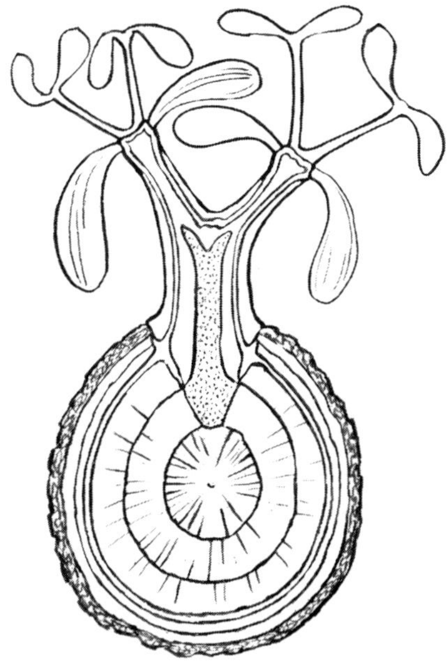

Aber der Mistelsaft vertreibt auch die Feuergeister. Infolgedessen bringt auch der heisseste und längste Sommer die grüne Frühjahrsbeere eigentlich nicht weiter; der Herbst kommt, der Frühwinter. Noch ist die Beere grünlichweiss, ohne rechtes Aroma, fade im Geschmack. Nun wird sie im Tiefwinter weiss. Da kommen auf ihren Zügen Misteldrossel und Seidenschwanz, nehmen die Beeren in die hohe Wärme ihrer Verdauungsorganisation auf und entlassen, von der Hülle befreit, die ihnen unverdaulichen Samen. Derart besorgen sie die Aussaat, indem sie die klebrigen Samen auf neuen Ästen, neuen Bäumen absetzen. So trägt der Vogel, der Sylphenfreund, dazu bei, dass im flüssigen Mistelsaft das Undinenwesen den Luft- und Lichtgeistern begegnet.

Wird ein Mistelsame nicht von einem Vogel an einem Baumast angeklebt, sondern landet er am Boden, so ist er dem Untergang geweiht, da er unfähig ist, auf der festen, mineralischen Erde Fuss zu fassen. Während die Erdenschwere die feuerwesengereifte Frucht normaler Pflanzen und daraus den Samen gern in ihren Erdenschoss aufnimmt, der von ihm befruchtet wird, und während die Erdgeister gerne zu den «Hebammen» dieser Befruchtung werden, verderben die Mistelsamen, die zur Erde fallen. Sie sind zu gnomenfeindlich. Die Mistel ist eben kein rechtes Erdengeschöpf.

Man muss in eine sehr ferne Weltvergangenheit zurückgehen, um auf Daseinsformen zu stossen, denen die Mistel entstammt. Es ist dies eine vorige Verkörperung der Erde, der «alte Mond» (so genannt, weil der heutige Mond als die – bei Umgestaltung der damaligen in die heutigen Weltverhältnisse unbrauchbare – Schlacke ausgeschieden werden musste). Diese alte Mondenentwicklung trug nur drei Lebensreiche, nicht vier, wie die Erde; ein zwischen Mineral und Pflanze stehendes Grundreich von zäh-flüssiger Konsistenz mit holz- oder hornartigen Verdichtungen, ähnlich wie unser Erdboden Felsiges und Mineralien enthält. Dieses Grundreich war bedeckt und durchdrungen von Weicherem, Beweglicherem, das wie ein zähes Meer sich über dieses zog, als ein Naturreich von Pflanzentieren. Überhaupt war der ganze alte Mond von flüssiger Beschaffenheit[13].

Noch ältere Schöpfungsstufen, die «alte Sonne», ein Luft-Wärme-Gebilde und der «alte Saturn», eine Wärmeschöpfung, waren dem Verstofflichungsgrad des Flüssigen vorhergegangen. Ausserdem trug der «alte Mond» noch Luftartiges und Wärmehaftes als Reminiszenzen an die zwei vorangegangenen Weltentwicklungszustände in sich. (Zu betonen ist, dass alle diese einstigen Elemente und Zustände von den vergleichbaren irdischen dadurch grundlegend verschieden waren, dass sie durch und durch *belebt* waren. Totes gab es nicht auf dem alten Mond. Erst das Erdengeschehen kennt den Tod und die tote Substanz.)

Die Mistel hat das Mondenhafte einer früheren Daseinsform in Grundzügen festgehalten. Sie ist «Tierpflanze des alten Mondes» unter Erdenverhältnissen. Darum kann sie nicht in der mineralisch festen, toten Erde wurzeln, sondern bedarf der Wirtsbäume als eines lebendigen Wachstumsbodens. Mit den Erdgnomen will sie nichts zu tun haben. Sie bringt auch nur sehr verzögert und nur an der Basis, der «Wurzel der Mistel», richtiges Holz zustande. Ihre ganze Gestalt wirkt primitiv, wie auf der Stufe der Keimpflanze stehengeblieben. Die eine rechte Erdenpflanze weiter fortentwickelnden, ihre volle Gestalt herausplastizierenden Kräfte gehen an ihr vorbei. Aber was sich bei der «normalen Erdenpflanze» als Ergrünungsprozess in das Blatt zieht, dort hinein in die Assimilationsorgane abgliedert, durchdringt die *ganze* Mistel; man findet Blattgrün bis in den innersten Kern, in Stamm, Stengel, Beere, Samen. (Die Mistel hat eben «Verwandtschaft zu den Undinen, den Wassergeistern – ihr Saft wirkt als licht-sylphendurchdrungenes Element».) Die irdischen Jahreszeiten mit ihrem Winter und Sommer, Ergrünen und Verwelken, scheint sie nicht zu «verstehen». Sie «grünelt» so durch das Jahr. Der Sommer vermag die Beeren nicht zu reifen (da die Feuergeister vertrieben werden), sondern erst der Winter unter Mithilfe der die Mistelbeeren verzehrenden Vögel, vor allem der Misteldrossel und dem Seidenschwanz, durch welche die Sylphen, die Licht- und Luftgeister, jene Beziehung zu den Undinen, den Wassergeistern finden, die in der schon mehrfach zitierten Tagebuch-Notiz Rudolf Steiners angeführt ist[1].

*

Das Wissen von der Erdfremdheit der Mistel als der Pflanze einer längst vergangenen Vorwelt («alter Mond») kommt im Baldur-Mythos besonders schön zum Ausdruck. Der lichte Gott Baldur soll gegen drohendes Geschick gesichert werden; alle Erdengeschöpfe werden in Eid genommen, ihm niemals zu schaden. Anschliessend erproben die Götter im Spiel alle Waffen an dem Gefeiten. Jedoch Loki, der Listige, der Widergott, hat das Geschoss zur Hand, das er dem blinden Hödur reicht, ihn anreizend, es auf den Strahlenden zu schleudern. Hödur trifft – und tötet! Denn aus der Mistel ward der Speer gefertigt, und sie betraf der Eid nicht, denn sie war ja kein Erdengeschöpf.

Einiges von den Wirtsbäumen der Mistel

Durch ihre Wirtsbäume haben die verschiedenen Mistelarten allein die Möglichkeit, auf Erden da zu sein. Bäume sind eben mehr als mineralische, tote Erde. Sie ähneln den einstigen Wachstumsgründen der Mistel auf dem alten Monde. Was Kieseliges, Kalkiges, Toniges, Schieferiges für Erdenpflanzen bedeuten, um darin Wurzeln schlagen zu können, das bedeuten Linden, Pappeln, Birken, Tannen, Kiefern, Apfelbaum, Eiche, Ulme usw. für unsere Weissmistel; der Olivenbaum für die rotbeerige Mistel; entsprechende andere Baumarten für asiatische, australische, neuseeländische Mistelarten, um darauf Fuss fassen zu können. Die betreffenden Beziehungen zwischen Mistelarten, ihren Wirtsbäumen und den dazugehörigen Vögeln, die die Beeren fressen und verbreiten, sind bisher noch wenig erforscht. Es gilt, prinzipiell gesagt, die Formen des Zusammenwirkens zu ergründen, die für die einzelnen Elementarwesen sowohl der verschiedenen Mistelarten als auch ihrer Wirtsbäume charakteristisch sind. Es muss ja tiefliegende Gründe haben, wenn die Spielart unserer Weissmistel, die auf der Tanne gern und reichlich wächst, die jener so nahestehende Fichte nicht zu besiedeln imstande ist; oder wenn die rotbeerige Mistel fast nur den Olivenbaum befällt.

Im grossen ganzen kann man sagen, dass weichholzige Gewächse leicht, hartholzige schwer und selten von Misteln befallen werden. Wo Gnomen sich verhärtend, verfestigend betätigen, halten sich die Misteln fern. Die undinen-durchwallten Flussläufe Mittel- und Nordfrankreichs tragen Misteln in Fülle auf den weichholzigen Pappeln, sehr selten jedoch auf den hartholzigen, botanisch als Kätzchen-Träger doch nahestehenden Erlen. Unter den im allgemeinen mistelfreundlichen Rosengewächsen ist der Apfelbaum ein Hauptmistelträger, der hartholzige Birnbaum nie. Auch Kirschbaum und Pflaumenbaum, beide von sehr hartem Holz, weisen die Mistel ab. Eichen, Weissbuchen, Ulmen haben äusserst selten Misteln zu Gast, Rotbuchen nie; wohl aber Linden und Birken.

Die sehr seltene Eichenmistel war den keltischen Druiden ein Gegenstand besonderer priesterlicher Verehrung. Man schnitt sie mit goldener Sichel und achtete sorgfältig, dass sie nicht, fallend, die Erde berührte und fing sie mit leinenem Tuch auf. – Als nach der Entdeckung und Besiedlung Nordamerikas von dort heimische Sumpfeichen nach Europa gebracht wurden, zum Beispiel Quercus palustris, erwiesen sie sich bald als mistelzugänglich. Bei ihnen ist das Gnomenwirken, das in den europäischen Eichen so stark wird, durch die Wasserwesen geschwächt.

Aber nach einfacher Richtschnur vollzieht sich das Naturwirken nicht. So haben wir zwar unter den weichholzigen Nadelbäumen einen Mistelwirt erster Güte, die Weisstanne; während die Fichte merkwürdigerweise keine Mistel annimmt; wohl aber reichlich die Kiefer. Warum wohl die Tanne der Mistel zugänglich ist, nicht aber die gleich weichholzige Fichte?

Nun, der einfühlsame Blick zeigt die Fichte der Erdenschwere in hohem Masse hingegeben. Wie lässt sie ihre Äste sich hinabneigen, ihre Zapfen sinken! Dagegen lässt die Tanne das Schwere unter sich, strebt rasch zur Höhe, hebt die Äste, auf denen senkrecht die Zapfen stehen. Da fällt es dem Mistelsaft leicht, die Gnomen zu vertreiben. Anders steht es mit der Fichte, die sich den herabziehenden Tiefenkräften verschrieben hat. Auch die Art, wie die Nadeln um die Zweige kreisen – zwar bei beiden in drei Spiralen, und immer sieben Nadeln auf einen Umlauf – spricht eine jeweils andere Sprache. Die Tannennadeln biegen sich aus dem Spiralumlauf so nach abwärts (die oberen) oder aufwärts (die unteren), dass ein flächiges, blattähnliches Gesamtgebilde entsteht. Auch in diesem Punkte ist bei der Tanne die Erdmacht überwunden, das Gnomenwirken geschwächt. Die Mistel kann sich ausbreiten.

Ein Problem besteht noch. Wie begreift man, dass die Mistel, wenn auch nicht gerade *sehr* häufig, so doch immerhin nicht selten auf Ahornarten wächst, ausgesprochen hartholzigen Bäumen?

Versucht man, sich in die Bildekräftewelt zu versenken, die durch die einzelnen, bei uns wachsenden Ahornarten (die allein im Verbreitungsgebiet der Weissmistel als Wirtsbäume in Frage kommen, also Spitz-, Berg-, Feld-, französischer Ahorn) sich kundgibt, so wird man schon sehr eigenartig angesprochen. Und der Eindruck erweitert und verstärkt sich, wenn man die ganze Familie der Ahorn-Gewächse mit ihren 150 Arten ins Gesichtsfeld einschliesst. Der «Schriftzug» dieser Bildekräftewelt drückt Wesen und Charakter jener Pflanzengebilde schon in der unverwechselbaren Form der Ahorn-Blatthand aus. Das Rundende und das Fiedernde sind in ihr vereinigt – das Wässrige und das Luftige. Das Blatt der Seerose, Kapuzinerkresse, die aus durchfeuchtetem Frühjahrsboden spriessenden ersten Blätter des Gundermann, des milchsaftstrotzenden Schöllkrautes, die untersten Blätter am Spross so vieler Pflanzen, das Blatt der schatten- und feuchteliebenden Haselnuss – sie alle haben diesen rundlichen Habitus. Sich federnd, fiedernd formt sich das Licht-Luftige: das Eschenblatt, die würzigen Blätter vieler Doldenblütler der lichten Wiesen und besonders der Almen, Fenchel, Dill, Süssdolde, Bärwurz; der Erdrauch und noch viele andere. Das Ahornblatt hat von beiden Polen etwas in sich aufgenommen – ein Ausdruck des Wirkens der Wassergeister mit den Luft- und Lichtgeistern. Das ist ein Gefüge, das dem Mistelsaft entgegenkommt.

Mit der Entfaltung seiner Blüten kommt der Ahorn zu einer starken Nektarbildung. Das ständige Bienengesumme im Baum verrät sie. Die Drüsen im Fruchtknoten scheiden sie aus. Da überwindet dieser hartholzige Baum die Verfestigungsprozesse seiner Kohlehydratbildung und holt aus ihr den plastisch-flüssigen Zuckerbildungsprozess heraus. Noch auffallender zeigen diese Fähigkeit die Zuckerahorne Nordamerikas. Man legt um ihretwillen ganze Zucker-Ahornwälder an. Hier ist im grossen Stil vorgeführt, wie das Leben aus Holz Zucker macht.

In dieser «Lebenschemie» sind die Undinen tätig (siehe Kapitel I). Man sieht, die Hartholzigkeit des Ahorns ist nicht so zu bewerten wie etwa die von Eiche, Buche, Ulme. Sie ist stark wandlungsfähig und kann in eine Versüssung übergehen, die man jenen Bäumen nicht zutrauen wird. Die Gnomen lassen beim Ahorn mit sich reden und sind bereit, eins «zurückzustecken».

Und wie entwickelt sich der Fruchtknoten weiter? Zu den zwei bekannten Flügelnüsschen; und damit dem Luftreich, der Sylphensphäre entgegen. Würzende Feuerkräfte zieht diese Fruchtbildung keine herbei, der Mistelsaft hat keine Mühe, Feuerwesen zu vertreiben.

Man hat in England sämtliche Mistelvorkommen vor nicht langer Zeit registriert. (Nebenbei: 85% des untersuchten Areals waren mit Apfelbaum-Misteln bestanden; nur etwa ein Dutzend Eichen erwiesen sich als Mistelträger.) Dabei fiel auf, wie in der welligen Berglandschaft immer Mittellagen bevorzugt werden zwischen der windig-hellen Höhe und den schattig-feuchten Tiefen. Auch lieben die Misteln Standorte wie Waldränder, Lichtungen, meiden aber das Innere, den dichten Wald.

Das sind aber auch die Orte, die der Ahorn liebt. Feuchte Frische aus dem Grund, genug Wind und Helle um die Krone – das ist «seine» Landschaft. Erst nördlich der Alpen wird ihm wohl. Wälder bildet er nicht, zur Allee aufgereiht, gefällt er sich in der Landschaft.

Mit einem Wort: Ahorn und Mistel «verstehen sich» in der Sprache der Bildekräfte und ihrer Wesen.

DIE MISTEL-GEWÄCHSE IN DER MODERNEN BOTANIK

Die Mistelgewächse wurden bisher als eine Unterabteilung der Familie der Loranthaceen angesehen, welche man mit einer Reihe von Schmarotzern und Halbschmarotzern in der Ordnung der Sandelholzartigen, Santalales, zusammenfasste.

Alfred Usteri[14] zum Beispiel, an den sich der Verfasser dieser Heilpflanzenkunde durchgehend hält, sieht die Ordnung der Sandelholzartigen etwa so:

Ordnung	*Familien*
Santalales	Santalaceae Myzodendraceae Grubbiaceae Loranthaceae Olacaceae Gnetaceae Opiliaceae

Neuerdings hat man aber die Mistelarten *zum Range einer eigenen Familie erhoben*[15]. Trotz einer gewissen Übereinstimmung sind nämlich die zwei Familien der Loranthaceae und Viscaceae doch recht verschieden voneinander. Tatsächlich unterscheiden sie sich stärker als etwa innerhalb der gleichen Ordnung die Olacaceen von den Santalaceen. Es folgen die wichtigsten Unterschiede. Auffallende Ausnahmen stehen in Klammern.

Loranthaceae	*Viscaceae*
1. Kelch vorhanden; Blüten haben 2 Hüllen (Tupeia, männlich)	1. Kelch fehlt; Blüten haben 1 Hülle (Viscum?)
2. Der Embryosack ist vom Polygonum-Typ	2. Der Embryosack ist vom Allium-Typ
3. Viele Embryosäcke pro Blüte	3. 2 Embryosäcke pro Blüte
4. Der Zygot ist senkrecht gespalten	4. Der Zygot ist quergespalten
5. Die Staubkörner sind dreilappig (Oryctanthus, Tupeie, Ixocactus)	5. Das Staubkorn ist gerundet
6. Suspensor sehr lang	6. Suspensor sehr kurz oder fehlend
7. Die Blüten sind sehr gross, schön gefärbt (Barathranthus, Struthanthus, Ixocactus, Tupeia, Phthirusa, Orythanthus, Loranthus)	7. Die Blüten sind sehr klein und nicht auffallend gefärbt
8. Zusammengesetztes Endosperm	8. Einfaches Endosperm
9. Endosperm enthält kein Blattgrün (Lysiana)	9. Endosperm enthält Blattgrün
10. Blüten 2geschlechtig, oder die Pflanze ist 2häusig	10. Pflanze ist 1- oder 2häusig, 2geschlechtige Blüten fehlen
11. 4 oder mehr Blumenblätter	11. 4 oder weniger Blumenblätter

12. Keine knotige Stengelstruktur	12. Knotige Stengelstruktur (Antidaphne, Eremolepis, Eubrachion, Lepidoceras)

Über generische Verwandtschaften innerhalb jeder der zwei Familien siehe Barlow[16] (1962), dessen behutsamer Versuch einer Gliederung folgt.

Viscaceae

Tribus Eremolepidae v. Tiegh.

Subtribus Eremolepidinae Engl.
(Eremolepis, Antidaphne, Eubrachion)

Subtribus Lepidocerathnae Engl.
(Lepidoceras)

Tribus Phoradendrae v. Tiegh.

Subtribus Ginalloinae
(Ginalloa)

Subtribus Korthalsellinae Engl.

Subtribus Phoradendrinae Engl.
(Korthalsella, Phoradendron, Dendrophthora)

Tribus Arceuthobieae v. Tiegh.
(Arceuthobium)

Tribus Visceae v. Tiegh.
(Viscum, Notothixos)

Loranthaceae

Tribus Elytrantheae Danser

Subtribus Gaiadendrinae Engl.

Subtribus Elytranthinae Engl.

Tribus Nuytsieae v. Tiegh.

Tribus Lorantheae Engl.

Subtribus Loranthinae Engl.

Subtribus Psittacanthinae Engl.

Das Kapitel II beschäftigt sich, wie vorstehend begründet, nur mit den Mistel-Gewächsen, Viscaceen, im strengen Sinne.

Die Mistel-Gewächse stellen eine Pflanzen-Familie dar, die über die ganze Erde verbreitet ist; in den Südkontinenten ebenso vertreten wie in den Tropen und den Nordkontinenten. Doch unterscheiden sich in sehr wesentlichen Punkten die «Südmisteln» und die «Tropenmisteln» von den Misteln der nördlichen Kontinente. Es fehlt ihnen nämlich das sich dem normalen Jahresablauf widersetzende Element, der Antirhythmus, der gerade das ist, was die Mistel zum Heilmittel, zum antikarzinomatösen Prinzip macht.

Die «Südmisteln», das heisst die der südlichen Halbkugel, blühen und fruchten nämlich zur gleichen Zeit wie die «Nordmisteln». «Gleichzeitig» bedeutet aber: die entgegengesetzte Jahreszeit. Dezember, Januar, Februar sind bei uns Wintermonate, auf den Südkontinenten aber Sommermonate. Australische, neuseeländische Mistelarten (etwa der Mistelgattung Korthalsella) blühen ebenso im November bis Januar wie unser Viscum album; das bedeutet aber für sie Sommer/Herbst. Wenn unsere Misteln durch den Winter gehen, werden die «Südmisteln» durch die dortige Sommerwärme gereift wie andere Pflanzen auch.

Die Tropenmisteln weichen gleichfalls von dem Typus der Nordmisteln grundsätzlich ab. Sie haben nicht nur ein diesen *entgegengesetztes* Darinnenstehen in den Vegetationsrhythmen, sondern sind aus ihnen *ganz herausgehoben.* Da gilt sowohl für die dortigen Mistelarten als auch für ihre Wirtsbäume ein ganz anderes Gleichgewicht der Bilde*kräfte,* ein ganz anderes Zusammenwirken der Bildekräfte-*Wesen* (Erd-, Wasser-, Luft-, Feuergeister). Auf keinen Fall gilt für sie der Kernsatz in Rudolf Steiners Tagebuch [1] vom Vertreiben der Gnomen und Feuergeister durch den Mistelsaft. Es wird also auch den «Süd- und Tropenmisteln» die therapeutische Wirksamkeit unserer «Nordmisteln» nicht zugeschrieben werden können.

Nun sind noch die Nordmisteln des Fernen Ostens und des Fernen Westens mit unserer Weissmistel zu vergleichen. (Die tropischen Misteln Asiens und Amerikas können aus den gleichen Gründen von der Betrachtung ausgeschlossen werden, wie bereits bei den «Südmisteln» angeführt.)

Auch die «Ostmisteln» weichen grundsätzlich von den unsrigen ab. Das zeigt sich schon in dem Verhältnis zu ihren Wirtspflanzen. Sie wachsen nämlich mit Vorliebe auf Eichen-, Buchen-, Kirschbaumarten, die Viscum album ja sehr wenig oder gar nicht «liegen». *Korthalsella japonica, Australische Mistel (Bild),* eine solche östliche Viscacee mit bloss hirsekorngrossen Beeren, die auf Geijera, einer Rutacee (einer sehr «sulfurischen» Pflanzenfamilie, wozu unsere Weinraute, der Diptam, ferner die Agrumen, Orange, Zitrone, zählen) wächst und keine Blätter hat, dafür aber die Stengel blattartig verbreitert ausbildet, hat jedenfalls hinter sich eine andere Bildekräftewelt stehen als unsere Weissmistel. Die Samen werden aus der Frucht geschleudert und sind klebrig, so dass sie günstigenfalls auf einem Baumast landen und dort keimen können. Vögel sind hier nicht vonnöten, und die Rutaceen sind offensichtlich von den Feuerwesen «geliebt», also für unsere Mistel «ungeniessbar». – Andere Viscaceen der gleichen Zone wachsen auf aromatischen Myrtaceen, in Neuseeland zum Beispiel auf der Manuca, dem «Tea-tree», so wegen der aromatischen Blätter genannt, die auch zur Teezubereitung verwendet werden.

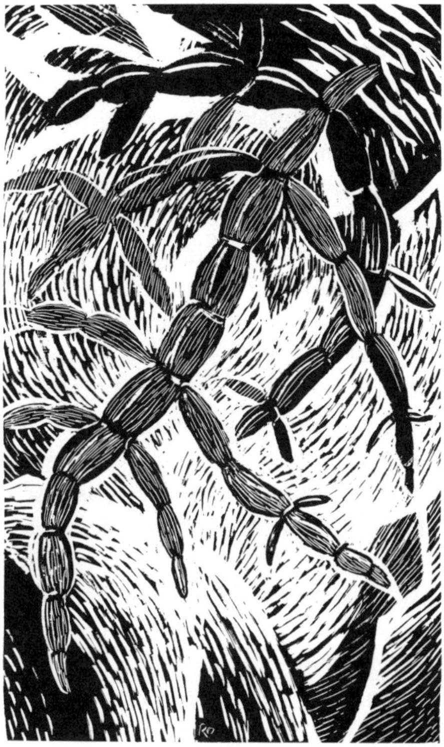

*

Botaniker haben die «anti-rhythmische» Natur unserer Weissmistel mit einer Abstammung von südlichen Vorfahren zu erklären versucht, indem Vögel die Beeren von den Antipoden bis zu uns verschleppt hätten, wobei die Pflanzen die südlichen Lebensrhythmen beibehalten hätten. Eine unmögliche Vorstellung, die niemand ernst nehmen kann. Denn dann hätten die Wirtsbäume und die beerenverbreitenden Vögel mitwandern müssen, sie müssten also auch dem Süden entstammen. Seltsam nur, dass nichts davon in der angeblichen Urheimat zurückgeblieben ist und auch keine Zwischenstationen nachweisbar sind. Es hätte also ein Auszug mit Sack und Pack sein müssen, über Meere und Gebirge. Und was wäre der Grund zu solch einer Wanderung ohnegleichen gewesen?

*

Über Nord-, Süd- und Tropenmisteln ist das für die Aufgabe dieses Buches Notwendige ausgeführt. Wie steht es aber mit Ost- und Westmisteln? Auch da fällt auf, dass in dem grossen Länderkomplex Eurasien die Ost- von den Westmisteln trotz der Länderbrücke so streng getrennt geblieben sind, im Gegensatz zu den Verhältnissen in Nordamerika.

Es ist ja auch die «Äthergeographie» des amerikanischen Doppel-Kontinents eine total andere als die Europa–Asiens. Dort die Kordilleren-Anden-Kette, die sich Nord-Süd von Polargebiet zu Polargebiet spannt; hier die west-östlich sich vom Atlantik bis an die Küste des Pazifik hinziehenden hohen Gebirge. Erstere bewirken ein fortwährendes Ineinanderkraften der kalten und warmen Zonen, von den Polen zu den Tropen; während in Europa die Gebirge parallel den Klimazonen ziehen, Nord und Süd trennen, die Eigenständigkeit der Landschaftsbildung unterstützen. Es kommt nicht zu einer Vermischung der Ätherbereiche.

Darum geht der Mistelprozess ganz andere Wege in Amerika als in Europa oder Asien. Viscum album und Viscum cruciatum bleiben in Europa, zwischen Mittelmeer und etwa dem 60. Breitengrad auf die gemässigte Zone beschränkt; höher hinauf gehen sie nicht, obwohl ihre Wirtsbäume dies tun. Wenn man damit amerikanische Mistelarten vergleicht, z.B. Phoradendron und Dendrophthora (siehe S. 47), so bietet sich ein völlig anderes Bild. Phoradendron breitet sich mit 277 bisher bekannten Arten *(Bild: Phoradendron flavescens)*, von denen 66 boreal, 211 tropisch sind, 2 sogar auf den Galapagos-Inseln heimisch geworden sind, von Kalifornien und den Rocky Mountains über Mexiko und Mittelamerika, die an die Karibische See grenzenden Länder sowie deren Inseln tief nach Südamerika aus[17]. Es gibt Arten, die nur auf Eichen wachsen (Ph. villosa), andere in nebelreichen Wäldern, Sumpflandschaften, im Hochgebirge und im Tropen-Urwald; Ph. californica auf Akazien in der Mohave-Wüste. Ph. suprasenulosus wächst in Guatemala auf Kaffeebäumen, Pfeffersträuchern, die ja eigentlich afrikanische und asiatische Pflanzen sind. Ph. kuntzi wächst auf Kakteen in Bolivien; Ph. dimidiatum in Surinam auf Citrus!

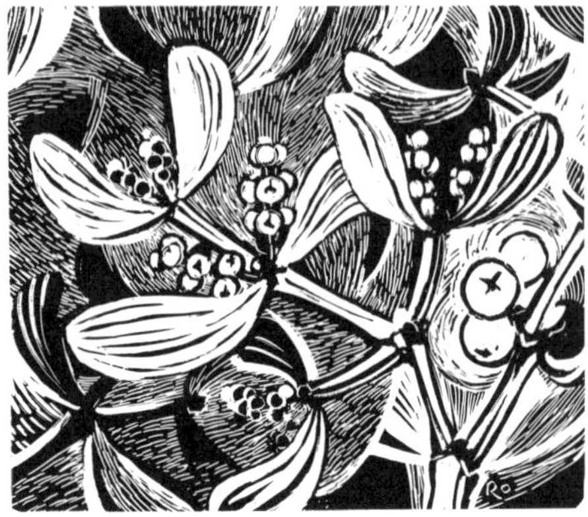

Es ist ein ganz anderer Pflanzencharakter, der uns in dieser verbreitetsten amerikanischen Viscaceae entgegentritt. Gegenüber unseren «aristokratisch» sich gebärdenden, auf streng angepasste Siedlungsräume sich begrenzenden Viscum-Arten ist Phoradendron «demokratisch» zu nennen; sich vielfältig, unter Bildung zahlreicher Unterarten, auf seine Umgebung einlassend. Felsen, Wüste, Sumpf, Gewässer; Norden, Äquatormitte, Süden; Höhe, Kälte, Tropenhitze sind als Siedlungsorte willkommen; und wie viele Baumarten werden zu Wirtsbäumen!, sogar solche von der anderen Seite der Erde, aus dem Fernen Osten hergeholt und von Menschen, nicht durch Naturgewalten angesiedelt; darunter so aromatische, wärmegeöffnete und wärmebedürftige Pflanzen wie Kaffee, Zitrone, Pfefferstrauch.

Das Sich-Einlassen auf das mannigfaltige Irdische, das dem Wärmehaften keineswegs feindliche spricht deutlich aus, dass in diesen Mistelarten Gnomen und Salamander *nicht* abgestossen werden, und so gibt es gegen 2 europäische Mistelarten ungefähr 300 amerikanische Phoradendronarten. Die Notiz Rudolf Steiners von dem Zusammenwirken von Undine und Sylphe, unter Vertreibung von Erd- und Feuergeist, gilt nur für jene, nicht aber für diese.

*

Die Misteln des Fernen Ostens – wenig bekannt bisher – haben den Weg nach Europa nicht gefunden. Von denen der asiatischen Tropen braucht in den Zusammenhängen dieses Buches weiter nicht die Rede zu sein – warum, wurde bei den «Südmisteln» bereits ausgeführt. Aber auch die Misteln der gemässigten asiatischen Klimazonen zeigen in der Wahl ihrer Wirtsbäume, dass ihre Bildekräfte-Konstitution eine andere sein muss als die unserer einheimischen Misteln. Sie wachsen nämlich auf Eichen, Buchen, Kirschen. Unsere Weissmistel wächst sehr selten auf Eichen, nie auf Buchen oder Kirschen. Die verfestigenden Kräfte der Erdgeister, die in derlei hartholzigen Gewächsen am Werke sind, scheinen diesen asiatischen Misteln durchaus nicht so «zuwider» zu sein wie unserer Weissmistel.

DIE MISTEL ALS HEILPFLANZE

Seit einigen Jahrzehnten steht die Mistel, die als Heilpflanze lange keine besondere Rolle gespielt hatte, eigentlich von der neueren Medizin so gut wie vergessen war, im Brennpunkt eines weltweiten, ständig zunehmenden Interesses, seit sie Rudolf Steiner[18] als Basis zur Bereitung eines Heilmittels zur Bekämpfung des Karzinoms in seinen verschiedenen Formen angegeben hat. Für diese, zu einer der häufigsten Todesursachen gewordenen, an Häufigkeit und Bösartigkeit immer noch zunehmende Zivilisationskrankheit stellt die Mistel in der Tat ein Spezifikum dar. Die Ärzteschaft, die sich die Pflege einer durch moderne Geisteswissenschaft erweiterten Heilkunst zur Aufgabe gemacht hat, verwendet über den Erdball hin in ständig wachsendem Ausmass «Iscador-Präparate», Mistelzubereitungen, in der täglichen Praxis. Eigene Kliniken sind zur Erprobung, Behandlung, Fortentwicklung und als Lehrstätten entstanden, Forschungsstätten und Laboratorien dienen den ausserordentlich komplizierten Zubereitungsverfahren.

Sonst ist Viscum, das ja die beschriebene einzigartige Bildekräftekonstitution besitzt, als Heilpflanze nicht sehr bedeutsam und wenig in Gebrauch. Sie ist darum aus den meisten Pharmakopöen (mit Ausnahme der französischen) gestrichen worden. Man hat sie früher gegen epileptische Leiden versucht, später zur Senkung zu hohen Blutdrucks eingesetzt – doch haben wirkungsvollere, zuverlässigere Pharmaka sie verdrängt. Dank der krebsbekämpfenden Eigenschaft ist sie aber eine der wichtigsten Heilpflanzen überhaupt.

Vor Rudolf Steiner ist die Mistel *nicht* als Krebsheilmittel verwendet worden. Das ist ganz nachdrücklich zu betonen. Aus Unwissenheit, gelegentlich sogar Misswollen, wird da und dort behauptet, schon im Altertum, mindestens aber im Mittelalter sei die Mistel zur Krebsheilung versucht worden. Die Pharmazie-Historiker P. Bellmann und W.F. Daems[19] haben diese Behauptung gründlich geprüft und widerlegt. Ihre Untersuchungen umfassen die abendländische einschlägige Literatur in ihren wichtigsten Werken vom Altertum bis zur Gegenwart. Nirgends fand sich aber ein stichhaltiger Nachweis, dass die Mistel als Krebsheilmittel angesehen worden sei. Die alten Autoren kannten die uns heute geläufige präzise Diagnose Krebs gar nicht, sondern befassten sich mit Geschwulstleiden der verschiedensten Art, unter denen wohl auch gelegentlich Karzinome gewesen sein mögen. Die Abgrenzungen waren damals ganz unscharf. Unter den hiebei angewandten Mitteln spielte Viscum überhaupt keine Rolle. – Die mittelalterlichen Kräuterbücher legten mancher Heilpflanze den Krebsbeinamen bei; aber Viscum war nicht darunter. Es gibt Krebsdisteln, Krebsblumen, und einer grossen Zahl von Kräutern aus allen Klassen und Ordnungen des Pflanzenreichs wurden krebsheilende Eigenschaften zugeschrieben – nur just der Mistel nicht.

Auch die homöopathische Heilweise hat diese wichtigste «Heiltugend» der Mistel nicht entdeckt. Kein Wunder! Wie sollte auch bei dem Studium der Symptome, die im Arzneiprüfungsbild auftauchen, wenn Gesunde verdünnte Mistelsäfte längere Zeit zu sich nehmen, das Bild des Karzinoms auftauchen! Da bedurfte es der modernen Geistesforschung.

KAPITEL III

VON DEN ORCHIDEEN UND IHREM ELEMENTARISCHEN LEBEN

In der Einleitung ist dargestellt, wie es zur Gestaltung dieses Buches kam. Daraus geht hervor, warum die ersten zwei Kapitel sich so ausgiebig mit den Mistelgewächsen beschäftigen. Es leuchtete dabei etwas von dem Elementarwesenhaften in seiner Fülle auf. Nun soll an der Betrachtung ganz anders gearteter Pflanzen die Einsicht sich erweitern, bereichern, zu neuen Begegnungen mit den Elementarwesen und ihrem Wirken hinleiten.

Dafür seien die Orchideen ausgewählt, eine der interessantesten Pflanzenfamilien, die so etwas wie einen Gegenpol zu den Mistelgewächsen darstellt. In ihrer Formenvielfalt mit über 20000 Arten die grösste Familie unter den Blütenpflanzen*, auf allen Kontinenten, in allen Klimazonen zu finden, ist die einzelne Orchidee gleichwohl selten und zählt dadurch zu den kostbaren Geschenken der Natur. Wenn die Pflanze ihre Eigenart in der Blüte am intensivsten in die sinnliche Erscheinungsform hineinprägt, so ist die Orchideenblüte das raffinierteste an Blütenbildung. Schon in der botanischen Systematik kommt die Einzigartigkeit dieser Familie zum Ausdruck; denn sie bildet buchstäblich den Mittelpunkt der Welt der Blütenpflanzen. Alfred Usteri, dessen *System der Phanerogamen*[14] in unserer Heilpflanzenkunde gefolgt wird, ordnet diese Welt in 7 Klassen (Gymnospermae, Proranales, Ranales, Monokotyledoneae, Achlamydeae, Archichlamydeae, Metachlamydeae). In der Mitte steht also die Klasse der Monokotyledoneae. Sie gliedert sich in 7 Ordnungen:

1. Helobiae (Sumpfwurzler)
2. Liliiflorae (lilienartige)
3. Enantioblastae (Mehlsamen-Gewächse)
4. Ensatae (schwertblättrige)
5. Artorhizae (Brotwurzler)
6. Glumiflorae (Spelzenblütler)
7. Spathiflorae (Scheidenblütler)

Die Orchideen finden sich in der Ordnung der Ensatae, der vierten in obiger Aufstellung. In der Mitte erscheint also die vollkommenste Blüte, welche die Pflanzenwelt auf Erden hervorgebracht hat. Sie ist durchaus lilien- und tulpenverwandt; aber welche unerschöpfliche Mannigfaltigkeit gegenüber den doch etwas steifen,

* Die 4 grössten unter den Familien der Blütenpflanzen sind: die Orchideen, die Korbblütler (Kompositen), die Hülsenfrüchtler (Leguminosen) und die Gräser (Gramineen).

ja pedantischen Liliengewächsen mit ihrem monotonen Aufbau einer kaum variierten Dreigliedrigkeit. Diese grösste Blütenpflanzen-Familie ist voll reizvoller Widersprüche: überall verbreitet, und doch so selten und nobel; überall heimisch, und doch so rar! Mit den einfachsten Mitteln der Opferung der Staubgefässe und ihrer Verwandlung in Hüllenorgane wird der grösste Effekt erzielt. Es kommt zu einem Sich-Anschmiegen der Form an die Tiergestalt, zu einem Verschmelzen mit ihr; zu jeder Art gehört ein anderes Tier. Man könnte von Tierpflanzen sprechen, so innig gehören Pflanzen und Tiere bei ihnen zusammen, man möchte sagen: ehelich verbunden! Wie soll man es anders bezeichnen, wenn man erfährt, dass es Orchideen gibt, die den Körper von Bienenweibchen nachahmen, so täuschend, dass man wirklich meint, eine Biene auf der Pflanze sitzen zu sehen; und diese Blüte entwickelt auch den Lockduft der echten Biene, zieht damit Bienenmännchen an, welche sie für weibliche Tiere halten, zu begatten versuchen – und dabei die Bestäubung vollziehen! Ähnliches gilt von der *Hummel-Ragwurz, Ophrys fuciflora (Bild)*. In der Folge wird noch mehr Derartiges zu berichten sein.

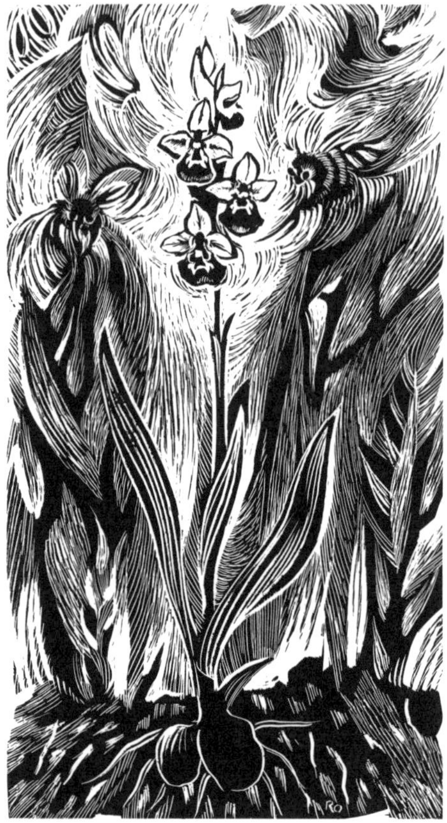

*

Nie verholzt die Orchidee. Sie mag wohl in den Tropen viele Meter hoch in die Wipfel der Bäume klettern; ihr Hauptorgan ist und bleibt die Blüte, von deren Hervorbringung sie sich durch nichts ablenken lässt. Für sie wird der grösste Teil der Kräfte aufgespart, die der Pflanze eigen sind; und so entstehen wahre Wunder an Form, Farbe und Duft. Eine unglaublich lange Blühdauer verbindet sich mit diesem intensiven Blüte-Sein; viele Wochen kann man sie blühend, wenn abgeschnitten, in der Vase halten. Erst die Bestäubung setzt ihr ein früheres Ende.

Der Fruchtknoten ist *unter*ständig, also ausser- und unterhalb der Blüte befindlich, von ihr ausgeschlossen, stengelhaft geworden. Solche Fruchtknoten darf man irdisch nennen. Die oberständigen Fruchtknoten, in die Blüte hineingenommen, sind entschieden kosmischer und in den Blüteprozess hinein integriert, durch den die Pflanze über sich selbst hinaus, der Tierheit entgegenstrebt. Das tut zwar die Orchidee ganz besonders intensiv, doch die Samenbildung hält sie mit dem Unterständigsein des Fruchtknotens aus dieser Region heraus. Sie wendet sie der Erde zu.

Das ist eine deutliche Geste, die sich noch besonders verstärkt durch einen Vorgang, der für die Orchidee ganz besonders charakteristisch ist: die sogenannte Resupination, die schraubige Verdrehung des Fruchtknotens um 180°. Durch diese wendet die Blüte ihr Oberes nach unten und ihr Unteres nach oben. Eine Blüte zum Beispiel mit hohler schuhartiger Unterlippe zeigt beim Aufblühen diese erst als bizarren Helm. Durch die einsetzende Verdrehung des Fruchtknotens wird aber der Helm zum Schuh. Die Drehung unterbleibt, wenn die Erdzuwendung der Blüte durch Umkippen und Hängendwerden des erst senkrecht aufstrebenden Blütensprosses erfolgt. Dabei werden aber die Samen in der sich der Erde zuwendenden, ihr entgegenreifenden Frucht keineswegs schwer, sondern sind allerleichtest, mit jedem Windhauch entschwebend, dabei keiner Flügel bedürftig. Aus nur wenigen Zellen bestehend, lassen sie nichts von der künftigen Wurzel, dem Keimblatt erkennen; fast als ob die bildende Kraft sich verflüchtigt hätte. So reiches Bilden vollzieht sich an der Blüte, so geringes an Frucht und Same.

Durch Knollen oder Wurzelstöcke verbindet sich die Orchidee als mehr- oder vieljährige Pflanze dauernd mit der Erde; sie hält es nicht mit den einjährigen Gewächsen. Aber nicht der gewöhnliche Erdboden genügt ihr, er muss in besonderer Art vitalisiert sein. Die Orchidee lebt nämlich in ihren unterirdischen Organen mit niederen Pflanzen pilzlicher Natur zusammen, ohne die sie gar nicht anwachsen und sich entwickeln kann; ebenso wie sie in der Blüte dem höheren überpflanzlichen, speziell an sie angepassten Insektenleben begegnen muss. Diesen Pilzen gibt sie Lebensraum, lässt sich von ihnen den Bodenhumus aufschliessen, aber sie ernährt sich auch zum Teil von ihnen. So wenig der Orchideen-Same an Stofflichkeit von der Mutterpflanze mitnimmt – eine Mitgift von Pilzfäden der Art, die er braucht, wird ihm als Ausrüstung mitgegeben. Keimt der Same, so geht aus ihm zuerst ein Knöllchen hervor, in dem die mitgegebenen Pilzfäden, sich vermehrend, in der äusseren Zellschicht ihren Lebensbereich finden, in den inneren aber verdaut werden! Worauf das Knöllchen nun anfängt, Wurzeln, Stengel, Blätter zu bilden.

*

Wie haben sich nun diese raren, exzentrischen, bizarren Geschöpfe auf der Erde mit ihren Landschaften und Klimazonen ausgebreitet? Auf allen Kontinenten, soweit Erde vorhanden ist, von einem Polarkreis bis zum andern, finden sich Orchideen; vom Hochgebirge bis in die Niederungen, in der feuchtwarmen Dämmerung der Urwälder, in den Grasformationen der ganzen Erde, in Sümpfen so gut wie auf Steppen; welche Art von Landschaft sich auf der Erde auch immer gebildet haben mag – sie hat ihre Orchideen, mit einer Ausnahme: die ausgesprochenen Wüstengegenden werden gemieden. Wasserlose dürre Hitze ist ihnen feindlich. Calypso borealis, frauenschuhähnlich, gedeiht in Skandinavien, Nordrussland, Sibirien, dem nördlichen Nordamerika; Nigritella angustifolia, das Kohlröschen unserer Alpen, sei als Repräsentant jener Orchideenarten genannt, die auf den Hochgebirgen der Erde Eis und Schnee trotzen. Doch ist deutlich, dass die Zahl der Arten gewaltig anschwillt, je mehr man den feucht-warmen Tropenländern sich nähert; wobei die mittleren, wenn auch kühleren Berglagen, die mit ihren täglichen Regengüssen von Nässe triefen, sie noch mehr fördern als die brütende Hitze. Die asiatischen und südamerikanischen Tropen sind Zentren der Orchideen-Ausbreitung, das Dorado der «Orchideen-Jäger», die jedes Jahr neue Arten entdecken. Die Zahl der Orchideenarten der gemässigten und gar der kalten Regionen der Erde ist doch nur ein Bruchteil dieser Fülle. Europa beherbergt deren etwa 100, Neuseeland 60 – also nur Bruchteile der Gesamtzahl von über 20000. Unsere Orchideen, und auch die der offenen Formationen wärmerer Klimabereiche sind *Erdorchideen,* die sich in ihrem Wuchs ihrer Umgebung anpassen, in Landschaften mit hochwüchsigen Gräsern auch deren Höhen annehmen. In den Tropen, wo die Erde in mächtiger Baumbildung nach oben, über sich hinaus, strebt und viele Pflanzenfamilien wie etwa die Leguminosen, die in den kühlen und gemässigten Zonen nur Kräuter hervorbringen, wie Klee, Linsen, Erbsen, sich in mächtigen Bäumen darstellen, nehmen auch die Orchideen ganz andere Erscheinungsformen an. Entweder streben sie lianenhaft zur Höhe wie etwa die Vanille, oder sie werden zu Epiphyten, indem die leichten Samen, den Stämmen und Ästen angeweht, da ihren Wurzelgrund finden und den in Rindenrissen angewehten Staub sowie aus der Gewitterluft durch die täglichen Regen mitgebrachte Stickstoff-Verbindungen zu üppigem Wachstum aufsaugen. Niemals aber dringen sie als Schmarotzer in das Leben ihrer Wirtsbäume ein wie etwa die Misteln. Sie richten sich nur ein Stockwerk über dem Erdboden ein, um ihre Blüten genügend nahe an Licht und Luft heranbringen zu können. Es wurde bereits erwähnt, dass in den Tropen die Erde in den Kosmos hinauswuchert; die vielen Luftwurzeln, die in den Tropenwäldern überall herabhängen, zeigen an, dass der Erdenbereich viel höher reicht als der Ort, den die Füsse berühren. Da es aber jenseits aller Möglichkeiten liegt, dass Orchideen ebenfalls zu Bäumen werden – sie legen es eben viel zu stark auf die Blütenbildung an, als dass für so etwas noch Kraft übrig bliebe –, so richten sie sich eben auf und an anderer Bäume Stämmen und Astwerk ein. Knollig verdickte Stengel, ja ganz zu Wurzeln werdende Organe unterhalb der Blüte, die allerdings als grünes Bandwerk, die Blattfunktion übernehmend, sich an die Rinde der Wirtsbäume schmiegen, unterstreichen noch die «Erdigkeit» ihres Wuchsortes – trotz aller luftigen Höhe.

Ob aber Pflanze des Erdbodens oder Epiphyt – die Orchidee ist vor allem Blüte, und dies in aller Vielfalt und Vollkommenheit, so dass sie den Gipfel, die Krone des Blütewerdens überhaupt darstellt. Alle übrigen Organe sind nicht besonders auffällig, nicht vollkommener als bei anderen monokotylen Gewächsen; aber die Blüten! Erst in der Entwicklung ganzer Blüten*stände* erreicht die Pflanzenwelt, über die Klassen der Achlamydeen, Archichlamydeen zu den Metachlamydeen in den Kompositen (Korbblütlern) einen neuen Gipfel; etwa im Edelweiss. Denn seine «Blüte» ist ja eine Komposition aus vielen Blüten, in die noch die oberen Stengelblätter wie Blumenblätter hineingegliedert sind, wodurch der Edelweiss-Stern erst vollendet ist, gleichsam eine Blüte in dritter Potenz.

Die Blüte ist die vollkommenste Offenbarung des übersinnlichen Pflanzen*wesens* in Raum und Zeit. An der Blüte erkennt man die höhere Pflanze, ordnet sie ein, gibt ihr ihre Stelle im Ganzen der Pflanzenwelt, «bestimmt sie». Die Blüte ist Form-, Farb-, Duftwesen. Sie schafft durch ihre Lebensbeziehungen zur beseelten Tierwelt, durch die sie auch selbst existiert, den Übergang zum nächst höheren Wesen der Erdengeschöpfe. Es ist ein wunderbares Mit- und Füreinander beider Naturreiche, das in den Blüte-Tier-Beziehungen seine Krönung findet. Das beseelte Tier – die «umseelte» Pflanze! Das zum geistigen Schauen gesteigerte Miterleben blühender Pflanzen zeigt sie von Seelenhaftem, von astralischen Kräften umhüllt. Diese Hülle berührt das Ätherisch-Physische der Pflanze und bewirkt die Umwandlung des grünen Blattgebildes, des eigentlichen Pflanzenhaften zur Blüte. Da dämpfen sich die Lebenskräfte. Es wird der Schritt zum Überpflanzlichen versucht, aber die Blüte muss sterben, ehe es erreicht ist, und in der Samenbildung wird zu dem Anfang zurückgekehrt. Ist der Ansturm des Astralischen aber so stark, dass dieses das Ätherische überwältigt und bis in das Physische einbricht, so wird die Pflanze befähigt, Stoffe ganz besonderer Art auszubilden, Alkaloide, Glycoside – kurz: sie wird zur Giftpflanze. Solche sind aber oft gerade die starken Heilpflanzen: Mohngewächse, Nachtschattengewächse, Rubiaceen. . . Diese Gewächse sind zu stark astralisiert, sie möchten eigentlich Tiere sein, tierische Sinnes- oder Stoffwechselorgane haben, Augen die Tollkirsche, einen Verdauungstrakt die Brechwurz (Ipecacuanha) usw. Die Pflanzengifte sind also astralisch gebildet, sie wirken darum als Gifte auch nur auf astralleib-begabte Wesen, Tier und Mensch, nicht aber auf Pflanzen. Solches Geschehen ist nun das Tätigkeitsfeld ganz besonderer Astralwesen. Rudolf Steiner sagt hierzu:

«Das, was für Gnomen und Undinen in bezug auf die Zerstörungskräfte gilt – Zerstörung, Abbau geht ja dann wiederum vom Gehirn aus –, das gilt für Sylphen und Feuerwesen in bezug auf die Aufbaukräfte. Wiederum, die gutartigen Sylphen und Feuerwesen halten sich ferne von Menschen und Tieren und beschäftigen sich mit dem Pflanzenwachstum in der Weise, wie ich es angedeutet habe; aber es gibt eben bösartige. Diese bösartigen tragen vor allen Dingen das, was nur in den oberen, in den Luft- und Wärmeregionen sein soll, hinunter in die wässrigen und irdischen Regionen. – Wenn Sie nun studieren wollen, was da geschieht, wenn diese Sylphenwesen zum Beispiel aus den oberen Regionen in die niederen Regionen des wässrigen und erdigen Elementes das hinuntertragen, was da oben hinaufgehört, dann schauen Sie sich die Belladonna an. Die Belladonna ist diejenige Pflanze, welche in ihrer Blüte, wenn ich mich so ausdrücken darf, *von der Sylphe geküsst worden ist,* und welche dadurch das, was gutartiger Saft sein kann, in den Giftsaft der Belladonna umgewandelt hat[20].»

Nach dieser Abschweifung kehrt die Betrachtung wieder zu den Orchideen zurück, die besser begriffen werden können, wenn man ihr Blütesein am allgemeinen Blüteprozess der Pflanzenheit misst. Da wird erst recht auffällig, dass die Orchideen trotz der einzigartigen Gipfelung ihres Lebensablaufs in der Blütenbildung keine einzige Giftpflanze aufzuweisen haben – und das bei 20000 Arten! Andererseits bringt keine andere Pflanzenfamilie so wenig Heilpflanzen hervor. Die Pharmakopöen kennen nur die Tubera Salep, die getrockneten Wurzelknollen verschiedener Arten der Gattung Orchis (Knabenkräuter), die als Nahrungs- und Kräftigungsmittel in der Kinder- und Krankendiät eine bescheidene Rolle spielen. Die Vanille-Schoten sind als wichtiges Gewürz eigentlich der einzige bedeutsame Beitrag der grössten Blütenpflanzen-Familie zu den Bedürfnissen des täglichen Lebens *(Bild: Vanille, Vanilla planifolia).* Man bedenke, was dagegen etwa die Familie der Gräser leistet! Natürlich liegt es auch daran, dass es zwar ungeheuer viele Orchideenarten gibt, jede Art aber niemals massenhaft auftritt, sondern sich rar macht, sehr rar sogar. Und die exzentrischen Blütengebilde, in denen die Orchidee sich bewundern lässt, haben sich gleichwohl nie «von der bösen Sylphe küssen lassen». So darf man ihnen nicht ankreiden, dass sie im Grunde zu nichts als zu Zierpflanzen nütze sind, weder Nahrungs- noch Heil- oder Faserpflanzen, auch nicht Bau- oder Farbhölzer liefern. Sie sind nur da, um bewundert zu werden, schön auszuschauen; im übrigen «sich selber selig» (Goethe).

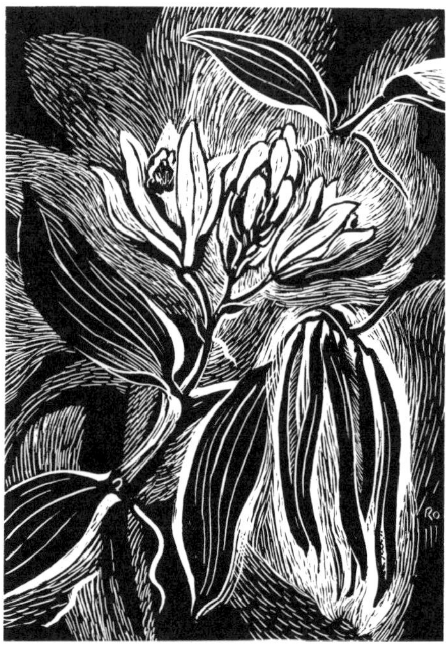

Da allerdings faszinieren sie wie kein anderes Blütengebilde; selbst die trockensten Gelehrten geraten in den Stil arabischer Märchenerzähler, wenn sie von ihnen berichten. Hier soll jedoch versucht werden, die Tatsachen nüchtern zu berichten und für sich sprechen zu lassen.

*

Blüten heben sich aus den vegetativen Teilen der Pflanze heraus durch Form, Farbe und Duft. Von der Form, dem Gestalthaften, das an der Orchideenblüte zuerst ins Auge fällt, soll gleich anschliessend die Rede sein, vorab aber Farbe und Duft beachtet werden. Die aktiven Farben herrschen vor: kräftiges Rot, leuchtender Scharlach, Zinnober, sich zum Schwarz-Rot abdunkelnd; Gelb, Orange. Die klaren Farben können sich zum Derben, Scheckigen, Streifigen vermischen, tigerfleckig die grellen Licht-Schatten-Kontraste einer Tropenwald-Lichtung in sich aufnehmen. Aber es findet sich auch das Zarte, Verschwebende; edles Weiss, Rosa, lichtes Blau, hingehauchtes Violett, ja sogar grünliche Töne. Doch sind die aktiven Farben die häufig anzutreffenden; die passiven viel seltener.

Auch die Düfte sind von grosser Mannigfaltigkeit. Man trifft so gut wie alle Nuancen des Geruchsspektrums an, Wohlduft und Missduft. Süss, selbst betäubend; jasmin-, rosen-, maiglöckchen-, tuberosen-, orangen-, vanille-, holunderartig riechen sie, aber auch bockartig, faulig, verwesend.

Und nun zur Form. Es gibt keine Pflanzenfamilien, deren Blütengestaltung so ungewöhnlich ist, sowohl was die der Fortpflanzung dienenden Innenorgane, als auch was die Ausformung der Blütenhülle betrifft. Durch die übermässige Entwikkelung und besondere Ausplastizierung eines Blumenblattes zum «Labellum», einem lippen-, schuh-, trichter-, krug- oder trompetenförmigen Hohlgebilde und durch ungewöhnliche Entwicklung der Form, Grösse oder Richtung der anderen Kelch- und Blumenblätter sowie der zu Blumenblättern gewordenen Staubgefässe entstehen die seltsamen, ja wunderlichen Formen, durch die man die Orchidee auf den ersten Blick erkennt. Sie ist zwar im Grunde nichts anderes als eine hochspezialisierte Liliaceen-Blüte, aber eine aus aller Steifheit und Pedanterie heraus ausgeschlüpfte und dadurch etwa einer Tulpe oder Lilie bei allem Prunk und aller Pracht weit überlegen. Der Orchidee gelingt diese Entfesselung durch das Opfer des grössten Teiles ihrer Staubgefässe, deren sie nur zwei, meist sogar nur eines zurückbehält (Pleonandrae und Monandrae). Dieses Staubgefässopfer ist übrigens der ganzen Ordnung der Ensatae (Schwertblättrigen) eigen und wird bei der Darstellung der monokotylen Gewächse als Ganzheit noch einmal zur Sprache kommen.

Was für ein Einschlag geschieht aber mittels der Staubgefässe durch den von ihnen entlassenen Blütenstaub? Der Blütenstaub, den sie produzieren, durch den die Pflanze in Luft und Licht und Wärme hinausgreift, «gibt das kleine Luftschiffchen ab für die Feuergeister, um hineinzutragen die Wärme in den Samen. Die Wärme wird überall gesammelt mit Hilfe der Staubfäden und von den Staubfäden aus übertragen auf den Samen und den Fruchtknoten [10].» Der so entstehende Same ist aber das *männliche* Prinzip der Pflanze; das weibliche Prinzip ist die durch das Kambium in die Erde absteigende Idealgestalt der Pflanze. Diese ideelle Pflanzenform wird aber gewoben im Zusammenwirken von Sylphen und Undinen. «Und die Befruchtung der Pflanzen geschieht dadurch, dass die Gnomen von den Feuergeistern dasjenige nehmen, was die Feuergeister in den Fruchtknoten hineingetragen haben auf den kleinen Luftschiffchen des Antheren-Staubes als konzentrierte kosmische Wärme[10].»

Nun belässt die Orchidee in der Blüte nur einen, höchstens zwei Staubfäden in ihrer ursprünglichen Funktion. Die anderen wandelt sie in Blütenblätter um und impft damit der Blüte verborgene Wärmebeziehungen ein. Kein Wunder, dass die Orchideen ihre reichste Entfaltung in den Tropen finden und ihr Gestaltungsreichtum sich ganz der Wärmemacht anpasst, die für die verschiedenen Erdgebiete charakteristisch ist.

Im übrigen drängt aber die Orchidee einen Überschuss von Lebenskräften in ihre Blüten, die sich nicht nur in der ihr eigenen, viele Wochen dauern könnenden, ganz ungewöhnlich langen Blühzeit manifestieren, sondern auch die den Blüten sonst so streng gesetzten Formgrenzen überschwellen und überquellen. Da können die an die Lippen angesetzten Honigsporne bei manchen Arten bis zu 1½ Meter Länge erreichen, die inneren Blumenblätter zu ebenso langen Bändern und Fäden werden. An den Lippen werden Wülste, Auswüchse verschiedenster Art, Warzen, Kämme, Lappen, Zäpfchen und samtige Behaarung herausgetrieben. Es betätigt sich also ein Übermass von Wachstums- und Lebenskräften, der von den besonders intensiven astralischen Kräften nicht überwältigt werden kann. Die ätherische Kräftezone hält stand, lässt keinen Durchbruch in das Physische zu, und so kommt es nicht zur Giftbildung! Aber die Beschaffenheit der astralischen Kräfte, die den Orchideen eigen sind, plastiziert sich in diese Schwell- und Quellkräfte hinein, schafft sich in ihnen Abbilder. Die Pflanzennatur zeigt in den Orchideen das Streben nach der Tiergestalt stärker als irgendwo sonst im Pflanzenreich. Das weist sich aus in Blüten, welche die Form aller möglichen Insekten annehmen, was auch in den Namen zum Ausdruck kommt: Bienen-Orchis, Hummel-Orchis, Fliegen-Orchis. Andere ähneln Schmetterlingen (Oncidium Papilio) mit Flügeln und Fühlern so täuschend, dass man meint, sie müssten jeden Moment fortfliegen *(Bild: Habenaria radiata, Schmetterlings-Orchis)*; andere ähneln Spinnen (Ophrys aranifera und eine Caladoniaart Australiens). Die purpurne Pterostylis banksii Neuseelands hat man der Küchenschabe ähnlich gefunden. Auch an Mücken-, Libellen-, Heuschrecken-Abbildern fehlt es nicht. Die Bienen-Orchis gar ahmt nicht nur die Tiergestalt nach, sondern entwickelt auch den Lockduft des Bienenweib-

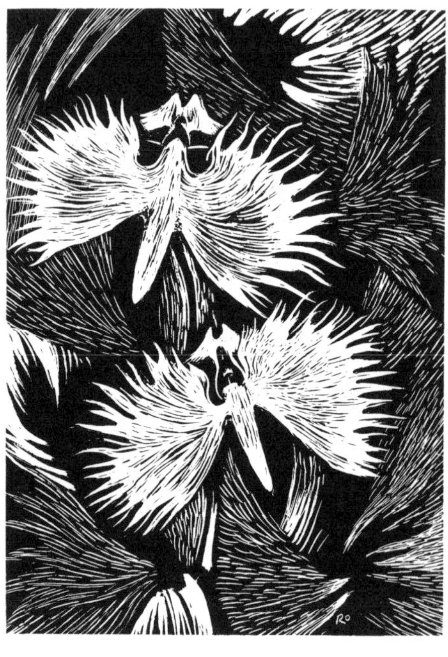

chens, so dass das anfliegende Insekt sie zu begatten versucht – und dabei die Bestäubung vollzieht.

Nun gerät aber die Anschauungskraft solider Wissenschafter in die Bahnen eingangs erwähnter arabischer Märchen-Erzähler, wenn man Schwäne, Pelikane, Tiger- und Leopardenfelle, einen Luchskopf mit Augen und Zähnen, Ochsenhäupter und grinsende Affengesichter, Schlangenköpfe, Vipernrachen, Klapperschlangen-Schwänze, Eidechsen, Frösche, ja sogar einen Dinotherium-Schädel in die Blüten hineinsieht. Aus Orchis simia hängt als Lippe eine, wenn man will, affenähnliche Gestalt und last not least, aus Orchis purpurea und *Acera anthropophorum,* Menschen-Orchis *(Bild)* ein Menschlein. Alle diese Gebilde sind den zuerst Genannten (Bienen-, Hummel-, Fliegen-Orchis) nicht an die Seite zu stellen, die echte Beziehungen darstellen; denn die Bienen-Orchis wird wirklich von Bienen besucht; Orchis simia aber nicht von Affen usw. Die Insekten-Gestalt ist «blumengemäss»; nicht aber die von Schwänen, Schlangen – vom Dinotherium ganz zu schweigen oder gar von der Taube des heiligen Geistes, die in der «Spirito-Santo-Blume» der in Panama wachsenden Peristeria alatara abgebildet gesehen wird.

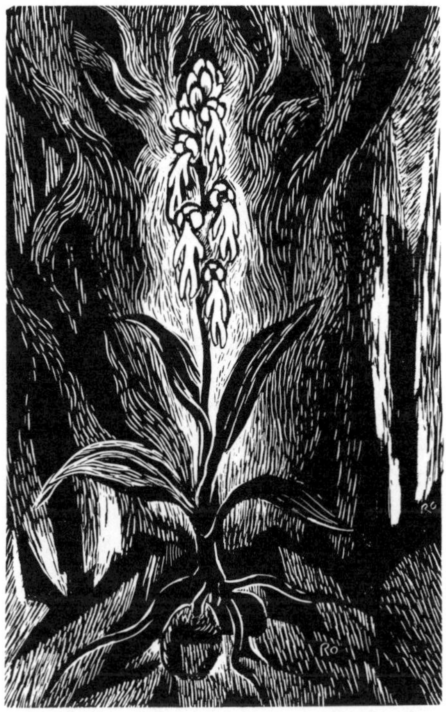

Dennoch, man kommt von der Frage nicht los: welche skurrile und bizarre Fantasie schuf diese Gebilde? Ihresgleichen hat es in der ganzen Pflanzenwelt nicht noch einmal. Am ehesten käme man mit solchen Gebilden zurecht, die einem Zwerge mit Kapuzen und langen Bärten vorspiegeln und sähe verwandte Wesen dort am Werke, wo man gar menschenähnliche Gestalten zu sehen vermeint; sähe mit den Lebensätherkräften die *Gnomenwelt* bis in die Blüte hinaufsteigen, diese durch die Fruchtknotenverdrehung (Resupination) der Erde zuwenden, unterwegs sich mit keiner Verholzung und Verfestigung aufhaltend, und in dem, was dann aus der Blüte herabhängt als Bild, als physisch gewordene Imagination, erscheinend.

Dies aber nur als ein Vorweggenommenes; dennoch bedrückt eine wichtige Frage! Wie Bienen-Orchis und Biene zueinander gehören, ist zu begreifen. Was aber lässt alle möglichen Tiergestalten oder Teile davon sich in Orchideen abspiegeln, wo doch die betreffenden Tiere in gar keine Beziehungen zu den Orchideen treten? Was ist es, das sich physiognomisch, Gestalt gebend, hier im Pflanzen-, dort im Tierreich, offenbar aus *einer* Quelle, *einem* Ausstrahlungsort ausgehend, seine Wesensabdrücke schafft? Manche Frage findet ihre Antwort an einem ganz anderen Ort, als wo sie entstand. Verlegt man die hier vorliegende Frage vom pflanzlichen in den tierischen Bereich, so gibt dieser die Antwort: Die Tiergestalt ist physiologischer Ausdruck ihrer Seelennatur, ihres astralischen Leibes: der Wolfsleib der Wolfsseele usw. In der astralischen Welt wesen die Seelengestalten der verschiedenen Tierarten. In ihr wesen auch die die Pflanze umhüllenden astralischen Kräfte, die mit dem Blütenwerden verbunden sind. Die Orchidee begnügt sich nun nicht damit, die Astralsphäre an sich zu ziehen, welche mit den normalen Pflanzen sich verbindet, sie strebt einen Schritt weiter zu tun, sich mit der tierischen Astralwelt zu verbinden. Sie wird «Tierpflanze», physiognomischer Ausdruck von Tierischem. Das gibt ihr das Fremdartige, Bizarre. Man nehme aber eine solche Aussage, die sich an ihr ablesen lässt, nicht im geringsten als abschätzig oder gar moralisierend; denn die Bildungshöhe ihrer Blüte fordert doch unsere Bewunderung heraus. Auch gibt es Orchideenarten genug, die mit reinem Weiss, zartesten Farben, feinsten Düften vornehm, ja edel wirken – wenngleich das Gegenteil, das Bedrohliche, sogar Abstossende, sich eben auch einfindet. Doch unter den Tierseelen ist die von Tiger und Hyäne ebenso in der Astralwelt da wie die von Lamm und Taube.

Wie so ganz anders als die Orchideen sind etwa die Rosengewächse! Überall edles Mass und gebändigte Fülle, schenkende Tugend. Nahrung spenden sie als die grosse Obstfamilie des Pflanzenreichs, Heilung mit vielen Arten dieser grossen Familie: sie vereinen Anmut und Güte. So ist die Rose himmlisch, die Orchidee aber irdisch. Der Leser wird noch besser verstehen, was mit diesem aphoristischen Satz gemeint ist, wenn die kluge, listige, ja lustige Art an einigen drastischen Fällen geschildert wird, wie die Orchideenblüte mit ihren tierischen Besuchern umgeht.

*

Wir beginnen mit der Beschreibung der Hummel-Promenade durch die grossen Blüten von Coryanthes, die bereits Krüger in Darwins *Entstehung der Arten* Mitte des vorigen Jahrhunderts als ein erster Beitrag zur «Verhaltenslehre» der Orchideen gegeben hat. Er beobachtete die grosse Blüte einer Coryanthesart, deren Unterlippe zu einem eigenartigen Gefäss geformt ist, in das von zwei darüber stehenden Drüsen fast reines Wasser hineintropft. Dieses füllt das Gefäss bis zur Hälfte und fliesst dann durch eine waagrechte seitliche Röhre ab. Ob diesem eimerartigen Teil des Labellums, der Lippe – an seiner Basis –, ist ein weiterer Hohlraum ausgebildet, eine kleine Kammer mit zwei einander gegenüberliegenden Öffnungen, «Eingängen» für Besucher. Innen befindet sich eine fleischig-saftige kleine Kuppe nahrhaften Inhalts, die solche Besucher anlockt. Der erfinderischste Geist, der dieses Ganze und seine Teile betrachtet, wird sich nicht vorstellen können, was Krüger sich nun ereignen sah. Eine grosse Sorte Hummeln erwies sich als die Besucher, die sich durch eine der zwei Öffnungen hineindrängte, an dem erwähnten fleischigen Auswuchs naschte und wieder abflog. Manchmal kamen aber zwei Besucher gleichzeitig, für die der Platz zu ruhigem Schmause nicht reichte. Bei dem entstehenden Gedrängel stürzte eine der Hummeln ab und fiel in den wassergefüllten Eimer. Sie versuchte wieder das Freie zu gewinnen, wozu das seitliche Rohr den einzigen Weg bot. An dessen Dachseite liegt aber die Säule mit der Narbe und dem Staubgefäss, an dem der Hummelrücken sich mit Pollen belädt. Nun kommt es zwar selten, aber doch immer wieder vor, dass dem gleichen Insekt genau dasselbe noch einmal passiert. Erst dann führt seine neuerliche Promenade zu einem Abgeben von Blütenstaub an der klebrigen Narbe. – Viel später entdeckte man im brasilianischen Urwald eine verwandte Coryanthes-Art, die auf ähnliche Weise ihre Lippen mit Wasser halb füllt, jedoch durch stark duftende Drüsen am Oberrand ihre Insekten anlockt, die auf der geneigten, im übrigen durch Pflanzenwachs spiegelglatten Fläche beim unvorsichtigen Anflug abgleiten und in das nässende Bad stürzen, wobei der einzige Ausweg der Überlauf ist, in den das Säulchen mit Narbe und Staubgefäss hineinragt. Letzteres heftet das klebrige Pollen-Paket der Hummel auf den Rücken, das von ihr an der Narbe einer anderen Coryanthes-Blüte abgestreift werden kann – wenn dem Tier das gleiche nochmals widerfährt. Man weiss nicht, was man mehr bestaunen soll: das ingeniöse Zusammenspiel aller Faktoren, oder den neckischen Humor, der sich in der Wahl der Wege offenbart, durch die die Coryanthes die Erhaltung der Art sichert.

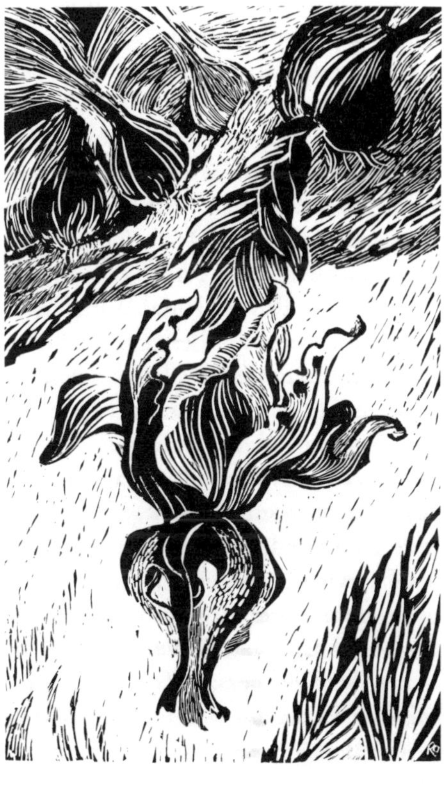

Ein Spassvogel besonderer Art hätte der Mensch schon sein müssen, der sich den Vorgang ausgedacht hätte, der sich bei der Bestäubung tropisch-amerikanischer *Stanhopea*-Arten *(Bild: Stanhopea hernandezii)* abspielt. Ihre grossen, schönen, fleischig-blättrigen und wachsüberzogenen Blüten haben fünf zurückgeschlagene Blütenblätter, vor denen die eine Art Korb bildende Lippe herabhängt. Dieser Korb ist aus lippenartigen Blättern so gebildet, dass oben grössere, nach unten immer schmäler werdende Seitenöffnungen entstehen und unten zu einer Spitze zusammenlaufen, die eine Öffnung bildet. In diese ragt auch, als Verlängerung des Fruchtknotens in die Blüte hinein, die – Narbe und an der Spitze das Staubgefäss tragende –

«Geschlechtssäule» herunter. Drüsen an der Innenseite am oberen, weiten Teil des «Korbes», die einen starken Duft entwickeln, locken Hummel-Männchen an, die durch die oben breitesten Korböffnungen eindringen und am Drüsenort, der eine geeignete Anflugsstelle zu bieten scheint, sich niederzulassen versuchen. Aber innen ist der ganze Korb spiegelglatt, mit Pflanzenwachs überzogen und wie gebohnert. Das Insekt gleitet ab in die Tiefe und fällt durch das Loch ins Freie. Dabei kommt es an Narbe und Staubgefäss vorbei und nimmt das klebrige Pollenpaket mit. So wird es zum besten gehabt, mit einem Duft abgespeist, was es nicht hindert, ein zweites Mal herein- bzw. herauszufallen und – auf seinem Rücken haftenden Pollen an der Narbe einer anderen Stanhopea loszuwerden – und sie damit fruchtbar zu machen. Welch witzige, koboldische Geistigkeit lebt in einer solchen – man möchte sagen Natur-Humoreske!

Verschiedene Arten der Gattung Frauenschuh locken ihre Besucher in die schuhartig geformte Unterlippe, aus welcher der glatten Beschaffenheit wegen der Flug ins Freie sehr erschwert ist. Doch bieten sich im Hintergrunde, rechts und links zwei durch borstigen Haarbewuchs bequem begehbare Stiegen, die durch zwei tunnelartige Auswege am «Säulchen» mit Narbe und Staubgefäss vorbei ins Freie führen. Wieder muss das Insekt, durch nichts belohnt, der List der Einrichtung ein zweites Mal erliegen, um die Bestäubung zu vollziehen.

Mit vorstehenden Beispielen ist eine Seite der Pflanzen-Tier-Beziehungen der Orchideen wohl genügend charakterisiert. Es seien noch einige Zeilen hinzugefügt, inwiefern die Orchideen eine, wenn auch bescheidene Rolle als Heilpflanzen spielen. Im bekannten dreibändigen Heilpflanzenwerk von Madaus ist nur der Frauenschuh, Cypripedium, erwähnt. Es wurden ausschliesslich die unterirdischen Teile, Rhizom und Wurzel, verwendet, und zwar bei nervösen Augenleiden, nervösem Kopfschmerz, Schlaflosigkeit, nervöser Unruhe; ähnlich wie Baldrian, nur schwächer wirkend. Der bekannte Pharmakologe Dragendorff («Die Heilpflanze der verschiedenen Völker und Zeiten, 1898») erwähnt auch die baldrianähnliche Wirkung der Rhizome und Wurzeln von sieben Frauenschuharten. Ferner werden die Knollen verschiedener Orchis-Arten (Knabenkräuter) und Spiranthes-Arten (Wendel-Orche) in der Volksmedizin als Aphrodisiaca verwendet, was wohl ein Stück entarteter Signaturen-Lehre ist. Bei verschiedenen Naturvölkern wurden Dendrobium- und Gymnadenia-Arten gegen Epilepsie versucht. Weiter wurden in der Volksheilkunde Listera ovata und Neottia nidus-avis als Wundkräuter sowie gegen Hautleiden versucht; in Ostasien Vanda-Blüten gegen Asthma und Lungenleiden verwendet; andere Orchideen-Arten, z.B. Cymbidium tenuifolium, in Indien bei Geschwülsten gebraucht.

Es sind aber diese ganzen Angaben im wesentlichen nurmehr ein Kapitel der Vergangenheit. Bedeutende Wirkungen, die ihnen eine Rolle in der europäischen Medizin verschafft hätten, sind von ihnen nicht bekannt geworden, wie es anderen Drogen, etwa der China-Rinde, den Opium-Drogen und vielen anderen beschieden gewesen ist. Praktisch ist, ausser der im Kapitel bereits erwähnten

Anwendung des Salep, der Schleim-Droge aus Orchis-Knollen als Diätetikum, nichts übrig geblieben, so dass mit vollem Recht festzustellen ist: Die artenreichste Pflanzen-Familie im Reiche der Blütenpflanzen enthält praktisch keine einzige Heilpflanze.

KAPITEL IV

VON DEN BALDRIAN-GEWÄCHSEN – VALERIANACEAE – UND IHRER BILDEKRÄFTE-SPRACHE

Als Abschluss des Orchideen-Kapitels wurde untersucht, was für Heilpflanzen dieser grössten Blütenpflanzen-Familie verdankt werden; und es war sehr wenig auf diesem Felde zu vermelden. Doch wurde von einer schwachen baldrianähnlichen Wirkung der Frauenschuharten berichtet. Was das bedeutet, wird sich deutlicher sagen lassen, wenn die echten Baldrian-Gewächse Gegenstand einer kürzeren Betrachtung geworden sind.

Es handelt sich bei ihnen um eine kleine Familie der Ordnung Rubiales (krappartige Gewächse) in der Klasse der Archichlamydeen. In dieser Klasse, die Usteri – wie übrigens jede Klasse – in seinem *System der Phanerogamen* in sieben Ordnungen gliedert, ist die Ordnung der Rubiales dem Saturn zugeteilt. Sie umfasst nach Usteri folgende Familien (deren Reihenfolge von unten nach oben zu lesen ist):

Rubiales (Saturn)

Venus	Valerianaceae
Jupiter	Adoxaceae
Merkur	Rubiaceae
Mars	Caprifoliaceae
Mond	Goodeniaceae
Sonne	Plantaginaceae
Saturn	Columelliaceae

Die Aufeinanderfolge der angeführten Planeten entspricht dem Entwicklungsrhythmus der ganzen Erdenentwicklung, wie ihn Rudolf Steiner unter anderem in seiner *Geheimwissenschaft im Umriss*[13] dargestellt hat: alter Saturn, alte Sonne, alter Mond, Erde (die in die zwei Hälften, Mars- und Merkurentwicklung zerfällt); sodann Jupiter, Venus, Vulkan. In diesen sieben grossen Schritten vollzieht sich das Weltenwerden und dieser Entwicklungsrhythmus wirkt in alle Erdenwesen hinein, also auch in die Pflanzenwelt. Es mag mit dieser Andeutung sein Bewenden haben (siehe auch Kapitel XI).

Einige Beispiele zur Gliederung der erwähnten Ordnung: Baldrian-Gewächse 350 Arten; Beispiel Heil-Baldrian, Valeriana officinalis; Adoxaceae, Adoxa moschatellina, Moschus- oder Bisamkraut; Rubiaceae 4500 Arten, Kaffee, Coffea arabica, und Brechwurz, Uragoga ipecacuanha; Geissblatt-Gewächse, Caprifoliaceae 340 Arten, Holunder, Sambucus nigra; Plantaginaceae 200 Arten, Spitzwegerich, Plantago lanceolata; Columelliaceae 2 Arten, ein Bergbaum und ein Strauch, beide immergrün, in allen Teilen bitter, Magen- und Malaria-Mittel der Indianer.

Der Familie der Valerianaceen zählt man etwa 360 Arten zu. Davon gehören allein über 250 Arten der Gattung Valeriana an; 80 Arten der Gattung Valerianella. Die übrigen 12 Gattungen sind artenarm, umspannen die restlichen 30 Arten. Eine davon ist der mit 15 Arten durch das gemässigte Asien bis Japan verbreitete Goldbaldrian, Patrinia, so genannt wegen seiner gelben Blüten. Über die restlichen Gattungen, mit strauchförmigen und sogar ein paar kletternden Formen, kann in dieser Darstellung hinweggegangen werden. Der Schwerpunkt der Familie und die ausdrucksvollste Ausprägung des Typus liegt eindeutig in den zwei Gattungen Valeriana und Valerianella, Baldrian und Feldsalat (Rapünzchen).

Jeder Pflanzenliebhaber kennt die charaktervolle Gestalt des *Heil-Baldrian, Valeriana officinalis (Bild),* dem eine frühere Zeit so grosse Kräfte zuschrieb, dass er mit Beinamen wie «guérit tout», «all heal» im französischen und englischen Sprachgebiet belegt wurde. Wenn der Hochsommer gekommen ist, nach der Kirschenernte und während das Getreide reift, findet man ihn in Fluss-Auen, feuchten Wiesen, Waldrändern, lichten Waldschluchten bis hinauf in die Bergalmen; rasch aufgeschossen, sich mit dem weiss-rötlichen Blütenschirm krönend. Mit Wohlgefallen erleben wir die schlanke Senkrechte des Sprosses, die ein üppig quellendes Blattwerk streng an sich bindet und von Knoten zu Knoten enger an sich zieht, erst die langgestielten, breiten Fiederblätter der unteren Region, dann die ganz am Spross sitzenden, fein zerfiederten, oberen Blättchen, bis das Obere der Pflanze zum Blütenstand wird. Da verzweigt es sich nun; immer gegenständig, steigen aus den Blattachseln schräg aufwärts die Nebensprosse – doch der Hauptspross behält die Führung. Alle die zersprühenden Strebelinien enden in den zu Schirm und Schirmchen gestauten Trugdolden mit ihrer Fülle winziger Blüten, die wolkig-luftig als hüllende Sphäre dem nun vollendeten Gebilde die Grenze setzen.

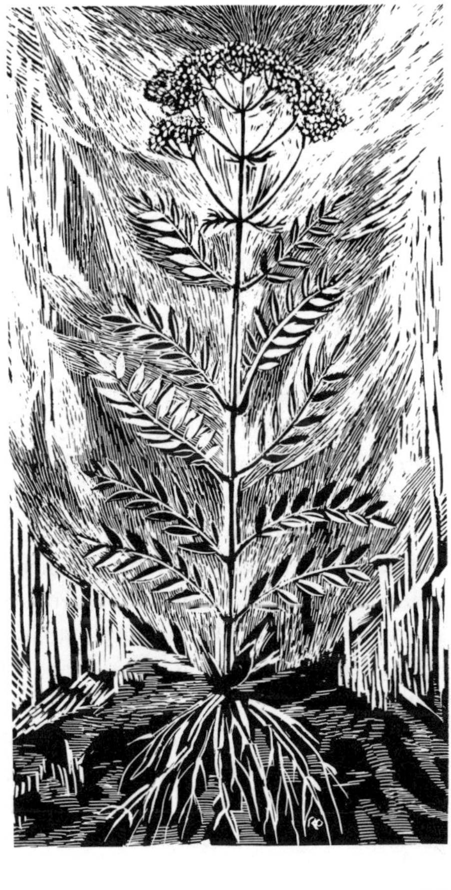

Doch bald löst sich diese hüllende Sphäre, dieses winzige Abbild des himmlischen Gewölbes, los. Die leichten Samen, von den Federhaaren des Kelches getragen, schweben als Flugschirme in die Weite. So endet das Baldrian-Leben, das im feuchten Erdgrunde begann, im Luftbereich.

Der Baldrian bedarf der Wasserfeuchte; pflückt man ihn ab, so erschlafft in kurzer Zeit die ganze Gestalt, hängt matt herab; so rasch wird das Wasser der saftigen Pflanze in die Luft ausgeatmet; und da von der Wurzel her kein Nachstrom erfolgen kann, welkt sie hin. Beim Abbrechen erweist sich der geriefte Stengel als hohl, er hat sich das Luftige eingegliedert. Bis in den Wurzelstock setzt sich dieser Durchluftungsprozess fort, man findet diesen nämlich luftig gekammert, und entdeckt darin die lufterfüllten Internodien des Stengels verwandelt und zusammengestaucht wieder.

Das Hinstreben in das Luftige ist aber bereits deutlich abzulesen an den Formen und Formverwandlungen, welche die ganze Wachstumsentwicklung dieser Pflanze zeigt. Die Gestalt, die aus dem Wurzelstock plastisch hervorquillt, ist im Blattwerk schon von unten an luftig zerteilt. Rasch werden nach oben zu die Fiederblätter feiner, federiger, spitziger. Noch luftiger wird der Blütenstand, mit dem sich der Baldrian über die umgebenden Kräuter und Gräser hebt, sie rasch überwächst und sich in jedem Windhauch wiegt.

Ins Luftige öffnet sich unsere Pflanze auch durch ihren Duft, der zart, aber eindringlich zu erleben ist in der Blüte. Derber riecht das Blatt, wenn man es zerquetscht; kräftig und würzig aber der Wurzelstock und die Wurzeln. Wieder zeigt sich der Baldrian nicht nur durchluftet, sondern durchduftet, von der Blüte bis herab zur Wurzel, und ebenso charakteristisch äussert er sich für das Geruchsorgan wie für das Auge. Man gerät gegenüber diesem Geruch und seinen Verwandlungen von oben nach unten in Unsicherheit, ob man sich ihm in Sympathie öffnen, oder ihn in Antipathie abweisen soll. Denn das Süss-flüchtige, das unsere Empfindung erst umschmeichelt, lässt bald aus seiner Tiefe etwas Schweissartiges, leicht Ranzig-faules aufsteigen, etwas wie Katzengeruch.

Neben beschattendem Gesträuch kann der Baldrian über mannshoch werden; die halbe Höhe erreicht er in vollem Licht, an steinigen Berghalden, wo er viel feingliedriger wächst. Die Bergsorten sind auch aromatischer und gehaltvoller. Er reagiert also empfindlich auf die Art, wie Licht und Schatten, Wasser und Luft, feuchte oder trockene Wärme, Tiefen- oder Höhenlage sich ihm als Umwelt darbieten. Letzten Endes ist es ein Spiel von irdischen und kosmischen Wesenskräften, das sich in ihm auslebt und Gestalt gewinnt; wobei letzteren sichtbar das Übergewicht zukommt.

Die altbekannte Heilpflanze wächst durch alle Länder der nördlichen gemässigten Zone der alten Welt, von Europa über Kaukasien durch West- und Zentralasien, Sibirien, die Mandschurei, Japan. In diesem Gebiet erscheint sie in manchen Spielarten und Unterrassen wie noch im Werden, nicht in endgültigen Formen erstarrt.

Der Baldrian mit seinem edlen Wuchs zeigt einen harmonischen Ausgleich von irdischen und kosmischen Bildekräften; trotzdem sind gewisse Unvollkommenheiten im Ringen um diese Harmonie nicht zu übersehen. Das Blatt formt sich nicht ganz symmetrisch wie etwa ein Eschenblatt; die linken und die rechten Fiederblätter stehen, besonders in dem unteren Teil der Pflanze, einander nicht genau gegenüber, erreichen erst gegen die Spitze zu eine bessere, aber immer noch nicht exakte Zusammenfügung. Dieses Ringen um eine vollkommene Form setzt sich in die Blüte hinein fort, die zwar, im ganzen betrachtet, ein fünfstrahliges Gebilde, aber, genau genommen, durch keine Ebene symmetrisch zu teilen ist. Jedes Blütenblatt weicht in der Grösse vom anderen ein wenig ab. Ein sich mit Nektar füllendes Säckchen wölbt sich am unteren Ende der langen Blumenröhre nach aussen, seiner Richtung folgt oberhalb ein Blütenblättchen; unterhalb aber steht unterständig der dreifächerige Fruchtknoten, von dem aus der dreinarbige Griffel nach oben strebt, sich aber zu den jenem vorhin genannten ersten Blumenblatt entgegengesetzten Blütenblättchen stellt. Zu ihnen fügen sich auch die drei Staubgefässe. Diese Eingliederung der Dreiheit in die Fünfheit ist aber auch etwas aufs Ungefähre durchgeführt. Wir gewahren das Streben, eine allseitige Fünfsternsymmetrie in ein Gebilde mit nur einer Symmetrieebene überzuführen, die Sternblüte zu einer Rachenblüte überzuleiten; eine Tendenz, wie sie etwa bei den Scrophulariaceen mit den Ehrenpreisarten beginnt, bei Fingerhut und Löwenmaul endet. Die allseitige Symmetrie ist pflanzlich; die *eine* Symmetrieebene kennzeichnet den Bau der tierischen Gestalt. – Der Blütenbau der dem Baldrian verwandten Spornblume hat die eben charakterisierte Tendenz einen Schritt weitergeführt; das Säckchen ist zum Sporn geworden, zwei Blättchen über ihm sind zu einem kleinen Zwillingspaar zusammengetreten. Das Gegenblatt tritt zungenartig hervor, von zwei grösseren Nachbarn flügelartig eingefasst.

Unter etwa 100 normalen Baldrianpflanzen mit gegenständigen Blättern wird man eine Pflanze mit dreiblättrigen Quirlen finden, die somit die Dreiheit, die bei jenen erst in der Blüte als drei Staubgefässe und die dreiteilige Narbe auftritt, schon in der Art der Blattverteilung um den Stengel vorausnimmt. Entdeckt man diesen Zusammenhang, der das Abnorme doch wieder in das Gesetz der Norm geordnet zeigt, so ist man auf eine Monstrosität vorbereitet, der man gelegentlich begegnet. Der Verfasser fand sie in einer etwa zwei Aren grossen Baldrianpflanzung in Gestalt von vier gleichgebauten «Missbildungen» *(Bild: Baldrian-Missbildung)*. Bei solchen Erscheinungen lehrte Goethe bekanntlich, im sinnlichen Anschauungsbereich sonst verborgene, übersinnliche Kräftewirkungen gewahr zu werden. Diese vier Baldrianpflanzen wuchsen von der Wurzel aus völlig normal, mit gegenständigen Blättern, auf; dann war aber der hohle geriefte Stengel zu einem über spannenlangen bauchigen Gebilde aufgeblasen, das längs einer nach rechts aufsteigenden Spirale alle weiteren Blätter angeordnet hatte. Diese Spirale wurde aber von vielen nach links ansteigenden Spirallinien senkrecht durchkreuzt. Letztere erkannte man ohne weiteres als die Riefelung des normalen Baldrianstengels. Folgte man der ersten Riefelungsspirale, die vom ersten Blatt des seltsamen Gebildes ausging, so kam man, um den ganzen Stengel herum, am dritten Blatt der Blattansatzspirale an. Dorthin war also das am normalen Stengel gegenständige Blatt hingeraten, die Spirallinie weiter fortfahrend, gelangte man zum fünften

Blatt. Dann aber wurde diese um zwei fortschreitende Gesetzmässigkeit, welche die verwandelte Gegenständigkeit darstellte, durchbrochen; vom 5. ging es nämlich zum 8., von da zum 11. Blatt, immer um drei fortschreitend. Nun zog sich der Bauch wieder zum normalen Stengel zusammen. Aber der erste nun folgende Knoten wies *drei* Blätter auf, und so ging es weiter bis zum Blütenstand. Man hatte also an einem und demselben Exemplar den Übergang der gegenständigen zur quirlblättrigen Pflanze. – Beim Aufschneiden des «Bauches» zeigten sich die inneren Seitenwände mit einem Anflug braunen, absterbenden Gewebes erfüllt, aber kein Anzeichen tierischen Lebens. Trotzdem mag vielleicht die ganze Bildung durch den Stich eines Insekts ausgelöst worden sein, das durch Verstärkung des astralischen Einschlags das Herunterwirken der Blütengesetzmässigkeit in die unterhalb gelegene Stengelregion hervorgerufen haben kann. Baldriangewächse werden nämlich nicht so selten durch Gallmilben verändert, besonders Valerianella-Arten (wie der Rapunzel, der «Ackersalat»). Die Tierastralität verdrängt dann die Pflanzenastralität, die Kelche vergrössern sich, die Blüten vergrünen.

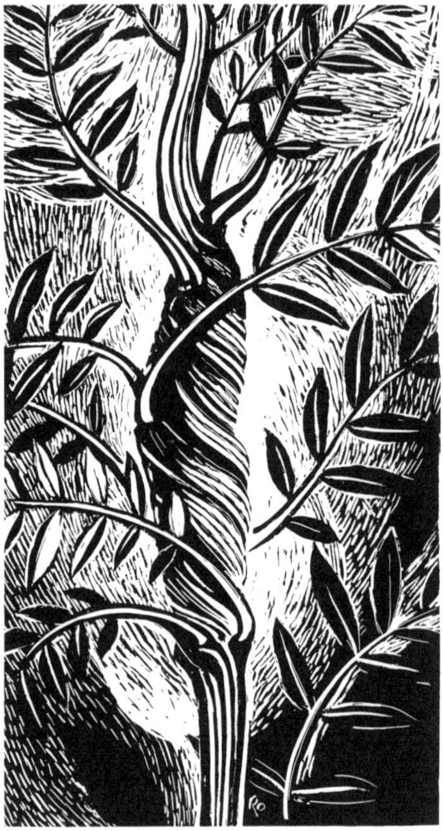

Man kann Valeriana officinalis, den Heil-Baldrian, als die Hauptpflanze der ganzen Familie, und die Gattung Valeriana als ihre Hauptgattung ansehen. Von den etwa 350 Arten gehören ihr allein 170 an. Das Mittelmeergebiet enthält fast die Hälfte aller altweltlichen Arten der Familie, merkwürdigerweise fast lauter *ein*jährige Kräuter. Die *mehr*jährigen, wurzelstockausbildenden Arten gehen in die Gebirge hinauf, in Europa so gut wie in Asien und Südamerika. Die Gattung Valerianella mit 50 Arten – bescheidene einjährige Kräutchen mit ganzrandigen, einfachen Blättchen und vielverzweigten Blütenständen winziger Blüten – hält es mit den Ackerunkräutern (Rapunzel, Ackersalat). In Valerianella lebt sich der Typus vor allem blatthaft aus.

Die Variabilität in Wachstum und Gestalt, die uns bei Valeriana officinalis in einer einzelnen Pflanze begegnet, zeigt sich, auf andere Weise, im Hervorbringen der Fülle von Gestalten der weiteren Valeriana-Arten, die wie Abwandlungen des Grundtypus durch den Aufstieg zur Gebirgshöhe erscheinen. Bei diesem Aufstieg lässt dieser Typus, der beim Arznei-Baldrian mit einer gewissen Ausgeglichenheit oberer und unterer Bildetendenzen, luftig-wärmehafter und erdig-wässriger Kraftgebiete sich zeigt, die oberen Bildetendenzen immer mächtiger werden, drängt die unteren in den Wurzelstock zurück. Die Blätter weisen immer weniger, schliesslich nur drei Fiedern auf, werden zuletzt sogar ganzrandig, ungeteilt, ziehen sich als Rosette an die Wurzelzone zurück. Der Blütenstand wird gleichsam zum Hauptorgan. Gleichzeitig aromatisiert sich die Pflanze immer intensiver, bis im edlen Speik der Gipfel dieses Strebens erreicht ist.

Hingegen verbindet sich die Familie niemals mit den Erdenkräften so, dass sie etwa Bäume hervorbrächte, oder zur Tropenpflanze wird. Sie trägt Kosmisches ins Irdische, nicht Irdisches ins Kosmische.

Folgen wir dem Gang der Baldrianarten zur Höhe. In den Talgründen wurzelt der kleine Baldrian, Valeriana dioeca. Ein bis zwei Spannen hoch spriesst er in nassen Wiesen, Flachmooren, an Gräben und Ufern empor, bildet langgestielte, eiförmige Grundblätter, auf die etwas gefiederte folgen, und endet in dreiteiligen Trugdolden. Er steigt bis zu mässiger Berghöhe. – Zur Seite kann man ihm stellen Valeriana simplicifolia, den ganzblättrigen Baldrian, der gleiche Grösse, aber vierkantigen geflügelten Stengel, eiförmige ungeteilte Blätter, einen endständigen Blütenschirm aufweist und sumpfigen Grund bevorzugt. – Der knollige Baldrian, Valeriana tuberosa, ist dann zu nennen, spannen- bis kniehoch, mit eiförmigen gestielten unteren, mässig gefiederten mittleren, fein gefiederten oberen Blattpaaren, einem fast kugeligen Blütenstand und, als Gegenpol, einem knollig gebildeten Wurzelstock. Er bewohnt die kargen Karstwiesen der südlichen Kalkgebirge ums Mittelmeer. – Der hollunderblättrige Baldrian, Valeriana sambucifolia, dem Arzneibaldrian sehr ähnelnd, bis hüfthoch wachsend, bildet aber viel kürzere Blätter mit nur 3–5 Fiederpaaren aus, gibt dem Blütenschirm mehr Umfang und ersteigt feuchte Alpenwiesen, Hochstaudenfluren, Bergschluchten, Krummholz, bis zu 2000 m. – Der dreischnittige Baldrian, Valeriana tripteris, so gross wie die vorigen, entwickelt gleichsam nur das Blattende der vielgefiederten Arzneibaldrianblätter als dreiteiliges Blatt und ist eine Pflanze lichter Voralpenwälder, die auch in die Krummholzregion, in steinige buschige Stellen bis zu 2200 m vordringt und die europäischen Bergländer von den Pyrenäen über das französische Zentralmassiv, die Vogesen, den Schwarzwald, zu den Sudeten, Karpaten, dem Karst, den Balkangebirgen besiedelt.

Der Bergbaldrian, Valeriana montana, krönt den kniehohen Spross mit seinen eilanzettlichen 3–8 Stengelblattpaaren mit seinem dichten Blütenschirm. Gebüsch, Wald, Krummholz, Geröllfluren in Kalkzonen der europäischen Gebirge sind seine Heimat in Höhen bis zu 2600 m. – Die zierlichsten Arten der Hochgebirge sind zuletzt zu nennen: der Felsenbaldrian, Valeriana saxatilis, fingerglied- bis spannenlang, mit langgestielten, zur Fiederung nur ansetzenden Grundblättern, linealen Stengelblättern und weissen Trugdolden; auf Kalk in feuchten Felsspalten und Gesteinsschutt in den Ostalpen, Karpaten, illyrischen Gebirgen zu Hause. –

Ebenso klein wächst der weidenblättrige Baldrian, der schon ganz hochgebirgsartig aussieht, aus dem Wurzelstock fast heidelbeerartig hervorkommt, aus ihm kurze Rosetten tragende Stämmchen treibt, dem Stengel nur ein Blattpärchen zuteilt, die Blüten in hochblattumhüllte Köpfchen zusammenzieht und sich auf steinigen Hochmatten der Alpen, Abruzzen und der Dauphinée findet. – Ähnlichen Anblick bietet der Zwergbaldrian, Valeriana supina, mit zahlreichen schopfigen Stämmchen aus dem Wurzelstock, ungeteilten Blättchen, hochblattumhüllten Blütenköpfchen. Er liebt den Felsschutt, die Schneetälchen der höchsten Kalkalpen im Osten. Wir nennen neben ihm den echten *Speik, Valeriana celtica (Bild),* der als die zierlichste Art sich spannenhoch aus tiefgründigen Alpenmatten des Urgesteins der Ostalpen, oft in grosser Zahl, erhebt. Es gibt Berge, die nach diesem edlen Gewächs benannt sind. Am mehrköpfigen Wurzelstock haften die eiförmigen, langgestielten Grundblätter. Der schnell in die Blütenbildung strebende Spross nimmt sich kaum Zeit, ein, zwei sitzende linealische Blättchenpaare auszubilden und mit den kurzgestielten Trugdolden mit den cremefarbigen, rosaüberhauchten Blättchen fast ährenartig abzuschliessen. Die Pflanze riecht durchdringend, aber harmonisch und mit feiner Würze nach Baldrian; ihr zugleich anregender und beruhigender «nervenstärkender» Duft hat der Wurzel Liebhaber bis weit in den Orient eingebracht, wo sie als gleichwertiger Ersatz für die immer seltener gewordene edle Narde geschätzt wird. – Die indische Narde, Nardostachys jatamansi, ist auch ein Baldriangewächs, mit rosettenartig am kräftigen Wurzelstock zurückgehaltenen, ungeteilten schmalen, langen Blättern und dem köpfchenförmig zusammengezogenen Blütenstand; das Bild einer rechten Hochgebirgspflanze! Sie gedeiht im zentralen Himalajagebiet.

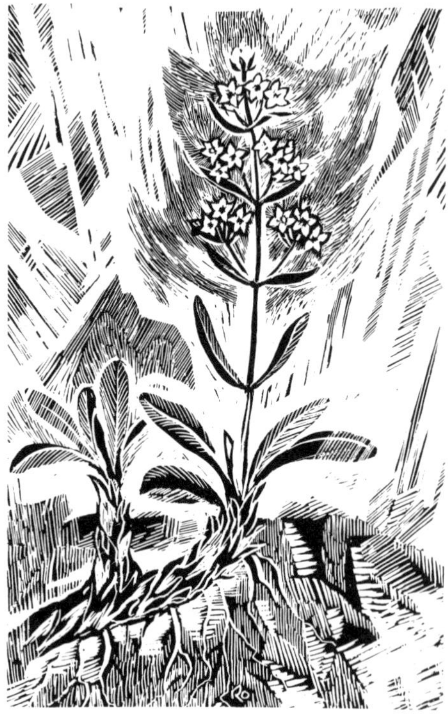

*

Die Heilwirkung des Arznei-Baldrians ist von altersher bekannt und geschätzt; sie wurde immer als sowohl dämpfend, beruhigend, als auch kräftigend, «nervenstärkend» empfunden. Als man mit den Fortschritten der Chemie überall nach «Wirkstoffen» als den Trägern und Verursachern der Heilwirkungen forschte, wurde natürlich auch die Baldrianwurzel vielfachen Untersuchungen unterworfen und in ihr eine Reihe interessanter Stoffe aufgefunden. Man stiess auf einen Ester eines kampferähnlichen Stoffes mit Isovaleriansäure, einer Säure, die den niederen Fettsäuren verwandt ist und den Geruch der Wurzel nach Schweiss und ranzigem Fett bedingt. Jedoch erzeugten diese aufgefundenen Stoffe, für sich gegeben, keineswegs die vom Baldrian gewohnten Heilwirkungen. Damit wurde der Baldrian für die moderne Wissenschaft uninteressant. Nun haben aber neueste Untersuchungen neuartige Stoffe, die Valepotriate, gefunden; Tri-Ester des Polyhydroxy-cyclopenta(c)pyrans mit Valerian-Essig-, Isocapron-βacetoxy-Isovaleriansäure. Ihre Wirkung soll der Wirkung der Baldrianwurzel nahekommen, doch kann sie bisher jene noch nicht ersetzen. Sie soll einen Tranquilizer darstellen, der jedoch die geistige Regsamkeit, im Unterschied zu den sonst gebrauchten synthetischen Präparaten, *nicht* unterdrückt.

Der heute allgemein als der Weisheit letzter Schluss gehaltene Versuch, *Wirkstoffe* als das Endglied der Arzneimittelforschung anzusehen, stösst mit dem Auffinden solcher Stofflichkeiten zwar auf etwas Bedeutsames, doch hält damit die Forschung auf einer Stufe inne, die keineswegs die letzte ist. Denn die ganzen Baldrianwirkstoffe entstehen doch alle erst durch die Lebensprozesse der Baldrianpflanze, sie sind, mitsamt allen ihren Eigenschaften, die Schöpfung dieser Lebensprozesse, welche ihnen also als primäre Ursachen vorangehen. In diesen Lebensprozessen müssten konsequenterweise erst die wahren Ursachen der heilenden Wirkungen gesucht werden. Das reich differenzierte wesenhafte Pflanzenleben drückt sich in mannigfaltigen Stoffbildungen, in deren Struktur und Eigenschaften aus. Aus diesem lebendigen Tun kann begreiflich und durchschaubar werden, was durch sie geschaffene Stoffe weiterhin als lebendiges Tun in Organismen auslösen können, denen sie einverleibt werden.

Die der Wirkstoffbildung vorgeordneten Lebensprozesse können im Fall des Baldrian in den Verflüchtigungs- und Durchluftungsprozessen gesehen werden, die in ihm so stark vor sich gehen. Seine ätherische Lebenstätigkeit trägt das Flüssig-Belebte, plastisch Sich-Gestaltende der astralischen Wirkungssphäre entgegen, löst sich ganz in sie auf. Der sich dadurch ergebende intensive Blütenprozess dehnt sich in die Pflanze, bis zur Wurzel hinunter, aus, durchdringt sie mit Wärme-, Luft- und Lichtgewalten. Er verbindet sich mit den Verfestigungs- und Versalzungstendenzen der Wurzelregion. Davon zeugen die kampferartigen Stoffe, die «Sulfur auf der Salstufe» darstellen – im Sinne der Begriffe Sal, Merkur, Sulfur, mit denen die Alchimisten die dreigliedrige Natur der Pflanze nach Wurzel-, Blatt- und Blüteprozessen ansprachen. Solche Stoffe sind also erstarrte Luft-Feuerprozesse.

Präparate aus der Baldrian-Wurzel regulieren infolgedessen beim Menschen das Verhältnis zwischen Ätherleib und Astralleib, dämpfen zu starke Astraltätigkeit im Gebiet der Nerven-Sinnes-Organisation und unterstellen sie der Wirkung des Ich. Aus demselben Grunde (der Loslösung des Astralleibes) wirken sie krampflösend und auch schlafbringend. Unterstützt wird diese Wirkung durch andere, zugleich in der Pflanzen-Wurzel gebildete bzw. abgelagerte Stoffe, die Kohlehydrat-Abkömmlinge sind: Stärke, Zucker, Gummi und Schleimstoffe, denn Zucker und alle Stoffe, die der Organismus in Zucker überführt, unterliegen der Ich-Tätigkeit, regen sie an. Auch Gerbsäuren spielen eine Rolle; ihnen wird, da sie astralbedingte Substanzen sind, die beruhigende Wirkung bei Darmkatarrhen zuzuschreiben sein.

*

Für das Begreifen der Zusammenhänge zwischen Heilpflanze und Mensch ist sehr wenig geleistet, wenn man sie auf ein Wirkstoff-Spektrum zurückführt. Beim Baldrian ging es ja so, dass zunächst die Isovaleriansäure aufgefunden und für die Wirkung verantwortlich gemacht wurde. Es misslang aber der Versuch, die altbewährten Baldrian-Präparate, Tinktur, Teemischungen, Kombinationen mit anderen Heilpflanzen, durch die gefundene Säure und aus ihr entwickelte Kombinationen zu ersetzen.

Das wurde erst wieder anders, als 1966 Thiess, sowie etwas später Poethke und Schüler erst in der Wurzel, dann auch in allen anderen Pflanzenteilen, ferner in anderen Valeriana-Arten, schliesslich auch in Valerianella-Arten und in Kentranthus-Arten (den Spornblumen) eine ganz neue Stoffklasse auffanden: die Valepotriate. Bald fand die weitere Forschung heraus, dass die schon vorher bekannt gewordenen ätherischen Öle und Ester des Baldrians zu nur etwa 1/3 für die bekannten Wirkungen verantwortlich sind, dass aber der grösste Anteil an der Wirkung der neuen Stoffklasse zuzuschreiben ist. Eine Wurzeldroge aus bei guten Wachstums- und Bodenbedingungen gezogenen Pflanzen enthält etwa 0,7% ätherische Öle und 1,4% Valepotriate. Ohne zu meinen, dass damit viel ausgesagt ist, sei nur erwähnt, dass dem am häufigsten vorkommenden Valepotriat «Valtratum» ein terpenoider, dreiwertiger Alkohol vom Typ des Cyclopenta-(c)pyrans zugrundeliegt.

*

Nach Entdeckung der Valepotriate ist der Baldrian wieder hoch im Kurs. Man darf ihm wieder Kredit geben, da man ja einen kräftigen Wirkstoff in Händen hat. Es ist zwar noch immer derselbe Baldrian, der Jahrhunderte hindurch Ärzten und Kranken hilfreich war, aber jetzt hat er wieder Anschluss an die moderne Zeit . . . Allerdings: Wenn erst die rationelle Synthese des Wirkstoffes gelungen sein wird, dann wird wohl die Pflanze endgültig abgedankt und vergessen werden; die chemische Fabrik wird die Anbaufelder in Belgien, Holland und anderswo bald ausgeschaltet haben, und für das Bewusstsein tritt an die Stelle einer lebendigen Pflanzen-Mensch-Beziehung eine tote Formel.

Die Pflanze ist, wie schon Goethe erkannte und in seiner Metamorphosen-Lehre darstellte, ein «sinnlich-übersinnliches» Wesen. Ein Geistig-Schöpferisches erscheint schrittweise in der physisch-räumlichen Welt der Erdenstoffe und Erdenkräfte, ergreift Erde, Wasser, Luft, Licht, überwindet die Erdenschwere, erbaut sich einen Leib, der ganz andere Stoffe und Kräfte offenbart, als die Erdenstoffe und Erdenkräfte aus sich heraus je zustande bringen. So lange dieses geistig-schöpferische Prinzip sich verleiblicht, baut sich die Pflanze auf, entwickelt sich zu immer vollkommenerer Seinsform. Dann folgt Innehalten, Auf- und Abblühen, Reifen, Rückkehr zur Samengestalt und damit Rückkehr des schöpferischen Geistigen in seinen übersinnlichen Wesensbereich. (In seinem Buch *Wie erlangt man Erkenntnis der höheren Welten?*[21] hat Rudolf Steiner die Seelenübungen angegeben, durch die man das Geistig-Wesenhafte der Pflanze im Zusammenspiel mit ihrem Irdisch-Physischen sich anschaulich machen kann.)

Ebensowenig wie die Gestalt der Pflanze von der Erde mit ihren Stoffen und Kräften hervorgebracht werden kann, ebensowenig ist es mit ihren Substanzen der Fall und ebensowenig wie die Pflanze aus Zellen besteht und sich aus ihnen zusammensetzt, sondern sich in sie gliedert, ebensowenig «besteht» sie aus diesen oder jenen Stoffen, Kohlehydraten, Eiweiss-Stoffen, Fetten, Zuckerarten, Stärke, Schleimstoffen, Saponinen, Alkaloiden, Glykosiden, Harzen, ätherischen Ölen, Vitaminen, Valepotriaten usw. – aus der Legion von Stoffen, die man in der Pflanzenwelt aufgefunden hat –, sondern: aus lebendiger Substanz, die sich jeder Analyse entzieht. Nur was den Lebenstätigkeiten entfällt, von ihnen ausgeschieden wird, aus dem Lebensfluss herausstirbt, wird dem analysierenden Chemiker erfassbar und kann wenigstens zum Teil heute synthetisiert werden. Die toten Stoffe bewirken am Leben nichts; es wird mit ihnen gewirkt. Und jeder chemisch definierbare Stoff, für den sich eine Formel aufstellen lässt – und somit auch jeder Wirkstoff –, geht in einen anderen Zustand und Wesensbereich über, wenn sich ein Lebendiges, ein Organismus mit ihm auseinandersetzt. Das Leben, das übersinnliche Wesensprinzip der Pflanze, konkreter ausgedrückt ihr Ätherleib – aber auch der tierische und der menschliche Ätherleib setzen jener Chemie der toten Stoffeswelt eine «Anti-Chemie» entgegen. Es ist unumgänglich zu beachten, «dass die physischen Stoffe, indem sie in das Ätherische einströmen, sich zuerst ihrer physischen Kräfte entledigen». Und «verfolgt man das Substantielle der Erdenstoffe in die Ätherbildung hinein, so muss man sagen: Diese Stoffe nehmen überall da, wo sie in diese Bildung eintreten, ein Wesen an, durch das sie sich der physischen Natur entfremden. In dieser Entfremdung treten sie in eine Welt ein, in der ihnen das Geistige entgegenkommt und sie in sein eigenes Wesen verwandelt» (Kapitel I)[22].

Man sieht: Das Wort «Wirkstoff» ist nicht glücklich geprägt, es erweckt unzutreffende Vorstellungen. Denn was man als Wirkstoff-Äusserungen ansieht, kann gar nicht als eine Eigenschaft des Stoffes angesehen werden, diese liegt nicht in ihm, sondern im Organismus, der mit ihm umgeht. Eigenschaft, mit dem zusammenhängend, was einen (unbelebten) Stoff «zu eigen schafft», sind: Form (z.B. würfelförmige Kristalle), Farbe, Dichte, Schmelz- und Siedepunkt, magnetische, elektrische Eigenschaften, Löslichkeit, chemisches Verhalten. Diesen Eigenschaften darf man nicht im gleichen Atem die biologischen Wirkungen hinzufügen; denn diese hängen vom Lebewesen, das ja die «Wirkungen» produziert, ab. Ebenso hängt es (der Leser möge das folgende Bild um der Verdeutlichung willen gestatten) von der Konstruktion einer Uhr ab, ob ein Stab mit einer Scheibe an einem seiner Enden für diese Uhr ein Pendel, ein «Wirkzeug», oder ein sinnloser Gegenstand ist, wenn eben die Uhr gar keine Pendeluhr, sondern vielleicht eine Federuhr ist. So ist, um noch einen zweiten Fall sprechen zu lassen, Chloroform wohl ein Narkosewirkstoff, aber nur für beseelte Wesen! Sonst ist es nur als Fleckenwasser dienlich. Denn nur das übersinnliche Seelenwesen kann wachen, oder dem Kunstschlaf der Narkose (wie auch dem natürlichen Schlaf) sich hingeben. Was aber hat Seele mit Chloroform zu tun? Das ist nur für den kein Problem, dem Seele keine Realität ist.

Man sieht: diese Frage ist – mindestens – zweischichtig. Nur ihre *eine* Seite lässt sich durch Naturwissenschaft (die Wissenschaft von dem, was sich mit den Sinnen erfassen, was sich zählen, messen, wägen lässt) beantworten. Für die andere aber, die seelische, geistige Seite bedarf es einer *Geisteswissenschaft*. Schon eine echte Lebensforschung kann einer solchen Wissenschaft vom Geist nicht entbehren – die allerdings ebenso exakt zu sein hat, wie es die Naturwissenschaft auf ihrem Felde sein muss.

So klar dies ist, so wenig wird dieser Tatsache zur Zeit genügend Rechnung getragen. Denn sie ist unbequem. Einfacher ist es, im Sinnesfelde zu bleiben und nicht den Schritt ins Geistesgebiet zu wagen. Dann wird man materialistischer Mystiker, der dem Stoffe Eigenschaften zuschreibt, die dieser niemals enthalten kann; man setzt dann geistblinde Stoffmystik anstelle echter Wesenserkenntnis.

Damit soll in keiner Weise die Anerkennung der grossartigen Leistung gemindert werden, die in der Entdeckung der Valepotriate, ihrer Isolierung und der Aufklärung ihrer Konstitution vorliegt. Aber die sedativen, spasmolytischen und sonstigen Effekte sind ihrer Formel *nicht* anzusehen. Hingegen kann man diese Eigenschaften sehr wohl den Heilpflanzen selbst ansehen. Dadurch sind sie auch schon vor vielen Jahrhunderten gefunden worden, nicht erst durch die Anstrengungen der Chemiker unserer Zeit. Allerdings bedarf die Pflanze durchaus nicht nur der Natur-, sondern auch der Geisteswissenschaft, um in ihren Wesensäusserungen begriffen zu werden; denn sie ist eben von «sinnlich-übersinnlicher» Art.

Diesen Tatsachen wird freilich der heutige Wirkstoffbegriff nicht gerecht. Er gehört in die Rumpelkammer der Fehlleistungen des Intellekts und kann nur historisch genommen werden. Es ist ein Unfug, bei ihm stehen zu bleiben. Doch ist noch mehr zurechtzurücken.

Nachdem man versucht hat, die Heilpflanze auf ihre Wirkstoffe zu reduzieren, schuf man noch dazu ein ganz verfehltes Bild; wie sie nichts weiter sei, als die «Verpackung» für das, worauf es ankäme, eben den Wirkstoff. Habe man diesen herausgeholt, so könne man die Verpackung wegwerfen. Eine seltsame Verpakkung, die die Macht hat, den Inhalt hervorzubringen! Sie wegzuwerfen, wäre nicht gerade eine sinnvolle Handlung.

Doch zurück zum Baldrian. Rudolf Steiner deutete auf sein Wesensgeheimnis anlässlich der Begründung der biologisch-dynamischen Wirtschaftsweise. Im 5. Vortrag anlässlich des *Landwirtschaftlichen Kurses*[23] führt er zum Schluss aus: «Überwindet man sich dann noch und presst, bevor man den so zubereiteten Dünger verwendet, die Blüten von Valeriana officinalis, von Baldrian, aus und verdünnt dasjenige, was man da herauspresst, sehr stark – man kann das ja jederzeit machen und dann die Sache aufheben, namentlich, indem man zum Verdünnen warmes Wasser anwendet –, so kann man, wenn man dem Dung in einer ganz feinen Weise beibringt diesen verdünnten Saft der Baldrianblüte, insbesondere in ihm dasjenige hervorrufen, was ihn anregt dazu, sich gegenüber demjenigen, was man Phosphorsubstanz nennt, in der richtigen Weise zu verhalten[23].»

Was von der Baldrianblüte ausgeht, gibt also – über den Dünger – anderen Pflanzen die Macht, sich den Bodenphosphor im richtigen Ausmass anzueignen. Der Baldrian hat somit eine besondere Beziehung zum *Phosphor-Prozess.*

VOM PHOSPHORWESEN

Der Baldrian hat also Beziehungen zu den Phosphor-Prozessen in der Natur. Man darf eine Vertiefung der bisherigen Darstellung davon erwarten, dass man sich das Wirken des Phosphors im Naturgeschehen deutlich macht. Es handelt sich dabei darum, gleichsam das Wort zu finden, das die einzelnen «Buchstaben» zusammenfasst – wobei unter Buchstaben die im Laufe der Forschung aufgefundenen Phänomene und Einzeltatsachen gemeint sind, mit dem «Wort» aber das Wesen der Sache.

Der Phosphor wirkt durch alle Naturreiche, doch zeigt er sich niemals als Element. Er blieb darum der Menschheit als Stoff unbekannt, bis der Alchimist Brand vor 300 Jahren durch Verdampfen von Harn und Glühen des Rückstands unter Luftabschluss den ersten freien Phosphor zubereitete. Und vor 200 Jahren entdeckte Scheele, dass die Knochen Phosphorsäure in bedeutendem Masse enthalten, worauf man aus Knochenasche phosphorsauren Kalk, aus diesem durch Glühen mit Kohle bei Luftabschluss Phosphor in grösseren Mengen herstellen lernte. Heute geht man vom mineralischen phosphorsauren Kalk aus.

Dieser elementare weisse Phosphor ist in der Tat als Stofflichkeit einzigartig. Kaum ist er als Dampf auf die beschriebene Art entstanden, hat sich unter Wasser zu einer farblos durchsichtigen, wachsweichen Substanz verdichtet, so verändert das Sonnenlicht bereits seine Farbe: Er wird gelb. Bei 44° (nahe der Wärme eines Hochfiebernden oder eines Vogelleibes) schmilzt er bereits zu einer klaren Flüssigkeit, die weit unterkühlt werden kann, ehe sie wieder kristallin erstarrt. Er «wehrt» sich also gegen das Festwerden. Vielmehr strebt er dem Verflüchtigen entgegen, ist schon bei gewöhnlicher Temperatur flüchtig, was sein charakteristischer Geruch verrät. Schon als fester Körper, bei 40°, sublimiert er merklich. Mit kochendem Wasser kann er bereits destilliert werden, bei 287° verdampft er. Der feste weisse Phosphor ist ziemlich leicht, vom spezifischen Gewicht 1,83. Er löst sich schlecht in der Erden-Flüssigkeit, dem Wasser, gut aber in wasserstoffreichen Flüssigkeiten, Äther, Benzol, ätherischen und fetten Ölen. Seine Schmelzwärme ist klein, 5 Kal. pro kg, das heisst, es braucht nur wenig Wärme, um ihn zu verflüssigen, er kommt dem Schmelzprozess durch sein Wesen entgegen. Er ist ausserordentlich leicht entflammbar, schon die Berührung mit einem 60° heissen Glasstab entzündet ihn. Phosphorbrände sind darum sehr schwer zu löschen. Bei der Verbrennung gibt er eine grosse Wärmemenge ab, 1 kg 5900 Kal. Die innere Wärmeverwandtschaft des Phosphors zeigt sich also in vielen Zügen. Er trägt Wärme.

Was aber schon bei seiner Entdeckung aufleuchtete, ist seine vielfältige Lichtbeziehung. Schon unterhalb seines Entflammungspunktes verbindet sich der Phosphor begierig mit dem Sauerstoff, erzeugt in «kalter Verbrennung» «phosphoreszierendes» Leuchten. In bläulichen Lichtwolken umwallt und umwogt kühl verbrennender Phosphordunst jedes Stückchen festen Phosphors, das man der Luft aussetzt. Dabei bildet sich Ozon.

Das Sich-Verbinden des Phosphors mit dem Sauerstoff geschieht in Stufen. Erst bildet sich Phosphortrioxid, eine wachsweiche, kristallinische, bei 22° schmelzende, bei 173° siedende Stofflichkeit, die noch sehr phosphorähnlich anmutet, unter anderem ebenfalls an der Luft mit einem wogenden kalten Leuchten «phosphoresziert», und dabei weiter verbrennt, zu Phosphorpentoxid, einem weissen schneeartigen Pulver, das beim Erhitzen gar nicht erst flüssig wird, sondern bei 250° gleich verdampft. Seine Kristalle haben eine starke Lichtbrechung, geben daher ein lebhaftes, diamantartiges Farbenspiel. Selbst dieser, doch nun ganz verbrannte Stoff hat sich etwas von der Lichtnatur des elementaren Phosphors erhalten: er *phosphoresziert* zwar nicht mehr durch weitere Oxidation, aber bei Bestrahlung *fluoresziert* er mit starkem grünlichem Licht, besonders bei tiefer Temperatur.

Phosphor ist das giftigste unter den Elementen, 0,1 g sind bereits tödlich. Trotzdem ist er allen lebendigen Wesen notwendig.

Gegenüber der Einwirkung äusserer Wärme, aber auch gegenüber dem äusseren Licht ist der weisse Phosphor äusserst empfindlich, er verwandelt sich hierbei unter Verdichtung, je nach den Einwirkungsbedingungen, zu verschiedenen Arten roten Phosphors. Dessen Dichte ist 2,2, er ist ziemlich hart, in den üblichen Phosphorlösungsmitteln unlöslich, ungiftig, entzündet sich erst bei 440°, verflüchtigt sich nicht bei gewöhnlicher Temperatur, phosphoresziert auch nicht; kurz, er verhält sich ganz «unphosphorisch». Beim Übergang von weissem in roten Phosphor tritt Wärme aus, pro kg 120 Kalorien. Roter Phosphor ist also gegenüber dem weissen Phosphor «wärme-ärmer» geworden, zugleich dichter, unflüchtiger, unlöslicher, ungiftig, reaktionsträger.

Weisser Phosphor ist ungeheuer aktiv, verbindet sich mit grosser Intensität mit fast allen Elementen. Er bildet eine Reihe von Verbindungen mit dem Wasserstoff, die in ihren Eigenschaften recht phosphorartig sind, je nach der Phosphormenge, die sie enthalten, gasig, flüchtig-flüssig oder fest, leicht verbrennlich oder sogar selbstentzündlich. Wie vielfältig er sich mit dem Sauerstoff verbindet, wurde bereits erwähnt. Davon leiten sich die verschiedensten Phosphorsäuren her: Ortho-Meta-Pyrophosphorsäure, Unterphosphorsäure, unterphosphorige Säure usw. Phosphorsäure ist auch die Form, in der der Phosphor, vor allem mit Calcium verbunden (Apatit), seltener mit Eisen (Vivianit), Aluminium (Türkis), den seltenen Erden (Monazit) in der mineralischen Welt vorkommt. Niemals findet man aber Metallphosphide in der Natur, im Gegensatz zu den Metallsulfiden, den Kiesen, Glanzen und Blenden, die wichtige Metallerze darstellen. Auch tritt im unorganischen Naturprozess niemals freier, elementarer Phosphor auf, wie es der Schwefel durchaus tut. Darinnen unterscheiden sich die zwei, sonst einander in vielem ähnlichen Elemente.

Das einzige, wirklich häufig vorkommende Phosphor-Mineral ist der phosphorsaure Kalk, der in folgenden Formen erscheint.

Apatit

In schönen, gedrungen-prismatischen, farblosen, weisslichen, violetten oder grünen Kristallen, aber auch in winzigen hexagonalen Nädelchen, findet sich dieses Mineral in den meisten älteren und jüngeren Urgesteinen. Ein Kubikmeter Biotitgranit z.B. enthält etwa 2 kg Apatit. Das Mineral begleitet den Zinnstein auf seinen Erzgängen, bildet aber auch eigene Gänge in archaischen Schiefern und Gneisen. Die reichen Apatitvorkommen der Erde liegen in einem Gürtel im Norden der Kontinente um den Pol: in Norwegen (Snarum, Brevig, Arendal, Kragerö), dem nördlichen Russland (Chibin), Kanada. Apatit enthält Fluor, wie andererseits Flussspat Phosphate.

Phosphorit

Diese zweite Art mächtiger Lager phosphorsauren Kalks ist ganz anders beschaffen. Phosphorit ist derb, dicht, erdig, höchstens feinfaserig, bildet Nieren, Knollen, die nicht in die alten kieseligen Urgesteine, sondern in junge und jüngste Gesteinsformationen eingelagert sind. Mit Bildeprozessen ganz anderer Art hängt

Phosphorit zusammen als der Apatit; sie weisen in das Tierreich. Man findet nämlich in solchen Lagern, je nach ihrem Alter, Reste von Zähnen, Knochen; sie liegen in Mergeln, Schiefertonen usw.: Koralleninseln des Stillen Ozeans (Nauru, Aruba), Java, die Christmasinseln, Gilbertinseln sind heute noch Stätten der Bildung von Phosphorit durch die Einwirkung tierischer Ablagerungen auf Kalkgesteine unter Tropenhitze und -feuchte. Dabei ist die organische Substanz weitgehend vergangen, phosphorsaurer Kalk ist geblieben. Vögel, Fische, in früherer Zeit Saurier mögen die phosphorhaltigen organischen Verwesungsstoffe geliefert haben, die sich dann mit dem Kalk auseinandersetzten und zu phosphorsaurem Kalk wurden. Die Anfangsstadien derartiger Bildeprozesse kann man in den Guanolagern sehen, die aus tierischen Ablagerungen, Vogelexkrementen, heute noch in grossem Massstabe entstehen, welch letzteren nur auf den Brutinseln Kalk entgegenzukommen braucht, um die Phosphoritbildung einzuleiten. Diesen jungen Südseebildungen stehen die älteren Vorkommen der gemässigten Zone gegenüber, die auf Tertiär, Kreide, sogar Devon zurückgehen und sich als mächtige Lager in Belgien (Lüttich), Frankreich (Somme), Spanien (Estramadura), Böhmen, dem südlichen Russland, Algier, Tunis, Ägypten finden, wozu die mächtigen Floridaphosphatlager, tertiäre Bildungen, hinzuzurechnen sind.

*

Der Phosphor ist also im Erdprozess fest und dauernd im Mineralreich verankert – im Gegensatz zum Schwefel, der im Lebendigen, im *Eiweiss* so recht zu Hause ist, und wohl in die mineralische Welt, aber nur vorübergehend, hineingezwungen wird, nicht durch sich in sie hineinstrebt. Vor allem fasst der Phosphor als *Säure* in der Mineralwelt Fuss; der Schwefel tut dies nur als Sulfid in den Metallen; Sulfate sind als Mineralien eigentlich abseitige Bildungen (Gips, Schwerspat und Verwandte), Exile für die Schwefelnatur, aus denen er immer wieder herausstrebt.

Der Phosphor ist aber auch zu Aufbau und Leben der pflanzlichen, tierischen, menschlichen Existenz absolut nötig – wie natürlich der Schwefel auch. Doch wirkt der Phosphor im Lebensbereich auch nur als Säure, im Aufbau von Proteinen, Nukleoalbuminen, vor allem der Nukleoproteide der Zellkerne. Es will etwa aussagen, dass der Phosphor sich im organischen Wirken immer der Säureform bedient, während der Schwefel dies nicht tut, sondern in reduzierter Form in das Eiweiss hineinstrebt. (Die Lezithine, aus Nervensubstanz, Gehirn, Eidotter als kristallisierbare wachsähnliche Körper ausziehbar, sind Fettsäure-Glycerinester mit Phosphorsäure und Cholin.) Im Pflanzensamen ist besonders Phytin enthalten, das Calcium- und Magnesiumsalz der Inosithexaphosphorsäure. – Die Phosphoranreicherung geschieht also in der Pflanze im Zusammenhang mit dem *Samen*bildungsprozess. Diesen Samenbildungsprozess hat aber Rudolf Steiner in einer Vortragsreihe vor Landwirten als einen Wasserstoffprozess gekennzeichnet, der das irdischgewordene Pflanzenhafte wieder in den Kosmos auflöst, so dass dieser wieder sich in der Pflanze einen Abdruck schaffen kann und dadurch das irdische Pflanzenwesen aus seinem kosmischen Wesensteil erneuern kann. Im Zusammenhang mit diesen Prozessen bildet ja die Pflanze sehr wasserstoffreiche Substanzen, ätherische Öle, fette Öle, beide übrigens vorzügliche Phosphor-Lösungsmittel. – Auf den Zusammenhang zwischen Wasserstoffprozess und Phosphorprozess ist noch einmal kurz einzugehen.

Aber das Phosphor-Rätsel findet seine Lösung im Menschen. Da stehen Phosphor und Phosphorprozess vor allem im Dienste der *Ich-Organisation,* die ja ihre irdische Aufgabe nur erfüllen kann im Handhaben von Abbau- und Mineralisierungsprozessen. Sie bedarf einerseits der *Abbau*-Tätigkeit in der Nerven-Organisation und der Mineralisierung im Knochen-System, sie bedarf andererseits der *Verbrennungstätigkeit* im Stoffwechsel-Gliedmassensystem, überhaupt der *Wärmeentwickelung* durch den ganzen Organismus, um der *Willensentfaltung* die Wege zu bahnen. Die Bewusstseinshelle in Nerven und Gehirn, das Formen des Bildes der Ich-Wesenheit im menschlichen Skelett, das Willensfeuer in den Gliedmassen – alles sind Domänen der Phosphorwirksamkeit. Phosphor wirft seine ganze Feuerkraft in die tote mineralische Erdnatur. Er drängt zu den anorganischen Substanzen hin, die im Bereich der Ich-Organisation ihre Bedeutung haben, er regt die bewusste Tätigkeit des Menschen an. Wo das Ich in die Todessphäre dringen muss, um in ihr seine Existenz durchzusetzen, ist Phosphor sein mächtiger Helfer. Dieser Wunderstoff «unterstützt die Ich-Organisation, so dass diese den Widerstand des physischen Körpers überwinden kann» (Rudolf Steiner). Wenn man sein Knochensystem nicht genügend beherrscht, was sich in schleppendem Gang zeigen kann – aber auch, wenn man eine schleppende Gedankenbildung hat, wird man vom Phosphor als Medikament Hilfe haben können. – Mit Phosphor hängen zusammen alle Zornzustände, Wut, rosiges Aussehen. Er wirkt direkt auf den Stoffwechselmenschen des Kopfes[24]. Da wir mit dem Phosphor auf das Ich wirken können, so ist er auch in entsprechender Dosierung ein vorzügliches Schlafmittel; er bewirkt starkes Wachsein bei Tage, starken Abbau, gesunde Ermüdung; und im Gegenschlag festen Schlaf. (Baldrian ist als Schlafmittel ja auch bekannt.)

*

Auf die Beziehungen zwischen Phosphor- und Wasserstoffprozess wurde bereits vorher hingewiesen. Die beiden differenzieren sich in ihrem Verhalten im irdischen Kraftfelde. Geht man aber in den Kosmos, so verschwindet der Unterschied; Wasserstoff wird da zu einem kosmischen Phosphorprozess[25]. So hat es Rudolf Steiner dargestellt.

Damit kommen wir zum kosmischen Aspekt des Phosphors, zum Phosphorprozess in unserem Sonnensystem. Da das Universum als Makrokosmos, als ein ungeheurer Organismus, eine über alles Begreifen weisheitsvoll angeordnete Ganzheit anzusehen ist, muss jeder einzelne Prozess (und der als dessen Verdichtung begreifliche Stoff) als Funktion dieser Ganzheit erkannt werden. Das All ist ja nicht aus Phosphor, Sauerstoff und all den anderen Elementen *zusammengesetzt* worden, sondern es hat sich gegliedert aus der Ganzheit in Teile und Teilfunktionen; und als Träger dieser Teilfunktionen hat es abgegliedert, was als Phosphor, Schwefel, Wasserstoff usw. erscheint, wenn es sich auf eine physisch-stoffliche Ebene projiziert.

Rudolf Steiner schrieb 1924 in sein Notizbuch:

«Das *Silizium* hat die Erde zum Abbild des Kosmos gemacht.

Der *Kohlenstoff* hat sie zur Pflanzen tragenden Erde gemacht.

Phosphor macht die Erde zum Begierden-Planeten, der die Ingredienzien des Kosmos an sich zieht.

Stickstoff macht die Erde zum vergeistigenden Planeten, der die Tiere aufnimmt.

Sauerstoff macht die Erde zum Lebensplaneten, der das Leben des Kosmos hereinzieht.

Schwefel macht die Erde zum lebensverzehrenden Gedankenträger.

Wasserstoff bringt die Gedanken[26].»

*

Diese aphoristischen Sätze beziehen sich auf die *ganze* Erde, nicht nur auf ihr Mineralisch-Totes, Räumliches, sondern auch auf ihr Leben, ihre Begierden, ihr Abbild-Sein des Kosmos, ihr Pflanzen-, Tier- und Menschentragen, ihre Vergeistigungskräfte, ihr Gedankenempfangen und Gedankenübertragen. Und auf die Physiologie des *Wesens* Erde, in seinem Hineingeordnetsein in seinen Lebensraum, den Kosmos.

Wer diese aphoristischen Sätze ausarbeitet, würde eines der interessantesten Bücher des Jahrhunderts schreiben. Diese Aufgabe steht noch offen.

*

Zusammenfassend: Phosphor ist stoffgewordener Licht- und Wärmeäther; er trägt diese Äthernatur bis in die feste mineralische Erde hinein. Es ist dies ein Prozess, den die Pflanze durchführt, wenn sie, zum Blühen eilend, sich mit den kosmischen Licht- und Wärmekräften verbindet, in Luft, Duft, Blütenstaub auflöst, befruchtet, Frucht und Samen bildet, und das Licht- und Wärme-Gebildete wieder in die Erde hinabschickt. Da wird die Erde «zum Begierden-Planeten, der die Ingredienzien des Kosmos an sich zieht[26]».

Hier wird vom *Wesen* Erde gesprochen – nicht von dem toten anorganischen Gebilde, das auf seiner Oberfläche die Naturreiche trägt, wie sie eine materialistische Naturwissenschaft sich vorstellt. Die *wirkliche* Erde erlebt man erst, wenn man zur Sinnes-Anschauung Geistesschau hinzunimmt. Da sind Erdenentwicklung und Entwicklung des Geistwesens Mensch unlösbar miteinander verwoben.

*

Dass Baldrian gleichsam einen «pflanzlichen Phosphor» darstellt, ist dem aufmerksamen Leser sicher nicht entgangen. Der Baldrian zeigt im kleinen manches von dem, was dem Phosphor mächtig und umfassend eignet. Dieser zählt zu den grossen, heroischen Mitteln der Heilkunst, er ruft das Ich auf zur Mobilisierung aller seiner Energien.

Das dürfen wir dem Baldrian nicht zumuten. Was er leisten kann, wurde bereits skizziert; diese Skizze wird noch ausdrucksvoller, wenn man das Licht des Phosphorwesenhaften auf sie fallen lässt.

Licht-, Wärme- und Erdgeister, Sylphen, Feuerwesen, Gnomen sind aber dort zur Stelle, wo Lichtäther, Wärmeäther, Lebensäther ineinanderweben.

KAPITEL V

ANANAS-GEWÄCHSE – BROMELIACEAE

Nach dem Exkurs in das Gebiet der Baldrian-Gewächse kehrt der Blick wieder in die Mitte der Mitte des Reiches der Blütenpflanzen zurück, zu der Ordnung der Ensatae, der schwertblättrigen Gewächse. Dort waren bisher die *Orchideen* der fesselnde Gegenstand der Betrachtungen gewesen. Als ihre nächste Nachbarschaft stehen im System von Alfred Usteri zwei wichtige Familien, die sich dem forschenden Bestreben nun anbieten: die Ananas-Gewächse (Bromeliaceae) und die einzige echte Gewürzpflanzenfamilie der Monokotylen, die Ingwer-Gewächse (Zingiberaceae). Erstere, mit ihren 46 Gattungen und etwa 1700 Arten zu den wichtigen Familien unter den Blütenpflanzen zählend (wie übrigens letztere auch), mögen den Vortritt haben, da sie in manchem an die Orchideen erinnern.

Man pflegte sonst, wegen der strengen Dreigliedrigkeit im Blütenbau (3 Kelche, 3 Blumenblätter, 6 Staubgefässe, 1 3teiliger Fruchtknoten), die Bromeliaceen den lilienblütigen Gewächsen (Liliiflorae) zuzuordnen, empfand aber doch die ganz andere Wesensart und räumte ihnen eine Sonderstellung ein, erhob sie wohl gar zum Range einer eigenen Ordnung. Alfred Usteri stellte sie mit dem ihm eigenen Feingefühl für Wesensbeziehungen in die Ordnung der Ensateae, wo sie sich in der Nachbarschaft von Orchideen und Scitamineen ohne Zweifel am richtigeren Ort befinden. Die Begründungen werden sich im Fortgang der Betrachtungen ergeben.

Da die Bromeliaceen auch Ananas-Gewächse genannt werden, ist es sinnvoll, mit der Ananas, der am meisten bekannt gewordenen und am weitesten verbreiteten Art der Familie, die Ausführungen zu beginnen.

Vorausgeschickt darf noch werden, dass es sich um eine fast ausschliesslich neuweltliche Familie handelt. Nur eine Art hat den Weg nach Westafrika gefunden. Der Schwerpunkt der Entfaltung des Typus liegt in Brasilien. Von dort aus erstreckt sich das Verbreitungsgebiet der Familie im Süden bis nach Argentinien, es steigt in die Höhe der Anden, des Berglandes von Mexiko und stösst vor in die südlichen Landschaften der Vereinigten Staaten, immer mit anderen, den Grundtypus auf die mannigfaltigste Weise variierenden Arten, so dass man ob dieses Gestaltungsreichtums von einer Verwunderung in die andere gerät und es nicht leicht hat, das geistige Band zu entdecken, das dieser Vielgliedrigkeit die Einheit gibt. Der Schwerpunkt der Familie – wir sagten es schon – liegt in Brasilien. Aber wie anders bilden sich die Bromeliaceen der heiss-feuchten Amazonas-Tropenwälder aus, wie anders ihre Geschwister in der «Catinga», der an die Galerie-Urwälder nach Süden sich anschliessenden dürren, heissen Dornwaldsteppe.

Wie bei den Orchideen Erdorchideen und epiphytische Orchideen unterschieden werden müssen, so gibt es erdwurzelnde und epiphytisch in und an Bäumen lebende Bromeliaceen. Die Ananas gehört zu den ersteren.

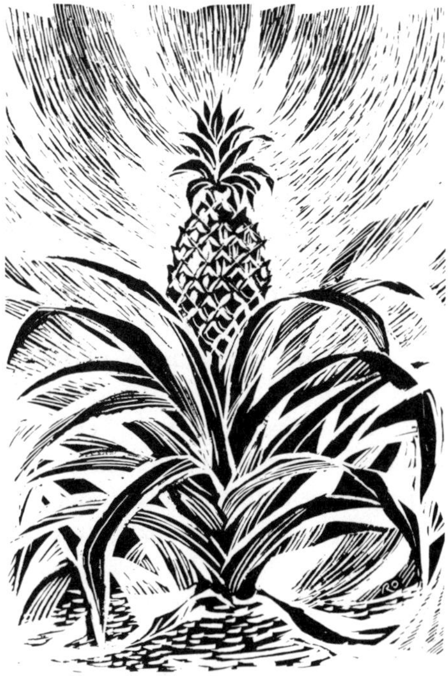

Die *Ananas, Ananas sativa (Bild)* ist ein Kind der Tropen. Sie braucht die volle Sonnenkraft und Sonnenhelle zum guten Gedeihen, dazu sorglich gehütete Erdfeuchte, die ihr durch sorgfältige Bodenbedeckung mit Papier erhalten wird. Das Papier wird aus den zähen, harten Fasern der meterlangen, dornig berandeten Blätter der Bodenrosette zubereitet, welche die langsam wachsende Pflanze zuerst ausbildet. Man kann also wohl sagen, dass dieses Gewächs sich den Boden mit seinen eigenen Blättern zudeckt und feucht hält. Langsames Wachstum ist den Erdbromeliaceen allesamt eigen; die eilige Wachstumsgewalt tropischer Pflanzen teilt sich ihnen nicht mit, sie haben es schwer mit der Erde. Versucht man, Ananaskultur in den Subtropen zu treiben, etwa auf den Azoren, so gelingt dies nur in (ungeheizten) Gewächshäusern. Ananaspflanzen brauchen eben unbedingt die Hilfe von Wärme- und Luft-Lichtwesen.

Hat sich die Rosette gründlich ausgebildet, so steigt aus ihrer Mitte, von sich mit erhebenden und bereits rötlich gefärbten Hochblättern begleitet, mit kurzem Schaft, der Blütenstand empor. Schön rosafarbige Deckblätter umkreisen die stämmige Hauptachse, in deren Achseln die grosse Fülle kleiner, unscheinbarer, weisser und zart blauer Blüten geborgen ist. Diese haben einen unterständigen Fruchtknoten. Am oberen Ende des Blütenstandes sammeln sich die Deckblätter zu einem Schopf, geben dabei ihre blütige Farbigkeit auf und sind wieder grüne Blätter.

Sind die Narben der Blüten – durch Insekten – bestäubt, so ergreift ein saftiges Schwellen das ganze Gebilde zwischen Rosette und Schopf; dabei verschmelzen Achse, Fruchtknoten, der Unterteil der Deckblätter zu *einem* Gebilde, zu der köstlichen Sammelfrucht, die im – Monate dauernden – Reifungsprozess, immer intensiver duftend, zu warmem Goldbraun sich färbend, der Ernte entgegenwächst *(Bild: Ananas-Durchschnitt)*. Insgesamt dauert es an die zwei Jahre von der Auspflanzung der Stecklinge bis zur Ernte. Samen bilden sich keine aus, sie sind auch in die Frucht eingeschmolzen worden.

Aber nicht nur die Frucht wird geerntet, sondern auch die Blätter, aus denen die Fasern gewonnen, versponnen und zu allerlei Gewebe verarbeitet werden, vom groben bis zum allerfeinsten.

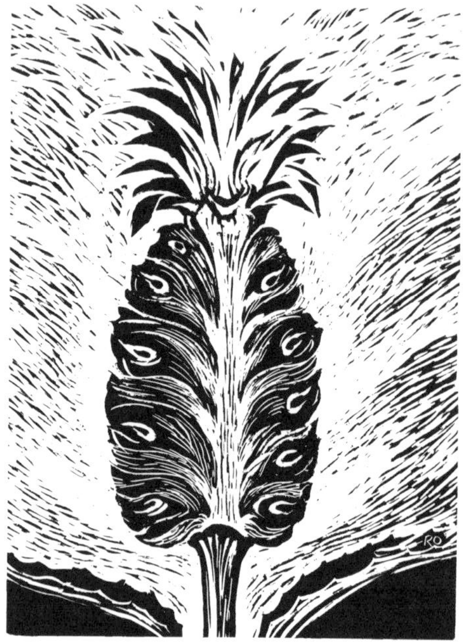

Das Faserige setzt sich übrigens bis in die Frucht hinein, wenngleich ganz weich geworden, spürbar fort. Die Aussenschicht des wie ein riesiger Pinienzapfen aussehenden Gebildes wird hornig hart; sein Inneres nimmt aber die Süsse und Saftigkeit einer Birne an. Doch gleicht Aroma und feine Fruchtsäure eher der Erdbeere.

Die Ananas ist eine erdhaft gewordene Bromeliaceae. Wie das Rosengewächs-Wesen sich mit *einer* Pflanze zur Erde hinabneigt und zur Erdbeere wird, obwohl es sonst in den Beerensträuchern, den Obstbäumen, der schlanken hochwüchsigen Eberesche kräftig zur Höhe strebt, so steigt das in Bäumen nistende, mit noch nicht zur Erde gefallenem Regenwasser sich tränkende, farbenfrohe Bromeliaceenwesen in der Ananas bis zur Erde hinab. Und es liegt auch eine gewisse Ähnlichkeit in der Fruchtbildung beider Pflanzen, der Erdbeere und der Ananas, bis in den Duft und Geschmack.

Wie übrigens alle Bromeliaceen ist die Ananas eine Kieselpflanze. Ein feiner Kieselprozess durchdringt das ganze Gewächs und lagert sich in jeder Epidermiszelle der Pflanze in Form winziger Kieselkörper stofflich ab. Nun hat die Kieselsäure in der Pflanze eine besonders wichtige Funktion, die Rudolf Steiner zuerst entdeckt hat: Sie ist voller Lichtdynamik, macht die Lichtkräfte in der Pflanze verstärkt wirksam. Auf dieser Erkenntnis beruht die Nutzung einer besonderen Kieselzubereitung in hoher Verdünnung als Blattbesprühung in der «biologisch-dynamischen Wirtschaftsweise.» Ihre Anwendung bringt nicht nur nachweislich höhere Erträge, sondern steigert auch Wohlgeschmack und Haltbarkeit.

Der Lichtäther ist also für die Bromeliaceen eine wesensbestimmende Entität. Er bildet sie zu farbigen, blütenhaften Erscheinungen und verleiht ihnen das Faszinierende, das den Beschauer so unmittelbar anspricht. Aber zarte Farbenwunder sind nicht nur die Blüten, sondern blütenhaft, wenngleich mit derberen, irdischeren Farben erscheint auch, was die Blüte aus sich hervorgehen lässt, Hochblätter, Blatt-Trichter, Blattrosetten. Diese schwertblättrigen, mehr oder weniger fleischigen, randbedornten Grundrosetten sind wie eine dritte, unterste Stufe der Blütenbildung; über sie ist oft ein seltsames Hell-Dunkel-Spiel von weisslich-dunkelgrün wechselnder Querbänderung geworfen. Die hellen Streifen sind Organe für das Aufnehmen des flüssigen Elementes. Durch sie saugen die Bromeliaceen das Regenwasser auf. Ausserdem lassen sie solches zisternenartig in den Blatt-Trichtern zu Miniaturteichen zusammenlaufen. Diese «Teiche» haben sogar ihre eigene Flora und Fauna! Hier ist mit dem Elemente des Flüssigen die diesem zugeordnete Bildekraft auf besondere Art anwesend – und damit auch die entsprechenden Elementarwesen.

In der Ananas ist nun dieses kosmisch-lichthafte Bromeliaceenwesen ganz auf der Erde gelandet. Ihre Fruchtknoten sind unterständig, also irdisch. (Die epiphytischen baumbewohnenden Bromeliaceen haben meist oberständige Fruchtknoten und trockene Kapselfrüchte, welche, reif geworden, aufspringen und die an Haarschirmen hängenden Früchte vom Winde forttragen lassen.)

Aber die Zisternenteiche der in den Bäumen nistenden Bromeliaceen sind bei der Ananas verschwunden. Dafür hat sie anstelle der äusseren Wasserspeicherung die innere Wässrigkeit der saftstrotzenden Frucht gewonnen. An dieser weben die Wasserwesen und «träumen jetzt als Undinenleben» (siehe Kapitel I) die Ananas-Chemie. Eine solche gibt es nämlich, diese Pflanze bringt ganz besondere Stoffe hervor.

Der Chemiker findet dann in der Ananas – übrigens in allen untersuchten Bromeliaceen – proteolytische, also eiweissverdauende Enzyme; im Ananassaft nur besonders reichlich: «Bromelin». (Ähnliche Substanzen, Papain, hat man im Milchsaft des Melonenbaumes, Carica papaya, entdeckt.) Frische Ananas als Zukost zu eiweissreicher Nahrung ist also eine wertvolle Ernährungshilfe. Es hat somit einen guten Sinn, der Ananas einen festen Platz im Speisezettel einzuräumen.

Die Wirkung auf die untere, die Stoffwechsel-Organisation, erscheint noch unterstrichen durch die Ausbildung östrogener Substanzen, wie solche die weiblichen Keimdrüsen produzieren und welche die Eireifung bewirken. Solche Substanzen erzeugt übrigens nicht nur die Ananas, sondern noch eine Anzahl anderer Bromeliaceen. – Und schliesslich erweist sich der ordnende Einfluss auf das Verdauungssystem noch in der Darmparasiten bekämpfenden Kraft. Diese finden dann ein Feld, wenn der Astralleib im Verdauungsprozess zu wenig abbaut und der Ätherleib übertätig wird. Von diesem Zuviel an Leben profitiert die pathologische Darmfauna.

Rudolf Steiner hat die Ananas, in Kombination mit Lärchenharz, als Heilmittel für die Augenheilkunde empfohlen, unter anderem für die Therapie der Star-Erkrankungen. Beide Pflanzen, Ananas und Lärche, haben durch ihre Art, mit dem Kiesel umzugehen, eine besondere Beziehung zum Licht. Dieses Kieselige lässt sie in die Sphäre der Sinnesorgane wirken und ganz besonders auf das Licht-Sinnes-Organ Auge. Wie der lichtliebendste und durchlichtetste, besonders intensiv von Kieselprozessen durchdrungene Nadelbaum, die Lärche, in seiner Harzbildung einen Stoff erzeugt, der zum Heilmittel für die Sinnessphäre werden kann, wurde in Band II dieser Heilpflanzenkunde (Seite 33) dargestellt. Die Ananas ist aber nicht nur kieselkräftig, sondern sie entwickelt auch, wie eben berichtet, was in das Gebiet der Stoffwechselvorgänge eingreift. Diese neigen bei den Star-Erkrankungen zur Verhärtung, Erstarrung, Entvitalisierung. Die Ananas vermag aber gerade, kraft ihrer Konstitution, in Stoffwechselprozesse des Licht-Sinnes-Organs Auge einzugreifen[27]. Und die Elementarwesen? Sieht man nicht, wie an unserer edlen Tropenpflanze Erdgeister verfestigend und strukturierend, Wasserwesen saftigmachend, Sylphen Farbe und Duft webend, Feuergeister Süsse reifend, zusammenweben? Auf eine besondere Samenbildung ist verzichtet; zur Vermehrung nimmt man Schösslinge aus der Stammbasis oder den oberen Blattschopf.

*

Um einen Blick für die reichen Entfaltungsmöglichkeiten des Typus zu bekommen, folge auf die Ananas eine Schilderung der Gattung Puya, deren 140 Arten, im Gegensatz zu der Täler besiedelnden Obstfrucht, Hochgebirgspflanzen geworden sind und die Andenkette bewohnen. Es gehört dazu die grösste aller Bromeliaceen, eine haushohe Pflanze, ein wahrer Baum, Puya raimondii, die man in 4000 Meter Höhe antreffen kann. Ein etwa 4 Meter hoher, halbmeter starker Stamm trägt als Schopf die nach oben gehobene Blattrosette mit den meterlangen Schwertblättern. Kommt die Pflanze zur Blüte, so entsteigt dem Rosettenschopf der bis zu 5 Meter lange Blütenstamm, der in den grünlichweissen Blüten von Nektar überfliesst, welcher von Vögeln, die zugleich Bestäuber sind, aufgesucht wird. Mit dem Erblühen welken die Blätter, sinken herab, die Pflanze reift die Samen aus und stirbt ab. Sie hat sich ganz im Blühen verzehrt. (Auch die Ananas stirbt nach der Fruchtreife ab.) Dem dicken Stamm entquillt bei Verletzungen ein an der Luft erstarrender Pflanzenschleim, ähnlich dem Tragantschleim. Solche Schleime haben eine starke, wasserfesthaltende Kraft, durch die das Gewächs, ähnlich den Kakteen, das aus Nebelfeuchte, aus Schneeschmelzwasser aufgesogene Nass durch die langen Trockenzeiten festhalten kann.

Eine ganz andere Entwicklungsrichtung nimmt der Typus in der grössten Gattung der Familie, Tillandsia, der man 350 Arten zuzählt und welche sich das gesamte Verbreitungsgebiet der Bromeliaceen dank ihrer grossen Wandlungskraft erobert hat. Zwischen etwa dem 30. Grad nördlicher und südlicher Breite von Louisiana bis Argentinien findet man Tillandsien. Einige Arten sind noch Bodenpflanzen oder hängen von Felswänden herab und bilden Blattrosetten; doch strekken sich andere zum beblätterten Spross. Die meisten aber sind Epiphyten geworden, leben im Geäst, mit knollig verdickten Stämmen aufsitzend, zartfarbige Hochblätter und lange Blütenrispen aus dem Blattgrund emportreibend. Einige Arten gleichen in ihren Blüten unseren Nelken, haben darum in Brasilien den Beinamen «Luftnelken», z.B. Tillandsia geminiflora und die zierliche Tillandsia brachicaulis. Letztere offenbart das Bromeliaceenhafte auf eine besonders eindringliche Weise.

Zur Blütezeit färben sich nämlich nicht nur die Hochblätter, sondern auch die grünen Laubblätter zart rosenrot.

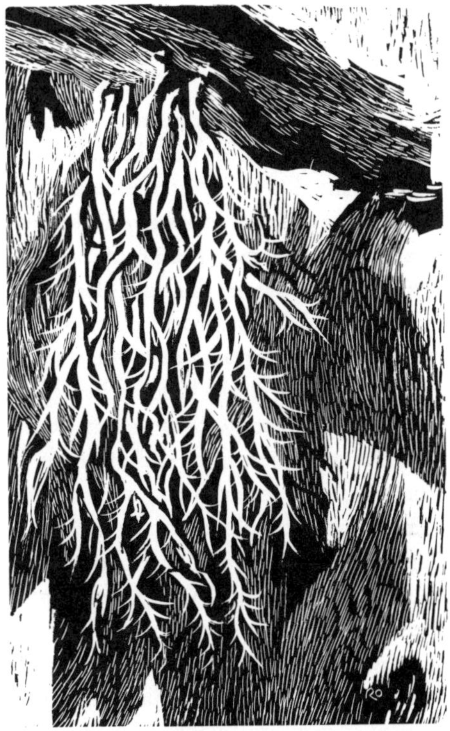

Alle Tillandsien haben die Tendenz, sich in die Länge zu strecken. Die deutlichste Ausprägung des hier anklingenden Bildemotivs zeigt die *Tillandsia usneoides,* auch *Greisenbart (Bild)* genannt. Diese Pflanze ist so sehr Stengel und stengelförmiges Blatt geworden, dass sie auf eine Wurzelbildung ganz verzichtet. Wie unsere Bartflechte hängt sie in langen Strängen von den Bäumen herab, ganz von der Erde gelöst, nur aus der Luft, vom Tau und gelegentlichem Regen lebend; die eigentlichen Regenwälder liebt sie nicht. Vom Wind losgerissene Stengelstücke fassen auf anderen Ästen Halt, der Wind pflanzt sie durch Ableger fort. Doch entwickeln die Tillandsien durchaus auch, allerdings sehr kleine, zarte Blüten, und die Fruchtkapseln entlassen an langen Haarschöpfen fallschirmartig getragene Samen. Aber an solchen Orten wie den Drähten der argentinischen Überland-Telegrafenlinien würden Samen gar nicht haften; jedoch vom Wind hingeblasene Stengelstückchen bleiben da und dort hängen. Alles, was das Pflänzchen braucht, spendet der Kosmos und die Luft, und bald hängt von den Drähten ein bis drei Meter langes Gewirr silbergrauer Greisenbärte, wie sonst von den Waldbäumen, von denen das erste Spross-Stück stammte. Stengel und Blätter sind mit grauweisslichen Schuppenzellen bedeckt, die Feuchte, Tau oder Regentropfen begierig aufsaugen. So gut gedeihen die Pflanzen auf nackten Drähten, dass diese unter der Last durchzuhängen beginnen und darum durch besondere Reinigungstrupps in regelmässigen Zeitabschnitten gesäubert werden müssen. In den Südprovinzen der Vereinigten Staaten sammelt man die weichen, aber festen Stengel und verwendet sie, etwas aufbereitet, als «vegetabilisches Rosshaar» zum Stopfen von Matratzen, als Verpackungsmaterial und dergleichen. Die gereinigte Faser hat ein stärkeres Saugvermögen als Watte.

In den Gewächshäusern der botanischen Gärten kann man Tillandsia usneoides-Stränge gelegentlich von einem Draht am Dachfirst herabhängen sehen. Sie pendeln dort hin und her, denn der Gärtner hält die Türe, solange es die Jahreszeit erlaubt, offen, damit der Windzug herbeiwehe, was die genügsame Pflanze braucht. Licht und Luft; mehr bedarf es nicht.

Wieder andere Pflanzenformen gestaltet der Typus, wenn er sich im feuchtheissen Tropenwald entfaltet. Die nun nicht mehr dornig gestachelten, weicheren Blätter schliessen sich hier mit ihren Bahnen dicht aneinander und bilden Trichter, in die sie den Regen leiten und wie in Zisternen sammeln. In diesen wird das Wasser durch ähnlich wie bei den Tillandsien gestaltete Saugzellen der Blattepidermis aufgenommen. Diese Miniaturteiche haben sogar ihre eigenen Bewohner. Kleine Wasserinsekten finden sich ein; und dazu eine eigene, Tierfang in blasenförmigen «Fallen» ausübende fleischverdauende Pflanze, eine Wasserhelmart, Utricularia nelumbifolia, die mit langen Ausläufern sich von Blattrosette zu Blattrosette forttastet. – Die Blütensprosse entsteigen den Blattrosetten mit zartfarbigen Hochblättern und Blüten tragenden, oft stark duftenden Rispen, die etwas von dem Märchenhaften epiphytischer Orchideen an sich haben, welche häufig ihre Nachbarn sind. Hier sind die Gattungen Vriesea, Guzmania, Aechmea mit zusammen etwa 400 Arten zu nennen; die ersteren mit oberständigen Fruchtknoten und Flugfrüchten, die letzteren mit unterständigen Fruchtknoten und beerenfrüchtig, sie werden von Vögeln verbreitet. Diese Bromeliaceenarten sind voll der reizvollsten Farbkontraste: silberig gebänderte sattgrüne Rosettenblätter, rosa Hochblätter, blaue oder violette Blüten, leuchtend rote Fruchtknoten und ebensolche Beeren; die ganze Palette des Malers ist in Anspruch genommen, wenn man versucht, etwa eine Aechmea fasciata zu schildern, oder eine Vriesea splendens, oder ein Nidularium fulgens. Letztere, die «Nestananas», umfasst mit der dunkelgrünen Grundrosette den blütengleichen sattroten Hochblatt-Trichter, der eine kleine Wasserzisterne bildet. In seinem Inneren steckt aber erst der kurzstielige Blütenstand, dessen zart krokusfarbige Blüten wie Miniatur-Seerosen auf dem Wasserspiegel erscheinen. – Die in den südlicheren brasilianischen Regenwäldern üppig wachsenden Billbergia-Arten (deren es im Ganzen etwa 40 gibt) werden sogar in Gewächshäusern künstlich gezogen und die langen, blau, violett, rötlich, gelblich schimmernden Blütenrispen mit den rosa Hochblättern als Schnittblumen für festliche Anlässe verkauft.

Aber auch südlich der tropischen Regenwälder, in der regenarmen Dornwaldsteppe der «Catinga», der dürren Öde des «Sertao» finden sich Bromeliaceen; und zwar sowohl auf den laubabwerfenden Sträuchern und Bäumen (Mimosenarten) als auch als Bodenpflanzen. Das ist wieder eine andere Ausprägung des Grundtypus, der ja auch hier ganz andere Umweltbedingungen vorfindet. Von April bis Oktober fällt kein Regen; unentwegt brennt die Sonne herab; es ist eine Landschaft für Kakteen – die sich auch reichlich einfinden. Da nehmen die Bromeliaceen etwas vom Wesen der Kakteen, oder auch sukkulenter, dürregewohnter Liliengewächse wie Aloe oder Agave an. Grosse, starke, dornartige, stachelspitzige Bodenblätter bilden die Grundrosette. Durch wassersaugende Epidermiszellen, ähnlich wie bei den Tillandsien, wird jede Spur von Feuchtigkeit, Tau, jeder Tropfen Wasser aufgenommen und im Gewebe festgehalten; die Transpiration auf das äusserste eingeschränkt. Wenn aber im Oktober die kurze Regenzeit beginnt und den Frühling einleitet, dann erblüht und ergrünt das dürre Land; dann schiessen auch die feinfarbigen Blütenstände der Bromeliaceen in die Höhe.

Mit einem Blick auf die brasilianische Gattung Cryptanthus sei die Betrachtung einzelner Bromeliaceen-Formen abgeschlossen, die trachtete, den Gestaltungsreichtum der «Idee Bromeliacee» abzutasten und sich zur inneren Anschauung zu bringen. Dann kann eine gewisse Schluss-Summe gezogen werden.

Cryptanthus wächst epiphytisch, aber auch auf dem Erdboden; Cryptanthus zonatus ist ein zierliches Gewächs, das man sogar gelegentlich in den Blumenläden grosser Städte sehen kann. Wie eine grosse Blüte, die mit den Kelchblättern unmittelbar auf der Erde aufsitzt, stellt sie sich dar; das lockere Köpfchen weisser Blüten bleibt im Herzen dieses Blattkelches eingeschlossen. Die Rosettenblätter sind dornig gezähnt und mit silberigen, welligen Querstreifen in Zonen gegliedert. Diese Querstreifen saugen einen daraufgebrachten Wassertropfen auf wie Löschpapier, während er auf den dazwischen liegenden grünen Blattstellen unverändert liegen bleibt. Diese saugfähige Epidermis ist ja eine bereits hinreichend beschriebene Einrichtung bei den Bromeliaceen.

Die Pflanze ist das Zwischengeschöpf zwischen Mineral und Tier: Mit der Wurzel dem unter ihr stehenden Mineralreich verbunden, in der Blüte sich dem über ihr stehenden Tierreich öffnend. Das Mineral ist nur ein physisches, totes Gebilde; die Pflanze fügt zum Toten das Leben hinzu; das Tier darüber hinaus noch das Seelenhafte. Das Mineral offenbart das Physische, die Pflanze das Ätherische, das Tier das Astralische. Das Astralisch-Seelenhafte inkarniert sich im Tierleib, der zur Seelenwohnung wird. Es kann nicht in die Pflanze einziehen; aber umwebt und umhüllt sie von aussen und regt sie an zur Bildung der Blüte. Daher die vielen Beziehungen der Blüte zur Tierwelt. – Erfolgt die Einwirkung des Astralischen zu intensiv, so wird die normale Pflanze zur Giftpflanze. Das ist in dieser Heilpflanzenkunde schon vielfach im 1. und 2. Band, z.B. in den Kapiteln über die Mohngewächse und die Nachtschattengewächse dargestellt worden. Im vorliegenden 3. Band wurde das Giftproblem bereits im Orchideen-Kapitel gestreift. Hier ist zu vermerken, dass in der Familie der Bromeliaceen keine einzige Giftpflanze bekannt geworden ist. Wie viele finden sich dagegen in der Ordnung der lilienartigen Gewächse: Herbstzeitlose, Maiglöckchen, Germer, Meerzwiebel, Sabadilla – um nur einige zu nennen.

Aber die Pflanze ist nicht nur das Zwischengeschöpf zwischen Mineral und Tier, sondern auch zwischen Erde und Kosmos. Sie ist ebenso Sonnen- wie Erdengeschöpf.

Wie steht es nun mit alledem bei den Bromeliaceen? Sie lösen sich von der Erde weitgehend los und werden Epiphyten. Dort leben sie von dem, was noch nicht die Erde berührt hat: Regen, Luft, Licht. Den erdbewohnenden Arten fällt die Auseinandersetzung mit der Erde sichtlich schwer; sie ziehen sich dornig in sich zurück, verlangsamen ihr Wachstum. – Ihre Blüten sind zauberhaft zartfarbig, ja, die ganze Pflanze wird blütenhaft. Viele Arten übergeben ihre Flugschirmsamen den Lüften. Ihre kosmische Natur ist deutlich stärker als die irdische. Da die Blüte in richtigem Ausmass astralische Wesensbereiche an sich zieht, sie darum verkraften kann, wird diese im ganzen blütenhafte Pflanze ebenfalls nicht giftig. Die starke Beziehung zum Lebenselement Wasser weist auf starke ätherische Kräfte hin, die verhindern, dass astralisches Einwirken die ätherische Sphäre durchbricht und in den physischen Bereich eindringt – was die Vorbedingung zur Giftbildung ist. Im Sinne früherer Ausführungen: weder «böse Sylphen» noch «böse Feuerwesen» sind am Werke; – die Berührung mit der Erde verhärtet, verdornt die Pflanze; sie wehrt die Erdenkräfte ab, es kommt nicht zur Baumbildung.

Und die Elementarwesen? Die doch vor allem tropische Familie bedarf des Wirkens der Feuergeister. Doch viel stärker noch wird die Bromeliaceae Geschöpf des Lichtäthers und seines Elements, der Luft. Im zarten, duftigen, blütigen Wesen zeigt sie sich dem Wirken der Sylphen besonders hingegeben. Die zwar langsam wachsenden, aber lebenszähen Gewächse dieser Familie haben ein besonderes und auffälliges Verhältnis zum Lebensträger, dem Wasserelement, und damit zu dessen Elementarwesen, den Undinen. Sie entziehen sich, mindestens die epiphytischen Arten, weitgehend dem Gnomenwirken. Selbst die Erdbromeliaceen lassen deren Kräftewirken nur zögernd ein, schliessen sich sukkulentenartig in sich selber ab, gepanzert und bewehrt.

Im übrigen sind es harmonische Pflanzen, die niemals ins Bizarre oder gar Bedrohliche, fast Unheimliche ausschlagen, wie es die Orchideen doch tun. Das Neckisch-Koboldige hat keinen Zutritt zu ihnen.

KAPITEL VI

INGWER-GEWÄCHSE – ZINGIBERACEAE

DIE GEWÜRZPFLANZEN-FAMILIE UNTER DEN EINKEIMBLÄTTRIGEN – MONOKOTYLEN
ERD- UND FEUERGEISTER IM ZUSAMMENWIRKEN

In die gleiche Ordnung wie Bromeliaceen und Orchideen hat A. Usteri – aus triftigen Gründen, die im Verlauf der Ausführungen noch hervortreten werden – die Ingwergewächse mit ihren 1500 Arten gestellt. Die heutigen Botaniker sind ob ihrer Stellung im System etwas in Verlegenheit und haben eine eigene Ordnung, Skitamineae oder Zingiberales geschaffen, in der die Ingwer-Gewächse zusammen mit den Bananen-Gewächsen, Paradiesvogelblumen und Blumenrohrgewächsen ihren Platz gefunden haben. Die «Heilpflanzenkunde» folgt nun durchgehend dem System von Usteri, und so ist in der Folge die Rede von Ingwer-Gewächsen im Zusammenhang mit der Ordnung der «Schwertblättrigen» (Ensateae).

Die Ingwer-Gewächse sind vor allem eine Familie von Gewürzpflanzen; die einzige unter den Monokotyledonen. Die Lilien-Gewächse mit Zwiebel, Knoblauch, Lauch, Schnittlauch, die Orchideen mit der einzigen Vanille – unter 3500, bzw. über 20000 Arten – sind daneben arm zu nennen; erstere sind noch mehr schwefelig als würzig. Im Verhältnis zu den anderen Klassen der Blütenpflanzen ist Gewürzhaftigkeit bei den Einkeimblättern eine seltene Erscheinung. Andere Klassen bringen eine Fülle von Gewürzpflanzen hervor, ganze Familien, wie etwa die Lippenblütler, Doldenblütler, Rauten-Gewächse, Pfefferarten, Lorbeer-Gewächse. Wie viele Gewürze verdanken wir doch den Korbblütlern, Nachtschattengewächsen, den Myrtaceen, Rubiaceen, Leguminosen, Cruziferen – um nur einige zu nennen. Es muss etwas Besonderes geschehen, wenn es in der Klasse der Monokotylen zur Gewürzbildung kommen soll. Warum liegt ihr das Würzigwerden so wenig und was ist am Werke, wenn dieses «Nicht-liegen» an einem Punkte durchbrochen ist?

Die monokotylen Gewächse sind im grossen und ganzen genommen der Erde zugewendet. Bringen sie doch die Gräser hervor, die mit Getreidearten und Futtergräsern die Ernährungsgrundlage der Erdengeschöpfe abgeben. Wo wären ohne sie die grünen Fluren, die Ackerbreiten? Bilden sie doch durch ihre Verwurzelungs- und Bestockungstätigkeit mit der Sodenschicht fast so etwas wie eine eigene geologische Formation, man könnte sie die Lebenserde nennen. Aus diesem erdzugewendeten Wesen können aber nicht die Kräfte kommen, welche feurige Würzen schaffen. Da muss die *kosmische* Seite der Pflanze die Oberhand erhalten.

Im einleitenden Kapitel (Seite 37) ist dargestellt, wie die Feuergeister über den Blütenstaub die Samenreife herbeiführen und dann in den Bereich der Erdgeister hinabschicken, was sich mit dem Undinen-Sylphen-gewobenen Pflanzen-Urbild verbindet, welches das Kambium abwärts in den mütterlichen Erdenschoss abgestiegen ist. Die Erdgeister verbinden Pflanzen-Urbild und Samen-Feuerkraft, was die wahre Befruchtung erst darstellt, nicht schon das, was zwischen Blütenstaub und Fruchtknoten sich abspielt.

Dieses Hinabtragen von Feuerkräften in den Erdenbereich vollzieht sich bei den Ingwer-Gewächsen in einer bedeutungsvollen Abwandlung. Es wird nämlich der oben beschriebene Prozess nach innen genommen, die Feuerwesen wirken von der Blüte herab bis in die Wurzel, das Wirkungsgebiet der Gnomen. Es wurde im Kapitel über die Mistel-Gewächse dargestellt, wie der Mistelsaft, in dem Undinen- und Sylphentätigkeit innig verbunden sind, nach unten die Gnomen, nach oben die Feuergeister vertreibt. Bei den Ingwer-Gewächsen ist es umgekehrt; da wirken gerade Erd- und Feuergeister innig zusammen. Darum sind diese Gewächse feurig durchwürzt, von oben bis unten; alles an ihnen ist aromatisch. Same, Blüten, Blätter, Stengel, Wurzelstücke, Wurzeln.

Dass solche Pflanzen schon in ihrer äusseren Erscheinung das Besondere ankündigen, das sich in ihrem Inneren abspielt, ist zu erwarten.

*

Das Organ, das den Betrachter einer Zingiberaceae sofort anspricht, ist die Blüte. Sie hat mit Vielfarbigkeit und Vielblättrigkeit das starre Liliaceen-Schema gesprengt. Sie ist einseitig symmetrisch geworden, ragt mit grosser betonter Unterlippe – zwei zu Blütenblättern umgewandelten Staubgefässen (Staminodien) – vor. Diese wird von den drei (echten) Kronenblättern dreizipfelig umstellt, die der unscheinbaren Kelchröhre zartfarbig entragen. Der äussere Staubblattkreis der «normalen Liliaceenblüte» ist hier in zweiseitige Flügel verwandelt. Und die anderen Staubgefässe? Es ist nur *eines* übriggeblieben, den Blütenstaub für die «Befruchtung» zu liefern – und auch dieses zeigt die Tendenz, sich blatthaft zu verbreitern. Auch die Hochblätter sind meist gefärbt. Der Fruchtknoten ist unterständig, der Stempel streckt sich zwischen den Staubbeuteln, von ihnen gestützt, hervor und ragt oft weit aus der Blüte. Am Fruchtknoten sondern zwei grosse Drüsen reichlich Nektar ab. So ist im Prinzip die Zingiberaceen-Blüte angelegt; die einzelnen Arten variieren diesen Grundaufbau nach dieser oder jener Richtung.

Man sieht: Das Oberste und Innerste der Blüte – ein solches stellen die Staubblätter dar – drängt sich in das Untere der Blumen- und Kelchblätter und wird dabei selbst blumenblattartig. Dieser von oben nach unten absteigende Prozess setzt sich aber noch weiter fort. Die Hochblätter, aus deren Achseln die Blüten normalerweise herauswachsen, werden ihrerseits von dem in ihre Region absteigenden Blütenimpuls ergriffen, werden gross, bunt, blumenblattähnlich. Die einzelnen Blüten erscheinen zu Kolben, Ähren, Köpfchen zusammengefasst und mit dem Hauptspross verbunden. Intensive Duft- und Farbstoffbildung ergreift nicht nur die Blüten, sondern vielfach auch Blatt, Stengel, Wurzelstock, Wurzel. Ein eigenartiger Prozess presst die oberen, kosmischen gegen die unteren, irdischen Organe. Dadurch können die Blüten-Ähren unmittelbar am Wurzelstock aufsitzen und von den langstieligen Blättern übergipfelt werden, ähnlich wie bei unserem Aronstab.

ZWISCHENBETRACHTUNG
VOM SINN DES WÜRZENS – VON DEN GEWÜRZPFLANZEN

Nur der Mensch würzt seine Nahrung. Tiere weisen gewürzte Speisen zurück. Jedes Volk hat seine besondere Art zu würzen, jedes Lebensalter bevorzugt andere Gewürze, jedes Temperament ebenfalls; und schliesslich hat jeder individuelle Mensch seine besondere Art, nach Salz, Zucker, Essig, Pfeffer, Zimt, Muskat, Curry, Paprika, Kümmel usw. zu greifen und der bereits auf den Tisch gebrachten Speise die letzte Vollendung zu geben. Der Engländer gebraucht darum für reifen und würzen das gleiche Wort 'to season'.

Die Würzmittel entstammen nicht nur dem Pflanzenreich, wie man sieht, es sind auch gewisse Wärmeprozesse wie kochen, dämpfen, braten, rösten, räuchern, welche das Würzige erzeugen; und das ist eine vielsagende Tatsache, dass es sich hier um gesteigerte Wärmewirkungen handelt. Es wird den Reifeprozessen, welche die Nahrungsstufe gezeitigt haben, noch ein Mehr an Wärmewirkungen damit hinzugefügt.

Wärmewirkungen sind es aber auch, die die meisten Pflanzen durchdringen und durchkraften, die Würzstoffe erzeugen. Die kalten Gebiete bringen ganz wenig Würzpflanzen hervor; viel reicher daran sind die gemässigten Zonen; aber der Gipfel wird in den heissen Ländern erreicht. Mit dem Wärmegrad des Klimas steigt auch die innere Würzkraft der dort wachsenden Pflanzen. Die gemässigten Zonen schenken die milden Gewürze, die Tropen die feurigen. Man vergleiche miteinander Wacholderbeere, Fenchel, Anis, Kümmel, Salbei, Rosmarin, Majoran, Paprika, Pfeffer, Muskat, Zimt, und man ist einen Weg von Norden nach Süden gegangen.

Durch das Würzen macht sich der Mensch die Speise bewusster. Er engagiert die schmeckenden Wesensglieder, das sind Astralleib und Ich, stärker am Verdauungsakt. Deren Tätigkeit ist zunächst, diesseits der Darmwand, eine abbauende. Das Ich, gerade das Wesensglied, das den Menschen über die animalische Natur erhebt, ergreift, durchdringt und gestaltet die *Wärme*-Organisation. (Der Astralleib die Luft-, der Ätherleib die Flüssigkeits-, der physische Leib die feste Organisation.) Darin liegt der Grund, dass Wärmeprozesse eine solche Hauptrolle bei der «Kochkunst», der Kunst menschlicher Speisezubereitung spielen. Die Wärmenatur der Würzpflanzen ist dazu ein mächtiger Helfer.

Die seefahrenden Nationen der beginnenden Neuzeit haben die Gewürzschätze der heissen Länder, von Indien und Madagaskar bis zu den «Gewürz-Inseln» Indonesiens nach Europa gebracht. Eine Generation von Kaufleuten, «Pfeffersäcke» genannt, ist durch sie reich geworden, in London, Amsterdam und sonstwo.

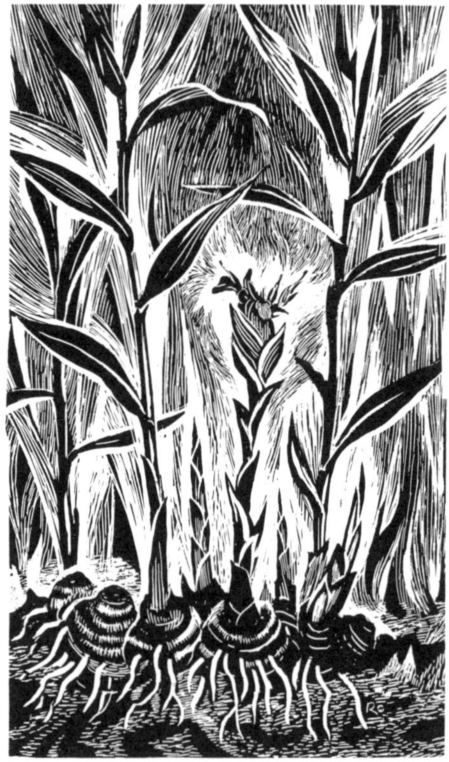

Es sei nun versucht, einige der charakteristischsten Ingwer-Gewächse mit wenigen Strichen zu skizzieren und das Kräftespiel deutlich zu machen, das in ihren Gestalten sich offenbart.

Der *Ingwer, Zingiber officinale (Bild),* entwickelt im Boden einen viel verzweigten, dicken Wurzelstock, der an den Stellen zu rundlichen Knollen anschwillt, wo die Blatt- und Blütentriebe aufschiessen. Die schwertblättrigen Blattsprosse strecken sich kniehoch empor; die nur ein Viertel dieser Höhe erreichenden, nur schuppig verkümmerte Blätter tragenden Blütensprosse lassen aus den Deckblättern einige wenige grünlich-bräunlich-violette Blütenschlunde hervorlugen. Der «Schwerpunkt» der Pflanze liegt schon für den Anblick in der Wurzelregion, in die auch der Blütenstand schon halb eingetaucht ist, und in der sich die Würzkraft mit ihrer sympathischen, milden Feurigkeit gesammelt hat. Ihr Aroma ist ob seiner verdauungsanregenden Wirkung seit dem Altertum geschätzt, von Gebäck, Kuchen, kandierten Früchten, erfrischenden Getränken mancher Länder nicht wegzudenken.

Die aus feuchten Bergwäldern Indiens stammende Kardamompflanze Elettaria cardamomum schickt aus dem knolligen Wurzelstock bis zu 3 m lange Blattriebe mit Schwertblättern empor, sowie halbmeterhohe beschuppte Blütenstände, die grünlich-weisse Blüten mit blaugeäderter Unterlippe tragen, aus denen bohnengrosse, aber runde Früchte mit schwärzlichen Samen von würzig-brennendem Geschmack sich entwickeln. – Eine andere Pflanze dieser Familie liefert in ihren kampferartig-scharfschmeckenden Samen den Malagetta-Pfeffer. – Die Wurzel des Galgant (Alpinia officinarum), in China und Siam angebaut, von stark brennendem, würzig-wärmendem, kampferartigem Geschmack, ist als Würzpflanze, Magenmittel, Linderungsmittel bei Lähmungen und Schmerzzuständen in ihrer Heimat sehr geschätzt. – Die Zitwerwurzel, von Curcuma zedoaria, ergreift ebenfalls mit kräftiger Wurzelstockbildung die unterirdische Region, doch saugt sie den Blütenstand nicht so tief in Blatt- und Wurzelgebiet hinunter wie die bisher beschriebenen Pflanzen. Der starke, angenehm aromatisch-kampferige Geschmack macht Wurzel und Blatt zur magenkräftigenden Würze.

Als die «Hauptpflanzen» der Familie möchte man aber die etwa 40 südasiatischen Gelbwurz-Arten, vor allem *Curcuma longa, Gelbwurz (Bild),* gelten lassen. Bei Curcuma ist der Prozess des Einsenkens des Blütenhaften in die Wurzelregion besonders nachdrücklich vollzogen. Wie alle Ingwer-Gewächse sind auch die Curcuma-Arten ausdauernde Kräuter; Bäume zu bilden, liegt jenseits der Möglichkeiten dieser Familie, die ja als *Wurzel*-Stock entwickelt und in der Erde behält, was sonst als Stamm aufsteigen könnte. Dieser etwa zweifingerdicke Wurzelstock verbindet rundliche, durch Blattnarben quergeringelte Knollen, die spannenlang fingerstarke Seitenäste abgliedern, welche aus Knollenknospen austreiben. Aus ihnen entspringen die Laubblätter, sämtliche grundständig, etwa armlang, handbreit, eiförmig zugespitzt. Bevor sie ausgewachsen sind, treibt mit spannenlangem Stiel die ebenso lange Blütenähre hoch. In ihr schauen aus den Achseln blassgelber Deckblätter meist paarweise schräg nach aussen und oben die blassgelben, sitzenden Blüten, nicht gerade viele – nur was eben beim Einzug des Blütenprozesses in das Wurzelgebiet zurückgeblieben scheint. Der Blütenstand endet mit einem purpur überhauchten Blattschopf eiförmiger wolliger Blätter – ähnlich wie bei der Ananas. Aber die Grundfarbe dieser Pflanze ist ein Gelb, das von der Blüte über die Deckblätter bis ins Wurzelstockinnere immer feuriger rot-gelb wird. Die einzelne Blüte ist stattlich anzusehen, mit zwei eirundlichen Deckblättern, kurzem dreilappigem, gelblichem Kelch, doppelt so langer Blütenröhre, die in drei eiförmige Zipfel ausgeht, deren hinterster Zipfel sich etwas überwölbt – wie dies bei schrägstehenden Blüten häufig ist. Dazu kommen aber 5 in Blumenblätter verwandelte Staubgefässe; nur das sechste ist ein solches geblieben, der Staubfaden aber dennoch blumenblattbreit. Trotz der auffälligen Blüte sind Früchte unbekannt; die ganze fruchtbil-

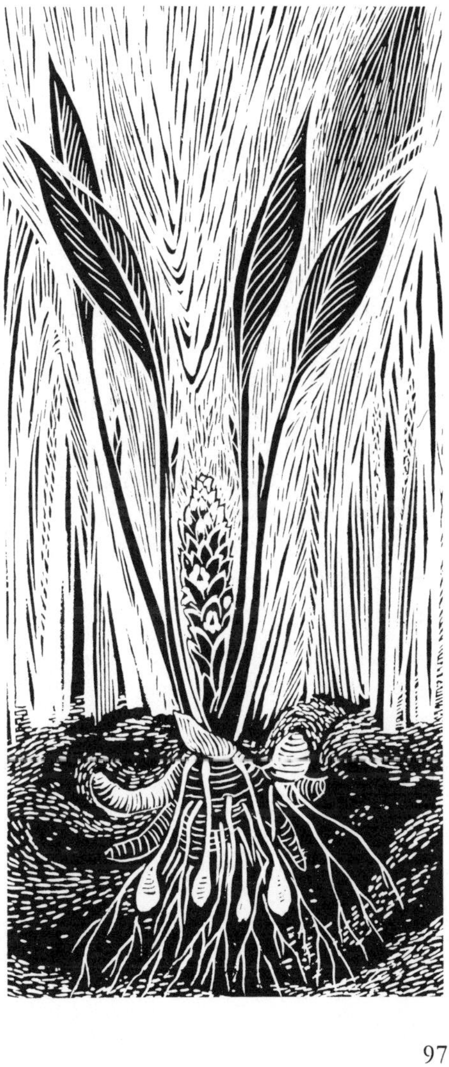

dende Kraft ist in den Wurzelstock eingeströmt, hat ihn mit Stärkemehl angeschwellt, mit feurigem Aroma durchwürzt. Man vermehrt auch die viel angebaute Pflanze durch Teilung dieser «Fruchtwurzel». Diese ist so lebenszäh, dass sie erst gebrüht werden muss, ehe sie verwendet werden kann. Sie wird zu einem der wichtigsten Gewürze für die Tropenernährung, zu Curry weiterverarbeitet. Diese Durchwürzung des eigenen Stärkebildungsprozesses ist ein Fingerzeig, Curry als Gewürz der wichtigsten Stärkefrucht dieser Länder, des Reises zu verwenden; Curry ist darum von der «Reistafel» Südostasiens nicht wegzudenken.

Noch bedeutsamer sind die Heilkräfte dieser Pflanze. Sie regt nämlich das wärmemächtige Stoffwechselorgan, die Leber, zu intensiver Tätigkeit an, steigert Gallenbildung und Gallenausscheidung, hält sie flüssig, wirkt Steinbildungen entgegen. Die Leber gibt sich unter ihrem Einfluss der wahrnehmenden schmeckenden Tätigkeit gegenüber den Speisen intensiver hin, Antipathie und Desinteresse werden überwunden. Was durch die Gallentätigkeit im Ernährungsvorgang ergriffen wurde, wird dann in Sympathie in die Wärmeorganisation der Leber eingegliedert. Dass dabei trotz der feurigen Würzkraft der Curcuma kein Durst auftritt, weist darauf hin, dass diese Pflanze, indem sie die Wärmeorganisation der Leber anregt, keineswegs in die ebenso wichtige Flüssigkeitsorganisation (die Leber ist ja die grösste Drüse des Körpers) schädigend eingreift.

Rudolf Steiner hat angeregt, ein *Grund*-und *Basis*-Mittel für die mannigfaltigen Gallen- und Leberstörungen unserer Zeit durch die Zusammenfügung einer Zubereitung aus der Gelbwurz mit einer solchen aus der Schöllkrautwurzel aufzubauen. Diese Wahl ist aus einer tiefen Einsicht in das Wesen so eigenartiger Pflanzenprozesse, deren einer hier zu schildern versucht wurde, aber auch in das Wesen menschlicher Organprozesse, hervorgegangen. Über das Schöllkraut als Heilpflanze insbesondere der gestörten Leber-Gallen-Funktion ist bereits im ersten Band dieser Heilpflanzenkunde Wesentliches ausgeführt. Die Kombination mit der Curcuma verstärkt und ergänzt die Schöllkrautwirkung gerade um die so wesentliche Wärmenote, die dem Schöllkraut nicht eigen ist. So kommt es zu einer echten «Erweiterung der Heilkunst» nach geisteswissenschaftlichen Erkenntnissen.

KAPITEL VII

ÜBERBLICK ÜBER DIE EINKEIMBLÄTTRIGEN – MONOKOTYLEN – GEWÄCHSE

I. SUMPFWURZLER – HELOBIAE

Die Mittelgruppe der Klasse der einkeimblättrigen Gewächse, gleichsam das Herzstück, nämlich die Ordnung der Schwertblättrigen (Ensatae) war mit Orchidaceen, Bromeliaceen und Zingiberaceen der Gegenstand der Betrachtung der Kapitel III, IV und VI dieses Buches. Doch kann dieses Herzstück sich erst ganz in seiner Eigenart erschliessen, wenn der es in sich tragende Gesamtorganismus der Klasse seinerseits Gegenstand der inneren Anschauung wird.

Wir gehen dabei auch nach den Prinzipien von Metamorphose und Höher-Entwicklung vor, die bei der Erforschung der Pflanzenwelt so hilfreich sind, da am Pflanzenwesen selbst abgelesen. Und weil der grosse Rhythmus der Gesamt-Erdenentwicklung sich in jedem Wesen des Erdenseins, insbesondere in der Pflanzenwelt, abspiegelt, ist es sinnvoll, die Monokotylen-Klasse in 7 Ordnungen zu teilen, entsprechend der Saturn-Sonnen-Monden-Mars-Merkur-Jupiter-Venus-Entwicklung, wie sie Rudolf Steiner vielfach, z.B. im Kapitel über die Weltentwicklung seiner *Geheimwissenschaft*[13] darstellt. So ist A. Usteri in seinem *System der Phanerogamen*[14] vorgegangen.

Die erste Ordnung, mit der das Monokotylen-Wesen, als mit seiner urtümlichsten Form, seine Entfaltung beginnt, sind die «Sumpfwurzler» , Helobiae; welche Ordnung in sich die folgenden Familien birgt: die Wasserähren-Gewächse, Aponogetaceae, 1 Gattung, 40 Arten; die Blumenbinsen-Gewächse, Scheuchzeriaceae, 4 Gattungen, 18 Arten; die Wasser-Liesch-Gewächse, Butomaceae, 4 Gattungen, 13 Arten; die Laichkraut-Gewächse, Potamogetaceae, 5 Gattungen, 100 Arten; die Nixenkraut-Gewächse, Najadaceae, 1 Gattung, 30 Arten; die Froschbiss-Gewächse, Hydrocharitaceae, 15 Gattungen, über 100 Arten; die Froschlöffel-Gewächse, Alismataceae, 10 Gattungen, 70 Arten. Wie die Namen schon besagen, handelt es sich ausschliesslich um Wasserpflanzen – zufällig hat die Familie der Nixen-Kräuter sogar den Namen der Wasser*wesen* bekommen. Zufällig, aber nicht unzutreffend.

Die Darstellung der Einkeimblättler beginnt auch deshalb sinnvoll mit den «Sumpfwurzlern», weil hier der Punkt zu suchen ist, wo jene sich aus den Zweikeimblättrigen einst losgelöst haben, und zwar aus der Klasse der Polycarpiceae – etwa der Hahnenfuss-Gewächse. Der Beiname ranunculoides, hahnenfussartig, des Froschlöffelgewächses Echinodorus deutet auf solche Beziehungen; enthält doch sein Blüte ebenso zahlreiche Fruchtblätter wie die normale Hahnenfussblüte. Noch ähnlicher kommen den «Sumpfwurzlern» die Lardizabalaceen, eine Familie der Ordnung Ranales, da ihre Blüten ebenso dreigliedrig aufgebaut sind wie die Monokotyledonen-Blüten. (Der Leser kennt vielleicht die Schlingpflanze Akebia mit ihren braunlila Blüten, die bei uns zur Zierpflanze geworden ist; sie stammt aus Ostasien.)

Die Sumpfwurzler sind also durchgehend Wasserpflanzen; aber sehr differenziert, manche mit grossen farbigen Blüten, manche mit kleinen, unscheinbaren. Es sind sehr interessante Bildungen und sie sollen darum in einigen typischen Vertretern vorgestellt werden.

1. *Die Wasserähren-Gewächse, Aponogetaceae,* untergetauchte oder schwimmende Wasserpflanzen wachsen vor allem in Afrika; Aponogetum natans in Australien. Diese hebt den Blütenstiel mit den schneeweissen Blüten schwanenhalsgleich über den Wasserspiegel. Andere Arten gabeln die Blütenähren in zwei oder drei Äste. Eine in Madagaskar wachsende Art treibt aus dem Wurzelstock langgestielte, zierlich wie feines Spitzenwerk geformte, bis 30 cm grosse untergetaucht bleibende Blättter. Am Wurzelstock bilden sich stärkereiche, essbare Knollen.

2. *Die Blumenbinsen-Gewächse, Scheuchzeriaceae,* binsenblättrige Sumpfgewächse, weit über die Erde verstreut, in ganzen Beständen als «Scheuchzeretum» auftretend, bilden diese Familie. Die Sumpfblumenbinse, Scheuchzeria palustris, wächst in Hochmooren der nördlich gemässigten und kalten Zone. Aus schiefem Wurzelstock, der seitlich bis zu einem halben Meter weit Wanderrhizome ausschickt, steigt finger- bis spannenlang der etwas verzweigte Stengel auf, an dem die Blätter sitzen, unten einander nahe, dann auseinanderrückend, bis sie sich in den Blütenstand hinein zusammenziehen. Sie sind mit einer feinen Rinne versehen und enden in einem löffelförmigen Grübchen, das eine Art Wasserdrüse darstellt. Die in der «Wasserähre», einer Blütentraube, stehenden wenigen zarten weissen Blüten lassen aus sich eine aufgeblasene haselnussgrosse «Luftfrucht» hervorgehen, die, reif aufspringend, erbsengrosse Samen entlässt, die auf dem Wasser fortschwimmen.

3. *Die Wasser-Liesch- oder Schwanenblumen-Gewächse, Butomaceae:* In Ufernähe stehender oder langsam fliessender Gewässer wächst in Mitteleuropa und im gemässigten Asien als stattliche grossblättrige Staude der *Wasser-Liesch, Butomus umbellatus (Bild),* auch Blumenbinse oder Schwanenblume genannt; letztere Namen werden der schönen Pflanze eher gerecht, besonders wenn die Blütendolde, von ihrem Stiel einen Meter hoch über den Wasserspiegel gehoben, ihre schönen grossen, aus einem Kranz von Hochblättern steigenden rosenfarbenen, rotgeäderten Blüten zeigt. Auch der Kelch ist rosenfarbig und Staub- und Fruchtblätter betonen einen kräftig roten Kern.

Als eine zweite Pflanze dieser Familie sei der tropisch-südamerikanische Wassermohn erwähnt, der seerosenartig mit seinen langstieligen elliptischen

Schwimmblättern auf dem Spiegel seichterer Gewässer ruht, zwischen denen Tag um Tag die grossen gelben Blüten wie kleine Seerosen auftauchen, sich etwas über das Wasser heben, sich morgens entfalten, aber nachmittags bereits welken. So atmet dieses Wassergewächs einen Sommer lang Blüten aus der Wassertiefe in den Luftbereich hinauf.

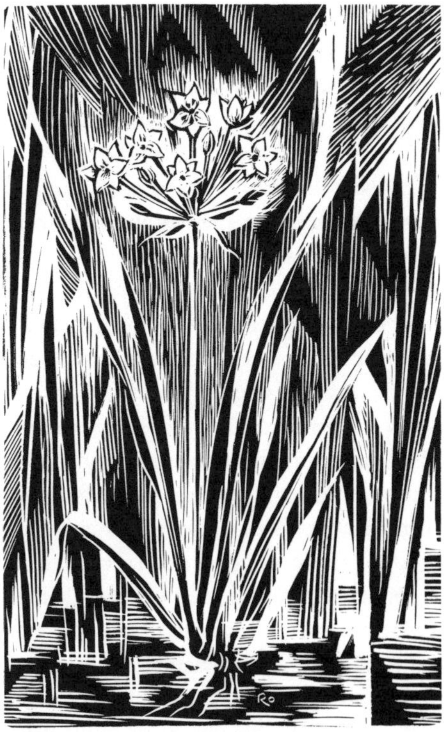

4. *Die Laichkraut-Gewächse, Potamogetonaceae:* Mit welcher Vielseitigkeit die Monokotylen aus Wasser Leben ergriffen haben, kann auch die artenreichste Familie der Helobiae recht deutlich zeigen. Die Laichkraut-Gewächse, so benannt, weil sie, üppig im fliessenden Wasser sich ausbreitend, den Fischen gute Laichgründe bieten, sind so ganz «im Wasser für das Wasser gebildet», wie man, den bekannten Goetheschen Ausspruch variierend, sagen kann. Es sind unter oder auf dem Wasser in der Strömung flutende Schwimmkräuter, die über die ganze Erde, meist im Süsswasser, aber auch im Brackwasser Wurzel gefasst haben; sie bevorzugen die gemässigte und kühle Zone. Mit der Gattung Zostera, in 12 Arten als «Seegras» an den Küsten weit verbreitet im Salzwasser lebend, sind sie nämlich der Wasser-Erde und ihren Bildekräften und Bildewesen zugehörig wie kaum andere höhere Pflanzen. Zwei Dutzend Arten Laichkräuter leben allein in Mitteleuropa. Diese sind recht vielgestaltig. Aus im schlammigen Boden fortwachsenden Grundachsen steigen nach oben die langen beblätterten Stengel, die auch die Blüten tragen. Diese Grundachse verzweigt sich reichlich mit Seitensprossen. Die Blätter können sich grasartig, wellig gekräuselt, auch fadenförmig, ausbilden; Stiel und Spreite zur Einheit verwachsen oder an langem Stiel als elliptische Schwimmblätter sich vom Spross abgliedern. Die etwas über dem Wasserspiegel sich erhebenden Blütenstände tragen die unscheinbaren grünen oder blass-bräunlichen, vierzählig aufgebauten Blüten, die windbestäubt werden. Aber die Früchte reifen unter dem Wasserspiegel. – Andere Seegrasarten leben ganz unter dem Wasser. Die obersten flachen Blätter tragen, sie scheidig umfassend, die übereinander in einer Reihe angeordneten Blüten, die nur je aus einem Staubgefäss und einem Fruchtknoten bestehen. Kommen bei Ebbe die Stengel an die Oberfläche, so stossen die Staubbeutel wölkchenartig die Pollenfäden aus, die im Wasser zu Narben benachbarter Pflanzen treiben, die sich

immer finden, da das Seegras eine richtige unterseeische Wiesenlandschaft bildet. Hier werden also alle Lebensstationen unter Wasser durchlaufen.

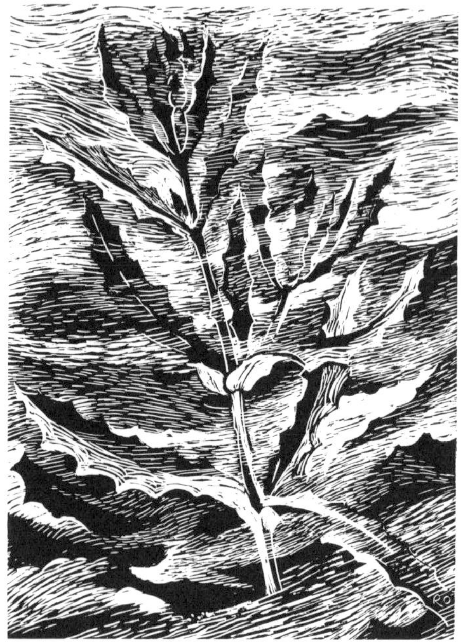

5. *Die Nixenkraut-Gewächse, Najadaceae,* mit 32 Arten im stehenden oder langsam fliessenden Süsswasser um die Erde verbreitet, sind noch mehr als die Laichkraut-Gewächse Unterwasserwesen, dem Undinen-Element im Lebensablauf ganz angehörig. *(Bild: Nixenkraut, Najas major.)* Diese zierlichen, aber merkwürdig starren, die schmalen Blätter stachelrandig ausbildenden, einjährigen Gewächse wurzeln aus den Knoten der untersten bis 10 cm langen Stengelglieder, auf die kürzere folgen, nachdem sich der Stengel aufgerichtet hat. Die endständigen unscheinbaren, voneinander getrennten Staub- und Stempelblüten bleiben unter Wasser; erstere entlassen lange Pollenfäden, die den Narben der Stempelblüten durch die Wasserbewegung zugetrieben werden. Letztere reifen auch im Wasser die etwa erbsengrossen Früchte.

6. Die Familie der *Froschbiss-Gewächse, Hydrocharitaceae,* 15 Gattungen, über 100 Arten, besiedelt vorwiegend Süsswasser oder Meeresküsten der heissen Klimate; doch sind einige charakteristische Arten in der gemässigten Zone heimisch. Von ihnen soll besprochen werden: der Froschbiss, die Wasseraloë, die Wasserpest.

In dieser Familie bildet sich, im Unterschied zu allen anderen Schwimmwurzlern, der Fruchtknoten unterständig. Darin spricht sich ein stärkeres Verbundenbleiben des Blüteprozesses mit den Erdkräften aus. Dieses Erdzugewandte lebt auch in der Neigung, sich aus den unteren Organen, aus Wurzelausläufern, Stengelstücken, sich vom Spross ablösenden Winterknospen zu vermehren – trotz der Fähigkeit zur Bildung zahlreicher, oft schöner Blüten. Einige Arten der Wasserpest haben sogar, aus Nord- oder Südamerika eingeschleppt, mit nur «männlichen» oder nur «weiblichen» Exemplaren in wenigen Jahrzehnten die Flüsse anderer Kontinente erobert.

Der Froschbiss, Hydrocharis morsus-ranae, (Bild) verhält sich auf solche Weise: Er ziert langsam fliessende Gewässer, Teiche, Seen mit seinen schönen, weissen, zart duftenden, in der Mitte gelblich getönten Staub- oder Stempelblumen mit grünen Kelchblättern (die Pflanze ist zweihäusig). Die weiblichen Blüten haben Honigdrüsen; die Ausrüstung für eine «normale» Fortpflanzung ist also durchaus da; es bilden sich auch schlehengrosse Früchte mit in Gallerte eingebetteten Samen. Doch findet die Vermehrung der Pflanze ganz überwiegend auf vegetativem Wege statt: durch Ausläufer. Zur Blütezeit wird die Pflanze freischwimmend, von ihren langgestielten teichrosenähnlichen Blättern getragen. Damit löst sich das Blütige ab vom Wurzelhaften.

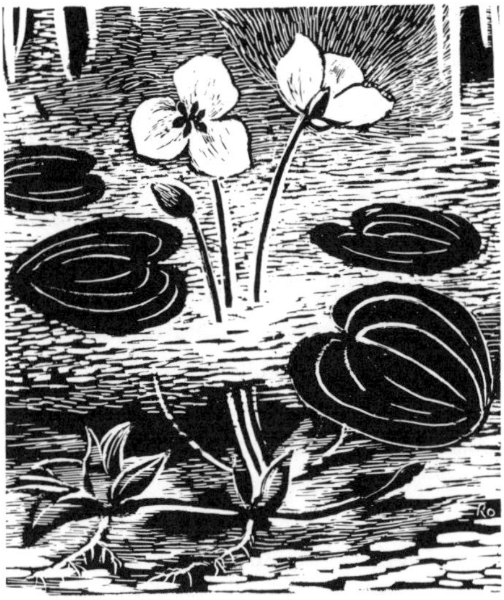

Die *Wasseraloë, Stratiotes aloides (Bild)*, auch Krebsschere oder Wassersäge genannt, lebt durch Mittel- und Nordeuropa und Westasien in aloëähnlicher Gestalt in stehendem oder langsam fliessendem Süsswasser, mit halbmeterlangen, steifen, scharfgesägten Rosettenblättern bis zum Wasserspiegel trachtend. Die Grundachse treibt reichlich Ausläufer, die mit Tochterrosetten abschliessen, so dass die Pflanze sich, so fortfahrend, in kurzer Zeit weiten Lebensraum erobert. Es können ganze Gewässer sich verstopfen, so dass man kaum mit dem Boot durchkommt. Das geschieht mit nur männlichen Exemplaren oder mit nur weiblichen; denn Stratiotes ist «zweihäusig». Gegen die Blütezeit lösen sich die Pflanzen vom Grund, die Rosetten schwimmen halb untergetaucht fort und aus den Ausläufern entstehen Tochterrosetten. Die schönen, grossen, weissen Blüten sind von einer Hochblatthülle (Spatha) am Grunde zweiblättrig eingefasst. Im Herbst sinken die Pflanzen auf den Grund hinab, die alten Blätter faulen weg; aber Knospen, die Samen ersetzend, überwintern, wurzeln, bilden wieder neue Rosetten. Diese lösen sich zu gegebener Zeit von neuem vom Grund ab und werden, zum Wasserspiegel strebend, weitere schwimmende Lebensinseln. Das üppige Wachstum der Wasseraloë ermöglicht ihre Nutzung als Viehfutter und zur Gründüngung.

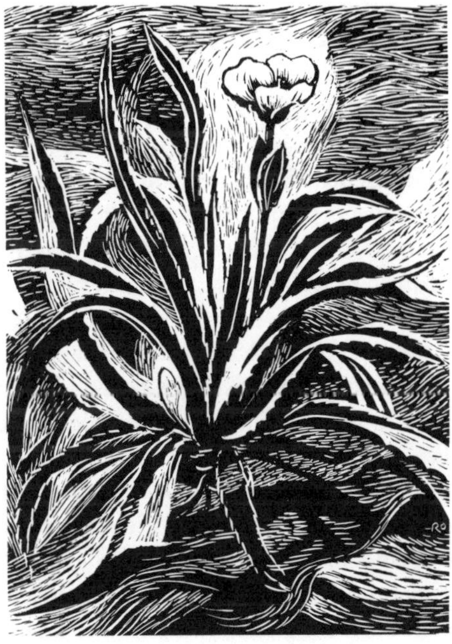

Die Gattung *Wasserpest, Elodea,* ist mit 15 Arten in Nord- und Südamerika heimisch. Doch in der Mitte des vorigen Jahrhunderts breitete sich eine davon –

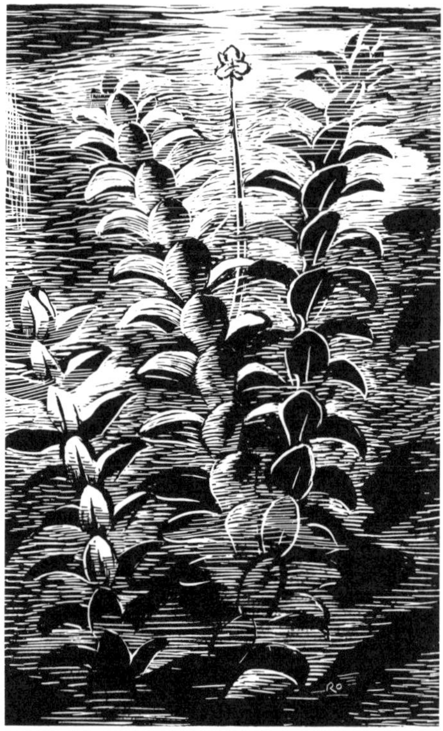

Elodea canadensis (Bild) – explosiv über ganz Europa aus, wurde aber ebenso in Ostasien und Australien heimisch. Man nimmt an, dass botanische Gärten die Infektionsquellen für die in der Tat mit der Vehemenz eines mittelalterlichen Seuchenzuges erfolgende Ausbreitung der zierlichen Wasserpflanze gewesen sind. Auch diese ungeheuerliche Vermehrung, die in kurzer Zeit alle Flüsse und Nebenflüsse, Seen und Teiche eines grossen Teiles von Europa in einem solchen Ausmass ergriff, dass man für die Schiffahrt fürchtete, erfolgte rein vegetativ. Jedes Stengelstück, von einer Pflanze losgerissen, konnte, einem Wasservogel am Gefieder hängengeblieben, zur Besiedelung eines neuen Gewässers führen. Ein Jahrzehnt brauchte diese «Wasserpest», um die britischen Flussläufe in Besitz zu nehmen und der Schiffahrt sehr lästig zu werden. In den 60er Jahren waren Holland, Belgien, Norddeutschland erobert. In den 70er Jahren Polen, Österreich und bald nachher Italien. Übrigens wirkte Elodea auch segensreich, da sie die Gewässer reichlich mit Sauerstoff versorgte und dadurch sauber hielt.

Wie aber jede Seuche, einem Lebewesen gleich, mit jugendlicher Kraft auftritt, einen Höhepunkt erreicht und zuletzt ermattet, so dämpfte die Wasserpest ihren stürmischen Eroberungsdrang, gab die eingenommenen Gewässer wieder frei, behielt nur einen bescheidenen Raum als endgültigen Besitz und stellte sich in ein harmonisches Gleichgewicht mit der übrigen Wasserpflanzenwelt. Nun ist sie überall eingebürgert, trägt allerdings nur weibliche Blüten, vermehrt sich also vegetativ.

Wie ist nun die Pflanze beschaffen, die sich so seltsam verhält? Sie ist überwiegend beblätterter Stengel, der bis 3 Meter Länge erreichen kann, aus den unteren Knoten Wurzeln und Seitentriebe, von der Mitte an Blütentriebe entwickelt, welch letztere über den Wasserspiegel ragen. An den Stengelknoten sitzen die meist dreiblättrigen Quirle ovaler kleiner sattgrüner Blättchen. In der nordamerikanischen Heimat entwickelt Elodea canadensis sowohl Staub- wie Stempelblüten, die aus einer «Spatha» langstielig zur Höhe steigen, die weiblichen mit rötlich-weissem Kelch und weisser Blume. Die viel selteneren männlichen Blüten treiben auf der Oberfläche im Wind hin und her und können dabei die weiblichen Blüten berühren oder den Pollen dem Wasser übergeben, wo er zu den Narben hingeschwemmt werden kann. Die Pflanze kann also sehr wohl blühen, aber auch ganz darauf verzichten. Eigentlich ist sie ganz *Merkur;* der Sal- und Sulfurprozess existieren kaum für sie. Was an Sylphen-Wirksamkeit in den Undinen-Bereich herunterkommt, ist für sie wesentlich. Sie lebt ganz im Einklang mit den Atem-Rhythmen der Jahreszeiten; treibt aus im Frühjahr, blüht im Frühsommer, hält inne mit dem Wachstum im Herbst, ruht im Winter. Niemals lebt sie in Antirhythmen wie etwa die Mistel.

7. Für die Familie der *Froschlöffel-Gewächse, Alismataceae,* 10 Gattungen, 70 Arten, welche die warme und gemässigte Zone bewohnen, mögen zwei in unseren Breiten wachsende Arten zu Worte kommen: der Wasserwegerich, Alisma plantago-aquatica, und das Pfeilkraut, Sagittaria sagittifolia. Die Familie zeichnet sich im Gegensatz zu den bisher behandelten Schlammwurzlern durch den kraftvollen Blüteprozess aus. Manche Züge ihres Erscheinungsbildes erinnern an die Hahnenfuss-Gewächse; eine Art, Echinodorus ranunculoides, bringt dies sogar im Beinamen zum Ausdruck. Damit ist auf den Ort des Ursprungs hingedeutet, an dem die monokotylen Gewächse sich von den Dikotylen abgezweigt haben mögen.

Der *Wasserwegerich, Plantago aquatica,* bewohnt Wassergräben, Teiche, langsam fliessende Gewässer in allen 5 Erdteilen. Es ist eine ansehnliche Pflanze, die sich in voller Pracht aber nur in seichten Gewässern zeigt, in denen sich die stattliche Blütenpyramide, ein Stockwerk spannenhoch über dem anderen, meterhoch voll entfalten kann. In tieferem Gewässer treibt sie aus der kugelig-knolligen Grundachse vor allem grasförmige, in der Strömung wogende flutende Grundblätter; der Blütenstand verkümmert. Auch die Jungpflanze entwickelt erst diese schmalen langen Blätter, bei denen Stiel und Spreite eine Einheit bilden. Erst dann erfolgen langstielige, dem Breitwegerich ähnliche Schwimmblätter, die auch aus dem Wasser ragen. Sie umstehen den kräftig gestielten Blütenstand, der nun das ganze Gebilde krönt. Die weiss-rötlichen, auf grünem Kelch ruhenden, etwa kirschblütegrossen Blumen mit ihren gelblich benagelten Blumenblättern sind insektenbestäubt und bringen in kreisförmig angeordneten, zahlreichen Fruchtblättern reichlich Samen hervor. – Am Uferrand findet man aber reine Landformen; sie stellen gleichsam einen ersten Schritt dieser Ordnung reiner Wasserpflanzen auf das feste Land dar.

Mit dem Mächtigwerden des Blüteprozesses, der allemal das Eingreifen der Astralsphäre in das Pflanzenwesen anzeigt, tritt, zum ersten Mal unter den Schlammwurzlern, die Bildung giftiger, scharfer, blasenziehender Stoffe auf, die indessen beim Trocknen schwinden. Das erinnert sehr an die scharfen Hahnenfussgifte, die auch durch Trocknen zerstört werden.

Die stärkereichen Rhizome können, nachdem man durch Rösten das flüchtige Gift zerstört hat, gegessen werden; die Blätter sind in der Volksheilkunde so wie Sennesblätter verwendet worden.

Das Pfeilkraut, Sagittaria sagittifolia (Bild) ist als Pflanze besonders eindrucksvoll, weil es in seinen Lebensgesten in Raum- und Zeitgestalt sich so deutlich ausspricht. Darum soll es in dieser Darstellung der Sumpfwurzler als Abschluss erscheinen.

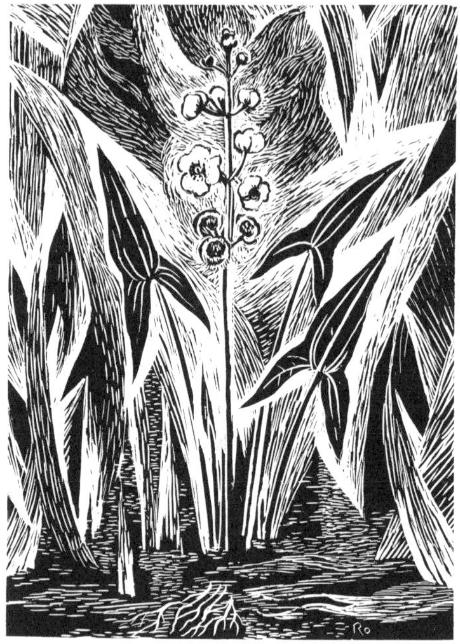

Sein Lebensbild weist ähnliche Züge auf wie das des Wasserwegerichs; doch wird es von seinem Blütenprozess nicht «durchgiftet». Auch wird es niemals zur Landpflanze. In tiefem Wasser entwikkelt es sehr lange, flutende, riemenförmige Unterwasserblätter und vermehrt sich rein vegetativ, indem es aus den Blattachseln Ausläufer treibt, aus denen Grundrosetten hervorgehen. Zuvor allerdings enden diese Ausläufer in kleinen Knollen, die sich im Herbst abtrennen und im Frühjahr aus einem neuen Ausläufer die frische Grundrosette bilden. – Ganz anders aber entwickelt sich das Pfeilkraut, wenn ihm seichteres Wasser die Oberfläche zugänglich macht. Da wachsen auf langem Stiel die für das Dasein in freier Luft bestimmten Pfeilblätter auf und stellen sich etwa halbmeterhoch in Wind und Wetter hinaus, in das elementarische Leben der «oberen» Bildekräfte. Vom Stiel trennt sich die Spreite – und was für eine Spreite!

Ein grosses, vorstrebendes, spitzes Dreieck, zwei ebensolche, nur kleinere, nach rückwärts gerichtete Dreiecke ergeben die Pfeilform, die der Staude ihren Namen verschaffte und die im Sinne des Buches von G. Wachsmuth *Die ätherischen Bildekräfte in Kosmos, Erde und Mensch*[28] eine ausgesprochene Lichtätherform darstellt. Und auf dickem Stiel erhebt sich über die Blätter der dreikantige Blütenschaft, an dem in dreiblütigen Quirlen unten die weiblichen, oben, etwas länger gestielt, die männlichen Blüten stockwerkartig übereinander sitzen. Sie gleichen an Grösse der Kirschblüte, sind weiss mit rotem Fleck im Grunde; natürlich streng dreigliederig. So hat das Pfeilkraut einen Wasserteil und einen Luftteil.

Mit solchen Gewächsen bereitet das Monokotylenwesen den Schritt aus dem Wasser auf das Land vor, in Richtung auf die nächste Ordnung: die lilienartigen Gewächse, Liliiflorae.

Die lilienartigen Gewächse, Liliiflorae, stellen einen ersten Schwerpunkt in der Entfaltung des Monokotylen-Typus dar. Es ist ein grosser Schritt vollzogen von den Sumpfwurzlern zu dieser grossen und wichtigen Ordnung. Sie wurde im 1. Band der «Heilpflanzenkunde» bereits eingehend dargestellt. Zierpflanzen, Heilpflanzen, Nutzpflanzen, Würz- und Nahrungspflanzen, Giftpflanzen – alles ist hier zu finden. Für die Absichten dieses Kapitels genügt ein Überblick, da die Darstellungen des ersten Bandes bereits vorliegen.

In den Liliiflorae klingen bereits alle Möglichkeiten der ganzen Klasse an. Wald-, Wiesen-, Steppen-, Wüstenpflanzen, Zierden der Gärten; Kräuter, Stauden, Schlingpflanzen, baumartige Gewächse sind ins Auge zu fassen. Besiedler der heissen, der gemässigten Klimate, jedem Erdteil charakteristische Ausprägungen des Typus zuteilend, nur die kalte Zone meidend, auch die hohen Gebirge mit Zurückhaltung aufsuchend, enthüllen die Liliengewächse einen grossen Reichtum an Gestaltungs- und Bildekräften. In unteren Organen gerne wässrig gestaut, als Wurzelstock, Knolle, Zwiebel, das Wachstum an sich haltend, schiesst die Liliaceae, ohne sich mit Zwischenstadien lange zu befassen, in ein mächtiges Blütigwerden, Farbe und Duft ausatmend. Die Blätter bleiben streifennervig, gliedern sich niemals so, wie dies dikotyle Pflanzen tun. Sie bleiben dadurch ganz im Bereich des Linienhaften. Es sind sehr viele Frühlingsblüher dabei.

Man vergegenwärtige sich: Tulpe, Lilie, Schneeglöckchen, Hyazinthe, Meerzwiebel, Knoblauch, Maiglöckchen, Spargel, Herbstzeitlose, Germer, Funkie, Aloë, Neuseeland-Flachs, Palmlilie, Agave, Drachenbaum, Narzisse, Clivie –, um eine Empfindung für die Erscheinungsfülle zu haben, die in den zwei Hauptfamilien der Ordnung, den Lilien- und den Amaryllis-Gewächsen auftritt!

1. Die Familie der *Dreischwanzgewächse, Triuridaceae,* mit 3 Gattungen und 30 Arten, so genannt wegen der in schwanzförmige Enden auslaufenden Zipfel der meist dreigliedrigen Blüte, stellt A. Usteri an den Anfang der lilienartigen Gewächse. Es sind Bewohner tropischer Urwälder Südamerikas, Neuguineas, der Malaiischen Inselwelt, Indiens, Ceylons – also weit verbreitet, was bei der kleinen, artenarmen Familie wundernimmt, deren Glieder als Saprophyten vom Waldhumus leben, den sie unter Mitwirkung von in den Rindenzellen ihrer Wurzeln lebenden Pilzen abbauen. Sie erinnern in der Lebensweise an unseren Fichtenspargel, eine kein Blattgrün erzeugende Pyrolacee. Nur sind sie viel kleiner, fingerhoch, bleich, gelblich oder rötlich, die Blätter zu Schuppen verkümmert. Der Stengel wird zur Blütentraube, die die Stempelblüten mit ihren zahlreichen Fruchtblättern und die Staubblüten mit drei- bis achtblätteriger Blütenhülle trägt. Im Blütenbau klingen also noch Gesetzmässigkeiten der Alismataceen, Wasserwegerich und Pfeilkraut, nach.

2. *Amaryllis-Gewächse, Amaryllidaceae,* 65 Gattungen, 1200 Arten: In dieser grossen, an Gattungen und Arten reichen Familie ist der Schritt des monokotylen Wesens vom Wasser aufs Land energisch und endgültig vollzogen. Höchstens erinnert die wässerige Stauung, Speicherung und Schwellung in unteren Organen, Zwiebeln, Knollen, sukkulenten Blättern, noch an die wässerige Natur der Schlammwurzler. Diese Stauung geht aber in eine vehemente Entspannung, einen mächtigen Blütenprozess über. Grosse, farbige, stark duftende Blüten, oder gar mächtige Blütenstände krönen prunkvoll die Pflanze und ihre ganze Umgebung. Dem heftigen Hindrängen zu Blütenoffenbarung, dem eiligen Übergang vom Wirken in den Regionen von Lebens- und chemischem Äther in die Bereiche von Licht- und Wärmeäther entspricht es, dass die Amaryllis-Gewächse meist Frühlingspflanzen sind. Sie sind mit einer kurzen Regenzeit zufrieden und lieben mächtige Licht- und Wärmewirkungen; meerangrenzende, aber trockene Landstriche, wie sie Südafrika, vor allem die Kap-Provinz mit ihren Übergängen von macchienartiger Steppe, dem «Vield», bis in die Karroo-Wüste aufweist. Da bieten sie den wunderbaren Anblick des kurzen, aber unglaublich intensiven «Wüsten-Frühlings», eines Blütenrausches an Farbe und Duft aus sandiger, steiniger Dürre.

So leben in keinem Land derart viele Amaryllis-Arten wie in Südafrika, von den Schluchttälern des Tafelberges bis zum Beginn der feucht-heissen Regionen im Norden. Aber auch Australien und die Uferlandschaften unseres Mittelmeeres sagen ihnen zu. Von ihnen aus sind nach dem Norden Schneeglöckchen, Frühlingsknotenblume, Narzisse vorgedrungen; auch sie weisen die typische Amaryllisgeste auf. Aus der Knolle oder Zwiebel drängt das Wachstum in Licht und Luft, treibt die Blüte hervor. Dann kommen erst die Blätter, die aber schon welken, wenn das Frühjahr fortschreitet. Und dann flüchtet das Leben in die unterirdischen Organe zurück und ruht bis zum nächsten Winterende. Wenn es dann wieder blüht und Blätter treibt, ist der Wald noch nicht belaubt, die volle Sonnenwirkung kann noch an die Pflanze heran.

So haben wir auch unsere Amaryllidaceen. Doch was sind die drei Arten gegen die Fülle am Kap und in Natal, die Feuerlilien, Clivien, Nerinen, Berglilien, die Brandlilie, Belladonnalilie, den Märznarr, die 80 Arten Blutblume? Es mögen zwei Arten stellvertretend für die vielen anderen kurz geschildert werden.

Die Brandlilie, Boophone disticha (Bild), wächst frühjahrs aus kopfgrosser Zwiebel in der südafrikanischen Grassteppe mit kurzem Stiel zu einer feuerroten, kugeligen, spannenbreiten Dolde auf. Erst nach der Blüte kommen in breitem Fächer die in einer Ebene stehenden drittelmeterlangen Blätter, welche die Zeit der Sommerregen abwarten, besonders reichlich, wenn vor dem Regen ein Grasbrand über die Steppe gegangen ist. Es ist dann ein eigenartiger Anblick, die roten Blütenbälle über dem brandgeschwärzten Boden zu sehen. Nach der Blüte wird aus der Dolde ein noch viel grösserer Fruchtstand, der sich, vertrocknet, vom Stiel löst und vor dem Winde fortrollt. Die Zwiebel ist sehr giftig, die Hottentotten bereiten daraus ein rasch wirkendes Pfeilgift. – Ebenfalls aus sehr grossen Zwiebeln erwachsen im gleichen Gebiet die etwas dickblättrigen Blattrosetten und die sich auf den Boden legende rosarote Blütendolde von Ammocharis coranica.

Die Amaryllis-Arten sind ob ihrer reizvollen Erscheinung dem Menschen wertvoll geworden; Nutz- und Nährpflanzen bieten sie nicht. Einige sind in der Eingeborenen-Medizin ähnlich der Meerzwiebel verwendet worden.

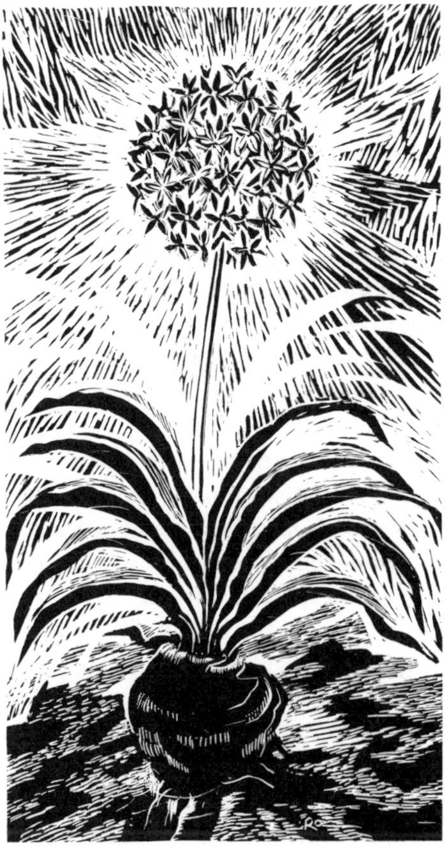

*

Dem Beispiel A. Usteris folgend, sind die *Agaven-Gewächse, Agavaceae,* mit ihren 300 Arten als ein Teil der Amaryllidaceen angeführt. Die Sprache ihrer Bildekräfte räumt ihnen einen Platz in diesem Kapitel ein.

Die Agaven-Gewächse lassen sich als eine Metamorphose des Amaryllis-Typus verstehen, die nach der Baumbildung drängt. Die Zwiebel wird gleichsam über die Erde gehoben; ein kurzer oder längerer Stamm trägt sie empor, dabei öffnet sie sich und wandelt sich zur Rosette. Die Blätter und der Stamm werden dick, fleischig; erstere zähnen sich dornig. Schwache Verholzung und kräftige Faserbildung tritt auf. Aus der Blattrosette schiesst die schlanke Blütenrispe empor. Ein starker Saftstrom steigt in den Blütenstand, der reichlich Rohr- und Fruchtzucker enthält, und nach Ausschneiden der Knospe des Blütenstandes durch mehrere Monate täglich abgezapft werden kann. Mit der Blütenentspannung erschöpft sich der Lebensimpuls der Agave, und mit der Fruchtreife stirbt die Pflanze. – So wäre etwa die Skizze einer Ideal-Agave. Die einzelnen Arten spielen um diese Grundform.

Wie die Amaryllis-Gewächse haben auch die Agaven *unterständige* Fruchtknoten. Das unterscheidet sie von den sonst so ähnlichen Liliaceen. Sie zeigen dadurch eine mehr irdische Natur als diese; denn beim unterständigen Fruchtknoten wird dieses Organ *nicht* in die Blütenhülle hineingenommen, sondern bleibt unter ihr, in den Stengel herab gedrängt.

Die Agaven lieben die Trockengebiete Mexikos und Zentralamerikas. Die Sisal-Agave, eine wichtige Faserpflanze, sei als *ein* Repräsentant des Typus herausgegriffen, die Pulque-Agave als zweiter. Die Sisal-Agave, im tropischen Mexiko heimisch, jetzt aber in vielen heissen Trockengebieten der Erde gebaut, wo sonst nichts besseres wachsen will, wird bis zu 8 m hoch, wovon etwa 3 m auf den kandelaberartig aufgebauten stattlichen Blütenstand kommen, der aber mehr Brutknospen als Fruchtkapseln hervorbringt. Auf etwa 1 m hohem Stamm sitzt eine Rosette fleischiger, 1 bis 2 m langer Blätter mit spitzem Enddorn. Vom dritten Jahr an erntet man Blätter zur Faser-Gewinnung, mit 5 bis 10 Jahren schiesst der Blütenstand auf, überwältigt die vegetative Lebensphase und beendet mit der Fruchtbildung die Existenz der Pflanze, die dann abstirbt.

Grosse Flächen in Mexiko werden mit der *Pulque-Agave, Agave atrovirens (Bild)*, bestellt. Wenn in der fleischigen Rosette dornig bezähnter Blätter im vierten, fünften Jahr sich die Blütenstandsknospe zeigt, wird sie mit den innersten drei Blättern ausgeschnitten und der in der entstandenen Höhlung sich sammelnde, sehr zuckerreiche Saft, mehrere Liter täglich, durch Monate hindurch, an die 1000 Liter im ganzen, abgezogen, bis die Pflanze vergeht. Man bereitet daraus den bekannten Agaven-Schnaps. – Auch das ist eine Abwandlung des Motivs der Amaryllis-Gewächse: erst stauen, dann schiessen; erst verharren in den stauenden, dann sichüberlassen an die ausdehnenden Ätherarten.

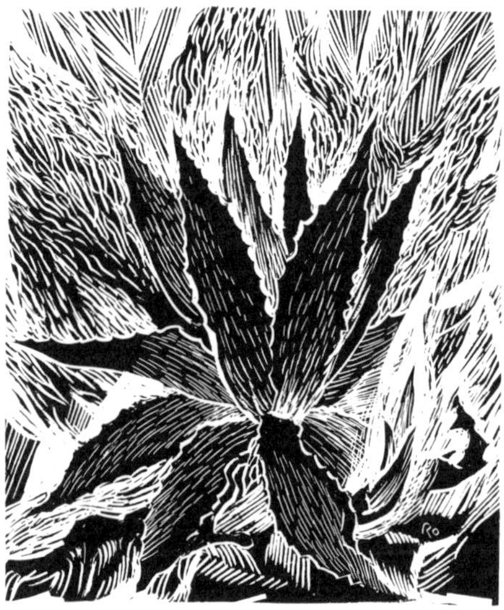

Es darf nicht übersehen werden, dass diese Pflanzenfamilie keine Schlingpflanzen, keine Schmarotzerpflanzen und Epiphyten hervorbringt.

Medizinisches: Es wurde schon erwähnt, dass da und dort die Eingeborenen-Medizin Amaryllis-Arten ähnlich der Meerzwiebel verwendete. Auch war Agavensaft in Gebrauch gegen Ruhr, Wurmleiden, als harntreibendes Mittel und sogar als Antisyphiliticum. In diesem Sinne wurden manche saponinhaltigen Pflanzen verwendet; und man hat Saponine auch im Agavensaft reichlich gefunden. Saponine sind aber in mancher Beziehung als merkurielle Substanzen anzusehen, ein «pflanzlicher Merkur» – worüber in Band II der «Heilpflanzenkunde», im Primulaceen-Kapitel, das Wesentliche ausgeführt ist. Man muss «Merkur» hier unter dem Aspekt des Ineinanderwebens von Flüssigem und Luftförmigem verstehen.

Auch Rudolf Steiner empfahl bei einer Gelegenheit die Agave als Heilpflanze; eine an Frostbeulen Leidende (deren persönlicher Mitteilung der Verfasser die Angabe verdankt) solle ein Agavenblatt quer schneiden und auf die schmerzenden Stellen auflegen. Die Wirkung war eklatant.

Und wie stellt sich das Amaryllidaceen-Wesen in der Sprache der Bildekräfte dar? Erst staut sich das Wachstum, sammelt, hält zurück. Die zusammenziehenden Bildekräfte, den Elementen des Festen und Flüssigen zugeordnet, Lebensäther und chemischer Äther behaupten eindeutig das Feld.. Die Wasser der kurzen Regenzeiten werden gesammelt und zäh festgehalten; so reichlich, dass einige Arten aus der Knolle oder Zwiebel ohne Erde und Wasser die Blüten heraustreiben können («Trockenblüher»). Auf das Zusammenziehen folgt im Gegenschlag das Ausstrahlen des Blüteprozesses. Die ausdehnenden Ätherarten, Lichtäther und Wärmeäther ergreifen die Herrschaft. In Form, Farbe, Duft antwortet gross- und reichblütig die Pflanze diesem Ätherwirken. Wenn Rudolf Steiner in der im Vorwort angeführten Tagebuch-Notiz[1] den Mistelsaft so beschrieb, dass er besonders das Zusammenwirken der Wasser- und Luftwesen in sich trage, aber nach unten die Erdgeister, nach oben die Feuergeister vertreibe, so sprechen die Amaryllidaceen etwas ganz anderes aus. Sie leben «unten» im Reich der Erd- und Wassergeister, lösen sich nie vom Grund, um etwa auf Bäumen Fuss zu fassen, wie dies Misteln, Orchideen, Ananas-Gewächse tun. Sie vertreiben auch nicht die Feuerwesen, sondern öffnen sich enthusiastisch ihrem Wirken. Senkrecht stossen die Gnomen das Wachstum aus dem Boden; kein Schlingen oder Ranken findet statt.

Allerdings auch keine Metamorphose vom Boden bis zur Blütenregion, wie man sie etwa bei den Hahnenfussgewächsen so reich sich ausleben sieht, kein *fliessender* Gestaltenwandel, in dem Undinenweben sich kraftvoll verkünden würde. Kurzschlüssig, mit *einem* Sprung geht es vom unteren zum oberen Pol. Die Undinen walten eingeengt.

3. *Binsen- oder Simsen-Gewächse, Juncaceae:* Alfred Usteri lässt auf die Amaryllis-Gewächse als dritter Familie der Ordnung der Lilienartigen die Simsen-Gewächse – 8 Gattungen mit 300 Arten – folgen, die andere Botaniker zu den Gräsern stellen; doch sind sie dem Blütenbau nach, mit 3 äusseren, 3 inneren Blumenblättern, 6 Staubblättern und dreiteiliger Narbe durchaus «lilienblütig»; allerdings grasartig im Erscheinungsbild, noch dazu windbestäubt. Doch grasähnlich sind auch die Graslilien und die Milchsterne. Der Fruchtknoten ist, wie bei echten Lilien, oberständig. Von den 8 Gattungen sind nur zwei wirklich artenreich und diese sind in Mitteleuropa mit vielen Arten vertreten. Die Schilderung einer Simsen- und einer Binsenart möge auf das Wesentliche der ganzen Familie hinweisen.

Die *behaarte Hainsimse, Luzula pilosa (Bild)*, ist ein Märzblüher lichter Frühlingswälder, welche dem Boden während der Blühzeit noch viel Licht lassen. Grasartig sind die vielen Grundblätter, kniehoch steigt daraus der beblätterte, reich verzweigte Blütenstand mit winzigen dunkelbraunen Sternblüten auf, die erst die Narbe, dann die goldenen Staubgefässe der Aussenwelt öffnen, dem Wind, der die Bestäubung besorgt. Die reife Fruchtkapsel springt dreiteilig auf, entlässt drei Samenkörner, deren sich Ameisen bemächtigen, um die weissen Anhängsel zu geniessen; wodurch sie die Verbreitung der Pflanze besorgen.

Die *Flatterbinse, Juncus effusus,* ein Sommerblüher, eine häufige Besiedlerin nasser, sogar sumpfiger Wiesen, Anzeigerin stauender Nässe im Boden, bildet richtige Rasen mit Horsten röhriger Blätter, aus denen die kniehohen Blütenstände sich erheben. Der endständige, aufgelockerte Blütenstand wird seitlich abgedrängt, von einem die Sprossachse fortsetzenden, stielrunden, spitzig auslaufenden Blatt, wodurch das charakteristisch «Binsige» des Anblicks gegeben ist. Die Binsenblüte ähnelt der Simsenblüte.

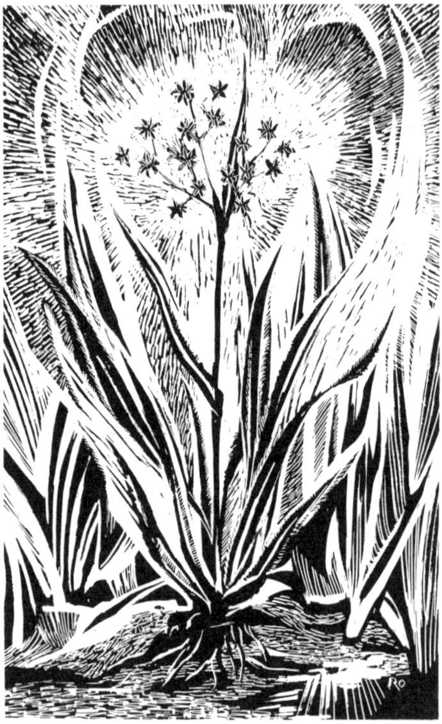

Die Liliiflorae, welche gleichsam die ganzen Monokotylen zusammengedrängt in sich enthalten, zeigen sich in den Juncaceen in Grasgestalt. Dieser sind sie also auch fähig.

4. Die *Flagellariaceae,* 3 Gattungen, 7 Arten, bewohnen Südasien und Polynesien. Wir erwähnen nur Flagellaria indica, eine mit den geisselartigen Rankenspitzen ihrer langgezogenen Blätter hoch in die Bäume kletternde Pflanze und unscheinbaren, streng nach dem Lilienschema gebildeten, in endständigen Rispen angeordneten Blüten.

5. *Stemonaceae,* 3 Gattungen, 8 Arten: Auch diese kleine Familie wird nur im Vorübergehen betrachtet. Süd- und Ostasien, das tropische Australien, das südliche Nordamerika sind ihr Ausbreitungsgebiet. Stemona tuberosa, eine grossblättrige, schönwüchsige Waldrandpflanze Südasiens zeigt die Eigenart dieser Familie besonders deutlich: vierblättrige Blattquirle, eine vierblättrige Blumenkrone und die Staubbeutel weit überragende Staubfaden-Anhängsel.

6. *Cyanastraceae, Haemodoraceae,* 1 Gattung, 4 Arten: Diese mit vier Arten im tropischen Afrika heimische Familie, Kräuter mit kräftigem knolligem Wurzelstock, aus dem der kurze Schaft des traubigen Blütenstandes aufsteigt, haben kurzröhrige Blüten, die die Tendenz zum Zweiseitig-Symmetrischen zeigen und sechs verwachsene Staubgefässe besitzen. Es genügt, sie erwähnt zu haben, um nun den Schritt in die grösste und gestaltungsreichste Familie der Ordnung zu tun.

7. *Lilien-Gewächse, Liliaceae,* 11 Unterfamilien, 220 Gattungen, 3500 Arten: Schon Goethe hat empfunden, dass das *ganze* Monokotylen-Wesen sich in den Liliaceen einen konzentrierten Ausdruck geschaffen hat; dass man ersteres begreift, wenn man letztere erst einmal verstanden hat. In ihnen ist alles in Andeutung enthalten, was in der ganzen Klasse gleichsam ausgearbeitet vorliegt: die Farbenpracht der Orchideen, ihr Wohlduft, die Wuchsform der Gräser, die Baumgestalt der Palmen, die gestaute Schwellkraft der Sukkulenten ... und trotzdem ist die Grundform ein ziemlich einfaches Gebilde, aus dem sich die vielfältigen Einzelformen als Metamorphosen ableiten lassen.

Die Lilien-Gewächse gehören der ganzen Erde an; jeder Kontinent hat seine besonderen Formen erhalten, jede Klimazone, Tropen, gemässigte Breiten, bis in die kalten Regionen haben sie besiedelt. Doch lieben sie besonders Gebiete, die ein langes Ruhen in ihren unterirdischen Organen, Zwiebeln, Knollen, Wurzelstöcken, und hierauf eine kurze, hitzige Entspannung in einem machtvollen Blütenprozess, ein Sich-Verkünden in Farbe und Duft ermöglichen. So sind sie Frühlings-Herolde der gemässigten Breiten und Lebensverkünder dürrer, heisser Gebiete; wenn dort nach der kurzen Regenzeit «die Wüste blüht», haben sie einen Hauptanteil daran.

Ein kurzer Rundblick sei erlaubt, der aus der Masse der 3500 Arten einige als Repräsentanten herausgreift. Da ist die Fülle der Tulpen aus Europa, Vorderasien, Turkestan, Zentralasien, Sibirien. Dann die über 70 eigentlichen Lilien-Arten: Türkenbund, Madonnenlilie (aus dem Libanon und Galiläa), Königslilie (Westchina), Kaiserkrone, Prachtlilie (Japan), Riesenlilie (Himalaya). – Von der Gattung Scilla mit ihren 100 altweltlichen Arten nennen wir die Meerzwiebel, die bekannte mittelmeerische Heilpflanze; den Milchstern, die Hyazinthenarten, darunter die Riesenhyazinthe aus Natal mit meterhohem Blütenglockenspross und unsere zierliche Trauben-Hyazinthe. – Die Gattung Allium, mit 300 Arten von Vorderasien ausstrahlend, zeigt ein durchschwefeltes Lilienhaftes. Ihr werden wichtige Gemüse, Nähr- und Würzpflanzen verdankt: Schnittlauch, Bärlauch, Porree, Schalotte, Küchenzwiebel, Perlzwiebel, Knoblauch. – Eine Gemüsepflanze, jedoch nicht schwefelig, sondern kieselig geartet und schon seit der Zeit der ersten Pyramidenbauer bekannt, ist auch der Spargel, Asparagus officinalis, der sich in sandigem Boden kräftig und tief verwurzelt und frühsommers ins Oberirdische hinausschiesst. Die Blätter bleiben als Schuppen am Stengel, die grünen weichen Nadelblätter sind in Wirklichkeit Büschel von Blattfunktion übernehmenden Zweigen (Phyllokladien). Die zierlichen, hängenden, grünlich-weissen Blütenglocken lassen scharlachrote Beeren aus sich hervorgehen; das Ganze hat sich wunderbar locker und duftig in die Sommerluft ausgeatmet. Die Gattung umfasst über 100 Arten, die Afrika, besonders das Kap, ferner das Mittelmeer, Süd- und Ostasien bewohnen. Die verschiedenen Spargelarten variieren auf das Mannigfaltigste die Möglichkeit eines Stengels, blattartig sich zu gebaren, sich zu schmalen oder breiten Scheinblättern auszubreiten oder zu Dornen oder zu Kletterstacheln zusammenzuziehen.

Gleichfalls Scheinblätter trägt der Mäusedorn, auch Dornmyrthe genannt, Ruscus aculeatus, dessen wahre Natur man leicht daran erkennt, dass aus diesen immergrünen, lederigen Blattgebilden an der Oberseite ein kleines, derbes, stacheliges Hochblättchen und aus dessen Achsel die kleine, kurzstielige, männliche oder weibliche Blüte entspringt. Aus letzterer erwächst die rote Beere, die aber durch Drehung des sie tragenden Scheinblattes nach unten hängt. Die jungen Triebe können wie Spargeln gegessen werden. Der Mäusedorn wächst als kniehoher, aufrecht aus dem Boden kommender, zähholziger, reichverzweigter Halbstrauch an warmen, steinigen Hängen in Laubwäldern des südlichen Alpenabfalls.

Der gleichen Unterfamilie, den Asparagoideen, wie Spargel und Mäusedorn, gehören auch Maiglöckchen, Salomonssiegel und Schattenblümchen an sowie die Einbeere. Da sie jedermann kennt und es hier auf einen grossen Überblick ankommt, genüge ihre Nennung. (Sie sind zudem im Band II der «Heilpflanzenkunde» ausführlich behandelt.) Auch sie tragen Beeren, haben jedoch echte Blätter.

Die Unterfamilie der Melanthoideae möge mit Veratrum album, dem Germer, erscheinen; die nahestehenden Colchiceae durch die Herbstzeitlose; die Asphodeloideae durch den mittelmeerischen Affodill, eine wunderschöne, ganze Wiesen mit weissblühenden, meterhohen Rispen durchsetzende Liliaceae. Auch sei die Junkerlilie genannt, eine meterhohe, grasblättrige Staude, gegipfelt von einer hohen gelben Blütenkerze. Unsere Graslilie gehört dazu, die aus grasblätterigen Rosetten sommeranfangs auf trockenen Hügelwiesen die schönblütigen Blütenrispen kniehoch aufschiessen lässt. Die Funkien, mit grossblättriger Grundrosette, aus der zu Frühlingsende die violetten Blütentrauben auftauchen, sind ostasiatische Gäste in unseren Gärten; ebenso die Taglilien (so genannt, weil jede Blüte nur einen Tag dauert), die aus schmalblättriger Grundrosette zu gleicher Zeit an meterhohem Stengel grosse, wohlriechende, gelbe oder orangefarbige Blüten erscheinen lassen; während die Paradies-Lilie eine Zierde der Pyrenäen und Alpen ist. Den Taglilien ähnlich ist Phormium tenax, der Neuseeländer-Flachs, die wichtige Faserpflanze, die der neuseeländischen Landschaft einen besonderen Akzent gibt. Sie treibt aus dickem, kriechendem Rhizom die grundständigen, dunkelgrünen, zwei- bis dreifinger-breiten Blätter, die zwei Meter lang werden können. Der Blütenstand mit fingerlangen rötlichen Blütenröhren erreicht bis 5 Meter Höhe. Diese Blüten sondern viel Nektar ab, werden von Vögeln besucht und bestäubt. Am besten gedeiht der Neuseeland-Flachs an fliessendem Wasser; auf sumpfigen Böden bleibt er klein.

Neuseeland hat überhaupt seinen eigenen Schatz an Lilien-Gewächsen aller Erscheinungsformen; zum Beispiel die auf felsigen Klippen wachsende schönblütige Rengallilie, unserer Graslilie nicht unähnlich. Eine neue Note schlägt die Palmlilie, Cordyline australis, an, auch cabbage-tree genannt; da strebt die Lilie zur Baumwerdung. Diese Pflanze der Südsee-Inseln spielte eine bedeutende Rolle im Leben der Polynesier; die Wurzel wurde zur Speisebereitung, die Blätter als Futter und Dachbedeckung, die Fasern zur Bekleidung verwendet. Die Palmlilie ist ein auffallendes Gewächs der Buschlandschaft Neuseelands. Cabbage-tree nannten ihn die früheren Siedler, welche die jungen zarten Triebknospen statt Kohl verwendeten. Die Palmlilie ist eine der stattlichsten Lilien-Gewächse, sehr lebenszäh; es wird von Stämmen berichtet, in die Vorratsräume samt Türen in das lebende Holz eingeschnitten wurden, und von gefällten Stämmen, die ein Bach zur nahen Mündung in eine Meeresbucht trug, wo sie 8 Monate im Salzwasser lagen, durch eine hohe Flutwelle wieder ans Land gelangten, wo sie in Kürze ausschlugen. – Die Pflanze treibt einen einige Meter hohen kahlen Stamm in die Höhe, auf dem schopfig die Blattrosette mit meterlangen, steifen, faserhaltigen Blättern sitzt. Die cremefarbigen Blütenrispen verströmen einen starken Duft und spenden den Bienen reichen Nektar, die milchweissen Beeren werden von Tauben verzehrt.

Nun wird man mit Gewinn die recht ähnlichen Gewächse der Gattung der Drachenblutbäume ins Auge fassen. Sie sind mit 80 Arten über die Tropen und Subtropen Asiens und Afrikas verteilt und stellen die Baumgestalt anstrebende Gewächse dar wie die Palmlilie Neuseelands. Der einfache oder auch reichverzweigte Stamm ist eigentlich ein ins Oberirdische getriebener Wurzelstock, der die Blattrosetten nach oben getragen hat. Die schwertförmigen Blätter starren an Astenden strahlig in den Raum, ihrer Mitte entsteigen die weiss blühenden Ähren, die rote oder gelbe Beeren reifen lassen. In den Stämmen bildet sich ein rotes Harz, das sich durch Einschnitte gewinnen lässt, das sogenannte «Drachenblut». Weit berühmt ist ein Bestand auf den Kanarischen Inseln geworden; ein Exemplar mass Alexander von Humboldt aus; es war über 20 Meter hoch und hatte in Brusthöhe einen Stammumfang von 15 Metern, war also fast 5 Meter dick. *(Bild: Drachenblutbaum, Dracaena draco.)*

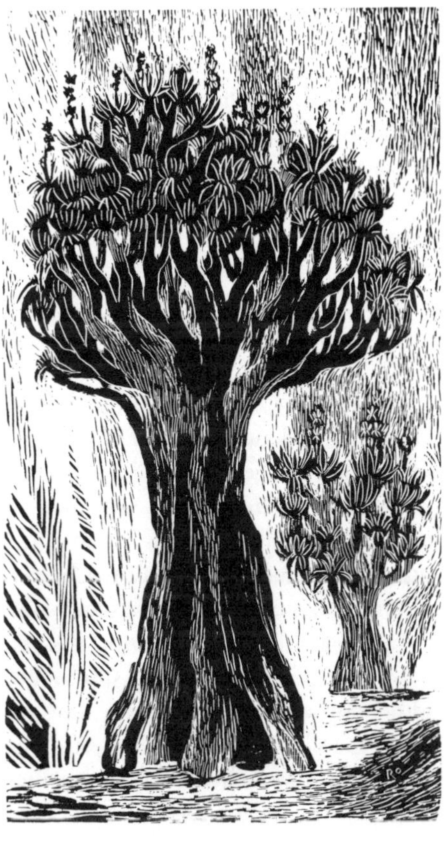

Unsere Liliaceen-Übersicht schliesse mit einem Hinblick auf die Aloë-Gewächse, eine Gattung mit 250 Arten afrikanischer, hauptsächlich südafrikanischer Verbreitung. Sie gedeiht vor allem in Steppen und Halbwüsten, an Gebirgsfelshängen. Es gibt Arten, die ihre Rosetten mit schwertblättrigen, dickfleischigen, dornigen Blättern an den Boden schmiegen; andere heben ihre Rosetten mit einfachen oder verzweigten Stämmen in die Höhe, die grössten darf man ruhig als dickstämmige Bäume ansprechen, 10–15 Meter hoch, einen Meter dick; einige reich verzweigt, andere mit bloss einer Rosette auf dem unverzweigten Stamm. Aus den Rosetten schiessen stattliche Blütenstände mit reichlich nektarbildenden, kräftig gelb und rot gefärbten Blüten empor, von Vögeln besucht und bestäubt. Da die alte Heilpflanze in Band I der «Heilpflanzenkunde» ausführlich gewürdigt ist, sei damit der Liliaceen-Überblick abgeschlossen.

*

Die Liliaceen wiederholen die Impressionen, die schon die Amaryllidaceen ergaben – von denen sie im wesentlichen der oberständige Fruchtknoten unterscheidet. Wie ein Gebirge mit zwei Schwestergipfeln steht die ganze Ordnung der Liliiflorae vor dem Blick; nur dass der eine Gipfel viermal so hoch und mächtig ist wie der andere.

So könnte man die Schlussbetrachtung, mit der dem Amaryllidaceen-Wesen nach Bildekräfte-Struktur und Bildewesen-Wirken versucht wurde, näherzukommen, hier noch einmal wiederholen. Für die Liliaceen wäre nur noch die sulfurische Note zu beachten, die den Ausatmungsprozess des Blütewerdens noch energischer, beschleunigter vollzieht. Die Liliaceen enthalten noch in höherem Grade die ganzen Monokotylen in sich.

III. MEHLSAMEN-GEWÄCHSE – FARINOSAE – ENANTIOBLASTAE

Die auf die lilienartigen Gewächse folgende Ordnung der Farinosae, bei Usteri unter dem Zeichen des Mondes stehend, umfasst zwar überwiegend Wasserpflanzen; doch tun diese einen Schritt über die Lilien-Gewächse hinaus gegen die auf sie folgenden Ordnungen, vor allem die Gräser, indem sie mehliges Nährgewebe im Samen ausbilden – was ihnen den Namen Farinosae verschafft hat. Sie tendieren auch zur Windbestäubung. Ebenso ist die bei manchen Arten auftretende Ausbildung zweiseitig symmetrischer Blüten, sogar mit Ober- und Unterlippen, ein Vorgriff auf Bildetendenzen, wie sie in der Ordnung der schwertblättrigen Gewächse (Ensatae) häufig sind. Auch Umwandlung der Staubgefässe zu Staminodien ist anzutreffen.

Da es sich im wesentlichen um eine Übergangsordnung handelt, so genügt es, über die Familien dieser Ordnung einen Überblick zu geben und nur einige bedeutsame Arten eingehender zu schildern.

1. *Die Majacaceae* sind südamerikanische Sumpfkräuter, die mit ihren feinnadelig beblätterten Stielen wie Moose aussehen, aber durchaus lilienartige Blüten tragen.

2. *Die Xyridaceae* treten als rasenbildende Sumpfkräuter in den Tropen aller Kontinente auf. Grasartig decken sie den Boden; an langem Stiel schwanken darüber die von trockenen Hochblättern umgebenen, zu Köpfchen zusammengefassten Blütchen.

3. *Die Commelinaceae* sind Pflanzen feuchter, schattiger Orte, deren Stengel grasähnlich in Knoten gegliedert, deren Blätter oben grün, unten rot sind (wie manche Schattenpflanzen), deren ansehnliche, vorwiegend blau, violett oder rötlich gefärbte Blüten meist in den Blattachseln sitzen. Sie tendieren zur Windbestäubung, zur einseitig symmetrischen Ausbildung; das untere Blumenblatt zieht sich zusammen, die beiden oberen breiten sich aus, die Staubgefässe wandeln sich zum Teil in Staminodien um. – Von den 45 Gattungen seien die Tradescantien herausgegriffen, von denen es über 30 Arten gibt und die, von Mauern oder Wänden aus Ampeln herabhängende Zimmerpflanzen geworden, daher wohl jedem Leser bekannt sind. Sie haben noch allseitig symmetrische Blüten und Kapselfrüchte, werden aber aus Stecklingen vermehrt, da sie sich aus den Knoten leicht bewurzeln und zeigen sich uns vor allem als Blattpflanzen, die nur gelegentlich zum Blühen kommen. Was das *Blatt* webt, im *Blatt* webt und lebt – als Bildekräfte und ihre Wesen –, bestimmt vor allem die Existenz der Tradescantien.

4. *Die Pontederiaceae* sind mit 7 Gattungen und 30 Arten als Wasser- und Sumpfpflanzen im wärmeren Amerika zuhause. Unter dem Wasser bilden sie Blattbänder, an der Oberfläche und sie durchbrechend, herz-, ei-, pfeil- oder spiessförmige Blätter; treiben gross- und schönblütige Ähren empor mit blauen oder weissen, einseitig symmetrischen, bei manchen Arten sogar zwei-lippigen Blüten. Die *Wasserhyazinthe* des Amazonas, *Eichhornia crassipes (Bild),* ist durch ihre unheimliche Vermehrungskraft ähnlich wie die Wasserpest bekannt geworden und möge als Repräsentant der Familie hier auftreten. Der Hyazinthen-ähnliche blaue Blütenstand hat der reizvollen Pflanze den Namen verschafft. Sie wurzelt im Uferschlamm und schickt lange Ausläufer ins Wasser, die mit Blattrosetten enden. Diese lösen sich teilweise los und treiben nun, von luftgefüllten Auftreibungen der Blattstiele der eiförmigen Blätter getragen, stromab, werden zu reinen

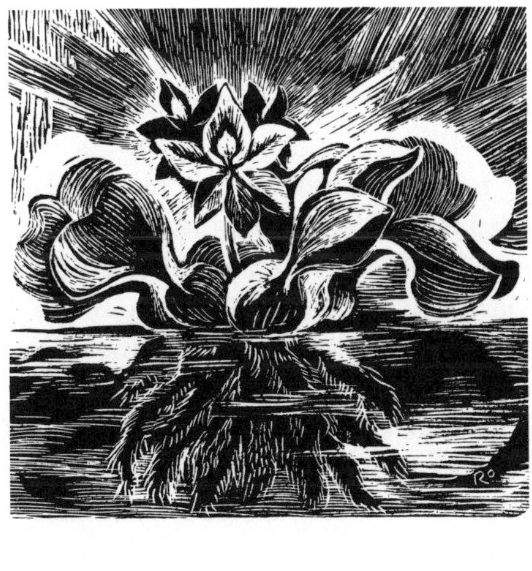

Schwimmpflanzen, die auf kurzen dicken Stielen die Blütenstände tragen. An das Ufer angetrieben, bewurzelt sich die Schwimmform wieder. In ihrer Heimat leben diese Pflanzen im Gleichgewicht mit allem übrigen Leben rings um sie herum, ihre üppige Vermehrungskraft hält sich durchaus in Grenzen. Als man aber die Wasserhyazinthe ihrer schönen Blüten halber nach Afrika und Asien brachte, «explodierte» ihr Wachstum wie bei der Wasserpest. Die Flüsse wurden verstopft, Schifffahrt und Fischerei behindert, selbst die bewässerten Reisfelder durchwachsen. Am Nilstaudamm bei Assuan wurden die Pflanzen in solchen Massen angeschwemmt, dass man zu Zeiten den breiten Strom zu Fuss überschreiten konnte. Erst allmählich wird sich wie am Amazonas ein Gleichgewicht der Kräfte einstellen, wie es ja auch mit der Wasserpest, der Elodea canadensis, geschah.

5. Die kleine Familie der *Philydraceae* mit ihren 4 Arten ist in Südostasien und Australien anzutreffen. Es sind ausdauernde Kräuter mit schwertlilienartig gestellten Blättern und in Ähren stehenden, zweiseitig symmetrischen, unscheinbaren Blüten, in denen nurmehr ein Staubgefäss entwickelt ist.

IV. SCHWERTBLÄTTLER – ENSATAE

Die Ordnung der Schwertblättler, Ensatae, ist bereits mit Bromeliaceen, Orchideen etc. ausgiebig dargestellt worden. Auf sie folgt die Ordnung der Arthrorrhizae.

V. GLIEDERWURZLER – ARTHRORRHIZAE[29]

Alfred Usteri teilt dieser Ordnung folgende Familien zu: Burmanniaceae, Iridaceae, Dioscoreaceae (Yams-Gewächse), Taccaceae.

1. *Die Burmanniaceae* sind mit 14 Gattungen und etwa 50 Arten eine kleine Familie; Pflanzen tropischer Urwälder, niedrige, nicht häufig vorkommende ein- oder mehrjährige Kräuter, doch durch ihre auffallenden, bizarr geformten Blüten wie ein Ausklang und Übergang anmutend. Etwas Orchideenhaftes schwingt nämlich in ihnen nach, es ist darum sinnvoll, sie an den Anfang der neuen Ordnung zu stellen. Teils haben sie grasige Blätter, rosettenartig am Boden bleibend, oder den Blütenstengel hinauflaufend, teils nur bleiche Schuppenblätter; denn sie sind teilweise Saprophyten, leben vom Abbau des Waldmoders; aber die – einzeln oder in kleiner Zahl – vom hohen Stengel getragenen Blüten! Da wird ein Blumenblatt zur brei-

ten, blauen Oberlippe, die anderen 5 (der Kelch ist in die Krone eingegliedert) hängen langzipfelig herab, gelbe Staubgefässe weisen den Ort des Nektars. Oder: Die Blütenröhre neigt sich, ein verlängerter, oberer Blütenblattzipfel hängt sich rüsselförmig vor den Eingang. Ein anderer strahlt langfädig nach der einen, zwei nach der anderen Seite. Oder die Kronenröhre trägt drei Flügel. Oder drei Blumenblätter biegen sich mit eigenartig geformten Platten waagrecht nach aussen, setzen aber den Plattenmitten drei steile Fadenblätter wie ein Neptun-Dreizack auf. Die Blütenkelche selbst sind von sehr verschiedenen Formen: bauchig, trichter- und urnenförmig.

2. Die *Schwertlilien-Gewächse, Iridaceae,* bilden den Schwerpunkt der Ordnung. Sie sind, mit 70 Gattungen und 1500 Arten, wieder ein Höhepunkt in der Entfaltung des ganzen Monokotylen-Wesens. Im Grundmotiv: Sich erst in unterirdischen Organen zu stauen, zu sammeln, wässrig zu erschwellen, die Blattentwicklung am Boden zu halten, dann, im Gegenschlag, in den Blütenprozess hineinzuschiessen, im Blühen sich prächtig zu entfalten, Wohlduft zu verströmen – ähneln sie den Lilien. Doch erreichen sie nicht deren «hitzige» Kraft. Noch näher kommen sie den Amaryllis-Gewächsen, gleich denen sie unterständige Fruchtknoten aufweisen. Die Iris-Arten haben die feuchteren, kühleren, aber lichtoffenen Landschaften Europas und Asiens zu ihren Hauptentfaltungsgebieten gemacht; die Krokus-Arten sind vorwiegend mittelmeerisch und vorderasiatisch; Gladiolen, Freesien, Ixien und verwandte Arten sind überwiegend in Südafrika heimisch, einem Gebiete, das, mittelmeerisch an Klima und Meeresnähe, macchienähnliche Landschaften, grosse Lichtfülle, kurze Regen- und lange Trockenzeiten aufzuweisen hat.

Iris und Krokus sind in Band II ausführlich dargestellt, ihre Bedeutung für eine durch Geisteswissenschaft erweiterte Heilkunst bereits beschrieben worden. Hier soll mehr der Entwicklungsgang der Monokotylen zur Geltung kommen; und, ausserdem, auf Bildekräfte- und Elementarwesenswirken abgestellt sein.

Man stelle in Gedanken vor sich: eine blaue Iris, einen Frühlingskrokus, einen Freesienstrauss, eine Gladiole; in Gedanken – weil die Blütezeiten dieser 4 Pflanzenarten sich auf das ganze Jahr verteilen. (Der Winter bringt die Freesien, der Frühling den Krokus, Pfingsten die Iris, Michaeli die Gladiolen.) Das aus der Erde Herausstrahlende der Blätter, des Blütenstandes, das Sichverbinden mit Luft und Licht, die zarte Farbigkeit der Tönungen des Regenbogens, die edle Gestalt eignen allen Vieren: Sind sie nicht in ihrer Farbigkeit in der Tat *Iris,* die Göttin des Regenbogens, die nach dem Gewitter vor dunklem Grunde auf glitzernder Tropfenwand erscheint? Sie steigen mit dem gestauten Wasser als grüne Schwerter oder gar Schwertfächer hinein in Licht und Luft; sie gestalten Blütenformen, die noch an Orchideen oder Zingiberaceen erinnern; ihre Staubfäden werden zugleich zu Oberlippen von Blütenschlünden. Die Freesie entwickelt einen der feinsten Düfte, die das Pflanzenreich kennt, der das herb-erfrischende der Agrumenfrüchte Bergamotte und Zitrone mit der sanften Beschwichtigung des Lavendels, dem

Bewusstseinsweckenden des Rosmarin verbindet. Auch da klingt Orchideen-Scitaminaceenartiges nach.

Ist das schöne Blühen vorübergegangen, sinkt das bis zu Nektarbildung aufgestiegene Wässrige wieder herab; das Oberirdische vertrocknet und es beginnt ein unterirdisches Treiben. Die Wurzelstöcke setzen ein neues unterirdisches Glied an – was Usteri bewogen haben mag, die Ordnung Gliederwurzler zu nennen.

Eine blühende Iris: Die Undine taucht aus dem Wasser, die Gabe der Sylphe liebevoll zu empfangen. Die Salamander schicken in einem «inneren Fruchten» – wie bei der Curcuma – die Kräfte, welche die Gnomen mit dem Erdenhaften verbinden. Da füllen sich Wurzelstöcke, Knollen, Zwiebeln mit Stärkemehl, und deshalb wäre ja der Name «Artorhizae» wohl passender für dic Ordnung als der obengenannte; also Brotwurzler statt Gliederwurzler. Das drängt sich der Betrachtung noch mehr auf, wenn der Blick auf die restlichen Familien der Ordnung fällt, auf die nun übergegangen wird.

3. Die *Yams-Gewächse, Dioscoreaceae:* Diese Gewächse sind – meist tropisch – wahre «Brotwurzler», da sie in ihren 9 Gattungen und 650 Arten eine ganze Anzahl wichtiger Nährpflanzen durch stärkehaltige Knollen abgeben. Letztere können wahrhaft riesige Dimensionen annehmen, wie das «Hottentottenbrot», Dioscorea elephantipes, eine solche Knolle kann 300 kg wiegen. Die wichtigsten Sorten dieser Gattung sind der Batatenyams, *Dioscorea batatas (Bild),* Bulbillen-, Flügelyams – wichtige Nahrungsmittel in Ost- und Südasien, vor allem aber in Polynesien.

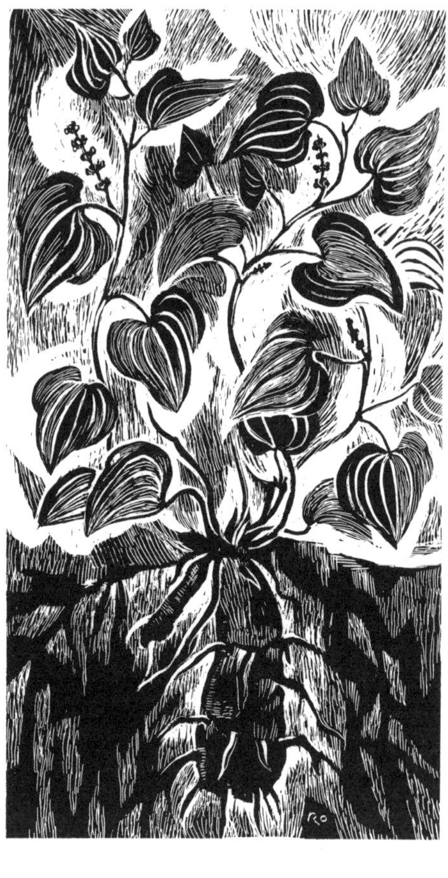

Diese Gewächse machen ihr Unterirdisches zum Hauptorgan; Wurzeln oder Sprossachsen schwellen zu Knollen an. Aus diesem Wurzelgrund treiben sie sehr schnell wachsende Klettertriebe heraus, die die unscheinbaren, meist eingeschlechtlichen, zweihäusigen Blütenstände tragen – die bei einer australischen Art sich zu Ranken umbilden können, etwa wie bei unserem Wein. Die Blätter sind breit herzförmig, wie bei vielen windenden oder mit Ranken kletternden Pflanzen. In den Blattachseln bilden viele Arten bis faustgrosse Luftknollen, die gleichfalls zur Nahrung dienen, wie Dioscorea bulbifera aus Indien. Solche Achselknollen lösen sich, reif geworden, ab und vermehren die Pflanze. So werden in die Blattregion deutlich sichtbar Wurzelprozesse hinaufgetragen. Die Yamsgewächse werden eben ihr Unterirdisches nicht los, es erscheint auch im Oberirdischen. Und was die Blätter schaffen, muss überwiegend das Wurzelhafte aufbauen. Blüte und Frucht sind eigentlich eine überflüssige Zugabe. Allerdings darf man nicht vergessen, dass man es mit einer Tropenpflanze zu tun hat; und in den Tropen wuchert überhaupt das Erdige über sich selbst hinauf, so dass die Wurzelbildung einen Stock höher reicht als bei uns. Darum finden sich so viele Luftwurzeln, so viele Epiphyten, eine so starke Tendenz, Bäume zu bilden. In dieser Beziehung verhält sich die Familie ähnlich den Bromeliaceen.

4. *Taccaceae:* Auch diese im wesentlichen tropische, mit 2 Gattungen und 30 Arten kleine Familie hat echte «Brotwurzler», wichtige Nahrungsmittel, z.B. das «Südsee-Arrowroot», aufzuweisen. Auch bei den Taccaceen sind Wurzeln, oder auch aus unterirdischen Achselsprossen sich entwickelnde Knollen, oft bedeutender Grösse, das hervorstechende Organ. Es hält an sich gefesselt die grundständigen Blätter; aus ihrer Mitte entsteigt schulterhoch der blattlose Blütenschaft, der an seiner Spitze, von breiten Hochblättern eingefasst, eine Dolde hängender, kleiner, dunkler Blütenglocken trägt. Ein Teil dieser Hochblätter wächst zu handspannenlangen Fäden aus, die hängend im Winde schwingen. Die Blütenglocke ist durch sechs zusammenstehende Staubgefässe, unter denen auf unterständigen Fruchtknoten der Griffel verborgen ist, fast versperrt. Nur kleine Insekten können am Aussenrand den Weg zum Nektar finden.

In der ganzen Ordnung führen offenbar die Erdgeister das Hauptwort.

VI. SPELZBLÜTLER – GLUMIFLORAE

Die Spelzblütler stellen eine der wichtigsten Ordnungen des Pflanzenreiches dar. Insbesondere die Familie der Gräser bildet die Grundsäule der menschlichen Ernährung. Es sind auch die häufigsten und die verbreitetsten Pflanzen dieser Erde. Ihnen ist darum im 2. Band der «Heilpflanzenkunde» ein besonders umfangreiches Kapitel gewidmet, auf das hier nur verwiesen werden soll. Die Spelzblütler werden hier als eine besondere Ausprägung in dem Entwicklungsgeschehen der Gesamt-Monokotylen hervorgehoben. Sie sind jedoch, bei aller Sonderheit, Monokotyle; ganz und gar.

*

1. Die kleine Familie der *Centrolepidaceae,* mit ihren 40 Arten, hauptsächlich australisch und neuseeländisch, eröffnet mit zierlichen, schon durchaus grasartig aus-

sehenden Sumpf- und Wasserpflänzchen die Reihe. Die Blüten sind ziemlich reduziert, nackt, stehen in Ähren oder Köpfchen, weisen nur ein bis zwei Staubgefässe und Fruchtknoten auf. Der Same ist mehlig.

2. Auch die schon viel artenreichere Familie der *Restionaceae,* 25 Gattungen, 400 Arten, im wesentlichen in Südafrika und Australien, und windbestäubt, ist ein Schritt zu den echten Gräsern hin. Zwar ist der dreigliedrige Lilienblütenaufbau noch zu erkennen, doch stark zur Grasblüte hin abgewandelt. Eingeschlechtliche, zweihäusige Blüten sind häufig. Gegenüber den zierlichen Pflanzen der vorigen Familie sind es kräftige Gewächse, die in dichten Beständen auftreten können.

3. *Ried- und Sauergräser, Cyperaceae,* 70 Gattungen, 3700 Arten: Hier befinden wir uns schon mitten im Reiche der Gräser, allerdings der «Wassergräser», der Besiedler der nassen, sauren Wiesen, der Sümpfe und Moore, der Torfgründe, der Heide, der Teichränder, feuchten Gräben, versumpften Flussläufe, sogar des Meeresstrandes und der Dünentäler – aller Kontinente. Es gibt aber auch Arten, die trockenere Standorte ertragen. Es ist wohl begreiflich, dass Usteri diese Familie dem Mond, dem wasserregierenden zugeordnet hat.

Es seien einige Sauergräser genannt, die wohl jeder kennt, um daran die ganze Familie zu charakterisieren. Da sind zunächst die echten Binsen, die rundhalmig und spitz in Horsten aus dem Moorwasser aufspriessen, oder hinter dem Schilfrohr aus kriechenden Wurzelstöcken mannshoch sich erheben, rasenartige Bestände bilden. Wir nennen die Rasen- und Teichbinse und erwähnen weitere 200 Arten, die alle See-Moor-Meerstrandbewohner sind. Dann seien die Wollgräser erwähnt, mit 15 Arten der nördlichen Zone Europas, Asiens und Amerikas Sümpfen und Mooren eigen, z.B. das scheidige Wollgras, dessen haarige Blütenhüllen mit der Fruchtreife zu den schneeweiss schimmernden flaumigen Wollebällen auswachsen, die das dunkle Moor so freundlich aufhellen, und deren faserige Reste den Torf durchsetzen, zu einer verspinnbaren Faser den Rohstoff abgebend, die zu gewinnen wegen ihrer besonderen, wärmenden und isolierenden Eigenschaften Rudolf Steiner riet. – Die Gattung der Seggen mit 1100 Arten, wovon 100 in Mitteleuropa heimisch sind, darf nicht übergangen werden. Sie bewachsen mit dreikantigem, knotenlosem Halm Sümpfe, Ufer, feuchte Gründe, Dünen. – Die Gattung Cyperus, 600 Arten, ist südlicheren Gebieten verbunden; die Erdmandel lässt, wie einige verwandte Arten, an unterirdischen Trieben eichelgrosse, süssliche öl- und stärkehaltige Knollen wachsen, welche, nuss- und mandelartig schmeckend, sie zur Nährpflanze machen, die viel von Arabern und afrikanischen Völkern angebaut wird. In Spanien weiss man ein erfrischendes Getränk daraus zu bereiten. – Eine wichtige Cyperaceae ist die *Papyrus-Staude, Cyperus papyrus (Bild),* die in versumpften Uferlandschaften afrikanischer Flüsse riesige Bestände bildet und, seit dem Altertum vielseitig genutzt, als Nahrungsmittel (Wurzelstock und Stengel), zum Bootsbau, als Flechtmaterial und, nicht zuletzt, zur Papierbereitung verwendet wird oder wurde. Es ist eine der stattlichsten Cyperaceen, weit über mannshoch ragen die Halme aus dem Wasser, von hundertstrahligen Blütendolden gekrönt. Schenkeldick können die Halme werden.

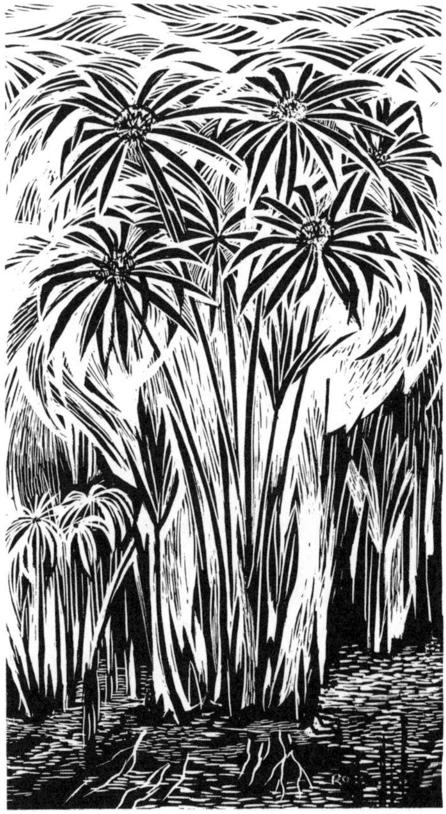

4. *Gramineae, echte oder Süssgräser:* Mit 700 Gattungen und 8000 Arten ist die Familie der Süssgräser nicht nur die viertgrösste unter den Blütenpflanzen, sondern auch dasjenige monokotyle Gewächs, das uns am häufigsten begegnet, das für die Ernährung die grösste Bedeutung hat – und für die meisten Menschen die Pflanzenform darstellt, die man am öftesten trifft.

Die Gräser sind im 2. Band der «Heilpflanzenkunde» eingehend und von vielen Seiten her betrachtet worden, sowohl nach ihrer Bedeutung als Nährpflanzen wie auch als Heilpflanzen. Was wäre der Mensch ohne sie!

Mit ihrer Hilfe hat sich der Kosmos die Erde erobert und sie zum grünen Lebensstern gemacht. Es sind Lichtpflanzen in erster Linie (wozu ihnen noch besonders der so reichlich aufgenommene Kiesel hilfreich ist); doch ebensogut sind es Erdenpflanzen. Durch ihre reichliche Wurzelbildung und Bestockungstätigkeit werden sie so sehr mit der von ihnen ergriffenen Erde eins, dass sie eine eigene, die Sodenschicht bilden, die zuoberst auf den toten geologischen Schichten als «Lebens-Erde» aufliegt. Ein Getreidehalm ist eigentlich ein Lichtspeer, der in der Erde Wurzeln geschlagen hat. Jedoch nicht nur das Licht, auch die durchlichtete *Luft,* die windbewegte, gehört zur Natur der Gräser, und das elementarische Leben, das sie erfüllt. Denn alle Gräser sind windbestäubt, haben ihre Blüten so umgebildet, dass die Liliaceen-Blüte als Urform an ihnen kaum mehr zu erkennen ist. Farbe und Duft sind geopfert. Das Unscheinbare der Einzelblüte ist aber in der Zusammenfassung zur Ähre oder Rispe zu edler Form und Wohlgestalt erhoben. Die Blütenhülle samt dem Kelch ist verschwunden, Vor- und Deckblätter zu Spelzen geworden, die einen unbegrannt, die anderen begrannt. Drei Staubblätter sind nur mehr da und der oberständige Fruchtknoten mit der in zwei federige Gebilde aufgelösten Narbe. Im Blütenstaub löst sich das Gras gleichsam in die durchsonnte Luft hinein auf und erfüllt die Weite (wovon die an Heuschnupfen Leidenden ein

Lied zu singen wissen). Als Feuersaat aus dem Kosmos senkt sich dieser Staub wieder herab, wird von dem feinen Federwerk der Narbe festgehalten; der Ausatmung folgt die Einatmung. Nun reifen die kosmischen Wärmekräfte den Samen, Wärmeäther und Wärmewesen, Feuergeister, haben das Wort. Was sie gezeitigt haben, fällt wieder herab, in die «Lebens-Erde», in die Region des Lebensäthers und seiner Wesen, der Gnomen.

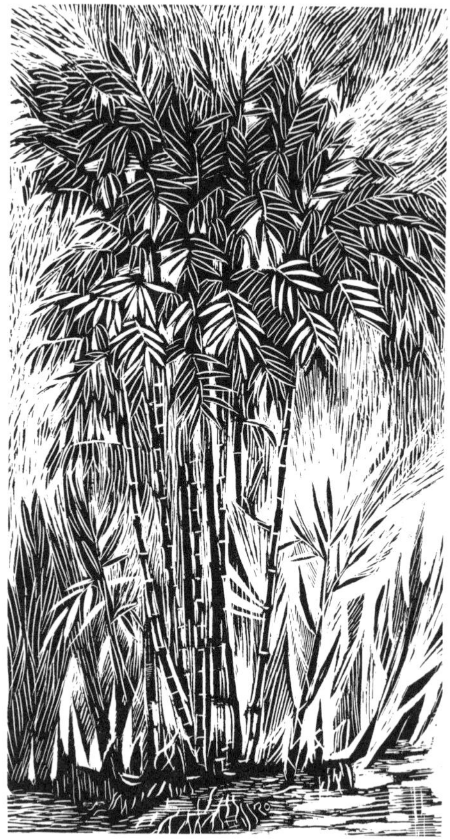

Die Gräser, raschen Wachstums, sind Pflanzen des aufsteigenden Jahres. Dem Boden entkeimt, schiessen sie, ohne Zögern, senkrecht empor, dem Blütenprozess entgegen; der Sommer sieht schon die reife Frucht. (Man denke, wieviel später Äpfel, Birnen, Trauben, Nüsse zeitig sind!) Eine tropische Grasart, der *ostindische Bambus, Bambusa arundinacea (Bild),* ist wohl die mit 1 Meter täglich am schnellsten aufschiessende Blütenpflanze überhaupt. In diesen Grundzügen sind die Gräser echte monokotyle Gewächse, wenngleich auf besondere Art. Was Goethe an den Lilien-Gewächsen als für die Einkeimblütler Typisches hervorhebt, trifft durchaus auch für die Gramineen zu.

Dufthauche ziehen über die Wiesen, wenn das gemähte Gras welkt und zu Heu wird. Was die reduzierte Blüte des Grases nicht spenden kann, nämlich Wohlgeruch aus farbigen Kelchen, das entsteigt nun den welkenden Schwaden. «Foin coupé» ist ein geschätztes Parfum. Dieses Duftigwerden ist in den Duftgräsern Indiens, Ceylons, Indonesiens (Cymbopogon- und Vetiver-Arten) zum Gipfel gesteigert. Man gewinnt aus ihnen Lemongras-, Zitronell-, Palmarosa-, Vetiver-Öl, die fein und intensiv nach Zitronen und Rosen riechen.

Fügt man noch hinzu, um die Entfaltungsbreite des Motivs Süssgras anzudeuten, dass dazu auch das Zuckerrohr gehört, aus dem 60% der Welternte an Zucker stammen; der *Bambus,* der Baustoff und Hausgerät jeder Art, und noch dazu reichlich Bambusreis Millionen von Menschen liefert und somit für manche Gegenden die wichtigste Kulturpflanze darstellt; fügt weiter hinzu, dass Strandhafer und Strandgerste wichtige Dünenbefestiger sind; bedenkt ferner, wie Zier- und Schmuckgräser zum Nützlichen das Anmutige hinzufügen, so hat man die unermessliche Bedeutung dieser im Grunde doch so einfachen Pflanzen für den Menschen wenigstens anklingen lassen.

5. *Thurniaceae und Rapataceae,* 16 Gattungen, 80 Arten: Mit diesen zwei kleinen Familien klingt die Ordnung der Spelzblütler aus. Die Reduktion der Blütenbildung der Gräser wird bei ihnen wieder aufgehoben, Blüten mit Kelch und Blumenkrone und 6 Staubgefässen werden gebildet, die zu kugeligen oder köpfchenförmigen Blütenständen zusammengefasst sind. Sonst wirken sie wie Gräser auf die Betrachter; es sind im wesentlichen Sumpfpflanzen des tropischen Amerika.

6. Auch die *Eriocaulaceae,* 13 Gattungen, 1200 Arten, grasige Sumpfpflanzen der Tropen, vor allem Südamerikas, haben die Einseitigkeit der Grasblüte abgestreift und bilden zwar unscheinbare, aber «richtige» Blüten mit doppelter Blütenhülle und bis zu 6 Staubgefässen; mehr noch, sie fassen auf korbblütlerartige Weise ihre Blüten zu einem Köpfchen mit eigenem Hüllkelch zusammen. Es ist dies ein Schritt, der den Übergang bildet zur nächsten, siebenten Ordnung der Monokotyledonen, der Scheiden- oder Kolbenblütler, in denen den Monokotylen der Sprung zur Baumgestalt endlich gelingt.

VII. KOLBEN- ODER SCHEIDENBLÜTLER – SPADICI-FLORAE, SPATHI-FLORAE

Palmen- und Aronstab-Gewächse, die wesentlichen Repräsentanten obiger Ordnung, sind wie der Schlussakt der Entfaltung des Monokotylen-Urbildes in seine verschiedenen Ordnungen, Familien und Arten. Zugleich bilden sie den Übergang zur nächsten Klasse, den Achlamydeen – so wie die Helobiae (Sumpfwurzler) den Übergang von der vorangehenden Klasse der Polycarpicae darstellten.

1. Die *Wasserlinsen-Gewächse, Lemnaceae,* eine mit 4 Gattungen und 25 Arten kleine Familie, eröffnen den Reigen. In ihnen beginnt das Monokotylenwesen wieder einmal im Flüssigen. Man meint in ihnen, den ganz «im Wasser, für das Wasser gebildeten», belebten, ergrünten Wassertropfen zu sehen. Sie schwimmen frei in Teichen und Wassergräben, haben sich von der Erde ganz gelöst, und nur einige oder eines oder gar keine Würzelchen unterwärts ins Wasser gestreckt. Blatt und Spross ist in diesen oft linsenförmigen Gebilden zur Einheit verschmolzen, die alle Funktionen des grünen Blattes ausübt, aber zugleich als «Mutterspross» Tochtersprosse ausgliedert, die sich bald loslösen, abschwimmen und im gleichen Sinne weiterwuchern. So wird mit grosser Schnelligkeit eine ausgedehnte Wasserfläche dicht von der «Entengrütze» überzogen. Die Schwimmfähigkeit wird durch dem

«Sprossblatt» eingegliederte Lufthöhlen gewährleistet, die einige Arten je nach der Jahreszeit verschieden gross ausbilden; klein in den Wintersprossen, die dadurch untertauchen; grössere gegen Frühling, die damit auf die Oberfläche kommen. Der Blühprozess spielt bei diesen Pflanzen keine grosse Rolle, er ist nur wie angedeutet: eine weibliche, zwei männliche Blüten, in einer lufterfüllten Grube geborgen, von der Andeutung eines Hüllblattes umgeben – das ist alles. Es ist wie die Vorform einer Blütengestalt, die sich in ihrer Vollkommenheit erst bei Palmen und Aronstab-Gewächsen zeigen kann. Hier, im Reich der grünhaarigen Nixe, können sich Pflanzen dieser Ordnung nicht anders gestalten als eben zur *Wasserlinse, Lemna minor (Bild).*

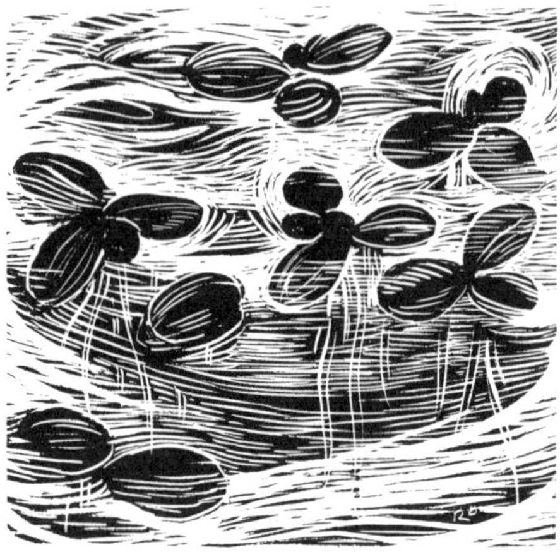

2. Auch die *Igelkolben-Gewächse, Sparganiaceae,* 1 Gattung, 20 Arten, sind noch dem Wasser befreundet; doch wurzeln sie aus Ausläufer-treibenden Wurzelstöcken an Ufern und in Wassergräben. Grasartig beblättert, trägt der Spross erst die igelartig nach allen Seiten ausstrahlenden weiblichen, dann an der Spitze die den Blütenstaub dem Winde übergebenden männlichen Blütenstände. Die Blüten sind von spreublattartigen Hüllblättern umgeben. Diese Gewächse sind der nördlichen, gemässigten und kalten Zone zugeordnet *(Bild: Aufrechter Igelkolben, Sparganium erectum).*

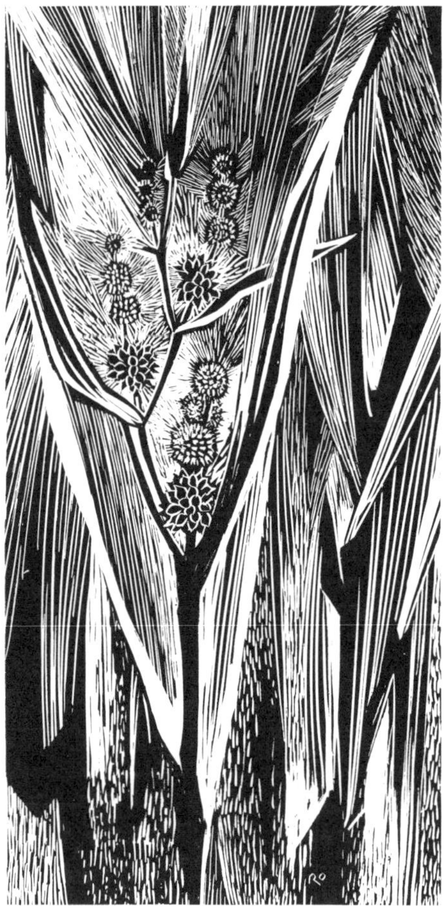

3. Die *Schraubenbaum-Gewächse, Pandanaceae,* sind mit 4 Gattungen und 800 Arten in den Tropen der alten Welt heimisch. Sie bereiten für den Pflanzenken-

ner das Erscheinen der Palmen vor, sind aber mit ihren den Seestrand bewohnenden Arten noch wasserzugewendet. Spiraliger Umlauf eint die drei den Stamm hinauflaufenden Blattzeilen bzw. die nach ihrem Abfallen hinterlassenen Narben. Viele Arten bilden Luftwurzeln, die in einiger Höhe aus dem Stamm brechen und schräg auswärts in den Boden wachsen, so dass der Baum stelzbeinig dasteht. Die mit dem Wurzeligen zusammenhängenden Erdenkräfte wuchern eben in den Tropen über sich hinaus, so dass in einigen Metern Höhe immer noch kräftemässig Erde da ist. – An den Spross-Enden sammeln sich dann die kräftigen, dornig bezähnten, grossen Blätter schopfig zur bekannten Palmenkrone. Dort finden sich auch die zu kolbigen oder köpfchen-förmigen, häufig verzweigten Blütenständen zusammengefassten nackten Blüten. Scheidige, oft auch farbige Hochblätter umhüllen das Ganze. Manche Arten duften sehr angenehm, andere locken mit muffigem Geruch Fledermäuse zur Bestäubung.

Ausser den Wald- und Strandarten gibt es noch kletternde Formen mit Haftwurzeln der Gattung Freycinctia im Regen-Urwald Polynesiens und Neuguineas *(Bild: Schraubenpalme, Pandanus furcatus).*

Manche Pandanus-Arten sind den Eingeborenen der Gebiete, in denen sie wachsen, vielseitig nützlich geworden. Blätter liefern die Hüttenbedachung, das Holz die Hütte selbst. Auch gewinnt man Fasern und Flechtmaterial aus ihnen zur Fertigung von Matten, Körben, Hüten, Kleidungsstücken, aber auch Tauen, Fangnetzen, Säcken, Segeln. Pandanus edulis liefert apfelähnlich schmeckende Früchte.

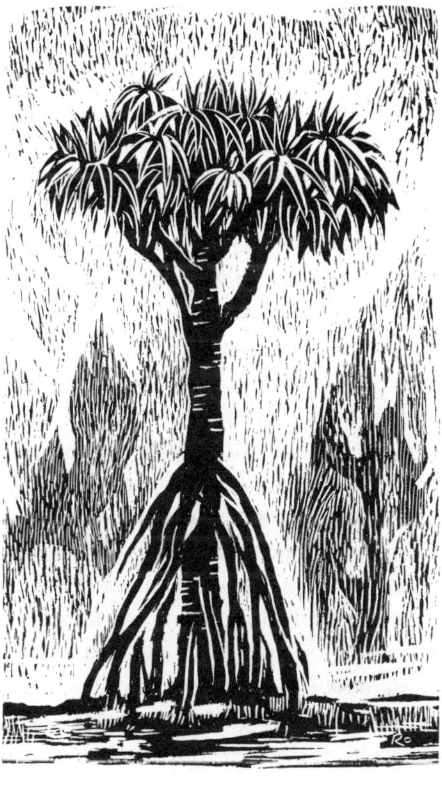

Mit allen diesen Eigenschaften sind die Pandanaceen wie eine Vorstufe zum Gipfel der ganzen Ordnung der Spathiflorae: den echten Palmen; der sie allerdings weit überragt.

4. Die *Palmen – Palmae:* Wer zum ersten Mal aus gemässigter Zone den Tropen entgegenreist, betritt die Schwelle der gesuchten Erdenbreiten, wenn er die ersten Palmen gewahr wird, ihre hohen, unverzweigten Stammsäulen berührt, mit dem Blick ihre Blätterkronen abtastet, die wie Abbilder der Himmelsrundung Wölbungen von Kulträumen zu tragen scheinen. Bäume sind sie, fürstliche sogar, darum von

Linné Prinzipes (Fürsten) genannt, jedoch recht seltsam anmutende; denn, unverästelt und unverzweigt, sind sie unseren so reich durchgegliederten Bäumen an Vollkommenheit nicht an die Seite zu stellen. Wenn der Wind durch ihre mächtigen und starren Blätter weht, spricht nicht das weiche, wogende Singen zum Ohr wie aus den Kronen unserer Laubbäume, nicht das feierliche Orgeln unserer Nadelbaumpyramiden, sondern ein fast metallisches Klirren und Flirren. Etwas Urtümlich-Einfaches wohnt der Palme inne. Vierfach hat die Pflanzennatur zur Baumbildung angesetzt: bei den Farnen (und Verwandten), den Nacktsamern, den Einkeimblättrigen und zuletzt den Zweikeimblättrigen. Der Leser mag als Repräsentanten an einen tropischen Farnbaum, eine Tanne, eine Dattelpalme und eine Eiche denken. Man wird die Palme neben die primitiven Formen, die Farnbäume z.B., stellen müssen.

Der Palmentypus als schöpferisches Prinzip ist eine wichtige Ausdrucksform der Urpflanze überhaupt: darum reicher Metamorphose, vielartiger Variationen fähig, so dass die Palmen mit 3400 Arten zu den 10 grössten Familien der Blütenpflanzen gehören. Zu diesem Typus gehört der Stamm als Hauptorgan, dem die im fortschreitenden Wachstum jährlich sich höher erhebende Blätterkrone vorangeht, unten die alten Blätter fallen lassend, oben ebensoviele neue bildend. Dieser Stamm lässt nicht nur die ganzen Verzweigungs- und Verästelungskräfte vermissen, die vollkommenere Baumarten auszeichnen, sondern staut auch sammelnd in sich, was andere Bäume frühzeitig in Blüten- und Fruchtbildung ausgeben. Es kann dadurch der ganze Stamm zum fruchtenden Organ werden, Kohlehydrate in sich speichern, gleich Getreidekorn oder Kartoffelknolle: die Sago liefernden Palmarten stehen vor uns, die «Brotpalmen». Geht aber die Palme dem Blütenprozess entgegen, der in reicher Fülle, vorerst in lederigen oder gar verholzten Hüllblättern umschlossen, einer explosiven Entfaltung harrt, dann geht eine grosse Umwandlung im Stammspeicher vor sich. Das Brotartige, die Stärke, wird zu Zucker, süsser Saft drängt nach oben und aussen, kann in mannigfaltiger Weise, durch Anschneiden, Anbohren usw. gewonnen werden, viele Liter täglich: Wir haben die Zucker-, die Honig-, die Weinpalmen vor uns (da der Zucker leicht vergärt). Brot und Wein in einem Gewächs. Durch die so mächtig nach aussen drängende flüssige Süsse gedeiht köstliches Obst wie bei der *Dattelpalme, Phoenix dactilifera (Bild),* es kommt aber wieder, im Zusammenhang mit der Samenbildung, zur Verdichtung, Verhärtung, Holzbildung, und zwar in hohem Grade. Steinharte Fruchtschalen, Samenhüllen, Samen können sich bilden (Steinnüsse, vegetabilisches Elfenbein). Früchte und Samen sind schwer, manchmal riesig gross; das Leichte, Geflügelte ist dem Typus unerreichbar. Das Erdenhafte behauptet sein Recht durch den Stamm, der sich so zum Hauptorgan macht, im Grunde «aufgestülpte Erde» ist. (Die wesensgerechte Wortprägung stammt von Rudolf Steiner.)

Es passt ins Bild, dass die *Tropenwelt* die Palmen in ihrer ganzen Fülle hervorbringt; dass sie in den Subtropen schon seltener werden und nur mit wenigen, kurzstämmigen Zwergformen die gemässigten Zonen erreichen. Wo die Erdenkräfte aufwuchern, die Sonnenkräfte, mit ihnen die Kräfte des ganzen Kosmos mächtig angesogen werden – beides charakterisiert die Tropen –, wo die ganze Vegetation durch alle Klassen hindurch zur Baumbildung drängt: dort ist der «Ort» der Palmenbildung, besonders wenn zur Tropenwärme Wasserreichtum tritt. Bevorzugt sind darum feuchte Urwälder der grossen Stromlandschaften oder Küstengebiete, die Amazonas-Wälder, der malaiische Inselarchipel. Trockenere, gebirgigere Landschaften innerhalb der Tropen lassen sie zurücktreten, erlauben nur niedrigeren Wuchs. Gegen die gemässigten Zonen drücken sie sich mit Zwergwuchs an den Boden und begleiten mit besonders zählebigen Arten den übrigen Pflanzenwuchs, bestimmen ihn aber nicht mehr.

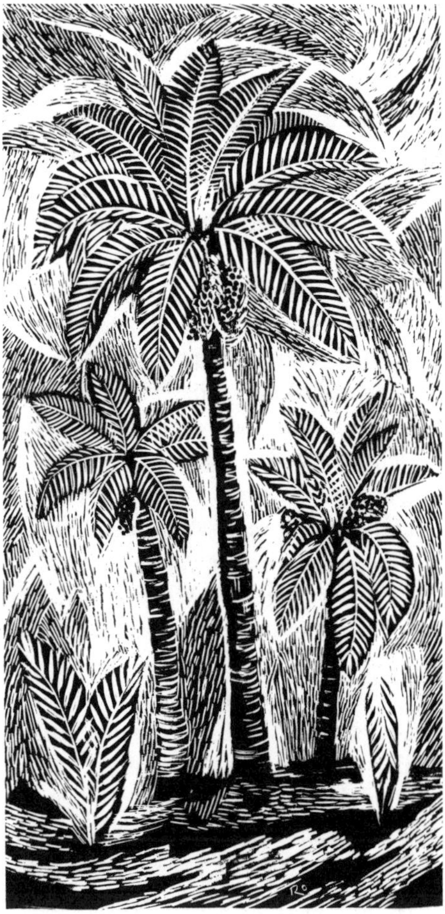

Die Neigung der Palmen, Wachstumskräfte zu stauen, nach innen zurückzuhalten, zeigt sich auch in der ausgesprochenen Neigung zu Dorn- und Stachelbildung. Dorne sind ja zurückgehaltene, dann verhärtete, verholzte Sprosse, Stacheln ebensolche Blattbildungen. Wurzeln, Nebenwurzeln, Blattstiele, Blütenstiele, selbst Blätter und Blütenblätter können mit Dornen und Stacheln gespickt erscheinen. Mit dornigen Ausläufern klammern sich die Kletterpalmen fest. Der Stamm wird nicht selten von Dornenreihen umkreist.

An Stelle der ihnen versagten Baumkrone weisen sich die Palmen mit der herrlichen Blattkrone aus, die sich aus oft riesigen fiedrigen oder fächerförmigen festen und dauerhaften Blättern zusammenfügt. Kokospalmen haben bis zu 6 m lange, Raphiapalmen gar gegen 20 m lange Blätter. Bei den Fächerpalmen trennen sich Stiel und Spreite, wodurch letztere handförmig erscheint, während sie bei den Fiederpalmen mehr ineinander verschmelzen.

Das Altertümliche des Palmentypus zeigt sich auch an der Art der Verwurzelung. Keineswegs bohrt sich die Hauptwurzel als Pfahlwurzel kraftvoll in den Boden und ergreift, sich verästelnd, von der Erde Besitz, sondern sie stirbt bald ab, indes die untersten Stammglieder, jedes für sich, Nebenwurzeln nach unten schicken, sich wurzelstockartig verankern, bei gewissen Arten den Stamm wie mit

Stelzen tragen. Auch im Wurzelgebiet tritt gerne Verdornung auf.

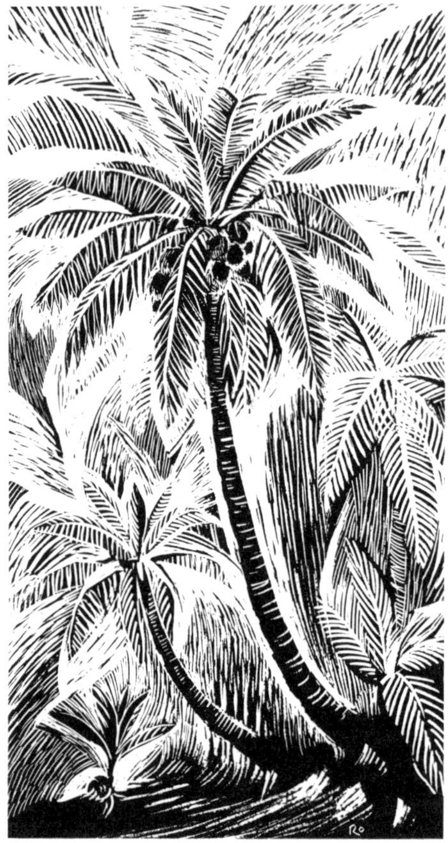

Der Blüteprozess wird, wie bei so vielen Monokotylen, intensiv erstrebt; doch sind die jugendlichen Blütenstände gerne in der Pflanze zurückgehalten, mit mehrfachen lederigen oder fast holzigen, häufig bestachelten Blattscheiden aronstabähnlich eingehüllt, mit einer grossen Fülle kleiner männlicher und einer kleineren Zahl tieferstehender weiblicher, grösserer Blüten ausgestattet, beide, wie es der Klasse entspricht, nach der Drei- bzw. Sechszahl gegliedert, oft von starkem Duft. Die Fruchtbildung neigt stark zum Durchfasertwerden, sogar zum Verholzen. Haben wir Beeren, können sie holzigschuppig umpanzert sein wie die Panzer vom Schuppen- oder Gürteltier. Früchte und Samen, die zu den grössten und schwersten des Pflanzenreiches zählen, finden sich in dieser Familie, niemals aber leichte oder gar geflügelte Früchte. Wir nennen Kokosnuss *(Bild: Kokospalme, Cocos nucifera)*, Dattel, Ölpalmbeere, Steinnuss, um die verschiedenen Richtungen zu kennzeichnen, welche die Fruchtbildung bei den Palmen einschlagen kann. Nach der Art der Fruchtbildung hat man auch die echten Palmen in vier Unterfamilien gegliedert, die Beerenfruchtpalmen, Panzerfruchtpalmen, Steinfruchtfächerpalmen und Steinfruchtfiederpalmen. Um deutlicher zu werden, seien einige Hauptarten für jede Unterfamilie genannt. Zur ersten gehören als Fiederpalmen die Arten der Dattelpalme, als Fächerpalmen die einzige bisher bekannte Heilpalme, Sabal serrulata. Zu den Panzerfruchtpalmen zählt man die Sagopalme, Kletterpalmen wie Raphia oder Rotang (span. Rohr). Zu den Steinfruchtfächerpalmen gehört die wegen der unglaublich vielseitigen Nutzungsarten zu nennende Borassuspalme. Die Steinfruchtfiederpalmen sind die gattungs- und artenreichste Unterfamilie, mit Kokos-, Öl-, Zucker-, Betelnuss-, Honigpalme sowie den Königs-, Kohl- und Wachspalmen.

Durch ihre schier unübersehbar vielseitigen Nutzungsmöglichkeiten sind die Palmen Ammen-Nähr-Bäume der Tropenmenschheit geworden, die noch dazu das Material für den Häuserbau, für vielerlei Gerät, zur Zu- und Ableitung von Wasser und Regen usw. spenden. Das feste, harte Holz ist als Bauholz vielseitig verwendbar. Stiele, Stöcke, Flechtwerk, Gefässe aller Art, werden daraus geformt. Die Blattstiele geben Rinnen, Röhren, die Blätter das Material zum Dachdecken. Aus den festen, harten, zähen Fasern der Blätter oder Früchte gewinnt man vegetabiles Rosshaar, Spinnmaterial; weiss Stricke, Taue, Matten, Werg, Zunder, Besen, Bürsten daraus zu bereiten. Die Stacheln und Dornen werden zu Nadeln, Angelhacken, früher Pfeilspitzen. Aus dem Bast kann man Bindematerial, Hüte, Papier formen. Die Steinfrüchte werden zu Löffeln, Krügen, Knöpfen verarbeitet. Von den Nahrungsmittel schenkenden Palmen war schon die Rede. Kokosmilch, Palmkohl (die jungen Herztriebe), Nussnahrung, Öl, Brotartiges (Sagopalme), Zucker, Honig, Obst vermögen eine ganze Tafel zu decken, das Holz die nötigen Essgeräte dazu zu spenden ... ein indisches Lehrgedicht zählt fast tausend Nutzanwendungen der Borassuspalme auf. Welche Pflanze wäre ähnlicher Vielseitigkeit fähig?

Man muss sich die Frage nach dem Grund solch reicher Möglichkeiten stellen. Man wird ihn in der Durchgestaltung und Strukturgebung der Palmenpflanze im ganzen und bis in die feinste Faser finden. Und wenn sich jede Pflanze mit Hilfe des Lichtes mittels des Assimilationsprozesses aus Luft und Wasser zur physischen Erscheinung verdichtet, so tut dies eben die Palme besonders gründlich. Sie kann es, weil es auf der Erde das Element *Kohlenstoff* gibt. Dieser Grundstoff aller lebendigen, sowie aller aus dem Leben stammenden Substanz, die der Verkohlung fähig ist, findet sich, zusammen mit Wasserstoff, Sauerstoff, Stickstoff, Schwefel in aller *Eiweissbildung*, der sich alle fünf genannten Elemente dienend hingeben; wobei jedes, kraft seiner inneren Beschaffenheit, zum Träger einer anderen Wesenstätigkeit wird. Im Leben taugt jeder Stoff nicht durch das, was er ist, sondern wovon er sich ergreifen lässt, wem er Werkzeug werden kann. Es kommen darum die Kräfte und Eigenschaften, durch die ein Stoff seine Sonderexistenz – in der unbelebten Welt – hat, für das Leben wenig in Frage.

Rudolf Steiner hat den Grundstein für eine neue, wirklich organische Stoffeskunde gelegt, indem er für die wichtigsten Stoffe dargestellt hat, welchen Wesensbereichen sie sich öffnen können, in welchem Grade sie bestimmbar und nicht schon bestimmt und festgelegt sind. Das geschah in einer sich hauptsächlich landwirtschaftlichen Fragen widmenden Vortragsreihe im Jahre 1924. Er sagt da: «Der Kohlenstoff ist nämlich der Träger aller Gestaltungsprozesse in der Natur ... der Kohlenstoff ist da der grosse Plastiker ... der, wenn er in voller Tätigkeit, in innerer Beweglichkeit ist, die gestaltenden Weltenbilder, die grossen Weltenimaginationen überall in sich trägt, aus denen alles dasjenige, was in der Natur gestaltet wird, eben hervorgehen muss ... So dass wir anschauen müssen ..., wie die Geisttätigkeit des Weltalls ... als Plastiker tätig ist, und mit Hilfe des Kohlenstoffes die festere Pflanzenform aufbaut, dann aber auch wiederum die im Entstehen schon vergehende Form des Menschen aufbaut, der gerade dadurch Mensch ist, nicht Pflanze, dass er die eben entstehende Form immer wiederum sogleich vernichten kann, indem er den Kohlenstoff, als Kohlensäure ... absondert. Eben weil der Kohlenstoff im menschlichen Körper uns Menschen zu steif, zu fest formt, *wie eine*

Palme macht – (Hervorhebung vom Ref.) – baut die Atmung sogleich ab, reisst diesen Kohlenstoff aus der Festigkeit heraus . . ., befördert ihn nach aussen, und wir werden so gestaltet in einer Beweglichkeit, die wir als Menschenwesen brauchen. – Aber in der Pflanze ist er so drinnen, dass er in einer gewissen Weise in einer festen Gestalt auch bei den einjährigen Pflanzen in einem gewissen Grade festgehalten wird . . . Dabei können Sie die Vorstellung haben, dass allem Lebendigen ein entweder mehr oder weniger festes oder mehr oder weniger fluktuierendes kohlenstoffartiges Gerüste zugrunde liegt, auf dessen Bahnen sich das Geistige bewegt durch die Welt[30].»

Der Kohlenstoff ist somit als Träger und vermittelndes Werkzeug des Geistigen dargestellt, das aller physischen Erscheinungsform, aller «Gestalt» zugrunde liegt, die im Menschen flüssig gehalten, in der Pflanze sich verfestigt, bei den Palmen aber einen Gipfel der «Versteifung» erfährt, so dass man sie mit besonderem Recht und in extremem Sinne als *Kohlenstoffpflanzen* ansprechen könnte. In der Tat hat die Pflanze in viel ausgesprochenerem Sinne einen Kohlenstoffleib als Tier und Mensch, da ihr Grund-Aufbauprozess die Schaffung von Kohlehydraten und ihre Um- und Abwandlung ist. Der Eiweissgehalt aber tritt – im Gegensatz zu Tier und Mensch – weitgehend zurück. Und hinter den riesigen Kohlenlagern der Erde stehen gewaltige *Pflanzenprozesse* der Vergangenheit. Verkohlt man eine Pflanze, so bleibt ein getreuer Abdruck der Gestalt und ihrer gesamten Strukturen als geformter Kohlenstoff erhalten. Die anderen Elemente, Wasserstoff, Sauerstoff, Stickstoff, Schwefel machen sich als Gase und Flüssigkeiten davon, ohne etwas von der Pflanzengestalt zu bewahren. Sie haben nicht die Aufgabe, das formgestaltende Geistige aus dem Kosmos bis in die feste, physische Erdengestalt hinunter zu vermitteln, sondern die Sphäre der übersinnlichen Lebens-Bildekräfte ins Physische zu tragen (Sauerstoff) oder den Bereich seelenhafter (astralischer) Wesenskräfte zu inkarnieren (Stickstoff) und schliesslich das Irdisch-Verfestigte wieder aufzulösen, dem Kosmischen entgegenzutragen, aus der gewordenen und damit irdischer Erstarrung und Tod entgegengehenden Entwicklung Samenchaos und neues Befruchtetwerden aus dem Kosmos loszulösen (Wasserstoff). Dies führt Rudolf Steiner am genannten Ort aus; an dieser Stelle kann es nur angedeutet werden.

Besinnt man sich darauf, wie es ein Geheimnis des Kohlenstoffes ist, einerseits der höchsten Formkraft und Festigkeit (Härte) im Diamant fähig zu sein, als eine ganz durchlichtete, farbensprühende Substanz – andererseits aber in der schwarzen, weichen Graphitstofflichkeit fast wie weiches, plastisches Metall anzumuten, so wird man den Kohlenstoff für seine Aufgabe im Lebendigen als besonders ausgestattet empfinden. Er kann allen Eigengestaltungswillen so sehr aufopfern, dass er höchst selten die Diamantgestalt annimmt. Dadurch kann er sich schier ins Grenzenlose mit anderem verbinden – die Kohlenstoffchemie übertrifft an Zahl der bekannt gewordenen Verbindungen die aller anderen Stoffe zusammengenommen weitaus – und dadurch das Material für jeglichen Gestaltungsimpuls höherer Art als der des Mineralisch-Toten zur Verfügung stellen.

Es gibt Pflanzen, die man mit gutem Recht «Stickstoffpflanzen» nennen kann, da sie mit dem Stickstoff in besonderer Weise umgehen; sich ihn z.B. direkt aus der Luft anzueignen wissen, ihren ganzen Stoffwechsel mit eigenartigen Stickstoffverbindungen durchtränken usw. Die Hülsenfrüchtler und Krappgewächse sind zwei grosse Pflanzenfamilien solcher Art. Durch diese Eigenart kommen sie auf vielfache Weise dem Tierwesenhaften, innerlich und äusserlich, näher als die normale Pflanze. (Näheres entnehme man Band I der «Heilpflanzenkunde».) Rudolf Steiner gab den Schlüssel zum Verständnis dieser merkwürdigen Tatsache, indem er die Hauptaufgabe des Stickstoffs in den Lebensreichen darin charakterisierte, Inkarnationsstoff für das Seelenwesenhafte, das Astralische zu sein. Ebenso ist ein Schlüssel zum Verständnis der Palmengewächse gegeben, wenn man sie als besondere Repräsentanten des pflanzlichen Kohlenstoffprozesses ansehen kann. Durch ihn verkörpern sich Formkräfte besonders intensiv; machen Stamm, Blatt, Fruchthülle, Samen so besonders hart und fest, durchdringen jede Struktur, lassen die Dorne so eisendicht, die Fasern in den Geweben so zäh werden, geben Dauerhaftigkeit, so dass aus jeder Struktur ein wertvolles Gerät sich leicht entwickeln lässt. Aber es lebt auch die Gegenkraft in der Palme, das Verhärtete, Verholzte wieder auflösen und ins Leben schicken zu können, was man an der Art sieht, wie etwa ein keimender Dattelkern die elfenbeinharte Reservezellulose des Samens verflüssigt und aufsaugt, auf die stille, spielende Art der Lebenschemie, ohne die penetrante Gewalt unserer Todes-Chemie ... wovon wir vieles für die Zukunft zu lernen hätten!

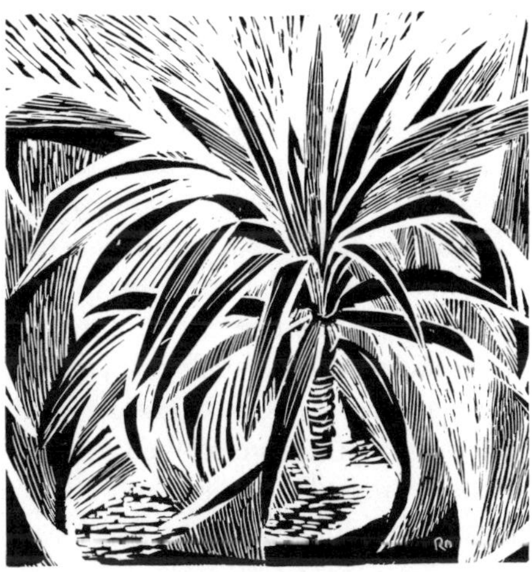

Da die Palmen so überwiegend Nähr- und Nutzpflanzen sind, und ihnen der Impuls der Überastralisierung ganz fehlt, sich darum auch keine Giftpflanzen unter ihnen finden, sind sie nicht gerade eine Heilpflanzenfamilie. Eine wichtige Heilpalme sei aber doch kurz behandelt. Es handelt sich um *Sabal serrulata*, die *nordamerikanische Zwergpalme (Bild)*. Diese wächst von Florida bis Nordkarolina, also bis in die gemässigte Zone hinein, und bleibt, entsprechend unseren früheren Ausführungen, Zwergpalme; mit kriechendem Rhizom, niedrigem Stamm, stacheligen Blattstielen, langen Fächerblättern, die in den Blattachseln kurze, dicht behaarte, rispig verzweigte Blütenstiele tragen. Tiefpurpurne, eiförmige, etwa 3 cm grosse, einsamige Beeren gehen aus den Blüten hervor, die erst süss, dann brennend schmecken, ölhaltig sind, und etwas ätherisches Öl enthalten, das den brennenden Geschmack bedingt.

Der Genuss dieser Beeren verstärkt den Ernährungsprozess; in der Heimat der Palme feistet sich das Wild – ein Prozess, der der Brunstzeit vorangeht (Feisthirsch-Brunsthirsch), damit. Präparate aus den Beeren entfalten eine Wirkung nach zwei Seiten hin. Einerseits fördern sie auch die Ernährung – man hat sie darum gegen die Abmagerungserscheinungen der Lungenkranken eingesetzt. Der Andrang der Stoffwechselprozesse in das Lungengebiet wird zurückgehalten, da der Stoffwechsel «am rechten Ort», in der Stoffwechsel-Gliedmassen-Organisation, kräftig entfaltet wird. Husten wird gelindert, es kommt zur Abschleimung. Auch auf Ekzeme soll günstig gewirkt werden, was ebenfalls in der Zurückhaltung der Stoffwechselprozesse seinen Grund haben wird. Die Verdauung wird angeregt, Fleisch- und Fettansatz hervorgerufen.

Andererseits übt eine Tinktur aus der Beere eine *spezifische* Wirkung auf die hypertrophierte Prostata, wie sie sich im Altern häufig ergibt, sowie die begleitenden entzündlichen Blasenbeschwerden usw. aus. Dies zu begreifen, bedenke man, dass Früchte ganz allgemein ihre Beziehung zum Stoffwechsel-Gliedmassen-System haben – im Sinne der Dreigliederungsbeziehungen zwischen Pflanze und Mensch – sowie dass die männlichen Geschlechtsorgane nach Rudolf Steiner eine Art «Nebenverdauung» darstellen – wie der Uterus eine Art Nebenherz genannt werden kann.

Zwischen den Palmen und der grossen Familie der Aronstab-Gewächse, mit der die Ordnung der Spathiflorae und zugleich die Klasse der Monokotylen abschliesst, stehen im Usterischen System zwei kleine Familien, die von jenen zu diesen einen organischen Übergang bilden: die Kolbenpalmen (Cyclanthaceae) und die Rohrkolben-Gewächse (Typhaceae). Auch die meisten gegenwärtigen Botaniker geben ihnen diese Stellung.

5. Die *Kolbenpalmen, Cyclanthaceae,* 11 Gattungen mit 180 Arten, bewohnen das tropische Amerika. Sieht man auf die «Panama-Hutpalme», so meint man eine echte, kleine, stammlose Fächerpalme vor sich zu haben. Betrachtet man aber den aus dem Boden für sich aufsteigenden blütentragenden Spross mit dem Endkolben, in den erst die weiblichen, dann die männlichen Blüten eingesenkt sind, erstere mit zu Schuppen verkümmerter Blütenhülle und lang heraushängenden Staminodienfäden, so fällt doch das Aronstab-Ähnliche der Blütenbildung unmittelbar auf. Noch mehr aronstabähnlich sehen allerdings die *krautigen* Cyclanthusarten aus, deren Blütenkolben von 2 bis 6 Hüllhochblättern spathaartig umgeben werden. Auch kletternde Lianen finden sich unter den Kolbenpalmen, die an Philodendron erinnern.

6. Die *Rohrkolben-Gewächse, Typhaceae,* 1 Gattung mit 15 Arten, gemahnen wieder mehr an die im Wasser wachsenden Aronstab-Gewächse, etwa den Kalmus. Wie dieser sind sie Sumpf- und Uferpflanzen der Tropen und gemässigten Zonen. Grasartige, zweizeilig angeordnete Blätter entsteigen mit dem Stengel den kriechenden Wurzelstöcken, und dieser Stengel endet mit dem samtbraunen zylindrischen weiblichen, und dem darüber den Zylinder gelbbraun fortsetzenden männlichen

Blütenstand. Je ein spathaähnliches Hüllblatt öffnet sich, wenn die Blüten «reif» geworden sind. Der Wind verbreitet den Blütenstaub.

*

7. *Aronstab-Gewächse, Araceae,* 110 Gattungen, 1800 Arten: Mit der grossen, hauptsächlich in den Tropen und Subtropen verbreiteten Familie der Aronstab-Gewächse schliesst die Klasse der Einkeimblättler ab und leitet zur nächsten Klasse der Achlamydeen, der Blumenblattlosen, über. Welch weiter Bogen ist nun sichtbar geworden von den Sumpfwurzlern über die Lilienartigen, Orchideen, Bromeliaceen, Ingwer-Gewächse, Brotwurzler zu den Gräsern, Palmen und nun Aronstab-Gewächsen! Was für ein wunderbares Entwicklungsgeschehen lief allein in der Blütenbildung dieser Pflanzen ab! Es erreichte in so etwas wie der Orchideen-Blüte seinen Höhepunkt. Dann begann ein neuer Entwicklungsimpuls, der sich der Ausgestaltung des ganzen Blütenstandes zuwendete, welcher durch das Farbigwerden des den Blütenstand umhüllenden Hochblattes, der Spatha, das Ansehen einer einzigen Blume von besonderer Pracht und Grösse gewann. Man denke an die Flamingoblume, an die Zimmercalla mit ihrem atlas-weissen, edelgeformten Blumentrichter. Die Aronstab-Gewächse führen diesen Entwicklungsimpuls auf seinen Gipfel und schliessen ihn ab.

Jedoch soll damit den Araceen nicht ein *besonderer* Vollkommenheitsgrad zuerteilt und ihnen etwa der Vorrang vor den «fürstlichen» Palmen gegeben werden! Zu sehr sind sie mit der Mehrzahl ihrer Arten dem Sumpf, dem Zwielicht, dem Moder, dem Erdigen verhaftet; giftige Schärfe durchdringt sie, die Blüten entringen sich kaum der Wurzelregion. Heben sie sich schon zur Höhe, so geschieht dies mühsam, mit Haftwurzeln kletternd, Luftwurzeln zum Boden sendend. Fleckige, trübe Schlunde öffnen sich und locken nicht honigsuchende Bienen, sondern mit Verwesungsgerüchen Aasfliegen, zwingen sie mit Kesselfallen und Reusen, ihnen den Bestäubungsdienst zu leisten.

Trotzdem ist das Araceen-Motiv reicher Ausgestaltung fähig – man bedenke, 110 Gattungen und 1800 Arten! Es behauptet also seinen Rang im ganzen der monokotylen Gewächse.

Diese grosse Artenzahl hat überwiegend – zu 92% – die Tropen zur Lebensstätte. Die feuchte Hitze fördert sie vor allem. So hat jedes Land, selbst die meisten Inseln der heissen Zone ihre charakteristischen Formen erhalten. Ihre häufig netzadrigen, geteilten, ja gefiederten, oft sehr grossen und langgestielten Blätter sind nicht selten gefleckt, die Unterseiten metallisch schillernd, rötlich gefärbt. Finsternis-Tiefenkräfte fluten gegen das reine Grün eines «normalen» Blattes. Die sich zur Höhe hebenden Arten lieben schattiges, abgedämpftes Licht – unsere selbst in lichtarmen Zimmern gerne gezogenen Philodendron-Arten bezeugen es. Viele bodenwüchsige Arten möchte man Wurzel- oder Erdblütler nennen, so unmittelbar geht der Wurzelstock oder die Knolle in den Blütenstand über. Amorphophallus virosus, die Giftwurz, treibt aus grosser Knolle einen Kranz am Boden liegender, bandförmiger Niederblätter, und aus dessen Mitte auf kurzem Stiel die tütenförmige, aussen weisslich gefleckte, innen bräunlich gestreifte trübgrüne Spatha, in der als ein steinpilz- oder morchelähnliches Gebilde, der Blütenkolben, sich findet. Goethe beschreibt in seinen morphologischen Schriften, wie ein Botaniker seiner Zeit einen solchen Kolben, der ihm aus Südasien zugeschickt worden war, für eine neue Pilzart hielt. – Auf viele Weise zeigt sich eben, dass Aronstab-Gewächse keine Geschöpfe des reinen Lichtes sind, sondern dass Licht und Finsternis, miteinander im Kampfe liegend, sie gezeugt haben.

Dieses etwas bedrückende Bild hellt sich aber auf, wenn man den Blick auf Araceen wirft, die auf lichterfüllter, freier Fläche, oder am offenen Wasserspiegel, an Teich oder See wachsen. Letzteren gehört der Kalmus zu, ersterer Colocasia- und Alocasia-Arten.

Der *Kalmus, Acorus calamus,* aus Ostasien stammend, seit dem 16. Jahrhundert aber bei uns völlig heimisch geworden, fasst mit einem bis zwei Finger stark werdenden, fleischigen Wurzelstock an Teich-, See- oder Flussufern Fuss, treibt aus ihm die schwertlilienähnlichen, aber am Rande zartgewellten, unten rötlich überlaufenen Blätter sowie den dreikantigen Blütenstengel empor, der an seinem Ende den Blütenkolben trägt. Dieser tritt frei aus der grünen Spatha, die ihn zur Seite drängt, die Sprossachse fortsetzt und abschliesst. Bei dieser Aracee hat sich das Blütenprinzip von aller Erdverhaftetheit ihrer Schwestern gelöst und sitzt «am rechten Ort», in Luft und Licht hineingestellt, allem Trübenden, Moderigen entrungen. Das Licht nimmt diese Pflanze sogar doppelt auf, einmal direkt, einmal von der Wasserfläche gespiegelt. Keine giftige Schärfe, nichts Entzündliches durchdringt die Pflanze wie etwa die Aronstabarten; wohl aber wird sie durcharomatisiert von oben bis unten. Insbesondere im Wurzelstock sammelt sich reichlich ätherisches Öl, Kampferartiges, Gerb- und Bitterstoffe, die den Kalmus in mannigfaltiger Weise zur Würz- und Heilpflanze machen – worüber in Band II der «Heilpflanzenkunde» näheres nachzulesen ist. Dort ist auch der Aronstab als Heilpflanze eingehend geschildert. – Nur die roten Beeren erinnern daran, dass der Kalmus doch noch ein Aronstab-Gewächs ist. Allerdings bilden sich diese nur in ihrer asiatischen Heimat. Bei uns vermehrt sich der Kalmus nur vegetativ, durch Seitensprosse des Wurzelstocks.

Nicht Heil-, aber Nährpflanzen liefern die Gattungen Colocasia und Alocasia. Colocasia esculenta, aus Indien stammend, ist als «Taro» wegen der bis kopfgrossen, stärkereichen Knolle zur wichtigsten Nährpflanze der altweltlichen Tropen, vor allem der Polynesier geworden. Auch diese Pflanze hat sich, in Licht und Luft lebend, dem Erdig-Finsteren entzogen, und breitet die langgestielten grünen Blätter, die der Pestwurz an Form und Grösse ähneln, in dichtem Schluss über den durch sie beschatteten Acker. Die Knollen werden gekocht oder geröstet, dabei das scharfe Prinzip zerstört, das eben doch dem Aronstab-Gewächs anhängt; die jungen Blätter und Stiele werden als Gemüse spinatartig zubereitet.

Alocasia macrorrhiza, mit grossen, der Colocasia ähnlichen Blättern und stärkehaltigem Stamm, wird ebenfalls in Polynesien angebaut. Auch bei ihr muss durch Kochen erst die giftige Schärfe zerstört werden. Aronstab-Gewächs bleibt eben Aronstab-Gewächs; und es ist eigentlich einzig der Kalmus, der mit diesem giftigen Prinzip fertig wird, von dem der Begriff Aracee kaum zu trennen ist.

*

Wie charakterisiert sich das Araceen-Urbild, der Typus der Familie, nach Bildekraft und Bildekraftwesen? Mächtig ist in ihm das Erdenhafte und die dunkle Feuchte. Das Unterirdische saugt das Blütenhafte in seinen Kraftbereich. Dumpfe, ja üble Gerüche enthaucht letzteres. Luft-, Wasser-, Licht- und Finsternis-Wesen kämpfen miteinander um die Oberhand. Nicht das reine Wärmetier, die Biene, sondern die Verwesungswärme liebenden Fliegen übertragen den Blütenstaub. Der Zugriff der Feuerwesen bringt die scharfen Gifte. Doch ist immerhin so etwas wie der Kalmus möglich; Licht-, Luft- und Wärmemacht können die Oberhand gewinnen, die Blüte in die Höhe heben, die Farben läutern, das Unedle veredeln – wenn auch der Adel der Lilie, die Anmut der Rose innerhalb dieser Familie unerreichbar bleibt.

Kurze Zusammenfassung dieses Kapitels

«Dich im Unendlichen zu finden,
Musst unterscheiden, und dann verbinden.»

Goethe, Howards Ehrengedächtnis

Die Urpflanze, das geistige Gestaltungsprinzip der Pflanzenwelt der Erde, hat sich in den Blütenpflanzen am vollkommensten verwirklicht. Durch sie ist die Pflanze:

1. das irdisch-kosmische Geschöpf
2. das sinnlich-übersinnliche Wesen
3. das ätherische Mittelwesen zwischen physischem und astralischem Bereich, Mineral und Tier
4. das im Einklang mit den anderen Naturreichen und Erdengeschöpfen, aber keineswegs durch Zufallswirken und Kampf ums Dasein sich entwickelnde Wesen, das im Mit- und Füreinander der Daseinsordnung der Welt sinn- und geistvoll eingeordnet ist.

Wie das Licht, wenn es mit der Finsternis zusammentrifft, sieben Farben zur Erscheinung bringt, so lässt dieses urpflanzliche, geistige Prinzip im Zusammenklang mit der ganzen Erdenentwicklung die sieben Klassen der Blütenpflanze als immer noch übersinnliche Wesenhaftigkeiten hervorgehen. Erst die einzelnen Pflanzen*arten* gewinnen *physische* Existenz, zum Beispiel Hafer, Gerste, Weizen, Roggen. Was als Familie der Gräser 8000 Arten zusammenfasst, ist bereits nichts Physisches mehr, sondern ein Gestaltungs*prinzip*. Wer sich davon einen Begriff gebildet hat, ist imstande festzustellen, ob eine ihm zu Handen kommende Pflanze ein Gras ist oder nicht. – Eine Anzahl miteinander verwandter Familien fasst man als *Ordnung* zusammen, z.B. Süssgräser, Sauergräser und einige andere Familien als Spelzblütler. Auch die Ordnung ist ein geistiges Prinzip. – Sieben grosse Entwicklungsschritte, welche die Entwicklungsstufen des Erdenwebens überhaupt spiegeln, reihen Ordnung an Ordnung, von den Sumpfwurzlern bis zu den Kolbenblütlern. Noch einmal sei betont: Es ist ein Geistiges, Übersinnliches, das sich in diesen Schritten ausdrückt und auslebt; und dieses Geistige ist eben das Monokotylen-*Wesen*, eine der sieben «Farben» des Urpflanzlichen.

Um mit seinen Vorstellungen im Konkreten zu bleiben und die sieben Entfaltungsschritte des Monokotylen-Urbildes durch sieben Ordnungen hindurch gleichsam im Extrakt, in Zusammenfassung der ausführlichen Darstellungen dieses Kapitels in sieben konkreten Pflanzen vor sich zu haben, stelle man sich vor die innere Anschauung (und schlage, wenn nötig, die betreffenden Stellen im Kapitel noch einmal nach): Wasserpest, Tulpe, Wasserhyazinthe, Frauenschuh, Schwertlilie, Weizen, Kokospalme.

Es wurde bereits darauf hingewiesen, dass sich in diesen sieben Entwicklungsstufen ein Aufsteigen aus dem Flüssigen auf den festen Erdboden vollzieht. Blühende Kräuter fassen mit immer vollkommener sich ausformenden Blüten Fuss in Flur, Au, Wald, Bergland. «Überpflanzen» befreunden sich mit dem Baumsein (Orchideen, Bromeliaceen). Den Gräsern wird die Erde Vollbesitz. In den Palmen schliesslich ist die Baumgestalt vollends erreicht. – Unter den Wasserpflanzen finden sich solche, die, freischwimmend, überhaupt keine Verbindung zu den Erdenkräften eingehen, die Gnomen meiden; während sich die Palmen stark mit den Erdenkräften verbinden, verfestigt, durchstrukturiert, verhärtet sind. Auf Wärmeäther und Feuerwesen sind die letzteren durchaus angewiesen; sie brauchen zur vollen Entfaltung die Wärmekräfte der Tropen.

*

In die Werderhythmen der Erdenentwicklung sind alle Geschöpfe eingegliedert, also auch die Pflanzen; und unter ihnen die Blütenpflanzen. Diese Werderhythmen sind siebenstufig. Rudolf Steiner hat sie in seiner *Geheimwissenschaft*[13] systematisch dargestellt. Es sind dies: die «alte Saturn-Schöpfung», die «Welt der alten Sonne», das «alte Mondensein» und schliesslich die gegenwärtige Erden-Existenz (mitsamt ihrer kosmischen Umgebung). Durch diese Vergangenheit ist eine Zukunft veranlagt, die drei weitere Seins-Welten hervorbringen wird. Diese Welten entstehen aus dem Geiste durch göttliche Schöpfertat, materialisieren sich, erst bis zum Wärmehaften (alter Saturn); dann bis zum Licht-Lufthaften (alte Sonne); hierauf zum Flüssigen (alter Mond); schliesslich zum Mineralisch-Festen (heutige Erde). Jede dieser Weltschöpfungen ersteht, erreicht ihren Höhepunkt, und vergeht wieder hinein in das Geistige. Dort bereitet sich eine nächste Weltschöpfung vor. Diese steigt, wenn die Zeit dazu reif geworden ist, in eine materielle Seinsform wieder herab.

Die Erdenstufe, unsere heutige Welt, wiederholt zunächst in abgekürzter Form ihre Vergangenheit: In der polarischen, hyperboräischen, lemurischen Entwicklungsphase wiederholt sie die Saturn-Sonnen-Monden-Entwicklung, um deren Früchte der neuen Schöpfung anzupassen und einzufügen. Dann kommt das spezifisch Neue zur Entfaltung. Gleichzeitig werden aber auch Zukunftskeime mitveranlagt. So kann man das Ganze der speziellen Erdenentwicklung in zwei Phasen gliedern, von denen die erste aus der Vergangenheit herauswächst, insbesondere aus der alten Mondenvergangenheit (die eine Welt des Flüssigen war). In geisteswissenschaftlichen Darstellungen wird von der Mars- und Merkurhälfte des Erdendaseins gesprochen, weil man den Mars-Planeten in Zusammenhang mit der Wiederholung des alten Monden-Zustandes sieht; den Merkur aber in Zusammenhang mit Zukünftigem. Man hat dann die Reihe: Saturn – Sonne – Mond – Mars – Merkur – Jupiter – Venus. Diese spiegelt sich in der Aufeinanderfolge der Klassen der Blütenpflanzen: Gymnospermae – Proranales – Polycarpiceae – Monokotyledoneae – Achlamydeae – Archichlamydeae – Metachlamydeae.

Für jede Klasse sei, zur deutlicheren Vorstellung, eine Pflanze angeführt: Tanne – Magnolie – Rose – Tulpe – Brennessel – Baldrian – Arnika.

Die Monokotylen, die Klasse, die dem Mars zugeordnet ist, werden in besonderer Deutlichkeit den Schritt vom alten Mond zur Erde, vom Flüssigen zum Festen, von den Sumpfwurzlern zu den Gräsern und Palmen betonen müssen. Der Leser kann nun selbst beurteilen, in wie hohem Grade dies der Fall ist. Von keiner anderen der sieben Klassen der Blütenpflanzenwelt lässt sich ein Gleiches sagen.

Mit dieser Einsicht sei das Kapitel abgeschlossen.

KAPITEL VIII

NESSEL-GEWÄCHSE ALS ORGANE DES ERDENLEBENS – VERWALTER DES EISENPROZESSES IN DER NATUR

GROSSE UND KLEINE BRENNESSEL ALS HEILPFLANZEN

Wenn man auf der Suche nach Heilpflanzen, Wald und Flur durchstreifend, vielleicht eben von einer mit Arnika bestandenen Bergwiese, an einem Bach mit blauem Eisenhut vorbei, in die Waldesdämmerung eintrat und dabei einer Tollkirsche begegnete, nun aber eine Lichtung erreicht, in der ein Horst Brennesseln steht, so mag man sich zu kurzer Rast auf einen gefällten Stamm niederlassen, um zu besinnen, was man soeben sehend in sich aufnahm. Da war erst die feurige Erstrahlung der Arnika, dann der verhüllende blaue Helm des Eisenhuts, hierauf das düstere, im Aufwuchern gestaute Nachtschattengewächs – und nun dieses freundliche Grün, der hochstrebende Wuchs, das gesellige Beisammenstehen, das der dem Wald geschlagenen Wunde heilende Bedeckung, sänftigenden Schatten spendet, mit seinen den Boden durchwühlenden Wurzeln die Humus-Erneuerung fördert. Vier Naturgesten durch vier Pflanzengestalten!

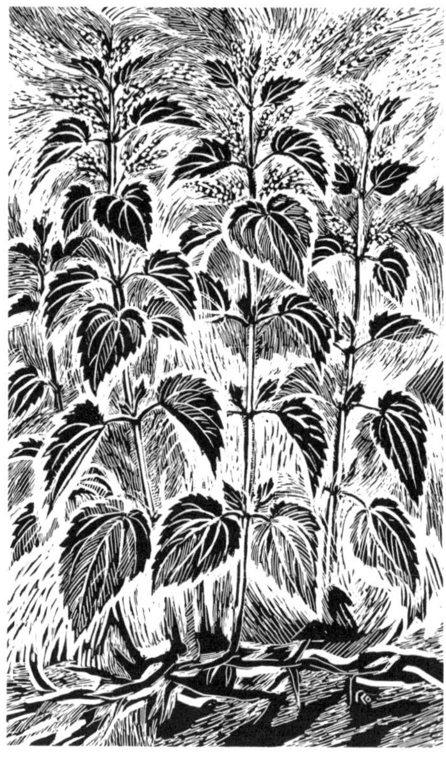

Niemand würde ungestraft wagen, aus den drei Erstgenannten sich eine Speise zu bereiten. Junge Brennesseln aber gehören zur Frühjahrskräutersuppe, lassen sich als Spinat geniessen. Aus den Stengeln bereitete man im Mittelalter das Nesseltuch; eine Verwandte der Nessel, die Ramie, ist heute noch eine wichtige Faserpflanze. So ist die *grosse Brennessel, Urtica dioeca (Bild),* trotz der brennenden Abwehr ihres rauhhaarigen Äusseren, eine dem Menschen freundliche Pflanze, die ihm in seine Siedlungen gefolgt ist, das Bauernhaus, die Stallung und Scheune umwächst, an den Gartenzäunen steht, die Schutthaufen überzieht und schon den Kindern vertraut ist, die an ihr das mutige Zufassen lernen.

Dem weissen Siedler ist sie weit um die Erde gefolgt. Das Vieh schätzt die

Jungpflanze, getrocknet dem Futter beigemischt fördert sie Zuwachs und Milchleistung. Am Wiesenrand, im Bachgebüsch, am Waldsaum, überall begegnet man ihr in wohlbemessener Verteilung, als ein mit wichtiger Aufgabe innerhalb des ganzen Pflanzenlebens Betrautes. Wenn sie, schön gewachsen, in ihrer Grünheit so gesund dasteht, nimmt sie sogleich für sich ein, wenn man sie auch, wohl oder übel, stehen lassen muss, wo sie steht; zum Feldstrauss fügt sie sich nicht. Ein etwas rauhbeiniges, aber doch grundgutmütiges Geschöpf; wenn sie einen auf Distanz hält, so vielleicht doch nur, dass man sie bei der wichtigen Aufgabe nicht störe, die sie im Naturganzen zu verrichten hat.

Lässt man, von der verwehrten physischen zur geistigen Annäherung übergehend, sich auf die Sprache ein, die Gestalt und Lebensrhythmus der grossen Brennnessel eindringlich sprechen, so vernimmt man eine charaktervolle Wesensoffenbarung. Gleich zuerst fällt auf, wie *rhythmisch* diese Pflanze sich aufbaut. Knoten auf Knoten mit gegenständigen Blattpaaren, jedes Blatt am Stielansatz von zwei Nebenblättchen begleitet; jeder Knoten gegenüber dem vorangehenden um 90 Grad versetzt. Vierzeilig laufen so die Blätter den Stiel hinauf; der Stengel, quadratisch im Querschnitt, macht den Rhythmus des überkreuz-gehenden Abgliederns mit. Nach oben zu verkürzen sich zwar die Stengelstücke zwischen den Knoten, werden die Blätter kleiner, spitzer, aber es läuft in gleichem Rhythmus weiter bis zum obersten Ende. Nicht bald wird man innerhalb der Welt der Blütenpflanzen ein Gebilde finden, das es der Nessel gleichtut an rhythmischem Aufbau unter Vorherrschaft des Blättrigen, in dem ja auch zugleich der Mittelpunkt des rhythmischen Aufbaugeschehens, der Assimilationsprozess urständet. Das Blatt der Nesseln ist mit besonderer Vollkommenheit Blatt. Es strotzt vor Blattgrün; darum wird das Chlorophyll des Handels vorzugsweise aus getrockneten Blättern dieser Pflanze gewonnen. Zur Bildung des grünen Atmungsfarbstoffs der Pflanze bedarf es der Anwesenheit des *Eisens;* und die Brennessel ist eine Eisenpflanze ersten Grades. Rudolf Steiner hat ihre universelle Bedeutung für das ganze Pflanzenleben als erster entdeckt und sie als ein regulierendes Organ für die Wirkungen des Eisengehaltes des Ackerbodens auf die darauf wachsenden Pflanzen bezeichnet. Ein Zuwenig an Eisen im Boden ist nämlich der Vegetation ebenso schädlich wie ein Zuviel. Eisenmangel macht die Pflanzen «bleichsüchtig», zu viel Eisen schädigt ihr Wachstum. In dem Vortragszyklus[23], den Rudolf Steiner 1924 vor einem Kreis von Landwirten und Gärtnern hielt, und der zur Begründung der «biologisch-dynamischen Wirtschaftsweise» geführt hat, nennt er die Brennessel «die grösste Wohltäterin des Pflanzenwachstums», die kaum durch eine andere Pflanze ersetzbar sei. Sie sei ein Allerweltskerl, könne ungeheuer viel. Sie habe, ausser einem bedeutsamen Schwefelprozess, Kali und Kalzium, noch eine Art Eisenstrahlungen, die fast so günstig sind dem Laufe der Natur wie unsere «eigenen Eisenstrahlungen im Blute ... Sie müsste eigentlich den Menschen ums Herz herum wachsen, denn sie ist wirklich in der Natur draussen in ihrer grossartigen Innenwirkung, ihrer inneren Organisation eigentlich ähnlich demjenigen, was das Herz im menschlichen Organismus ist[23].» Sie könne die obere Schicht zu eisenreicher Böden von der Eisenwirkung befreien, «weil sie sie so gern haben und sie an sich ziehen. Wenn auch nicht das Eisen als solches, aber doch die *Wirkung* des Eisens auf das Pflanzenwachstum wird untergraben[23].» Sie verstärkt andererseits die Eisenwirkung, wenn diese zu schwach sein sollte.

So wirkt Urtica dioeca auf ihre Umgebung, wenn sie als Pflanze irgendwo wächst. Und auf dieser Lebensdynamik beruht auch ihre Fähigkeit, Heilpflanze zu sein; doch darüber später. Hier sei noch erwähnt, dass aus der Brennessel eines der Düngerzusatzpräparate der biologisch-dynamischen Wirtschaftsweise bereitet wird, indem man sie einer speziellen Kompostierungsart unterwirft. Man erhält dann «eine Substantialität von ungeheurer Wirkung», die den Dünger – und dieser den damit versorgten Boden – belebt, und noch mehr als das, *vernünftig* macht. «Er lässt sich dann nicht gefallen, dass irgend etwas in einer unrichtigen Weise sich zersetzt ..., den Stickstoff ablässt und dergleichen. Man wird gerade durch diesen Zusatz den Dünger einfach vernünftig machen und namentlich ihn befähigen, auch die Erde, in die er nun hineingearbeitet wird, vernünftig zu machen, so dass sie sich individualisiert auf diejenigen Pflanzen hin, die man gerade ziehen will[23].» Die Nessel hat also auch eine besondere Art, mit dem Stickstoff umzugehen, den sie in die Eiweissbildung überführt. Man findet in ihrem Saft reichlich Nitrate, deren leichte Zersetzlichkeit sie vollkommen meistert.

Doch zurück zur Eisenpflanze. Wilhelm F. Daems[31] hat 1963 umfangreiche Untersuchungen über den Eisengehalt der von Rudolf Steiner angegebenen Heilpflanzen veröffentlicht; darunter befinden sich Untersuchungen an 600 Brennesseln, die während der ganzen Vegetationsperiode (April bis November) nach Wurzel, Stengel, Blatt, Blüte getrennt, und von verschiedenen Standorten gesammelt wurden. Bei täglicher Probenahme erstreckten sich die Untersuchungen über 3 Jahre. Im Durchschnitt ergaben sich folgende Aschengehalte in mg% Eisen* dieser in einer Juralandschaft der Schweiz gesammelten Nesseln:

	Heilpflanzengarten	*Flussufer*	*Wald*
Wurzel und Wurzelstock	915	902	373
Stengel	128	–	106
Blätter	260	260	212
Blüten	117	–	–

Im April und September fanden sich maximale Eisenwerte, Tiefpunkte im Sommer.

Blätter einer anderen Versuchsreihe, von verschiedenen Standorten am gleichen Tag geerntet, ergaben in mg% Eisen in der Asche:

* Photometrische Fe (II) – Ion-Bestimmung über das Phenanthrolin-Chelat.

Heilpflanzengarten	*Siegen (Westf.)*	*Wiesen in Graubünden*	*neben Tramgeleise*
182	239	175	1055 mg%

Diese Zahlen illustrieren eindrucksvoll die vorstehend zitierten Ausführungen im *Landwirtschaftlichen Kurs* über die Eisenpflanze Urtica. Sie zeigen, dass die mit dem Erdboden sich auseinandersetzenden Wurzeln nebst dem zugehörigen Wurzelstock die stärkste eisenbindende Kraft haben. (Das ist keineswegs selbstverständlich; die Wassernuss z.B., Trapa natans, speichert das Eisen in den Früchten.) – Von den oberirdischen Organen der Nessel zieht das *Blatt* das meiste Eisen an sich. Die Blüte ist am eisenärmsten.

Die untersuchten Blätter von vier Standorten sprechen durch ihren Eisengehalt gleichfalls eine deutliche Sprache. Im eisenreichen Siegerland ist er höher als in den Schweizer Fundorten, ausser dem vom erstgenannten Heilpflanzengarten, der an der Stelle, wo die Bahngeleise vorbeigehen und der Boden durch den andauernden Eisenabrieb besonders viel Metall aufnimmt, Brennesseln mit besonders hohem Eisengehalt hervorbringt.

So viel vom Eisengehalt der Brennessel. Doch ihr Hauptorgan, das Blatt, hat noch mehr mitzuteilen. Im Blatt kommt es ja durch das Blattgrün zu jener Begegnung und Ineinanderwebung von Flüssigem und Luftförmigem, Wasser und Kohlensäure, auf der die stoffliche Verwirklichung der Pflanzengestalt fusst. Dieser Prozess vollzieht sich in der Nessel besonders intensiv und stellt ihrer aufwuchernden Lebenskraft die nötigen Substanzen bereit. Dieses Blatt, mit breit ausladender, am Stiel herzförmig eingezogener Basis und lang auslaufender Spitze, mit seiner die Peripherie durchbrechenden Zähnelung hat zwar eine Form, die in der Synthese ihres rundenden Ansatzes und des spitz dreieckigen Endteiles die Zusammenwirkung der Bildekräfte des chemischen und des Lichtäthers deutlich sichtbar macht. Doch ist die Abwandlungsfähigkeit der Grundform erstaunlich. Diese ist nämlich äusserst empfindlich für die Art, wie Licht, Schatten, Feuchte, Trockenheit die Pflanze umspielen. So findet man breite, behäbige Blätter, oder ganz schmale, je nachdem, ob die sie tragende Nessel in schattigem Gebüsch oder auf trockenem Schutthügel im vollen Licht steht.

Wie setzt sich diese rhythmische Stengelblattgestalt nach *unten* fort? Wie kommt sie *hinaufwärts* zu Blüte und Frucht? Wie kommt der Brennessel*busch* zustande, wie der bodendeckende rasenartige Bestand? Da hat man ein Büschel von etwa 10 Pflanzen vor sich – siehe da, es entstammt dem Hauptspross, an dessen unteren Knoten aus den Blattwinkeln Nebensprosse nach aussen schräg aufwärts wachsen. Die höheren Sprossteile tragen nur mehr Nebenblätter, keine Sprosse. Dafür entspringen den oberen Knoten die rispenartigen bis etwa spannenlangen Blütenstände, deren unscheinbare Blüten in kleinen Wickeln in rhythmischer Aufeinanderfolge an der Rispenachse sitzen. Die *Stempel*blütenrispe hängt nach aussen abwärts, die *Staub*blütenrispe steht aufwärts. (Die grosse Brennessel, U. dioeca, ist «zweihäusig».)

Nicht alle unteren Knoten aber treiben hoch aufstrebende Seitensprosse; sie lassen nur kleine Ansätze dazu sichtbar werden; aber sie stossen Würzelchen aus, die, je weiter unten, desto länger, wie Luftwurzeln nach abwärts dem Boden entgegenstreben. Und die alleruntersten Knoten senden lange Ausläufer aus, die sich auf den Boden legen. Meist sind es zwei über Kreuz liegende Paare, welche die Gegenständigkeit der Blätter spiegeln. Diese Ausläufer senden ihrerseits Wurzeln in den Boden, und nach oben Spross neben Spross. Das Nesselbüschel erweitert sich dadurch zum bodendeckenden Bestand. So ist die Nessel durch eine ausserordentlich starke, vegetative Kraft ihrer unteren Organe gekennzeichnet, durch die sie sich auch ohne jede Samenbildung ihren Umkreis erobern kann. Nach unten in den Boden dringt die kurze, kräftige Hauptwurzel, die ihrerseits waagrecht, weit hinaus, flach unter dem Boden, die Nebenwurzeln treibt, die sich weiter verästeln und die Erdkrümelchen mit Haarwürzelchen umspinnen. Das ganze Wurzelwerk ist gelb gefärbt, wohl von karotinartigen Farbstoffen, die sich auch reichlich im Blatt finden und einer besonderen Lichtdynamik zugrunde liegen. Dieses Wurzelsystem saugt kräftig die Feuchtigkeit aus dem Boden, lässt sie reichlich dem Blattwerk zukommen, das darum so saftig ist, sie aber nicht festhält. Ein abgerissener Spross welkt darum rasch.

Es wurde schon erwähnt, dass die Brennesselblüten sehr einfach, ja primitiv geformt sind. Sie haben keine Trennung zwischen Kelch und Krone. Die Vierblättrigkeit des Sprosses setzt sich unverwandelt in sie fort. Klein und unauffällig gelbgrün ist die Einzelblüte; sie entwickelt eigentlich nur die grünen Kelchblätter, vier gleich grosse für die Staubblüte, zwei kleine äussere, zwei grössere innere Blättchen um den oberständigen Fruchtknoten und die Stempelblüte, die in einer federigpinseligen Narbe endet. Die Frucht ist ein winziges Nüsschen, das einen einzigen Samen enthält. Sie ist federleicht – ihr Durchschnittsgewicht beträgt bloss zwei zehntausendstel Gramm –, so dass jeder stärkere Windstoss sie aus dem Fruchtstand schüttelt und weit fortträgt. Man kann darum Brennesseln an den unmöglichsten Orten wachsen sehen, auf Mauerbekrönungen, an Ruinenwänden, in den Astwinkeln hoher Bäume, wenn dort sich etwas Flugerde abgelagert und etwas Moos angesiedelt hat.

Einfach ist die Brennessel-Einzelblüte, reich gegliedert jedoch ihr Blütenstand, der von einiger Entfernung fast wie ein fein gegliedertes Blatt aussieht (ähnlich dem eines Streifenfarns), der aber, wie bereits erwähnt, eine Rispe ist. Etwas luftig Aufgelockertes hat sich da aus dem Blattstengel herausgerungen, an der Luft für die Luft gebildet; wie sehr, zeigt jedes einzelne der Blütchen. Da umschliesst jede Staubblüte vier wie gespannte Federn im Bogen gegen die Mitte geschwungene Staubfäden, die beim Aufblühen unter der Einwirkung eines warmen Sonnenstrahls sich plötzlich entspannen, nach aussen schnellen und förmlich explodieren, indem sie den Blütenstaub wie eine kleine Sprengwolke ausstossen. Nesseln sind nämlich windbestäubt. Die weiblichen Pflanzen mit ihren federigen Narben sind bereit, ein Staubkorn aus der Luft zu empfangen. So ist alles auf die bewegte Luft hingeordnet; männliche und weibliche Blüte und dann die Frucht. Wie cholerisch gebart sich doch diese Eisenpflanze im Blühen, wie martialisch!

*

Nun ist es notwendig, auf den Prozess einzugehen, der die Nessel zur *Brennessel* macht, und der etwas Einzigartiges im Pflanzenreich darstellt. Ausser bei den Urticaceen kommt er nur noch in der Familie der Loasaceen vor. Ohne sich mit der Frage weiter aufzuhalten, *warum* diese Pflanzen brennen (und bei einem an den Haaren herbeigezogenen «Zweck» zu landen – Schutz im Kampf ums Dasein –, was die Raupen von Vanessa urticae, dem «kleinen Fuchs» so eindeutig widerlegen, da deren Hauptnahrung Nesselblätter sind), hat man sich vielmehr der Frage zuzuwenden, *was* die brennenden Nesselgewächse dazu veranlagt, selbst völlig ungiftig zu bleiben und sich nur in der Peripherie, in den Epidermiszellen einem abnormen Eiweisszerfall hinzugeben, der das Brenngift erzeugt. Dabei entstehen Schlangen- und Bienengift-ähnliche Toxalbumine sowie Histamin. Dieses wird für die Quaddelbildung sowohl beim Bienenstich wie bei der Nesselverbrennung verantwortlich gemacht und wirkt auch bei der Schmerzübertragung im Nerv mit; Histamin stellt also ein Werkzeug des astralischen Leibes dar. – Die genannten Substanzen werden aber alle in die Peripherie der Pflanze, in die Brennhaare gestossen, welche mit ihrer kieseligen Spitze zur Injektionsnadel werden. Der Kieselprozess drängt schon an sich nach der Peripherie der Pflanzengestalt; Haare, Borsten kennzeichnen seinen Einfluss, was man etwa an den Boretsch-Gewächsen so deutlich sehen kann, die den Beinamen der «Rauhhaarigen» zu Recht tragen (siehe das Entsprechende im 1. Band der Heilpflanzenkunde). Aber es fehlt diesen Kräutern der Prozess der peripheren Giftbildung, der Eingriff der Astralsphäre. Diese bildet aber in der Nessel nicht nur das Brenngift, sondern auch unschuldigere Stoffe, Sekretine, die sich im Saft finden und die Sekretion der Bauchspeicheldrüse erregen. Die ätherischen Kräfte der Nessel-Gewächse sind aber zu stark, als dass die astralischen Kräfte sie überwältigen, in die Physis einbrechen und aus Eiweiss *Alkaloide* bilden könnten. Die gibt es nicht, in keiner der 600 Arten der Familie.

*

Die *kleine Brennessel, Urtica urens (Bild),* auch Eiternessel genannt, ist noch viel brenngiftiger als ihre grosse Schwester. Kann diese gut mannshoch werden, so bleibt jene viel kleiner, eine bis drei Spannenlängen genügen ihr. Sie ist nur einjährig, verzichtet auf die vegetative Ausbreitung durch Ausläufer wie Urtica dioeca, treibt nur eine kräftige gelbliche Pfahlwurzel in den Boden. Der rhythmische Pflanzenteil, der vierkantige, vierzeilig beblätterte Spross, beherrscht auch bei dieser Brennesselart das Erscheinungsbild. Die Blätter sind kleiner und rundlicher als bei der grossen Schwester, ihre Oberflächen glänzen in dunklem Grün und sind besonders chlorophyllreich. Auch sie haben je zwei kleine Nebenblätter und aus ihren Achseln treiben Nebensprosse; aus den oberen Knoten jedoch die Blütenrispen, die von ähnlicher Gestalt sind wie bei der grossen Nessel. Nur weisen sie sowohl Stempel- als auch Staubblüten auf; unsere Pflanze ist einhäusig. Die kleine Nessel blüht vom Sommer bis in den späten Herbst; die Samen reift sie sehr rasch; dann stirbt sie ab. Sie ist nur einjährig. Die Eiternessel bevorzugt kieselhaltige Böden; Kalklandschaften, wie die Jura-Formation, liebt sie nicht. Vogesen, Schwarzwald, die böhmischen Randgebirge, Schlesien, die Karpatenlandschaften sind ihr Bereich. Sie bevorzugt die Menschensiedlungen; besonders die Geflügelausläufe, Gänse- und Entenpfuhle umsteht sie in dichten Scharen, findet sich um die Ställe und an Gartenzäunen.

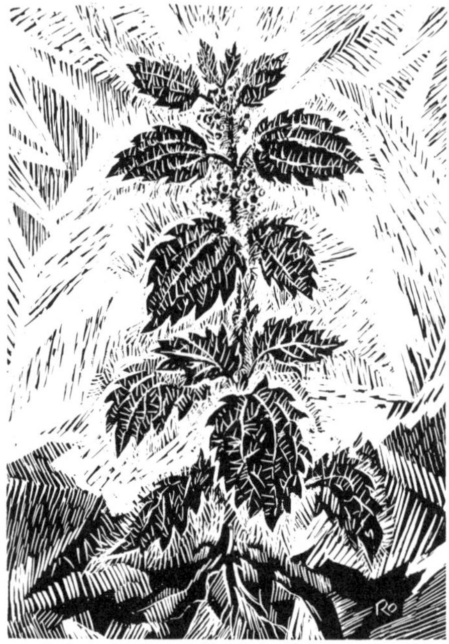

*

So verbreitet und häufig vorkommend auch unsere zwei Brennesselarten sind, wozu als seltene Gäste aus dem Süden und Osten noch die Pillen- und die russische Brennessel, Urtica pilulifera und Urtica kioviensis kommen, so sind es doch nur vier von den 600 Arten der Familie der Urticaceen, welche die botanische Systematik in fünf Unterfamilien mit insgesamt 40 Gattungen gliedert. Man muss sich einen Überblick über ihre Ganzheit verschaffen, um das *Wesenhafte* der Nessel-Gewächse zu begreifen. Die einzelnen Arten können dann als Auffächerungen dieses Wesenhaften erscheinen.

Diese fünf Unterfamilien sind:

1. Die *Ramie-Gewächse, Boehmereae,* wovon Boehmeria nivea eine der wichtigsten Faserpflanzen darstellt. Sie stammt aus dem südlichen Ostasien, wird aber heute in allen wärmeren Ländern angebaut. Die anderen Arten der Unterfamilie beteiligen sich am sekundären Untergebüsch der asiatischen Tropenwälder, füllen deren Lichtungen, umgeben aber auch die menschlichen Siedlungen. Sie brennen

nicht. Boehmerea rugulosa in Indien wird zum Baum, aus dessen leicht schnitzbarem Holz allerlei Hausgerät hergestellt wird.

2. *Urereae, die richtigen Brennesseln.* Die Gattung Urtica mit ihren 35 Arten bevorzugt die gemässigte Zone. Wir nennen einige davon, um zu zeigen, wie weit dieser Pflanzenprozess sich über die ganze Erde ausspannt. Urtica andolinae bewohnt die Anden, Urtica magellanica das südliche Südamerika, Urtica australis geht bis zu den Aukland-Inseln. Urtica hyperborea wächst im Himalaya-Gebiet. Urtica urentissima, und ferox, grosse Sträucher mit holzigen Stengeln, sub-tropische Waldbewohner, erzeugen bei Berührung bis zu 9 Tagen währende Brennfieber. – Die Gattung Girardinia, mit 50 Arten, stark brennende, hohe Kräuter, bewohnt als Unterwuchs der Wälder sämtliche Tropenländer. – Die Gattung Laportea, mit 25 Arten, nesselt besonders heftig; die ostindische Laportea crenulata verursacht tagelang währende, heftige Schmerzen. – Einige Arten wie der Riesennesselbaum Ostaustraliens, Laportea gigas, und eine Laportea Südformosas werden hohe Bäume. Laportea decumana verwendete die Eingeborenen-Medizin zu Nesselpeitschungen bei Lähmungen. Unsere Nesseln dienten übrigens im Mittelalter gleichen Zwecken. – Laportea moroides mit maulbeerartigen Fruchtständen, die manchmal bei uns in Gewächshäusern zu sehen ist, darf nur mit Handschuhen angefasst werden (die Maulbeerbaum-Gewächse sind wie die Nessel-Gewächse Angehörige der Ordnung Urticales). – Die Gattung Fleurya spielt in den Tropen eine ähnliche Rolle wie unsere Brennesseln.

3. Die Unterfamilie der *Procrideae* umfasst 160 Arten. Die Gattung Pilea bildet flach über den Boden hinkriechende, ihn deckende Kräuter der Tropen aus. – Die Gattung Elatostemma gehört dem warmen und gemässigten Asien an. Es sind meist Schatten liebende Kräuter mit unterseits rötlichen oder metallisch glänzenden Blättern. Die Blütenstaub-Schleuder-Einrichtung der Urticaceen ist bei einigen Arten beider Gattungen noch gesteigert; die reifen Früchte werden durch aus Staminodien entwickelte Schleuderorgane fortgeschossen.

4. Die Unterfamilie der *Glaskraut-Gewächse, Parietariae,* in unseren Gegenden durch zwei Arten mit wechselständigen, langgestielten, beidseitig zugespitzten, ganzrandigen Blättern vertreten, in deren Achsen die Blütenknäuel sitzen, entwikkelt keine Brennhaare. Unsere Arten wachsen an ähnlichen Orten wie die Brennnesseln. Die Blätter glänzen wie Glas und wurden wegen der verkieselten Epidermis zum Glasputzen verwendet. Sie können in Auenwäldern den Boden so dicht bedecken, dass sie allen anderen Wuchs verdrängen.

5. Die Unterfamilie der *Forskohleae* ist auch frei von Brennhaaren – nicht unerwähnt soll bleiben, dass eine baumförmige Urticacee, Leukosyke capitellata, das kieselsäurereichste Holz hervorbringt, das man kennt (10% Kieselsäure!).

Die hiermit skizzierten Unterfamilien mit ihren Gattungen und Arten geben ein Bild von dem Reichtum an Entfaltungsmöglichkeiten des urbildlichen Prinzips, der zusammenfassenden Einheit, die allen Arten zugrunde liegt. Diese sind physische, jene geistige Wirklichkeit.

Die Nessel-Gewächse sind somit eine der 7 Familien der Ordnung der Urticales, der Nesselartigen, die wiederum eine der 7 Ordnungen der Klasse der Achlamydeen, der Blütenhüllenlosen darstellt. Von diesen 7 Familien seien kurz die Maulbeerbaumgewächse (Moraceae) und die Ulmen erwähnt, deren Blütenbau sie als Urticales ansehen lässt. Auf diese interessanten Pflanzen wird noch einzugehen sein. Doch soll schon hier mit wenigen Strichen der Charakter dieser Klasse skizziert werden, der so ganz anders beschaffen ist, als der mit Ausführlichkeit dargestellte der einkeimblättrigen Gewächse.

Die Achlamydeen bringen, nachdem die Monokotylen den Gipfel der Vollkommenheit erreicht haben, der an Ausgestaltung der Einzelblüte der Pflanzenwelt möglich ist, einen neuen Anfang, der unscheinbare, kleine, oft hüllenlose Blüten bildet, sie aber zu immer vollkommener werdenden Blütengesamtheiten zusammenfasst. Dieser Prozess beginnt bei den Achlamydeen unter dem Zeichen Merkurs und steigert sich in den Klassen der Archichlamydeen und Metachlamydeen, um bei letzteren, in der Familie der Kompositen, einen neuen Gipfel zu erreichen.

Ein viel mannigfaltigeres, biegsameres Formen und Gestalten ist den Achlamydeen eigen als den Monokotylen. Werfen wir einen ersten Blick über ihre 7 Ordnungen! Da sind als erstes die pfefferartigen Gewächse, Piperales, zu nennen, die an die Spathiflorae der Monokotylen, besonders die Aronstab-Gewächse anschliessen. Pfeffer und Betelpflanze, wichtige Gewürz- und Genussmittel, gehören dazu. – Die nächste Ordnung sind die nun dem Leser bekannt gewordenen Nesselarten (Urticales). Die Kätzchenträger, Amentiflorae, folgen als dritte Ordnung. Unsere wichtigsten waldbildenden Laubbäume gehören dazu, Eichen-, Buchen-, Birkenarten, Weiden, Erlen, Nussbäume. Worum die Monokotyle so mühsam ringt, um die Baumgestalt, das ist hier in Fülle und Vollkommenheit gleichsam spielend erreicht. – Die Ordnung der Terebinthenartigen folgt als vierte; welche Fülle und Vielart wiederum! Obstbäume, Gewürz- und Genusspflanzen, Edelhölzer, Spezereien, Balsame liefernde Gewächse, Zierpflanzen bringen sie hervor. Wir nennen nur die Agrumenarten, die Anacardiaceen, Sumach-Gewächse mit Mangofrucht, Lychee- und Rambutanfrucht, die Burseraceen mit Weihrauch, Myrrhe, Elemiharz, die Rutaceen, welche Orangen, Zitronen, Grape-Früchte schenken, denen als Heilpflanzen Raute und Diptam angehören. – Die nächste Ordnung, Centrospermae, bringt die Blütenpracht und den Wohlduft der Nelken-Gewächse hervor, die Familien, denen Zuckerrübe, Spinat, Mangold, die mehlfrüchtige Reismelde, Bougainvillea, Eisenkraut und Portulak verdankt werden. – Als 6. Ordnung sind die Polygonales, die Knöterichartigen, zu erwähnen, mit Buchweizen, Sauerampfer, Rhabarber, Grasnelke, Strandflieder, Tamariske. – Die Celastrales, Spindelbaumartigen, beschliessen als 7. Ordnung die Reihe. Zu ihr gehören die Weinreben-Gewächse, Stechpalme, Matépflanze und Kathstrauch.

*

In dieser Ganzheit stehen die Nesselgewächse als Teilausprägung an wichtiger Stelle. Die erwähnte Ganzheit aber steht ebenso unter dem Zeichen Merkurs wie die Monokotylen unter dem Zeichen des Mars. Das wird sich aus den weiteren Ausführungen immer deutlicher ergeben.

*

Nachdem nun der «Hintergrund» und die «geistige Umgebung» der grossen und der kleinen Brennessel gezeichnet worden sind, soll auf das eingegangen werden, was sie dem Menschen als Heilpflanzen bedeuten können.

Schon Galen kennt die Wirkungen der Brennessel auf den Blutprozess; die blutstillende Eigenschaft bei Hämorrhagien, Nasenbluten, Bluthusten, das Mensesfördernde; ferner die harntreibenden, blähungwidrigen Tugenden. Ähnlich urteilen die «Väter der Kräuterkunde», Bock, Matthiolus; sie wissen nicht nur um den mensesfördernden, sondern auch um den übermässige Blutungen auf das rechte Mass zurückführenden Effekt. Auch in der russischen Volksmedizin ist die Anwendung bei Blutungen bekannt. Der neuzeitliche Pharmakologe Hugo Schulz, Greifswald, sieht ebenfalls in der Urtica dioeca das Stypticum, Diureticum und Galactagogum. Die starke sekretionsfördernde Wirkung auf Magendrüsen und Pankreas sowie auf den Zuckerspiegel im Blut wird zu gleicher Zeit entdeckt.

Aus alten Quellen erfliessen diese Kenntnisse, aus denen die gegenwärtige Menschheit nicht mehr schöpfen kann. Oder sie sind, in neuerer Zeit, durch blosse Empirie aufgefunden, die über das Wie, nicht aber über das Warum Auskunft gibt. Die Aufdeckung der tiefen und vielseitigen Zusammenhänge zwischen Pflanze und Mensch durch die moderne Geistesforschung (Anthroposophie) hat aber im Kapitel «Urtica» ein neues Blatt aufgeschlagen. Die Erkenntnis von der funktionellen Dreigliederung sowohl der Pflanze wie des Menschen bahnt einen ersten Weg zu einer *rationellen* Therapie. Es sei an die Urbezüge zwischen der Sinnes-Nerven-Organisation und der Wurzelbildung, der rhythmischen Organisation und dem Blatt Stengel-System, der Stoffwechsel-Gliedmassen-Organisation und dem Blütig-Fruchthaften erinnert, und deren Darstellung im einleitenden Kapitel des 1. Bandes dieser «Heilpflanzenkunde». Pflanzen mit einem derartigen Vorwalten des rhythmischen Systems wie die grosse und die kleine Brennessel werden sich als Heilmittel vorzüglich an die rhythmische Organisation im Menschen wenden. Nimmt man nur die Brennessel-*Blüten,* die ja ihrer ganzen Erscheinung nach in das rhythmische Blatt-Stengel-Gebiet eingeordnet sind, so wird man mit Zubereitungen aus ihnen rhythmische Prozesse im Stoffwechselgebiet, in der unteren Organisation treffen. – Ferner ist, vor allem Urtica dioeca, in besonderem Ausmass eine *Eisenpflanze*, die, wie dargestellt, eine wichtige Aufgabe in der Pflanzenwelt zu erfüllen hat: regulierend zwischen Boden-Eisen und den darauf wachsenden Pflanzen zu vermitteln. Um Ostern und Michaeli hat sie die höchsten, im Sommer die niedersten Eisenwerte in sich. Auch das will etwas sagen, denn Frühling und Herbst stellen die rhythmische, merkurielle Ausgleichssituation zwischen dem Sulfur-Pol Sommer, und dem Sal-Pol Winter dar. Die mit der rhythmischen Organisation des Menschen verbundene Eisendynamik, die sich in Blutbildung und Blutfunktion auswirkt, ist für eine Urtica-Medikation besonders ansprechbar. Dazu trägt auch der hohe Chlorophyllgehalt unserer Pflanze bei. Es besteht eine intime Wechselbeziehung zwischen Chlorophyll und Hämoglobin, dem rot fluoreszierenden grünen Blattfarbstoff und dem grün fluoreszierenden roten Blutfarbstoff. Sie unterscheiden sich im wesentlichen nur durch die in ihnen enthaltenen Metalle: Eisen in diesem, Magnesium in jenem. Beide bauen im Zusammenwirken unsere Atmosphäre auf, da die grüne Pflanze den Sauerstoff ausatmet, den die Wesen mit rotem Blut einatmen; die hinwiederum die Kohlensäure ausatmen, deren die Pflanze bedürftig ist. Die Erdenpflanze könnte ohne Tier und Mensch nicht leben. Letzterer nicht ohne die Pflanze. (Und die Nesseln suchen geradezu die Menschennähe, wie wir erwähnten.) Auch der Chlorophyllprozess fordert also den Blutprozess heraus – was man erkennen kann, wenn man *weit* genug sieht.

Weitere Zusammenhänge ergeben sich, wenn man auf die Bildekräfte-Organisation der Brennessel die Aufmerksamkeit lenkt und sie mit der des Menschen vergleicht. Intensives Lebensätherwirken spricht aus den kräftig entwickelten, Eisen ertastenden Wurzelorganen; rhythmisch immer wieder neu ansetzendes Ineinanderweben von chemischem Äther und Lichtäther spricht aus dem Blattgebiet. Die explosive Blütenstaub-Entladung, dessen Verwehung und Bestäubung und die darauf folgende Windaussaat der winzigen Früchte kündet vom heftigen Eingriff der Luftgeister. Die Feuergeister aber begünstigen die Ausbildung des Brenngiftes, das bezeichnenderweise in den Tropen seine stärkste Kraft gewinnt, und das durch den Kieselprozess der Brennessel nach aussen in die Haare hineingestossen wird. – In dem unter dem Titel *Geisteswissenschaftliche Gesichtspunkte zur Therapie*[32] veröffentlichten Vortragszyklus schildert Rudolf Steiner den menschlichen Ätherleib. Dieser ist aus dem allgemeinen Weltenäther gebildet, der sich, wie dem Leser nun bereits bekannt, in die vier Ätherarten differenziert: Lebensäther, chemischer Äther, Lichtäther, Wärmeäther. Der Ätherkosmos ist als Umgebung des menschlichen Ätherleibes mit diesem in viel innigerer Verbindung als der physische Leib mit der physischen Umwelt und deren Stoffen und Kräften. In der Kopfregion ist der menschliche Ätherleib weitgehend frei vom physischen Leib, der dadurch in dieser Region zur Verfestigung, Verhärtung, Mineralisierung strebt. In den unteren Gliedern der menschlichen Organisation ist hingegen der Ätherleib inniger mit dem physischen Leib verbunden, wodurch dieser weich, vital bleibt und ebenso die Aufbauprozesse trägt wie die Kopforganisation die Abbauprozesse. Dadurch haben wir im Haupt den Bewusstseinspol, das Denkorgan; im Stoffwechsel-Gliedmassenmenschen die im Bewusstseinsschlaf waltenden Willensorgane. Der Mensch denkt mit denselben (ätherischen) Kräften, mit denen er wächst. Nun strömen dem Ätherleibe aus dem Ätherkosmos in der Hauptesorganisation vor allem Wärme- und Lichtäther zu und wirken von oben nach unten. Chemischer und Lebensäther aber fliessen den unteren Partien des Ätherleibes zu und wirken von unten nach oben. Ein «ätherisches Zwerchfell» aber reguliert – so stellt es Rudolf Steiner dar – das Zusammentreffen beider Ströme; verhindert, dass einer den anderen überwältigt. Sonst würden auflösende, erweichende Prozesse im oberen Menschen wirksam werden, was einer Gehirnerweichung gleich käme, oder ausdörrende, verhärtende Prozesse im unteren, dem «Ernährungsmenschen» Platz greifen, was als Untenernährung zu Tage träte.

*

Rudolf Steiner hat ein Basismittel zur Behandlung hypochromer Anämie, sei es der Entwicklungsjahre, sei es nach Blutverlusten oder Erschöpfungszuständen, angegeben, das aus der blühenden grossen Brennessel und den Früchten der Walderdbeere zubereitet wird. Durch ihr Meistern des Eisenprozesses bietet sich die Brennessel für eine solche Aufgabe an wie keine andere Pflanze. Aber auch Fragaria vesca, die Walderdbeere, ist eine besonders durch Eisen- und Kieselprozesse charakterisierte Pflanze. (Ihr Wesensbild ist bereits im 1. Band der «Heilpflanzenkunde» gezeichnet worden.) Sie ist ein echtes Rosen-Gewächs, gründlich mit der Erde verwurzelt, reich- und schönblütig, von Formkräften gebändigte Fülle darlebend. Dazu ist sie mit dem Zucker bildenden Prozess begabt, der so viele Rosen-Gewächse auszeichnet. Aber sie ist ein Erdgewächs geworden, während ihre Verwandten Fruchtbäume, mindestens Beerensträucher, sind. Jedoch hat diese freundliche Pflanze der Waldlichtung ihr Besonderes: sie lebt einen feinen Eisenprozess dar und einen intensiven Kieselprozess, welcher ihre Fähigkeit, die kosmischen Licht- und Wärmeäther-Wirkungen aufzunehmen, steigert und die Nüsschen nach aussen in die Peripherie des fleischig gewordenen Blütenbodens treibt. So bilden sich Süsse und Aroma der köstlichen Frucht, die nicht nur nährt, sondern auch Blut bildet (Eisenprozess) und das gebildete Blut durch den ganzen Körper bis in die Peripherie treibt (Kieselsäure-Prozess). Empfindliche Naturen müssen darum mit dem Erdbeergenuss vorsichtig sein; ein Zuviel kann sich in Hautentzündungen äussern.

So hat die Erdbeere in ihrem Wurzelprozess etwas der Brennessel recht Ähnliches. Ihre Blattform zeigt in Brennessel-Ähnlichkeit ein verwandtes Zusammenspiel von chemischem Äther und Lichtäther. Sie handhabt also Eisen- und Kieselprozesse gleich der Brennessel. Sie fügt aber in Kombination mit einer Brennnessel-Zubereitung zu der Urtica-Wirkung noch das Wirksame der Erdbeere hinzu, die, als Frucht, an die Stoffwechsel-Organisation sich wendet, mit dem direkt ins Blut übergehenden Zucker die Ich-Organisation anregt, hilft, dass das Ich sich stärker im Leibe inkarnieren kann.

«Man kann im Bereich des Materiellen die Ich-Organisation an der Anwesenheit des Zuckers verfolgen. Wo Zucker ist, da ist Ich-Organisation; wo Zucker entsteht, da tritt die Ich-Organisation auf, um die untermenschliche (vegetative, animalische) Körperlichkeit zum Menschlichen hin zu orientieren[22].»

In solcher Art ergänzt Fragaria vesca die Urtica dioeca. Was diese in der Blutrhythmik reguliert, erhält seine Grundlage aus dem Stoffwechsel durch jene. Eine Komposition ist geschaffen, an der sich Arzt wie Pharmazeut begeistern können, da sie eine *rationelle* Therapie ermöglicht.

*

Eine weitere Heilmittel-Kombination, in der die grosse Brennessel, diesmal aber deren Blüten, eine wesentliche Rolle spielt, ist ein von Rudolf Steiner gegebenes «Hauptmittel für alle diejenigen Menstruationsstörungen, welche sich in zu starker oder zu geringer Blutung, in Rhythmus-Anomalien und den meisten dabei auftretenden subjektiven Beschwerden äussern[33].» Diese Komposition ist ein wahres Kunstwerk, an dem man den therapeutischen Enthusiasmus entzünden, mit dem man den Heilerwillen ernähren kann.

Die *Brennesselblüte (Bild)* wirkt als Blüte in die Stoffwechselregion im Sinne der allgemeinen Beziehungen der dreigliedrigen Pflanzen-Organisationen zu dem dreigliedrigen Menschen. In dieser Region macht sie ihre besonderen Wirkungsmöglichkeiten, nämlich die Urtica-Rhythmik und den Urtica-Eisenprozess in das die Gebärorgane rhythmisch durchflutende Blutgeschehen hinein geltend. Der Uterus, nach Rudolf Steiner ein metamorphosiertes Herz, ist ja in besonderem Sinn und Mass ein rhythmisches Organ im Stoffwechselbereich.

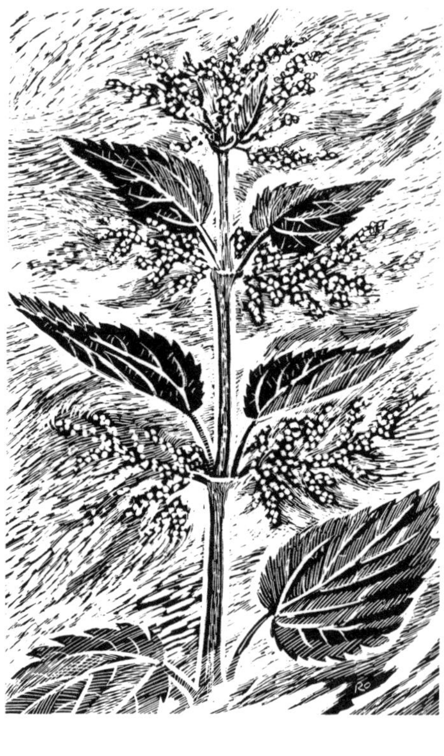

Die *Eichenrinde,* ein weiterer Bestandteil des Mittels, ist durch den Kalkprozess und die Gerbsäurebildung, welche beiden Stoffe die Eiche sich in besonders hohem Grad eingliedert, ausgezeichnet. Sie dämpft damit zum Wuchern neigende Lebenskräfte herab und gibt dem astralischen Kräftebereich den Zutritt, der ihr das Blütigwerden ermöglicht. Im Kapitel 17 des Buches *Grundlegendes für eine Erweiterung der Heilkunst nach geisteswissenschaftlichen Erkenntnissen*[22] ist zu lesen: «Man nehme das Beispiel einer übermässigen Periode. Bei ihr ist die Kraft der Ich-Organisation abgeschwächt. Sie wird einseitig in der Blutbereitung verbraucht. Es bleibt von ihr für die Absorptionskraft im Organismus zu wenig übrig. Der Weg, den Kräfte im Organismus gehen sollten, die nach dem Leblosen hin liegen, ist zu kurz, weil diese Kräfte zu heftig wirken. Sie erschöpfen sich auf dem halben Wege. – Man kommt ihnen zu Hilfe, indem man dem Organismus Calcium in irgend einer Verbindung zuführt. Dieses bildet an der Blutentstehung mit. Der Ich-Tätigkeit wird dieses Gebiet abgenommen und sie kann sich der Blutabsorption zuwenden.»

Majoransamen sind als ein Drittes in die Komposition aufgenommen. Als Ergebnis des Blüte-Frucht-Prozesses geht ihre Wirkung auf den unteren Menschen, wohltätig durchwärmend, mild anregend und menstruationsfördernd durch den Gehalt an fetten und ätherischen Ölen, aromatisch-bitteren Stoffen. (Die Verwendung des *Samens* ist etwas Neues; bisher war nur die des Krautes üblich.)

Das *Hirtentäschelkraut, Capsella bursa pastoris,* die hier behandelte Komposition zur Vierheit erweiternd, bringt eine ungeheure Vermehrungskraft in den eiligst sich entwickelnden Blütenstand hinein. Sie kann noch Keimblätter tragen und schon blühen, kann 60000 Samen in einer Pflanze erzeugen und mehrere Generationen in einem Jahre aufeinander folgen lassen. Zu dieser Tätigkeit befeuert sie der ihr eigene Schwefelprozess. Auch diese Pflanze mit dem übermächtigen Blüten-Frucht-Prozess hat eine Affinität zu der unteren Organisation des Menschen; zudem noch mutterkorn-ähnliche Wirkungen, aber auch blutstillende Eigenschaften.

Die *Schafgarbe,* den fünften Bestandteil unseres Heilmittels, bezeichnet Rudolf Steiner als ein wahres «pflanzliches Wunderwerk». Sie fördert den Blutaufbau, wirkt aber auch blutstillend, und, hiermit dem Heilmittel eine wohltätige Beinote zuteilend, schmerzstillend bei Krämpfen und Koliken. Dies vermag sie durch ihren eigenartigen Blüteprozess, der sich so mächtig entfaltet, aber zugleich so gemessen, so dauerhaft sich ausgestaltet. Durch ihn ist auch die Schafgarbe in ihrer Wirkung auf die untere Organisation des Menschen gerichtet. Das in den Blüten enthaltene blaugrüne ätherische Öl ist dem blauen ätherischen Kamillenöl verwandt und wie dieses Träger von entzündungswidrigen Wirkungen, weil es das Ergebnis einer so besonders harmonischen Art ist, wie Ätherisches und Astralisches in dieser Pflanze ineinanderweben.

Derart ist die hier entwickelte pharmazeutische Komposition wie ein Quintett kunstvoll ineinander verfugt, in dem jede verwendete Droge ein anderes Instrument darstellt. Der Kochprozess, dem die Kräutermischung im Herstellungsverfahren des Heilmittels unterworfen wird, verstärkt noch besonders die Beziehungen zur unteren Organisation, die ja in gewissem Sinn den Wärmepol der dreigliedrigen Menschennatur darstellt.

Die zwei hier geschilderten brennesselhaltigen Präparate sind als Typenmittel für eine breite und allgemeine Anwendung bestimmt. Aber auch bei der Vorstellung *einzelner* Patienten verschiedenster Grundleiden hat Rudolf Steiner den behandelnden Ärzten wiederholt Urtica dioeca als Heilmittel empfohlen, um den Eisenprozess im Blute zu intensivieren; als Speisegewürz in konzentrierter Milchzucker-Verreibung, als Badezusatz, in der Form von Umschlägen, je nachdem. Er gab auch eine sehr interessante Kombination mit Eisen von viererlei Herkunft an: natürlichem kieselsaurem Eisen, Eisenhammerschlag und pflanzlichem Eisen in zweierlei Form: der Brennessel und dem Anissamen. (Letzterer enthält nämlich lösliche Eisensalze, mit einem Kieselprozess verbunden.)

*

Die Studie über die Nessel-Gewächse schliesse nun mit der Darstellung zweier Typenmittel, die als wichtigen Bestandteil Auszüge aus der *kleinen* Brennessel, Urtica urens, enthalten.

Das erste, zur Behandlung von Brandwunden aller Grade bestimmt, besteht aus der Essenz der ganzen blühenden Eiternessel mit einem Zusatz von Arnika-Essenz. Bei ihrer Anwendung heilen Brandwunden nicht nur schnell und komplikationslos ab, sondern auch der heftige Verbrennungsschmerz erfährt sofort eine bedeutende Linderung, oft völlige Beseitigung. Sicherlich ist ein wesentlicher Anteil dieser Wirkung der Arnika, diesem Wundkraut erster Ordnung zuzuschreiben; doch die spezifische Wirkung auf Verbrennung und Schmerz geht auf das Konto der kleinen Urtica. Hier demonstriert die Natur selbst das «Similia similibus» der Homöopathen vor. Die beschriebene Arznei, konzentriert in die Haut eingerieben, hat sich auch als Vorbeugungsmittel gegen Sonnen- und Gletscherbrand bewährt. Sie lindert übrigens auch noch ekzembedingtes, oft so quälendes Jucken.

Abgeschlossen werden soll das Kapitel über die Nessel-Gewächse mit der Darstellung eines von Rudolf Steiner zur Behandlung des Myoms gegebenen Mittels, der Komposition «Berberis-Urtica». Zu ihrer Zubereitung werden die roten Beeren des Sauerdorns und die ganze blühende Pflanze der kleinen Brennessel, Urtica urens, verwendet.

Es ist notwendig, sich ein deutliches Bild vom Wesen des Sauerdorns zu erarbeiten, um besagte Heilmittelkomposition zu verstehen. Berberis trifft mehr die Wurzel der Krankheit; Urtica mehr die Folgeerscheinungen; Berberis die Geschwulst, Urtica den gestörten Blutprozess.

Der *Sauerdorn, Berberis vulgaris (Bild),* stellt eine eigenartige Synthese gegensätzlicher Kräfte dar, die schon im Bilden der ganzen Gestalt, aber auch im stofflichen Aufbau, im webenden Chemismus, im Zusammenspiel des Bildekräftewesens mit dem astralischen Wesensbereich sich ausdrückt. Der lebenszähe, raschwüchsige Strauch besiedelt gerne sonnig-trockene, selbst steinige Hügel und Hänge, steigt hoch hinauf in die Berge, bis zur Schneegrenze, besetzt aber auch heisse südgelegene Geröllhalden, doch findet er sich ebenso in Gebüschen und Vorhölzern der Niederungen, selbst Fluss-Auen. Durch starke Wurzelbildung in der Erde festgehalten, bringt er es nicht zu einer oberirdischen Stammbildung, sondern strahlt sparrig als Strauch in den Raum, Mannshöhe erreichend oder nicht viel überschreitend. Hat er im Winter dürr und dornig dagestanden, so treiben frühjahrs aus den Achseln ein- bis sieben-, meist aber dreiteiliger Dorne (eigentlich verhärteter Blätter) der Langtriebe in zartem lebendigen Grün die eiförmigen Blätter. Diese sind gebüschelt als Kurztriebe am Langtrieb festgehalten. Mit stacheligem Blattrand, schnell lederig verhärtend, lassen diese Blätter das Dornige des Sprosses in sich weiterklingen. Da und dort entspannt sich aber ein solcher Kurztrieb, greift, zum Langtrieb werdend, in den Raum, so dass der Strauch doch recht stattlich dasteht, wenn das Frühjahr sich voll entfaltet. Die Blätter sind auch ausgewachsen doch recht klein, verglichen mit den Blättern des nebenan stehenden Gesträuchs, etwa von Hasel, Holunder, Heckenrose, Brombeere. Gewinnt aber der Mai seine volle Macht, so drängen aus den Kurztrieben reiche gelbe Blütentrauben in Fülle heraus und hängen herab, ein Übermass blühender Macht verratend. Heftig und rasch lebt die einzelne Blüte sich aus, verströmt einen starken, schwülen Geruch, empfängt den Besuch der den reichlich fliessenden Nektar suchenden Insekten – und entblättert sich bereits. Diese Kurzlebigkeit offenbart, wie heftig die astralische Wesenssphäre diese Pflanze ergreift. Wie gelber Schnee liegen dann die abgefallenen Blumenblätter am Boden.

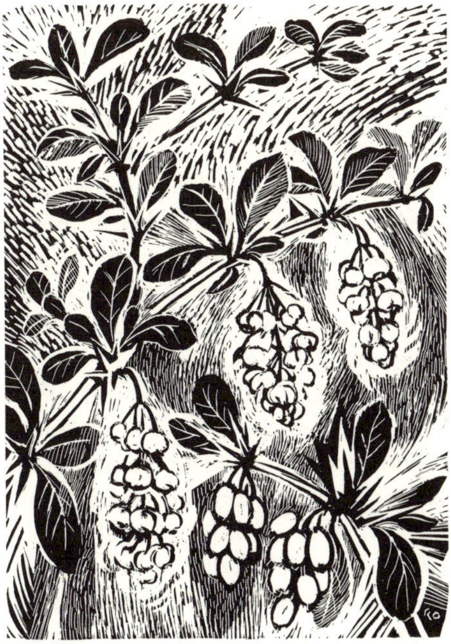

Die Blüte hat aber noch mehr zu enthüllen. Streng nach der Sechszahl aufgebaut, als wäre es eine Monokotylenblüte, hat sie die Kelchblätter mit in die Blumenkrone aufgenommen. Den Hüllblättern liegen die sechs Staubblätter an, die am Grunde zwei rote Nektardrüsen tragen und, dort reizbar, bei Berührung durch eine besuchende Biene nach der Mitte schlagen und den Körper des Tieres mit Blütenstaub bepudern. (Man kann diese Reaktion leicht künstlich durch Berührung mit einem Strohhalm hervorrufen.) Es wird durch diese antwortende Bewegung des «umseelten» Pflanzenorgans Blüte auf die Heranbewegung des beseelten Tierwesens unterstrichen, wie stark die Berberitze von der Blüte her durchastralisiert ist.

Es ist in den ersten zwei Bänden vorliegender Heilpflanzenkunde wiederholt und ausführlich dargestellt worden, wie solche pflanzlichen Astralisierungs-Prozesse, wenn sie Pflanzen überstark ergreifen, die Lebenskräfte, das Ätherische überwältigen können, wodurch die Giftpflanzen entstehen. Aus dem lebendigen Eiweiss werden die Giftsubstanzen abgeschieden, die Alkaloide, in unserem Fall die Berberis-Alkaloide, darunter das gelbe Berberin, ein Isochinolin-Derivat.

Nun verfährt aber die Berberitze mit ihren Alkaloiden auf besondere Weise. Wird auch die ganze Pflanze damit durchtränkt, so finden sich doch in Spross und Blatt nur geringe, in der Frucht nur spurenhafte Mengen, während es, gegen die Wurzel zu, zu sich steigernder Anhäufung kommt, die in der Wurzel*rinde* ihr Maximum findet. Die schwer herabhängende Blütentraube zeigt gleichsam dem astralisierenden, alkaloidbildenden Geschehen die Richtung, nach abwärts, in die Schwere, gegen die Wurzel weisend.

Diesem Geschehen wirkt ein zweites entgegen; es ist ein Durchsäuerungsvorgang, der dem Strauch den Namen gab. Er ergreift die Blätter und findet in den roten Beeren seinen Höhepunkt. In diesen Beeren bildet sich reichlich Apfelsäure, etwas Zitronen- und Weinsäure, also jene Fruchtsäuren, die den Beeren den herberfrischenden Geschmack verleihen. Im Rotwerden wehrt sich die Pflanze, nach einem Hinweis Rudolf Steiners, gegen das Astralwesen. Gesäuert werden viele Pflanzenfarbstoffe rot (alkalisch blau). Die rote Berberitzenbeere wehrt sich am stärksten gegen das Eindringen des Alkaloids; lässt es nur in homöopathischer Dosierung zu. Dafür kulminiert in ihr der Säureprozess.

Pflanzensäurebildung ist aber das Ergebnis eines ins Stocken geratenen Zucker-Verbrennungsprozesses. Zu Ende geführt würde er zu Kohlensäure. Ein saurer Apfel wird reif und süss, weil seine Fruchtsäuren zu Ende verbrannt, veratmet werden. Pflanzen, mit in sich gestauten ätherischen Prozessen, welche die Spross- und Blattbildung in sich zurückhalten, sie nur zu Dornen werden lassen wie Kakteen, Wolfsmilcharten, überhaupt Sukkulente, bilden aus gleichen Ursachen solche Pflanzensäuren, ebenso die dornenlosen Dickblattgewächse, Crassulaceen.

Solche wässerige Anschwellung ist aber dem Sauerdorn fremd; er bleibt schlank, ja dürr. Andere dornige Sträucher mit reicher Blütenentfaltung und kräftiger Säurebildung in den Früchten drängen sich zum Vergleich auf: Schlehdorn, Heckenrose, Brombeere, die dornige Wildzitrone, Citrus trifoliata. Doch diese bringen es nicht zur Alkaloidbildung und zur Säuerung der Blätter. Es ist also der Sauerdorn ein einzigartiges Gewächs, das seinesgleichen nicht mehr findet. Dieses Zusammenweben von Ätherischem und Astralischem, dann das Auseinanderstreben der astralbedingten alkaloidischen und der mit dem gestauten ätherischen Wesen zusammenhängenden Säurebildung, jene zur Wurzel sinkend, diese zur Frucht steigend, ist in der Pflanzenwelt etwas einmaliges.

Noch eine Eigenart des Sauerdorns muss hervorgehoben werden, weil sie dazu beiträgt, ihn besser zu verstehen. Er ist nämlich der Zwischenwirt des Getreiderostes, der auf ihm überwintert, während die Sommerform dieses Schädlings die verschiedenen Getreidearten befällt. Die durch die Dornenbildung nicht als Wachstum ausgelebten, im Strauch zurückgehaltenen Bildekräfte werden im

Herbst und Winter durch das Aufhören der Vegetation zu einem gewissen Grade frei und damit parasitischen Lebewesen des niederen Pflanzenreiches zugänglich. Diese können sich nicht zur Ganzheit Erdenpflanze aufbauen, müssen sich von dieser geben lassen, wessen sie selbst nicht fähig sind. Vor allem ermangeln sie gänzlich des Blattprozesses. So müssen sie immer wieder in Blättern untertauchen, sich in ihnen beleben, in der Berberitze aufwuchern, dann blütenstaubähnlich verstäuben, zum Grasblatt geweht werden, wo sie sich wieder einnisten und als Getreiderost ausleben. Sie sind auch nicht der echten Gestaltbildung fähig, pendeln zwischen der Bildung von Zellhaufen, Faden und Einzelzelle.

*

Es wurde bereits erwähnt, dass die Sauerdornblüte nach Gesetzen aufgebaut ist, die bereits die Nähe der Monokotylen ankünden. Ist es nicht seltsam, dass der Getreiderost im Sinne dieser Beziehungen lebt, indem er winters auf der monokotylen-ähnlichen Berberis, sommers auf den monokotylen Gräsern – eben Weizen, Roggen, Hafer, Gerste – Quartier bezieht?

*

Wir kehren zur Betrachtung unseres Heilmittels zurück. Der Krankheitsprozess des Myoms beruht, geisteswissenschaftlich betrachtet, «auf einer lokalen Schwäche und Trägheit des astralischen Leibes in der Region der Sexualorgane»[34]. Dadurch überwiegt an dieser Stelle der Ätherleib. Er entfaltet infolgedessen abnorme Wachstumstendenzen, die sich als Wucherungen des Muskel- und Bindegewebes des Uterus ausleben. «Im weiteren Verlauf kann sich das Ich des geschwächten Astralleibes im Uterus nicht genügend bedienen und dadurch den Blutprozess in dieser Region nicht genügend beherrschen[34].» Es treten die charakteristischen Myomblutungen auf. Die Sauerdornbeere wendet sich in dem von Rudolf Steiner angegebenen Präparat «Berberis/Urtica» gegen die Wuchertendenzen des Ätherleibes im Uterus, kraft des eigenen Zusammenspiels von ätherischen und astralischen Kräften in ihrer pflanzlichen Organisation. Urtica urens mit ihrem charakteristischen Eisenprozess energisiert den Astralleib und unterstützt das Ich im Bestreben, den Blutbildeprozess und seine Rhythmen zu normalisieren. Die «hitzigere» (mehr sulfurische) einjährige, kleine «scharfe Brennessel» ist gegenüber der merkuriellen grossen Brennessel für die vorliegende Aufgabe besser ausgerüstet und darum die Pflanze der Wahl.

KAPITEL IX

DER GAUCHHEIL – ANAGALLIS

NARRENKRAUT UND GETREIDEACKER IM WEBEN DER BILDEKRÄFTE UND IHRER WESEN

Anagallis arvensis, der Acker-Gauchheil, das zierliche Primelgewächs, ist ein «Unkraut» der Getreideäcker über die ganze nördlich gemässigte Zone hin geworden. Aus der «Kultursteppe» des Getreidebaus verirrt er sich da und dort in ackerähnlich kahle Böden, verschwindet jedoch sogleich, wenn diese sich mit Grün überziehen. Seine wahre Lebensstätte ist aber, jedenfalls heutzutage, das Weizen-, das Kornfeld.

Der abschätzige Name Unkraut wird aber der alten Heilpflanze nicht gerecht. Wie der Name ausdrückt, versuchte man einst, damit den Gauch, den Törichten, Verrückten, wohl auch den bösartigen Narren zurecht zu bringen. Er war so etwas wie ein Psychopharmakon früherer Zeit. Heute ist er aus den Pharmakopöen verschwunden; immerhin fand er sich noch in der Pharmacopoea Austriaca (I, 1812), Danimarca (I, II, 1772, 1805), Gallica (I, 1818), Mexicana (bis VI, 1952!).

In einem ganz neuen Sinn wurde Anagallis Heilpflanze durch die Befruchtung der Heilkunst mit geisteswissenschaftlichen Erkenntnissen, die Rudolf Steiner zu verdanken ist. In dem Buche *Grundlegendes für eine Erweiterung der Heilkunst nach geisteswissenschaftlichen Erkenntnissen*[22], das er gemeinsam mit Dr. med. Ita Wegman verfasste, ist *Anagallis (Bild)* die erste angegebene Heilpflanze. Sie wird aber nicht im alten Sinne, sondern mit ganz neuartigen Indikationen empfohlen: zur Therapie bestimmter Stoffwechselerkrankungen. Nachdem zuerst der Frage auf den Grund gegangen ist, warum der Mensch überhaupt erkrankt, und die Ursache in der Geist- und Seelen-Natur des Menschen erkannt ist, wobei der Arzt «durch der Natur Examen geht» (Paracelsus), wird ein Urkrankheits- und ein Urheilungsprozess im Zusammentreffen des Nerven- und des Blutprozesses sichtbar gemacht, dessen Metamorphosen man dann durch den ganzen Organismus verfolgen kann. So geht, auf anderem Felde, aus der «Urpflanze» die ganze Pflanzenwelt hervor. Es handelt sich im einzelnen um die mit der Nerven-Sinnestätigkeit verbundenen, Bewusstsein ermöglichenden Abbau- und Zerstörungsprozesse und den in der Bluttätigkeit gehandhabten Eisenprozess, der diesem «Erkranken» im Entstehen heilend entgegenwirkt. In Anagallis sind Prozesse und von ihnen gehandhabte Stofflichkeiten tätig, die eine Metamorphose der erwähnten Urerkrankung im *Stoffwechsel* «treffen». Doch darüber weiter unten Ausführlicheres, nachdem das Wesen unserer Pflanze noch deutlicher geworden ist.

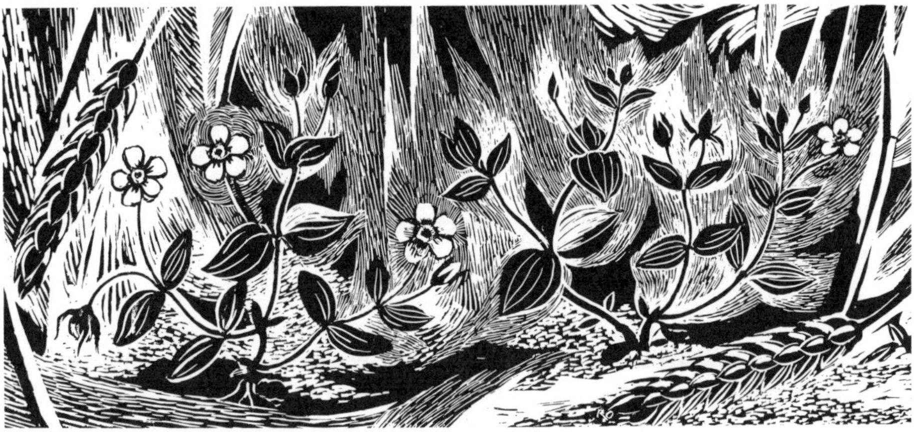

Der Gauchheil ist eine besondere Ausprägung des Primelhaften, als Angehöriger der Familie der Primulaceen, deren Typus der Himmelschlüssel, Primula officinalis, vielleicht am reinsten darstellt. Dieser ist in besonderem Grade eine Frühlingspflanze, die dem Sich-Erschliessen der Wintererde durch die kosmischen Mächte verbunden ist. Davon spricht ihre Gestalt; die Wurzel, an der alle Blätter als Rosette am Boden verharren, aus welcher der Blütenstand frei in die Höhe steigt, an dessen Ende aus der sich dem Licht zuwendenden Dolde die einzelnen Blüten sich erst in die Schwere neigen, dann zur Höhe heben. Anagallis metamorphosiert diese Grundform. Er entfaltet sich ja später im Jahr, kann nicht wie seine Verwandten, Aurikeln, Androsaceen, ins Gebirge steigen, wo es noch später im Jahr frühlingshaft ist. So sucht er das Schattige, Feuchte, das ihm das Getreidefeld bietet. In ihm geht das Primel-Urbild eine Verbindung mit dem Getreidewesen ein.

Dabei ordnet sich die Heilpflanze in die Lebensrhythmen der Nährpflanze ein. Es berühren sich dabei die Sphären von Ernährung und Heilung ein erstes Mal. (Die zweite Begegnung kann sich, wie noch zu zeigen ist, im Menschen als Heilung in der Stoffwechselsphäre vollziehen.)

Ungefähr um die Zeit, wenn die Winteraussaat des Getreides dem Acker anvertraut ist, sind auch die Samen des Gauchheils aus den aufgesprungenen Samenkapseln vom Wind herausgeschüttelt und über das Feld verteilt worden. Sprosst im Frühjahr die Saat aus dem Boden und bestockt sie sich im Wurzelgrund, so entkeimen auch die Jungpflanzen von Anagallis ihren Samen; die mit den kleinen eiförmigen, paarig angeordneten Blättern besäumten Stengel breiten sich, zunächst kriechend, sich verzweigend, aus den Knoten bewurzelnd, auf dem Boden aus. Dann aber, wenn die Halme zur Höhe steigen, die Ähren entwickeln und das Feld blüht, heben sich auch die Blattstengel des Gauchheils senkrecht aufwärts, spannenhoch und darüber, und entlassen aus den Blattwinkeln, rechts und links, auf langem Stiel die etwa kleinfingernagelgrossen, geöffnet tellerflachen mennigroten, seltener blauen Blüten. Beim Abblühen neigen sich diese abwärts zur Erde. Die Blütezeit beginnt im Juni, wenn das Pflänzlein noch geborgen und beschattet im

Halmwald steht, überdauert die Mahd und endet im Oktober. Das Sich-Öffnen und Schliessen der Blüte, gegen 9 und 15 Uhr, geschieht im Einklang mit den Äther-Atmungsrhythmen des Erdorganismus, die im täglichen Gang von Temperatur, Luftdruck, Feuchtigkeit usw. ihren Abdruck finden. Schön- oder Schlechtwetter kündigt sich in diesem Öffnen und Schliessen an; die Pflanze ist also ganz geöffnet dem atmosphärischen Leben. Sie ersetzte dem einfachen Volk, Bauern, Schäfern, die meteorologischen Instrumente – woher einer ihrer englischen Volksnamen rührt: «The poor man's Wheather-Glass». Schliessen sich die Blüten plötzlich, so ist baldiger Regen in Aussicht.

Es sind nun die Faktoren dargestellt, die Anagallis zwingen, das Primelschema zu verlassen; die Blattrosette gleichsam aufzulösen, sie in den Stengelspross auseinanderzuziehen, und diesen nicht in einer Dolde zu endigen, sondern schon vorher Knoten für Knoten mit Blüten zu begaben. Damit ist aus der Frühlings- eine Sommer-, ja Herbstpflanze geworden, die mit dem Korn in die Höhe geht, mit ihm zu blühen beginnt, wenn der «Guckgauch» (Kuckuck) zu schlagen anfängt, die noch das Stoppelfeld ziert und die hirsekorngrossen braunen Samen – so weit sie reif geworden – umgebrochener neuer Scholle anvertraut.

Darf man einem Kraut, von dem sich so vieles aussagen lässt, den abschätzigen Unkrautnamen beilegen? Schon manche Gewächse hat man für nutzlose Unkräuter gehalten, deren günstige Wirkung auf die Kulturen als Rand- oder Mischpflanzen man erst später erkannte. Klee, Esparsette, Luzerne haben in dieser Hinsicht längst ihren festen Platz; weniger ist noch bekannt, dass es dem Getreide gut bekommt, wenn das Feld von Kornblumen durchstanden ist, in dem Ausmass, das auf einem gesunden Boden sich von selber einstellt; während man Klatschmohn bekämpfen soll. Etwas Hederich ist dem Hafer keineswegs schädlich, er lässt diesen kräftig gedeihen. Erlen sind «Ammenbäume» für den Jungwald – der Beispiele ist kein Ende. Die Einsicht ist gewachsen, dass Pflanzen in Gemeinschaften besser gedeihen, gesünder wachsen als in Monokulturen; dass im Pflanzenleben viel mehr ein gegenseitiges Sichfördern, ein Für- und Miteinander herrscht als Kampf ums Dasein, Gegeneinander. Wie, wenn es sich mit dem Gauchheil ebenso verhielte, wenn er sein Teil dazu beitrüge, nicht nur den Toren, gar den böswilligen «Gauch» zu kurieren, sondern auch den vernünftigen Zusammenklang der Naturkräfte und Elemente und ihrer Wesen zu fördern?

Man setze sich vor ein Getreidefeld, in dem man ein Anagallispflänzchen blühen sieht, und versetze sich in die Seelenhaltung, die einer Konzentrationsübung, einer Meditation entspricht. Man gehe dabei so vor, wie es in dem geistigen Schulungsbuch *Wie erlangt man Erkenntnisse der höheren Welten?*[21] von Rudolf Steiner für die Übungen an der Pflanzenwelt beschrieben ist. Erst mache man sich recht bewusst, was da eigentlich vor einem steht. Man beschreibe sich Form, Farbe, Struktur der zwei Pflanzen, um die es einem geht, alles, was die Sinne einen gewahr werden lassen. Dazu nehme man den Eindruck, den die ganze Umgebung macht, die mit dazu gehört, ohne die weder Getreide noch Blume da sein könnten: Erde, Licht, Luft,

Gestirn. Man bringe alles andere, was sonst die Seele durchzieht, zum Schweigen und lausche auf das, was das Betrachtete zu einem zu sprechen beginnt. Nun besinne man sich darauf, dass das, was man gegenwärtig vor sich hat, in einem *Werdestrom* darinnen steht; aus einem gestrigen Zustand hervorgegangen ist, einen morgigen Zustand zur Folge haben wird. Man gehe so weit zurück und vor, bis der Jahreslauf und Lebenskreis des Betrachteten sich ganz geschlossen hat.

Und nun vergegenwärtige man sich, was als Abschluss des 1. Kapitels dieses Buches über das Pflanzenleben im Zusammenhang mit dem Weben und Wirken der Erd-, Wasser-, Luft- und Feuer-Geister ausgeführt ist. Man empfinde: Da ist nicht nur Erde und Wurzeltätigkeit, sondern auch die Geisthaftigkeit der Gnomen, die am Wurzelleben teil hat, es weisheitsvoll mit dem Mineralischen sich auseinandersetzen lässt und zuletzt den Spross senkrecht aus der Erde kräftig nach oben stösst. Nun gerät die Pflanze in den Bereich der Undinen, die in allem Wässrigen fliessen und fluten; im steigenden Saftstrom, aber auch im ständigen Gestaltverwandeln, im Metamorphosefluss sich betätigen. Ihrer ist der chemische Äther unter den Bildekräften, der dem Wasser zugeordnete; und sie sind gleichsam die Weltenchemiker, sie träumen das Sich-Verbinden und Lösen der Stoffe und vollziehen zugleich das, was als Chemie des Lebendigen auftritt. Das alles geschieht in der Blatt-Tätigkeit, die so verschieden bei Weizen und Gauchheil sich gestaltet, und darum auch so verschiedenartige Stoffe in beiden Pflanzen entstehen lässt: die nährenden Kohlehydrate und Eiweissstoffe im Getreide, die Saponine, Fermente und peptonisierenden Enzyme im Gauchheil. – Nun kommt aber die Zeit der Luft- und Feuergeister. Die Blütenstaubwolken des Getreides werden in die Weite hinaus geatmet, die Pollen des Gauchheils den luftdurchschwirrenden, feuerwesenbegleiteten Insekten anvertraut. Fruchten und Reifen beginnt im Wirken der Wärme und der Wärmewesen. Bald beugt sich die schwere Ähre, neigt sich des Krautes Samenkapsel nieder zur Erde, wo deren Geister schon warten.

Indem man mit verstärkter Aufmerksamkeit und zusammengefasster Bewusstseinskraft diese Gedanken und Bilder sich entwickeln lässt, alles Ablenkende abweist, wird man bald erfahren können, dass ganz bestimmte Gedanken und Gefühle in der Seele erwachen, von denen man bestimmt weiss: Man hat sie nicht selbst gebildet, sondern das betrachtete Stück Natur hat «in einen hineingedacht», hineingekraftet. Man ist mit einem Kräftegewoge eins geworden, das eine ganz neue Seite der Welt in einem aufleuchten lässt.

Es ist Sache des persönlichen Schicksals, ob es bei dieser allgemeinen Empfindung bleibt, oder ob konkrete Elementarwesen in aller Deutlichkeit, allein, oder im Zusammenwirken, geistig «sichtbar» werden. Das hängt von dem Grad an Seelenkräften ab, die man in eine solche Konfrontation einzubringen vermag – und natürlich davon, ob eine höhere Welt die Stunde dafür gekommen erachtet. In diesen Dingen lässt sich nichts erzwingen. Jedoch: «Es schlummern in *jedem* Menschen Fähigkeiten, durch die er sich Erkenntnisse über höhere Welten erwerben kann.» So lautet der erste Satz in dem ersten Kapitel des grossen Jahrhundertbuches von Rudolf Steiner *Wie erlangt man Erkenntnisse der höheren Welten?*[21]

*

Dass unser Heilkraut im Zusammenwirken mit dem Korn- und Brotspender Getreide nicht als «Unkraut» anzusehen ist, wird nun wohl deutlich genug geworden sein. In der Menge, in der es natürlich vorkommt, ist es des Ackers Freund, nicht sein Feind. Es hält nicht nur den Menschen, sondern auch das Feld heil von törichtem, Harmonien verrückendem Wesen, eben den «Gauchen».

Mit dem an der Natur gewonnenen Wesensbilde kann man sich jetzt dem Menschen zuwenden, und den Faden aufgreifen, der bereits in der Einleitung dieser Studie angesponnen wurde.

Leeser führt in seinem bekannten Lehrbuch der *Homöopathie* die schon den Alten bekannte zerebrale Wirkung an, die auch bereits Hahnemann hervorgehoben hat. Das von späteren Arzneiwirkungsprüfern aufgestellte Wirkungsbild lässt auch die alte Heilanzeige: Manie, Geisteskrankheiten, verstehen. Die anregende, erheiternde, Euphorie erzeugende Wirkung hat sich wohl auch in der Namensgebung durch die Alten niedergeschlagen: Anagelao bedeutet ja griechisch «ich lache auf». So hat es jedenfalls Linné gemeint, als er diesen Namen in die Botanik einführte.

Zu einem Heilmittel *unserer* Tage ist aber Anagallis arvensis erst wieder durch die geisteswissenschaftlichen Forschungen Rudolf Steiners geworden. Dies sei durch den Kurzbericht eines der vielen Ärzte bezeugt, welche die dadurch gegebene Erweiterung der Heilkunst in ihrer täglichen Bewährung erleben. Dieser fügte vorliegendem Manuskript folgende Zeilen hinzu:

«Die Anwendung von Anagallis hat sich bei Krampfzuständen im Darm- und Genitalbereich bewährt. Spasmen im Darmgebiet und Dysmenorrhoe sprechen gut auf Anagallis an, besonders 5%ig als Trituratio, aber auch 10%ig als Tropfen. Diese Störungen entstehen zumeist dadurch, dass Stoffwechselvorgänge nicht richtig beherrscht werden; es kommt so zu fehlerhaftem Abbau oder Blähungen. Der Organismus versucht nun diese krankhaften Produkte, mit denen er nicht fertig wird, auszupressen und auszuscheiden, was sich als ‚Darmgrimmen' äussern kann.

Durch Anagallis wird das oben erwähnte harmonische Zusammenspiel von Nerven- und Stoffwechseldynamik insofern wieder hergestellt, als es dem Organismus die zu starke Nervenwirkung abnimmt und durch die Schwefelkomponente der Eiweisszerfall aufgehalten wird. Die gerade beim Eiweissabbau auftretenden Zwischenprodukte haben eine deutliche Beziehung zu Nerven- und Bewusstseinsfunktionen, wie sich der neueren Forschung ergeben hat. Es handelt sich dabei um verschiedene biogene Amine, die sowohl physiologische Funktionen haben wie auch auf das Bewusstsein wirken[35], wobei es alle möglichen Übergänge gibt bis zu krankhaften Produkten, die starke Ähnlichkeit haben mit den halluzinogenen Drogen (Rauschgiften). So zeigt sich ein deutlicher Zusammenhang zwischen Stoffwechselvorgängen besonders im Darmbereich und Nerven- bzw. Bewusstseinsprozessen. Daraus wird die frühere Indikation, die 'psychotrope' Wirkung ebenso verständlich wie die der heutigen Anwendung bei Krampfzuständen im Stoffwechselbereich.

Die mehrfach erwähnte Beziehung der Anagallis zu Bewusstseinsprozessen wurde von T.A. Wouters[36] in Zusammenhang gebracht mit der Romanfigur Scarlet Pimpernel (das ist der englische Name für Gauchheil) der Baronin d'Orczy. Der Autor kommt zu dem Schluss, dass tatsächlich Anagallis ein Gauchheil ist» (Otto Wolff).

KAPITEL X

SUMACH-GEWÄCHSE – ANACARDIACEAE

NÄHR-, NUTZ- UND HEILPFLANZEN

Von einer nicht allzugrossen, aber recht interessanten, vielseitig entwickelten Pflanzenfamilie ist zu berichten. Sie hat sich mit etwa 79 Gattungen und 600 Arten hauptsächlich in den Tropen aller Kontinente entfaltet, ist aber mit einigen dieser Arten auch in die gemässigte Zone vorgedrungen. Um Bäume handelt es sich durchwegs, von mittlerer Höhe, mit dauerhaftem festem Holz. Ihr Wuchs strebt ins Luftige, gefiederte Blätter sind häufig, und mündet in einen intensiven Blüteprozess, mit vielen kleinen Blüten, die sich gerne in reichen Blütenständen zusammenfassen. Der Leser möge sich an den Essigbaum, den Perückenbaum, den Pfefferbaum erinnern, welche die Familie im kühleren Europa vertreten. Aufflammend kann man diesen Blüteprozess erleben, wie sich ein solcher durch mächtiges Anziehen von Licht- und Wärmekräften ergibt. Es verkündet sich ein intensives Astralisiertwerden des ganzen Gewächses.

Dieses schafft sich das Organ eines solchen Eingreifens in der starken *Gerbstoffbildung,* die Rinde, Holz und Blätter durchdringt, sich aber zu besonderer Höhe erhebt durch die Tätigkeit bestimmter Blattlausarten, astralleibbegabter Wesen, die Gallenbildungen hervorrufen mit dem höchsten Gerbstoffgehalt, der bekannt geworden ist (70%). So geschieht es beim chinesisch-japanischen Gallen-Sumach. Eine andere Art, der südamerikanische Quebrachobaum, bildet in seinem äusserst harten Holz derartig viel und wertvollen Gerbstoff, dass der aus dem Kernholz ausgezogene Extrakt der wichtigste pflanzliche Gerbstoff überhaupt ist.

Bei anderen Arten der Familie äussert sich dieses normalerweise nur im Blütenbilden sich auslebende Astralwirken bis in die unterhalb des Blühens liegende Pflanzenregion in *Farbstoffbildung,* die im allgemeinen ihren Ort nur in der Blüte hat: Man findet Farbstoffe im Holz (Gelbholz, Fisetholz, vom Perückenbaum).

Aber bis in die *Harzbildung* kann dieser Astralisierungsprozess greifen, besondere *Giftharze* sich bilden lassen (Giftsumach, die wichtige Heilpflanze).

Sehr einseitig sähen wir aber unsere Sumachgewächse, wenn nur das Kräfteströmen von oben nach unten, aus der Licht-Luft- und Wärmesphäre, erfasst würde. Ihm strömt ein von unten nach oben, aus den Erdenkräften den kosmischen Gewalten gegenwirkendes Bildegeschehen entgegen. Die «Flüssigkeitspflanze» drängt sich hinein in die «Luft- und Wärmepflanze», das Spriessend-Stengelige in die Blütenbildung. Der Fruchtknoten wird dadurch «unterständig». Er wird nicht von der Blütenhülle eingeschlossen, sondern trägt erst an der Spitze Blumenblätter, Staubgefässe, Stempel. Bildungen entstehen dadurch, die für die Sumach-

Gewächse äusserst charakteristisch sind. Bei einigen Arten verdickt sich bereits der Fruchtstiel zum fleischig-saftigen Gebilde (Acaju-Äpfel, die besser ihrer Form halber Birnen hiessen). Andere bilden «normale» saftig-süsse, aromatische Früchte, köstliches Tropen-Obst: Mangofrucht, Balsampflaume, Drachenapfel. In anderen Anacardiaceen-Arten überwiegt jedoch das Walten der Luft- und Feuerwesen das Wirken der Wasserwesen. Die Frucht wird trocken, hartschalig, dafür aber der Samen ölreich. Nussartiges Obst ist das Geschenk dieser Pflanzen, Pistazienmandeln, Acajunüsse. Der *westindische Nierenbaum, Anacardium occidentale (Bild)*, gewährt sogar beides zugleich: saftiges Obst im Fruchtstiel, Nuss-Samen in der von ihm getragenen Frucht.) Ein leichter Terpentin-Beigeschmack der erwähnten Früchte verrät einen weiteren den Sumach-Gewächsen wesenseigenen Prozess, den der *Harzbildung*. Bei dieser dringen die kosmischen Wärmekräfte nicht bloss in die Blüte-Samen-Sphäre, sondern tief bis in die Sphäre der ihnen entgegengesetzten, verfestigenden Bilderegion ein, wie sie sich in Stamm- und Rindenbildung auslebt. Das Obere erstarrt im Unteren, Sulfur erscheint in Sal-Form. Der die Harzbildung begleitende Bildeprozess ätherischer Öle verrät noch etwas von der Herkunft aus dem Wärmewesen. Das macht Terpentinpistazie und Mastixstrauch zu Spendern edlen Harzes. Bleibt das Wärmewesen aber in der ihm vom Pflanzenhaften normal zugeteilten Sphäre der Samenbildung, so zeigen auch hier die Anacardiaceen, wie sehr sie ihm geöffnet sind, etwa im Talgsumach, der das sogenannte Japanwachs, ein sehr palmitinsäurereiches Fett, liefert.

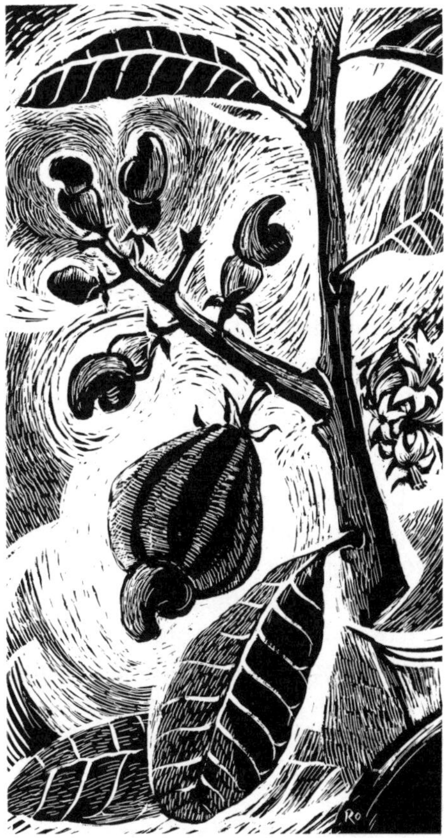

Das in den Sumach-Gewächsen von unten andringende Flüssigkeitswesen kann sich in dieser so vielseitigen Pflanzenfamilie aber noch auf andere Weise ausleben: in der Bildung reichlichen *Milchsaftes*. Bringt man diesen zum Ausfluss, so erhärtet er an der Luft unter Firnisbildung. Rhus verniciflua liefert so den Grundstoff für die kunstvollen japanischen Lackarbeiten. Aber auch dieses Aufströmend-Flüssige saugt entzündliche Feuerwesenskräfte in sich ein, und es ist mit den Anacardiaceen-Milchsäften sehr vorsichtig umzugehen, da sie schwere Hautentzündungen verursachen können. Selbst die Ausdünstung gewisser Sumacharten ist zu fürchten. Der Giftsumach ist an dieser Stelle zu nennen, wohl die giftigste Anacardiacee, aber zugleich diejenige, welche die bedeutungsvollste Heilpflanze der Familie darstellt. Er ist daher eingehend zu betrachten. Er stellt zwar eine besondere einseitige Ausprägung des Familientypus dar, aber ohne ihn fehlte etwas an der vollen Entfaltung von dessen Möglichkeiten. Die Göttin Natura müsste ihn erfinden, wenn er nicht schon da wäre.

*

Damit das Bild dieser Heilpflanze besonders deutlich erscheine, empfiehlt es sich, einen mitsprechenden Hintergrund zu malen: Eine Skizze der *Ordnung,* der die Familie der Sumachgewächs angehört. Diese Ordnung, die terebinthenartigen Gewächse, Terebinthineae, entfaltet sich im wesentlichen in folgende Familien:

1. Die *Seifenbaum-Gewächse, Sapindaceae,* umfassen 140 Gattungen und 1500 Arten tropischer und subtropischer Bäume, Sträucher und Rankenkletterer. Der Leser kennt vielleicht den Herzsamen, die beliebte Zimmerpflanze mit den Rankenspiralen und der ballonförmig aufgeblasenen Frucht. Den Namen der Seifenbaumgewächse verdankt die Familie der reichlichen Saponinbildung, die Luft und Wasser in kräftiger Schaumbildung zusammenführt. Die brasilianische Guaranaliane bringt die koffeinreichsten Samen des Pflanzenreiches hervor. Andere Sapindaceen Ostasiens schenken ölreiche Samen, oder wichtiges Obst in den erfrischend-aromatischen Samenmänteln von Litschipflaume und Rambutanfrucht.

2. *Bittereschen-Gewächse,* 100 Arten, und *Weihrauch-Gewächse, Burseraceae,* 20 Gattungen, 600 Arten, schliessen sich an. Von ersteren wächst der Götterbaum Chinas, Ailanthus glandulosa, auch bei uns; das Bitterholz der Quassia amara liefert magenstärkende Arznei, aber auch Schadinsekten bekämpfende Stoffe. – Die Burseraceen zeichnen sich durch die Bildung von Harzgängen in Rinde und Holz aus. Die wichtigsten sind kleine Bäume, die aus Einschnitten edle Harze und Balsame ausfliessen lassen, Weihrauch, *Myrrhe, Commiphora abyssinica (Bild),* Mekkabalsam. Dornig sind sie, fiederig im Laub; die trockene Hitze arabischer und abessinischer Landschaft ermöglicht ihnen die edelste Form der Harzbildung, um deretwillen man schon im Altertum das Land glücklich pries, dem sie geschenkt ist (Arabia felix).

3. Die *Rauten-Gewächse, Rutaceae:* Sie sind, mit 150 Gattungen und 1600 Arten, die grösste Familie der Ordnung. Reich- und schönblütig erscheinen sie, stark duftend; damit nicht genug, bilden sie ätherische Öle in Fruchtschale und Blatt, Harze im harten Holz, aromatische Rinden. Feuer- und Luftwesen wird man in diesem Schaffen am Werk sehen dürfen, denen kräftig das aufstrebende Schaffen der Undinen in der Bildung saftiger Früchte begegnet; indes die im Lebensäther täti-

gen Erdgeister kräftige Verwurzelung, feste Durchstrukturierung des aufstrebenden Stammes begünstigen. So bildet sich der Typus im Heiss-Feuchten aus (Südasien). In heiss-trockener Landschaft (Südafrika, Australien) zieht er sich zu heidekrautartigen Duftsträuchern zusammen. Ein strauchiges Gewächs aus dem tropischen Amerika enthält in seinen Blättern ein Alkaloid, Pilocarpin, das Speichelfluss erregt, und die Pupillen sich zusammenziehen lässt, also in gewisser Beziehung ein «Antinachtschatten» genannt werden könnte. – Man findet in der grossen Familie der Rauten-Gewächse zwar manche Heilpflanze, aber keine Schlingpflanze, keine erdfliehenden Schmarotzerpflanzen, keine im Baumgeäst wurzelnden Überpflanzen, auch keine Sukkulenten. Nach keiner Richtung setzt sich eines der pflanzenbildenden Prinzipien gegen die anderen ins Übergewicht. Die Rutaceen sind vielmehr in sich sehr harmonisch durchkomponiert, die Instrumente des Elementarwesens-Quartetts spielen eine sehr ausgewogene Partitur durch.

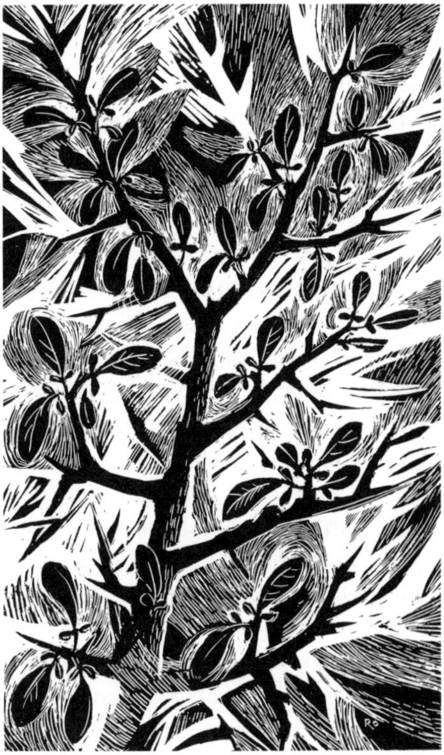

4. Auch die *Zedrach-Gewächse, Meliaceae,* sind mit 60 Gattungen und 1400 Arten eine grosse, vorwiegend tropische Familie, reich- und schönblütig, duftbegabt, die mächtige Urwaldbäume mit trefflichem Holz, aber auch Obstbäume hervorbringt. So treibt Lansium domesticum, ähnlich dem Kakaobaum, unmittelbar aus dem Stamm seine Blüten, die daraus hervorgehenden reineclaudeartigen Früchte gelten als das beste Obst der malaiischen Inselwelt. Svietana liefert das echte Mahagoniholz, Xylocarpus, mit Band- und Atemwurzeln und Früchten ist eine Mangrovepflanze, ein Bewohner der salzsumpfigen Küstensäume.

*

Das «Leitmotiv» der Sumach-Gewächse kann nach dem Überblick über die mannigfaltigen Arten dieser so vielseitigen Pflanzenfamilie nun hörbar hindurchtönen, und diese Arten als Variationen des Grundmotivs erleben lassen. Es ist das Hinauf- und Hineindrängen des Erdhaften und Flüssigen in das sich einsenkende Luftig-Feurige unter Einsaugen der Astralsphäre. Hartholzigkeit, Milchsaftbildung, Fruchtsaftigkeit einerseits, Gerbstoffbildung, Harz-Balsam- und Firnisbildung, Ölbildung andererseits sind die Stoff-Schöpfungen, die sich aus diesem Bildekräfteweben ergeben.

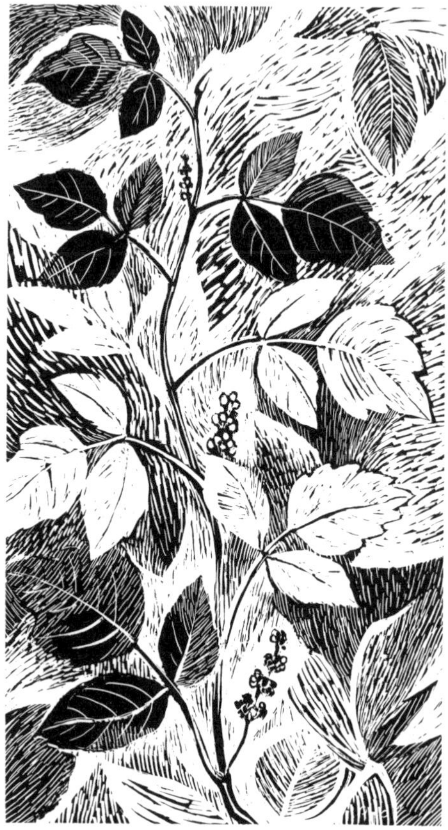

Der *Giftsumach, Poison Ivy, Rhus toxicodendron (Bild),* ist eine besonders einseitige Ausbildung dieses Leitmotivs. Er ist ein kaum Mannshöhe erreichender Strauch, der in den wärmeren Gebieten der gemässigten Zone Nordamerikas, in Virginia, Georgia zu Hause ist, trockene Böden bevorzugt. Er löst sich schwer vom Grund, den er mit unterirdischen Ausläufern durchwühlt, aus denen er mit neuen Trieben aufsteigt. Äste, mit denen er sich auf den Boden legt, bewurzeln sich kräftig in die Erde hinunter. Nach oben gelangt, will die Pflanze immer noch wurzeln. Kommt ein aufsteigender Zweig an eine Wand, einen Stamm zu liegen, so dringen an den Berührungsstellen sogleich wieder Wurzeln hervor, mit denen er sich efeugleich an die Unterlage heftet. Sogleich ändert sich dann sein Erscheinungsbild. Aus dem kaum mannshoch aufstehenden Strauch wird ein hoch hinaufkletterndes Gewächs, mit schmalen Hauptsprossen. Von diesen Sprossen gehen die dreiteiligen Blätter aus, mit finger- bis spannenlangem Stiel und den oft dreimal so langen, beidseitig zugespitzten Blättern, die oben dunkel, unten hellgrün sind. Aus den Blattachseln kommen die etwas kurzen Blütenrispen mit den unauffälligen kleinen, weissgrünlichen Blüten heraus, mit rötlicher Tönung im Grund. Die kugeligen Früchte sind etwa erbsengross, gelblich, zehnfurchig. Der gelblichweisse Milchsaft, der diese Pflanze wie so viele andere Anacardiaceen durchzieht, schwärzt sich an der Luft durch seinen Gerbstoffgehalt; er enthält – in den stark kieselhaltigen Blättern – gefährliche Hautreizstoffe, ätzende Phenole (Urushiol), die stark zur Kondensation neigen, firnisartig sich verhalten. Die den Grundstoff für die japanischen Lackwaren liefernden Rhus-Arten enthalten gleichartige hautreizende Giftharze. 1 Millionstel Gramm isolierten Phenolharzes (Toxidendrol) setzt auf der Haut schon eine Blase.

Schon die Berührung der Blätter – die übrigens mit schöner gelbgoldener Herbstfärbung vergehen und abfallen – kann heftige Hautausschläge hervorrufen, selbst die Ausdünstung des Strauches, seine Nähe, sollen empfindliche Personen meiden. Wie eine Mischung von Ekzem und Erysipel entzündet sich die Haut; der Blutmensch überwältigt den Hautmenschen – besonders im Kopf. Hände, Füsse schwellen, der Kopf gewinnt das Aussehen eines von einer gereizten Bienenschar Gestochenen. Gelenke und Muskeln schmerzen rheumatisch. Katarrhalische Entzündungen der Atem- und Stoffwechselorgane gesellen sich hinzu. Bei Einnahme sehr verdünnter Essenz der Blätter stellen sich Traurigkeit, Niedergeschlagenheit, weinerliche Stimmung, schlechter Schlaf ein. Das Gehirn wird seiner Aufgabe entzogen, Gedächtnisschwäche, Abneigung gegen geistige Anstrengung ergibt sich. Man sieht: Dieser milchig-plastische, auch Eiweisskristalle enthaltende wässrige Saft ist zu stark in die Region der Feuerwesen geraten. Die ziehenden, juckenden Nervenschmerzen in der Peripherie verraten, dass Sulfurisches sich in die Sal-Region ergiesst, der Blutmensch in den Nervenmenschen. Die Sinnessphäre, das Gehirn werden ihrem Dienst entzogen. Statt die Welt wahrzunehmen, erlebt diese Sinnessphäre die entzündlichen Stoffwechselprozesse.

So presst Poison Ivy seine Natur den menschlichen Wesensgliedern auf. Seine Heilwirkungen gehen aus dieser seiner Eigenart hervor. Man wird sie nicht in irgendwelchen Wirkstoffen suchen dürfen, sondern in der Bildekräfte-Komposition, welche diese Pflanze darstellt, und welche aller Stoffbildung *vorhergeht,* die sie aus dem Lebenskräfteströmen gleichsam ausspeit und an den Strand wirft.

Rhus toxicodendron zählt zu den «grossen» Mitteln der homöopathischen Heilweise. Diese ist auf ihre Indikationen durch die in Selbstversuchen an Gesunden erarbeiteten «Prüfungsbilder» gekommen. Rheumatismus, Lumbago, Ischias, Dermatopathien – besonders juckende –, Gürtelrose sind das Feld, das mit tiefen Potenzen der aus den Blättern bereiteten Uressenz gerne angegangen wird. Aus der Eigenart der Arzneimittelfindung der Homöopathie, die rein empirisch ist, ergibt sich aber keine Einsicht, *warum* Rhus toxicodendron so wirken kann. Sie beobachtet sehr fein, wie der ganze, nicht nur der leibliche, sondern auch der seelische und geistige Mensch auf das Mittel anspricht; sie beschreibt die Pflanze, die sich zwar so giftig, aber doch auch so wohltätig erweist, nur äusserlich, bloss damit der Pharmazeut weiss, welche Pflanze gemeint ist. Nicht aber wird versucht, in das *Wesen* der Pflanze einzudringen.

Die hier fehlende Erweiterung der Menschen- und Pflanzenerkenntnis wird durch Anthroposophie geleistet, welche «das Geistige im Menschen zum Geistigen im Weltall führen will». Aus ihr kann eine Pflanzenwesensforschung hervorgehen, die den übersinnlichen Wesensteil der Pflanze für ebenso erforschungswert und erforschungsmöglich ansieht wie den sinnlich-stofflichen. Und ebenso geht aus ihr eine Erweiterung der Heilkunst hervor, die den *ganzen* Menschen in ihren Forschungs- und Wirkensbereich zieht; nicht nur die leibliche Organisation, sondern auch die übersinnliche, seelische und geistige Wesenhaftigkeit, Ätherleib, Astralleib und Ich. Dann kann Pflanze und Mensch «zusammengeschaut», und *rationell* die Heilmöglichkeiten einer bestimmten Pflanze gefunden, aber auch die Wege erkannt werden, welche – durch die pharmazeutischen Prozesse – eingeschlagen werden müssen, um die Pflanze in das Heilmittel zu verwandeln. Sie selbst ist ja noch nicht heilsam; sie kann nur schädigen, vergiften.

Noch eine Schluss-Betrachtung zum Thema des Elementarwesenhaften. Es werden vielleicht Leser finden, dass es zu primitiv sei, das ganze so ungeheuer reiche Entfaltungsgeschehen der Blütenpflanzen – der Pflanzenwelt überhaupt – auf das Zusammenwirken vierer Arten Elementarwesen zurückzuführen. Es möge erlaubt sein, ein Bild zu wählen, das die Vielheit in der Vierheit ausspricht. Das Bild sei aus der Musik gewählt, in der ja die Harmonielehre eine wichtige Rolle spielt, die auch das Disharmonische einbegreift. Vier Instrumente bilden ein Quartett, von denen jedes einen eigenen Bereich hat, so dass die Reiche der Höhe und die der Tiefe sich offenbaren können. Aber diese Vierfalt macht noch kein Quartett. Dazu bedarf es der Partitur. Diese ist ein Übergeordnetes. Dieses wird nicht von den vier Spielern ausgeheckt, sondern vom Tondichter geschöpft. Sie entfaltet sich – meist – in vier Sätzen, die, Adagio, Allegro, Presto, Andante, aufeinander folgen, und in deren jedem das eine oder andere der vier Instrumente hervortritt, um dann einem anderen das Feld zu räumen. Welche unendliche Fülle völlig neuer Tonwerke kann da zum Erklingen kommen, trotzdem es nur vier Ausführende sind.

So wirken Gnome, Undinen, Sylphen, Salamander zusammen, oder gegeneinander, aber nicht willkürlich und eigenwillig; sie folgen den übergeordneten Kompositionsgesetzen, der Partitur, dem Komponisten. Dadurch werden die Ätherkräfte zum Ätherleib; Pflanzenastralität, Pflanzen-Ich schreiben Takt und Tonart vor, aus den Gestaltungsmächten des Kosmos fliesst zusammen, was Erd-Wasser-Luft- und Feuerwesen so zusammenspielen heisst, dass eine Arnika, ein Eisenhut, eine Mistel, ein Sumachstrauch vor die Sinne der physischen Wahrnehmung treten können – oder, wenn wir wollen, vor die seelischen Sinne, die geistigen Organe des höheren Wahrnehmens.

Als vier solche Sätze kann man empfinden: Adagio – Keimung; Allegro – Sprossen; Presto – Blühen; Andante – Reifen.

KAPITEL XI

ACHLAMYDEAE – BLÜTENHÜLLENLOSE BLÜTENPFLANZEN

Der Leser dieses Buches hat im 7. Kapitel einen Überblick über eine ganze Klasse der Blütenpflanzengesamtheit vorgestellt bekommen, über die der monokotylen (einkeimblättrigen) Gewächse. Diesem Überblick muss jetzt mit innerer Notwendigkeit ein zweiter zugesellt werden. Er betrifft die Achlamydeen, Pflanzen, deren Blüten der Hülle (Chlamys) ganz oder in erheblichem Ausmass entbehren. Die in diesem – und den zwei vorhergehenden Bänden – bereits geschilderten Familien der Nessel-Gewächse, Kätzchenträger, Sumach-Gewächse, Rutaceen, Nelkenartigen und Weinreben-Gewächse fordern von sich aus eine Darstellung der Klassenganzheit, die sie in sich fasst.

Die Entfaltung des Pflanzenwesens auf der Erde hat sich im innigsten Zusammenhang mit der ganzen Erdenentwicklung vollzogen. Sie spiegelt diese in sich. Aber die Pflanze ist ein irdisch-kosmisches Wesen. Doch auch die Erde ist nicht durch sich selbst begreiflich, sondern nur als Glied eines kosmischen Ganzen, und ihre Entwicklung spiegelt ebenfalls die des Alls, dem sie angehört. Auf einer kosmischen Vergangenheit ruht dieses Ganze, und seine Gegenwart strebt in Künftiges. Ein Pflanzensystem, das diesen Tatsachen gerecht werden will, muss diesen kosmischen Werde-Rhythmus als Form in sich tragen. Von allen bekannt gewordenen Versuchen leistet dieses nur das von A. Usteri. Seine 7 Klassen spiegeln jenen Grund- und Werde-Rhythmus. Die kosmische Vergangenheit der Erde klingt nach in seinen drei ersten Klassen, den Gymnospermen, Proranalen, Ranalen. Es sind vorirdische Entwicklungsstufen, die da nachklingen, alte Saturn-, alte Sonnen-, alte Mondenentwicklung[37]. Die 4. und 5. Klasse, Monokotyledonen und Achlamydeen, gehören recht eigentlich der Erde zu, die 6. und 7. Klasse, Archichlamydeen und Metachlamydeen, wirken auf Pflanzenkenner wie Vorklänge, die von künftigen Stufen sowohl der Erde als ihrer Pflanzen künden. – Es ist also sinnvoll, Monokotyledonen und Achlamydeen besonders ausführlich zu behandeln.

*

Bevor die Betrachtung jedoch fortschreitet, sei ein Hinweis eingeschoben, der auf einen besonderen Vorzug des Usterischen Systems aufmerksam machen will. Ein jedes solches System soll ja die Gesamtheit der bekannt gewordenen Blütenpflanzen umfassen. Das sind etwa 200 000 Arten. Sie werden als Ausgestaltungen einiger hundert Familien angesehen, deren Zahl, je nach Auffassung der verschiedenen Pflanzen-Systematiker, etwas schwankt, aber doch von gleicher Grössenordnung ist. Dazu einige Zahlen: Hegnauer gibt 319, Warburg 317, de Wit 253,

Usteri 343 Familien an. Die Familien werden ihrer Verwandtschaft nach zu Ordnungen zusammengefasst, deren Zahl auch ungefähr gleicher Grössenordnung ist: Strassburger zählt 42, Warburg 41, de Wit 61, Usteri 49 auf. Nur in der Annahme der Zahl der Klassen, der obersten Einheiten, unterscheidet sich Usteri mit seinen 7 Klassen entschieden von den meisten Fachbotanikern. Diese folgen in ihren Anordnungen mehr einem äusseren Prinzip, dem sinnenfällig Gegebenen, mit dem sich der Verstand eben abzufinden habe; Usteri aber einem inneren, das sich den Augen des Geistes ergibt. Er setzt damit die Methode Goethes fort, die diesen zur Entdeckung der Urpflanze führte. Er ordnet von da aus die Ganzheit der Blütenpflanzen. Dadurch nimmt sein System eine Eigenschaft an, die dem Pflanzenwesenhaften durchaus als ein Grundgesetz entspricht: Dass nämlich das Ganze sich durch alle Gliederung hindurch, bis in jedes Teil hinein bestimmend wiederhole und zeige. Es bringt nämlich bei ihm jede der sieben Klassen eine Gliederung in sieben Ordnungen hervor, insgesamt 7 mal 7, also 49 Ordnungen. Und jede Ordnung gliedert sich in sieben Familien, deren wir insgesamt also 7 mal 7 mal 7 = 343 Familien vorfinden. Es wurde vorhin gezeigt, inwieweit diese Zahlen recht nahe denen kommen, welche die landläufige Systematik nennt. Doch zeigt sich für diese Zahlen nur bei Usteri eine innere Notwendigkeit. Sie stellt wirklich eine Ganzheit dar; die anderen nur eine Summe. Sein System ist pflanzen-erden- und planetengemäss. Nur auf die Sieben lässt sich eine solche Geordnetheit aufbauen, die mit der tatsächlichen Zahl der Pflanzenfamilien übereinstimmt. Aus der Grundzahl 6 würden sich nur 216 ergeben, aus der Grundzahl 8 aber 512. Eine «Siebenkraft» lebt sich in dieser Ganzheit aus; so spricht die Pflanzenwelt über sich selbst. Nun bekommt der Begriff «Ganzheit der Blütenpflanzen» erst einen konkreten Inhalt. Er streift sein nominalistisches Gewand ab, ist nicht mehr bloss das Ergebnis einer Abzählung: 200 000 Arten. Besteht eine Notwendigkeit, dass es gerade soviele sind? So nahe diese Frage liegt, für den Nominalisten ist sie sinnlos. Er geht vom Teil aus, und endet mit einer Summe. Der Realist denkt aber anders. Für ihn ist die Ganzheit nicht eine Summe, sondern eine Einheit. Aus ihr entstehen soviele Arten, als die Produktivität dieser Ganzheit fähig ist, aus sich hervorgehen zu lassen. Dann hat sie sich in allen ihren Möglichkeiten dargestellt, es ist alles da, was da sein kann. Mit diesem Schlüssel in der Hand kann man sich das Verständnis für die Tatsache erschliessen, dass die Ganzheit «Erdenpflanze» sich im wesentlichen bereits ausgelebt hat; ein Teil ihrer Geschöpfe hat sich sogar schon überlebt, ist ausgestorben.

*

In der Einleitung dieses Kapitels wurde vermerkt, dass die 4. und 5. Klasse des Systems von A. Usteri in *besonderem* Grade der eigentlichen Erdenentwicklung zugehören. Diese Erdenentwicklung ist in ihren ersten Stufen «Ontogenie», als solche eine Wiederholung ihrer «Phylogenie» (der alten Saturn-, der alten Sonnen-

und der alten Mondentwicklung, die sich in den drei ersten Klassen des Systems von Usteri auf pflanzenhafte Art spiegeln). Nach dieser Rekapitulation, die in abgekürzter Form ihre kosmische Vergangenheit in ihre Erden-Werde-Form einschmilzt, ist sie in ihrer «Gegenwart» angelangt. Sie erreicht ihre Werde-Mitte, hat sie bereits überschritten und entwickelt nun, erst keimhaft, dann immer mächtiger, Vorformen einer ihr sich immer mehr öffnenden Zukunft. Dadurch zerfällt die ganze Erdenentwicklung in zwei Hälften, deren erste, vom Anfang bis zur Mitte, mit dem Marszeichen versehen werden kann, die zweite von der Mitte bis zum Ende mit dem Merkurzeichen. Aus dem Urnebelzustand hatte sich nämlich das Sonnensystem bis zur Marsgrenze verdichtet, Saturn, Jupiter als Wiederholungsformen der alten Saturn-, dann Sonnenschöpfung zurückgelassen, die heutige Sonne war herausgetreten, der heutige Mars hatte sich, den alten Mondenzustand wiederholend, gebildet. Jetzt trat die Erde ihre Bahn an, und verdichtete sich allmählich bis zu ihrer heutigen Form, ihren heutigen Grenzen. In gewissem Sinne kommt sie also vom Mars her, löst sich ihr eigener Weg an der Station Mars des sich gliedernden Kosmos in die eigene Werderichtung ab. Die Sonne hat sodann aus ihrer eigenen Wesenhaftigkeit und Substanz Venus und Merkur der Erde entgegengeschickt. Und da das Sonnensystem ja eine Himmelsorganik, nicht Himmelsmechanik zu seinem Verständnis fordert, in einem Organismus aber alles mit- und ineinander und füreinander da ist, sind der Erdenentwicklung damit weitere Wege eröffnet – deren Wegweiser darum das Merkurzeichen tragen darf. Die Gesamterdenentwicklung, erst eine Materialisierung, dann eine Vergeistigung darlebend, darf darum das Mars- und das Merkurzeichen als Richtungstafeln ihres Weges aufrichten. (Das Genauere dieser nur in aller Kürze gegebenen Andeutung entnehme der Leser der *Geheimwissenschaft*[37].)

*

Die unter dem «Merkurzeichen» stehende Klasse der Achlamydeen gliedert sich in sieben Ordnungen, deren erste den Übergang von der obersten Ordnung der «Marsklasse» der Monokotyledonae schafft. Dann bildet sich, von Ordnung zu Ordnung fortschreitend, immer mehr das Eigene dieser Klasse aus, bis sie mit ihrer obersten Ordnung ausschwingt in die nächst höhere Klasse, die der Archichlamydeen. Diesen Entwicklungsschritten soll jetzt die Darstellung folgen und eine Fülle eigenartiger Gewächse, darunter viele Heilpflanzen, vorführen.

Zu beginnen ist also mit der Übergangsordnung, die den Anschluss an die Aronstab-Gewächse bildet, mit den *Pfefferartigen, Piperales.* Einige kleine artenarme Familien tropischer Kräuter und Sträucher können hier übergangen werden. Als bedeutsam hebt sich nur die Familie der Pfeffer-Gewächse, Piperaceen, mit 12 Gattungen und 1200 Arten heraus. Jedoch haben alle Angehörige der Ordnung gemeinsam, dass sie, ob sie bodenverhaftete Kräuter, sich höher hebende Sträucher, Kletterpflanzen, kleine Bäume (selten) oder Überpflanzen werden, aus weissen, spatha-artigen Hochblättern ansehnliche Blütenähren mit vielen kleinen, hüllenlosen Blütchen entwickeln, und, führten sie nicht zwei Keimblätter und netzadrige Blätter, den Spathiflorae, Scheidenblütlern, speziell den Aron-Gewächsen zuzuzählen wären. – Mit den Pfefferarten sind Tropen-Gewächse in jeden Haushalt der Erde eingedrungen. Piper nigrum liefert den weissen und schwarzen Pfeffer, Piper cubeba den Cubebenpfeffer, Piper longum und officinarum den «langen» Pfeffer, Piper guineense den Aschantipfeffer. Piper betle gibt in seinen Blättern den Grundstoff für die Betel-Kauer, aus Piper methysticum wird in der Südsee der Kawatrank bereitet. Die Pfefferarten sind insgesamt tropische Kletterpflanzen, die sich efeuartig mit Haftwurzeln in der feucht-heissen Urwaldluft zur Höhe arbeiten und mit breiten spitz-eiförmigen Blättern das Licht erkämpfen. Ihr intensiver Blütenprozess saugt astralische Kräfte bis zur Alkaloidbildung in sich hinein – ein solches, das Piperin, gibt den brennenden Geschmack –, aber ebenso intensiv öffnen sie sich den Tropen-Wärme-Kräften und bilden mit ihrer Hilfe aromagebende ätherische Öle. Indien vor allem, dann Westafrika liefern die meisten der genannten Arten. Sie wirken stoffwechsel-befeuernd, sind darum wichtige Gewürze; können jedoch auch Heilprozesse anregen, bei denen das Ich stärker an Stoffwechselprozessen engagiert werden soll.

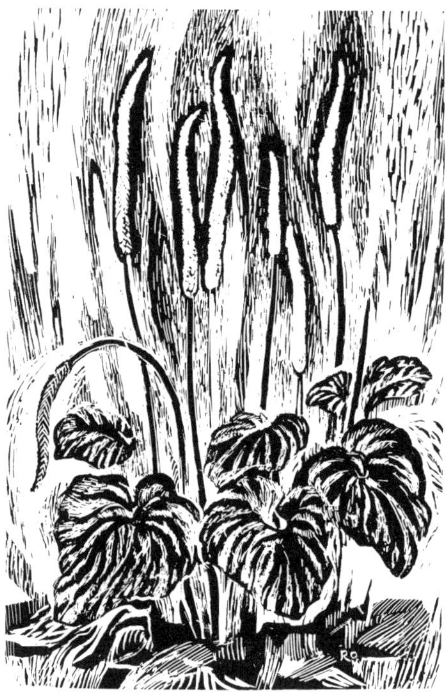

Erinnern die Pfefferarten als Kletterpflanzen an die Philodendronarten, so die Gattung Peperomia mit ihren 600 krautigen Arten geradezu an den Aronstab. Einige haben als Zierpflanzen, ihrer langen weissen Blütenähren halber, den Weg in unsere Stuben gefunden *(Bild: Peperomia caperata,* ein Bodenkraut amerikanischer Tropenwälder).

Den Grundakkord der zweiten Ordnung der Achlamydeen bilden die drei Familien der Maulbeerbaum-Gewächse: Moraceae 70 Gattungen, 1400 Arten; Ulmen, Ulmaceae, 15 Gattungen, 150 Arten und (die bereits behandelten) Brennessel-Gewächse, Urticaceae, 40 Gattungen, 600 Arten. Die übrigen kleinen und artenarmen Familien der Ordnung, Sumpf- und Salzsträucher des südlichen Nordamerika mit primitiven, zum Teil hüllenlosen, aber zu Ähren oder Kätzchen zusammengefassten Blüten, können hier übergangen werden. Gleichsam spielend gelingt in dieser Ordnung bereits mit dem zweiten Schritt der Achlamideenklasse die Baumbildung, welche die Monokotylen erst mit dem 7. Schritt erreichten.

Die *Maulbeerbaum-Gewächse, Moraceae,* sind die am vielseitigsten sich entfaltende Familie dieser Ordnung, die übrigens nicht auf die Tropen beschränkt ist wie die Pfeffer-Gewächse, sondern sich auch die gemässigten Zonen erobert hat. Kätzchenartige Blütenstände mit nur Kelche bildenden Blütchen tragen alle Maulbeerarten; die weiblichen Blütenstände verschmelzen in der Fruchtbildung zu *einem* Gebilde, eben der Maulbeere. Die vielgestaltigen Blätter dienen der Seidenraupenzucht. Aus dem Bast des Papiermaulbeerbaumes lässt sich knitterfreies Papier bereiten. – Ferner gehören der Familie die Brotfruchtbäume an, die im tropischen Asien und der Südsee wachsen. Ihre stärke- und zuckerreichen Früchte sind ebenfalls maulbeerartig aus ganzen Blütenständen entstanden, werden aber viele Kilo schwer. – Andere Moraceen-Arten sind als Milchsaftbildner für die Kautschukgewinnung wichtig geworden; sehr giftig ist aber der Milchsaft des Upasbaumes. – Die wichtigste Familiengattung ist jedoch Ficus, die Feigenbaumarten, von denen es allein an die 1000 gibt. Die Einzelblütchen sind auch hier höchst einfach, aber der ganze Blütenstand ins Innere der krugartigen Scheinfrucht hineingestülpt, deren Gewebe zu dem plastisch-saftigen Gebilde der «Feige» anschwellen. In deren Grund sitzen in grosser Zahl die weiblichen, oben um den Mund die männlichen Blütchen. – Auch die Feigenarten enthalten Milchsäfte, und ein plastischflüssiges Element ist ihnen damit eingewoben. Aus ihnen lässt sich Kautschuk gewinnen. Höchst eigenartig ist das Zusammenleben dieser Feigen-Gewächse mit winzigen Gallwespen; und zwar gehört zu jeder Feigenart eine besondere Gallwespenspielart. Am Beispiel der *Essfeige, Ficus carica (Bild),* sei dieses einzigartige Ineinander deutlich gemacht. Erst ist die Wildfeige ins Auge zu fassen, deren Blütenstand, die «Vorfeigen», Ende März von den 2 mm grossen Gallwespenweibchen angeflogen, die Fruchtknoten angestochen und mit Eiern belegt werden. Innerhalb der dadurch entstehenden Gallen entwickeln sich bis zum Sonnenhöchststand die Larven zum fertigen Insekt. Die ungeflügelten Männchen befreien sich aus der pflanzlichen Mutterhülle, kriechen zu den Fruchtknotengallen, welche die Weibchen noch beherbergen, nagen eine Öffnung und befruchten sie. Dann erst durchbrechen auch diese ihre Hülle und entschlüpfen durch den Mund der Vorfeige geflügelt ihrer Behausung, wobei sie die Pollen der Staubblüten abstreifen. Sie

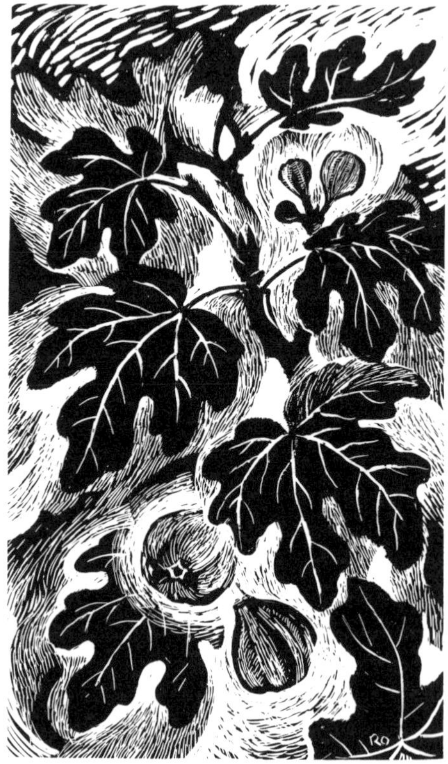

schwärmen aus, während die Männchen nach erfüllter Aufgabe drohnenartig absterben. Indessen hat der Baum eine zweite Art Blütenstände getrieben, den ersten gleich, jedoch nur langgriffelige weibliche Blüten enthaltend, in welche die Wespen wohl ihre Eier legen, doch vergebens, denn ihr Stachel reicht nicht bis hinab in die Fruchtknoten. Aber der mitgebrachte Blütenstaub befruchtet jetzt die Pflanze, die «Kernchen» können sich bilden in den zu Recht nun Samenfeigen genannten Früchten. Im Spätsommer gedeiht noch eine dritte Art von Blütenständen, die «Mutterfeigen», die nur kurzgriffelige weibliche Blüten enthalten, in deren Fruchtknoten die Gallwespen nun mit Erfolg den Rest ihres Eiervorrates ablegen. Die Gallen entstehen, die Larven entwikkeln sich, überwintern, die befruchteten Weibchen suchen die Vorfeigen auf, und damit ist der Kreis geschlossen. Die Speisefeige ist eine zweihäusige Abart der Wildfeige, die «weiblichen» Bäume liefern die Essfeigen, bedürfen aber zu ihrer Befruchtung der Bestäubung, die ihnen durch den Mitanbau von Wildfeigen, oder auch nur durch Hineinhängen von Blütenstaub liefernden Wildfeigenzweigen in die Baumkronen mittels der Gallwespen vermittelt wird.

Verwundert betrachtet man das irgendwie ungebändigt aufwuchernde Feigengewächs, das man niemals in Blüte stehen gewahrt, da ja sein Blühen so ganz nach innen gewendet ist. Und ebenso ist auch die Insektenwelt in ihm verborgen, die in einer so intimen Art zu ihm gehört, dass man etwas ähnliches schwerlich zum zweiten Mal in der Pflanzenwelt findet. Was sonst, bei normalen Gewächsen, um farbige duftende Blüten schwirrt und schwebt und spielt, sich Nektar und Pollen holt, in eigener Behausung Honig und Wachs bereitet, betätigt sich hier ganz im Inneren des Feigenkruges, der ebensogut Pflanzenblüte wie Insektenhaus ist, in sich Honigsüsse speichert, mit Pflanzenwachs – an der Aussenhaut – begrenzt. Beide, Tier und Pflanze, sind gleichzeitig mit- und füreinander geschaffen worden, denn eines kann ohne das andere gar nicht existieren. Mit keiner Anpassungs-, Kampf ums Dasein-, Zuchtwahl-Theorie kann man eine solche Lebenswirklichkeit «erklären». Wenn man dazu bedenkt, dass die Gattung Ficus eine der artenreichsten unter den Blütenpflanzen ist, weit über die Erde verbreitet, und dass jede ihrer

Arten «ihre» Gallwespe gefunden hat, so *muss* der Blick von solcher Geschöpflichkeit zu den schöpferischen Wesensreichen sich richten, in denen pflanzliche und tierische Entwicklung derart aufeinander abgestimmt worden ist.

*

Die Essfeige ist ein kleines Gewächs; die ebenfalls essbare Feigen tragende Sykomore umso höher und breiter, ein mächtiger, hartholziger Baum, der die Fruchtstände in dichten Büscheln am alten Holz trägt. Andere Ficus-Arten charakterisieren die Wesensart der Familie durch die Neigung zur Bildung von Luft-Stelzen-Wurzeln, oder breit am Boden den Stamm umwindenden Brettwurzeln. Diese, die Wurzelhaftigkeit in die oberirdische Bildung hinaufnehmende Tendenz, erscheint auch verwandelt in epiphytischen Ficus-Arten. Sind deren Samen durch Vögel im Geäst tropischer Waldbäume abgesetzt worden, so entwickelt sich eine Überpflanze, die Luftwurzeln den Tragestamm entlang, oder frei hängend, erdwärts schickt. Haben diese Fuss gefasst, erstarken sie zu dicken Strängen, verwachsen miteinander und erwürgen mit ihrem Wachstum schliesslich den Wirt, in erborgter Aufgerichtetheit weiterlebend. Nur der seltsame Hohlstamm berichtet noch von dem einstigen, nun vermoderten Kern des Wirtes. – Wieder andere Arten leben das in den Stamm hinaufgenommene Wurzelige so aus, dass sie, von den weit ausladenden Ästen aus, Luftwurzeln nach unten senden, die, eingewurzelt, zu kräftigen Pfeilern erstarken, was den Seitenästen die Möglichkeit gibt, sich noch weiterausladend zu strecken; so können Exemplare des Banyambaumes Indiens Flächen überspannen, die einem kleinen Wald anstünden, die mässig hohe Laubkrone, von hunderten Stelzen getragen, über ein Hektar Land ausbreitend.

Im ganzen gesehen sind die Feigen-Gewächse Pflanzen, in deren Bildekräfte-Organisation der Lebensäther und der chemische Äther die Überhand haben. Das bezeugt einerseits die starke, bis ins Geäst aufsteigende Wurzelbildung, die Fähigkeit, sich durch Stecklinge leicht vermehren zu lassen, andererseits die Milchsaftbildung mit ihrem eigentümlichen Chemismus. Hingegen *umwirken* Luft- und Lichtwesen und Wärmemächte diese Pflanzen mehr, als dass sie sich ihnen einverleiben. So bringt es dieser Typus weder zu feiner, luftiger Aufgliederung noch zur Blattfiederung oder zu geflügelten Früchten. Auch bilden sich keine ätherischen oder fetten Öle; man findet keine aromatischen, keine Würz- oder Ölpflanzen unter den Ficus-Arten. Auch keine Heilpflanzen bringt diese Familie hervor; nur eine gewisse diätetische Wirkung besteht, eine erweichende, stoffwechselbeschleunigende, indem die vom Lebensäther und chemischen Äther her durchkrafteten Fruchtbildungen auf die menschliche Stoffwechselregion wirken, in der ebenfalls diese zwei Bildekräftearten den Ton angeben[32].

Solche Gewächse weisen auf alte Erdzustände, in denen Pflanzen- und Tierwelt einander noch viel näher standen als später. Es ist noch etwas von den Tierpflanzen des «alten Mondes» in ihnen nachklingend. (Man erinnere sich an Ausführungen über die Naturreiche dieser Vor-Inkarnation der Erde im 1. Band der «Heilpflanzenkunde».) Alte Bewusstseinszustände konnten sich bei dem entfalten, der in Geist-Versenkung unter dem Feigenbaum sass; so wurde Buddha erleuchtet unter dem Bodhibaum. Doch seit der Keim künftiger Sonnen-Werdung sich durch das Mittelpunkts-Ereignis der Erdengeschichte, zur Zeitenwende, mit der Erde verbunden hat, ist die «Zeit der Feigen» vorbei – wie es im Evangelium heisst (Matthäus 21: 19, 20).

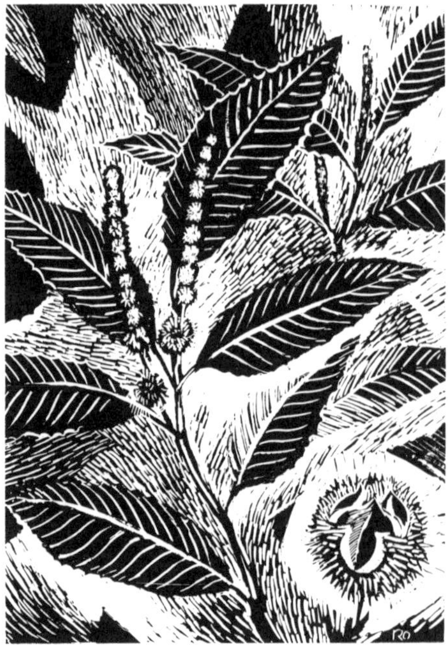

*

Die Familie der *Ulmen-Gewächse, Ulmaceae,* bringt es bereits zur Baumbildung in Vollendung. Gleichzeitig zeigt sich in ihr der merkurielle Impuls der ganzen Klasse besonders deutlich. Milchsäfte bilden sich keine mehr. Die Unterfamilie der eigentlichen Ulmen umfasst hartholzige, windblütige, keinen Nektar erzeugende, windfrüchtige Bäume der gemässigten Zone der alten und neuen Welt. An mächtigem Wuchs, langer Lebensdauer können sie es durchaus mit der Eiche aufnehmen, doch lieben sie freie Landschaft. Als Dorfplätze, Strassen beschattende und begleitende Bäume sind sie mancherorts wie die Linden angepflanzt. Mit diesem Hinweis habe es sein Bewenden; den *europäischen* Ulmen jedoch gilt ein eigenes, das Schluss-Kapitel des Buches.

III. KÄTZCHENTRÄGER – AMENTIFLORAE

Die Ordnung der Kätzchenträger bringt das Wesen der ganzen Klasse noch reicher, augenscheinlicher zur Offenbarung als die Piperales und Urticales. Wir finden die wichtigsten wälderbildenden Bäume in dieser Ordnung – soweit es die gemässigten Zonen betrifft: Bäume der Tal- und Bergwälder, der Auen. Was wären die europäischen Landschaften ohne sie! Sie bestimmen die Beschaffenheit unserer Laubwälder. Man denke an alle die Eichen-, Buchen-, Birken-, Weiden-Arten, an Hainbuche, Erlen, Pappeln. Dazu treten die Nussbäume, Haselnusssträucher, *Edelkastanien, Castanea sativa (Bild),* welche die Wälder säumen oder durchsetzen, oder mehr hainartig auftreten. Immer intensiver verbindet sich mit diesen Gewächsen

Erdverwurzeltheit mit dem Luftbereich, dem die Blütenkätzchen so intensiv zugebildet sind, von dem die geflügelten Früchte so vieler Arten sich ergreifen und verbreiten lassen. Merkur, der das Obere mit dem Unteren Verbindende, hat hier sein pflanzliches Gefolge. – Da dieser Ordnung im 2. Band der «Heilpflanzenkunde» ein eigener Abschnitt bereits gewidmet ist, auf den verwiesen sei, mögen diese wenigen Zeilen dem Zweck des Kapitels Genüge tun.

IV. TEREBINTHENARTIGE GEWÄCHSE – TEREBINTHALES

Da diese Mittelordnung der Achlamydeen-Klasse bereits in ihren wichtigsten Familien vorgestellt wurde, erübrigt sich weiteres.

V. NELKENVERWANDTE GEWÄCHSE – CENTROSPERMAE

Die überwiegend in krautigen Gewächsen sich ausgestaltende Ordnung der Centrospermae enthält auffallend viele wässrig aufschwellende, Trockengebiete, salzige Böden, karges Land liebende Pflanzen mit reichem Blüteprozess, sogar ansehnlichen Blüten, aber trockenen, manchmal mehlhaltigen Samen. In dieser Ordnung findet sich manche Gemüsepflanze, und viele reizende Zierpflanzen:

1. Die *Portulak-Gewächse, Portulaceae,* mit 20 Gattungen und 500 Arten sind fettblättrige, oft schön- und reichblütige Gewächse trockenwarmer Gebiete aller Kontinente. Salat-Spinat-Zierpflanzen gehören ihnen zu.

2. Die *Mittagsblumen-Gewächse, Aizoaceae,* mit über 100 Gattungen und 1000 Arten sind noch viel ausgesprochener Besiedler heisser Trockenlandschaften, selbst Wüsten. Kaktusartig schwellen Spross und Blatt, ziehen sich umso stärker zusammen, je dürrer die Landschaft wird, bis zu kieselsteinartigen, sogar in den Boden versenkten Formen, aus denen die grossen, mittags sich öffnenden kompositenähnlichen Strahlenblüten hervorbrechen – die Kieselsteine zu blühen scheinen *(Bild: Mittagsblume, Argyroderma octophyllum,* aus Südafrika, Kap-Land).

3. Die *Wunderblumen-Gewächse, Nyctaginaceae,* haben mit 28 Gattungen und 250 Arten als schön- und grossblütige Kräuter oder kletternde Sträucher sich vor allem in dem tropischen und subtropischen Amerika verbreitet. Die brasilianischen Bougainvilleen aber trifft man heute, Felsen und Hauswände überziehend, in allen wärmeren Ländern an. Unter der Fülle der reichen Blütenstände ver-

schwinden fast die Blätter. Was aber als Blüte erscheint, sind drei purpurne Hochblätter, die als goldgelben Kern die viel kleineren Einzelblüten enthalten.

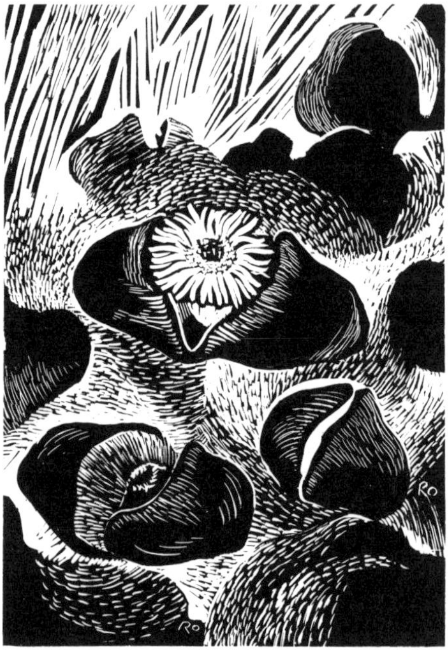

4. Die *Kermesbeeren-Gewächse, Phytolaccaceae,* 17 Gattungen, 120 Arten. Meist den warmen und wärmeren Klimaten angehörig, Kräuter, Sträucher, in sich gestauchte kleine Bäume hervorbringend, entsendet diese Familie in die nördliche gemässigte Zone einige Sträucher, die in ihrem durch den Einschlag des Blütenimpulses gestauchten Wuchs an die Tollkirsche erinnern. Sie sind jedoch nicht dem «Nächtlich-Düsteren» verschrieben, sondern strecken die weissen Blütenkerzen freudig ins Licht. So kommt es nicht zur Bildung von Alkaloiden; die schwarz-roten Beeren sind ungiftig, werden zum Färben des Weins benützt. Die einhülligen Blüten sind aber durchaus achlamydeenhaft.

5. Die *Gänsefuss-Gewächse, Chenopodiaceae,* sind mit 70 Gattungen und über 500 Arten vor allem Pflanzen salziger Böden aller Kontinente. Wenn Sal, Merkur, Sulfur drei Gestaltungsprinzipien der Naturreiche darstellen, so demonstrieren die Chenopodiaceen in verschiedenster Weise ein Überwiegen des Sal- im Verkümmern des Sulfurprinzips. Die sehr einfachen, unscheinbaren, unfarbigen und duftlosen Blüten entbehren der Blütenhülle, sind windbestäubt. Rote Beete, Zuckerrübe, Spinat, Erdbeerspinat, Mangold, «Guter Heinrich», und getreideartige Mehlfrüchte (Reismelde, Quinoja) sind Gaben dieser Familie. Einzelheiten entnehme man dem 1. Band.

6. Die *Fuchsschwanz-Gewächse, Amarantaceae,* 65 Gattungen, 900 Arten, geben dem Blütenpol, zwar mit kleinen einhülligen, aber zu ansehnlicher Fülle zusammengefassten Blütenständen volle Entfaltung. Auch von ihnen sind Spinatblätter und Mehlfrüchte zu gewinnen, nicht aber Wurzelhaftes. Und die schmucke farbige Erscheinung hat ihnen einen Platz in unseren Gärten eingeräumt.

7. Die eigentlichen *Nelken-Gewächse, Caryophyllaceae,* stellen mit 80 Gattungen und 2000 Arten einen Schwerpunkt der ganzen Klasse, nicht nur den Gipfel der Ordnung dar. Stengelig, grasblättrig, rhythmisch Knoten an Knoten setzend, stre-

ben sie entweder Gartennelken-artig senkrecht empor in die krönende Blüte, oder gar Bartnelken-mässig in den Blütenstand; oder sie zerteilen sich, kriechend, rasen- oder polsterbildend, und überschleiern sich vielblütig. Wenn der Salprozess zwischen dem Erdigen und dem Flüssigen, das Merkurielle zwischen dem Wässrigen und dem Luftigen, das Sulfurische zwischen dem Luftigen und dem Wärmehaften sich abspielen, so betonen die Nelken-Gewächse das Merkurielle, das sich den Blüten-Sulfur ansetzt, ihn aber nicht einsaugt; wie es auch das Erdige nicht einsaugt, so dass es bei keiner der 2000 Arten zur Baumbildung kommt. (Man muss bei Pflanzen darauf achten, wie sie sich bilden; aber auch, wie sie sich *nicht* bilden!) Es kommt bei diesen Gewächsen des Trocken-Hellen aber ebensogut zu keiner Sukkulenz, keinen Schmarotzerpflanzen, Überpflanzen. Aber auch nicht zur Bildung ätherischer Öle, aromatischer Stoffe in Blatt, Stengel, Wurzel. Eher wird der Luftbereich ins Wässrige gezogen, *Saponine* bilden sich als ein pflanzlicher Merkur. Es wird sogar, beim Taubenkropf, ein Luftraum vom aufgeblasenen Kelch umhüllt. – Saftige Früchte sind in einer solchen Familie nicht zu erwarten. – Die Wärme darf in ihr auch nur abgemildert wirken, die nördliche gemässigte Zone wird bevorzugt, oder die kühlere Gebirgsregion besiedelt. Der Früh- und Hochsommer ist die Hauptblütezeit.

So offenbaren in der Merkur zugeordneten Klasse, in deren Merkur-Ordnung, die Nelken-Gewächse auf ihre Weise Merkur, den Flügelbeschuhten, Schlangenstab-Tragenden, die Elemente Verbindenden. Sie entfalten jedoch das Blütenhafte in einer Pracht und Fülle, die für die ganze Klasse einen Gipfel darstellt. Dianthus, Götter-Blume, nannten die Griechen die Nelkenart, aus der unsere Gartennelke geworden ist. Mutet diese nicht an wie eine Botschaft des Hermes an Aphrodite?

VI. KNÖTERICHARTIGE GEWÄCHSE – POLYGONALES

1. Die kleine Familie der *Basellaceae,* 5 Gattungen, 15 Arten, eröffnet mit zur Sukkulenz neigenden, windenden Gewächsen, die Ähren oder Trauben unscheinbarer Blüten tragen, diese 6. Ordnung. Eine Anden-Art mit knolligem Wurzelstock schwellt am Boden kriechende, neue Zweigenden zu kartoffelähnlichen Gebilden an. Diese und die Blätter dienen den Eingeborenen zur Nahrung.

2. Die *Hundskohl-Gewächse, Cynocrambaceae,* 1 Gattung, 2 Arten, bilden gleichfalls fleischige Blätter aus. Kleinasien, das Mittelmeer, die Kanarischen Inseln sind Wuchsorte. Es sind Kräuter mit zweiteiliger Blütenhülle und 10 bis 30 Staubgefässen.

3. Die *Tamarisken-Gewächse, Tamaricaceae,* sind mit 4 Gattungen und 100 Arten zwar keine grosse, aber eine sehr «achlamydeen-gemässe», für die Mittelmeerlän-

der sehr charakteristische Familie. Sie wecken die Impression von strauchförmig gewachsenen Nadelbaum-Gewächsen, die aber blühend jeden Zweig zartrosafarbig umhüllen, trocken-süssen Duft verhauchen und weidenartig befiederte Samen dem Luftreich überlassen. Trockenen, salzhaltigen Böden, Meeresküsten, sogar Salzsteppen und Wüsten schenken sie ihre Anmut, von Europa bis Japan und auch Afrika. Gestaltet sich der Typus zu niedrigen Sträuchern, so tragen diese grosse, einzelstehende Blüten; formt er sich zu hochwüchsigen Sträuchern, so bringt er klein-, aber vielblütige Blütenstände hervor. Ein in Arabien wachsender kleiner Baum dieser Familie liefert – durch Schildlausbefall – süsses Manna. *(Bild: Französische Tamariske, Tamarix gallica.)*

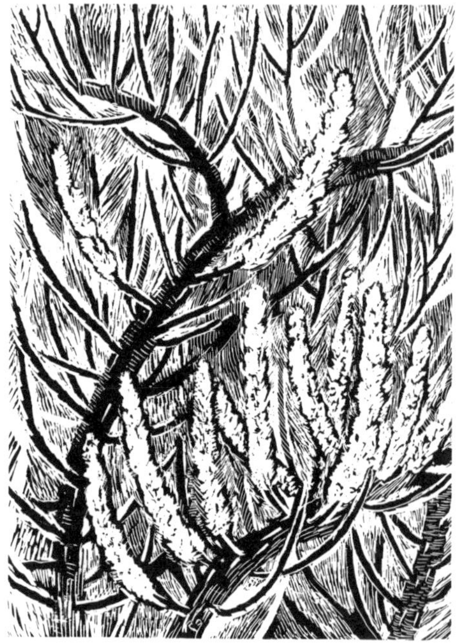

4. Die *Knöterich-Gewächse, Polygonaceae,* 30 Gattungen, 900 Arten, sind vor allem Kräuter der nördlich gemässigten Zone, sowie derbe, knotig gegliederte, zum Teil kletternde Gewächse, manche Unkräuter darunter, die feuchte Wiesengründe und offenes Land lieben, sogar zu Wasserpflanzen werden. Weisse Hüllblättchen umgreifen die Knoten. Die einhülligen, unscheinbaren Blüten treten in Fülle auf, sammeln sich bei vielen Arten zu ansehnlichen Blütenständen. Die Blüten spenden reichlich Nektar. Die Samen sind stärke- und eiweissreich. Anthrachinone, Gerbstoffe bilden viele Arten. Ferner ist charakteristisch für die Familie das häufige Vorkommen von Klee- und Apfelsäure. Kieselige Böden bevorzugt eine ganze Reihe von Arten. Manche sind als schönwüchsige und schönblütige Gewächse Zierpflanzen unserer Gärten geworden. Die Buchweizenarten mit ihrem Stärke- und Eiweissprozess im Samen sind als «Getreide» der unfruchtbarsten Sandböden wichtige Nährpflanzen geworden. Die saftigen Blütenstiele des Speise-Rhabarber ersetzen im ersten Frühjahr das fehlende Obst. Sauerampfer, Schild- und Gartenampfer sind Suppen- und Spinatpflanzen geworden («französischer», «englischer» Spinat). Als Heilpflanzen sind aufzuzählen: der Medizinal-Rhabarber, der Krause-Ampfer, Rumex crispus, der *Vogelknöterich, Polygonum aviculare (Bild),* und der Pfefferknöterich, Polygonum hydropiper. Der Gehalt an Gerbstoffen, Kleesäure und Anthrachinonen weist bei diesen Pflanzen auf Prozesse, die einem stockenden, sich verhärtenden Stoffwechsel heilsam beispringen können. Dies braucht hier nicht näher ausgeführt zu werden, da über die erwähnten Stoffe an verschiedensten Stel-

len der «Heilpflanzenkunde» bereits ausführlich die Rede war.

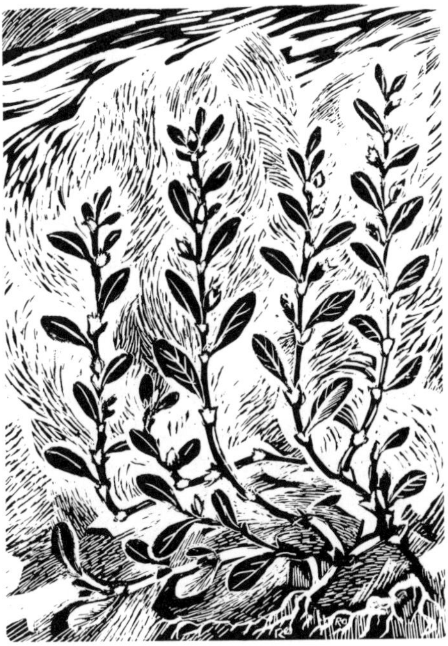

5. Die *Bleiwurz-Gewächse, Plumbaginaceae,* 10 Gattungen, 300 Arten. Die Arten dieser Familie sind meist mehrjährige Kräuter, seltener Sträucher. An den Mittelmeerküsten schmückt der lavendelfarbig blühende, auch in der äusseren Erscheinung Lavendelbüschen gleichende Strandflieder, auch Meersandnelke genannt, mit dichten Beständen die Küstensäume. Berge und Alpenhöhen ersteigen die Grasnelken, verwandte Arten besiedeln die Steppenlandschaften des Ostens bis Zentralasien. In die Tropen, bis in die Südkontinente dringen die Bleiwurzarten vor. Plumbago capensis aus Südafrika, längst um das Mittelmeer heimisch geworden, überzieht mit feinblättrigem Wuchs teppichartig Mauern und Felswände und erblüht mit einer Fülle blassblauer nelkenähnlicher Blütenträubchen.

VII. SPINDELBAUMARTIGE GEWÄCHSE – CELASTRALES

1. *Salvadoraceae.* 9 Arten kleiner Bäume und Sträucher, in südasiatischen und afrikanischen Steppen heimisch, bilden diese kleine Familie. Interessante Formen finden sich hier, z.B. der Senfbaum mit kresseartig schmeckender Rinde, Blättern, die als Salat genossen werden können und aromatischen Kugelfrüchten. Kleine Blüten, die aber zu reichen Ähren oder Trauben zusammengefasst sind, gehören auch ihnen zu.

2. *Pentaphyllaceae.* Nur eine Art ist hier zu verzeichnen, ein immergrüner Baum mit kleinen, fünfgliedrigen, in Trauben stehenden Blüten.

3. *Hippocrataceae,* 18 Gattungen, 300 Arten. Holz-Gewächse der Tropen gehören dieser Familie an, zum Teil Lianen. Der Blütenbau entspricht der Ordnung und Klasse. Einige haben essbare Früchte.

4. *Cyrillaceae,* 3 Gattungen, 5 Arten. Hier handelt es sich um Sumpfsträucher des wärmeren Amerika, mit kleinblütigen, reichen Rispen, durchaus achlamydeenhaft im Blütenbau.

5. *Weinreben-Gewächse, Vitaceae,* 12 Gattungen, 700 Arten. Diese wichtige, für die ganze Klasse typische Familie ist in Band II bereits eingehend behandelt worden. Lianenhaft Baumkronen erkletternd, tief im Grunde wurzelnd und sich des Bodenwassers bemächtigend, breitblätterig Licht und Wärme einatmend, die saftigen Beeren aus köstlich duftender Blütentraube dem reifenden Wärmewesen entgegenschwellend, haben sich die verschiedenen Arten der Weinrebe über die warmen Teile der gemässigten Zonen der Erde ausgebreitet. Finden sie zu der direkten Sonnenwirkung noch hinzu die von Wasserflächen, Flüssen, Seen ihnen zugespiegelte indirekte Sonnenkraft, so danken sie es durch besonderes Gedeihen. Wird das Klima kühler und feuchter, so werden sie anfällig für alle möglichen Schädlinge pilzlicher und tierischer Art und unterliegen diesen schliesslich. In heiss-trockenen Gebieten entwickelt der Typus eigenartig sukkulente Formen, kletternden Gliederkakteen, etwa der Königin der Nacht, nicht unähnlich; oder gar mit kurzem, dickem Kakteenstamm. Man kann dergleichen in den botanischen Gärten Südeuropas, auch in Gewächshäusern, begegnen, und wundert sich, wenn der vermeintliche Kaktus richtige Weinbeeren trägt. Cissus juttae in Südwestafrika z.B. hat bei etwa Mannshöhe einen 1 m dicken Stamm. – Um den reifenden Beeren das höchstmögliche Mass an Wärme zukommen zu lassen, zieht man die *Rebe, Vitis vinifera (Bild),* entweder an warmen Südwänden, oder erlaubt dem Stock nur ein ganz geringes Höhenwachstum, schneidet ihn so weit zurück, so dass die Trauben den sonnenheissen Weinbergboden zur zusätzlichen Wärmequelle haben. Nördlich der Alpen finden Reben genügend Wärme eigentlich

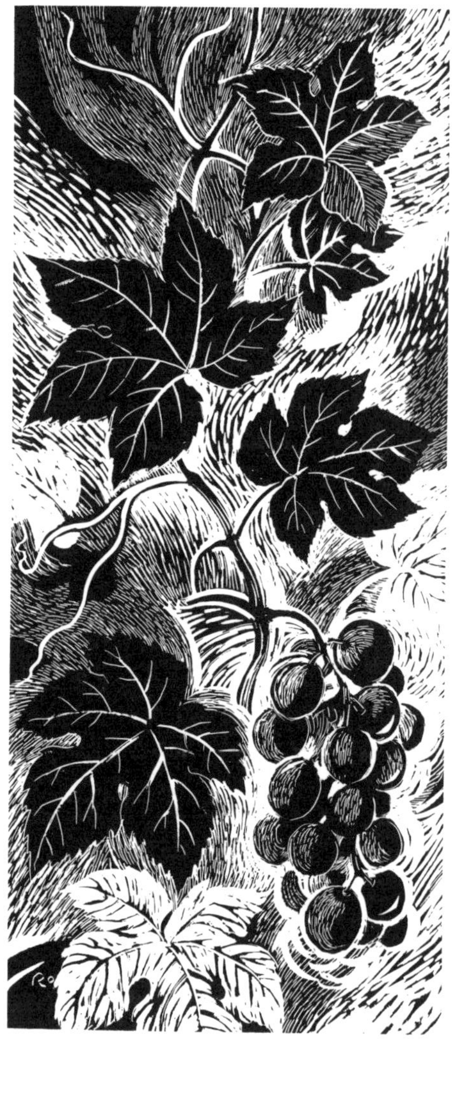

nur in Gewächshäusern und können ohne den sonst üblichen Riesenaufwand von «Schutzgiften» gezogen werden.

Die Monokotylen, dem Mars unterstellten Gewächse, spenden in einer ihrer charakteristischesten Familien, den Gräsern, die Getreidearten, und damit das Brot. Hinzu fügen die merkurunterstellten Achlamydeen in den Vitaceen die ihrer Natur entsprechende Gabe, den Rebensaft. Korn und Reben gehören als Gaben des Himmels an die Erde dem Menschen in besonderer Weise an. Ihnen entnahm der menschgewordene Gott die Substanzen, die er zum immerwährenden Sakrament erhoben hat, die nicht nur den irdischen, sondern auch den geistigen Menschen speisen und tränken.

6. *Stechpalmen-Gewächse, Aquifoliaceae,* 3 Gattungen, 450 Arten. Die Hauptgattung der Familie, Ilex, zählt allein 447 Arten, welche in den Tropen und Subtropen Asiens und Amerikas ihre Hauptverbreitung haben. Die in unsere Gärten als schönwüchsiges und schönlaubiges, schönblütiges und schönfrüchtiges Gewächs aufgenommene Stechpalme hat nichts Palmenartiges an sich, man hielte sie eher für einen Nadelbaum, deren es ja auch breitblättrige gibt, z.B. die Kaurifichte Neuseelands. Äusserst langsamwüchsig, dafür fest- und hartholzig, gedeiht die *Stechpalme, Ilex aquifolium (Bild),* in Westeuropa und den Bergwäldern des Mittelmeers als Unterwuchs zwischen hochstämmigen Bäumen. Ilex paraguanensis liefert in seinen Blättern den koffeinhaltigen Maté-Tee.

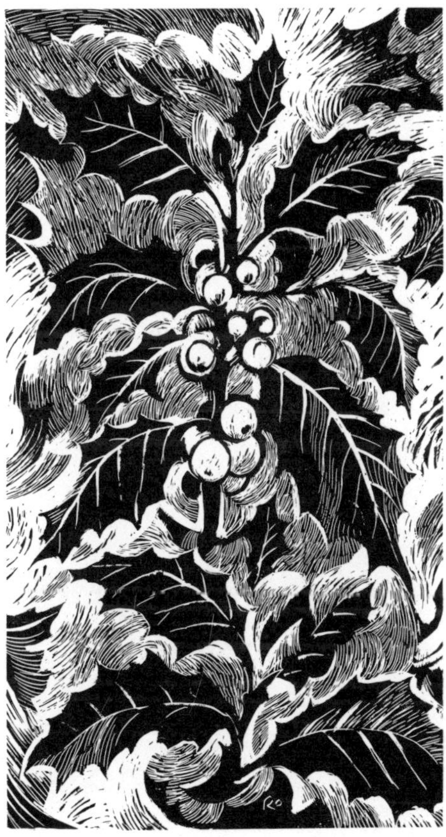

7. *Spindelbaum-Gewächse, Celastraceae,* 60 Gattungen, 850 Arten. Dem Mitteleuropäer ist von dieser Familie das Pfaffenhütchen bekannt, der zierliche, in Gebüsche und Hecken eingestreute, grünzweigige Strauch mit den unscheinbaren Blüten und den charakteristischen vierteiligen Früchten mit den orangefarbigen Samenmänteln. Die Familie breitet sich aber, mit manchen kletternden Arten, durch die gemässigten Zonen aller Kontinente bis in die Tropen aus. Manche enthalten guttaperchahaltige Milchsäfte, andere Herzgifte, wieder andere ephedrinverwandte Alkaloide. Die Blätter des ostafrika-

nisch-arabischen Kathstrauches werden ähnlich denen der vorhin genannten Mate-Pflanze als Anregungsmittel verwendet. – Kleine, unauffällige Blüten mit 4–5 Kelch- und Blumenblättern, oberständigen Fruchtknoten, und oft Samenmantelbildungen lassen diese grösste Familie der Ordnung die Achlamydeenklasse abschliessen – und zugleich den Übergang zur nächsten, der Klasse der Archichlamydeen, finden.

KAPITEL XII

DER HANF – CANNABIS SATIVA

FASERSPENDER – HASCHISCHKRAUT

Nachdem nun die Gesamtheit der Achlamydeen als Merkur-Klasse der Blütenpflanzen vor dem Leser steht, der durch eine Fülle von Ausprägungen eines Urprinzips dieses selbst vor den geistigen Blick bekommen hat – gleichsam die Ur-Merkurpflanze – soll zur Abrundung noch eine konkrete Pflanze vorgestellt werden: Dazu wurde der Hanf gewählt, denn er ist nicht nur seit eh und je als die wichtige Faserpflanze bekannt, sondern ebensolang als rauschgewährendes Gewächs. Alte Kulturpflanze, moderne Kulturbedrohung; so steht sie in diesem Jahrhundert. Segen und Fluch entspriesst ihrem Samen. Anlass genug, sich mit ihr intim zu beschäftigen.

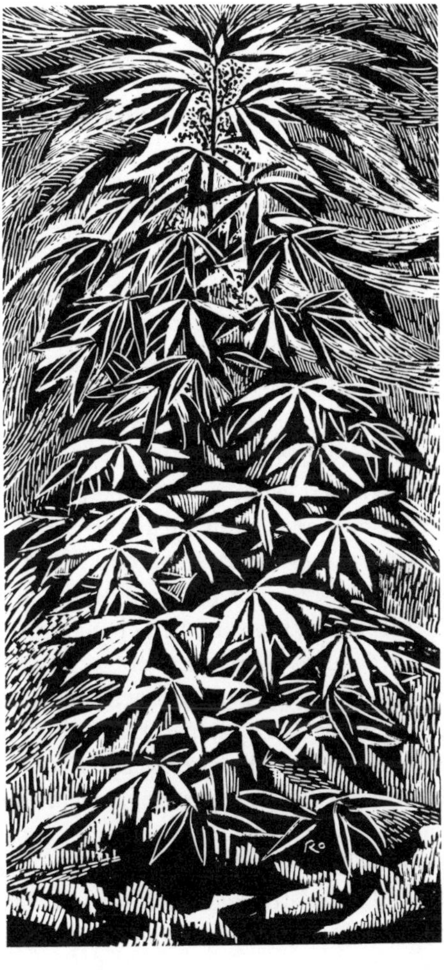

Hanf (Bild) ist *die* Art und Weise der Achlamydeen, Rauschgift, bewusstseinsverändernde Droge, Halluzinogen hervorzubringen. Die verschiedenen Klassen des Blütenpflanzenreiches unterscheiden sich in dieser Hinsicht voneinander. Die «Sonnenklasse» der Proranales hat in den Mohn-Gewächsen *ihre* Rauschgiftfamilie, mit Opium und Morphium; die «Mondenklasse» der Ranales die Cactaceen mit dem Meskalin erzeugenden Peyotlkaktus; die «Jupiterklasse» der Archichlamydeen die Erythroxylonaceen mit den Cocasträuchern und dem Cocain; die «Venusklasse» der Metachlamydeen die Nachtschatten-Gewächse mit Bilsenkraut, Stechapfel, Alraune, «Tollkirsche», «Tollkraut» – welche Namen drastisch auf die bewusstseinsverändernden Wirkungen weisen, aus denen die «Hexensalben» bereitet wurden, die aber auch, in Ost und West, als Kultkräuter dienten, um mit gewissen Regionen des Übersinnlichen in Verbindung zu kommen. Nur die «Saturnklasse» der Gymnospermaceen und, höchst auffällig, die «Marsklasse» der Monokotyledonen entbehren der Rauschgifte erzeugenden Pflanzen. Darauf wird noch zurückzukommen sein.

Innerhalb der Achlamydeen wird der Hanf der Ordnung der *Urticales,* der nesselartigen Gewächse, zugeordnet, welche die Familien der Urticaceen, Ulmaceen, Moraceen enthält, die in diesem Buch ausführlich dargestellt sind. Im besonderen teilt man ihn, nebst dem Hopfen, den Moraceen, Maulbeerbaum-Gewächsen, zu.

Hanf ist ein einjähriges, rasch aus dem Samen aufwachsendes Kraut, das mit spindeliger Wurzel in den Boden dringt, als männliche Pflanze zarter und feingliederiger etwa hüfthoch, als weibliche Pflanze derber und fast mannshoch senkrecht aufwächst, zugleich aber ästig sich verzweigt. Spross und Äste strahlen das Laubwerk luftig in den Raum mit langgestielten Blättern, die schlankfingerig in fünf bis sieben feine, schmale, zart gesägte, graugrüne Blattlanzetten auseinanderspreizen. Unten an der Pflanze sind diese Blätter etwa handgross und stehen gegenständig. Nach oben zu ziehen sie sich allmählich zusammen, verringern die Fingerzahl und werden, im Übergang zur Blütenregion, wechselständig.

Im Juni-Juli erblüht die Pflanze. Aus den oberen Blattachseln der männlichen Pflanzen steigen die schlanken Rispen mit den unscheinbaren, kleinen grünlichen Blüten, die mit fünf Hüllblättchen die fünf Staubgefässe umschliessen, deren Pollen sie, sich öffnend, dem Winde übergeben. Die Blüten der weiblichen Pflanzen sitzen zu zweit in den Achseln kleiner Laubblätter und werden vom Vorblatt kapuzenartig umhüllt, ähnlich der Spatha der Aronstab-Gewächse. Die verkümmerte grünliche Blütenhülle umgibt napfförmig den Fruchtknoten. Zwei grosse purpurne Narben strecken sich in die Luft, die ihnen den Blütenstaub zuträgt; denn der Hanf ist, ähnlich der ihm nahestehenden Brennessel, windbestäubt. Die Blüten sind weder mit besonderer Farbe noch besonderem Duft begabt; doch dünsten die ganzen oberirdischen Pflanzenteile, besonders der weiblichen Pflanzen, einen eigenartigen leicht narkotischen Duft aus. – In 90 bis 100 Tagen ist der Hanf ausgewachsen und kann zur Fasergewinnung gerauft werden; zuerst die männlichen Pflanzen, welche die feineren Fasern geben, hinterher die weiblichen. Von letzteren bleibt der zur Samengewinnung bestimmte Teil bis zur Reife im Herbst stehen.

Der Hanf, ursprünglich eine asiatisch-osteuropäische Steppenpflanze, liebt helles, trockenes Klima und entsprechende Böden; doch kann er sich den verschiedensten Umweltbedingungen anpassen, wenngleich er selbstverständlich immer eine luftige Lichtpflanze bleibt. Das Strahlige, Stengelige, das er im Wachstum betont, und durch das er sich als Kieselpflanze ausweist, schlägt sich auf besondere Art in der Bildung der langstapeligen, sehr festen Fasern nieder, die umso feiner geraten, je nördlicher man die Pflanze zieht. Hauptanbaugebiete sind Russland, Rumänien, Jugoslawien, Italien. Die Samen bilden viel fettes Öl mit einem hohen Anteil ungesättigter Fettsäuren, die für die Firnisbereitung wichtig sind, da sie, den Sauerstoff aus der Luft energisch ansaugend, zu zähen festen Filmen sich verfestigen. Auch hier ist das Öl nördlich gewachsener Pflanzen wertvoller als das südlicher Herkunft. Die in heissen Ländern wachsenden Hanf-Spielarten bleiben kleiner, wachsen zottiger, und bilden besonders intensiv die narkotischen Balsame aus, die den Hanf zur Haschischpflanze machen. Im Fernen Osten, China, Japan, wachsen Spielarten, die bis zu 4 m Höhe erreichen und mit Recht Riesenhanf genannt werden. Wir haben also eine sehr vitale, plastische Pflanze vor uns. – Die narkotische Note fehlt übrigens dem nördlich wachsenden Hanf keineswegs; der charakteristische Dunst, der jedes Feld umschwebt, bedingt, das die beim Hanfraufen tätigen Arbeiter leicht Kopfschmerzen bekommen.

*

So spricht, was vom Hanfwesen sinnenfällig erscheint, zunächst zu unseren leiblichen Wahrnehmungsorganen. Die Wahrnehmungseinzelheiten sind wie Buchstaben; sie wollen sinngemäss zu Worten und Sätzen zusammengefügt, schliesslich als Sprache innerlich vernommen werden, die Wesens-Inneres mitteilt. Sie ist zunächst Fremdsprache; ihr Vokabular muss erst erarbeitet werden. Dann ist eine Wesensverbindung, ein Gespräch, ein Hin und Her von Frage und Antwort möglich.

Dieses Gespräch wird von dem Sinnlich-Sichtbaren zum Übersinnlich-Wirkenden, von der Raumgestalt zur Lebensdynamik, zum Wirksamwerden der einzelnen Bildekräftebereiche im Lebenslauf des Hanfs fragend sich wenden, Antworten zu erlauschen versuchen. Wie ist der Ätherleib unserer Pflanze beschaffen? Das ist die Frage, die man wagen muss.

Dieser Ätherleib wirkt sich in der vierfach gestuften Lebensentfaltung des Pflanzenwesens, im Wurzel-, Blatt-, Blüten- und Frucht-Bilden, vierfach differenziert, als Lebensäther, chemischer Äther, Lichtäther, Wärmeäther aus. Das wurde bei früherer Gelegenheit [38] bereits wiederholt dargestellt. Darum sei hier nur daran erinnert, besonders auch daran, dass als Wesens-Seite dieser vier Ätherarten die vier Arten Elementarwesen ins Auge zu fassen sind: Erdgeister im Lebensäther, Wassergeister im chemischen Äther, Luftgeister im Lichtäther, Feuergeister im Wärmeäther. Wie stellt sich nun der Hanf in diesen Zusammenhängen dar?

Mit schnellem Keimen, kräftigem senkrecht sich hinstellenden Spriessen verbindet sich unsere Pflanze zunächst dem Erdenelement, stösst sich energisch nach oben ab und offenbart dabei den Lebensäther und seine Wesen. Schon aber ist die Luft- und Lichtregion formend am Werke, bändigt den Andrang des Wässerig-Flüssigen, lässt kein plastisches Schwellen und Quellen in Blatt und Stengel zu; so entsteht eine bei aller Fülle doch luftige Pflanzengestalt, die sich denn auch zur Windbestäubung hinentwickelt. Der dem Hanf eigene Kieselprozess, der sich in einer gewissen Verkieselung der Epidermis zeigt, verstärkt den Eingriff der Lichtäthersphäre um ein Weiteres. Dem Wärmewesen wird gleichfalls voller Zugang gewährt; mit ihm sich verbindend[38], erzeugt die Pflanze in den Organen oberhalb der Wurzel die wasserstoffreichen flüchtigen Geruchstoffe und die balsamischen Harze; in diesen auch die psychodelisch wirksamen Rauschgifte; und schliesslich noch die ebenfalls so wasserstoffreichen fetten Samenöle mit ihrer gespeicherten Wärmekraft. Des Wasserstoffes bedient sich das Pflanzenleben, da er der wärmehafteste Stoff ist, den es gibt – gleichsam stoffgewordener Wärmeäther; gleichzeitig aber der luftigste Stoff, das Gasigste aller Gase. (Doch bewirkt nicht er alle diese Prozesse, sondern das Leben bedient sich seiner, als ein Werkzeug; solches Geschehen will nicht von den Stoffen her begriffen werden, sondern vom Leben aus.)

Man verweile einen Augenblick in Betrachtung der erblühenden Hanfpflanze. Das Überwiegen der «oberen» gegenüber der «unteren» Ätherarten hat diesen Zustand vorbereitet; herbeigeführt wird er jedoch durch die Berührung des physisch-ätherischen Pflanzengebildes mit der ihm zugehörigen Astralsphäre, der Einwirkung der «Pflanzenseele» auf das Pflanzenleben. Dieser bei allen Blütenpflanzen sich vollziehende Vorgang geschieht aber bei jeder Pflanzenart in einer für sie charakteristischen Weise; bei Cannabis sativa eben gemäss der Hanf-Natur. Dieser Augenblick im Pflanzenleben, in dem sich die Pflanzennatur mit der Tiernatur berührt, ist die Erfüllung eines Gegeneinanderstrebens, auf die beide Naturreiche sich vorbereiten. Die erblühende, sich dem Luftigen aufschliessende Hanfpflanze zieht aber nicht, mit Farbe, Duft, Nektar, die schwebende, flatternde, astralleibbegabte Welt der Lufttiere – Schmetterlinge, Bienen, Fliegen, Honigvögel, Kolibris, sogar Fledermäuse – an; wohl aber die Astralsphäre selbst mit dem Lüftewehen, das als Atemstrom dem Astralischen bei Tier und Mensch die Verleiblichung ermöglicht. Das Ätherische bedarf des Flüssigen, um sich inkarnieren zu können; das Astralische aber des Luftförmigen. Und mit der luftverbundenen Astralsphäre nahen sich auch die Elementarwesen, die für die tierbestäubten Pflanzen durch die Luft- und Wärmetiere, Vögel, Bienen usw. da sind.

Windblütler ist der Hanf wie manche andere Pflanzen, z.B. die Gräser, die Nessel-Gewächse, die Kätzchenträger, die wie er in das Luftelement hineinstreben. Was ihn über diese hinaushebt, sind die eigenartigen, in der Harz- und Ölbildung zum Vorschein kommenden Wärmeprozesse. Man beachte, dass die den ölreichen Samen bildende *weibliche* Hanfpflanze zugleich, an den Deckblattschuppen der Blüten, das meiste Rausch-Harz ausscheidet.

Wenn auch Cannabis im Blühen nicht zu spezifizierten Astralwesen, Tieren, in Beziehung tritt, sondern nur zu dem unspezifizierten Astralischen, zu dem «Weltentier» (um einen Ausdruck goetheanistischer Naturforscher zu gebrauchen, wie zum Beispiel Lorenz Oken), so ist sie doch durch den Hanfsamen der Vogelwelt verbunden, da dieser ein vorzügliches Vogelfutter ist. Vielleicht ist einst die wilde Steppenpflanze auch durch Vögel so weit über Asien und Europa verbreitet worden. Die Redensart «Sich wie der Vogel im Hanfsamen fühlen» weist wohl darauf hin, dass Pflanze und Vogel einander wechselseitig nützlich geworden sind; sie ist der Ausdruck für eine behaglich gesicherte Existenz. So setzt die in den Sylphenbereich strebende Luftpflanze, die unsere anschauende Urteilskraft im Hanf immer mehr gewahr wird, sich fördernd, nährend in die Existenz des sylphebegleiteten Lufttieres fort.

*

Nun ist von den Beziehungen des Hanfs zum Menschen zu sprechen; durch sie ist die Wildpflanze zur Kulturpflanze geworden, und hat als solche ein merkwürdiges Schicksal gehabt. Seit mehr als vier Jahrtausenden hat man sie als wichtige Faserpflanze zu nützen verstanden; erst die Völker um das Mittelmeer, dann die seefahrenden Nationen des nördlicheren Europa. Aus ihr bereitete man die festesten Seile, das beste Segeltuch, die widerstandsfähigsten Gewebe für derbe Kleidung, für Packtücher und dergleichen. Windbeschwingt sind mit ihrer Hilfe die Segelschiffe erst durch das Mittelmeer, dann in den Atlantik, nach der Neuen Welt, schliesslich um die ganze Erde getragen worden. Mit ihrer Hilfe ist die Erde von einem Pol zum anderen entdeckt, besiedelt worden, haben Spanier, Portugiesen, Engländer, Holländer ihre erdumspannenden Reiche aufgebaut. Damit gewann der Mensch zum ersten Mal ein klares Bewusstsein von seinem Planeten. Im Anblick dieser Tatsachen tritt ein Bild mit hellen Farben vor das Auge. Aber es hat auch dunkle! Jene betreffen zunächst die westlichen Völker der Erde; diese aber die östlichen.

Der Hanf ist nämlich seit ebenso langer Zeit, als er Nutzpflanze ist, Rauschgiftpflanze. Schon Herodot, der «Vater der Geschichtsschreibung» berichtet im vierten Buch seiner «Historien», dass die Skythen, in deren Land der Hanf wächst, aus dem sie Kleider woben, folgenden Brauch hätten: «Die Körner von diesem Hanf nehmen also die Skythen, kriechen damit unter die Filzdecke (eines Zeltes), und legen die Körner auf glühende Steine. Diese fangen zu rauchen an und erzeugen einen so starken Dampf, dass kein hellenisches Schwitzbad dieses Dampfbad übertrifft. Die Skythen werden so froh dabei, dass sie laut heulen. Das sind ihre Bäder; in Wasser baden sie sich niemals.» Ähnliches berichtet Herodot im 1. Buch von den Massageten, die aber so trunken von dem Rauch würden, dass sie aufsprängen, zu tanzen und zu singen begännen. – Marco Polo, der grosse venezianische Asienreisende des Mittelalters, zog bei seiner Hinreise nach China durch die «Haschischländer» Asiens. Er berichtete von dem Mörderorden der Assassinen und ihrem Oberhaupt, dem «Alten der Berge», der Haschisch zur Fanatisierung seiner Anhänger benützte, indem er ihnen durch Verabfolgung der Droge den Eintritt in paradiesische Gefilde vortäuschte. Auch Polos weiterer Reiseweg führte ihn durch Haschischgefilde. Sie sind es heute noch. Man schätzt, dass gegen 100 Millionen Inder die Droge gebrauchen, die arabischen Völkerschaften sie wohl kennen, dass sie von Vorderasien über Ägypten bis Marokko die gleiche unheilvolle Rolle spielt, die in Europa dem Alkohol zufällt; während in China Haschischhanf wohl angebaut und in die Welt verhandelt, aber nicht selbst gebraucht wird.

Durch die Spanier kam der Rauschhanf in die Neue Welt und ist bald, in Mexiko, Mittelamerika, der karibischen Inselwelt, Südamerika, als Marihuanadroge zum Genussgift geworden, vor allem in den ärmeren Bevölkerungsschichten, da ein paar Hanfpflanzen sich im kleinsten Gärtchen verstohlen aufziehen liessen. Von der Mitte unseres Jahrhunderts an aber hat das Laster des Marihuanagenusses in beängstigend anwachsendem Ausmass die Jugend der weissen Bevölkerung ergriffen, vor allem in den USA. Damit handelt es sich nun um eines der brennenden Gegenwartsprobleme.

Man muss bei Wertung dieser Tatsachen wohl bedenken, dass es nicht das Gleiche bedeutet, wenn Völker des Ostens mit ihrer ganz anderen Wesensart Gebrauch von der Droge machen oder Völker des Westens. Die passive Seelenhaltung der Orientalen, ihre Gebundenheit an eine uralte Kultur, die ganz andere Lebensziele setzte als die westliche und eine Neigung zur Beschaulichkeit hervorgebracht hat, da sie sich auf eine andere Gesamtkonstitution stützt, auf einen anderen Zusammenhalt des Geistig-Seelischen mit dem Physisch-Leiblichen, bewältigt die gefährliche Haschischwirkung eher als die westliche Menschheit. Das Übel bleibt in den seit Jahrhunderten gesetzten Grenzen. Es sind ausserdem Völker darunter, bei denen es von altersher im Gebrauch war, sich durch Psychedelica in tranceähnliche Zustände zu versetzen, die ihnen eine gewisse Art von Geistverbundenheit verschafften und im Erlöschen begriffene alte Hellsichtigkeit wieder belebten – wenn auch nur in dekadenten Resten. Die natürlich durchaus auch vorhandene Schädlichkeit ist geringer, als wenn die Spirituosen des Westens an die Stelle der Droge träten.

Für Menschen des Westens liegt aber die Sache ganz anders. Für sie hat der Haschischgebrauch viel unheilvollere Wirkungen. Denn sie sollen sich durch die Kraft des wachen, vollbewussten Ich den Weg zum Geist bahnen. Auf diesem Wege muss alles Subjektive überwunden, alles Illusionäre, Visionäre ausgeschaltet werden. Es soll ja das Objektiv-Geistige, Wahre in nüchternster Besonnenheit erlebt werden. Alle Halluzinogene setzen eben Halluzinationen anstelle von Geistwirklichkeiten. Sie lähmen die Kräfte, die dieser Weg erfordert. Es erscheint allerdings müheloser, durch Einnahme einiger Gramm eines Psychedelicums «hellsehend» zu werden; doch sind die «künstlichen Paradiese», die sich da eröffnen, ganz überwiegend Subjektivismen, Gebilde aus Wunsch und Wahn, denen aus undurchschauten Gründen der Schein der Realität geliehen ist. Im modernen Hellsehen darf aber nichts Undurchschautes auftreten. – Bevor der Mensch sein Wesen so entwikkelt hat, wie es in den vorstehenden Zeilen angedeutet wurde; bevor er zu echter Selbsterkenntnis gereift ist und das an sich vollzogen hat, was als «Erkenne dich selbst», an der Pforte früherer Mysterienstätten stehend, seit eh und je von jedem gefordert wurde, der die Schwelle zu geistiger Wirklichkeit zu überschreiten verlangte; bevor er also sich selbst übend mit den Fähigkeiten und Kräften ausgerüstet hat, eine geistige Welt zu betreten, sind alle Manipulationen unheilvoll, die das verschaffen möchten, was ihm doch nicht zukommt. Trägt doch jeder Mensch in seiner

Seele eine Welt von Wünschen, Begierden, Hoffnungen, Willensstrebungen, Meinungen, Vorstellungsstrukturen – nur ein kleiner Teil davon ist ihm voll bewusst. Noch weniger weiss er von der Natur der Lebenskräfte, deren Ganzheit sein Ätherleib darstellt. Die Bindung der Seelenkräfte und Lebenskräfte an den Leib, an das der Sinneswirklichkeit sich hingebende wache Tagesbewusstsein, verhindert ein solches Wissen. Die Tore des Unbewussten bleiben geschlossen. Erst mit dem Tode – oder nach der Erweckung geistiger Sinne auf dem oben angedeuteten Wege – wird das anders. Werden aber – durch Giftwirkung – die Bindungen des Seelischen und des Ätherischen gelockert, so werden Seelengebilde Erlebnis; sie werden, von ebenfalls freiwerdendem Ätherischen durchdrungen, plastisch, gestalthaft. Eine Wesenswelt scheint sich vor einem aufzutun; aber sie ist doch nur eine Art Spiegelkabinett. Man erlebt, auf die vielfältigste Weise, in der mannigfaltigsten Maskierung, immer nur Teile von sich selbst. Man erkauft dies mit dem Herbeirufen von Kräften der Zerstörung. Man spielt, mehr oder minder, mit dem Tode. Dies nur im allgemeinen; auf Einzelheiten wird noch einzugehen sein.

Zuvor soll aber der Betrachtung eingefügt werden, was das Studium der Stofflichkeiten, welche die Hanfpflanze in ihrem Lebensprozess erzeugt, durch die analytische Chemie zutage gefördert hat.

*

Der Gehalt der Epidermiszellen an Silizium-dioxid weist den Hanf als Kieselpflanze aus. Kieselsäure verstärkt die Wirkungen der kosmischen Lichtprozesse auf die Pflanze. Sie fördert den Lichtstoffwechsel (vgl. die zahlreichen Ausführungen über Kiesel in Band I und II). – Ferner hat man Schleimstoffe im Hanf gefunden; solche eignen allen guten Faserpflanzen, sie stellen ein Aufhalten der Tendenz zur Verholzung dar, welche die Faser brüchig machen würde. – An ätherischen Ölen hat sich in den oberirdischen Pflanzenteilen ein mässiger Gehalt herausgestellt an: p-Cymol, Isopropylenbenzol, Myrcen, Humulen, Eugenol, Gujacol. Er bedingt zum Teil den eigenartigen Geruch der Hanffelder. – Im Harz entdeckte man rauscherzeugende, sedative und antibiotische Stoffe; insbesondere eine Mischung verschiedener isomerer Tetrahydrocannabiole. An letzteren haftet die Hasch-Wirkung; während die Cannabidiol-Säure sedativ und antibiotisch wirkt. Man hat aber noch eine Menge anderer Stoffe im Harz gefunden, an die 50. Die neuesten Untersuchungen auf diesem Gebiet sind von nordamerikanischen Forschern durchgeführt worden; ein Bericht darüber liegt den nachfolgenden Mitteilungen zugrunde (The Myrin Institute, New York, 1975).

Unter den aufgefundenen und isolierten Stoffen ist ohne Zweifel der wichtigste das Delta-9-Tetrahydrocannabinol (abgekürzt THC). Es ist das Halluzinogen. Seine Entdeckung bedeutet für die Hanfchemie etwas Ähnliches wie die Entdekkung des Morphiums für die Mohnchemie, die des Meskalins für die Peyotlchemie. Andere Bestandteile sind: Delta-8-THC, Cannabinol (CBN), Cannabadiol (CBD).

Faserhanf enthält 0,2% THC, Rauschhanf 2–7%, das Harz 10%. Da ein Hasch-Gelegenheitsraucher alle 1 bis 2 Wochen eine Zigarette, mässige Gewohnheitsraucher eine wöchentlich bis täglich, starke Raucher eine bis mehrere täglich konsumieren, kann man sich ungefähr ein Bild von der Menge THC machen, die dem Körper einverleibt wird.

Die Beurteilung des Haschischgenusses durch Wissenschaft und öffentliche Meinung ist leider durch grosse Unsicherheit und krasse Fehlurteile gekennzeichnet. Dadurch entstand die Haltung, die Droge zu tolerieren, ihren Gebrauch als lässliche Kultursünde anzusehen. Stellenweise ist die «bewusstseinserweiternde» Wirkung bejaht, sogar gepriesen, selbst begeistert empfohlen, als eine Art Sakrament zur Verbindung mit der Wirklichkeit des Geistes angesehen worden; und das von Trägern weitbekannter Namen, Grössen unseres Kulturlebens! Infolgedessen kam es in den USA zu einer richtigen Haschischepidemie, der besonders die Jugend verfiel; vor allem in den Grossstädten, aber durchaus auch in den Kleinstädten. Der Schreiber dieser Zeilen erhielt z.B. einen Brief mit der Mitteilung einer Lehrkraft einer ländlichen High School (unseren Mittelschulen entsprechend), derzufolge wenigstens ein Drittel der Schüler die Droge häufig – zum Teil öfter als dreimal wöchentlich – geniesst; ein weiteres Drittel sie schon versucht hat und gelegentlich raucht.

Erst allmählich wurden die schlimmen Folgen bekannt, leider nicht genügend in der Öffentlichkeit. Informierte Kreise wissen aber heute, dass Haschisch nicht nur als bedenklich, sondern als gefährlich, sogar höchst gefährlich, mehr: als die gefährlichste Droge anzusehen ist, die heute auf dem Markt ist. Dabei ist ihr Gebrauch immer noch im Ansteigen, was man an der Menge beschlagnahmter Drogen ablesen kann. Sie betrug 1968 in den USA 534 Pfund, 1973 aber bereits 53 333 Pfund – das Hundertfache! Dabei ist die beschlagnahmte nur ein Bruchteil der eingeschmuggelten Menge; man schätzt, höchstens ein Achtel.

Ein amerikanischer Kliniker, H. Powelson, als Psychiater der Universität Berkeley, Kalifornien, mit dem Gesundheitsdienst für die Studenten befasst, der zwischen 1965 und 1972 jährlich zwei- bis dreitausend Studenten sah, hatte eine einzigartige Gelegenheit, das Marihuanaproblem aus nächster Nähe kennen zu lernen. Während er auch zuerst die Droge für harmlos hielt, fasste er sein endgültiges Urteil in folgender Weise zusammen: Die erste Erfahrung damit sei betrügerisch; sie erzeuge Behagen, täusche Wohlbefinden vor, und verleite zu weiterem Genuss. Bald ergebe sich ein Abbau geistiger Tätigkeit, jedoch der Raucher werde unfähig, ihn zu bemerken. Nach ein bis drei Jahren ist die Denktätigkeit bereits so geschädigt, dass pathologisches Denken auftritt. Chronisches starkes Rauchen führt zu paranoidalen Zuständen. Nun treten zu den geistigen auch körperliche Schädigungen hinzu, die schwer, oder schon nicht mehr zu heilen sind. Der sich entwickelnde Denkwahn führt ausserdem das Bedürfnis mit sich, andere zu verführen, Genossenschaft zu finden. – Dieser Wirkungsablauf vollzieht sich mit einer Geschwindigkeit, die vom Gehalt der verwendeten Droge an DHT abhängt.

Seit einigen Jahren weiss man Genaueres über die Schädigung der verschiedensten Organe als Folgen des Drogengenusses. Sie müssen sich von Anfang an ergeben und die, allerdings zuerst wahrnehmbaren, seelischen und geistigen Veränderungen bewirken. Die physisch-mineralische Substanz DHT kann natürlich nicht direkt auf Seele und Geist wirken, sondern nur auf Physisches. Alles Weitere ergibt sich als Folge; jedoch ist zu bedenken, dass diese Substanz selbst ja kein Primäres, sondern das Ergebnis des im Aufbau der Hanfpflanze tätigen Geistigen ist. Von da her muss ihre Wirkung begriffen werden.

Die Schädigungen des Gehirns mögen zuerst erwähnt werden. Cannabis hat in dieser Hinsicht nicht nur Kurzzeiteffekte, sondern wegen der Fettlöslichkeit des DHT Langzeitwirkungen. Es wird, ähnlich dem berüchtigten Insektizid DDT, in bestimmten Gehirnpartien gespeichert, statt wieder ausgeschieden zu werden. Das ist durch Enzephalogramme, Verwendung radioaktiv markierten DHT's mit nachfolgender Sektion bei Ratten und Affen, sowie durch Schädel-Röntgenaufnahmen nachgewiesen worden. Diese Speicherungsorte sind aber dieselben, in denen die bei Schizophrenie betroffenen Antriebszentren liegen; dieselben auch, an denen beim alternden Menschen das Gehirn schrumpft – nur, dass diese Schrumpfung bei Haschischrauchern bereits in jugendlichem Alter eintritt.

Von den Schädigungen der Lunge ist folgendes zu berichten. Es steht fest, dass intensives Haschischrauchen die Lungengewebe schädigt: chronische Entzündungen setzt, die Bereitschaft zu späterer Krebserkrankung erhöht, und zwar in viel stärkerem Ausmass als Tabak. Hanfteer-Pinselungen erzeugen im Tierversuch viel schneller Krebs als Tabakteer. Isolierte Lungengewebe, künstlich mit Haschischrauch beatmet, verkrebsen. – Achtzehn- bis zwanzigjährige «Hascher» haben bald stärkere Raucherkatarrhe als Erwachsene nach zwanzigjährigem Tabakgenuss.

Auch das Immunsystem des Menschen unterliegt schweren Schädigungen durch die Hanfdroge. Versuche mit durchschnittlich 22jährigen Jugendlichen ergaben nach einjährigem Rauchen von wöchentlich vier Zigaretten einen um 41% herabgesetzten Lymphozytengehalt, ähnlich wie bei Krebskranken, an Urämie Leidenden, oder bei Patienten, bei denen eine Organtransplantation vorgenommen wurde, und die zur Unterdrückung der Abwehrreaktion des Organismus gegen das fremde Organ immunosuppressive Chemikalien erhielten. Im Tierversuch zeigte sich ebenfalls ein Leukozytenabfall von 56% bei entsprechender DHT-Verabfolgung. – Ferner zeigte sich in Kulturen Nichtrauchern entnommener Leukozyten nach Zusatz geringer Mengen von DHT, aber auch anderer Haschischbestandteile (Cannabadiol und Cannadiol), dass sie aufhörten, sich zu teilen. Der ganze Leukozytenapparat wird also tiefgehend geschädigt; und damit der Organismus selbst in seiner Abwehrkraft gegen die Bildung von Krebszellen.

Auch die Reproduktionsorgane leiden. Die Cannabisstoffe werden von Ovarien und Testes absorbiert, und das hat seine Folgen. Es treten Störungen im Hormonhaushalt ein. Bei längerem Drogengebrauch ist Impotenz häufig. Testosteronmangel wurde nachgewiesen. Thalidomid-artige Wirkungen wurden beobachtet. Gelegentlich zeigte der männliche Organismus eine Tendenz zur Verweiblichung.

Schliesslich zeigten Chromosomen-Untersuchungen bei schwachen und starken Rauchern im Vergleich zu Nichtrauchern signifikant Chromosomenschädigungen parallel zum Drogenverbrauch.

Vor allen physischen Veränderungen sind es aber die seelischen, die als erste Anzeichen der eintretenden Wirkung von Haschisch oder Marihuana sich einstellen. Stufenweise erlahmt die Willensenergie. Eine Unfähigkeit, den Denkfaden festzuhalten, die richtigen Worte für das zu finden, was man ausdrücken will, zeigt sich bald. Man zieht sich in eine illusionäre Welt zurück. Das rechte Zeitgefühl geht verloren. Das Denken ist nicht mehr wirklichkeitsgemäss. Das Fühlen verliert sein Mass; man vermag nicht, über die eigenen Gefühle zu gebieten. Damit paart sich die Unfähigkeit, in anderer Gefühle sich hineinzuversetzen. Der Geniesser meint, besonders tiefe, klare Einsichten zu erleben. Die Selbstkritik schwindet, so dass man sich für eine besonders fortgeschrittene, magischer Kräfte mächtige, bedeutende Persönlichkeit halten kann, etwa für einen Guru oder gar Messias. Man erweist sich als unfähig, ein anspruchsvolleres Buch bis zu Ende durchzulesen und flüchtet sich in die Ausrede: Der Inhalt sei doch der Mühe nicht wert. Dabei wird das Gesicht maskenhaft, der Betreffende sieht viel älter aus, als er ist. Die Willensschwäche des Haschers macht ihn zum leichten Opfer für Verführer und Erpresser, die ihm die «harten» Drogen, Heroin, LSD aufdrängen und damit rettungslos dem Untergang ausliefern. Das ist dann das Stadium, wo Selbstmorde überdurchschnittlich häufig sind.

*

Zum Wesensbild des Hanfs, das hier zu zeichnen versucht wird, gehören aber die Erfahrungen hinzu, die man mit ihm als Heilpflanze gemacht hat. Damit kommen wieder lichtere Linien in das bisher etwas düster geratene Bild. Die ältere Medizin und die Volksheilkunde behandelte, wie dem bekannten Handbuch für homöopathische Heilweise von Leeser zu entnehmen ist, so gut wie ausschliesslich Affektionen der Harn- und Geschlechtsorgane mit Hanfpräparaten, Zystitis, Pyelitis, Nephritis, Blasenleiden. Ein neues Verhältnis zu Cannabis suchte die homöopathische Medizin zu gewinnen, wohl begreiflich; denn von den Einsichten, die jene ältere Medizin geleitet haben mochten, war das Wissen verloren. Wie das in der Homöopathie üblich, ist ein Arzneiwirkungsbild unserer Pflanze erarbeitet worden, indem sich eine Anzahl gesunder Prüfer durch längere Einnahme geringer Mengen eines Auszuges aus dem blühenden Kraut mit seiner Wirkung nach allen Seiten gründlich vertraut machten, und die Variationen dieser Wirkung je nach der Individualität der Versuchsansteller verfolgten. In solchen Prüfungsbildern wird der gesunde Mensch gleichsam zum allerempfindlichsten Reagenz, das durch die

Antworten seiner Organe und Wesensglieder auf die zugeführte Substanz das Wesen der untersuchten Pflanze ganz umfassend ausspricht. Was sich bei solchen Prüfungen ergeben hat, wusste allerdings nichts Neues zu dem bereits Bekannten hinzuzutragen; die Haschischraucher hatten ungewollt ein solches Prüfungsbild so vollständig als nur möglich längst geliefert. Physisch ergaben sich in ihm starke Reizungen der Harnwege; die festgestellten Wirkungen auf Geist und Gemüt kehren die halluzinogene Seite deutlich heraus. Auf manische Erregung, Hochstimmung, Aufstachelung der Sexualität, illusionäre Empfindungen folgen Depressionen, gestörter Zeitsinn, Antriebslosigkeit, Furcht, den Verstand zu verlieren. Aus dem so Erfahrenen hat sich bisher nichts ergeben, was der Therapie mit Cannabis auf homöopathischem Felde einen besonderen Antrieb verliehen hätte.

Die durch anthroposophische Erkenntnisse erweiterte Medizin geht nicht vom Simile-Prinzip aus, um zu Heilmitteln zu kommen. Sie benützt nur den pharmazeutischen Prozess des Potenzierens (rhythmischen Verdünnens) zu ihrer Zubereitung – als einen unter vielen anderen Zubereitungsprozessen – den Hahnemann in neuerer Zeit als erster praktiziert hat. Diese anthroposophische Medizin fasst etwas ins Auge, was unter den verschiedenen Richtungen der heutzutage ausgeübten Heilkunst nur ihr eigen ist, nämlich den Wesenszusammenhang zwischen Mensch und Pflanze, krankem Menschen insbesondere und Heilpflanze. Sie bedarf keines Arzneiprüfungsbildes, da ihr an diesem Pflanzenwesen selbst bereits in der Art, wie es sich darstellt – durch Gestalt, Farbe, Duft, Geschmack, Lebensrhythmus, Umweltbeziehungen –, ablesen lässt, was es für den Menschen bedeuten kann. Eine solche Anschauungsweise macht eine *rationelle* Therapie im echten Sinn des Wortes möglich. Sie braucht kein Ausprobieren, keine Tierexperimente, auch keine Prüfungsbilder. Die Art der Diagnose geht geraden Wegs auf die Therapie zu. Es wird möglich, «dass die Diagnose unmittelbar lehrt, welche Arzneimittel angewendet werden müssen». Dafür hat Rudolf Steiner zahlreiche Beispiele gegeben in bezug auf die Erkenntnis der geschwulstbildenden Prozesse und die daraus sich ergebende Therapie mit Mistelpräparaten. (Man vergleiche damit die Ausführungen in Kapitel II.) Dieser neu erschlossene therapeutische Weg «nach geisteswissenschaftlichen Erkenntnissen» hat eine selbständig fortschreitende Schülerschaft bereit gefunden, ihn einzuschlagen; die daraus entstandene medizinische Bewegung hat den Beweis geliefert, dass die vorstehend geschilderte Methodik lehrbar und lernbar ist.

Ob für cin solches Arzttum Cannabis sativa auch eine Heilpflanze sein kann? Von vorne herein dies abzuweisen, weil sie in ihrer indischen Unterart so bedenkliche Seiten in ihrem Wesen gezeigt hat, wäre voreilig. Schliesslich ist Hyoscyamus niger, das Bilsenkraut, ein so wichtiges Heilmittel innerhalb der «anthroposophischen» Medizin, obgleich es der Hauptbestandteil der mittelalterlichen «Hexensalben» gewesen ist – ob seiner halluzinogenen Wirkungen. Man muss also die Möglichkeit offen lassen. Es sei darum erlaubt, noch folgendes zu vorliegender Frage beizutragen.

Das 1. Kapitel des hier so oft erwähnten Buches *Grundlegendes für eine Erweiterung der Heilkunst nach geisteswissenschaftlichen Erkenntnissen*[22] mit der Kapitelüberschrift «Wahre Menschenwesen-Erkenntnis als Grundlage medizinischer Kunst» gipfelt gegen Ende in folgenden Einsichten:

1. «Der Mensch ist, was er ist, durch Leib, Ätherleib, Seele (astralischer Leib) und Ich (Geist). Er muss als Gesunder aus diesen Gliedern heraus angeschaut, er muss als Kranker in dem gestörten Gleichgewicht dieser Glieder wahrgenommen, es müssen zu seiner Gesundheit Heilmittel gefunden werden, die das gestörte Gleichgewicht wieder herstellen.»

2. «An Heilmittel wird man nur denken können, wenn man ein Wissen darüber entwickelt, wie ein Erdenstoff oder Erdenvorgang zum Ätherischen, zum Astralischen, zum Ich sich verhält.»

Wenn man einen solchen Erdenstoff einer Pflanze entnimmt, wird man sich ein Urteil darüber verschaffen müssen, wie er selbst durch ätherische Tätigkeiten des Pflanzenlebens aufgebaut, durch das Wirken ihrer Astralsphäre und dessen, was man das Pflanzen-Ichhafte nennen kann, aus der lebendigen Substanz abgesondert worden ist. Daraus kann sich dann das Wissen ergeben, wie sich ein solcher Pflanzenstoff zum Ätherischen, Astralischen, Ich des Menschen verhalten kann, so dass das gestörte Gleichgewicht seiner Wesensglieder – das Krankheit bedeutet – wiederhergestellt werden kann.

Diese physisch-geistige Beschaffenheit der Hanfpflanze wollte in vorliegender Studie erarbeitet werden. Sie hat sich dargestellt als ein überintensives Hineingehen in Durchluftungsprozesse und, im Anschluss, Durchwärmungsprozesse, ein Aufgehen in Sylphenwirkung, die sich die Feuergeister zu Hilfe ruft. Die Undinen unterwerfen sich diesem Kräfteweben, indem sie die Hanfchemie mit ihren charakteristischen Stoffen aus sich hervorgehen lassen, die vorwiegend von den «oberen» Ätherarten bestimmt sind. Solche Stoffbildungen, besonders der Blüte-Frucht-Region, in welche die Pflanze so intensiv hineinstrebt, werden, dem menschlichen Organismus zugeführt, ihre Kraftnatur entsprechend entfalten müssen. Als Rauch in die Lunge eingesogen, ergreifen sie zunächst das Atemorgan, jenen Teil der rhythmischen Organisation, der zwischen dem mittleren, dem Brustmenschen, und der Sinnes-Nerven-Organisation, dem oberen, dem Kopfmenschen vermittelt. Im Einatmen verbindet sich der astralische Leib mit der physisch-ätherischen Organisation, um sich im Ausatmen wieder von ihr zu lösen. Mit der Sinnes-Nerven-Organisation ist er als empfindendes Wesen im Wachen dauernd verbunden, löst sich aus ihr im Schlaf. Diese Sinnes-Nerven-Organisation fasst sich im Gehirn zusammen, aus dem sich die Tätigkeit des Astralleibes herausgezogen hat, um dem Ich Platz zu machen; damit wird das Gehirn Spiegelorgan für das Denken. In beiden Organen zeigen sich die Wirkungen des Rauches als psychedelische Wirkungen zuerst. Fühlen und Denken werden verändert, in einer Weise, die bereits beschrieben worden ist. Der Raucher wird «high», sein Denken illusionär, an seine Stelle will ein Halluzinieren treten. – Da der eingeatmete Rauch aber mit dem Atem auch ins Blut aufgenommen wird, und der Blutprozess zwischen mittlerem (Brust-)menschen und unterem, Gliedmassenstoffwechselmenschen, dem Willensträger, vermittelt, ergiessen sich die Hanfgiftwirkungen nun auch auf die untere Organisation, verdrängen die im unteren Menschen tätigen höheren Wesensglieder, Ich und Astralleib, und führen zu jener Ablähmung des Willens- und Tatmenschen, die ebenfalls bereits beschrieben ist. – Dass durch das Einatmen und möglichst lange ausgedehnte Festhalten des Rauches in der Lunge eine starke Veränderung des Atemrhythmus überhaupt sich vollzieht, die wie eine Karikatur des Yoga-Atmens sich ausnimmt, und dadurch wohl auch die psychedelische Wirkung verstärkt, sei nur am Rande bemerkt.

An diese vorwiegend seelischen Wirkungen schliessen sich dann, allmählich hervortretend, die bereits geschilderten Wirkungen auf die Physis an.

*

Die Menschheit ist auf ihrem Entwicklungswege in diesem 20. Jahrhundert in eine sehr entscheidungsvolle Situation eingetreten. Es ist eine Schwellensituation. Bisher tragende Seelenkräfte erlahmen, die sozialen Strukturen verlangen gebieterisch nach Neugestaltung, die Lebensformen wollen sich ändern, der Mensch sich als Mensch neu und tiefer begreifen als bisher. «Vernunft wird Unsinn; Wohltat Plage – weh dir, dass du ein Enkel bist!» (Goethe). Der Aufstand der Jugend gegen das Althergebrachte wird immer heftiger. Sie will nicht geboren sein, das Treiben der Eltern und Voreltern fortzusetzen, sondern sie will ein Eigenes, Mitgebrachtes verwirklichen. Da sie findet, dass «vom Rechte, das mit ihr geboren ist» leider nie die Frage ist, rebelliert sie. Sie bringt die Aufgabe mit, dass alles anders werden müsse, tastet und sucht, wo sie Ansätze, wo Verständnis für diese Aufgabe fände, wo Hilfe. Die Welt ihres Erwachsenseins soll *ihre* Welt sein, *ihr* gehören, nicht einer Vergangenheit. Die Kulturkatastrophen dieses Jahrhunderts weisen deutlich genug aus, dass eine Epoche an ihrem Ende angelangt ist. Wer anders kann eine neue Zeit herbeiführen als neue Menschen? Die Hinwendung zur Erde, die Erforschung der materiellen Welt und ihrer Gesetze, die Entfaltung des technischen Zeitalters mit seiner Maschinenwelt brachte die Wende vom Mittelalter zur Neuzeit. Der Mensch stellte sich in einem bisher ungekannten Grade auf sich selbst. An die Stelle hierarchisch geordneter Staatswesen traten die Demokratien – wenngleich die letzten Reste von «Gottesgnadentum» erst zu Anfang dieses Jahrhunderts verschwanden. Diese Entwicklung brachte eine Erkraftung des Ichbewusstseins, wie sie die Welt bisher nicht gekannt hatte. Aber diese ist teuer bezahlt worden. Die Quellen versiegten, aus denen das Geistige im Menschen sein Leben empfangen hatte. Zu Dogmen erstarrte, was einst lebendige Verbindung mit der Geistwelt gewesen war. Die Kultur, die einst die herrlichen Gotteshäuser Europas gebaut, die erhabene Kirchenmusik, die tiefsinnigen Dichtungen der Divina Comedia, des Parzifal hervorgebracht hatte, erstarb in ihren Wurzeln. Da das Jenseitige entschwand, richtete man sich ganz diesseitig ein. Die wahre Religion wurde nun, immer mehr, der Materialismus mit seiner mechanisch-kausalen Weltbetrachtung, dem Kampf ums Dasein als Motor der Geschichte, dem Wärmetod als Endziel des Alls. Das ist die negative Seite der Bilanz, als deren positive die machtvolle Ich-Erkraftung zu werten ist.

Im Zugehen auf diese Schwelle, von der vorhin die Rede war, sind aber bereits die Keime entwickelt worden, die nun ihre Hüllen sprengen, und mit denen die neue Jugend ihr eigenes Streben verbinden will. Goethe und die Goetheanisten, überhaupt die grossen Künstler und Denker des vorigen Jahrhunderts haben dazu den Boden bereitet. Die Fortgeschrittensten erkannten den materialistischen Glauben als Aberglauben, den es zu überwinden gelte. Damit kamen sie bis an die Schwelle heran. Wer würde sie wirklich überschreiten, ein erster zwar, doch für viele als Folger?

Die Jugend der zweiten Hälfte dieses Jahrhunderts tritt immer mehr mit dem Willen an, diesen Entwicklungsschritt mitzumachen. Sie will nicht mehr bloss über das, was jenseits dieser Schwelle liegt, philosophieren hören, sie will den Geist *erleben.* Sie hat Hunger und Durst nach dem Geistigen. Alle alten Quellen sind versiegt. Sie möchte nicht in der materialistischen Wüste, als welche ihr die Gegenwart erscheinen muss, verschmachten. Sie sucht nach echten Führernaturen, Tür-Öffnern, Schwellenüberschreitern, nach Menschen, die aus Felsen Wasser schlagen können.

Da tritt die Versuchung heran, sich die schwere Aufgabe leicht zu machen; zu den Psychedelica zu greifen, nicht mehr in Worten zu kramen, sondern «zu schauen alle Wirkungskraft und Samen». Wir sehen, wie immer mehr Jugend dieser Versuchung unterliegt, als eine der Tragödien dieser Zeit. Wo ist das Rettende, das Helfende, das nach Hölderlins Worten immer nahe, wenn die Not gross geworden?

Das einzige wirkliche Heilmittel gegen die Kulturkrankheit des Drogengebrauches ist das weltweite Bekanntmachen der Tatsache, dass es den gesunden, erprobten modernen Weg zum Geiste schon seit Anfang des Jahrhunderts gibt. Wer das erste Kapitel des Buches *Wie erlangt man Erkenntnisse der höheren Welten?*[21] von Rudolf Steiner einmal ernsthaft gelesen, dadurch mit tiefer innerer Erwartung an die weiteren Kapitel herangetreten ist, und sich schliesslich entschlossen hat, seinen Wahrheitsgehalt erlebend zu crproben, der wird so leicht nicht dem Rauschgift verfallen. Er wird die Prüfungen bestehen, die mit dem Überschreiten der Schwelle verbunden sind. Er wird die Kräfte erwerben, die in den Aufbau einer neuen Kultur hineinfliessen wollen. Und er wird die finden, die ihm bei solchem Streben Genossen sein werden.

KAPITEL XIII

DIE HEXENHASEL – HAMAMELIS VIRGINIANA

LEBENSENTFALTUNG IN GEGENRHYTHMEN ZUM JAHRESWALTEN

Dieses Buch nimmt, nach der einleitenden Darstellung der Bildekräftewesen und der Wege, die zu ihrem Erleben führen, seinen Ausgang von der Betrachtung der Mistel-Gewächse. Sie erscheinen in der Anti-Rhythmik zum allgemeinen Naturgeschehen, die sich aus der Eigenart des Zusammen- oder vielmehr Gegeneinanderwirkens der vier Arten von Elementarwesen ergibt. Wasser- und Luftwesen wirken innig zusammen, Erd- und Feuergeister werden vertrieben.

Von da aus führt der Weg in das weite Pflanzenreich. Immer neuen Arten des Zusammenwirkens der Elementarwesen begegnet man. Das Motiv der Antirhythmik aber tritt dabei nicht weiter auf. Wenn es, nach einer so langen Wegstrecke, dem Leser nun wieder begegnet, und er ein Bekanntes begrüsst, so stellt sich doch gleich heraus, dass es sich nicht um eine neue, eventuell «erweiterte» Auflage von Mistel-Gewächsen handelt. Denn der Familie der Zaubernuss-Gewächse, Hamamelidaceae, fehlt jeglicher Parasitismus. Es wirken *nicht* die Kräfte des alten Mondes in ihnen, sie fliehen *nicht* die Erde, vertreiben nicht die Gnomen. Auch verbinden sie sich durchaus mit den Wärmewesen, allerdings in bemessenem Grade. Nur: In Antirhythmen leben sie in nicht zu übersehender Weise, diese Gewächse der nördlichen gemässigten Zone – in *dieser* Hinsicht den Misteln zu vergleichen.

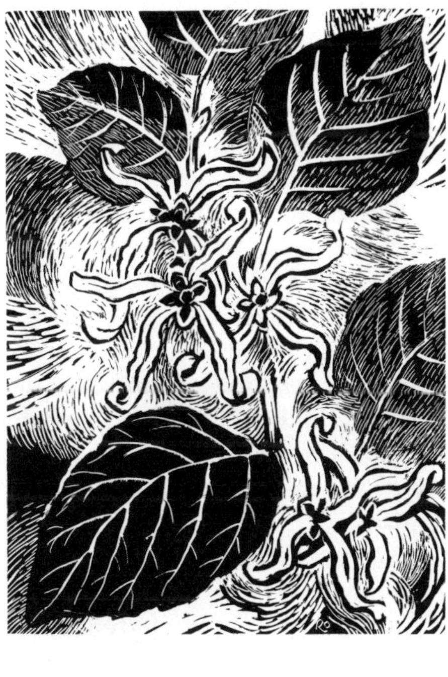

Die *Hexenhasel,* auch amerikanische *Zaubernuss* genannt *(Bild),* wird der Familie der Hamamelidaceen zugerechnet, die, je nach Auffassung der Systematiker, in 18–25 Gattungen mit 50–100 Arten aufgegliedert ist. Die Familie wird in die Ordnung der Wirtel-Gewächse, Verticillatae, gestellt, in der man den Übergang von den Gymnospermen zu der nächst höheren Klasse, den «Proranales», sehen kann. In der Art der Holzbildung, des Blüten- und Fruchtaufbaues, sogar der äusseren Erscheinung, erinnert in dieser Ordnung vieles noch an die Gymnospermen; Kasuarinen könnte man auf den ersten Blick für Kiefern halten. Da anschliessend ein eigenes Kapitel der Überschau über die Proranales insgesamt eingeräumt ist, um die Ganzheit dieser Klasse in den Blick zu bekommen, sei an dieser Stelle nur erwähnt, dass die Familie der Platanen-Gewächse in naher Verwandtschaft zu den Hamamelidaceen steht.

Die Gattung Hamamelis der Familie ist hier Hauptgegenstand der Darstellung. Einige andere Gattungen sind nur erwähnt, um gewisse Eigentümlichkeiten der Hexenhasel deutlicher zu sehen, da diese in den verwandten Gattungen ausgeprägter, aber auch einseitiger sich darstellen. So bilden Liquidambar styraciflua und Liquidambar orientale wohlriechende edle Balsame; letztere liefert den Styrax, Rohstoff für Duft- und Räucherwerk. Die aus China und Japan stammenden Scheinhasel-Arten schmücken den Vorfrühling unserer Gärten mit ihrer reichen Blütenpracht, und zeigen das Sich-Hinweg-Setzen über die normalen Jahreszeitenrhythmen recht deutlich.

Ausser der jetzt näher zu besprechenden virginischen Zaubernuss kann man in unseren Gärten gelegentlich die im Spätwinter ihre schönen gelbrötlichen Blütenbüschel am kahlen Strauch entfaltende japanische Zaubernuss sehen, und ebenso Hamamelis molle aus China. Nordamerikanisch ist Hamamelis vernalis, gegen das Winterende blühend, und die nun besonders zu schildernde, vom Spätherbst bis in den Tiefwinter nach dem Blattfall erblühende Hamamelis virginiana.

«Witch-hazel», die hier gemeinte Zaubernuss oder Hexenhasel[39], wächst als Unterholz in feuchten Laubwäldern, oder als weidenähnlicher Bachbegleiter in den am Atlantik gelegenen Provinzen des westlichen Nordamerika.

Der Strauch fasst nicht sehr fest Wurzel in der Erde, kann darum noch im Alter leicht verpflanzt werden. Er spriesst mit kräftigen, biegsamen, glatten Ruten feingliedrig in die Höhe und Breite und belaubt sich reich mit den asymmetrischen haselähnlichen, glänzend hellgrünen Blättern, die Frühling, Sommer und Herbst über viel Licht und Wärme einsaugen, dadurch den ganzen Strauch bis in die Rinde zart durcharomatisieren und zuletzt mit hellem Gelb und kräftigem Rot verwelken und abfallen. Nun erst, wenn sich alles vegetative Leben in die Winterknospen zurückgezogen hat, brechen aus dem tot erscheinenden Holz die kleinen hellgelben, streng nach der Vierzahl aufgebauten, windbestäubten Blüten, entrollen ihre vier schmalen Blattzipfel, und so steht der Strauch in Blüte vom Herbst bis in den tiefen Winter; man kann die frostgedörrten gelben Gebilde noch im Januar, Februar finden. Im Frühjahr reifen die eichelähnlichen Früchte, die im Frühsommer plötzlich in vier Klappen aufspringen, dabei quetschend die Samen weit hinausschnellen, und sie derart etwas cholerisch entlassen. Die Blattessenz hat einen feinen blüten- und fruchtartigen Charakter. Sie schmeckt herb-aromatisch.

Man sieht: Hamamelis sammelt während der Sommerzeit nach *innen,* was die «normalen» Pflanzen nach *aussen* in Farbe, Blütenduft und Fruchtbildung ergiessen; und sie offenbart sich blühend nach *aussen,* wenn die ganze Erde mit allen ihren Geschöpfen in Winterruhe nach *innen* sich wendet. Dieser «gekühlte», abgedämpfte Blütenprozess ist etwas den normalen «heissen» Sommerblüteprozessen sehr Entgegengesetztes! Hamamelis hat also als Charakteristisches diesen eigenwilligen, im Gegensatz zu den grossen Erdenlebensrhythmen sich selbständig abgliedernden Rhythmus von Blühen und Fruchten.

Blätter und Rinde enthalten viel Gerbstoff. Die Gerbstoffbildung ist aber für die Pflanze ein dynamisches Organ, durch das die rein vitalen (ätherischen) Lebensbildekräfte die über dem Vitalen liegenden astralischen Wesenskräfte anziehen, durch welche der Impuls zur Bildung des Blütenorgans und die Beziehung zum überpflanzlichen, zum tierischen Wesensreich gegeben werden. (Die Pflanzengallen verraten besonders deutlich diese Beziehungen zwischen Gerbstoffbildung, ätherisch-pflanzlichem und astralisch-tierischem Prinzip[40].) Hinzu tritt das dem Hamamelisstrauch eigene aromatische Prinzip, das aus Rinde und Blättern als Essenz oder Destillat gewinnbar ist, und – bei aller flüchtigen Würze – etwas Konsolidiertes, herb Zusammengedrängtes in sich hat. Die Hexenhasel ist ein sehr wirksames Wundheilmittel, besonders bei alten, auch Verbrennungswunden. Trennt sich im Menschen ein Prozess eigenwillig vom allgemeinen rhythmischen Körpergeschehen ab, wie es im Naturprozess die Hamamelis gegenüber der Erdrhythmik tut, so wird ein Heilmittel aus Hamamelis diesen Prozess gleichsam übernehmen und die in ihm krankhaft gebundenen Wesensglieder freisetzen.

Hamamelis gibt ferner dem Blutorgan im ganzen Form, bekämpft innerlich gegeben Blutungen aus allen grossen Körperorganen. Im besonderen wirkt Hamamelis, in entsprechenden Zubereitungen, heilsam auf Entzündungs- und Erschlaffungstendenzen im venösen System. Ist das im Durchgang durch das rhythmische System durch den Atmungsvorgang frühlingshaft belebte arterielle Blut, nachdem es durch die sommerliche Stoffwechselregion hindurchgegangen ist, nun, mit Kohlensäure beladen, herbstlich geworden, so droht ihm die Möglichkeit, Schwere in sich aufzunehmen, abzusacken – was sich in Hämorrhoidenbildung und dergleichen äussern kann. Hier kann der Hamamelisprozess eingreifen. Ähnliche Situationen ergeben sich bei der Myomerkrankung – wozu eine Stelle zitiert sei aus dem Handbuch von F. Husemann *Das Bild des Menschen als Grundlage der Heilkunst*[34]:

«Als ein wichtiges Mittel bei Myomblutungen ist auch Hamamelis mit Vorteil anzuwenden, besonders bei atonischen Genitalblutungen von dunkler, schwärzlicher Färbung. Diese Pflanze hat einen sehr eigenwilligen, den normalen Vegetationsvorgängen entgegengesetzten Rhythmus mit intensiver Gerbstoffbildung. Die stoffwechselbezogenen Prozesse, Blüte und Frucht, erfolgen *nach* dem Abwerfen der Blätter, vom Spätherbst über den Winter hin. Solche Prozesse sind geeignet, überschiessende Stoffwechselvorgänge, wie sie sich unter anderem in ungehemmten Blutungen manifestieren, zu beherrschen, indem gleichzeitig der Gerbstoffprozess den Astralleib stärker an die ätherischen Bildekräfte heranzieht, und ihm das Eingreifen in dieselben erleichtert[34].»

*

Zum Abschluss dieser Betrachtung sei noch erwähnt, dass die gewebestraffende, die Hautdurchblutung sanft anregende Wirkung von Hamamelisauszügen oder Destillaten diesen einen gesicherten Platz in der Kosmetik verschafft hat. Ein Strauch, der die Kraft hat, frühlingshaft zu erblühen, wenn der Winter regiert, vermag wohl in der winterlichen Sinnes-Nervenregion des Menschen, zu der die Haut gehört, mit zu früh sich ankündigenden Abbauzeichen den Kampf aufzunehmen, und Frühlingsblütenmacht zauberkräftig zu Hilfe zu rufen.

KAPITEL XIV

VON DER SONNENKLASSE DER BLÜTENPFLANZEN – PRORANALES

Die Pflanzenwelt unseres Planeten ist an das Entwicklungsgeschehen der *ganzen* Erde gebunden, von Uranfängen an. Die Klasse der Nacktsamer, Gymnospermae, spiegelt das Älteste, die «alte Saturnentwicklung». Sie wirkt ganz archaisch, enthält viele, längst ausgestorbene Familien, zeigt in Holz-Wurzel-Blüten-Fruchtbildung sehr primitive Züge. Man nehme als Repräsentanten die Ordnung der Coniferen, stelle sich etwa eine Tanne vor, empfinde dazu die «saturnische» Stimmung in einem Nadelwald.

Die Klasse der Proranales spiegelt den zweiten Schritt, den der alten Sonnen-Entwicklung. Er geschieht in 7 Unterschritten, den Ordnungen der Wirtel-Gewächse, Anonales, Sarraceniales, Rhoeadales, Aristolochiales, Flacourtiales, Parietales. Sie sollen im folgenden kurz charakterisiert werden.

I. WIRTEL-GEWÄCHSE – VERTICILLATAE

Zunächst zeigt sich in der Ordnung der *Wirtel-Gewächse, Verticillatae,* der Übergang von den Nacktsamern, an deren oberste Ordnung, die Gnetales, sie anschliessen. Die Casuarinen sehen noch wie Nadelbäume aus. Zapfenähnliche Fruchtstände zeigen sich durch die folgenden Ordnungen hindurch, ebenso gymnospermenähnlich gebildete Hölzer. Windbestäubung ist häufig. In spiraliger Anordnung gehen Blätter in Kelch-, diese in Blumen-, diese in Staub- und Fruchtblätter über, welche Gebilde alle noch nicht starr in Zahlengesetze gebunden sind, sondern ungebändigte Fülle darleben. Bei den Platanen kommt es zu mächtiger Baumbildung, lichtliebende, königliche Gestalten stehen da. Tempelbäume waren sie den Griechen, dem Sonnengott geweiht – an Alter nehmen sie es mit den Sequoien auf. Die Hamamelidaceen sind dem Leser bereits vorgestellt.

II. ANONALES

Die *Anonales* treten noch stärker sonnenhaft hervor. Sie sind ja die Sonnen-Ordnung innerhalb der Sonnen-Klasse. Sie suchen die stärksten Sonnenwirkungen auf, sind überwiegend tropische Gewächse. Die innere Durchsonnung bildet wärmetragende Stofflichkeit: ätherische Öle in Rinde, Blüte, Blatt, Frucht; fette Öle in den Samen; Zimtrinden, Muskat, Pfefferfrüchte, Nelken-Zimt. Dazu kommen köstliche, nach Zimt, Erdbeeren, Ananas schmeckende Früchte: die nach Pfirsich und Ananas schmeckende Chirimoya, die Avocadobirne. Auch der Lorbeer gehört ihnen an. Der japanische Kampferbaum trägt noch eine neue Note hinzu. Hohe, ja riesenhafte, waldbildende Bäume mit trefflichem Holz finden sich, mächtige Blütenbildung durchflammt die ganze Ordnung: Man nehme die Magnolien als Beispiel.

III. SARRAZENIEN-GEWÄCHSE – SARRACENIALES

Dramatisch tritt die nächste Ordnung auf, die mit Recht unter dem Zeichen des Mondes steht: die Sarraceniales. Ihre Angehörigen, die tierfangenden und tierverdauenden *Sarrazenien-Gewächse* erinnern an die Tierpflanzen des alten Mondes. Sie suchen moorige, durchweichte Böden, die an das Reich der Pflanzenmineralien des alten Mondes erinnern, oder siedeln epiphytisch auf Baumästen feuchter Tropenwälder: die Kannenpflanzen, Schlauchträger, Sonnentauarten usw.

IV. MOHNARTIGE GEWÄCHSE – RHOEADALES

Ganz anders wieder stellt sich die Mars-Ordnung der *Rhoeadales* dar. Da betritt der Sonnenimpuls mit Schwefelhilfe die feste, unwirtlichere Erde, in ihren gemässigten bis kalten Zonen; Kräuter, sogar Unkräuter in Fülle ergreifen lebenszäh und schnellwüchsig die «erdige Erde». Heftiges, hitziges Blühen, rasches Fruchten, ölreiche Samenbildung setzt sich durch, leuchtende Blütenfarben, liebliche Düfte entwickeln sich. Keine wässrige Stauung, auch kaum Baumbildung ergibt sich; aber Milchsäfte treten da und dort auf. Man denke an Reseden, den Meerrettichbaum, als Schwerpunkt der Ordnung an die grosse Familie der Kreuzblütler, an Kaperngewächse, die dornig über felsige Böden der Mittelmeerländer kriechen. – Ohne Schwefel gestalten sich die milchsaftigen Mohngewächse, der Schlussstein der Ordnung; lebenstrotzend, weich, unverhärtet ihrer Äthernatur nach, aber überstark ergriffen vom verzehrenden Blütenprozess, der narkotische Gifte in den Milchsaft presst durch den zu starken Eingriff des Astralischen. Bis in die Polargegend dringt das Mohnwesen, ersteigt die Gebirge, lichtliebend, Sonnenkräfte in sich saugend, darum reichlich fette Öle in den von trockenen Kapselfrüchten umschlossenen Samen bilden könnend. Wichtige Heilpflanzen finden sich durch die ganze Ordnung hindurch. Und schwefelhaltige Würzpflanzen.

Die nächste Ordnung, die *Osterluzei-Gewächse, Aristolochiales,* bringen eine weitere, neue Seite des Wesenhaften dieser Klasse zur Offenbarung. Die grösste Familie, die Aristolochia-Arten, haben es, mit raffinierten Falleneinrichtungen, auch auf den Tierfang angelegt; aber nur auf den vorübergehenden Fang, nicht auf das Verdauen. Kleine Insekten werden angelockt, um die Bestäubung zu vollziehen; einige Stunden festgehalten, um wieder entlassen zu werden. Nachtdunkel öffnen sich Schlünde, locken Fliegen mit Verwesungsdüften in die Tiefe, sperren den Rückweg mit Reusenhaaren; oder helle Fenster in der Tiefe, die einen Ausweg vortäuschen. Nach der Bestäubung verdunkeln sich die Fensterflecke, erhellt sich dafür der Eingang, oder die Reusenhaare schrumpfen und geben die Tierchen wieder frei für den Besuch der nächsten Blüte. Dieses Verhalten der Gattung Aristolochia erinnert sehr stark an die Aronstab-Gewächse unter den Einkeimblättrigen. Wie bei diesen bilden sich sowohl bodenverhaftete Kräuter (Osterluzei erinnert an Aronstab) als auch rankende, kletternde Arten (Pfeifenwinde erinnert an Philodendron). Dem feuchten schattigen Waldgrund verhaftet, darin dem Aronstab gleichend, ist die Haselwurz, welcher Gattung 70 Arten angehören. Doch bestäubt die dreiteilige, braunviolette, an den Boden geduckte Blüte, die sich mit den langstieligen, runden Blättern beschattet, sich selbst. So einseitig entwickelte Pflanzen sind immer Heilpflanzen, so auch Osterluzei und Haselwurz.

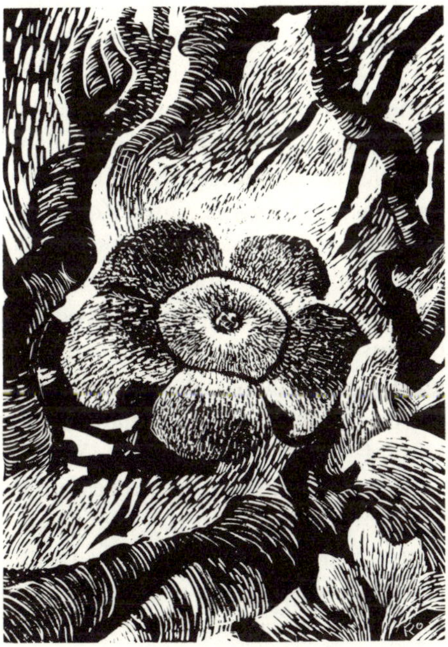

Die anderen Familien der Ordnung sind aber Schmarotzerpflanzen, und das in ungewöhnlichem Ausmass. Sie überlassen anderen Pflanzen die Mühe, Wurzeln, Stengel, Blätter zu bilden, und leben nur in Blüten- und Samenbildung. Die wohl grösste Blüte des Pflanzenreiches überhaupt bildet eine Rafflesia-Art *(Bild: Riesenblume, Rafflesia arnoldii),* die 1 m Durchmesser erreichen kann und mit Aasgeruch ihre Bestäuber anzieht. Diese «Pilzblumen» haben fleischige Blütenblätter. Die Balanophoraceen wachsen mit ungegliederten bis kopfgrossen Knollen auf den Wurzeln ihrer Wirtspflanzen und stossen mit dicken rötlichen Stengeln die kolbigen Blütenstände pilzgleich über den Boden. Die Knollen sind so wachshaltig, dass man sie kerzengleich brennen kann. Fliegen sind überall die Bestäuber. Am nächsten in unsere Breiten rückt der Hypozyst, der auf Zistrosen wurzelnd schmarotzt und aus dicken Sprossen mit vielen leuchtend gelben Blüten ans Licht des Tages dringt.

VI. FLACOURTIALES

Die nächste, Jupiter zugeteilte Ordnung, die *Flacourtiales,* enthält in den Flacourtiaceen als ihrer weitaus bedeutendsten Familie, mit 90 Gattungen und weit über 1000 Arten, ihre Schwerpunktsbildung. Das sind sehr vielgestaltige, festholzige, schönblütige Gewächse der Tropen, meist Bäume mit schönen grossen Blüten oder reichen Blütentrauben, oft von starkem Duft. Heilpflanzen finden sich unter ihnen, Bedeutung gewann Hydnocarpus kurzii, woraus das Chaulmugraöl gewonnen wird, ein wichtiges Lepraheilmittel.

VII. TEE-ARTIGE, JOHANNESKRAUT-ARTIGE GEWÄCHSE – PARIETALES

Die letzte Ordnung der Klasse, die *Parietales,* fasst wie mit einem mächtigen Schlussakkord das bisher Dargelegte noch einmal zusammen, und leitet dann mit Übergangsformen zur nächsten Klasse, den Ranales, Hahnenfussartigen, über, die im Zeichen des alten Mondes stehen. Den Auftakt bilden die Dipterocarpaceen, Zweiflügelfrüchtler. Es sind durchwegs mächtige waldbildende Bäume der Tropen Südostasiens und Afrikas, deren an der Frucht bleibende Kelche mit 2 langen Blättern zu Flügeln auswachsen. Sie schenken wertvolles Holz, ätherische Öle, Harze; Dammarlack, Borneokampfer. – Die Guttiferae weisen eine ähnliche Vielseitigkeit auf wie die Anonaceen. Sie bilden in den Tropen mittelgrosse Bäume und Sträucher aus; in der gemässigten Zone aber Kräuter, der Gattung Hypericum[41], Johanniskraut. Es sind schönblütige Gewächse, die eine besondere Formkraft in der Gliederung ihrer Staubgefässfülle entwickeln, sie gebündelt, flaschen-keulen-kugel-kragen-säulen-röhrchen-becher-kegelförmig ausgestalten. Öldrüsen, Harze, der aus Rindeneinschnitten ausfliessende, an der Luft erhärtende gelbe Gummiguttfarbstoff bilden sich, eisenharte Hölzer treten auf; wie denn auch unsere Johanniskräuter zäh- und hartstengelig sind – ein Name für das Johanniskraut kommt daher: Hartheu. Ein Verfestigungsprozess wird deutlich, den Rudolf Steiner als Arsenisierungsprozess im Pflanzlichen ansprach. Damit liefert die Familie auch ihren Beitrag zur Heilkunst. Die Bitterkola ist ein kräftiges Anregungsmittel. Schliesslich schenkt die Familie auch wichtiges Tropenobst: die Mangostane, deren apfelgrosse, hartschalige, rotbraune Früchte weisse oder rosa Samenmäntel ausbilden, die nach Pfirsich und Ananas schmecken; und den aprikoseartigen Mamei-Apfel. Fettliefernde «Talgbäume» gibt es auch. – Eine weitere wichtige Familie der Ordnung sind die Theaceen, die als Bäume und Sträucher der tropischen und subtropischen Bergländer Asiens weite Verbreitung haben. Thea sinensis, als Wildform ein Strauch oder kleiner Baum Assams, grosse Bestände bildend, gerbstoff- und koffeinreich einen besonderen Astralisierungsprozess anzeigend, der auch in den schönen, weissen oder rötlichen, jasminartig duftenden Blüten sichtbar wird, ist zu einer der wichtigen Kulturpflanzen – nicht nur der östlichen – Menschheit geworden; wenngleich das Teezeremoniell des Japaners mit seinem kultischen Einschlag im five o'clock tea nur einen blassen Schatten nach Westen geworfen hat. – Die zweite grosse Gattung der Theaceen sind die «Rosen des Ostens», die Kamelien, die Ostasien besiedeln.

In den Ochnaceen begegnen uns noch einmal mächtige Tropenbäume Südamerikas und Afrikas, mit schönen, gelbkelchigen, rotwerdend die schwarzen Früchte umgebenden Blüten; die Kelche wachsen zu zwei Flügeln aus wie bei den Flügelfrüchtlern.

Mit den Dilleniaceen erscheint der Übergang der Klasse zur nächsten, der Mondenklasse der Ranales, der Hahnenfuss-Artigen, sichtbar vor Augen. Es sind Gewächse der warmen Länder. Sie tragen Blüten mit 6 Kronenblättern, vielen Fruchtblättern und Staubgefässen. Dillenia indica umschliesst die trockene Fruchtkapsel mit den fleischig werdenden Kelchblättern, die zu faustgrossen, sauer schmeckenden Scheinbeeren auswachsen, die wie Zitronen verwendet werden.

KAPITEL XV

HASELWURZ – ASARUM EUROPAEUM UND OSTERLUZEI – ARISTOLOCHIA CLEMATITIS

ZWEI TYPISCHE HEILPFLANZEN DER ARISTOLOCHIACEEN

An den Überblick über die Sonnenklasse der Blütenpflanzen, die Proranales, schloss sich sinngemäss ein Kapitel über Würzpflanzen, da in dieser Klasse besonders viele Gewürze liefernde Pflanzen vorkommen. Von der Würzpflanze zur Heilpflanze ist gleichsam nur ein Schritt. Heilpflanzen der Klasse sind schon eine Anzahl vorgestellt worden: Zaubernuss, Sonnentau, viele Kreuzblütler und Mohn-Gewächse, Johanniskraut-Gewächse. In der Mondordnung der Klasse begegneten uns die seltsamen fleischfressenden Pflanzen: Kannenpflanzen, Sonnentauarten, Sarraceniaceen. Nun soll die kleine, aber sehr interessante, und für die ganze Klasse doch auch sehr typische Familie der Aristolochiaceen in zwei Arten dargestellt werden, welche als Repräsentanten der ganzen Familie mit ihren 7 Gattungen und 400 Arten angesehen werden können. Dabei steht die Haselwurz, Asarum europaeum, für die Gattung Asarum mit etwa 60 Arten, die alle der nördlich gemässigten Zone angehören. Und Aristolochia clematitis, die Osterluzei, repräsentiert bei uns die Gattung Aristolochia, die grösste der Familie, und vertritt ihre etwa 300 Verwandten, die die gemässigten und warmen Gebiete der Erde bewohnen.

Durchaus zu der Zugehörigkeit zur «Sonnenklasse» will es passen, dass die Aristolochiaceen, die einen zarter, die anderen kräftiger durcharomatisiert sind. Perennierende Kräuter, aufrechte oder windende Sträucher haben wir vor uns, mit meist langgestielten, ganzrandigen, rundlichen oder herz-, selbst spiessförmigen Blättern. Die Blüten sind nach der Dreizahl aufgebaut, haben einfache Blütenhüllen, 6–12 Staubblätter, meist 6 Fruchtblätter, einen unterständigen Fruchtknoten, Kapselfrüchte. Es gibt keine Bäume in der Familie, auch keine Schmarotzer- oder Überpflanzen, was nicht übersehen werden darf; denn in der Ordnung, den Aristolochiales, befinden sich die Balanophoraceen und die Rafflesiaceen, Schmarotzerblumen-Gewächse; dickfleischige Gebilde, die sich weder mit eigenen Wurzeln der Erde verbinden noch durch eigene Blätter Licht und Luft sich aneignen. Pilzblumen möchte man sie nennen. Eine ihrer Arten, Rafflesia arnoldii, bringt die grösste Blüte hervor, die man überhaupt kennt.

Soviel über das Gemeinsame der 400 Arten der Familie; doch hat sich der Typus nach zwei ganz entgegengesetzten Seiten entwickelt, und das kommt in unseren zwei Heilpflanzen, der Haselwurz und der Osterluzei, sehr deutlich zum Ausdruck, so dass man in der Tat die ganze Familie begriffen hat, wenn man sich das Wesen dieser zwei durchsichtig macht. Die einen sind Waldpflanzen geworden, mit den

Wurzeln weit und tief in den Boden greifende, mit den Blättern den Grund bedekkende Schatten-Gewächse mit düsterfarbigen, unter den Blättern an der Erde liegenden, glockigen symmetrischen Blüten, die sich selbst bestäuben, also keine Tierbeziehungen eingehen, allerdings die Samen dank ölhaltiger Anhängsel von Ameisen verbreitet bekommen. Die anderen aber suchen helle, trockene, warme Wuchsorte, streben zur Höhe, und tragen ihre, in raffinierter Art tierangepassten zygomorphen Blüten aus dem Blattwerk in den freien Raum weit sichtbar hinaus. Sie locken durch Farbe und Geruch kleine Fliegenarten, die ihre Bestäuber werden. (Vgl. das auf Seite 207 ausführlich Dargestellte.) Eine Beziehung zwischen dem Ätherwesen Pflanze und dem Astralwesen Tier lebt sich da dar, die in manchem an die Aronstab-Gewächse erinnert, doch aber wieder ihre eigenen Züge aufweist. Wie es sich damit verhält, zeigt die folgende Betrachtung.

1. *Die Haselwurz, Asarum europaeum (Bild),* ist durch ihren im Boden kriechenden, sich reichlich verästelnden Wurzelstock der Erde innig verbunden, die sie mit ihrem glänzend grünen Laubwerk nierenförmiger, unten manchmal rötlich gefärbter Blätter dicht bedeckt. Diese Blätter, von langem Stiel fingerhoch emporgetragen, lederig, ganzrandig in sich beschlossen, dicht an dicht eine ansehnliche Fläche erobernd, sind zwar nicht immergrün, wohl aber wintergrün. Im Frühjahr treibt jede Endknospe der am Boden kriechenden Stengel zwei frische Blätter, die zwischen sich die Blütenglocke auf kurzem Stiel tragen. Diese ist aussen erdfarbig, innen nächtlich rotbraun, Dunkelkraft umschliessend, bodengebunden. Diese daumennagelgrosse Blüte endet oben in sich leicht nach innen krümmenden, breiten, aber zugespitzten Zipfeln. Auch die zwei Staubblätter stossen mit spitzen Zipfeln über die Staubbeutel hinaus. Auf diese eine, für die ganze Pflanze gross zu nennende Blüte konzentriert sich der Frühlingsaustrieb. Man muss sich vergegenwärtigen, dass dieses Neuergrünen und Erblühen im Frühjahr geschieht, während die Laubwälder oder Haselhecken, die Wachstumsstätten unserer Pflanze, noch nicht den Sonnenstrahlen den Weg zum Erdboden sperren; im März bis Mai.

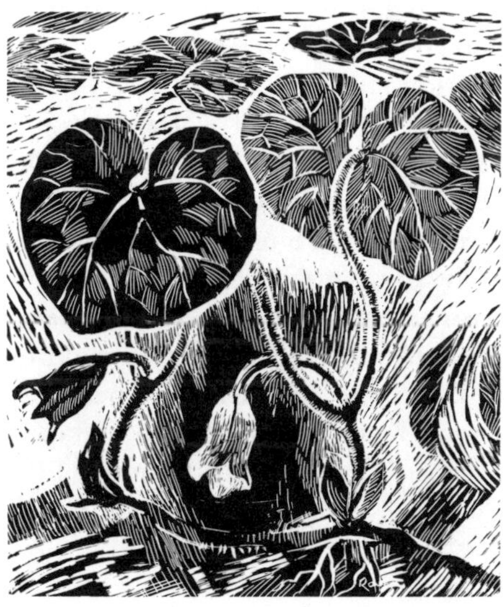

Doch ist die Haselwurz keineswegs das reine Erd- und Schattengeschöpf, für das man sie nach dem bisher Geschilderten nehmen könnte. Man pflücke nur ein Blatt, zerreibe es und erlebe den pfefferig-kampferartigen Geruch; koste ein Stückchen, schmecke das brennende, dumpfwürzige; ziehe ein Stück Wurzelstock aus dem Boden, und finde in ihm verstärkt, was die oberirdischen Organe riechen und schmecken liessen. Nimmt man die chemischen Untersuchungsmethoden zuhilfe, so kann man Safrol, Eugenol, kampferartige Stoffe wie Asaron, finden, Stoffe, die sich in anderen wohlbekannten Gewürzpflanzen auch bilden wie im Safran, den Gewürznelken, der Kalmus – die alle keine Schattenpflanzen sind! Wie man den entsprechenden Darstellungen in den ersten 2 Bänden der Heilpflanzenkunde entnehmen kann, sind es kosmische Wärmekräfte, welche die Pflanzen zur Bildung derartiger Stofflichkeiten stimulieren. Sie sind besonders in der Blüte-Frucht-Region tätig, dringen aber bei manchen Pflanzen in die Blattregion, sogar in die Rindenbildung, und bei besonders gearteten Pflanzen bis ins Unterirdische, die Wurzelregion ein. Die Qualitäten des Feurigen werden bis in das Erdige, der Wärmeäther in den Bereich des Lebensäthers getragen, die Feuerwesen dringen in den Herrschaftsbezirk der Erdgeister. Es gibt Asarumarten, welche diesen Prozess noch vollkommener ausführen als unsere Haselwurz, z.B. Asarum canadense, dessen Rhizom Wohlgeruch annimmt und als «wild Ginger» ähnlich der Ingwerwurzel zu erfrischenden Getränken verwendet werden kann.

Die Haselwurz ist also eine wahre Charaktergestalt unserer Flora und man wundert sich nicht, dass sie schon den Römern als Heilpflanze bekannt war, im Mittelalter als «Weihkraut» zu Räucherungen gegen «Behexung» verwendet wurde; Paracelsus sie als Diureticum, Purgans, Emmenagogum benützte; dass man sie als Fiebermittel, als Brechmittel, gegen Wassersucht und Gelbsucht verordnete. Dazu dienten die im Herbst gesammelten Rhizome, welche diesen Einatmungsprozess der Sommerkräfte in die Erdregion voll durchgeführt haben. Die homöopathische Heilweise hat Asarum bei nervöser Übelkeit mit Erbrechen, Kopfschmerzen, bei fieberhaften Darmerkrankungen mit Frieren und Durchfall, auch bei Trunksucht angewendet. Eine Pflanze, welche den Blüteprozess mitsamt dem rhythmischen Blattprozess so nahe an, sogar in die Wurzelregion hinein bringt, wird überall da wirken können, wo ein chaotisches Stoffwechselgeschehen gegen die obere Organisation anbrandet.

Rudolf Steiner hat – soweit dem Verfasser bekannt geworden – Aristolochiaceen, und somit die Haselwurz, als Heilmittel nicht verordnet. Das will aber nicht bedeuten, dass er in ihnen keine Heiltugenden erkannt hat. Wer erlebt hat, wie jede medizinische Tagung, jede Konferenz mit Ärzten immer neue Heilpflanzen ans Licht zog, der wird die Haselwurz durchaus für wert halten, einer durch geisteswissenschaftliche Methoden erweiterten Heilkunst zur Verfügung zu stehen. Heilpflanzen sind immer irgendwo abnorme Pflanzen, und diese Abnormität bringt sie in Beziehung zu jenen abnormen Zuständen der menschlichen Organisation, die wir als Krankheiten erleben. Und die Haselwurz ist, wie der vorurteilsfreie Leser zugeben wird, eine recht abnorme Pflanze. Dadurch vermag sie die therapeutische Phantasie – die eine exakte Phantasie sein kann – anzuregen.

*

2. *Die Osterluzei, Aristolochia clematitis (Bild),* vertritt in Mitteleuropa die Gattung Aristolochia. Nur gelegentlich trifft man noch auf die Pfeifenwinde, Aristolochia sipho, welche, der tabakpfeifenähnlichen Blüten wegen so genannt, mit breiten herzförmigen Blättern Lauben schattenspendend überzieht.

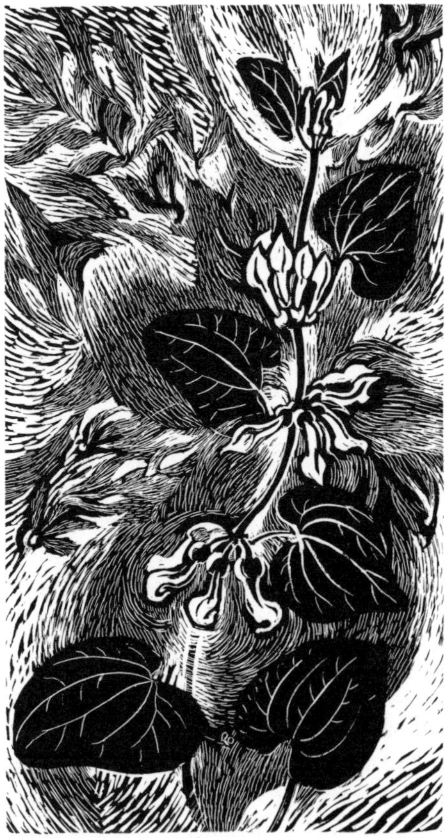

Die Osterluzei liebt Licht und trokkene Wärme; wählt Weinberge, Ackerränder, sonnige, buschige Hänge, Steingeröll, Schuttplätze um Ortschaften zu Wuchsorten. Auch sie hat ein kräftiges Wurzelleben, durchwühlt mit ästig gegliederter Grundachse den Boden, entsendet aus ihr reichlich Nebensprosse, und verbreitet sich auf diese Art wie ein rechtes Unkraut, vegetativ; während sie Früchte nördlich der Alpen nur selten ansetzt. Im Gegensatz zu Asarum streben die Aristolochia-Arten aber energisch in die Höhe; selbst die kleinste unter ihnen, eben die Osterluzei, erreicht etwa Hüfthöhe. Die Blätter bleiben nicht haselwurzartig am Boden, sondern werden, wechselständig gestellt, vom Spross mit hinauf genommen. Sie strecken mit langem Stiel die am Grund tief eingebuchtete, herzförmig zugespitzte Spreite seitlich ab, während der Hauptspross nach der Gegenseite etwas abbiegt und dadurch, schwach zickzackartig hin und her gehend, aufsteigt. In den Achseln der höher stehenden Blätter entwickeln sich im Übergang des Frühlings in den Frühsommer je etwa 8 in Büscheln stehende Blütenknospen, die sich zu ungefähr 3 cm langen, hellschwefelgelben Blüten entfalten. Diese umschliessen kugelig ihre Fruchtknoten, ziehen sich dann zur langen, schmalen Röhre aus, und öffnen sich oben mit kurzer breiter Unterlippe und langer schmaler Oberlippe. Das ganze Gebilde erinnert an eine kleine Kugelamphora. Innen ist die Röhre mit abwärts gerichteten Borstenhaaren reusenartig ausgestattet. – Die erwähnten Blütenbüschel sind etagenartig über den beblätterten Spross verteilt, Blattwesen und Blütenbildung ineinander gedrängt.

Vergleicht man die Osterluzei mit ihren vielen Verwandten der Gattung Aristolochia, die zum grössten Teil Waldpflanzen im warmen bis tropischen Teil der Neuen Welt sind, so fällt auf, dass erstere sich nicht nur den tropischen Wärmekräften entzogen hat, indem sie in der gemässigten Zone lebt, sondern dass sie auch alles Dunkle, oder Gestreifte, Gefleckte von ihrem Blütenprozess abweist, den Schatten überhaupt flieht, sich ins volle Licht stellt. Die tropischen, schattenliebenden Verwandten klettern, winden sich empor, bilden grosse, zum Teil riesenhafte Blüten, wie Aristolochia grandiflora, deren helldunkel marmorierte Blüte die gebogene Röhre mit einem unterarmbreiten Saum abschliesst, von dem ein noch längerer Zipfel herabhängt; trübes Braunviolett färbt diesen Saum. Aristolochia tricaudata lässt den Saum der etwa handtellergrossen, dunkelbraunen Blüte in drei herabhängende, unterarmlange Schwänze auslaufen. Die brasilianische Liane Aristolochia gigantea hat ähnliche halbarmbreite, dunkelbraune Blüten, deren Saum sich aber nach unten in zwei Lappen teilt. Einige andere mittelamerikanische Arten bilden die Säume ihrer spannenlangen Blüten zu ebensoweit nach vorn auswachsenden Ober- und Unterlippen, so dass das ganze Gebilde einem Vogelkopf ähnelt; so Aristolochia ringens. (In den Tropengewächshäusern der botanischen Gärten europäischer Universitätsstädte kann man die eine oder andere dieser Arten gelegentlich sehen.)

*

Wenn man eine Osterluzei mit der Hand streift, so wird ein dumpf-würziger, etwas petersilienähnlicher Geruch frei. Man hat in der ganzen Pflanze, besonders in den Wurzeln, Pinen, Borneol, Zimtalkohol als Duftträger gefunden; ferner, als etwas besonders für diese Pflanze Charakteristisches, gelbe, bitter schmeckende «Aristolochia-Säure[42]», die durch ihren Stickstoffgehalt auffällt und zu 0,6% in den unterirdischen Teilen, 0,02% in den Blättern, 0,4% in den Samen enthalten ist. Als weitere stickstoffhaltige Bestandteile entdeckte man quartäre Basen, etwas Alkaloide (Magnoflorin). Zu den stickstoffhaltigen Wurzelinhaltstoffen ist auch Allantoin zu zählen, ein Harnstoffabkömmling, der in der Allantoisflüssigkeit von Kühen zuerst aufgefunden wurde. Der Blütenfarbstoff erwies sich als ein Flavonoid, in den Samen ist fettes Öl und Cerylalkohol enthalten. Die in der ganzen Pflanze, bis hinab in die Wurzeln, aufgefundenen aromatischen Stoffe lassen die Aristolochiaceen als echte Angehörige der Klasse der Proranales erscheinen, die so viele Familien und Arten mit Aroma- und Würzstoffbildung enthält. Sie tragen die sonst der Blüte vorbehaltenen Aromatisierungs- und Astralisierungs-Prozesse hinab in Kraut und Wurzel. Doch haben sie sich mit dem auseinanderzusetzen, was sie bis hinauf in die Blüte verdüstern und zur Erde ziehen will. Und in ihren Blüten kommt nicht nur die ätherische Pflanzennatur zur Berührung mit dem astralischen Wesensbereich, der sie «umseelt», sondern sie ziehen astralleibbegabte Wesen selbst, leibliche Tiere, mit Fallenstellerlist in sich hinein – nicht nur zu flüchtigem Besuch, wie es die Art anderer Blüten ist, sondern in nachtlang dauernde Gefangenschaft. Es ist ein fortwährendes Spiel von Licht und Finsternis, Beleben und Verwesen, zwischen Pflanze- und Tiersein-Pendeln in dieser Familie. Aus ihm hebt sich die Osterluzei deutlich heraus, sie hat sich für Luft und Licht entschieden. Das alles muss man gegenwärtig haben, wenn man den Aussagewert dessen erkennen will, was der Chemiker durch seine Analysen herausgefunden hat.

*

Aristolochia clematitis ist schon im Altertum eine wichtige Heilpflanze gewesen. Die griechischen Ärzte verwendeten sie bei fieberhaften Störungen des Wochenflusses (Aristos-Locheia, das Beste für die Wöchnerin, bedeutet ja der Name). Man gebrauchte sie als Emmenagogum. Hippokrates empfahl sie bei Brustfellentzündung und Wassersucht. Hildegard von Bingen schreibt ihr verdauungsfördernde Wirkungen zu. Später wurde sie bei Atonie des Unterleibes verwendet; sodann bei Bluthusten. Die Osterluzei war aber auch ein geschätztes Wundkraut, ein Absud des getrockneten Krautes stand hoch im Ruf zur Behandlung langwierig eiternder Wunden. In neuester Zeit fand man bei Prüfung der aus der Pflanze isolierten Aristolochia-Säuren, dass diese noch stark verdünnt in ausserordentlichem Ausmass die Aktivität der weissen Blutkörperchen steigern in ihrer infektionsabwehrenden Kraft. Dies tritt zu der seit so langer Zeit bekannten obstetrischen Wirkung hinzu, fördert die gesunde Rekonvaleszenz der Gebärorgane; aber überhaupt die Wundheilung zerstörter, eiterungsgefährdeter Gewebe.

Doch das ist alles Historie; heute gehört die Osterluzei zu den vergessenen Heilpflanzen. Damit soll aber nicht gesagt sein, dass sie nicht eines Tages neu entdeckt wird, besonders, wenn sich das Interesse von der Jagd nach Wirkstoffen wieder mehr den Ganzheiten zuwendet, in denen jene ihren Ursprung haben. Das während jener nur chemisch interessierten Epoche Entdeckte wird dabei bedeutungsvoll bleiben; jedoch rein kausal-mechanischen Vorstellungen entrückt und lebensgemäss gedacht werden, mehr noch: menschengemäss.

Die oben angeführten alten Erfahrungen mit der Osterluzei entsprechen aber durchaus dem, was von einer Pflanze erwartet werden kann, die von ihrem Blüteprozess aus verstanden werden will, und darum die untere, die Stoffwechsel-Organisation des Menschen ansprechen kann – wenn man die dreigliedrige Pflanzen- und die entsprechende dreigliedrige menschliche Organisation in ihren gegenseitigen Beziehungen der Beurteilung zugrunde legt. (Siehe die ersten Kapitel von Band I.) Dieser Blüteprozess taucht aber in die Blattrhythmik, ja selbst bis in die Wurzelregion ein, wie vorstehend ausgeführt; er wird rhythmische Vorgänge innerhalb der unteren Organisation beeinflussen können. Er wird, wenn durch Vorgänge bestimmter Art das Wesensgliedergefüge vorübergehend gegenüber seinem normalen Zusammenwirken verändert ist – wie dies bei der Schwangerschaft weitgehend der Fall ist, aber auch bei jeder Verletzung –, die Normalisierung unterstützen können. Der ärztlichen Initiative ist der Weg frei, sobald sie ein Wesensbild der Heilpflanze vor sich haben kann, das sie schöpferisch anregt.

Zu den angeführten alten Erfahrungen tritt als ein Neues hinzu, was durch die Arzneimittelprüfungen der homöopathischen Medizin sich in moderner Zeit ergeben hat. Bei längerer Einnahme von zwischen der Uressenz und D5 gelegenen Osterluzeiessenzen durch gesunde weibliche Personen zeigten sich deutlich und übereinstimmend Wirkungen innerhalb der Genitalsphäre, ferner Hautausschläge, Ekzembildungen. Das legte nahe, Aristolochia clematitis in verschiedener Potenzhöhe, meist D6 und D12, bei Menstruationsstörungen, Schwangerschaftsbeschwerden, zur Vorbereitung eines guten Geburtsverlaufes, zur Vorbeugung von Thrombosen im Wochenbett zu verordnen. Stoffwechsel-Beschwerden traten hinzu, chronische Dyspepsien und besonders infektiöse Darmkatarrhe. Auch die Behandlung schwer heilender Wunden und Verbrennungen führte zu ermutigenden Ergebnissen.

Es ergeben sich somit Bilder, die doch recht weitgehend mit dem zusammenstimmen, was als die Erfahrung der Vergangenheit berichtet wird.

Der anthroposophisch orientierte Arzt, dem diese Studie vor allem dienen möchte, wird die Osterluzei so gut wie die Haselwurz in Sichtweite behalten.

KAPITEL XVI

WÜRZPFLANZEN UND MENSCHLICHE WESENSGLIEDER

Würzpflanzen sind in diesem Werk immer wieder Gegenstand der Darstellung gewesen! Besonders die in Kapitel XIV behandelten Angehörigen der «Sonnenklasse» weisen viele Gewürzträger auf. Doch handelt es sich um ein vielseitiges Thema, das zur Betrachtung unter den verschiedensten Blickwinkeln herausfordert.

Die geheimnisvolle Ganzheit Mensch steht hinter allen seinen Betätigungen, daher auch hinter der Art, wie er seine Nahrung zum Mahl erhebt, jeder auf seine ganz persönliche Weise. Es genügt ihm nicht, dass seine Speise gewisse Stoffe enthalte, Eiweisse, Fette, Kohlehydrate, Vitamine, seinen Leib aufzubauen und seine Kräfte zu entwickeln (Kaloriengehalt); sie muss seinen Geschmack befriedigen, über den sich nicht streiten lässt, da jeder seinen eigenen hat und behauptet. Was beim Tier blosse Trieberfüllung, Hungerbefriedigung ist, wird beim Menschen zum täglich wiederholten kleinen Fest, bei dem der ästhetische Rahmen ebenso wichtig ist wie das physisch Gebotene, das Mitteilung, Geselligkeit einschliesst und somit ein Teil sozialen Lebens wird. Die individuelle Note gibt der Speisende seinem Gericht durch die Gewürze, die ganz überwiegend den Würz-*Pflanzen* entstammen, denen die nachfolgenden Zeilen gewidmet sein sollen.

Es liegt im *Wesensgefüge* des Menschen begründet, dass dem so ist. Die menschliche Nahrung spiegelt den Menschen selbst, den ganzen Menschen mit allen seinen Wesensgliedern, nicht nur seine leibliche Natur, sondern auch Seele und Geist. Der Mensch hat nicht nur Gestalt, Leben, Empfindung, wie solche dem Mineral (Gestalt), der Pflanze (Gestalt, Leben), dem Tier (Gestalt, Leben, Empfindung) zukommen. Er ist, darüber hinaus, selbstbewusster Geist, der sich als Ich erlebt, das *in* seinem Innersten die Welt erkennt, und *aus* seinem Innersten mit dem Willen schöpferisch in die Welt hinausgreift. Er will auch mit Bewusstsein durchdringen, was er geniessen, nicht bloss verzehren möchte. Der Vogel begnügt sich damit, Körner aufzupicken, um satt zu werden; der Mensch bereitet aus den gleichen Körnern auf kunstvolle Weise Brot, das er mit Salz, Kümmel, Fenchel, Anis, Mohn, Sesam, Trockenfrüchten auf vielfache Weise würzt; wobei er oft morgens eine andere Sorte wählt als mittags oder abends – um gleichsam den ganzen Organismus für die Speise aufzuwecken. Da werden die Sympathiekräfte der Seele ebensosehr angerufen wie die Tätigkeiten der Verdauungsorgane, so dass das Schmekken über Zunge und Gaumen hinaus bis in den Magen, die Eingeweide, deren Drüsen, bis in die unbewussten Tiefen der Organisation, bis zu Galle und Leber hin wirksam wird, je nach der Eigenart der verwendeten Würzung. Diese hilft mit, dass das Ich schmecken, und im Schmecken werten kann. Dieses Ich, das menschliche

Geistwesen, hat als leiblichen Träger vor allem die Wärmeorganisation des Leibes; es wohnt gleichsam in der Blutwärme, deren Temperatur und Temperaturdifferenzierungen darum so energisch festgehalten werden. Das ist als ein Ergebnis moderner Geistesforschung von Rudolf Steiner oft dargestellt worden. An das Ich wendet sich, und mit den Impulsen dieser Wärmeorganisation verbindet sich nun die erste Klasse von Gewürzen – die man die erwärmenden nennen könnte. Sie sind dazu geeignet, weil sie selbst «wärmegeboren», nämlich durch die reich in sich gegliederte Wärme-Organisation der Erde, wie dieses sich in den Klimazonen ausdrückt, in vielen Arten innerhalb charakteristischer Pflanzenfamilien hervorgebracht werden. Am schwächsten glimmt ihr Feuer in den kalten Zonen, am stärksten in den Tropen. In der gemässigten Zone schenkt uns die Familie der Lippenblütler, deren Nektar nicht umsonst Lieblingsnahrung des Wärmetieres Biene ist, ein wahres Arsenal von Gewürzen: Salbei, Pfefferminze, Melisse, Bohnenkraut, Basilienkraut, Majoran, Thymian, Origanum, Rosmarin, mit denen wir Suppen, Sossen, Gemüse, Salate, Kartoffeln, Fleischgerichte überhaupt erst schmackhaft machen. Pfeffer, Muskat, Gewürznelken, Gilbwurz (Curcuma), Paprika, aber auch Zimt, Neugewürz sind Gaben der Tropen, die den Stoffwechsel mächtig befeuern und die Reistafel, Mais, Sago, Tapioka, die in dieser Zone besonders schwer verdaulichen Fleischgerichte den in der Hitze leicht erschlaffenden Stoffwechselorganen aufschliessen, Leber- und Gallentätigkeit erkraften. Die Wärme-Organisation und das in ihr lebende Ich, von der äusseren Tropenhitze, einer Fremdwärme, ständig mit Überwältigung bedroht, bedarf dieser starken Anstösse in der Nahrung, welche solche Gewürze liefern, um sich mit innerer Willenswärme behaupten, nach aussen betätigen zu können.

Aber der Mensch ist nicht nur Geist, sondern auch Seelenwesen. Sein Seelisches bedarf ebenfalls einer besonderen Organisation seiner Leiblichkeit, um sich darin verkörpern zu können, und zwar einer Luftorganisation. Durch sie, die in allen Atmungsvorgängen sich gestaltet, kann er als erfühlendes, empfindendes Seelenwesen in seinem Leibe «zuhause» sein. Auch die Tiere haben eine Luftorganisation als Basis für die Entfaltung seelischen Lebens – natürlich niedrigerer Art als das menschliche Seelische. Dem muss die Ernährung, folglich auch Zusammensetzung und Zubereitung menschlicher Speise gleichfalls Rechnung tragen. Dazu ist eine andere Klasse von Gewürzen hilfreich, solche nämlich, welche die «Durchluftung» des Organismus anregen, und dadurch die seelische Wesenheit im Gesamtmenschen, den «Astralleib» ansprechen. Solche Gewürze werden Pflanzen liefern können, die eine besondere Beziehung zum luftigen Element ausleben, ähnlich wie dies bei den Lippenblütlern und den anderen vorhin aufgezählten Pflanzenfamilien in bezug auf das Wärmeelement angedeutet werden konnte. Die Doldenblütler (Umbelliferen) sind eine solche Familie. Sie «greift nach dem Luftigen», in das sie fein zerfiedert ihre Blätter ausbreitet, in das sie strahlig mit Dolden und Döldchen, mit den Staubgefässen zersprüht, das sie sich mit hohlen Stengeln, aufgeblasenen Blattscheiden, lufterfüllten Früchten sogar einzuverleiben sucht. Sie strebt nach einer «Durchastralisierung», Durchluftung ihrer flüssig-belebten Pflanzennatur, und überschreitet damit um etwas die dem normalen Pflanzensein gezogene Grenze. (Die Pflanze begnügt sich im wesentlichen damit, in ihre Flüssigkeits-Organisation das übersinnliche Lebensprinzip, den Leib lebendiger Bildekräfte, einzukörpern.) Durch dieses Überschreiten können die Doldenblütler Gewürze schenken, mit denen man flüssige Speise, Suppen, Sossen aromatisiert: Man denke an Karotte, Sellerie, Pastinak, Kerbel, Petersilie, Dill. Durch solche Gewürze wird unsere Flüssigkeitsorganisation kräftig von der astralischen Tätigkeit ergriffen, alle Verdauungsdrüsen zu intensiverer Ausscheidung angeregt, aber auch ein «Entgleisen» der durchluftenden Tätigkeit vermieden, die sich etwa in Blähungen äussern kann. Darauf beruht die günstige Wirkung von Fenchel-, Anis-, Kümmelsamen auf schwer verdauliches Getreideeiweiss (Brotwürze).

Wieder andere Gewürze sind einem dritten menschlichen Wesensgliede hilfreich, der Gesamtorganisation der Lebenskräfte, dem Lebens- oder Ätherleibe, der seinen stofflichen Träger in der Flüssigkeitsorganisation, dem strömenden Säftewesen hat. Er bewirkt Aufbau-, Ernährungs-, Vermehrungs- und Heilungstätigkeit – darin allerdings geführt von den höheren Wesensgliedern, dem Seelischen und Geistigen (Astralleib und Ich). Die jetzt zu erwähnenden Gewürze helfen diesem dritten Wesensglied, die Eiweissstoffe in der Nahrung zu ergreifen, energisch abzubauen, ihre Fremdnatur zu überwinden, das Abgebaute, ja Getötete wieder zu beleben, in die eigene Lebensorganisation einzufügen, und den höheren Wesensgliedern seelischer und geistiger Natur «in die Hand zu spielen». Dazu helfen Pflanzen, die Aromastoffe ausbilden, die schwefelhaltig sind. Denn der Schwefel fördert die Belebung des Eiweisses, von dem er ein wichtiger Bestandteil ist; er beschleunigt die Lebensvorgänge, energisiert sie. Solche Pflanzen haben ein wucherndes, quellendes Wachstum, eine unkrautartige Lebenszähigkeit, die sie unter Bedingungen gedeihen lässt, die andere Pflanzen kümmern lassen, z.B. Ackersenf, Laucharten, Löffelkraut. Vor allem zwei Pflanzenfamilien liefern schwefelhaltige Aromastoffe, Zwiebelgewächse und Kreuzblütler. Wir erinnern an Zwiebel, Knoblauch, Schnittlauch, mit denen Fleisch-Fischgerichte, Ei, Quark, Käse, Erbsen, Bohnen, Linsen, erst bekömmlich und wohlschmeckend gemacht werden, an Senfsamen, Meerrettichwurzel, Kresse, die in gleichem Sinne verwendet werden, an die verwandten Kapernfrüchte. Diese Schwefelwürzen begnügen sich aber nicht damit, die Aufnahme der Eiweissarten der Nahrung in die Kräfte des eigenen Bildekräfte (Äther-)Leibes zu fördern; sondern sie bringen diese auch auf den Weg zur «Durchatmung», tragen sie damit der Luftorganisation und dem Astralleibe entgegen. Wer solche Würzen sich nicht im richtigen Grade zugemessen, sondern des Guten um ein Winziges zu viel getan hat, dessen Atem bezeugt, dass die Schwefelwirkung bis in die Atemorganisation aufgestiegen ist. Auch von diesen Gewürzen bedarf der Bewohner südlicher Länder ein Mehr gegenüber dem Bewohner nördlicher Breiten.

*

Die Gewürzpflanzen stehen den Heilpflanzen nahe, viele unter ihnen sind sogar zugleich Heilpflanzen. Das wirft ein Licht auf das Wesen der menschlichen Ernährung. Wir entnehmen die Speise der Aussenwelt, die uns im Grunde fremd ist und darum im Verdauungsprozess völlig umgewandelt werden muss; sonst würde sie zum Gift. Jede Speise wird darum als Belastung zunächst erlebt, die eine mehr, die andere weniger, bis sie von der Verdauungskraft bewältigt ist. Im Grunde genommen «essen wir uns krank, und verdauen uns gesund» (Rudolf Steiner). Diese tägliche kleine Heilung wird von den Gewürzpflanzen, bzw. den von ihnen gelieferten Gewürzen unterstützt – das liegt an ihrer Heilpflanzenseite. Darum ist z.B. die Curcumawurzel (Gilbwurz) Hauptbestandteil des Currygewürzes; es lässt sich ihr aber auch ein wichtiges Gallenheilmittel abgewinnen. Fenchel, Anis, Kümmel regen die Verdauungsdrüsen an, man kann sie zugleich zum Heilmittel bei gestörter Milchabsonderung machen. In gleicher Weise finden andere Doldenblütler ihren Platz in Magenheilmitteln, Rautenblätter in einem Metraltee. Vieles liesse sich hier anführen, die gegebenen Beispiele wollen nur in eine Richtung weisen. So gehen Würzung, Verdauung, Heilung ineinander über.

*

Es sind also ganz bestimmte Naturprozesse, die im Pflanzenreich zur Würzbildung führen, Wärmungs-, Durchluftungsprozesse vor allem. Nun kann man bei der Natur in die Lehre gehen und versuchen, die Naturtätigkeiten nachzuahmen, die zur Würzbildung in der Pflanze führen. Da handhabt z.B. der Koch dieselben Elemente, welche die Pflanze in ihren Lebensprozessen wirken lässt. Das Kochen zeitigt das Flüssige, Suppen, Sossen; das Dämpfen, Dünsten, Dörren, Backen, Braten, Rösten macht nicht nur gar, sondern würzt zugleich Mehlspeisen, Kartoffelgerichte, Eier, Fleisch- und Pflanzeneiweissspeisen. Milchspeisen gewinnen durch Säuerung, die Folge von Durchluftungs-Gärungsprozessen ist – ebenso Kohl, Kraut, Rüben, Käse, Soja: Es bilden sich dabei Speisewürzen. Man geht «durch der Natur Examen» (Paracelsus), wenn man solche Prozesse ausführt. Durch sie kommt die menschliche Speise zustande, die mittels der Brücke der Koch- und Würzkunst die dem aussermenschlichen Bereich entnommene Nahrung der menschlichen Natur mit ihren Wesensgliedern entgegenträgt, welch letztere ja, wie ausgeführt, in einer Wärme- und einer Luftorganisation leben. Dann «isst der Mensch, was er ist», wie man mit besserem Recht behaupten kann, als es jener alte, aber ganz materialistisch ausgelegte Spruch aussagen wollte: Der Mensch sei, was er esse. Wir müssen unsere Speise so zubereiten, dass sie unserem *Wesen* entspricht. Das gelingt gerade durch die bewusst gewählten und richtig bemessenen Gewürze.

KAPITEL XVII

ROSSKASTANIE UND UNDINENWEBEN

Ein alter Bauernspruch rät, im Frühjahr darauf zu achten, ob die Esche oder die Eiche zuerst austreibe. Im ersteren Fall habe man heisses, trockenes Sommerwetter zu erwarten, im letzteren kühles und feuchtes. Die hoch strebende elastische Esche mit ihrem fein gegliederten Fiederlaub, ihren geflügelten Früchten, ist ein Sonnenbaum, der sich kosmischen Licht- und Leichtekräften viel stärker verbindet als der Erdenschwere, den Verdichtungs- und Verhärtungskräften, denen die Eichennatur sich hingibt. Die Lebensorganisation der Esche hat die stärkeren inneren Beziehungen zu den Elementen Luft, Licht, Wärme, denen ein trockenes sonniges Jahr das Übergewicht gibt, während die Eiche mehr angesprochen wird von Erde, Schwere und ihr verfallendem Wasser.

Gegenüber diesem prophetischen Baumpaar schlägt sich die Rosskastanie, *Aesculus hippocastanum,* entschieden mehr auf die Seite der Eiche. Die schwere Frucht, der gedrungene, nicht allzuhoch strebende Wuchs sprechen davon, dazu die im Jugendstadium lange herabhängenden Finger der Blatthand, die breitbasige Blütenpyramide, die zwar als Ganzes kerzenhaft aufsteht, aber die einzelnen Blüten in die Waagrechte senkt und den untersten Blüten ausreifende Früchte lässt. Bogenartig neigen sich auch die Zweige, die aus ihnen hervorgehenden Äste abwärts, um erst mit der Spitze wieder nach oben zu steigen. Wenn der Wind die Eschensamen fasst und mit sich fortfliegen lässt, stürzen die Kastanienfrüchte wie Steine zu Boden und es folgen ihnen bald, schwer und flügellahm, im herbstlichen Laubfall, die mächtigen Blätter.

Aber nicht nur der Erde, sondern auch dem keimweckenden Wasser gibt die Rosskastanie starken Anteil an ihrem Leben. Schon ihre bevorzugten Wachstumsorte zeigen das: schattige feuchte Schluchten, tief eingeschnittene Täler, Wasserläufe, besonders in den Gebirgen Nordgriechenlands und Albaniens, in denen sie ursprünglich zu Hause ist. Feuchtem Boden, feuchter Luft dankt der schattenmächtige Baum durch üppiges Wachstum an allen Orten ähnlichen Klimas durch ganz Europa, in denen er seit dem vorigen Jahrhundert als Park-, Alleen- und Gartenbaum angepflanzt wird. In seiner schwellenden, quellenden Wachstumskraft erscheint das wässrige Element verwandelt wieder. Schon im ersten Jahr kann der Spross aus dem Samen wohl einen halben Meter hoch aufschiessen, zugleich wurzelkräftig den Boden ergreifen und mit den dicksten, strotzendsten Knospen das Wachstum des nächsten Jahres vorbereiten. Raschwüchsig, aber zugleich derb und massig reckt sich der Jungbaum in den Raum, grenzt sich mit den grossen Blättern rasch eine Kuppel ab, in der er sich dichten Schatten und kühle Feuchte wahrt. An diesen Blättern erkennt man den Baum und seine Verwandten sofort; sie haben kaum ihresgleichen; jedoch erinnert das langstielige Gebilde mit den 5–7 Teilblättern, die erst herabhängen, dann sich langsam dem Licht entgegenheben und sich zu einer kreisförmigen Gesamtfläche zusammenordnen, an die Blätter mancher dem Feuchten, Wässrigen zugehörigen Kräuter: etwa der Seerose, Pestwurz, Sumpfdotterblume, der Kapuzinerkresse, dem Frauenmantel. Letztere haben sogar Arten, bei denen die kreisförmige Gesamtblattfläche sich ebenso fingerförmig aufgliedert wie bei der Rosskastanie.

An der Aussenseite der Blätterkuppel, endständig an den Zweigen ins volle Licht gestellt, erscheint im späteren Frühjahr der mächtige Blütenprozess mit seinen hellen, fröhlichen Farben: weiss, crèmefarbig, rötlich; nicht gerade zart und zurückhaltend, sondern üppig, barock gekräuselt. Eine Überfülle von Blüten drängt sich hervor, in Blütenständen zusammengefasst, die zwei Handspannen hoch werden können. Der Botaniker spricht von Wickeltrauben. Weit über 100 Blüten können eine solche *Blütenpyramide (Bild)* aufbauen. Sie hauchen einen an Flieder oder Hyazinthen erinnernden, jedoch wässrig abgedämpften Duft aus. Die Einzelblüte ist gross, fast derb; zwei obere Blütenblätter überwölben die kleineren Seitenblätter und das unterste, kleinste Blumenblatt und bilden ein rachenartiges Gesamtgebilde, waagrecht gelagert, einseitig symmetrisch, mit weit hinaussprühenden Staubgefässen. Nur seltene Gipfelblüten stehen senkrecht, bilden dann aber eine allseitig symmetrische Glockenform. (Man sieht daraus, wie die Form einer Blüte mit der Lage zusammenhängt, die sie im Raume einnimmt.) Obwohl alle Blüten Staubgefässe und Stempel ausbilden, sind doch die oberen nur Blütenstaubspender; erst ein Zehntel der unteren Blüten setzt Früchte an, davon reift wiederum nur ein Zehntel aus. Ein reicher Nektarfluss tritt in den Blüten aus, der vor allem von Hummeln, aber auch Bienen besucht wird. In der Fruchtbildung schliesst das Spiel von Strahlen und Runden ab, das schon die Blatt-, dann die Blütenbildung gestaltet: die glatt gerundeten Samen sind von der strahlend stacheligen Hülle umschlossen.

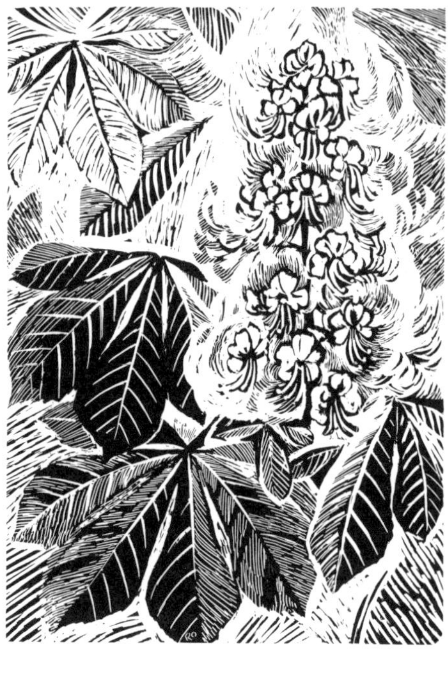

Das weiche Holz ist recht gleichmässig ausgebildet, aber wenig elastisch, spröde, glasbrüchig.

Unserer Rosskastanie, Aesculus hippocastanum, ist die kahle Rosskastanie verwandt, die, in den nördlichen Staaten der USA heimisch, sich durch ihre grünlich-purpurnen Blüten und nur in der

Jugend stacheligen Früchte unterscheidet, ferner die kleinblütige, lilienartig duftende strauchige Rosskastanie der Bergwälder des südlichen atlantischen Nordamerika, die kalifornische Rosskastanie, ein Strauch mit behaarten Früchten. Ostasien, Japan bringen eine gelbe und eine rot blühende Art hervor, mit nur vierblättrigen Blüten und stachellosen Früchten. Die Familie liebt also die wärmeren Teile der nördlich gemässigten Zone, geht aber weder in den Norden noch hoch ins Gebirge hinauf.

Aesculus hippocastanum wird bereits mit 10 Jahren blühreif, erreicht bei einer Stammdicke von 1 m die mässige Höhe von 20–30 m und kann 200 Jahre alt werden.

Die Früchte sind sehr stärkereich, ähnlich denen der (mit ihr gar nicht verwandten) Edelkastanie, aber durch Gehalt an Bitterstoffen ungeniessbar, wenigstens für den Menschen; hingegen nimmt das Wild sie gerne. Was unseren Baum aber besonders auszeichnet, sind gewisse Stoffe, die durch seinen Lebensprozess entstehen, in denen man Ausdruck seines Wesens sehen kann. Denn in ihnen spricht der Lebenschemismus die Eigenart der Rosskastanie, ihr «Geheimnis», besonders deutlich aus; und was dabei zutage tritt, lässt eben das Wesen dieses Baumes dem Begreifen näherkommen. Löst man nämlich ein Stück Zweigrinde vom Holz, zerschneidet und schüttelt es in einem Glasfläschchen mit Wasser, so zeigt die Lösung im durchfallenden Licht nichts Besonderes, leuchtet und schimmert aber im auffallenden Licht im schönsten Meerblau[4] . Der diese Fluoreszenz bewirkende, nach dem Baum Aesculin genannte Stoff findet sich, besonders reichlich im Frühjahr, in Rinde und Holz junger Zweige, in Knospenhülle, Blattrippen, Blattspreite junger Blätter, in der Fruchtschale; nicht aber in den älteren Rippen, in Samenschale und Samen, kaum im Holz. – Das blaue Schillern aesculinhaltiger Lösungen im auffallenden Licht wird um so stärker, je mehr ultraviolette Strahlen dieses Licht enthält. Diese Strahlenart ist aber die besonders chemisch wirksame. Nicht nur Wasser, auch der Wassergehalt der Luft verschluckt sie; die reine Hochgebirgsluft lässt sie darum viel stärker wirksam werden, aber auch die Verstärkung der Lichtgewalt durch Widerspiegelung an Schnee- oder Wasserflächen. Sie ruft den Sonnen-, den Gletscherbrand hervor. Dagegen können Salben schützen, die genügend solches Aesculin enthalten. Aesculin dämpft also im Licht das aggressiv chemisch wirksame Prinzip, das die bestrahlte Haut zu stark ergreifen würde, wogegen sie sich durch heftige Entzündung und Abstossen der veränderten Hautpartien wehrt.

Wenn wir im Bereich des Unlebendigen, z.B. in unseren Laboratorien chemische Prozesse entfachen, bringen wir in lösende, die Verbindungssphäre schaffende Flüssigkeiten (Wasser vor allem) bewusst ausgewählte Stofflichkeiten, die nun kraft ihrer inneren Eigenschaften, die sie jetzt gegen die Partner wenden, aufeinander reagieren. Dabei entstehen gesetzmässig neue Stofflichkeiten, Verbindungen. Ganz anders aber bei der Lebenschemie; da stehen am Ausgangspunkt Tätigkeiten, Lebensprozesse. Ihre Dynamik schafft und prägt erst Stofflichkeiten und deren charakteristische Eigenart. So enthält der in der Erde keimende Rosskastaniensame noch überhaupt kein Aesculin; es bildet sich erst durch den fortschreitenden Lebensprozess der Pflanze (und nur dieser), sondert sich nach der Peripherie in umhüllende, junge, saftige Gewebe ab und schwindet mit dem Sichverfestigen; ist noch in der Blüte zu finden, nicht mehr aber im Samen. Die Rosskastanie umhüllt sich also mit einem feinen Aesculinmantel und isoliert sich durch ihn von bestimmten Prozessen der Aussenwelt; am meisten dort, wo sie in ihren jungen saftigen Geweben am vitalsten ist. Der zu Abbau und Zerfall bestimmte Same, der seine Existenz um des jungen Keimes willen aufgibt, enthält kein Aesculin. Er wird im Zerfall erdenhaft und damit die erste Erdennahrung des aufwärts strebenden Sprosses, der, lichtberührt, sogleich mit der Aesculinbildung beginnt. Tote und lebendige Chemie stossen in diesem Geschehen aneinander und trennen sich; den «Trennungsstrich» zieht der seine Eigenchemie à la Aesculus schaffende Spross mit der Aesculinbildung. Nun dürfen die Stoffe nicht mehr ihre Eigenkräfte entfalten, sondern müssen diese den Impulsen der Lebensganzheit völlig unterordnen. Dies beginnt schon damit, dass aus einem überall die gleichen Bodenstoffe enthaltenden Erdgrund die Rosskastanie Aesculin, die Tollkirsche Atropin, die Bärentraube Arbutin, kurz: Jede Pflanzenart ihre eigene Stoffschöpfung bildet. Möglich ist solches, weil den irdischen Stoffgegebenheiten die geformte Ganzheit bildender Lebenskräfte, der für jede Pflanzenart spezifische *Bildekräfteleib,* als überstoffliche, daher auch übersinnliche Organisation sich entgegenstellt, den irdischen Kräftezusammenhang dieser Stoffe ausschaltet und sie in seine eigenen Gesetzmässigkeiten aufnimmt. Eisen, Kieselsäure, Kohlenstoff usw. «benehmen» sich darum in lebendigen Organismen anders als im Unbelebten. Dieser übersinnliche Bildekräfte- oder Lebensleib (wie ihn Rudolf Steiner, der moderne Erforscher seiner Struktur und Gesetzmässigkeiten auch nennt) ist in sich ebenso reich organisiert und differenziert wie die sinnlich-physische Leiblichkeit, deren Festes, Flüssiges, Luftförmiges, Wärmehaftes er formt, umbildet, in Bewegung hält, wodurch Gestalt, Säfteströmung und Vitalchemie, Atmung, Wärmung erscheinen. Diese Differenziertheit ist gemeint, wenn man davon spricht, dass der Bildekräfte- oder Lebens-, auch Ätherleib, aus verschiedenen «Ätherarten» bestehe: Lebensäther, chemischem Äther, Lichtäther, Wärmeäther; ähnlich wie die lebende Substanz, das Eiweiss, aus Kohlenstoff, Stickstoff, Sauerstoff, Wasserstoff «besteht».

Der chemische Äther bewirkt den lebensgemässen Verlauf aller chemisch-organischen Prozesse, die sich im Flüssigen oder Halbflüssigen eines Lebewesens abspielen. Mit Hilfe des Lebens- oder Sinn-Äthers fügt sich dem Lebensgemässen das Geistgemässe, nämlich das geistige Prinzip der betreffenden Pflanzenart, ihre Idee, ein. Von da her erfliessen die wahren «Informationen», welche das Stoffgeschehen steuern, für welche die Gen-Strukturen und dergleichen nur physische Schaltstellen sind, etwa den Lochkarten vergleichbar, welche die Funktion eines Webstuhles steuern, deren Lochverteilung aber ganz von der Konstruktionsart des Webstuhls und der Struktur des Gewebes abhängt, das man erzeugen will, die also ein Sekundäres darstellt und kein Primäres. In der Aesculinbildung formt der chemische Äther, die lebens-chemische Tätigkeit, einen Stoff, der das Eindringen irdisch-chemischer Prozesse, toter Chemie, hemmt. Die Rosskastanie, die so mehr nach dem Schweren, aber auch dem Schwellend-Plastischen, strotzenden Massigen neigt, wäre von seiten dieser toten Chemie stärker bedroht als andere Pflanzen, wenn sie nicht den zügelnden Gegenprozess in sich entwickelte, der sich in der Aesculinbildung ausdrückt.

Gewinnen in einem menschlichen Organ die stoffbedingten, irdisch-chemischen Kräfte Gewalt, so droht das Organ zerstört zu werden. Man kann dann, einem Hinweis Rudolf Steiners folgend, potenziertes Aesculin als Heilmittel versuchen – etwa bei Zahnkaries.

Charakteristisch ist für die Rosskastanie aber noch die Bildung einer weiteren Stoffart, die jedoch in mancher anderen Pflanzenfamilie auch zu finden ist: Wurzel, Same und besonders die Keimblätter reichern sich mit Saponinen an, bis zu 20% der Trockenmasse. Saponine haben, wie unsere Leser wissen, die merkwürdige Eigenschaft, schon in kleiner Zusatzmenge Wasser zu befähigen, mit Luft zusammen beim Schütteln Schäume zu bilden. Dabei wird die Luft in kleinen und kleinsten Bläschen von dem als dünne Wasserhäute sich zu grosser Oberfläche ausbreitenden Flüssigen umhüllt. Etwas wie der Vorklang, die Andeutung einer Organbildung zeigt sich, die Luft in Flüssiges eingliedern möchte. Auf die Stufe des Lebendigen erhoben, würde ein solcher Prozess als Kiemen- oder Lungenbildung und -tätigkeit erscheinen. Damit befände man sich nicht nur im Bereich der belebten, sondern sogar der beseelten Wesen. – Solche Saponinschäume sind von altersher als milde Reinigungsmittel im Gebrauch, was den sie enthaltenen Pflanzen Namen eingetragen hat wie: Seifenwurzel, Seifenrinde, Seifennuss.

Was bedeutet Wasser, was Luft für die Lebensreiche der Erde? Wasser ist, kraft seiner einzigartigen, von keiner anderen Flüssigkeit der Erde erreichten Eigenschaften, Verkörperungsstoff für ätherische Tätigkeiten, für die Welt der Lebensbildekräfte. Ohne Wasser kein körperliches Leben. Darum steht Wasser allem Pflanzensein, überhaupt allem vegetativen Sein so nahe. Luft hingegen als atembare Stofflichkeit ist Verkörperungsstoff für Seelisch-Wesenhaftes, Tier oder Mensch. Die Pflanze hat eine Flüssigkeits-Organisation, aber keine Luftorganisation; das Tier und der Mensch aber haben beide Organisationen. Indem die Pflanze solche Stoffe bildet, die Luft und Wasser ineinanderfügen könnten, zeigt sich an ihr eine Tendenz, über sich hinaus und dem Tierwesenhaften entgegenzustreben; eine Tendenz, die man vielfach verfolgen kann und die im Blütigwerden ihre Krönung findet, in dem die Berührung mit der Tierheit tausendfältig stattfindet. Sind Saponine nur im Pflanzenreich gebildete Stoffe, so weisen doch gewisse von Tieren gebildete Stoffe, z.B. Bienengift und Schlangengift, eine gewisse Ähnlichkeit mit ihnen auf.

Entsprechend diesen Beziehungen wirken Saponine auf Prozesse, die ätherische und astralische Organisation und ihre Träger, die Flüssigkeits- und Luftorganisation rhythmisch zusammenwirken lassen. Sie wirken z.B. hämolytisch, das heisst zerstören die roten Blutkörperchen und damit den sauerstoffbindenden Eisenprozess. In fischreiche Gewässer gebracht, geben sie dem Wasser die giftige Eigenschaft, das Organ zu schädigen, mit dem der Fisch dem Wasser die darin gelöste Luft für seine Atmung entnimmt. Saponinhaltige Drogen helfen im Hustentee durch ihre expektorierende Wirkung dem durch Erkältung verquollenen und verschleimten Lungenorgan, das gesunde Verhältnis zwischen Luftigem und Flüssigem wieder herzustellen. Die giftigen Wirkungen entstehen nur, wenn Saponine unmittelbar ins Blut, an die Atemgewebe gelangen. Über die Haut – als Badezusätze – oder die Verdauungswege regen sie die Belebung der Flüssigkeitsorganisation an, helfen Flüssigkeitsaustritte aus den Geweben zu überwinden, Ödeme auszuschwemmen.

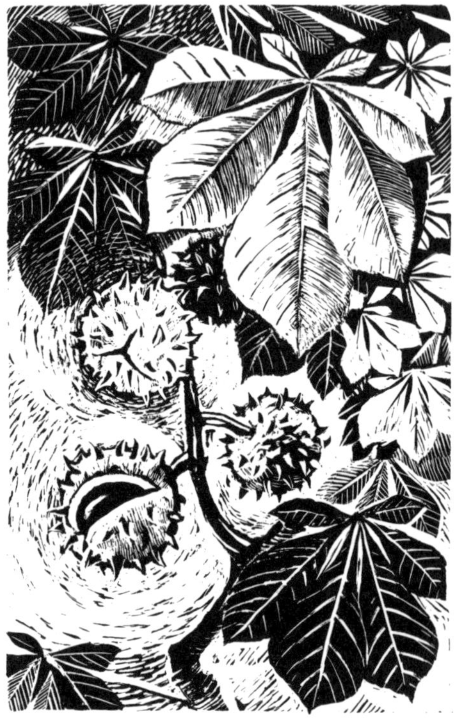

Wenn die wichtigste Körperflüssigkeit, das Blut, sich mit der Atemluft verbunden hat, sättigen an ihm alle Organe, alle Gewebe ihren Sauerstoffdurst, entfachen die Belebungsprozesse. Das Blut schenkt ihnen seine frühlingshafte Frische, belädt sich aber mit ihren Abbauprodukten, vor allem der Kohlensäure, wird dabei gleichsam herbstlich und zum venösen Blut. Es wird träger, toter, droht der Erdenschwere zu verfallen, abzusacken. Man ist in der letzten Zeit darauf aufmerksam geworden, wie gegen solche Zustände Präparate aus der Rosskastanie hilfreich sein können, wie der ganze venöse Teil des Kreislaufs spannkräftiger werden kann. Ohne auf Einzelheiten einzugehen, darf darauf hingewiesen werden, dass die Rosskastanie der Pharmazie recht interessant geworden ist, dass man sie nach allen Richtungen untersucht und zahlreiche Stoffe in ihr gefunden hat, in denen man nun den Grund für die vielseitigen Wirkungen gefasst zu haben meint. Jedoch, wie schon eingangs erwähnt: Alle diese Stoffe entstehen ja erst aus dem lebendigen Kräfteweben, dem wesenhaften Sein dieser Pflanze.

Die geschilderte reiche Stoffeswelt hat aber im Hintergrunde die sie aus sich hervorgehen lassende Bildekräftetätigkeit, und die in dieser sich äussernden Bildewesen. Die Lebenschemie wird von den Undinen geträumt. Das geschieht in jeder Pflanze, jedem Baum; doch in keinem so eindrucksvoll wie in Aesculus hippocastanum, der durch die Beziehung des Aesculins zum chemischen Äther ein «Undinenbaum» ist wie kaum ein zweiter.

Wird einem das, was die Sinne an Farbe, Form, Gestaltwandel, Duft usw. von einer Pflanze zeigen, zum Ausdruck ihres Lebenskräftewebens, erweckt und schult man darüber hinaus jene Lebens- und Seelensinne, von denen Goethe noch als «verkannten», «unbekannten» Sinnen spricht, die aber durch die moderne Geistesforschung jedem danach im Ernste Strebenden bewusst und bekannt werden können, so rückt dieses wesenhafte Sein der Pflanze nahe und näher. Was im Buch Suleika des Westöstlichen Divan vom Gewächs mit den Früchten «umschalet stachelig grün» erklingt: «Doch immer reift von innen/und schwillt der braune Kern,/er möchte Luft gewinnen/und säh die Sonne gern», das möchte nicht nur für den Kinderhänden so köstlichen Samen, sondern für das Wesenskerngeheimnis des ganzen Baumes geschehen. Er möchte in unserer Seele Luft gewinnen und von der Geistessonne höheren Begreifens bestrahlt sein. *(Bild: Rosskastanie, Aesculus hippocastanum, Blatt und Frucht.)*

KAPITEL XVIII

VEILCHEN-GEWÄCHSE – VIOLACEAE

GEISTESWISSENSCHAFTLICHES VOM VEILCHEN

Alle Gestalten sind ähnlich und keine gleichet der andern,
Und so deutet das Chor auf ein geheimes Gesetz. Goethe

Dieser Weisung Goethes folgend, sei versucht, zuerst den Blick auf «das Chor» der Veilchen-*Gewächse* zu lenken, um auf das «geheime Gesetz» zu stossen, auf jene Ganzheit, die in den einzelnen Veilchen*arten* sich auslebt.

Die Veilchen-Gewächse, Violaceen, sind von A. Usteri der siebenten, der Venus zugeordneten Klasse der Blütenpflanzen, den Vereintblumenblättrigen, Metachlamydeen, zugeteilt worden. Zusammen mit den Familien der Trigoniaceen, Balsaminaceen, Dichapetalaceen, Vochysiaceen, Tropoeolaceen und Polygalaceen bilden sie die vierte, die Mittelordnung, die der «Trigoniales», die dem *Mars* angehört. Und wiederum an der vierten Stelle dieser Ordnung, an ihrer Marsstelle, stehen die Veilchen-Gewächse.

Das Charakteristischste an den Veilchen ist die Form ihrer Blüten. Ähnliche Blütenformen finden sich wieder, wenn man die Mars-Ordnungen der verschiedenen Klassen der Blütenpflanzen durchgeht. Bei den Archichlamydeen, den Getrenntblumenblättrigen, findet man an gleicher Stelle die Rosskastanien-Arten; bei den Einkeimblättrigen, Monokotyledonen, die Orchideen; in der Mars-Ordnung der Hahnenfussartigen, Ranales, die Schmetterlingsblütler; in der Mars-Ordnung der Proranales die Mohn-Gewächse, unter denen sich ebenfalls veilchenähnliche Blütenbildungen finden. Nur die unterste, die Saturn-Klasse der Gymnospermae, Nacktsamer, ist mit ihren Blütenbildungen auf einer derart primitiven Stufe, dass so vollendete Gestalten ihr noch nicht möglich sind, wie sie jetzt, durch die sechs höheren Klassen, in ihren Mars-Ordnungen, mit sechs Beispielen vorgeführt sind. Man halte in der Vorstellung nebeneinander: die Blüten vom Lerchensporn, der Gartenerbse, vom Knabenkraut, der Rosskastanie und vom Märzveilchen, und man wird verstehen, was hier verstanden werden will. Alle die so verschiedenen Klassen entstammenden Beispiele weisen nämlich in die Waagrechte sich streckende, einseitig symmetrische («zygomorphe» oder «dorsiventrale») «Tierblüten» auf. So darf man sie mit Recht nennen, denn sie sind Gegenformen zu den sie anfliegenden, Nektar suchenden, Blütenstaub empfangenden Insektenkörpern. Das Mit- und Füreinander-Geschaffensein der Tier- und Pflanzenwelt kommt darin zum Ausdruck, das Eingehen der pflanzlichen und tierischen Formprinzipien aufeinander; wozu das Sich-Abbiegen der pflanzlichen Hauptwachstums-Achse – der Senkrechten – in die waagrechte tierische Wachstums-Achse gehört.

Unter den soeben angeführten Beispielen von «Tierblütigkeit» durch die Klassen hindurch fehlt ein Beispiel für die «Merkur-Klasse», die der Blütenhüllenlosen, der Achlamydeen. In dieser so stark Windblütigkeit darlebenden Klasse ist Zygomorphismus sehr selten. Nur, just in ihrer Mars-Ordnung, und in dieser an der vierten, der Marsstelle, finden sich überwiegend schief symmetrische, zygomorphe Blüten: bei den Seifenbaum-Gewächsen, Sapindaceen. Da es sich um eine tropische Familie handelt, ist von Beispielen Abstand genommen; den meisten Lesern unbekannte Gewächse müssten genannt werden.

Die mit solcher Tierblütigkeit durch sechs Klassen an gleicher Stelle auftretende Formenverwandtschaft hat mit den gewöhnlichen genetischen Verwandtschaftsbeziehungen nichts zu tun. Sie betrifft Pflanzenfamilien, die nicht im geringsten sich auseinander entwickelt haben, und im gewöhnlichen Sinne auch nicht miteinander irgendwie verwandt sind. Es übergreift in solchen Beziehungen ein viel universaleres Prinzip die sonst ins Auge gefassten Ursachen. Nicht ein Stammbaum kommt dabei zum Vorschein, sondern eine kosmische Ur-Ordnung.

Aus tieferer Ebene spiegelt sich eine solchermassen gegliederte Ordnung, welche die *mineralische* Stufe des Daseins umfasst, in dem sogenannten periodischen System der Elemente. Das Usterische System stellt demgegenüber auf der Ebene *pflanzlichen* Seins das «periodische System der Blütenpflanzen» dar. (Das ist des Näheren auf Seite 171f. und in Band II, Seite 85f. ausgeführt.)

Vom Mars, dem dritten obersonnigen Planeten der Alten, ist in einem besonderen Sinne die Rede, insofern nämlich in ihm die dritte Stufe der Gesamt-Erdenentwicklung nachklingt, die des «alten Mondes», im Sinne der geisteswissenschaftlichen Forschung Rudolf Steiners.

Der Leser erinnert sich an die vielfältigen Darstellungen dieses Aspektes der Weltentwicklung in allen drei Bänden vorliegenden Werkes. Es sei hier ins Gedächtnis gerufen, wie der «alte Mond» nur drei Naturreiche hervorbrachte: ein zwischen dem heutigen Mineral- und Pflanzenreich stehendes, ein solches zwischen Pflanzen- und Tierreich, und eines zwischen Tier- und Menschenreich. Das zweite Naturreich dieser alten Mondenwelt hat sich später, bei der eigentlichen Erdenwerdung, auseinandergelegt, und das Getrennte sich so fortentwickelt, dass einerseits die heutige Pflanzenwelt, andrerseits die Tierwelt entstand. Doch blieben, wie eine Erinnerung an diesen Ursprung, die vielfältigen Pflanzen-Tier-Beziehungen zurück, ein immer neu sich offenbarendes Für- und Miteinander beider Reiche.

Noch ein zweites Mit- und Füreinander ergibt sich geisteswissenschaftlicher Forschung: das zwischen heutiger Mineral- und Pflanzenwelt. Denn auch die vielfältigen Beziehungen zwischen Mineral und Pflanze lassen sich auf die Zwischenform des alten Mondes zurückführen, in der diese Zweiheit noch Einheit war.

Um auf das Veilchen zurückzukommen: Man wird seine Gestalt, und zwar sowohl die Raumes- wie auch die Zeitgestalt nur begreifen, wenn man in ihr ein Zweifaches zum Ausdruck kommen sieht. Dieses Pflanzenwesen verhält sich in ganz bestimmter Art zu dem Naturreich unter ihm und dem über ihm. Davon zeugt seine Wurzelbildung einerseits, seine Blütengestaltung andrerseits. Das kann in seiner ganzen Bedeutsamkeit zutage treten, wenn es in Zusammenhang mit Äusserungen Rudolf Steiners zur Veilchen-Natur, an späterer Stelle dieses Kapitels, erscheint.

Zum Begriff «Gestalt» ist aber noch einiges auszusprechen. Mit ihm ist nicht bloss das gemeint, was sich anfassbar vor Augen stellt. Die Pflanze lehrt uns, im Gestalteten Gestaltendes zu sehen, zwar nicht durch die Sinne, aber durch die Augen des Geistes, da die Raumgestalt sich fortwährend verwandelt. Dadurch wird Zeitgestalt als ein Weiteres erlebbar. Was aber als Raumgestalt erscheint, in Zeitgestalt wirkt, ist jedesmal *Geist;* Geist als Werk, Geist als Wirksamkeit. Hinter dem Wirksamen, den wirkenden Kräften, stehen aber wirkende Wesen; von den Elementarwesen an bis zu denen hin, die das Pflanzenwesenhafte, Ur-Pflanzliche schöpferisch erdacht haben. Das alles muss man zusammennehmen, um ein wirkliches Wesensbild vom Veilchen zu erfahren.

*

Nach diesen richtunggebenden Ausführungen sei nun auf die Familie der Violaceen selbst näher eingegangen.

Von den meist in 16 Gattungen gegliederten 850 Arten dieser Familie ist die wichtigste die Gattung Viola, die allein 400 Arten umfasst. Diese sind überwiegend Kräuter und Frühjahrsblüher, ihr Hauptverbreitungsgebiet ist die ganze nördlich gemässigte Zone. Eine Anzahl sonstiger Gattungen hat sich die Tropen und Subtropen zum Lebensraum erwählt; ihre Arten sind verholzende Gewächse: Sträucher, Kettersträucher, sogar Bäume. Doch sind die Tropengattungen, meist Waldbewohner, artenarm. Auch die Gattungen der Südkontinente weisen wenige Arten auf. Die Gattung Viola hingegen hat sich in vielen Arten entfaltet, durch die sie sich innig mit der Erde in all ihrer Vielfalt an Bodenbeschaffenheit und Landschaftsgestaltung verband. Wald, Waldrand, Gebüsch, Wiese; Bachrand, Au, Moor, Sumpf; Düne, Sandboden, Kalkgeröll; Gipfelfluren, Vorgebirge, Hochgebirge – sie alle haben ihre eigenen Veilchenarten erhalten. Sogar die Zinkerze (Galmei)[44] enthaltenden Böden Belgiens und Deutschlands haben ihr besonderes, das Galmei-Veilchen (besser hiesse es Galmei-Stiefmütterchen) aufzuweisen. Dabei sind diese vielerlei Arten einander doch sehr ähnlich. Sie unterscheiden sich nur in Feinheiten des Wurzel-Spross-Blattbaus. Auch ein nur mit europäischen Veilchen vertrauter Beobachter würde z.B. ein neuseeländisches Veilchen auf den ersten Blick als solches ansprechen. Anders ginge es ihm aber beim Anblick einer der verholzten Violaceen, von denen zwei, ebenfalls neuseeländische, kurz skizziert seien.

Eine der (nur sechs) Arten der Gattung Hymenanthera, die «dickblättrige» Hymenanthera crassifolia, bildet einen niedrigen, oft kissenartig mit starren dornigen Zweigen Felsen oder Steine überziehenden, weissrindigen Strauch. Er wächst in Meeresnähe, von der Küste bis zu etwa 700 m Höhe ansteigend. Die kleinen, langröhrigen, aktinomorphen Blüten, die sich im Frühling entfalten, und später die an Grösse den Johannisbeeren gleichenden rötlichen oder weissen Beeren, verbergen sich veilchenartig unter dem Strauchwerk. – Der Gattung Melicytus, die nur 4 Arten aufweist, gehört die zweite holzige Violacee an, die hier vorgestellt sein soll: Melicytus ramiflorus, die «stammblütige». Sie wächst sowohl auf der Nord- wie Südinsel als kleiner, bis zu 10 m hoher Baum im Busch. Mit dünnem, durch Pilzbefall der Rinde wie gekalkt aussehendem Stamme stracks aufstrebend, verzweigt er sich in kurze, sprödholzige Äste und endet in einer runden Krone. Den Stamm umgeben viele Schösslinge, die aus dem verzweigten Wurzelwerk aufstreben. Unterhalb der Blätter, aus dem baren Astholz brechen in Büscheln die kleinen langröhrigen Blüten, männliche und weibliche an getrennten Bäumen. Die Früchte sind violette Beeren mit schwarzen eckigen Samen, Lieblingsnahrung wilder Tauben. Einst diente das Holz den Maoris zum Reibe-Feuerzeug.

*

Wir kehren zur Gattung Viola zurück, neben der alle anderen an Bedeutung zurücktreten, und heben zwei Arten davon besonders heraus, da sie diejenigen sind, die schon von alters her der Heilkunst dienstbar gemacht worden sind.

Es wurde bereits vermerkt, dass die Veilchenarten eine starke Beziehung zum Erdhaften, Chthonischen haben; sich ihm mit Wurzeln, Wurzelstöcken, Ausläufern innig und vielfach verbinden. Damit fällt es ihnen leicht, sich vegetativ zu vermehren und im Umkreis auszubreiten. Bescheiden bleiben sie am Boden. Nur in zartem Ausmass spielt der Typus, das «Urveilchen», mit der Möglichkeit – nicht nur ein Bodenveilchen zu bleiben, Blätter und Blüten unmittelbar aus dem Wurzelstock hervorgehen zu lassen, sondern, unter Minderung der Wurzelausbreitungs-Energie, einen *Spross* zu bilden, der Blätter und Blüten vom Boden abhebt und – allerdings immer noch bescheiden – zur Höhe wachsen lässt. Am Boden bleibt das Märzveilchen, zur Höhe strecken sich das Waldveilchen, das Hundsveilchen und auch die Stiefmütterchen.

Diese erdzugewandte Seite des Veilchens mögen die Griechen empfunden haben, wenn sie die Blume der Persephone weihten; die Blume, deren Farbe sie wie schwarz empfanden; sprachen sie doch vom veilchenfarbigen Haar ihrer schwarzgelockten Helden. Auch den Hausgöttern, die mit dem Erdenhaus und im Irdischen der Menschen sich begrenzten, weihte man Veilchen; nicht den olympischen Göttern. Auf der Flucht vor der Verfolgung Apollos, des Sonnengottes, wurde Daphne, die Nymphe, zum Lorbeer; die Tochter des Atlas aber, des Erdriesen, der das Himmelsgewölbe trägt, zum Veilchen.

Was das Veilchen mit der Erde, dem mineralischen Reich unter ihm verbindet, ist in der Betrachtung nun wohl genügend hervorgetreten. Damit hat man aber erst die halbe Wahrheit. Denn dieses Bodengeschöpf strebt in einen so starken und wohl ausgeprägten Blütenprozess hinein, dass das oberhalb seiner Pflanzenhaftigkeit liegende Reich, das Tierwesenhafte nun mit in die Betrachtung hineingezogen werden muss, um die ganze Wahrheit zu erfassen. Gestalt, Stellung, Wachstumsbewegung, Farbe, Duft, alles an dieser Blüte richtet sich auf dieses Tierwesenhafte, wird von ihm berührt, ergriffen, findet in ihm seine Ergänzung ... wohlgemerkt: in einem *Wesen*haften. Die physischen Tiere, die sich dazu einstellen, Bienen, Schmetterlinge, Ameisen, sind dann die selbstverständliche Folge dieser *Wesens*begegnung, die zwischen dem Ätherwesen Pflanze und der Astralsphäre, die sie umgibt, stattfindet. Man verfolge die einzelnen Stationen, in denen diese Konfrontierung sich auslebt. Erst neigt der aufsteigende Blütenstengel die Knospe an seiner Spitze mit anmutiger Biegung zur Erde. Doch die sich entfaltende Blume entscheidet sich für die Waagrechte, sie bildet mit den empfangenden vorderen Blütenblättern und dem sich nach rückwärts streckenden Sporn dem anfliegenden Insekt die Gegenform entgegen, erfährt ihre Erfüllung und ist einen Moment Pflanze und Tier zugleich, Tierpflanze, wie sie es auf dem alten Mond war. Das Nährende fliesst hin, das Befruchtende her, Wasser-, Luft- und Feuerwesen begegnen einander, dann entschwebt das blütenstaubbeladene Insekt, und die Blüte wird wieder in die Senkrechte absinken, die Früchte am Boden auszureifen. Springen diese auf, so werden Ameisen, die Erdtiere, die Samen verschleppen, der nahrhaften Schwielen wegen, die diese tragen, und sie nach ihren Nestern bringen – wie die Bienen den Nektar in ihre Waben tragen.

Wie sieht diese Blüte nun im einzelnen aus, wie klingt ihre Form mit der ganzen Veilchengestalt zusammen?

Fünf Blumenblätter bilden diese Blüte, deren unterstes, das spornbildende, sich mit breiter Lippe vorn abwärts wölbt. Dieses einfassend, senken sich zwei weitere Blätter, rechts und links, bei den gewöhnlichen Veilchen gleichfalls abwärts; während die Stiefmütterchenverwandtschaft diese zwei Blätter der Schwere entzieht und dem oberen Paar, es einfassend, zugesellt. So weisen die stärker erdverhafteten Veilchen mit ihren Wurzel- und Bodenausläufern auch in ihrer Blütenform mehr nach abwärts, die entschiedener aufwärtsstrebenden, unverteilt wurzelnden Stiefmütterchen stärker nach oben. Der Fruchtknoten ist bei beiden oberständig, die Narbe hakenförmig nach unten gebogen, von den fünf Staubblättern umstellt, von denen die zwei unteren nach rückwärts in den Sporn zwei fingerförmige Honigdrüsen entsenden, deren Absonderung diesen füllt. Dieses Vor-Zurück macht auch der Kelch mit, der mit langen, spitzen Blättchen vorstrebt, aber kurze rundliche Zipfel rückwärts streckt.

Nun ist noch vom Duft zu sprechen, da die Nase Veilchen oft eher entdeckt als das Auge. In diesem Duft verkündet sich das Wesen dieser Pflanze ebenso unverwechselbar wie in der Gestalt. Zwar duften keineswegs alle Veilchen, doch eine ganze Anzahl Arten, so das Märzveilchen, das Wunderveilchen, weisse Veilchen, die wilden Stiefmütterchen der Sudeten, und ihre üppigen Garten-Verwandten, die «Pensées» und andere, weniger allgemein bekannte Arten. Alle diese Viola-Formen sprechen ihre Eigenart, die Beschaffenheit der an ihrem Blüteprozess bildenden Astralität, nicht nur durch dessen Gestalt, sondern auch durch ihr Duftwesen aus. Sanft und lieblich berührt es uns, anschmeichelnd, aber niemals aufdringlich, flüchtig wieder zurückweichend, von scheuer Anmut. Um seine Mitteilungsweise besser zu verstehen, möge der Leser im 1. Band der «Heilpflanzenkunde» den Abschnitt nachschlagen: «Von den Pflanzendüften, und wovon sie Ausdruck sind». Dort wird ausgegangen von dem Hinweis Rudolf Steiners, dass man am Geruch der Pflanze erleben könne, in welcher Art sich ihr Ätherisches mit ihrem Astralischen auseinandersetze. Die Pflanze ist ja, kraft ihrer physisch-ätherischen Doppelnatur, vor allem ein festflüssiges Gebilde. Sie hat keine eigentliche Luft-Organisation wie das Tier, das in dieser sein Astralisches sich einverleibt. In der Blüte jedoch strebt die Pflanze – wie in diesem Werk oftmals, und nun auch beim Veilchen deutlich gemacht – über ihren Wesensbereich hinaus, dem Tierhaften entgegen. Sie zieht die sie umgebende («umseelende», nicht aber be-seelende) Astralsphäre an sich heran und erfährt alle die Umstimmungen ihrer ätherischen Bildetätigkeit, die Blattbildung in Blütenbildung übergehen lassen. Dazu gehört die Duftbildung, der Ansatz zu einer Luftorganisation. Diesen kann sie aber nicht in sich halten, er strömt in die Umwelt, in der das ihr zugehörende, aber *ausser*leibliche Astralische webt. Dieses wesensgeprägte Luftgebilde kann dann in Kontakt kommen mit den atmend-beseelten Erdenwesen, Tier und Mensch. Seine innere Form wird im Tier ein bestimmtes Reizerleben auslösen können, das sein Geruchsorgan vermittelt, das die Tierseele, sein Astralleib, erlebt. Dieses Wesenserleben steigert sich aber beim Menschen, dem geistbegabten Erdenwesen, zur Wesens-Erkenntnis, der zugänglich wird, wie die ätherische Natur der duftenden Pflanze beschaffen ist, wie ihre Astralsphäre, und wie beide sich zueinander verhalten. Man halte dies fest, um die Fülle der Angaben Rudolf Steiners besser würdigen zu können, die den zweiten Teil dieses Veilchenkapitels bilden. Doch darf schon hier erwähnt werden, dass sich die belebende, sodann die erfrischende Note des Veilchenduftes deutlich, die flüchtig-verschwebende immerhin zur Geltung bringt, eine feurige aber nicht zu erleben ist. Darin drückt sich die ätherische Seite der duftbestimmenden Vorgänge unserer Pflanze aus, die Art, wie Lebensäther, chemischer Äther, Lichtäther, Wärmeäther (und die zugehörigen Elementarwesen) ihren Ätherleib zusammensetzen. Ordnet man aber, um die andere, die astralbedingte Seite der Duftbildung zu erfassen, den Grundkräften der Seelenwelt entsprechend eine Duftskala an, die zwischen den Polen von Sympathie und Antipathie schwingt, zwischen berauschendem Wohlduft und abstossendem, aber aufrüttelndem Missduft, etwa zwischen venushaftem Akazien- oder Lindenblütenduft und saturnischer Asa foetida, so steht der Veilchenduft gewiss auf der Sympathie-Seite dieser Duftleiter, jedoch nicht an ihrem äussersten Ende, sondern nahe der ausgeglichenen Mitte. Das entsprechende Planeten-Ausstrahlungszentrum ist für diesen Duft zu erwarten.

*

Alles in allem kann man sagen: Veilchenblüten sind hinsichtlich ihres Baues von hoher Vollendung; grossartig durchkomponiert. In jedem ihrer Teile zeigt sich die Gestaltungskraft des Ganzen. Wie die ganze Blüte, so ihre Narbe, ihr Kelch, die Staubgefässe. So ist auch ihre Farbigkeit, die vor dem Blick mit dunklen Tönen zurückweicht, mit hellen vordringt, und sogar auch, wie eben gezeigt, der Duft.

*

Aus der Blüte wird die Frucht, aus dieser der Samen. Wie gebärden sich die Veilchen in dieser Phase ihres Lebensablaufes? Die bodenverhafteten Arten legen die reifen Kapseln auf den Boden, wo sie sich öffnen und die Samen entlassen. Diese haben, wie bereits erwähnt, nährstoffreiche Auswüchse, deretwillen die Ameisen ihre Verbreiter werden. Die stengelig aufsprossenden Veilchenarten aber, welche der Wurzelentfaltung nicht so viel zubilligen, reifen ihre Fruchtkapseln in der Höhe aus. Wenn diese reif geworden sind, springen sie dreifächerig auf, quetschen die Samen aus der Hülle und schleudern sie dadurch einige Spannen weit energisch von sich.

*

Veilchen sind rechte Frühlingspflanzen. Ihre Blüten sind bereits im Herbst veranlagt, werden durch den Winter als Knospen getragen und entfalten sich, sobald das helle Frühlingslicht, die zarte Frühjahrswärme die Erde berührt; ehe die Laubwälder ausschlagen und den Boden schattend verdunkeln. Zu viel Dunkelheit ist ihnen ebensowenig wesensgemäss wie zu grelles Licht. Das Frühjahr sieht die schönen, grossen, farbigen und duftenden Blüten, welche die Tierbeziehungen ausleben. Manche Veilchenarten bilden aber gegen den Sommer regelmässig, andere unter besonderen Umständen, eine zweite Art unscheinbarer, verkümmert wirkender, geschlossen bleibender grünlicher Zwergblüten, die sich selbst bestäuben, indem die Pollen in den Staubbeuteln auskeimen und in die Narben hineinwachsen. Gerade diese kleistogamen Blüten bringen aber die meisten und keimkräftigsten Samen. Bringt man z.B. ein Märzveilchen, das sich in der Natur nicht so verhält, in einen lichtarmen Raum, so verzichtet es auf seine schönen Blüten und treibt an ihrer Stelle kleistogame. Eine solche Tatsache passt schlecht zu den üblichen Vorstellungen vom «Zweck der Blütenbildung» und lässt fragen, wodurch ein so wesentlicher Teil der Selbstdarstellung der Pflanze unterbleibt. Offenbar gelingt diese dann nicht, oder nur unvollkommen, wenn der Pflanze zu wenig kosmisches Lichtweben zukommt. Es wird davon noch zu sprechen sein.

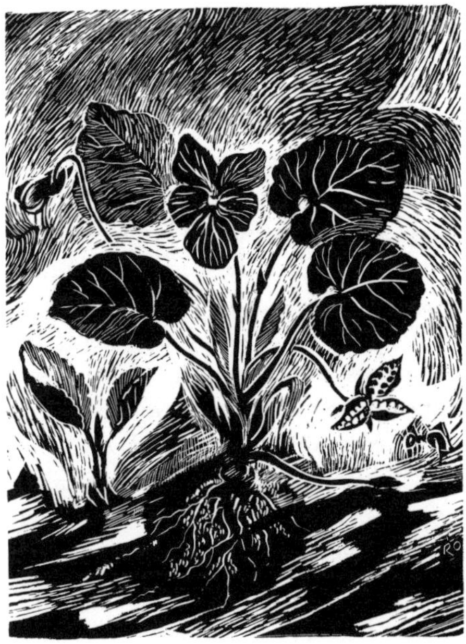

Viele Botaniker nehmen an, dass *Viola odorata,* das wohlriechende *Märzveilchen (Bild),* über die Alpen in das nördlichere Mitteleuropa gebracht worden sei, etwa durch Mönche als Heilpflanze in die Klostergärten, von denen sie allmählich den Weg in die Hausgärten, und von da weiter in Flur und Wald gefunden habe. Doch dagegen spricht, dass der bescheidene Frühlingsbote von den Alpen bis nach Skandinavien hinauf allverbreitet zu finden ist, Waldränder, Lichtungen, Gebüsche, Hecken überall bewohnt, Gemeinschaft mit Pflanzen hält, die bestimmt nicht mittelmeerischer Herkunft sind oder waren. Eine solche Verbreitungsmacht wäre allenfalls einer Pflanze mit geflügelten Früchten oder Samen zuzutrauen, schwerlich aber unserem Veilchen. Auch spricht gegen eine solche Meinung, dass schon in früher, heidnischer Zeit das Veilchen im skandinavischen Norden wohlbekannt, und Tyr, dem Kriegsgott, als Tyrsfiola zugeeignet war, der bei den südlicheren germanischen Völkern Ziu hiess, und nach dem der Dienstag, Tyrsdag, Ziustag benannt wurde; welcher Namen im Englischen zu Tuesday, in der alemannischen Mundart zu Zyschtig geworden ist. Aber auch die romanischen Völker haben diesem Tag den Namen ihres Kriegsgottes gegeben, dem Mars, was in der heutigen Sprache zu Mardi, Martedì geworden ist. – Aber auch die eingewurzelten Volks-, die alten Frühlings-Bräuche sprechen dafür, dass das Veilchen ein einheimisches Gewächs in den erwähnten Gebieten gewesen sein muss. Das festliche Einholen des ersten blühenden Veilchens als Bürge des neuerwachten Lebens war ein solcher Brauch. Ein abgepflücktes Blatt wurde in die Frühjahrskräutersuppe getan, der noch acht andere Kräuter zugesellt wurden, von Gundermann, Schafgarbe, Löwenzahn, Sauerampfer, Kresse, Brennessel . . . , um das Blut zu erfrischen, sich den Winter aus dem Leibe zu schaffen. Dazu hätte man nicht das Gewächs einer fremden Natur genommen, sondern nur Einheimisches, längst Vertrautes.

Wie aber ist das anmutige Geschöpf in das Gefolge des Kriegsgottes geraten? Die Pflanze der Demut kann doch nichts mit Kampfesmut zu tun haben; es muss sich um andere Zusammenhänge handeln. Eigenartig kann es einen in diesen Zusammenhängen berühren, dass nicht nur der mythologische nordische Mars (Tyr), sondern auch ein repräsentativer Mensch der Neuzeit, allerdings eine Marsnatur ersten Ranges, seine Beziehung zum Veilchen gehabt hat. Es war die Lieblingsblume Napoleons. Dieser, mit der Sendung geboren, die Ideale der französischen Revolution ganz Europa mitzuteilen und die Zeit vorzubereiten, in der Freiheit, Gleichheit, Brüderlichkeit Lebenswirklichkeit werden sollten, vergass tragischerweise sein Sendungswort. Hätte «Pensée» ihm doch die Erinnerung wecken können!

Die bereits angeführten Namen der Wochentage können auf die Spur zur Lösung des Rätsels leiten. Denn diese Namen weisen ebenso auf Götter, Sol, Luna, Mars, Merkur, Jupiter, Venus, Saturn, wie auch auf deren himmlische Wohnstätten, die im Jahreslauf die Erde umwandelnden Gestirne. Blicke man also nicht auf Tyr oder Mars, sondern auf den Planeten, sein Gestirn, auf seine Stellung und Bedeutung innerhalb des Sonnensystems. Bei Beschreibung der Eigenart des Usterischen Pflanzensystems wurde dessen siebenfache Gliederung in Zusammenhang gebracht mit den Werdestationen der Erdenentwicklung. Diese spiegelt sich mit ihren Vergangenheits- und Zukunftsaspekten im Entwicklungsgang *aller* ihrer Geschöpfe, so auch des Pflanzenreichs. Es genüge dieser Hinweis, um nicht oft, wenn auch immer von anderen Seiten, Dargestelltes noch einmal zu wiederholen. Aus der genannten Siebenheit sind zwei Klassen Blütenpflanzen in diesem Buch besonders ausführlich behandelt worden: die monokotylen Gewächse und die Achlamydeen, die Marsklasse und die Merkurklasse. Abstieg aus der die «alte Mondenentwicklung» wiederholenden Marsstation, Wendepunkt und Wiederaufstieg unter Aufnahme von Merkurimpulsen als Aufkeimen zukünftiger Grösse und Fülle ist das Grundmotiv dieser Zweiheit in der Gesamtsiebenheit, in welcher die eigentliche Erdenentwicklung selbst in sich zusammengefasst erscheint. Man kann also diese Erdenentwicklung in zwei Hälften, Mars- und Merkurhälfte, einteilen, deren erste Hälfte bereits überschritten ist – wie Rudolf Steiner an anderen Orten ausgeführt hat. Auf dem Mars-Erdenweg erwirbt das Veilchen, das im Usterischen System gleich zweimal unter dem Marszeichen steht, die tiefe Verbundenheit seiner vegetativen Teile mit der Erde. Dadurch ist es «Tyrsfiola». Von Merkur aber kommen ihm die Kräfte zu, die in seiner Blütenbildung erscheinen. Davon ist noch ausführlich zu berichten.

*

Doch nun ist ein Kapitel Chemie fällig. Denn die Wesensart der Veilchen-Gewächse prägt sich nicht nur in Form, Farbe, Duft, Lebensrhythmus aus, sondern auch im Stoffbereich. Ganz bestimmte Substanzen entstehen im Wirken ihrer Lebensprozesse, werden aus dem Lebensstrom ausgeschieden, und dann dem analysierenden Chemiker fassbar. Denn sie gehören, einmal ausgesondert, demselben Bereich an wie seine Chemie. Sie sind die toten Abdrücke lebendiger Tätigkeiten. Diese sind in der Lebensgestalt zusammengefasst, dem Bildekräftegewebe, in dem die Undinen die wahre Veilchenchemie träumen. Die dem Chemiker von heute fassbaren Stoffe sind aber nur der Bodensatz, den der Lebensfluss fallen lässt, wenn er irgendwo ins Stocken gerät, oder die Asche, die unter die lodernde

Flamme sinkt. Hier liegt die Gefahr, dass mit den Stoffen auch der forschende Sinn aus dem Lebendigen sich in das Tote verliert und sie nun als «Inhaltsstoffe», «Wirkstoffe», «Wertstoffe» ansieht. So ist die materialistische Heilmittellehre unserer Zeit entstanden. Sie verliert ebensosehr das Schöpferisch-Lebendige der Pflanzen aus dem Auge wie das Wesen des Menschen, dessen stofflich-physischer Seite allein ihre Methoden sich annähern. Hält man die Erforschung der Stofflichkeiten jedoch immer in Verbindung mit dem Anschauen all der Lebenstätigkeiten, die sie aus sich hervorgehen lassen, so wird man diese Sackgasse vermeiden. So allein kann eine «Biochemie» sich aufbauen, die diesen Namen verdient.

Untersuchen wir, wie es bei den zwei wichtigsten bisher bekannt gewordenen Violaceen mit solchen Stofflichkeiten steht: bei Viola odorata und bei Viola tricolor. Es sei bei der Wurzel begonnen, durch Blatt und Spross aufgestiegen und bei Blüte und Same geendet.

a) In den Wurzeln findet man Zucker und Stärke gespeichert; sodann einen emetinartig wirkenden Stoff, um dessentwillen man diese Wurzel ähnlich der echten Brechwurz, Ipecacuanha, als «weisse Brechwurz» verwendet hat, wenn in Notzeiten die echte nicht erhältlich war. Ferner sind noch Saponine gefunden worden. Und schliesslich enthält die Wurzel Salicylsäure und Salicylsäureverbindungen.

b) Die oberirdischen Teile, Blatt, Stengel, Blüte, führen Schleimstoffe, denen Methylzellulosen zugrunde liegen und ebenfalls Salicylderivate. Hinzu treten in Blatt und Blüte Duftstoffe; zarter, krautiger im Blatt, intensiv und blumig in der Blüte. Man hat diese Duftstoffe analysiert und eine Menge chemisch definierter «Bestandteile» gefunden, darunter als wichtigsten Jonon, die man alle synthetisch herstellen kann. Doch gibt die Mischung dieser «Bestandteile» keineswegs wieder Veilchenduft, höchstens eine Karikatur davon. Die Parfümerie wird darum auch in Zukunft der Veilchenfelder um Grasse (Südfrankreich) nicht entbehren können.

c) Im Blüteprozess entstehen auch die Farben, die gleichfalls eine stoffliche Grundlage haben; hauptsächlich der Klasse der Anthozyane angehörig. Diese Farbstoffe sind, im Gegensatz zu vielen anderen, wasserlöslich und empfindlich für die Reaktion des Zellsaftes der Blüten; sie werden rot, violett oder blau, je nachdem, ob der Zellsaft sauer, neutral oder alkalisch reagiert. Anthozyane bilden sich nicht nur in Blüten, sondern auch in den rotgefärbten Blättern von Blutbuche, Bluthasel, englischer (Mitcham-)Pfefferminze, rotblättrigem Ahorn und noch manchen anderen Gewächsen.

d) Die Samen schliesslich sammeln in sich Eiweiss und fette Öle, aber keine Kohlehydrate (Stärke, Zucker).

So kommt in den verschiedenen Stoffen zum Ausdruck, was Veilchen sind. Sie zeigen aber auch, an der Abwesenheit bestimmter Stofflichkeiten, was sie *nicht* sind. Sie bilden nicht in wesentlichem Grade: Gerbstoffe, Alkaloide, herzwirksame Glykoside. Auch das muss man erwägen, um sie zu verstehen.

*

Was spricht sich nun in dieser Stoffesbildung alles aus? Um mit der Wurzel zu beginnen, in der sich das Veilchen so ausgiebig mit dem Erdhaften auseinandersetzt: Da ist das wesentlich (im wahren Sinne des Wortes: Wesen-einwirkend), was zwischen mineralischer Welt und lebensäthererfülltem Pflanzensein vermittelt. Es ist die mit Antipathiekräften naturhaft wirkende Welt der Erdgeister. Dadurch entsteht für die Veilchenchemie der Anstoss, emetinartige Stoffe zu weben, die, in den menschlichen Organismus gebracht, heftige Antipathiereaktionen im Verdauungstrakt hervorrufen, die sich in Erbrechen äussern. (Die echte Brechwurz, die Rubiacee Uragoga ipecacuanha, hat eine dem Veilchen recht ähnliche Lebensform. Nur ist sie, als tropische Urwaldpflanze, noch stärkerer Stoffwechsel-Einwirkungen fähig.)

Anders ist die (mässige) Anwesenheit von Saponinen in der Wurzel zu bewerten. Saponine sind in gewisser Hinsicht «pflanzlicher Merkur». Darüber ist einiges in Band I und II ausgeführt. Sie haben die Fähigkeit starker Schaumbildung, das heisst verbinden Luftiges und Wässeriges unter feiner Bläschenbildung. Im menschlichen Organismus gehen sie die Heilwege Merkurs, des Quecksilbers; fördern den Übergang der in den Verdauungssäften tröpfchenhaft emulgierten, abgebauten Nahrungsstoffe in die innere Verdauung jenseits der Darmwand, begleiten ihre weiteren Metamorphosen in die Blutbildung und zuletzt bis zur Durchatmung im Merkurorgan Lunge. Die Sauerstoff-bindenden roten Blutkörperchen sind sehr empfindlich für Saponinwirkung. Dem Fisch-Leben sind Saponine feindlich. (Man erinnere sich an das, was im Einleitungskapitel über die Wassergeister und ihre Beziehungen zu der Fisch-Gestalt gesagt wurde.) Übrigens haben Saponine einen Aufbau, der sie in die Nähe der Schlangengifte stellt. Saponinhaltige Pflanzen sind bei den Naturvölkern aller Kontinente als Mittel gegen Schlangenbisse immer schon verwendet worden, man konnte mit ihnen sogar eine gewisse Immunisierung gegen deren Wirkung erzielen. Die um den Stab sich windende Schlange kennzeichnet Merkur, den Heilgott, und seine Schüler. – Saponinhaltige Drogen fördern die Expektoration, helfen bei Husten, Katarrhen, und so hat man auch das Veilchen verwendet; sogar bei Keuchhusten. – Salizylsäure und ihre Verbindungen kommen häufig im Pflanzenreiche vor, z.B. bei den Weiden (von Salix, Weide, haben sie den Namen), dem Mädesüss, dem Wintergrün, einigen Heidekrautgewächsen und Himmelschlüssel-Arten. Das sind alles Pflanzen, die sich mit ihren Wurzeln feuchtigkeitsgetränkten, winters starken Kältewirkungen unterworfenen Böden befreunden und bald in einen lebhaften Blüteprozess hineinstreben. Das Wässrige wird in das Luftig-Flüchtige übergeführt, Ätherisches in Astralisches. (Salizylsäure spiegelt in ihren stofflichen Eigenschaften diesen Prozess; sie ist in Wasser löslich und verflüchtigt sich mit Wasserdämpfen.) Pflanzen dieser Art sind bei Erkältungskrankheiten und Rheumaformen seit langem verwendet worden. Man lese darüber die Kapitel über Weiden und Primelgewächse in Band II nach.

Damit ist nun auch darauf eingegangen, inwieweit sich das Wesen der Violaceen auch in der Stoffeswelt zum Ausdruck bringt, die man in ihnen findet; und dass die Aussagen des Lebensforschers und des Stoffesforschers zusammenklingen. Doch wird die Aussage des letzteren erst verständlich, wenn der Lebensforscher gesprochen hat. Erst das Wort gibt den einzelnen Buchstaben Stelle und Sinn, in die es wohl zerstückelt, aus denen es aber nicht aufgebaut werden kann, wenn einmal das Wort verloren, oder vergessen, oder vielleicht sogar nicht einmal verstanden worden ist, weil einem seine Sprache nicht mehr verständlich war. Dann nützt auch die Kenntnis aller Buchstaben des Alphabets nichts.

Hier ist nun der Ort, wo mit dem bisher Erarbeiteten die Äusserungen über das Veilchen verbunden werden können, die Rudolf Steiner bei verschiedenen Gelegenheiten seines Lebens diesem und jenem Hörerkreis hat zukommen lassen. Solche Äusserungen mögen jetzt auszugsweise in ihrer zeitlichen Reihenfolge mitgeteilt werden, soweit sie dem Verfasser bekannt geworden sind (es könnten sich vielleicht noch weitere finden).

1. Sinnlich-Sittliches, Symbolisches vom Veilchen

In zwei, in Berlin am 20. und 21. Oktober 1906 gehaltenen Vorträgen[45] führt der Geistesforscher aus: Auf dem Wege zum Erleben der geistigen Seite der Welt muss über die Sinneserkenntnis, die uns das Dasein nur seiner physischen Seite nach erleben lässt, hinweg vorgedrungen werden. Dazu muss die Seelenfähigkeit der Imagination erworben werden, in der man lernt, die Dinge um sich herum als Sinnbilder höherer Kräfte zu erleben. Man muss ein moralisches, «sittliches» Verhältnis zu ihnen gewinnen. «Der Schüler kann z.B. eine Herbstzeitlose und ein Veilchen betrachten. Wenn ich in der Herbstzeitlose das Symbol für ein melancholisches Gemüt sehe, habe ich sie nicht nur so aufgefasst, wie sie mir äusserlich entgegentritt, sondern als Sinnbild für eine Eigenschaft. Im Veilchen mag man dagegen das Sinnbild für ein stilles, frommes Gemüt erblicken.» So wird das Vergängliche, die Erscheinung, zum Gleichnis für das Unvergängliche, das Wesen. Und weiterhin: In der Herbstzeitlose kann man «ein Bild des melancholischen Gemütes erblicken, im Veilchen ein Bild stiller Frömmigkeit, in der Sonnenblume ein Bild kraftstrotzenden Lebens, von Selbständigkeit, von Ehrgeiz[45].»

2. Zur Entstehung des Veilchens

In einem in Kassel am 26. Juni 1907 gehaltenen Vortrag[46] führt Rudolf Steiner aus: Der Erdenentwicklung ist die alte Mondenentwicklung vorangegangen, die drei Naturreiche hervorgebracht hat, als unterste Stufe ein Mineral-Pflanzliches, als zweite Stufe ein Pflanzlich-Tierisches, als höchste Stufe ein Tier-Menschliches. Ein mineralisch-festes Reich gab es noch nicht, höchstens ein zähflüssiges mit holz- oder hornartigen Einschlüssen. Als diese Welt vergangen und aus ihr als nächste Schöpfungsstufe die Erdenschöpfungsstufe hervorgegangen war, wurde zunächst in abgekürzter Form, ontogenetisch, die Philogenie, die Vergangenheit in Anpassung an das werdende Neue wiederholt. Dabei wurden aus den drei Naturreichen des alten Mondes die vier Erden-Naturreiche herausentwickelt. Es spaltete sich das Mineralpflanzliche, nach unten schied sich die reine Mineralnatur aus, die nun den festen Zustand, die Gesteine usw. bilden konnte. Die entstehenden Formen zeigten aber noch einen Abdruck der verlorenen «Halbpflanzlichkeit». So zeigt z.B. der Gneis im Feldspatigen ein – natürlich stark metamorphosiertes – Blattstengelartiges, im Glimmer ein Kelch-Blüten-Artiges. Nach oben aber rang sich los, was zur Erdenpflanzen-Bildung wurde. Die «ästhetische», Schöngestalt annehmende Pflanzenwelt konnte entstehen, darunter das Veilchen. – Auf ähnliche Weise spaltete sich in sich das zweite Mondennaturreich der Tierpflanzen, frei wurde nach oben die Erden-Tierwelt, nach unten aber bildete sich eine niedere Pflanzenwelt, die «moderigen Pflanzen» (womit wohl die Welt der Pilze und dergleichen gemeint ist, die ja von andrem Leben leben muss, nicht sich aus sich selbst aufbaut wie die grünen Pflanzen; statt Zellulose Chitin als Hüll- und Stützsubstanz bildet, wie es auch die Insekten tun, und so fort).

3. Der Naturspiegel des menschlichen Gewissens, die Pflanzenwelt

Nun folgt – soweit es das Veilchen betrifft – eine Stille, die 17 Jahre dauert. Erst im Vortragszyklus *Der Mensch als Zusammenklang des schaffenden, bildenden und gestaltenden Weltenwortes* (10. November 1923)[47] kommt Rudolf Steiner wieder auf das Veilchen zu sprechen, nachdem er die sinnlich-sittliche Wirkung der Pflanzengestalt auf entwickelte Seelensinne bildhaft geschildert hat. Die Pflanzenwurzel könne die Impression eines satten Bankiers erwecken, selbstzufrieden im Besitz der aufgesogenen Salze der Erde. Die Blüte dagegen lasse sich empfinden wie die eigene Seele, wenn sie die zartesten Wünsche hege.

«Sehen Sie sich nur einmal so eine richtige Frühlingsblüte an; sie ist ja im Grunde genommen ein Wunschtraum ... Wir sehen im Frühjahr das Veilchen, oder meinetwillen den Märzenbecher oder das Maiglöckchen oder manches gelbblühende Pflänzchen und werden ergriffen davon, so wie wenn uns alle diese frühlings-blühenden Pflanzen sagen wollten: Ach Mensch, wie rein und unschuldig kannst du eigentlich deine Wünsche nach dem Geistigen hin richten! – Die in Frömmigkeit getauchte Wunschnatur spriesst und sprosst aus jeder Frühlingsblüte[47].» Dagegen wird als Extrem gesetzt die als sündig, unlauter empfundene Herbstzeitlose (worauf einige drastische Volksnamen deuten). Zum Schluss steht das Bild der Pflanzenwelt als der Naturspiegel des menschlichen Gewissens, wenn man es mit imaginativer Erkenntniskraft anschaut.

4. Märzveilchen, ein Gruss vom Weltengeist

Ein halbes Jahr später, in einer Osteransprache (27. März 1924)[48] in der Stuttgarter Waldorfschule, anlässlich des Endes eines Schuljahrs und des Anfangs eines neuen, hörten die Schüler und deren Lehrer und Eltern folgendes: «Im Frühling, wenn Ostern herankommt, dann sprossen die Saaten, die Blumen aus der Erde heraus. Die Märzveilchen sind ein Gruss von dem Sonnenlicht und Weltengeist selbst. Und das Grün erinnert uns an das, was wir zu hoffen haben vom Leben, was wir wünschen möchten vom Leben. Die Farbe der Hoffnung, des Wunsches, der Lebensfreude ist im Grünen enthalten[48].»

5. Von den kosmischen Ursachen der Pflanzendüfte. Veilchen und Merkur

Weitaus das Ausführlichste über die Veilchennatur verdanken wir einem Vortrag vor den Arbeitern des Goetheanumbaus vom 9. August 1924[49]. Darin führte Rudolf Steiner als Antwort auf die Frage eines Arbeiters, woher die Gerüche der Pflanzen, aber auch der Menschenrassen usw. kämen, folgendes aus. Von riechenden Körpern müssen Gase ausgehen, und nur Nasen können diese riechen. Im festen Veilchen stecke eben ein gasförmiges – wie der Mensch in seinen Schuhen steckt. Dieses Veilchen ist ganz Nase; es riecht, was der Geist in den Weltenraum hineinschreibt. Vor allem riecht es, was vom *Merkur* ausströmt. Danach bildet es seinen Geruch. Ein Wesen, das sehr fein riecht, bildet sich so, wie es die Welt riecht. Solche Wesen sind die Pflanzen. Sie riechen den Weltenraum und richten sich dann danach ein. «Was tut das Veilchen? Sehen Sie, es ist eben ganz Nase, und eine ungeheuer feine Nase. Und das Veilchen nimmt sehr schön wahr gerade dasjenige, was zum Beispiel ausströmt gerade von Merkur, und danach bildet es sich seinen Geruchkörper, während der Stinkasant, Teufelsdreck (ein Doldenblütler, der Asa foetida, die Droge, liefert, der Verf.) sehr fein wahrnimmt dasjenige, was vom Saturn ausströmt: Er gestaltet sich danach seinen Gaskörper und stinkt.» – Nicht riechende Pflanzen haben dennoch einen, den erfrischenden Pflanzengeruch – der kommt von der Sonne. Das Veilchen «ist ganz Nase; es nimmt den Weltengeruch des Merkur auf. Es hält ihn fest ... dass er zwischen den festen Bestandteilen festgehalten wird, und strömt ihn aus. Dann ist er so dicht, dass *wir* ihn riechen können. Wenn uns also der Merkur aus dem Veilchen entgegenkommt, riechen wir es.» Ähnlich verhält es sich mit Asant und Saturn, Rosskastanien oder Linden und Venus. «So duftet uns aus den Pflanzen in Wirklichkeit der Himmel entgegen[49].»

Zu den Rassegerüchen: Da rieche das Pflanzliche im Menschen, das sich auch nach den Planeten richtet – die auf die verschiedenen Erdgebiete ganz verschieden wirken. Auf Asien besonders stark Venus, der Abendstern; auf Amerika Saturn, auf Afrika Mars. Auf jedes Stück Erde wirkt ein anderer Planet besonders stark. Das hängt von den Gebirgsformationen ab.

Die Nase kommt, wie eine Blüte, aus dem Kopf. Und manche Pflanzenblüten schauen aus wie Nasen. Rachenblütler, Lippenblütler haben Nasenform. Die Blüten riechen; die Blätter schmecken, sind eigentlich Zungen; die Wurzeln gucken (aber wie Menschen mit schlechten Augen).

Der Zuhörerschaft angemessen, hat hier Rudolf Steiner in derben Bildern sich ausgedrückt. Vor Wissenschaftern hätte er anders gesprochen, die Bilder anders gewählt, den Gedankengang anders geführt – aber doch genau dasselbe dargestellt. Seine Ausführungen stehen in vollkommenem Einklang mit allem, was er je über das Wesen der Pflanzen ausgeführt hat, von den Erläuterungen zu Goethes naturwissenschaftlichen Schriften angefangen. Immer wird die Pflanze als sinnlich-übersinnliches, als irdisch-kosmisches Wesen dargestellt, das stofflich mit dem Irdischen, ätherisch-bildekräftemässig mit dem Ätherkosmos zusammenhängt; zwischen irdisch-ausstrahlenden und kosmisch-einstrahlenden Kräften webt und lebt. Dieses Pflanzenwesen «erschaut» mit seiner Wurzel die Bodenbeschaffenheit, «erschmeckt» mit seinen Blättern das Zusammenspiel physischer und ätherischer Kräfte, «erriecht» mit den Blüten als Nasen das Berühren seines Ätherwesens mit den von den Planeten ihm zukommenden Astralzustrahlungen. Es verdichtet diese Astral-Zustrahlungen und bildet sich den duftenden Luftkörper. Denn alles Astralische ergreift Luftförmiges – so wie alles Ätherische Flüssiges.

Zusammengefasst: Es sind kosmisch-merkurielle Kräfte, die dem erdverbundenen Wurzelig-Blatthaften des Veilchens entgegenkommen, mit denen der Kosmos «seine Nase in das Erdeveilchen hineinsteckt» und damit zum Erdenteil den Himmelsteil hinzufügt, der als Blüte und Frucht erscheint.

6. Veilchen und Giftpflanzen. Aussterbende Pflanzen und solche mit Zukunft

Zum letzten Male befasst sich Rudolf Steiner – soweit dem Verfasser bekannt geworden – mit dem Veilchen anlässlich einer in Torquay gehaltenen Vortragsreihe *Das Initiaten-Bewusstsein* (19. August 1924)[50]. Die Darstellung geht aus von einem Vergleich zwischen giftigen und ungiftigen Pflanzen, wie sie sich dem Initiierten, dem Geistesforscher darstellen. Als Urformen für beide Pflanzenarten werden gewählt: Tollkirsche und Veilchen. Das Veilchen erscheint dabei umschwebt von dem allgemeinen Kosmisch-Astralischen; die Belladonna, Tollkirsche aber saugt dieses in ihre Fruchtbildung hinein (andere Giftpflanzen in andere Organe). Die Pflanze könne diese Kräfte nicht in sich eingliedern; das könne nur der Mensch, der somit in seinem Astralleib alle die Kräfte in sich trage, die in Pflanzen Gifte bilden müssten. Das Veilchen bleibe in seiner Welt, bescheide sich mit dem Pflanzensein; die Tollkirsche aber sauge Kräfte einer höheren Welt in sich, werde für sie «Medium», sei von ihnen «besessen». Wenn der Mensch nach dem Tode die geistige Welt betrete, gehe er durch eine Sphäre, in der er die die Giftpflanzen besessen machenden Wesen erleben könne – für jede Art ein anderes in bizarren Geistgestalten. Später erst betrete er eine höhere Sphäre, in der das Wesen des Veilchens sich zeige. – Giftpflanzen trügen in sich Todeskräfte – sie würden allmählich aussterben, hätten keine Zukunft. Hingegen habe das Veilchen Zukunft; werde sich noch umwandeln, in ganz anderen Gestalten dann erscheinen.

*

Viele Jahre liegen zwischen der ersten und der letzten Aussage; und dennoch erscheint immer das gleiche Bild des Veilchens, wenn auch von den verschiedensten Seiten her gesehen. Es ist das stille, fromme, unschuldige Frühlingsgeschöpf, kontrastiert mit der melancholischen, unlauteren, besessenen, medialen Giftpflanze, Herbstzeitlose, oder der Tollkirsche. Es hat den Weltengang in richtiger Weise mitgemacht, vom alten Monde her, hat Zukunft, wird sich noch weiter entwickeln. Dabei ist es den «Marsweg» abgestiegen und ist zur rechten Erdenpflanze geworden, dann aber von den Merkurkräften ergriffen worden, und lebt nun der Zukunft, der zweiten Hälfte der Erdenentwicklung entgegen, zu Künftigem bereit.

Merkur ist aber der kosmische Heiler. Den Heilmöglichkeiten zweier Veilchengewächse, der bereits genannten Märzveilchen und Stiefmütterchen, sollen abschliessend die folgenden Ausführungen dienen.

*

Die Verwendung des *Märzveilchens, Viola odorata,* als Heilpflanze geht mindestens bis ins Mittelalter zurück. Hildegard von Bingen zum Beispiel empfiehlt die Pflanze: gegen Melancholie; trübe Augen; Krebs. (Damit war keineswegs das Karzinom gemeint, sondern Geschwüre verschiedener Art.) Ferner gehören Veilchenblätter, wie schon erwähnt, zum festen Bestand der Kräutermischungen für Frühjahrskuren, Blutreinigungstees, Zutaten zu Frühjahrskräutersuppen. Wenn das Statische der Winternatur in die Frühjahrsdynamik übergeht, wenn die Elemente Erde, Wasser, Luft, Wärme durch die andere Art, wie nun Kosmos und Erde zusammenwirken, sich zum Erdenfrühling zusammenstimmen, so fügen sich alle Erdenwesen in das erneuernde Leben ein. Die ersten Frühjahrskräuter brechen aus dem Boden, zu denen das Veilchen ja mitgehört. Sie spenden ihre Lebensfülle, ehe der Wald ausschlägt, die Wiese hochspriesst, auf dem Acker der Halmwald aufschiesst. Auch der Mensch wird von diesem allgewaltigen Geschehen ergriffen, die Frühjahrskrisen befallen ihn und wollen überwunden sein. Die Stoffwechselkräfte wallen auf, branden gegen die Sinnessphäre, den Formpol der Leiblichkeit – der Stofftrieb droht, den Formtrieb zu überwältigen. Die Merkurzeit des Jahres naht mit Ostern. Da weckt Raphael-Merkur im Veilchen nicht nur die Blüte, sondern auch Heilsames. Die Naturkräfte, die in die Gesundheitskrisen hineinführten, schaffen auch die Kräuter, die sie heilen können. – Auch andere in die obere Organisation durchbrechende Stoffwechseltätigkeiten abnormer Art, wie sie sich etwa durch eine Alkoholvergiftung ergeben, können in ihren Folgezuständen gedämpft werden. – Die in der Wurzel sich abspielenden Prozesse der emetinartigen Stoffbildung, der zarten Saponinbildung haben, wie bereits erwähnt, die Veilchenwurzel zu Zeiten zum Ersatz der echten Brechwurz, der Rubiacee Uragoga ipecacuanha gemacht, sie gegen Brechdurchfälle anwenden lassen. Ein pathologisch ins Lungengebiet durchschlagender Stoffwechsel war in seine Grenzen zu weisen; Verschleimung, Erkältungsfolgen wurden bekämpft. Die in Pflanzen – die sich mit kaltwässerigen Umweltswirkungen auseinandersetzen müssen – sich bildenden Salizylsäure-Verbindungen, von denen bereits die Rede war, die im Veilchenlebenschemismus ebenfalls reichlich entstehen, unterstützen obige therapeutische Wirkungen und erweitern die Wirkungssphäre der Viola in Richtung rheumatischer Übel.

Das *Acker-Stiefmütterchen, Viola tricolor (Bild)*, dieses sympathische Sommerunkraut der Äcker, Raine und kargen Fluren, ist in ähnlicher Weise heilwirksam wie das Veilchen. Jedoch sind manche Wirkungen ausgeprägter. Diese Violaart liebt mehr kieselige Böden, gedeiht darum besonders in Roggenäckern. Brechenerregendes Violin, Saponine, Salizylsäure-Verbindungen, Schleimstoffe, Zucker eignen ihr ebenso wie dem Märzenveilchen. Doch tritt, ausser der Neigung zum Kieseligen, eine Neigung zu bestimmten metallischen Einschlägen hervor, die sich deutlich in der Eigenart einer Stiefmütterchen-Abart, des «Galmei-Veilchen», Viola calaminaria, zeigt, aus zinkhaltigen Böden viel von diesem Metall in sich aufzunehmen. Kohlen- und Kieselgalmei, kohlensaures und kieselsaures Zink, sind wichtige Zinkerze. Man findet Galmei-Veilchen an weit voneinander getrennten Zinklagerstätten wie denen Belgiens und Oberschlesiens. Der Verfasser hat in der 3. Auflage seines Buches *Sieben Metalle*[51] dem Zink ein eigenes Kapitel eingeräumt, und seine Bedeutung für die pflanzliche, tierische und menschliche Organisation darzustellen versucht. Dort ist das Zink als ein Metall charakterisiert, das Blei-Eisen-Quecksilberbeziehungen erkennen lässt, Saturnisches, Marshaftes, Merkurverwandtes. Das kann an dieser Stelle nicht näher ausgeführt werden, es ist dem angeführten Buche zu entnehmen. Hier ist es nur erwähnt, weil ja die Mars- und auch die Merkurseite des Veilchenprozesses in Vorstehendem verzeichnet wurde.

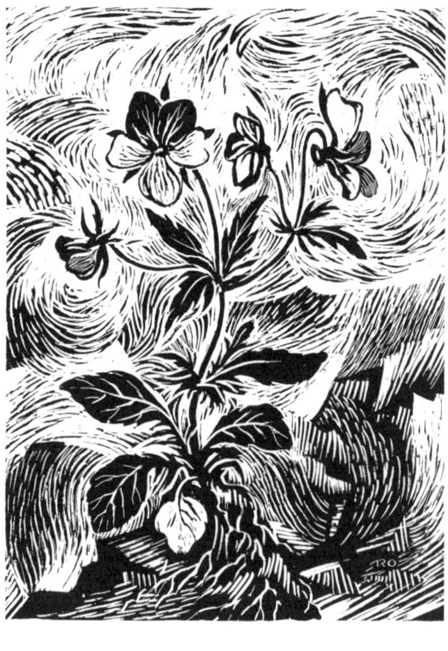

Es wurde – und wird – das Stiefmütterchen verwendet: bei Stoffwechselstörungen mit Erbrechen und Durchfall der Kinder, gegen scrophulose Ekzeme und Exantheme derselben, gegen Milchschorf; auch gegen krampfhafte Neigung des sich in die Stoffwechselregion ja erst allmählich inkarnierenden Astralleibes, wie sie in den «Freisen» sich zeigen. Dann aber allgemein gegen Ekzeme, Hautausschläge, Akne – wo eben der Stoffwechsel in die unter Kieselwirkung stehende Haut als Teil der Sinnes-Nerven-Organisation sich eindrängt. Auch als Diuretikum, bei Harn- und Blasenleiden, hat Viola tricolor Anwendung gefunden.

So sprechen die Erfahrungen der Vergangenheit, die der Naturheilkunde, der homöopathischen Schule. Dem Verfasser ist aber auch eine Anregung Rudolf Steiners bekannt, das Stiefmütterchen therapeutisch zu verwenden. Damit ist es auch in die anthroposophisch orientierte Medizin einbezogen. Es handelte sich dabei um einen Ratschlag an einen befreundeten Arzt, der eine etwa 40jährige Patientin mit einem hartnäckigen Ekzem zu behandeln hatte, das sich über Gesicht und Brust erstreckte. Rudolf Steiner schlug vor, der Kranken heisse Bäder zu verabfolgen, denen der Absud einer Kräutermischung zugesetzt werden sollte, die zusammenzusetzen war aus: Stiefmütterchenkraut, Holunderblüten, Kamillenblüten, Wacholderspitzen und einem Zusatz von Weizenkleie. Das vorstehend über das Stiefmütterchen Ausgeführte lässt seine Wahl wohl begreiflich erscheinen: Die «milden» sulfurischen Blüteprozesse von Kamille und Holunder wirken entzündungswidrig und drängen die in das Sinnesorgan Haut eingedrungenen unbewältigten Stoffwechselprozesse an ihren rechten Ort zurück; die aromatischen Triebspitzen des Wacholder lenken den von seiner eigentlichen Aufgabe des wahrnehmenden Erlebens der Aussenwelt durch den Hautsinn abgebrachten Astralleib – der sich der Stoffwechselseite der Hautprozesse zugewendet hatte – von seiner inneren «Verhakung» wieder nach aussen. Denn dieser Teil des Astralleibes soll Aussenweltreize und nicht den gereizten pathologischen Hautstoffwechsel erleben. Damit wird auch der Juckreiz gelindert. Die Weizenkleie, die kieselsäurereiche Hüllsubstanz des Weizenkorns, kann dem Kieselprozess der Haut die nötige Verstärkung zuführen, welche die gesunden Form- und Abschlusskräfte der Haut wieder herstellt. (Rudolf Steiner gab das Mittel ohne Kommentar; doch dürfte wohl die Wirkungsweise in solcher Art vorzustellen sein.)

Es mögen sich in Zukunft noch weitere Anwendungen unserer zwei Pflanzen Ärzten, als Schülern Rudolf Steiners, erschliessen. Da ist z.B. noch das Galmei-Veilchen mit seinem vegetabilisierten Zinkprozess ... und da der Geistesforscher auf die Wandlungsfähigkeit und Zukunft des Veilchens gegenüber anderen, einem baldigen Absterben entgegengehenden Pflanzen hinwies, stehen die Wege für neuartige Anwendungen noch durchaus offen. Die Veilchen werden den Menschen auch in Zukunft nahe bleiben mit ihrer heilsamen Natur, da sie in geschilderter Art den Merkur im Leibe haben.

KAPITEL XIX

DIE ULME – EIN MERKURBAUM

Zu den schönsten Bäumen unserer Breiten gehören unbestritten die Ulmenarten: *Feldulme, Ulmus campestris, Bergulme, Ulmus scabra, Flatterulme, Ulmus effusa.* An hohem, mächtigem Wuchs nehmen sie es mit den Eichen auf, denen es die Ulme auch in der Bildung festen, zähen, dauerhaften Holzes gleichtut, das der Zimmermann für Wasserbauten, der Holzschnitzer und Bildhauer wegen der formwilligen Struktur und dem schönen Schnitt, der Schreiner der eigenartigen Maserung halber zu schätzen wissen. Waldbildend begegnet uns die Ulme nicht; der einzelne Baum, die Baumgruppe allenfalls ist dort zu finden, oder die Baumreihe längs der Strasse. Nach dem Norden dringt die Ulme bis zum Polarkreis vor, in Oberitalien vermählt sie sich mit der Rebe, in Südfrankreich wählt man sie seit Jahrhunderten gern zum Mittelpunkt des Dorfes, wie bei uns die Linde. Sie besiedelt auch willig die Parkanlagen und Alleen der Grossstädte. So findet sie ihren Platz zwischen Natur und Menschenlandschaft.

Im frühesten Frühjahr, Ende Februar, Anfang März kann man den dunkelrindigen, freundlich-ernsten Baum purpurn durchleuchtet erblühen sehen. Es sind die aus den kleinen, kugeligen Blütenbüscheln vorstrebenden roten Staubgefässe, die ihm diese Farbe verleihen. Zusammen mit Hasel und Weide öffnet er die Blüten der zum Frühlingspunkt eilenden Sonne, übergibt ihren Blütenstaub den Frühlingswinden; denn die Ulme ist windbestäubt *(Bild: Ulmus campestris, Feldulme, Blüte).* Bald darauf prangen alle Zweige in frischem Laubgrün – so scheint es wenigstens. Näheres Zusehen aber zeigt, dass die hellgrünen, kreisrunden Gebilde keineswegs Blätter, sondern bereits die geflügelten Früchte sind! Nicht nur die Blüten entladen sich in die bewegte Luft, sondern der ganze Baum mit seinen Früchten. *(Bild: Ulmus campestris, Feldulme, Früchte).* Ehe der Frühling zu Ende, sind sie schon gereift, hat der Wind sie schon weit und breit ausgesät, dass sie sich noch der Frühlingserde rasch verbinden können; denn

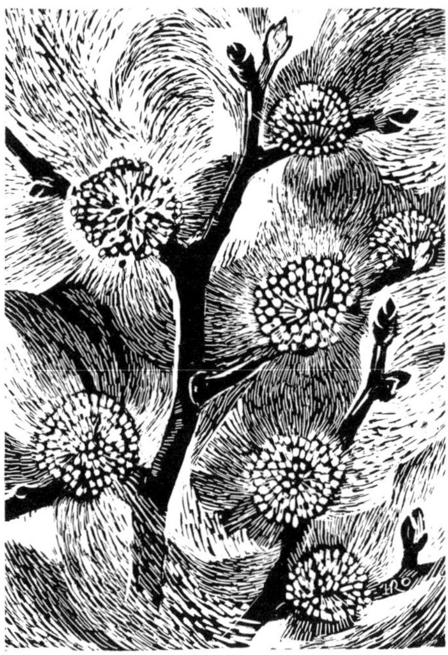

ihre Keimfähigkeit ist zeitlich sehr kurz bemessen.

Indessen ist unser Baum zum zweiten Mal grün geworden, dunkler und dichter grün; diesmal aber durch die Blätter. Diese Blätter ziehen nun die Blicke auf sich, denn sie sind anders geformt als die meisten Blätter, die man so im allgemeinen kennt *(Bild: Ulmus campestris, Feldulme, Blätter)*. Eine kleinere und eine grössere Blatthälfte zeigt sich, zusammengefügt zu einem stark asymmetrischen Gesamtblatt von trotzdem harmonischem Umriss: einer umgekehrten, etwas länglichen Eiform mit doppelt gesägtem Rand und zugespitztem Ende. Die Blattspitze wirkt noch ganz symmetrisch; gegen den Blattgrund zu greift jedoch die grössere Blatthälfte tiefer am Stiel herunter, buchtet sich herzförmig nach innen ein, bis sie das Ende der kleineren Blatthälfte gefunden hat. Man fühlt: In dieser Asymmetrie, die von zwei Gegensätzen, einem Ausdehnenden, einem Zusammenziehenden spricht, die kunstvoll zu einem harmonischen Gesamtgebilde ausgewogen sind, muss ein Schlüssel zum Wesen der Ulme liegen. Aber der Schlüssel kann nur aufschliessen, wenn man ein solches Blatt in Zusammenhang mit dem Ganzen der Ulme bringen kann.

Da geht der Blick von dem einzelnen Blatt zu seinen Nachbarblättern, zu dem Zweig, an dem sie zweizeilig aufgereiht sitzen. Dieser Zweig hat die Blätter hervorgebracht, die so deutlich zweierlei Wachstum zeigen, voreilendes in der grösseren, zurückhaltendes in der kleineren Blatthälfte. Sollte diese Zweiheit an Wachstumskräften bereits im Zweige stecken? In der Tat, in der feinen Glie-

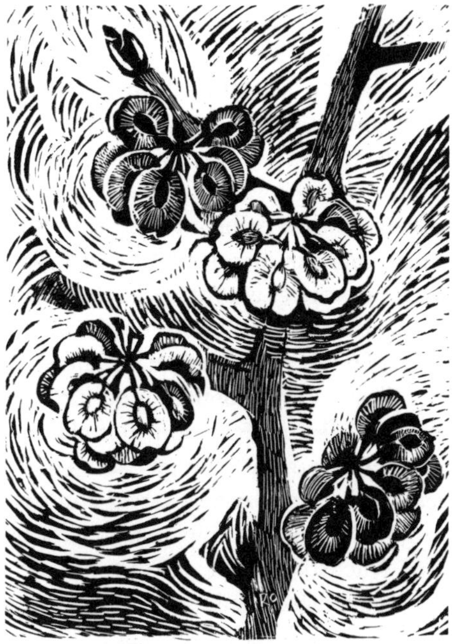

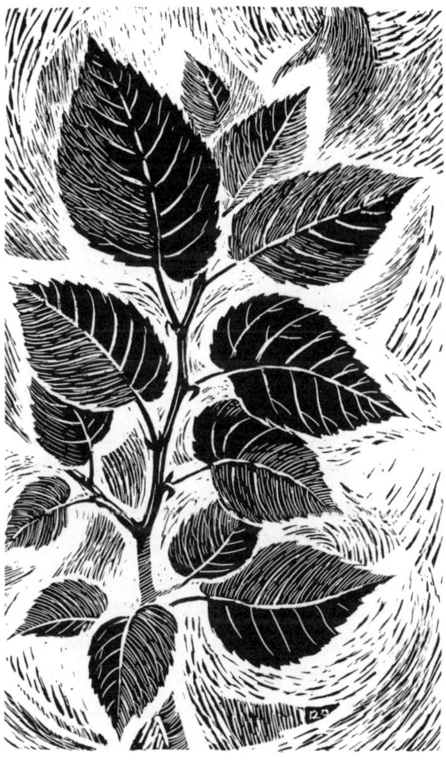

derung dieses Zweiges verrät sie sich. Da geht nicht geradlinig ein Hauptspross durch, um den sich, gegen- oder wechselständig, die Blätter und in deren Achseln die Knospen künftiger Seitensprosse anordnen, sondern der Hauptwachstumsstrom spaltet sich in zwei Ströme, einen schwächeren, der in einem Blatt endet, und einen stärkeren, der die weitertreibende Sprosskraft behält. Er weicht an der Verzweigungsstelle etwas aus der Hauptrichtung ab, z.B. nach links; das Blatt winkelt sich dann nach rechts ab. Die linke Blatthälfte ist die grössere, sie ist dem Hauptspross zugewendet; die rechte Blatthälfte die kleinere, dem Hauptspross abgewendet. Entwickelt also der Spross links ein stärkeres, rechts ein schwächeres Wachsen, so tut dies auch das Blatt, das an dieser Stelle der Kräftespaltung steht.

Folgen wir dem Zweige bis zur Stelle, wo das nächste Blatt sitzt, so wiederholt sich dieses Verzweigungs- und Kräftespaltungsgeschehen, nur schlägt hier rechts in links, links in rechts um. Der Hauptspross weicht nach rechts ab, das Blatt nach links, es bekommt eine grössere Hälfte rechts, eine kleinere links. Dadurch wird der Zweig etwas zickzackartig Hin-und-her-Gehendes. Aber die Form des Blattes und die Wachstumsdynamik des Zweiges klingen immer zusammen; wo die stärkere Wachstumskraft, dorthin ist auch die grössere Blatthälfte hingewendet.

Ist man diesen Zusammenhang inne geworden, so fühlt man sich gedrängt, auch die Blätter anderer Bäume auf ihre Symmetrie bzw. Asymmetrie anzuschauen. Man findet dann, dass zwar kein Baumblatt unserer Gegenden so ausgesprochen «schief», so ungleich in seinen Hälften ist wie das der Ulme, dass aber in geringeren Graden auch die Linden-, Hasel-, sogar Buchenblätter asymmetrisch sind, und dass ihre Zweige ähnliche Gliederungsgesetze aufweisen, wie wir sie eben bei der Ulme beschrieben haben. Was aber in Sprossgliederung und Blattbildung in den Bereich des Sinnenfälligen, Sichtbaren tritt und auf ein Spiel stärkerer und schwächerer Wachstumskräfte, auf schwellendes Ausbreiten und stockendes Zurückhalten weist, muss im Untergrund der Seinsweise des ganzen Gewächses ruhen; als ein Urton, aus dem die Lebensmelodie aufsteigt.

In diesen Untergrund muss die Betrachtung nun versuchen, einzudringen.

Eichenverwandt im Sichverbinden mit dem Festen, Erdhaften, Ausdauernden stellt sich die Ulme dar; doch ist dies offensichtlich nur der eine Pol. Rasch zur Blüte entzündet, schnell von den Reifekräften ergriffen, ins Luftige vergehen wollend, offenbart sich der andere Pol. Erdenschwere und Lüfteleichte, oder, wie man früher sagte, «Sal» und «Sulfur», haben beide an ihr Anteil. Wenn Raphael-Merkur im Ostergeschehen zwischen Erde und Kosmos ätherisch hin und her webt, ist dem Ulmenwesen am leichtesten nahe zu kommen. Da wird der schweren «Eichenseite» die flüchtige, luftige – man könnte sagen «Birkenseite» – zugesellt und merkuriell zu einer höheren Einheit verbunden. Denn im harmonischen Ausgleich zwischen Verdichtung und Verflüchtigung kann das Charakteristische des Ulmenwesens erlebt werden. Da stockt ein Strömendes, da gerät ein Zurückhaltendes wieder in Fluss, gespaltene Zweiheit wird durch ein Höheres, Drittes rhythmisch verbunden und ausgeglichen. Merkur ist so gut auf der Erde wie in den Himmeln heimisch, er betritt die Erde, aber mit Flügelschuhen. Was der Ulmenprozess im ganzen Baum schöpferisch auslebt, das zeigt er im rhythmischen Organ, im Blatt am allerdeutlichsten in sinnlicher Erscheinung: als Ausdehnung, als Zusammenziehung, als Harmonie in aller Unsymmetrie.

Die Ulme ist nicht Heilpflanze im gewöhnlichen Wortsinn; sie ist jedoch im Zusammenhang mit der wichtigen Heilpflanze zu nennen, mit deren Betrachtung dieses Buch begann: der Mistel. Bei Aufzählung der Wirtsbäume der Weissmistel wurde bereits die Ulme genannt. Sie ist ein zwar sehr seltener, aber wichtiger Träger von Viscum album. Diese für die Bekämpfung des Karzinoms immer wichtiger werdende Heilpflanze wird, wenn sie auf der Ulme wächst, durch die Auseinandersetzung mit der Merkurnatur dieses Baumes so beeinflusst, dass aus ihr entsprechend zubereitete Präparate nicht nur das Karzinom im allgemeinen bekämpfen, sondern bevorzugt die Formen, die das menschliche Merkurorgan befallen, nämlich die Lunge.

Im ersten Goetheanumbau wurde die grosse Kuppel, aus der Bilder der Weltentwicklung vielfarbig herableuchteten, von sieben Säulenpaaren getragen, die aus sieben verschiedenen Holzarten bestanden. In ihren Basen, Kapitellen und Architraven waren sieben Schritte des Erden- und Menschheitswerdens künstlerisch dargestellt. Buche, Esche, Kirsche, Eiche, Ulme, Ahorn und Birke gaben die stoffliche Grundlage her, aus der die Formen herausgeholt waren, welche die Saturn-, Sonnen-, Monden-, Mars-, Merkur-, Jupiter- und Venusphase der Erdenentwicklung, die Stationen ihres Werdens plastisch aussprachen. Damit stand vor dem Beschauer die Metamorphosenlehre des Menschensternes, der ja die Erde ist. Die Ulmensäule war geformt von Gestaltungskräften Merkurs. Eichen- und Kirschensäule gingen ihr voran, Ahorn und Birke folgten. Man vergleiche die Art, wie die aufgezählte Baumreihe ihre Früchte ausbildet: Von der Buche und Esche zu Kirsche und Eiche geht es immer mehr in die Schwere, die Herrschaft der irdischen Gewalten. Ulme, Ahorn, Birke – leichte und immer leichtere Früchte streifen die Erdenschwere immer mehr ab. Im Kapitell der Ulmensäule *(Bild)* stand wesensgemäss der Merkurstab.

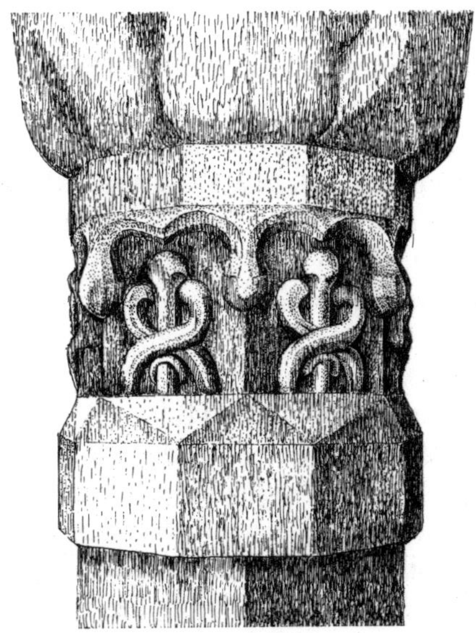

Das Feuer hat – tragisches Schicksal des Jahrhunderts – diese Kunstwerke zerstört. Jedoch ist uns eines erhalten, bestimmt, das tiefste Geheimnis des Goetheanumbaues zu einem offenbaren Geheimnis (im Sinne Goethes) zu machen. Dieses

Kunstwerk ist ganz aus Ulmenholz gebildet. Warum wohl? Es bestehen tiefe Zusammenhänge zwischen Material und Gestalt, Stoff und Form eines plastischen Kunstwerkes. Aus Eichenholz wird sich anderes gestalten wollen als aus Lindenholz. Der Künstler begegnet im Schaffen den Eigenschaften und Möglichkeiten seines Materials; aber er verbindet beide mit den schöpferischen Impulsen, die er als Geistwesen aus seinem Darinnenstehen in der geistigen Welt hat. Dadurch wird seine Leistung sowohl material- wie auch werkgerecht.

Im Ulmenholz ist, wie wir zu zeigen versuchten, ein Merkurhaftes zu festem Stoff erstarrt, man könnte sagen, in ihn hineinverzaubert. Der echte Künstler kann ihm in seinem Werk zur Befreiung verhelfen. Ihm dient die Geist-Seite der Materie.

Der Raum, in dem dieses gerettete Kunstwerk im neuen Goetheanumbau aufgestellt ist, beschwört durch seine architektonisch-plastische Ausgestaltung die Erinnerung an den alten Bau herauf. Durch die erwähnte Plastik ist er zugleich ein Herzraum des neuen Baues. Aus einem riesigen Block aneinandergefügter Ulmenbohlen hat der Künstler, Rudolf Steiner selbst, mit seinen Helfern die Gruppe herausgemeisselt, die den Inhalt dieses Herzraumes bildet. Sie stellt vor den Beschauer geistige Weltpolaritäten in ihrer äussersten Spannung. In diese Polaritäten ist auch das Menschenwesen schicksalshaft eingetreten. Als ein solches steht man vor dem Kunstwerk. Wie sind diese gegensätzlichen Weltgewalten zur Harmonie zu erlösen, zum schöpferischen Ausgleich zu bringen? Nur eine wahrhaft göttliche Liebestat vermöchte dies zu leisten. Da sammelt sich der Blick in der Mittelpunktsgestalt, dem Bilde des «Menschheitsrepräsentanten», des Gottmenschen, der als göttlicher Heiler die erlösende Tat vollbringt, indem er diese Gegensätze liebend in seinem eigenen Sein verwandelt; das Erstarrte auflöst, das Verflüchtigende festigt, das Dunkle durchhellt, das Flammende, Lodernde mildert. In ihm schreitet dem Beschauer die Menschheits- und Erdenzukunft selbst entgegen, während der Flammengeist Luzifer sich zum Absturz, der Fürst der Finsternis zur Fesselung in der Hölle verurteilt, da sie dieser Wandlung feindlich sind.

Ein Besonderes an künstlerischer Leistung in der Gestaltung der Mittelpunkts-Gestalt kann man in der Art empfinden, wie in Schritt, Atem- und Arm-Bewegung, Hauptesformung und Bildung des Antlitzes die um die Gestalt wirksamen Weltpolaritäten aufgenommen, heilsam verwandelt und in einer höheren Einheit aufgehoben sind. Im Antlitz ist besonders deutlich zu sehen, wie dessen edle Schönheit und hohe Würde gerade dadurch erscheint, dass zwei unsymmetrische Seiten zu vollkommener Einheit ausgeglichen sind. – Heilende Kräfte der schöpferischen Wesenswelt sind darum in diesem Kunstwerk offenbar gemacht, merkurielle Kräfte, wie sie vor allem im mittleren Menschen als Herz- und Atemkräfte leben. In diesem Bildwerk lebt der Herzschlag bis in den Schritt, der Atem bis in die wortmächtige Gebärde. Sein Anblick kann im Betrachter Quellen der Heilung entbinden.

Das Ulmenwesen hat wohl seine Weltenstunde erleben dürfen, als aus dem Stoff seines Holzes durch die Hand des eingeweihten Künstlers das Bild des Menschheitsrepräsentanten sich gestaltete.

ANMERKUNGEN

1 Rudolf Steiner, Tagebuchnotiz, in: Beiträge zur Rudolf Steiner Gesamtausgabe, Nr. 40, Weihnachten 1972, Dornach.

2 Rudolf Steiner, Die Schwelle der geistigen Welt, 3. Kapitel. GA 17, 6. Aufl. Dornach 1972.

3 Rudolf Steiner, Die geistigen Wesenheiten in den Himmelskörpern und Naturreichen, Vortrag vom 3.4.1912. GA 136, 4. Aufl. Dornach 1974.

4 Siehe Anmerkung 3, Vortrag vom 4.4.1912.

5 Rudolf Steiner, Geistige Hierarchien und ihre Widerspiegelung in der physischen Welt. GA 110, 5. Aufl. Dornach 1972.

6 Den Stoff zu dieser Betrachtung hat der Autor dem schönen Werk Knaurs Tierreich, Insekten, München-Zürich, 1959, entnommen.

7 Rudolf Steiner, Christus und die menschliche Seele. – Über den Sinn des Lebens – Theosophische Moral – Anthroposophie und Christentum. GA 155, Dornach 1960.

8 Ernst Hagemann, Vom Wesen des Lebendigen. Lübeck 1965.

9 Zum Beispiel im zweiten grossen Hierarchienzyklus «Geistige Hierarchien und ihre Widerspiegelung in der physischen Welt», 2. Vortrag, 12.4.1909 (siehe Anmerkung 5).

10 Rudolf Steiner, Der Mensch als Zusammenklang des schaffenden, bildenden und gestaltenden Weltenwortes, 7. Vortrag vom 2.11.1923. GA 230, 4. Aufl. Dornach 1970.

11 Incubus (lat.) ist der im Tempel eines Gottes Liegende; seine Schätze sorgsam Bewachende; über seinen Geheimnissen Brütende, im unterirdischen Tempel Behauste: eben der Gnom.

12 Tubeuf bezeichnet die Mistel als eine der allergrünsten Pflanzen, weil nicht nur Blätter und Stengelteile, sondern auch Blüten und Fruchtkerne, ja selbst die Embryonen im Inneren derselben grün sind. Auch die Rindenwurzeln der Mistel heben sich durch grüne Färbung vom Rindengewebe der Wirtspflanzen ab. (Tubeuf, Monographie der Mistel, München 1923.)

13 Die genaue Darstellung, insbesondere der Details, entnehme man dem Werk Rudolf Steiners, Die Geheimwissenschaft im Umriss. GA 13, 28. Aufl. Dornach 1968.

14 In allen Fragen der Pflanzensystematik liegt diesem 3. Band der Heilpflanzenkunde – ebenso wie in den zwei vorhergehenden Bänden – das System von Dr. Alfred Usteri zugrunde. Usteri ist der Entdecker des «periodischen Systems der Blütenpflanzen», ähnlich wie Lothar Meyer und Mendelejew diejenigen des «periodischen Systems der Elemente» in der anorganischen Chemie. Auch in der Pflanzenwelt waltet nämlich ein siebenfacher Rhythmus von Aufbau und Gliederung, den Usteri entdeckt hat und der zutage tritt, wenn man nach Metamorphosegesetzen von einfachen zu vollkommeneren Formen fortschreitet.
Alfred Usteri, Die Familie der Blütenpflanzen nach geisteswissenschaftlichen Gesichtspunkten. Reinach 1931. – Versuch eines Systems der Phanerogamen im Einklang mit anthroposophischer Weltanschauung. Stuttgart 1922.

15 Siehe J. Kuijt, The Biology of Parasitic Flowering Plants. University of California Press, Berkeley and Los Angeles 1969.

16 Barlow, Classification of Loranthaceae and Viscaceae. Proceed. Linn. Soc., N.S. Wales V 89, 1964, p. 268–272.

17 Entnommen der Monographie von W. Trelease, The Genus of Phoradendron. Illinois/USA 1916.

18 Rudolf Steiner, Geisteswissenschaft und Medizin, 1. Medizinerkurs. 1920. GA 312, 3. Aufl. Dornach 1961.

19 P. Bellmann – W.F. Daems, Südhoffs-Archiv: «Ist die Mistel ein altes Krebsheilmittel?», Bd. 49–4, 1965.

20 Siehe Anmerkung 10, 8. Vortrag vom 3.11.1923.

21 Rudolf Steiner, Wie erlangt man Erkenntnisse der höheren Welten? GA 10, 22. Aufl. Dornach 1975.

22 Rudolf Steiner/Ita Wegman, Grundlegendes für eine Erweiterung der Heilkunst nach geisteswissenschaftlichen Erkenntnissen. GA 27, 4. Aufl. Dornach 1972.

23 Rudolf Steiner, Geisteswissenschaftliche Grundlagen zum Gedeihen der Landwirtschaft. Landwirtschaftlicher Kursus. GA 327, 5. Aufl. Dornach 1975.

24 Äusserungen Rudolf Steiners bei Beratungen mit Ärzten.

25 Rudolf Steiner, Vortrag vor den Arbeitern am Goetheanum vom 20.10.1923 in: Mensch und Welt. Das Wirken des Geistes in der Natur. Über die Bienen. GA 351, Dornach 1965.

26 Aus einem Notizbuch Rudolf Steiners, überliefert durch Dr. Guenther Wachsmuth.
27 Näheres über dieses medizinische Thema möge im Sammelwerk von Friedrich Husemann, Das Bild des Menschen als Grundlage der Heilkunst, Band II, unter dem Stichwort: Spezielle Augenerkrankungen, von I. Knauer, nachgelesen werden. Stuttgart 1956.
28 Guenther Wachsmuth, Die Ätherischen Bildekräfte in Kosmos, Erde und Mensch, Band I. Dornach 1924. Vom Verfasser umgearbeitet in: Erde und Mensch, ihre Bildekräfte, Rhythmen und Lebensprozesse. 3. Aufl. Dornach 1965.
29 Alfred Usteri nennt diese Ordnung in seinem System «Arthrorrhizae», also Glieder- oder Gelenkwurzler. Der Verfasser neigt dazu, dieses für einen Schreibfehler zu halten. Gegliederte Wurzelstöcke haben in dieser Ordnung allenfalls die Iris-Arten, nur ein kleiner Teil der Ordnung also. Hingegen ist Stärkebildung in den unterirdischen Organen auffallend häufig, so dass die Bezeichnung «Artorhizae» (Brotwurzler) angemessener wäre.
30 Siehe Anmerkung 23, 3. Vortrag vom 11.6.1924.
31 Willem F. Daems, Das Eisen in Brennessel, Kamillenwurzel, Anisfrüchten und Walderdbeere. Weleda-Korrespondenzblätter Nr. 50/1963, Arlesheim.
32 Rudolf Steiner, Geisteswissenschaftliche Gesichtspunkte zur Therapie. GA 313, 3. Aufl. Dornach 1963.
33 Siehe Anmerkung 27, Kapitel 5, Gynäkologie.
34 Siehe Anmerkung 27, Kapitel 5, Gynäkologie: E.J. Thiel, S. 576ff.
35 Näher ausgeführt bei Husemann/Wolff: Das Bild des Menschen als Grundlage der Heilkunst, Band 2, Seite 205. Stuttgart 1974.
36 Medelingen van de Anthroposofische Vereniging in Nederland 30, (7/8) 1975, 187–192.
37 Siehe Rudolf Steiner, Die Geheimwissenschaft im Umriss. GA 13, 28. Aufl. Dornach 1968. Die Darstellungen dieses Buches haben vorliegende Arbeit erst möglich gemacht. Das gilt für alle drei Bände.
38 Siehe auch Kapitel I; in Band II S. 16 und 142. Ausserdem: Guenther Wachsmuth, Die ätherischen Bildekräfte in Kosmos, Erde und Mensch. Siehe Anmerkung 28.
39 Der Name rührt wohl von der Verwendung gegabelter Zweige zu Wünschelruten her.
40 Siehe hierzu Band I, S. 224f.
41 Siehe hierzu Band II, S. 37f.
42 Aristolochiasäuren sind Hydro- und Methoxy-Derivate der 3,4-Methyldioxy-10 nitrophenathren-carbonsäure.
43 Von einem ähnlichen Märchenblau (des Quelltopfs von Blaubeuren) war schon die Rede im 1. Kapitel, und zwar zum Schluss des den Undinen gewidmeten Abschnitts.
44 Kohlengalmei, Kieselgalmei; natürliches kohlensaures bzw. kieselsaures Zink.
45 Rudolf Steiner, Ursprungsimpulse der Geisteswissenschaft, Vortrag vom 20. und 21.10.1906. GA 96. Dornach 1974.
46 Rudolf Steiner, Menschheitsentwickelung und Christus-Erkenntnis, Vortrag vom 26.6.1907. GA 100, Dornach 1967.
47 Siehe Anmerkung 10, 11. Vortrag vom 10.11.1923.
48 Rudolf Steiner in der Waldorfschule. GA 298, Stuttgart 1958.
49 Rudolf Steiner, Die Schöpfung der Welt und des Menschen. Erdenleben und Sternenwirken, Vortrag v. 9.8.1924. GA 354, Dornach 1969.
50 Rudolf Steiner, Das Initiaten-Bewusstsein, Vortrag vom 19.8.1924. GA 243, Dornach 1969.
51 Wilhelm Pelikan, Sieben Metalle. 3. Aufl. Dornach 1968.

Weitere Literaturhinweise

Arrecgros, Flore Méditerranéenne. Neuchâtel 1963.
Bellmann-Daems, Ist die Mistel ein altes Krebsheilmittel? Sudhoffs Archiv, 49 (4) 1965, 355–363.
Bünning, E., Der tropische Regenwald. Berlin 1956.
Daems, W.F., Die Mistel in der Krebsbehandlung. Deutsche Apotheker-Zeitung, 114 (26) 1974, 984–985.
Departement van Natuurbewaring. Kapstadt 1958.
Goethe, J.W., Zur Morphologie. Stuttgart-Tübingen 1817.
Grohmann, G., Die Pflanze. Bd. I, 5. Aufl. Stuttgart 1975; Bd. II, 2. Aufl. Stuttgart 1968.

Hegi, G., Illustrierte Flora von Mitteleuropa. München 1906.
Hegnauer, Chemotaxonomie der Pflanzen. Basel 1962.
Herodot, Historien. Horneffer, Stuttgart 1955.
Knaurs-De Wit, Pflanzenreich. Zürich 1964.
Laing-Blackwell, Plants of New Zealand. Christchurch 1935.
Leeser, O., Handbuch der Homöopathie. Heidelberg 1968.
Marzell, H., Pflanzen im deutschen Volksleben. Jena 1925.
Merian, Kleines Buch der Tropenwunder. Amsterdam 1705.
Oplt-Kaplicka, Orchideen. Hanau 1970.
Polunin-Huxley, Blumen am Mittelmeer. München 1970.
Poppelbaum, H., Mensch und Tier. 7. Aufl. Dornach 1975.
Poppelbaum, H., Tierwesenskunde. 2. Aufl. Dornach 1954.
Reko, V., Magische Gifte. Stuttgart 1936.
Renner-Markgraf, Botanischer Garten München. München 1957.
Schroeder, Pflanzenreich der Mittelmeerländer. Bonn 1965.
Simonis, W.Chr., Die unbekannte Heilpflanze. Frankfurt 1955.
Simonis, W.Chr., Wege zum Heilpflanzen-Erkennen. Stuttgart 1975.
Strassburger, E., Lehrbuch der Botanik. Jena 1921.
Usteri, A., Die Pflanzensammlung. 2. Aufl. Basel 1926.
Usteri, A., Pflanzen, Menschen und Sterne. Basel 1925.
Warburg, O., Die Pflanzenwelt. Leipzig 1913–1922.
Wehmer, O., Die Pflanzenstoffe. Jena, 2. Aufl., 1929.

SACHREGISTER

VERZEICHNIS DER BILDER

nach laufender Seitenzahl geordnet

WILHELM PELIKAN

Heilpflanzenkunde

Der Mensch und die Heilpflanze

Eingehende Darstellung der therapeutischen Wirkensbereiche
von rund vierhundert Heilpflanzen
mit zahlreichen Pflanzenzeichnungen von Walther Roggenkamp

Aus dem Inhalt von Band I

Urbeziehung zwischen Pflanze und Mensch
Die «Idee» des Krankheitsprozesses und die «Idee» der Heilpflanze
Wesensglieder und Wesensbereiche – Pflanzen des Wärmehaften und des Luftigen – Von den Pflanzendüften und wovon sie Ausdruck sind – Milchsaftbildung in der Pflanzenwelt – Vom Wesen der Pflanzengifte – Pflanzen wäßriger Stauung – Pflanzen übermäßiger Salzprozesse – Edles Maß innerhalb großer Fülle – Heilsame Bitterkräuter – Ein im Plastischen gehaltener Kieselsäureprozeß – Stickstoff und Pflanzenastralität – Ameisensäure und Harnsäureprozesse, Sulfurische Sukkulenz, Stauen und Schießen

Aus dem Inhalt von Band II

Heilpflanzen aus dem niederen Pflanzenreich – Heilpflanzen aus dem höheren Pflanzenreich – Von den Vitaminen – Von der Ganzheit der Nahrungspflanzen – Von den außerleiblichen «Organen» des Pflanzenwesens – Das Stickstoff-, Sauerstoff-, Kohlenstoff-, Wasserstofforgan in der Atmosphäre – Obst- und Gewürzgewächse – Vom Klee-Säureprozeß in Pflanze und Mensch – Schleim- und Faserbildung – Vom ölbildenden Prozeß im Pflanzenreich – Nordfrüchte – Pflanzen ätherischer Frühlingsrhythmen – Leber-, Nieren-, Lungen- und Herzheilpflanzen

Aus dem Inhalt von Band III

Wie erlebt man Elementarwesen? – Seelenübungen zum Erleben der Elementarwesen – Die Mistel-Gewächse in der modernen Botanik – Mistel – Orchideen – Baldrian – Ananas – Ingwer – Lilienartige Gewächse – Nessel-Gewächse – Hanf – Mohnartige Gewächse – Würzpflanzen – Roßkastanie – Ulme

Sieben Metalle

Vom Wirken des Metallwesens in Kosmos, Erde und Mensch

317 S., ISBN 3-7235-0955-X

Eingehende Darstellung der therapeutischen Wirkensbereiche von
Blei – Zinn – Eisen – Gold – Kupfer – Quecksilber – Silber – Zink – Nickel, Kobalt – Antimon – Schwefel – Magnesium – Fluor – Uran